D1735159

Aktuelle Probleme in Chirurgie und Orthopädie

Begründet von M. Saegesser
Herausgegeben von
C. Burri, F. Harder, R. Bauer

Band 31 Knochenzement
H.-G. Willert / G. Buchhorn (Hrsg.)

Knochenzement

Werkstoff, klinische Erfahrungen, Weiterentwicklungen

Herausgegeben von
Hans-Georg Willert und
Gottfried Buchhorn

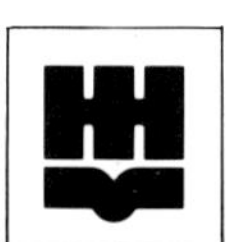

Verlag Hans Huber
Bern Stuttgart Toronto

CIP-Kurztitelaufnahme der Deutschen Bibliothek

Knochenzement: Werkstoff, klin. Erfahrungen, Weiterentwicklungen / hrsg. von Hans-Georg Willert u. Gottfried Buchhorn. - Bern; Stuttgart; Toronto: Huber, 1987.
(Aktuelle Probleme in Chirurgie und Orthopädie; Bd. 31)
ISBN 3-456-81500-X
NE: Willert, Hans-Georg [Hrsg.]; GT

Herstellung: Satzatelier Paul Stegmann Bern
Druck: Kösel GmbH & Co, Kempten/Allgäu
Printed in Germany

Inhaltsverzeichnis

I.1. Knochenzement als Werkstoff

I.2. Knochenzement als Biomaterial

I.3. Verbund Knochen - PMMA - Endoprothese

I.4. Normen

II. Verarbeitungstechniken und deren Auswirkungen

III. Einfluß des Knochenzementes auf das Gewebe

IV. Antibiotika und Knochenzement

V. Klinisches Langzeitverhalten des Knochenzementes

VI. Rückzugsmöglichkeiten

VII. Neuentwicklungen

Verzeichnis der Autoren

Aldinger, G., Dr., Orthop. Uni-Klinik Tübingen, Calwer Str. 7, D-7400 Tübingen

Bargar, W. L., Dr., Orthop. Department, University of California, Davis, USA

Bauer, R., Prof. Dr., Orthop. Uni-Klinik Innsbruck, Anichstr. 35, A-6020 Innsbruck

Bigalke, K. H., PD Dr., Path. Inst., Med. Fakultät, RWTH Aachen, Goethestr. 23-27, D-5100 Aachen

Berger, M. R., Dr., Inst. für Toxikologie und Chemotherapie, Deutsches Krebsforschungszentr., Im Neuenheimer Feld 1, D-6900 Heidelberg 1

Blencke, B., Prof. Dr., Orthop. Klinik, Am Mühlberg, D-3436 Hess. Lichtenau

Bösch, P., Univ.-Doz. Dr., Orthop. Uni-Klinik Wien, Garnisongasse 13, A-1090 Wien

Brand, G., Dr., Orthop. Uni-Klinik, Garnisongasse 13, A-1090 Wien

Brinckmann, P., Prof. Dr., Orthop. Uni-Klinik Münster, Albert-Schweitzer-Str. 33, D-4400 Münster

Brinkmann, K. E., Prof. Dr., Südwestdeutsches Rehab.-Krankenhaus, D-7516 Karlsbad-Langensteinbach 1

Buchholz, M., Dr., Orthop. Abt., Rheuma-Heilstätte, D-2357 Bad Bramstedt/Holstein

Buchholz, W., Prof. Dr., Endo-Klinik, Holstenstr. 2, D-2000 Hamburg 50

Buchhorn, G., Dipl.-Ing., Orthop. Uni-Klinik Göttingen, Robert-Koch-Str. 40, D-3400 Göttingen

Buchhorn, Ursula, Dipl.-Ing., Orthop. Uni-Klinik Göttingen, Robert-Koch-Str. 40, D-3400 Göttingen

Degreif, J., Dr., Chir. Uni-Klinik Mainz, Abt. Unfallchir., Langenbeckstr. 1, D-6500 Mainz

Delling, G., Prof. Dr., Institut für Pathologie, Martinistr. 52, D-2000 Hamburg 20

Deutscher, K., Dr. †, Fa. E. Leitz GmbH, D-6300 Wetzlar

Dingeldein, Elvira, Dr., Fa. E. Merck AG, Abt. Med. Mikrobiologie, Frankfurter Str. 250, D-6100 Darmstadt

Dränert, K., Dr. Dr., Institut der Histomorphologischen Arbeitsgruppe München, Gabriel-Max-Str. 3, D-8000 München 90

Dreyer, J., Prof. Dr. †, Orthopädische Klinik, Rotdornallee 64, D-2820 Bremen-Lesum

Ege, W., Dr., Fa. Kulzer & Co. GmbH, Postfach 1320, D-6382 Friedrichsdorf 1

Eggers, Ch., Dr., Allg. Krankenhaus St. Georg, II. Chir. Klinik, Lohmühlstr. 5, D-2000 Hamburg 1

Endler, M., Dr., Orthop. Uni-Klinik Wien, Garnisongasse 13, A-1090 Wien

Enderle, A., Dr., Orthop. Uni-Klinik Göttingen, Robert-Koch-Str. 40, D-3400 Göttingen

Engelbrecht, E., Dr., Endo-Klinik, Holstenstr. 2, D-2000 Hamburg 50

Eulenberger, J., Dr., M. E. Müller Institut für Biomechanik, Murtenstr. 35, CH-3008 Bern

Eyb, R., Dr., Orthop. Uni-Klinik Wien, Garnisongasse 13, A-1090 Wien

von Foerster, G., Dr., Endo-Klinik, Holstenstr. 2, D-2000 Hamburg 50

Frech, H. A., Dr., Orthop. Uni-Klinik Göttingen, Robert-Koch-Str. 40, D-3400 Göttingen

Frisch, A., Dipl.-Ing., Allg. Krankenhaus St. Georg, Lohmühlenstr. 5, D-2000 Hamburg

Frisch, R., Dr., Pader Wall, D-4790 Paderborn

Fuchs, G. A., PD Dr., Klinikum Bayreuth, Orthop. Klinik, Postfach 100761, D-8580 Bayreuth

Fuhrmann, G., Dr., Bundesanstalt für Materialprüfung, Unter den Eichen 87, D-1000 Berlin 45

Gabriel, E., Dr. Dr. habil., Chir. Universitätsklinik, Abt. Exp. Chirurgie - Med.-biotechn. Labor, Josef-Schneider-Str. 2, D-8700 Würzburg

Gartenmann, W., Dr., Zürichstr. 1, CH-8610 Uster

Genge, M., M. E. Müller-Institut für Biomechanik, Murtenstr. 35, CH-3008 Bern

Grieben, A., Dr., Fa. E. Merck AG, Postfach 4119, D-6100 Darmstadt 1

Griss, P., Prof. Dr., Klinikum der Philipps-Universität Marburg, Klinik für Orthopädie, Baldingerstraße, D-3550 Marburg

Grootenboer, H. J., Dr. ir., Techn. Hogeschool Twente, Postbus 217, NL-7500AE Enschede Drienerlo

Groß, U., Prof. Dr., Institut für Pathologie der FU Berlin, Klinikum Steglitz, Hindenburgdamm 30, D-1000 Berlin 45

Grundhöfer, G., Dr., Orthop. Uni-Klinik, Postfach, D-6650 Homburg/Saar

Gschwend, N., Prof. Dr., Klinik W. Schulthess, Neumünsterallee 5, CH-8032 Zürich 8

Guelen, P. J. M., ABL Centralmedical Laboratory, Postbox 232, NL-Assen

Härle, A., Prof. Dr., Orthop. Uni-Klinik Münster, Albert-Schweitzer-Str. 33, D-4400 Münster

Hahn, F., PD Dr., Abt. Unfall- und Wiederherst.-Chirurgie, Kreiskrankenhaus, D-7080 Aalen
Harms, H., Dr., Institut für Physikalische Chemie, Strudelhofgasse 4, A-1090 Wien
Harms, J., Prof. Dr., Südwestdeutsches Rehabilitationskrankenhaus, D-7516 Karlsbad-Langensteinbach 1
Hassinger, M., Dr., Orthop. Uni-Klinik, Postfach, D-6650 Homburg/Saar
Heisel, J., Dr., Orthopäd. Uni-Klinik, Postfach, D-6650 Homburg/Saar
Henßge, J., Prof. Dr., Med. Universität zu Lübeck, Klinik für Orthopädie, Ratzeburger Allee 160, D-2400 Lübeck
Hierholzer, G., Prof. Dr., BG Unfallklinik, Großbaumer Allee 250, D-4100 Duisburg-Buchholz
Hierholzer, S., BG Unfallklinik, Großbaumer Allee 250, D-4100 Duisburg-Buchholz
Hiss, E., Dr., Orthop. Universitätsklinik, Klaus-Groth-Platz 4, D-2300 Kiel
Hohmann, V., Fa. Beiersdorf AG, Unnastr. 48, D-2000 Hamburg 20
Höllenriegel, K., Dr., Chirurgische Klinik Dr. Rinecker, Isartalstr. 82, D-8000 München 70
Hopf, Th., Dr., Orthop. Uni-Klinik, Postfach, D-6650 Homburg/Saar
Huber, J., Dipl.-Ing., Orthop. Uni-Klinik, Biomechanisches Labor, Harlachinger Str. 51, D-8000 München 90
Huggler, A. H., Prof. Dr., Orthop. Abt. des Kantonsspitals Chur, CH-7000 Chur
Huss, Angelika, Universität Würzburg, D-8700 Würzburg
Huygen, P. L. M., Dr., St. Radboud Universitätskrankenhaus, Abt. HNO-Heilkunde, NL-6500 Nijmegen
Ippen, H., Prof. Dr., Klinikum der Universität Göttingen, Abt. Dermatologie und Venerologie, von Siebold-Str. 3, D-3400 Göttingen
Jacob, E., Dipl.-Ing., Orthop. Uni-Klinik Gießen, Freiligrathstr. 2, D-6300 Gießen
Jäger, M., Prof. Dr. †, Orthop. Universitätsklinik, Harlachinger Str. 51, D-8000 München 90
Jansen, J., Dr., Klinikum der Universität Göttingen, Abt. Neurochirurgie, Robert-Koch-Str. 40, D-3400 Göttingen
Jongman-Nix, B., Central Medical Laboratory, ABL, NL-Assen
Katthagen, B. D., Dr., Orthop. Uni-Klinik, Postfach, D-6500 Homburg/Saar
Kentsch, A., Dr., Kantonsspital Bruderholz, CH-4101 Bruderholz BL
van Kesteren, P. J., Dr., Dept. Dental Materials, University of Nijmegen, NL-6500 HB Nijmegen
Klumpert, R., Dr., Techn. Hochschule Twente, Postbus 217, NL-7500 AE Enschede Drienerlo
Knöringer, P., Dr., Neurochir. Abt. der Universität Ulm, Bezirkskrankenhaus Günzburg, Ludwig-Heilmeyer-Str. 2, D-8870 Günzburg
Komitowski, D., PD Dr., Deutsches Krebsforschungszentrum, Im Neuenheimer Feld 280, D-6900 Heidelberg 1
Kotz, R., Prof. Dr., Orthop. Uni-Klinik, Garnisongasse 13, A-1090 Wien
Krafft, M., Ing., Fa. Stryker Deutschland GmbH, Kolpingring 22, D-8024 Oberhaching b. München
Kreischer, W., Dr., Orthop. Universitätsklinik Friedrichsheim, Marienburgstr. 2, D-6000 Frankfurt/M. 71
Küffer, J., M. E. Müller-Institut für Biomechanik Murtenstr. 35, CH-3008 Bern
Kunze, E., Prof. Dr., Zentrum Pathologie, Universität Göttingen, Robert-Koch-Str. 40, D-3400 Göttingen
Küsswetter, W., Prof. Dr., Orthop. Uni-Klinik Würzburg, Brettreichstr. 11, D-8700 Würzburg
Lanaras, A., Dr., Orthop. Uni-Klinik, Balgrist, Forchstr. 340, CH-8008 Zürich
Lee, A. J. C., Dr., University of Exeter, Dept. of Eng. Science, North Park Road, EXETER Devon EX4 4QF England
Lindberg, L., Prof. Dr., Dept. of Orthopedic Surgery, Centralsjukhuset, S-29185 Kristianstad
Lintner, F., Uni-Doz. Dr., Institut für Pathol. Anatomie, Universität Wien, Spitalgasse 4, A-1090 Wien
List, H., Dr., Fa. Beiersdorf AG, Unnastr. 46, D-2000 Hamburg 20
Lodenkämper, H., Prof. Dr. †, Endo-Klinik, Holstenstr. 2, D-2000 Hamburg 50
Lodenkämper, U., Dr., Endo-Klinik, Holstenstr. 2, D-2000 Hamburg 50
Löer, F., PD Dr., Abt. Orthopädie der RWTH Aachen, Goethestr. 27-29, D-5100 Aachen
Lubinus, H. H., Dr., Lubinus-Klinik, Steenbeker Weg 25, D-2300 Kiel 1
Lubinus, Ph., Lubinus-Klinik, Steenbeker Weg 25, D-2300 Kiel 1
Lüthi, U. K., Dr., Chirurgische Klinik, Rätisches Kantonsspital, CH-7000 Chur
Männer, K., Dr., Inst. f. Tierzucht u. -ernährung, FU Berlin, Königin-Luise-Str., D-1000 Berlin 33
Markowski, H.-P., Dr., A. ö. Krankenhaus, Orthopädische Abteilung, Corvinus Ring 3-5, A-2700 Wiener-Neustadt
Maronna, Ute, Dr., Orthop. Uni-Klinik Friedrichsheim, Marienburgstr. 2, D-6000 Frankfurt/M. 81
Meyer-Ingold, W., Dr., Fa. Beiersdorf AG, Unnastr. 48, D-2000 Hamburg 20

Michel, R., Prof. Dr. Zentraleinrichtung für Strahlenschutz der Universität Hannover, Welfengarten 1A, D-3000 Hannover 1
Mittelmeier, H., Prof. Dr., Orthop. Uni-Klinik, Postfach, D-6650 Homburg/Saar
Müller, K., Dr.-Ing., MPA der TU Darmstadt, Abt. Kunststoffe, Grafenstr. 2, D-6100 Darmstadt
Münzenberg, K. J., Prof. Dr., Orthop. Uni-Klinik Bonn, Sigmund-Freud-Str. 1, D-5300 Bonn
van Mullem, P. J., Dr., Dept. of Oral Histology, University of Nijmegen, P.O. Box 9101, NL-6500 HB Nijmegen, The Netherlands
Nietert, M., Prof. Dr., FH Gießen-Friedberg, FB Techn. Gesundheitswesen, Wiesenstr. 14, D-6300 Gießen
Neumann, W., Dr., Lab. für Pharmakologie und Toxikologie, Redderweg 8, D-2104 Hamburg 92
d'Orville, E., Am Heidenstock 3, D-6110 Dieburg
Parzer, R., Dr., Orthop. Abt. des A.ö. Krankenhauses, Kremser Landstr. 36, A-3100 St. Pölten
Paul, H. A., Dr., Orthopedic Research Laboratory, University of California, Davis, USA
Pauly, Th., Dr., Techn. Hochschule Twente, Postbus 217, NL-7500AE Enschede Drienerlo
Pförringer, W., PD Dr., Staatl. Orthopädische Klinik München, Harlachinger Str. 51, D-8000 München 90
Pietsch, H. G., Fa. Beiersdorf AG, Unnastr. 48, D-2000 Hamburg 20
Piscol, Jacqueline, Dr., Emil-Trinkler-Str. 19, D-2800 Bremen 1
Plitz, W., Dr.-Ing., Orthopädische Universitätsklinik, Biomechanisches Labor, Harlachinger Str. 51, D-8000 München 90
Polster, J., Prof. Dr., Orthopädische Universitätsklinik, Albert-Schweitzer-Str. 33, D-4400 Münster
Polzhofer, K., Dr., Unilever Forschungsges. – Natec –, Behringstr. 154, D-2000 Hamburg 50
Rahmanzadeh, R., Prof. Dr., Abt. für Unfall- und Wiederherst.-Chir., FU Berlin, Klinikum Steglitz, Hindenburgdamm 30, D-1000 Berlin 45
Ramselaar, M., Dr., Dept. of Maxillo-facial Prosthetics, University of Nijmegen, P.O. Box 9101, NL-6500HB Nijmegen
Rauch, G., Dr., Schenkendorfweg 18, D-3550 Marburg
Raveh, J., PD Dr. Dr., Abteilung für Kieferchirurgie der Universität Bern, Inselspital, CH-3010 Bern
Reck, R., Dr., Abt. Unfallchirurgie der Chir. Uni-Klinik, Langenbeckstr. 1, D-6500 Mainz
Rieger, J., Dr., Klinikum der Universität Göttingen, Medizinische Klinik, Robert-Koch-Str. 40, D-3400 Göttingen
Rinecker, H., Dr. Dr., Chirurgische Klinik Dr. Rinecker, Isartalstr. 82, D-8000 München 70
Ringwald, J., Dr., Allg. KH St. Georg, II. Chir. Klinik, Lohmühlenstr. 5, D-2000 Hamburg 1
Ritter, G., Prof. Dr., Chirurgische Universitätsklinik Mainz, Abt. für Unfallchirurgie, Langenbeckstr. 1, D-6500 Mainz
Rosemeier, B., Prof. Dr., Staatl. Orthopädische Klinik München, Harlachinger Str. 51, D-8000 München 90
Ruckelshausen, M. C., Dr., Schreibersbildstr. 51, D-7770 Überlingen
Rudigier, J., Prof. Dr., Abt. Unfallchirurgie der Chir. Uni-Klinik, Langenbeckstr. 1, D-6500 Mainz
Ruhnke, J., Dr., Fa. Beiersdorf AG, Unnastr. 48, D-2000 Hamburg 20
Rumpf, K. W., Dr., Klinikum der Universität Göttingen, Medizinische Klinik, Robert-Koch-Str. 40, D-3400 Göttingen
Russe, W., Dr., Uni-Klinik für Orthopädie, Anichstr. 35, A-6020 Innsbruck
Seidel, H., Dr., Hafenkrankenhaus, Chirurgie I, Zirkusweg 14, D-2000 Hamburg 6
Seiwert, W., Dr., Orthopädisches Krankenhaus, Schloß Werneck, Traumatologische Abt., Balthasar-Neumann-Platz 1, D-8722 Werneck
Sellier, Th., Dr., Orthop. Uni-Klinik, Postfach, D-6650 Homburg/Saar
Sellin, H. J., Klinikum der Universität Göttingen, Abt. für Anästhesiologie, Robert-Koch-Str. 40, D-3400 Göttingen
Semlitsch, M., Dr., Fa. Gebr. Sulzer AG, Abt. Medizinaltechnik, CH-8401 Winterthur
Seubert, A., Dr., Klinikum der Universität Göttingen, Abt. Dermatologie und Venerologie, von-Siebold-Str. 3, D-3400 Göttingen
Seubert, Sigrid, Klinikum der Universität Göttingen, Abt. Dermatologie und Venerologie, von-Siebold-Str. 3, D-3400 Göttingen
Scheler, F., Prof. Dr., Klinikum der Universität Göttingen, Medizinische Klinik, Robert-Koch-Str. 40, D-3400 Göttingen
Scherer, M., Dr., Klinikum der Universität Göttingen, Orthopädische Klinik, Robert-Koch-Str. 40, D-3400 Göttingen
Scheuermann, H., Dr. Fa. Kulzer & Co. GmbH, Postfach 1320, D-6382 Friedrichsdorf 1
Schmähl, D., Prof. Dr., Institut für Toxikologie und Chemotherapie, Deutsches Krebsforschungszentrum, Im Neuenheimer Feld 280, D-6900 Heidelberg 1

Schmalenbach, H.W., Dr., Orthop. Uni-Klinik, Postfach, D-6650 Homburg/Saar
Schmidt, H.G.K., Dr., BG Unfallkrankenhaus, Postfach 800849, D-2050 Hamburg
Schmidt, H.U., Dr., Allgem. Krankenhaus St.Georg, Abt. f. Unfall-, Wiederherstellungs- und Handchirurgie, Lohmühlenstr.5, D-2000 Hamburg
Schmitt, E., Prof.Dr., Orthop. Uni-Klinik Friedrichsheim, Marienburgstr.2, D-6000 Frankfurt/M. 71
Schmitt, E., Dr., Orthop. Uni-Klinik, Postfach, D-6650 Homburg/Saar
Schmitt, O., PD Dr., Orthop. Uni-Klinik, Postfach, D-6650 Homburg/Saar
Schreiber, A., Prof.Dr., Orthop. Uni-Klinik Balgrist, Forchstr.340, CH-8008 Zürich
Schroeder, S., Dr., Kirchberg 2-4, D-5300 Bonn 2
Schultz, J.-H., Dr., Allg. KH St.Georg, II.Chir. Klinik, Lohmühlenstr.5, D-2000 Hamburg 1
Schumpe, G., Dr., Orthop. Uni-Klinik Bonn, Sigmund-Freud-Str.1, D-5300 Bonn 1
Stich, H., Dr., Klinik für Zahnerhaltung der Universität Bern, Inselspital, CH-3010 Bern
Streicher, R.M., Fa. Gebr. Sulzer AG, Abt. Medizinaltechnik, CH-8401 Winterthur
Strube, H.-D., Prof.Dr., Chirurgische Uni-Klinik, Abt. f. Unfallchirurgie, Langenbeckstr.1, D-6500 Mainz
Stühmer, K.-G., Dr., St.-Elisabethen-Krankenhaus, Elisabethenstr.15, D-7980 Ravensburg
Stuhler, Th., PD Dr., Orthop. Uni-Klinik Würzburg, Brettreichstr.11, D-8700 Würzburg
Suezawa, Y., Dr., Orthopädische Universitätsklinik Balgrist, Forchstr.340, CH-8008 Zürich
Thabe, H., Dr., Orthop. Abt., Rheumaklinik Bad Bramstedt, D-2357 Bad Bramstedt
Tschöpe, E., Prof.Dr., Institut für Arzneimittel im Bundesgesundheitsamt, Postfach 330013, D-1000 Berlin 33
Thielmann, F., Dipl.-Ing., Geschwister Schollstr.3, D-8520 Erlangen
Vaandrager, J.M., Dr., Dept. of Plastic Surgery, Erasmus University, Rotterdam, The Netherlands
Vree, T.B., Dr., Dept. of Clinical Pharmacokinetics and Toxicology, RC University of Nijmegen, NL-6500HN Nijmegen
Waas, P., Dipl.-Ing., Institut f. Thermodynamik A der Technischen Universität München, Artisstr.21, D-8000 München 2
Wahlig, H., Dr., Fa. E.Merck AG, Abt. Med. Mikrobiologie, Frankfurter Str.250, D-6100 Darmstadt
Walde, H.-J., Dr., Nord-West-Krankenhaus, Unfallchirurgische Abteilung, D-2945 Sande/Friesland
Walenkamp, G.H.J.M., Dr., Akademisch Krankenhaus Maastricht, Abt. Orthopädische Chirurgie, NL-6201BX Maastricht
Wasmer, G., Dr., Staatl. Orthopädische Klinik München, Harlachinger-Str.51, D-8000 München 90
Weber, U., Prof.Dr., Orthop. Uni-Klinik Gießen, Freiligrathstr.2, D-6300 Gießen
Weigert, M., Prof.Dr., Krankenhaus Am Urban, Dieffenbachstr.1, D-1000 Berlin 61
Wellmanns, S., Dipl.-Ing., verheiratete Verhaag, Kirchdorf 62, D-2201 Neuendorf
Wenda, K., Dr., Chirurgische Universitätsklinik Mainz, Abt. für Unfallchirurgie, Langenbeckstr.1, D-6500 Mainz
Werhahn, C., Dr., Krankenhaus Am Urban, Dieffenbachstr.1, D-1000 Berlin 61
Widhalm, R., Dr., Orthop. Abt. des A.ö.Krankenhauses, Kremser Landstr.36, A-3100 St.Pölten
Wiesmüller, Z., Dipl.-Ing., Institut f. Thermodynamik A der Technischen Universität München, Artisstr.21, D-8000 München 2
de Wijn, J.R., Dr., Dept. of Dental Materials, University of Nijmegen, NL-6500HB Nijmegen
Willert, H.-G., Prof.Dr., Orthop. Uni-Klinik Göttingen, Robert-Koch-Str.40, D-3400 Göttingen
Wolter, D., Prof.Dr., Allg. KH St.Georg, II. Chir. Klinik, Lohmühlenstr.5, D-2000 Hamburg 1
Zak, K., Dr.-Ing.Dr., Krankenhaus Am Urban, Dieffenbachstr.1, D-1000 Berlin 61
Zechel, H.G., Dr., Krankenhaus Stenum, Heilstettenweg, D-2875 Ganderkesee
Zell, J., Dr., Orthop. Uni-Klinik, Postfach, D-6650 Homburg/Saar
Zichner, L., Prof.Dr., Orthop. Uni-Klinik Friedrichsheim, Marienburgstr.2, D-6000 Frankfurt/M. 71
Zielkens, J., Prof.Dr., Abt. Orthopädie der RWTH Aachen, Goethestr.27, D-5100 Aachen

Vorwort

Ist ein Buch über Knochenzement derzeit überhaupt aktuell, da man doch - in dem Bestreben gewisse Nachteile der Zementverwendung zu vermeiden - vielerorts versucht, Gelenkendoprothesen wieder ohne Zement im Knochen zu verankern?

Um eine plausible Antwort auf diese Frage zu geben, sei zunächst ein Blick auf die bisherige, stürmische Entwicklung geworfen, die den künstlichen Gelenkersatz zu einem festen Bestandteil in der Therapie vor allem degenerativer, rheumatischer und posttraumatischer Gelenkveränderungen machte. Diese Entwicklung wäre nicht möglich gewesen, ohne den 1959 von CHARNLEY in die Implantat-Chirurgie eingeführten Knochenzement. Denn erst mit seiner Hilfe wurde die primär feste Verankerung der Endoprothesenteile im Knochen und damit auch eine schmerzfreie Funktion der künstlichen Gelenke möglich. Dieser Knochenzement ist ein Polymethylmethakrylat (PMMA), chemisch mit dem Plexiglas identisch. Bei der Verwendung als Verankerungsmedium entsteht jedoch der endgültige Polymerwerkstoff erst im Implantatlager aus dem Verbund einer vorpolymerisierten Komponente mit dem «autopolymerisierenden» Monomer. Aus diesen Besonderheiten ergeben sich für den PMMA-Knochenzement spezifische, mechanische Eigenschaften und Auswirkungen auf das umgebende Gewebe, aber auch bestimmte Anforderungen an seine Handhabung. Diese waren anfangs aber nur unzureichend bekannt, so daß man ihnen nicht die erforderliche Beachtung schenkte. Mißerfolge und Versager, die dem Knochenzement angelastet wurden, konnten deshalb nicht ausbleiben und der Zement geriet in Mißkredit.

Inzwischen ist jedoch das Wissen um die Eigentümlichkeiten des Knochenzementes sowohl durch experimentelle Untersuchungen als auch durch klinische Erfahrungen erheblich erweitert worden. Dem Knochenzement und seiner Handhabung kam dies in Form von Verbesserungen und Weiterentwicklungen zugute und das Qualitätsniveau der Zementiertechnik konnte entscheidend angehoben werden! Die heute zur zementfreien Implantation in Konkurrenz stehende Verankerung *mit* Knochenzement ist deshalb der früher gebräuchlichen Methode deutlich überlegen. Viele in letzter Zeit hinzugewonnene und auch einige schon früher gemachte Erkenntnisse sind jedoch noch keineswegs für alle, die mit Knochenzement arbeiten, Allgemeingut. Zudem sind verschiedene Fragen bis heute noch nicht zufriedenstellend beantwortet. Es war deshalb das Anliegen des Arbeitskreises Biomaterial der Deutschen Gesellschaft für Orthopädie und Traumatologie, einmal den Stand des Wissens über Knochenzement im deutschsprachigen Raum zusammenzufassen, Tendenzen von Neuentwicklungen aufzuzeigen und darüber hinaus Hinweise für weitere Verbesserungen und erweiterte Anwendungsmöglichkeiten zu geben. Die Beiträge und Diskussionen zu einem eigens aus diesem Grunde veranstalteten Symposium sind in vorliegendem Band zusammengestellt. Das große Interesse an der Thematik hat diese Sammlung so umfangreich werden lassen. Dennoch sind mit Sicherheit einige Themenbereiche nicht erschöpfend behandelt, andere möglicherweise ganz ausgelassen oder durch neueste Untersuchungen vielleicht schon wieder ergänzt worden. Wir hoffen trotzdem, mit der hier vorliegenden Sammlung nützliche Informationen und Anregungen geben zu können, die sowohl in der künftigen klinischen Anwendung als auch in der weiteren Erforschung des Knochenzementes ihren Niederschlag finden werden.

Als Ergebnis der Auseinandersetzung mit diesem Thema sehen wir uns berechtigt, die eingangs gestellte Frage positiv zu beantworten: Ja, wir glauben, daß ein solches Buch über Knochenzement auch heute noch - vielleicht gerade heute wieder - aktuell ist!

Bei der Organisation und Durchführung des Symposiums sowie bei der Herstellung dieses Buches erhielten wir von vielen Seiten Hilfe und Unterstützung, für die wir uns herzlich bedanken möchten. Dabei richten wir unseren besonderen Dank

an die Mitglieder des Arbeitskreises Biomaterial der DGOT: H. Bartels, E. Dingeldein, A. Groß, K. Müller, H. G. Pietsch, M. Plitz, M. Ungethüm, H. Wahlig für die Mitarbeit an der wissenschaftlichen Planung, Vorbereitung und Durchführung des Symposiums,

an die Herren

B. Blencke, P. Brinkmann, G. Delling, J. Dreyer, W. Ege, W. Gartenmann, P. Griss, E.-J. Henßge, H. H. Lubinus, L. Lindberg, H. Mittelmeier, P. J. van Mullem, H. G. Pietsch, W. Plitz, J. Polster, H. Seidel, M. Semlitsch, K. G. Stühmer, E. Tschöpe, H. Wahlig, D. Wolter und L. Zichner, die während des Symposiums als Vorsitzende fungierten,

an das Niedersächsische Ministerium für Wissenschaft und Kunst und
die Deutsche Forschungsgemeinschaft für die Unterstützung ausländischer Referenten,

an die Firmen

Aesculap Werke AG, ALLO PRO GmbH., Beiersdorf AG, Kulzer & Co. GmbH., E. Merck AG, Gebr.

Sulzer AG, welche durch großzügige Zuwendungen sowohl die Durchführung des Symposiums als auch die Herstellung dieses Buches unterstützten,

an das Klinikum der Georg-August-Universität Göttingen, deren Räume und technische Ausstattung wir kostenlos benutzen durften,

an die Mitarbeiter der Orthopädischen Klinik, namentlich Frau B. Wilms, die die Niederschrift der Diskussionsbeiträge übernahm.

Schließlich sind wir dem Verlag Hans Huber und seinen Mitarbeitern zu ganz besonderem Dank für die sorgfältige Herstellung dieses Buches verpflichtet; Herrn J. Flury verdanken wir die geduldige und gewissenhafte Bearbeitung der Manuskripte.

Es bleibt zu hoffen, daß dieses Buch in einem größeren Interessenkreis wohlwollend Aufnahme findet und sich als guter Auftakt für weitere Publikationen auf dem Gebiete der Biomaterialforschung erweisen möge.

Prof. Dr. H.-G. Willert

Dipl.-Ing. G. H. Buchhorn

Die Verwendung von Poly-Methyl-Metha-Acrylat (PMMA) in der Medizin - Ein historischer Überblick

M. C. Ruckelshausen

Zu diesem Thema wäre die lückenlose Auflistung von Daten und Namen nur in einer Monographie möglich. Ich versuche, den roten Faden der Zusammenarbeit zwischen Chemie und Medizin und die Entwicklung der medizinischen Erkenntnisse aufzuzeigen.

Poly-**M**ethyl-**M**etha-**A**crylat ist seit der Dissertation des Chemikers O. Röhm (1902) bekannt.

Bis 1936 war der kontrollierte Polymerisationsvorgang an industrielle Großanlagen gebunden, im Handel waren nur auspolymerisierte Fertigprodukte wie z. B. Platten aus «Plexiglas». Diese können bei einer Temperatur von etwa 130 °C durch Absenken verformt werden.

O. Kleinschmit überprüfte 1940 im *Tierversuch,* ob vorgeformte und zugeschnittene Platten von Plexiglas zur Deckung von Schädellücken geeignet sind und kam zu dem Schluß, daß die Einheilungsbedingungen denen eines chemisch indifferenten Fremdkörpers entsprechen. C. Zander implantierte 1940 beim *Menschen* ein nach Gipsabdruck wärmeverformtes Plexiglasstück zur Deckung eines großen Schädeldefektes nach Osteom-Entfernung.

In den folgenden Jahren wurde PMMA in Form zugeschnittener Plexiglasplatten auch von anderen Autoren verwendet. Chemische Schädigungen oder Kanzerogenität wurden bei diesen extrakorporell ausgehärteten Implantaten nicht beobachtet.

Die deutsche Industrie brachte 1936 mit dem Paladon einen PMMA-Werkstoff heraus, der auch in Dentallabors in kleinen Wärme-Druckkesseln zur Herstellung von Zahnprothesen verwendet werden konnte. Die Wärmezufuhr war nötig, weil das Monomer erst bei 80 °C mit der Polymerisation beginnt, die von da an exotherm verläuft. Der Druckkessel verhinderte Blasenbildung im Fertigprodukt, denn der Siedepunkt des Monomers mußte durch Druckerhöhung «überspielt» werden.

Diesen labortechnisch verarbeitbaren Kunststoff verwendeten ab 1947 die Brüder Judet bei ihrer Hüftprothese. Hier wurde PMMA nun nicht mehr wie bisher lediglich zur Protektion des Hirns bei Schädeldefekten eingesetzt, sondern als Werkstoff, der mechanischer Belastung und Reibung ausgesetzt wurde. Die seit 1940 feststehende weitgehende biologische Verträglichkeit allein genügte nicht mehr. Es mußte vom Werkstoff jetzt auch Bruchfestigkeit und Abriebfestigkeit erwartet werden und er mußte auch dem Lastwechsel beim Gang sowie erheblichen Scherkräften gewachsen sein.

Wir wissen rückblickend, daß PMMA bei den verschiedenen Variationen der Judet-Prothesen und den Modellen anderer Autoren hauptsächlich wegen ungenügender Abriebfestigkeit versagte. Allerdings waren diese Plexiglasprothesen bei reinen Palliativ-Eingriffen segensreich, sie wurden bis in die 60er Jahre verwendet. Die Orthopäden und Chirurgen, die damals mit großer Energie dem Einzelfall angepaßte Hüftprothesen fertigen ließen und einsetzten, verdienen Bewunderung.

Doch nicht nur bei Hüftprothesen wurde diese neue Verarbeitungsform des PMMA verwendet, auch Hüftcups und z. B. Lunatumprothesen wurden so gefertigt.

In den Forschungslaboratorien der Firma Kulzer zeigten sich dann seit etwa 1943 erste Erfolge bei der Entwicklung der 3. Generation des PMMA: nachdem ursprünglich eine technische Großanlage für die kontrollierte Polymerisation nötig war, dann ab 1936 beim Paladon ein kleiner Wärmedruckkessel genügte, war das Ziel nun die Herstellung eines Präparates das bei Zimmertemperatur nach Mischung zweier Komponenten selbsthärtend polymerisiert und von Hand verformt bzw. angeformt werden kann, also des Knochenzementes, wie wir ihn heute kennen. Er kam 1949 als Palavit auf den Markt, zuerst wieder für Dentalzwecke gedacht und deshalb passend zur Mundschleimhaut eingefärbt. 10 Jahre später wurde er mit grüner Kontrastfarbe als Palacos® angeboten.

Über den Umfang dieser Entwicklungsarbeiten gibt eine Zahl Aufschluß: zwischen der Dissertation von Röhm (1902) und dem Erscheinen von selbsthärtendem Palavit auf dem Markt (1949) führte die Forschungsarbeit im Werkslaboratorium zu über 100 Patentanmeldungen. Viel Erfindergeist war also nötig, um den spröden Stoff, spröd im doppelten Sinn des Wortes, für die moderne Medizin anwendbar zu machen.

Es war naheliegend, daß nach Erscheinen des Palavit von vielen Seiten Überlegungen, Tierversuche und auch human-medizinische Operationen mit dem direkt im OP von Hand zu verarbeitenden Präparat durchgeführt wurden.

Neu war nun allerdings, daß die Polymerisation im Kontakt mit lebendem Gewebe stattfand. Neu wa-

ren damit Probleme, die im Lauf dieses Symposiums eingehend diskutiert werden sollen, wie z. B.
- toxische Schädigung lokaler und allgemeiner Art durch Monomer-Reste und das jetzt beigemischte Katalysatorensystem,
- thermische Schädigung des Umgebungsgewebes durch Wärmeabgabe bei der Polymerisation und die
- Schrumpfung des Materials bei der Verfestigung.

HERRMANN empfahl 1953 nach Tierversuchen, Frakturen von Röhrenknochen mit selbsthärtendem PMMA hülsenförmig zu schienen.

IDELBERGER berichtete 1954 über
- Wirbelfusionsoperationen mittels PMMA und
- Einbettung von homologen Knochenspänen in PMMA als «Knochenbank in der Tischschublade».

HOFFMANN berichtete 1954 aus der gleichen Klinik über die Verträglichkeit von Palavit im Tierversuch.

WILTSE et al. empfahlen 1957 PMMA für den Aufbau des Tibiakopfplateaus und zur Zystenausfüllung.

CARSTENSEN berichtete 1960 nach eingehenden Tierversuchen, daß selbst das empfindliche Aortengewebe nach Konservierung in PMMA später mit Erfolg implantiert wurde.

Von diesen Anwendungsgebieten ist die Zystenausfüllung noch heute gebräuchlich. Die damalige Wirbelfusionsoperation und der Aufbau des Tibiakopfplateaus sind Wurzeln der heutigen Verbundosteosynthesen.

Wir kommen damit zur Hauptanwendung des bei Zimmertemperatur selbsthärtenden PMMA, zur Fixation von Hüft-Kopfprothesen und schließlich Hüft-Totalendoprothesen. Prothesen von KIAER, 1949; HABOUSH, 1951 und IDELBERGER, 1954 wurden mit PMMA fixiert, aber wegen prothesenseitiger Fehler bald aufgegeben.

1959 implantierten unabhängig voneinander CHARNLEY eine Moore-Prothese und NEFF seine Dreistift-Hüftkopfprothese mittels PMMA.

Beide Prothesenimplantationen hatten positive Ergebnisse im Rahmen dessen, was von Metall-Hüftprothesen ohne gleichzeitigen Ersatz des Acetabulums erwartet werden kann. Als ehemaliger Assistent von NEFF darf ich persönlich anmerken, daß dies die erste Verwendung von Palacos® war: wir erhielten damals vorweg Versuchspackungen, bevor das Präparat auf dem Markt war.

1960 und 1961 wurden dann 3 Modelle von Hüft-Totalprothesen mittels PMMA implantiert:
- CHARNLEY verwendete seine «low-friction-prosthesis» mit Teflonpfanne: der Metallkopf durchwanderte aber nach 1–3 Jahren das zu weiche Teflon.
- Der Verfasser konstruierte passend zur Kopfprothese seines Lehrers G. NEFF eine Stahlpfanne mit Tefloninnenschale, die mit Palacos® und Schrauben fixiert wurden. Auch sie scheiterte am Teflon.
- MCKEE verwendete PMMA zur Fixation seiner Totalprothesenteile aus Vitallium. Diese Hüft-TEP wies eine erst nach Jahren zunehmende Aufrauhung der Lagerfläche und damit zunehmende Reibung und Beanspruchung der Verankerung auf. Sie kann als erste Hüft-TEP mit zeitlich begrenzter Tauglichkeit angesehen werden.

1962 variierte CHARNLEY seine Totalprothese, wobei er Teflon durch Polyäthylen ersetzte. Er fixierte Pfannen- und Femurteile mit PMMA. Auf die Erfahrungen mit dieser Hüft-TEP von CHARNLEY geht annähernd das gesamte kaum noch überschaubare Marktangebot zurück, diese TEP brachte den Durchbruch zur Langzeitbeobachtung, nun erst konnten Einzelheiten wie Mischtechnik des PMMA, einzubringende Schichtdicke und andere heute noch aktuelle Faktoren in ihren Auswirkungen beobachtet und beurteilt werden.

Gestatten Sie mir zum Schluß noch den Hinweis auf zwei unauffällige, aber meiner Ansicht nach bis heute sehr wesentliche Veränderungen, die CHARNLEY beim Übergang von Teflon zu Polyäthylen 1963 gleichzeitig durchführte: die Hüftpfanne erhielt eine «Krempe» und stützte sich damit direkt am Acetabulum ab. Der Knochenzement mußte also nicht, wie bei außen runden Pfannen, alle Scherkräfte aufnehmen. – Ferner war der Kragen des Femurteils nur noch rudimentär ausgebildet. Das hat zur Folge, daß in manchen Fällen von Spätlockerung das Femurteil der Prothese mit dem gesamten Zementköcher konisch tiefer treten kann und, besonders bei alten Patienten, die subjektiven Lockerungszeichen oft wieder verschwinden. Der vorangehend von CHARNLEY verwendete breite Kragen verhinderte dieses Tiefertreten, wodurch der Zementköcher bei beginnender Lockerung unter der steten Bewegung im Markraum zermahlen und die massive Lockerung manifest wird.

Diese beiden Faktoren sollten m. E. bei den meisten heutigen Nachfolgemodellen überdacht werden, denn der Werkstoff PMMA kann unseren Ansprüchen nur genügen, wenn ihm durch richtige Konstruktion der Prothese die Aufgabe zugeteilt wird, der er technisch gewachsen ist: Druckübertragung zu gleichmäßiger Lastverteilung.

Seit rund 25 Jahren ist PMMA als anpaßbarer druckübertragender Körper bewährt zu
- Endoprothesenimplantationen,
- Hohlraumauffülungen und
- Verbundosteosynthesen.

BUCHHOLZ wies 1971 seine Eignung als Depotträger für lokal wirksames Gentamycin nach.

Weitere Vertiefungen unserer Kenntnisse wird zweifellos dieses Symposium bringen.

I.1. Knochenzement als Werkstoff

Fa. Kulzer & Co. GmbH, Friedrichsdorf

Aufbau und Zusammensetzung handelsüblicher Knochenzemente

H. Scheuermann, W. Ege

Knochenzement wird nun seit mehr als 20 Jahren zur Verankerung von künstlichen Hüftgelenken eingesetzt. Zu Beginn der Verwendung von Polymethylmethacrylaten für diesen Zweck wurden Pulver und Flüssigkeit in Bulk geliefert. Das Dosieren beider Komponenten wurde dem Anwender überlassen. Doch schon bald folgten portionierte Einzelpackungen. Kurze Zeit später wurden diese auch in sterilisierter Form geliefert. Heute kann man fast bei allen Produkten von einer weitgehend AMG-gerechten Darreichungsform sprechen.

Die Anzahl der am Weltmarkt befindlichen Knochenzemente beträgt zur Zeit etwa 15, wobei einige nur eine untergeordnete Rolle spielen bzw. neu auf dem Markt auftauchten (Tab. 1).

Alle angeführten Zemente basieren auf Methylmethacrylat bzw. Polymethylmethacrylat, wobei sowohl Pulver als auch Flüssigkeit weitere Ester der Acrylsäure oder Methacrylsäure enthalten können. Mit Ausnahme von Bonemite wird die Kombination Benzoylperoxid/Dimethyl-p-Toluidin als Katalysatorsystem verwendet; als Stabilisator in der Flüssigkeit durchweg Hydrochinon.

Die Verpackung der Pulver besteht in der Regel aus Polyethylen- bzw. Peel-off-Beuteln, wobei das Füllgewicht ziemlich einheitlich zwischen 40 und 48 g liegt. Mit Ausnahme von Implast (für den deutschen Markt), Sulfix®-6 und Palacos® R sind alle Pulver durch γ-Strahlen sterilisiert, obwohl der Vertrieb in dieser Form in der BRD nicht zulässig ist.

Die Flüssigkeiten sind in allen Fällen steril filtriert, überwiegend in Ampullen abgefüllt und diese äußerlich mit Ethylenoxid sterilisiert. Einige Hersteller geben in die Verpackung noch Formaldehydtabletten. Das Füllvolumen beträgt zwischen 20 und 22 ml.

Ich möchte in der folgenden Einzelbeschreibung zunächst ausführlich auf die in Deutschland zugelassenen bzw. als zugelassen geltenden, danach in einer

Tab. 1

Bonemite	Mochida	Japan
CMW	CMW Laboratories (Dentsply)	Devon/England
CMW III	CMW Laboratories (Dentsply)	Devon/England
CLL50	Chevalier Prothetics Ltd.	Zug/Schweiz
Implast®	Beiersdorf AG	Hamburg/Deutschland
KallokrylK	VEB Spezialchemie	Leipzig/DDR
Omniplastik	J+J Gruppe	USA
Palacos® R	Kulzer & Co GmbH	Wehrheim/Deutschland
Refobacin®-Palacos® R	Kulzer & Co GmbH	Wehrheim/Deutschland
Subiton	Prothoplast	Buenos Aires/Argentinien
Sulfix®-6	Gebr. Sulzer AG	Winterthur/Schweiz
Surgical Simplex P®	Howmedica International Ltd.	London/England
AKZ	Howmedica International Ltd.	London/England
Zimmer Bone Cement	Zimmer	Warsaw/USA
Zimmer Bone Cement LVC	Zimmer	Warsaw/USA

Tab. 2: Zugelassene Knochenzemente.

	Pulver			Flüssigkeit	
Produkt	Menge g	Sterilisation	Zusammensetzung	Menge ml	Zusammensetzung
Palacos®R	40	Ethylenoxid	84,0% MA/MMA-Copolymer 15,0% Zirkondioxid 1,0% Benzoylperoxid 20,0 ppm Chlorophyll	20	98,0% MMA 2,0% DmpT 20,0 ppm Chlorophyll
Refobacin®-Palacos®R	40,5	Ethylenoxid	wie oben + 0,5 g Gentamycin-Base	20	wie oben
Implast®	42	Ethylenoxid	88,6% MA/MMA-Copolymer 10,0% Zirkondioxid 1,4% Benzoylperoxid	20	78,0% MMA 19,1% H_2O 1,85% Emulgator[1] 1,0% DmpT [1] Polyoxienthylen-5-Sorbitan-Monoleat
CMW Bone Cement®	40	γ-Strahlen	97,6% PMMA[2] 2,4% Benzoylperoxid +2×2,5 g $BaSO_4$ [2] gelegentlich MMA/EMA/Copolymer	22	99,6–99,7% MMA 0,3%–0,4% DmpT
Surgical Simplex P®	40	γ-Strahlen	88,0% MMA/Styrol-Copolymer 10,0% $BaSO_4$ 2,0% Benzoylperoxid	20	97,4% MMA 2,6% DmpT
AKZ	40	γ-Strahlen	wie Simplex +0,73 g Erythromycingluco-heptonat +0,24 g Colistinmethansulfonat	20	wie Simplex
Sulfix®-6	48,4	Formaldehyd	89,0% MA/MMA/n-Bu-MA Palatinol C-Copolymer 10,0% Zirkondioxid 1,0% Benzoylperoxid	20,5	83,3% MMA 14,7% n-Butyl-MA 2,0% DmpT

Legende: MA = Methylacrylat, MMA = Methylmethacrylat, EMA = Ethylmethacrylat, n-Bu-MA = n-Butylmethacrylat, DmpT = Dimethyl-p-Toluidin, Palatinol C = Dibutylphthalat.

Tab. 3: Sonstige Knochenzemente.

	Pulver			Flüssigkeit	
Produkt	Menge g	Sterilisation	Zusammensetzung	Menge ml	Zusammensetzung
Bonemite	48	Keine Angaben	93,0% MMA/EMA-Copolymer 7,0% $BaSO_4$ Als 3. Komponente: 0,8 ml Tri-n-Butylboran Katalysator	20	100,0% MMA
Zimmer Bone Cement	20 40 60	γ-Strahlen	89,25% PMMA 10,00% $BaSO_4$ 0,75% Benzoylperoxid	10 20 30	97,25% MMA 2,75% DmpT
Zimmer Bone Cement LVC	20 40 60	γ-Strahlen	wie oben	10 20 30	wie oben
CLL50	48	γ-Strahlen	89,0% PMMA 10,0% Zirkondioxid 1,0% Benzoylperoxid	wech-selnde Angaben	70,0% MMA 20,0% PMMA 1,4% DmpT weitere Bestandteile siehe Text

Legende: MMA = Methylmethacrylat, EMA = Ethylmethacrylat, DmpT = Dimethyl-p-Toluidin.

kürzeren Abhandlung auf die übrigen Knochenzemente eingehen.

Die wichtigsten Daten sind in den Tabellen 2 und 3 zusammengefaßt.

Die im Text genannten Prüfkriterien sind wie folgt charakterisiert:

Polymerisations-temperatur	Nach ISO-5833
Mechanische Eigenschaften	Biegefestigkeit und Schlagzähigkeit nach DIN 53435
Restmonomergehalt	Prüfkörper 15×10×3 mm 2 Stunden nach Aushärtung

Implast®, Beiersdorf

Die Verpackung von Implast® entspricht den Anforderungen des AMG. Eine Besonderheit ist die Flüssigkeit, die in Form einer Emulsion Methylmethacrylat/Wasser vorliegt.

Vom Typ gehört Implast® zu den niedrigviskosen Zementen. Seine mechanischen Eigenschaften erreichen nach unseren Untersuchungen etwa die Hälfte der Werte von Sulfix®-6 oder Palacos® R.

Der Restmonomergehalt liegt mit etwa 1,5% recht niedrig, die Polymerisationstemperatur wurde mit 45 °C bestimmt.

CMW Bone Cement®, CMW Laboratories

CMW Bone Cement gilt z. Z. noch als Altspezialität. Die Angaben auf der Verpackung und der Pakkungsbeilage entsprechen nicht allen Anforderungen des AMG.

Die Deklaration zu der Flüssigkeit lautet 0,8% Dimethyl-p-Toluidin, ein Wert, den wir an zahlreichen Ampullen nicht bestätigen konnten. Zur Stabilisierung wird zusätzlich etwa 100 ppm Ascorbinsäure verwendet.

CMW Bone Cement ist ein hochviskoser Zement. Die mechanischen Eigenschaften sind nicht überragend, der Restmonomergehalt ist mit 5,6% recht hoch. Die Polymerisations-Temperatur nach Untersuchungen von Ungethüm beträgt 56 °C.

Der niedrigviskose CMW Bone Cement 3 konnte trotz intensiver Bemühungen nicht beschafft werden. Er darf auch ohne Zulassung in Deutschland nicht in den Handel gebracht werden.

Palacos® R, Kulzer

Auch Palacos® R gilt z. Z. noch als Altspezialität. Die Nachzulassung wird in Kürze beantragt. Die Angaben auf der Packung und der Packungsbeilage entsprechen z. Z. noch nicht allen Anforderungen des AMG.

Sowohl Pulver als auch Flüssigkeit enthalten zusätzlich etwa 20 ppm Chlorophyll als Farbstoff.

Palacos® R gehört zu den höherviskosen Typen. In den mechanischen Eigenschaften liegt Palacos® R in der Spitzengruppe. Der Restmonomergehalt beträgt etwa 3,0%, die Polymerisations-Temperatur liegt bei 58 °C.

Refobacin®-Palacos® R, Kulzer

Die Verpackung entspricht der von Palacos® R. Zu 40 g Pulver sind 0,5 g Gentamycinbase zugegeben.

Auch Refobacin®-Palacos® R ist ein höherviskoser Zement. Bedingt durch den Zusatz von Gentamycin sind die mechanischen Eigenschaften geringfügig niedriger als bei Palacos® R.

Sulfix®-6, Gebr. Sulzer

Sulfix®-6 ist ebenfalls eine Altspezialität. Die Verpackung entspricht nicht allen Anforderungen des AMG.

Entgegen der Deklaration fanden wir im Pulver neben Methylmethacrylat und n-Butylmethacrylat auch Methylacrylat und Dibutylphthalat. Abweichend von den anderen Zementen wurde als Verpackung eine Flasche, verschlossen mit Septum und Metallklappe, gewählt.

Sulfix®-6 ist ein niedrigviskoser Zement. Die mechanischen Eigenschaften gehören zu den Spitzenwerten. Der Restmonomergehalt liegt bei 2–3%, wobei natürlich neben Methylmethacrylat auch das n-Butylmethacrylat als Restmonomer in Erscheinung tritt. Die Polymerisations-Temperatur liegt bei 52 °C.

Surgical Simplex P®, Howmedica

Surgical Simplex P® gilt als Altspezialität. Die Angaben auf der Packung und der Packungsbeilage entsprechen nicht den Anforderungen des AMG und sind äußerst dürftig zu bezeichnen.

Surgical Simplex P® ist ein niedrigviskoser Zement mit mittleren mechanischen Eigenschaften. Der Restmonomergehalt liegt bei etwa 4,0%, die Polymerisations-Temperatur liegt bei 61 °C.

AKZ, Howmedica

AKZ = **A**ntibiotikahaltiger **K**nochen**z**ement enthält zusätzlich zu dem bei Surgical Simplex Gesagten noch 0,731 g Erythromycinglucoheptonat und 0,240 g Colistin-methansulfonat. Die mechanischen Eigenschaften liegen niedrig.

Die Polymerisations-Temperatur liegt bei 57 °C.

Damit ist die Besprechung der in Deutschland zugelassenen oder als zugelassen geltenden Knochenzementen abgehandelt.

In letzter Zeit taucht hier ein neuer Zement auf, der unter der Bezeichnung CLL 50 von der Chevalier AG, Zug/Schweiz, angeboten wird. In der augenblicklichen Aufmachung entspricht er in keiner Weise den Vorschriften des AMG, und da er nicht zum Verkauf zugelassen ist, dürfte er eigentlich gar nicht angeboten werden. Da es sich aber um eine teilweise recht interessante Variante handelt, möchte ich hier eine kurze Beschreibung abgeben:

Die Flüssigkeit ist - im Gegensatz zu allen anderen - nicht in einer Ampulle sondern in einem Glasfläschchen mit Stopfen und Metallkappe abgefüllt. Die äußerliche Sterilisation erfolgt mit Ethylenoxid. Die Angaben über die Menge sind widersprüchlich; man findet auf der Verpackung 32 ml Monomer, auf dem Beilagezettel 27 ml Flüssigkeit und schließlich auf der Flasche 26 g Monomer.

Die Zusammensetzung der Flüssigkeit unterscheidet sich grundlegend von allen bisher zitierten. Sie enthält gelöst in Methylmethacrylat etwa 20% Polymethylmethacrylat, $\leqq$5% Glykoldimethacrylat $\leqq$3% Dimethylphthalat als Weichmacher sowie 1,4% Dimethyl-p-Toluidin.

Als Stabilisator konnten wir 2,6-di-tert.butyl-4-Methylphenol und als Polymerisationsregler mehrere Terpene bzw. -Abkömmlinge sowie einen Thioester nachweisen.

Die Stabilität ist anscheinend nicht ganz gesichert, da der Inhalt einer Flasche bereits polymerisiert bei uns ankam.

Die mechanischen Eigenschaften sind sehr gut. Die Aushärtung ist recht lang, und die Endaushärtung wird erst nach langer Zeit erreicht. Die Temperatur-Zeit-Kurve verläuft extrem flach, bedingt durch die als Regler eingesetzten Terpene und Thioester. Dementsprechend niedrig ist auch die Polymerisationszeit, die mit 39 °C bestimmt wurde. Der Restmonomergehalt liegt mit 5,4% recht hoch.

Ein weiterer Zement, der hier in Deutschland schon im Handel war, wegen fehlender Zulassung aber zurückgezogen werden mußte, ist Bonemite der Firma Mochida in Japan.

Packung und Packungsbeilage entsprachen in keiner Weise den Vorschriften des AMG. Dieser Zement unterscheidet sich wiederum von allen anderen Zementen. Es wird nicht das übliche Katalysatorsystem Benzoylperoxid-Dimethyl-p-Toluidin verwendet, sondern als dritte Komponente ein Borankatalysator. Der Katalysator ist in einer Art Schraubspritze verpackt und enthält 0,8 ml Tributylboran (TBB) derivat. Reines Tributylboran ist extrem leicht brennbar, d. h. es entzündet sich an der Luft von selbst. Das von Mochida gelieferte Tributylboran ist vorbehandelt und deshalb nicht mehr selbstentzündlich. Zusammen mit Luftsauerstoff zerfällt das Tributylboran zunächst in Butylhydroperoxid, das dann die Polymerisation auslöst. Als Endprodukte des Tributylboran-Zerfalls resultieren Borsäure und n-Butanol.

Die mechanischen Eigenschaften sind als mittel zu bezeichnen. Der Restmonomergehalt erreicht mit 4% einen mit anderen Zementen vergleichbaren Wert. Die Polymerisations-Temperatur wurde von uns mit 55 °C gemessen. Sie liegt also gleich oder nur geringfügig niedriger als bei anderen Zementen.

Da Kallocryl K hier auch keine Rolle spielt, möchte ich nicht weiter darauf eingehen.

Zum Schluß möchte ich noch die beiden Zimmer-Cemente erwähnen. Sie sind z. Z. nur in USA erhältlich, obwohl wir auch schon Packungen in Deutschland sahen.

Die mechanischen Eigenschaften des normalen Zements liegen im Mittelfeld, die des LVC im unteren Bereich. Der Restmonomergehalt liegt mit 6,8% beim normalen und mit 5,3% beim LVC recht hoch, was auf ein nicht ausgeglichenes Verhältnis von Dimethyl-p-Toluidin zu Benzoylperoxid schließen läßt.

Wie Sie aus dieser Auflistung sehen konnten, hat die Zahl der auf dem Weltmarkt befindlichen Knochenzemente in den letzten Jahren stark zugenommen und - obwohl sie alle auf der gleichen Basis beruhen - ist jeder Zement für sich betrachtet ein Einzelstück, wobei keiner den Anspruch erheben kann, alle für eine gute Verankerung und eine Langzeithaltbarkeit erforderlichen Eigenschaften in sich vereint zu haben.

Literatur

UNGETHÜM, M., HINTERBERGER, J.: Die Normung von Implantatwerkstoffen am Beispiel Knochenzement. Z. Orth. *116*, 303, 1978.

Diskussion

PIETSCH: Sie haben auch mechanische Eigenschaften erwähnt, aber nicht gesagt, welche Sie meinen und was im einzelnen geprüft worden ist. Wir haben natürlich für Implast diese Untersuchungen gemacht und Ihre Ergebnisse stehen im Widerspruch zu unseren.

SCHEUERMANN: Wir messen die Schlagzähigkeit und Biegefestigkeit nach DIN 53435 - das ist diese Dynstat-Methode.

PIETSCH: Wir haben Druckfestigkeit, Eindringtiefen und Rückstellung gemessen und gefunden, daß Implast im Mittelfeld liegt, zumindest aber nicht im unteren Wertebereich wie dies von Ihnen dargestellt wurde.

Institut für Arzneimittel im Bundesgesundheitsamt, Berlin

Prüfungsanforderungen an einen Knochenzement

E. Tschöpe

Knochenzemente sind unstrittig Fertigarzneimittel, die erst dann in den Verkehr gebracht werden dürfen, wenn sie einer Prüfung nach den Vorschriften des Arzneimittelgesetzes unterzogen worden sind.

Sinn dieses Verfahrens ist es, die Arzneimittelsicherheit zu gewährleisten. Die wichtigsten Kriterien sind Wirksamkeit, Unbedenklichkeit, Qualität.

Dem Antrag auf Zulassung sind beizufügen Angaben über Bestandteile, d.h. über die wirksamen Bestandteile

- Wirkungen,
- Anwendungsgebiete,
- Gegenanzeigen,
- Nebenwirkungen,
- Wechselwirkungen,
- Dosierung,
- Art der Anwendung

sowie einige weitere formale Angaben, dazu

- Ergebnisse physikalischer, chemischer, biologischer, toxikologischer Versuche,
- pharmakologischer Versuche,
- klinische bzw. ärztliche Prüfung.

Bei bekannten Stoffen, d.h. Produkten, für die es vergleichbare Vorläufer gibt, kann an die Stelle eigener Untersuchungen Erkenntnismaterial, d.h. Publikationen zu den einzelnen Punkten vorgelegt werden.

Zusätzlich zu diesen eigenen Untersuchungsergebnissen oder gegebenenfalls den bibliographischen Unterlagen sind Gutachten zu erstellen, die diese Unterlagen kritisch werten

a) zur Beurteilung der Qualität,
b) zur Pharmakologie-Toxikologie,
c) zur Klinik,

mit der Bewertung, ob das Produkt

- angemessen wirksam,
- verträglich ist,
- Gegenanzeigen zu beachten sind,
- Nebenwirkungen zu erwarten sind,
- die Dosierung zweckmäßig ist.

Wie müssen diese Unterlagen jetzt im einzelnen aussehen?

Das Gesetz sieht die Erstellung von Prüfrichtlinien vor, die es allerdings noch nicht in verbindlicher Form gibt.

Es wird deshalb auf den Stand der Wissenschaft zurückgegriffen, in Anlehnung an die Systematik der Arzneimittelprüfrichtlinie des Beirats für Arzneimittelsicherheit von 11. Juni 1971.

Das gilt allgemein für zulassungspflichtige Fertigarzneimittel.

Es liegt auf der Hand, daß Knochenzemente gewisser Sonderbehandlung bedürfen.

Schon beim Begriff Wirksamkeit merkt man sehr schnell, daß hier beim Knochenzement insoweit besonderer Verhältnisse vorliegen, als eine pharmakologische Wirkung im engeren Sinne gerade nicht erwartet wird. Allenfalls wird man eine Wirkung in zwei Richtungen postulieren:

a) Das Einbringen einer mehr oder weniger viskösen Masse in den Markraum eines Röhrenknochens.

Eine chemische Reaktion, nämlich Polymerisation des Kunststoffanteils und damit Schaffung einer festen Verbindung zwischen Knochen und Endoprothese.

b) Dauerhafte funktionelle Verankerung der Prothese.

Alle weiteren Reaktionen: Wärmeentwicklung bei der Polymerisation, Abgabe von Monomeren, Abgabe sonstiger Bestandteile in die Blutbahn, Metabolisierung dieser Stoffe, lokale Reaktionen auf das umliegende Gewebe sind als potentielle Nebenwirkungen zu betrachten und zu erfassen.

Die unter b) genannte Dauerfunktion ist allerdings nicht nur als Wirksamkeit zu interpretieren, hier gibt es bereits starke Überschneidungen mit dem Qualitätsbegriff.

Zur Qualität: Sie ist definiert als Beschaffenheit eines Arzneimittels, die nach Identität, Gehalt, Reinheit, sonstigen chemischen, physikalischen, biologischen Eigenschaften oder durch das Herstellungsverfahren bestimmt wird. Alle diese Begriffe sind von großer Bedeutung für die Wirksamkeit und die Sicherheit der Anwendung. Problematisch sind sie üblicherweise für die Zulassung nicht, wenn man von der Reproduzierbarkeit analytischer Bestimmungsmethoden einmal absieht. Allerdings haben die physikalischen Eigenschaften großen Einfluß auf die Akzeptanz der Produkte beim Anwender. Diese Akzeptanz ist nicht zuletzt eine Funktion der optimierten Parameter, wie Verarbeitbarkeit hinsichtlich Viskosität, Bearbeitungszeit, Adhäsionsverhalten.

Ein wichtiges Kriterium ist die Frage der Stabilität. Immerhin wird von den Produkten eine jahrelange Haltbarkeit und Reaktionsfreudigkeit verlangt bei der gleichzeitigen Forderung, beim Mischen der beiden Komponenten in kurzer Zeit eine maximale

Formstabilität und Festigkeit zu gewährleisten. Von Bedeutung ist noch, ob sich die Eigenschaften durch simple Alterung mit und ohne mechanische Belastung verschlechtern können.

Bei der Entwicklung des therapeutischen Profils von Arzneimitteln ist in der Regel ein bestimmtes schematisches Vorgehen üblich. Das Arzneimittelgesetz sieht eine Gliederung in Vorklinik und Klinik vor, wobei die Forderung im Gesetz implizit ist, daß als Voraussetzung für die klinische Prüfung der vorklinische Teil abgeschlossen ist und die Ergebnisse bei der Bundesbehörde hinterlegt sind.

Ich möchte mich hier auf eine kurze Aufzählung der Voraussetzungen der klinischen Prüfung beschränken. Sie muß ärztlich vertretbar sein, der Patient muß seine Einwilligung nach Aufklärung erteilt haben, sie muß von einem Arzt mit besonderen Erfahrungen geleitet werden. Soweit nur die wichtigsten Voraussetzungen.

Zur Toxikologie: Diese ist wiederum gegliedert in
- akute Toxikologie, mit Hilfe dieser Tests sollen die Gefahren eines Arzneimittels erkennbar werden,
- in subakute Untersuchungen, mit dem Ziel der Erkennung des kritischen Organs,
- in chronische Untersuchungen, die Aussagen über die Verträglichkeit des Produktes liefern sollen.

Speziell bei den Knochenzementen sind Probleme der lokalen Überhitzung bei der Polymerisationsreaktion, Auswirkungen auf Kreislaufparameter und Blutgerinnungsfaktoren und Möglichkeiten der Allergie besonders zu berücksichtigen. Das Problem der Abgrenzung von Folgen des Operationstraumas erschwert die Beurteilung. Zu fordern sind Materialeigenschaften, die eine Erhitzung auf Temperaturen über den Eiweißkoagulationspunkt sicher vermeiden. Dies ist jedoch nicht nur eine Frage der Reaktionsgeschwindigkeit sondern auch der Masse des Knochenzements sowie der Möglichkeit, die bestehende Wärme ausreichend abzuleiten.

Hier ergeben sich bei gleichen Materialeigenschaften im Ergebnis unterschiedliche Auswirkungen, je nachdem ob der Knochenzement im Zusammenhang mit einer Hüftgelenksendoprothese (mit in der Regel guter Wärmeableitung) oder einer Kniegelenksprothese mit relativ schlechter Wärmeleitfähigkeit angewandt wird. Deshalb soll die klinische Prüfung auch das gesamte Spektrum der beabsichtigten Anwendungsgebiete abdecken.

Dieser Punkt wird dadurch erschwert, daß nicht eine Einzelsubstanz, nämlich ein Knochenzement geprüft werden kann, sondern immer eine ganze therapeutische Stategie, bestehend aus Zement, Prothese, Operationsverfahren und Nachbehandlung. Von diesen einzelnen Faktoren ist nur das Arzneimittel gesetzlichen Überprüfungen unterworfen, während die anderen Faktoren im therapeutischen Ergebnis durchaus ihren Beitrag liefern und zur Unsicherheit der Beurteilung des Knochenzementes erheblich beitragen. Wenn man versucht, die kardiovaskulären Folgen einer Endoprothesen-Implantation nach ihren Ursachen aufzuschlüsseln, so kommen dafür folgende Faktoren in Frage.

1. Fettembolie,
2. toxische Effekte der Monomeren,
3. toxische Effekte der Stabilisatoren vom Typ des Hydrochinon,
4. toxische Effekte von Polymerisationsstartern vom Typ Benzohyperoxid,
5. toxische Reaktionen von Polymerisationsbeschleunigern vom Typ DNPT,
6. Hitzereaktionen.

Experimentell ist es ebenso schwierig wie erforderlich, diese Effekte gegeneinander abzuwägen. Dazu sind Versuche geeignet die, ohne daß ein Knochenzement involviert ist, durch Druck auf einen ausgebohrten Röhrenknochen den Einstrom von Markbestandteilen in das Kreislaufsystem bei Tieren imitieren. Für die toxischen Effekte der Monomeren eignen sich sowohl isoliert perfundierte Herzen als auch die Messung von Kreislaufparametern nach Injektion von Eluaten bzw. von Lösungen der genannten Stoffe, die toxischen Effekte durch Hitzeeinwirkung sind einer histologischen Beurteilung zugänglich.

Das sind Beispiele für Prüfanordnungen, die jedoch je nach Fragestellung modifiziert werden müssen.

Insgesamt wird man sagen können, daß die Entwicklung der Knochenzemente bei allen Erfolgen noch nicht alle Wünsche des Klinikers erfüllen können. Hier ist insbesondere die Dauerbelastbarkeit und Festigkeit noch nicht optimal. Möglicherweise würden durch Verbundwerkstoffe die Festigkeitseigenschaften und durch Beimengung sog. bioaktiver Materialien die Gewebsfreundlichkeit zu verbessern sein. Optimal wäre ein Zement, der vom umgebenden Knochengewebe nicht bindegewebig abgekapselt sondern knöchern organisiert und durchwachsen wird. Für den Nachweis dieser letztgenannten Eigenschaften werden histologische Untersuchungen erforderlich.

Die Frage, ob Antibiotikazusätze sinnvoll sind, bedarf ebenfalls der eingehenden Prüfung. Einerseits können durch quantitativ zu Buch schlagende Beimengungen von Antibiotika die Festigkeitseigenschaften des Zementes negativ beeinflußt werden. Dies soll durch entsprechende Dauerbelastungsversuche erarbeitet und quantifiziert werden. Andererseits ist die Frage, inwieweit durch Antibiotikazusätze Infektionen vermieden werden können, nicht nur vom Typ des Antibiotikums, sondern auch von der Freisetzungscharakteristik aus dem Knochenzement abhängig. Neben in-vitro-Versuchen ist die letztendlich durch größere klinische Versuche zu entscheiden. Insgesamt stellt sich das Problem des Umfanges der klinischen Prüfung im Wechselspiel der folgenden Forderungen,

1. das Recht des Patienten auf wirksame und sichere Arzneimittel, d.h. wirksam im Sinne von Funktion und Sicherheit im Sinne von Fehlen von unerwünschten akuten bzw. chronischen Wirkungen einerseits und
2. der Möglichkeit, neue Arzneimittel zu entwickeln und ohne Verzug anzuwenden.

Es muß vermieden werden, daß eine übersteigerte Anforderung an die experimentelle Prüfung innovationsfeindliche Auswirkungen hat.

Gerade die Knochenzemente sind ein gutes Beispiel dafür, daß eine Zulassungsentscheidung aufgrund von experimentellen und klinischen Daten getroffen werden muß, bei der die Beobachtungszeit deutlich kürzer ist als die angestrebte Lebensdauer der Zementverankerung.

Hieraus ergibt sich, daß mit der Erteilung einer Zulassung durch die Behörde der Prozeß der Evaluation nicht abgeschlossen ist. Vielmehr ist die breite klinische Anwendung als Phase IV der klinischen Prüfung (oder auch als Feldversuch) zu werten. Gerade die Frage der Häufigkeit und auch Art von unerwünschten Arzneimittelwirkungen ist selten *vor* der Zulassung, meist erst bei der praktischen Anwendung zugelassener Präparate vollständig zu beantworten.

Diskussion

MITTELMEIER: Ich möchte nur sagen, daß für die Wärmemessung eine DIN-Norm vorliegt und daß wir außerdem die Möglichkeit haben, intraoperativ an der Zement-/Knochengrenze direkt mit Thermoelementen die tatsächliche Temperaturkurve zu messen.

TSCHÖPE: Das ist bekannt, aber ich weiß nicht, ob trotzdem noch Möglichkeiten bestehen, durch Auswahl der Parameter die Ergebnisse in dem einen oder anderen Sinne zu beeinflussen.

BRINKMANN: Ich habe dem Vortrag entnommen, daß die Packungsaufschriften eines großen Teils der zugelassenen Zemente nicht dem Arzneimittelgesetz entsprechen. Ich habe gedacht, dies sei eine Voraussetzung für eine Zulassung der Zemente.

TSCHÖPE: Das ist richtig, doch es sind bisher erst sehr wenige Knochenzemente nach den Vorschriften des Arzneimittelgesetzes zugelassen worden. Die Aussagen bezogen sich auf Präparate, die bereits vor Inkrafttreten des Gesetzes im Verkehr waren und auf die infolgedessen diese Vorschriften noch nicht angewandt werden konnten.

EGE: Das wird sich aber sicherlich ändern im Nachzulassungsverfahren, das bis 1988 abgeschlossen sein muß.

TSCHÖPE: Ja, so ist es.

WAHLIG: Soweit mir bekannt, ist eine Gammastrahlensterilisierung in Deutschland nicht zugelassen. Es werden aber gammastrahlensterilisierte Produkte verkauft. Gibt es also eine Möglichkeit, im Ausland gammastrahlensterilisierte Produkte in Deutschland verkaufen zu können?

TSCHÖPE: Offiziell gelten diese nicht als verkehrsfähig. Ich halte es für einen beklagenswerten Zustand, daß die Sterilisation mit ionisierenden Strahlen bei Arzneimitteln in der Bundesrepublik auf Schwierigkeiten stößt. Dies ist halt ein Faktum.

BRINKMANN: Was ist der Grund, daß die Gammastrahlensterilisierung für nicht zulässig gehalten wird? Mir sagen Hygieniker, es sei eigentlich das sicherste Sterilisationsverfahren.

TSCHÖPE: Das ist eine Frage an den Gesetzgeber, der verschiedene Gesichtspunkte zu berücksichtigen hat. Wie Sie wissen, wird das Thema Strahlung, insbesondere ionisierende Strahlung nicht immer emotionsarm gesehen.

BRINKMANN: Würden Sie, vom Wissenschaftlichen her betrachtet, Einwendungen gegen Strahlensterilisation von Knochenzement sehen?

TSCHÖPE: Ich persönlich nicht.

HENSSGE: Noch einmal zur Strahlensterilisation: ist es denn denkbar, daß diese Form der Sterilisation die Substanz chemisch verändert, denn es sind doch große Moleküle?

TSCHÖPE: Sicher ist es möglich, daß bei der Strahlensterilisation Moleküle Veränderungen erleiden können. Auf der anderen Seite ist es so, daß auch chemische Sterilisationsverfahren die chemische Zusammensetzung und die physikalischen Eigenschaften von Substanzen verändern können. Nach meiner Meinung sollte grundsätzlich dasjenige Sterilisationsverfahren angewendet werden, das dem zu sterilisierenden Produkt am wenigsten schadet; und da meine ich, daß der grundsätzliche Verzicht auf die Strahlensterilisation eine denkbare Alternative unnötig ausschließt.

Fa. Beiersdorf AG, Hamburg

Eigenschaften von Knochenzementen in der plastischen Phase: Viskosität, Benetzung, Fließverhalten, Penetration

H. G. Pietsch, H. List, V. Hohmann

Einleitung

Der besondere Vorteil der Knochenzemente liegt in der formschlüssigen Anpassung an die Gewebsstrukturen während der plastischen Phase der Polymerisation. Dabei verändern sich Fließverhalten, Viskosität, Oberflächenspannung und chemische Zusammensetzung in starker Abhängigkeit von Zeit und Temperatur. Das Verhalten der verschiedenen handelsüblichen Knochenzemente ist dabei sehr unterschiedlich. Da durch falsche Handhabung der Operationserfolg beeinträchtigt werden kann, sollte der Operateur das Verhalten des von ihm benutzten Knochenzements so gut wie möglich kennen.

Zur Charakterisierung der plastischen Phase wurden Viskosität, Oberflächenspannung, Anteigzeit und Intrusion gemessen, und zwar im Vergleich verschiedener Knochenzemente und bei unterschiedlichen Raumtemperaturen.

Viskosität

Die Viskosität wurde mit einem Rotationsviskosimeter der Firma Haake, dem «Rotovisko» ermittelt, Umdrehungsfaktor 162, Konstante K = 26,3, Meßkopf MK-500, Drehkörper MV III. Um den sehr weiten Viskositätsbereich zu überbrücken, wurden alle Kurven aus zwei Teilästen zusammengesetzt.

Der untere Teil wurde mit einem 1:1 Getriebe aufgenommen, der obere mit einem Untersetzungsgetriebe 10:1.

Vor dem Aushärten wurde der Motor abgestellt und der Drehkörper aus dem Zement herausgezogen.

Man erkennt den schnellen und steilen Viskositätsanstieg von Palacos® R, den deutlich flacheren und langsameren von Sulfix®-6 und Implast®, dazwischen Surgical Simplex (Abb. 1).

Wichtig ist die Kenntnis des Viskositätsanstiegs für die Wahl des optimalen Zeitpunkts der Zement-Applikation – abhängig von den variablen operativen Anforderungen. Während der niedrigviskosen Phase ist die Anwendung mit der Spritze möglich, die Intrusion in Feinstrukturen besonders gut. Es kommt dann zu einem Viskositätsanstieg, der das Anmodellieren mit der Hand erlaubt, aber auch die Verankerung in Feinstrukturen zunehmend erschwert.

Oberflächenspannung

Da es meßtechnisch außerordentlich schwierig ist, die Oberflächenspannung des hochviskosen Kno-

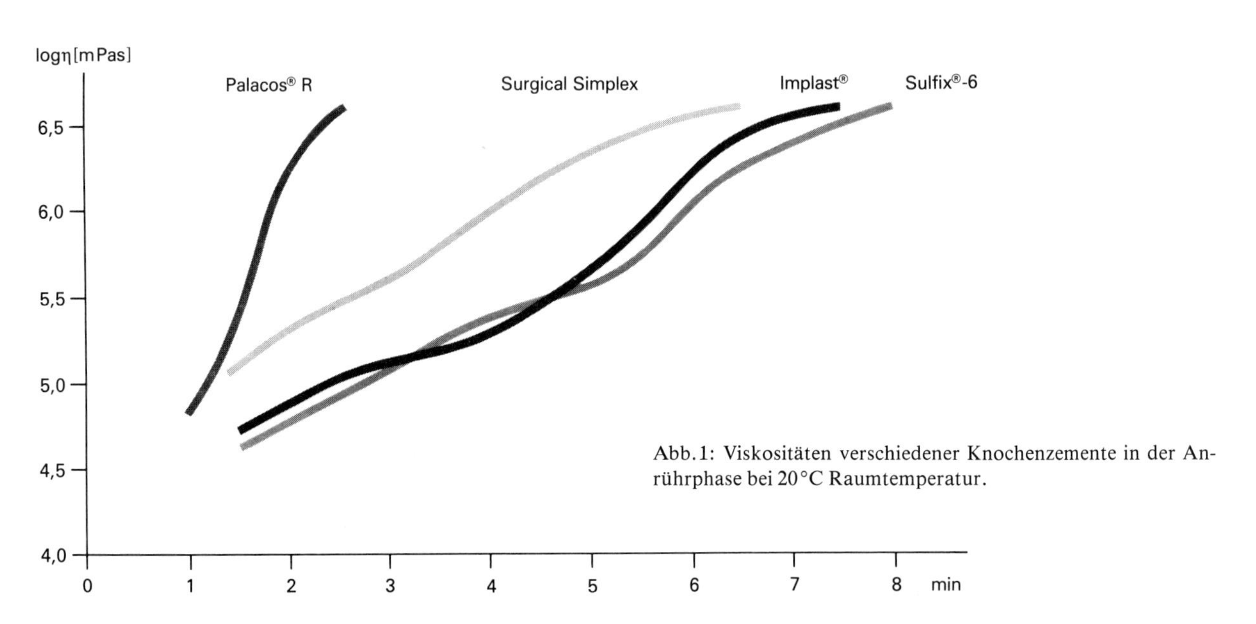

Abb. 1: Viskositäten verschiedener Knochenzemente in der Anrührphase bei 20 °C Raumtemperatur.

chenzements zu messen, haben wir uns auf Messungen der Knochenzement-Flüssigkeit und des ausgehärteten Zements beschränkt, um auf diese Weise die plastische Phase von beiden Seiten her einzukreisen.

Die Oberflächenspannung der wichtigsten flüssigen Rohstoffe Methylmethacrylat und N,N-Dimethyl-p-toluidin wurde mit einem Schlaufentensiometer der Firma Krüß nach der Abreißmethode bestimmt. Dabei wird die Kraft gemessen, die beim Reißen eines Flüssigkeitsfilms beim Herausziehen einer waagrechten Schlaufe aus der Flüssigkeit überwunden werden muß.

Die Oberflächenspannung von Knochenzement-Flüssigkeiten wird überwiegend durch das Methylmethacrylat bestimmt. Die Implast®-Emulsion zeigt einen größeren Schwankungsbereich, bedingt durch die Zweiphasigkeit (Tab. 1).

Die kritischen Oberflächenspannungen an ausgehärteten Knochenzementen wurden nach der Randwinkelmethode bestimmt. Auf die Oberflächen von ausgehärtetem, poliertem Knochenzement wurden Tropfen von Flüssigkeiten mit verschiedenen Oberflächenspannungen gebracht, die den Knochenzement nicht anquellen oder anlösen.

Diese Flüssigkeiten sind:

Wasser mit	$72{,}6 \times 10^{-5}$ N/cm
Formamid mit	$59{,}1 \times 10^{-5}$ N/cm
Glyzerin mit	$65{,}4 \times 10^{-5}$ N/cm
Diglycol mit	45×10^{-5} N/cm
Poly(oxyethylen)-5-Sorbit-monooleat mit	33×10^{-5} N/cm
und Decahydronaphtalin mit	32×10^{-5} N/cm

Der Randwinkel wurde mit einem Reflexionsgoniometer der Firma Kernco bestimmt und daraus graphisch nach Zisman die kritische Oberflächenspannung ermittelt.

Tab. 1: Oberflächenspannung von Knochenzement-Flüssigkeiten.

	$N/cm \times 10^{-5}$
Methylmethacrylat	27,2
N,N-Dimethyl-p-toluidin	33,5
CMW Typ 1	25,8
Implast®	26–33
Palacos® R	26,3
Sulfix®-6	26,8
Surgical Simplex	24,8

Tab. 2: Oberflächenspannung von ausgehärteten Knochenzementen gemessen nach der Randwinkel-Methode.

	Oberflächenspannung $N/cm \times 10^{-5}$	Randwinkel Wasser ∢°
CMW Typ 1	30,23	40,0
Palacos® R	32,90	59,5
Sulfix®-6	21,44	30,0
Surgical Simplex	28,22	62,0
Zimmer LVC	30,47	50,0
Implast®	23,43	26,0

Kernco Randwinkelmeßgerät mit folgenden Testflüssigkeiten: Wasser, Glyzerin, Diglycol, Decahydronaphthalin, Formamid

Die Ergebnisse liegen etwas unter dem für Polymethylacrylat (Plexiglas) ermittelten Wert von 33×10^{-5} N/cm. Besonders niedrig liegen Sulfix®-6 und Implast® (Tab. 2).

Anschaulicher als die kritische Oberflächenspannung ist der Randwinkel von Wasser. Auch hier zeichnen sich Sulfix®-6 und Implast® durch entsprechend niedrige Werte aus.

In Implast® sind 0,44% eines nichtionischen Emulgators enthalten, durch den die Oberflächenspannung erniedrigt wird. Das bedeutet eine leichtere Benetzung gerade auch auf feuchtem Untergrund und verbessert die Intrusion.

Anteigzeit

Eine charakteristische Kenngröße für die Verarbeitung mit der Hand ist die sog. Anteigzeit:

Darunter versteht man die Zeit, bei der der plastische Knochenzement klebfrei wird. Nach der DIN ISO-5833 wird alle 15 Sekunden geprüft, ob der Knochenzement noch an einem Glasstab haftet. Nach der amerikanischen Vorschrift ASTM F 461–76 wird die Klebfreiheit mit Hilfe eines übergestreiften OP-Handschuhs (Latex) geprüft («Doctor's Finger»).

In Anbetracht der Tatsache, daß dies zu einem Routineverfahren in fast allen Kliniken geworden ist, scheint die amerikanische Vorschrift praxisnäher.

Die Anteigzeit wird bei der Verarbeitung mit der Hand als Beginn der Einbringzeit angesehen. Andererseits ist es möglich, bei Benutzung einer Spritze den Knochenzement auch schon früher einzubringen.

Die Anteigzeiten sind für die einzelnen Fabrikate sehr unterschiedlich. Die DIN ISO-5833 schreibt eine maximale Anteigzeit von 5 Minuten bei 23±2 °C vor. Die Toleranz von insgesamt 4 °C, also von 21–25 °C, ist in Anbetracht der starken Temperaturschwankungen zu groß. Bei 22 °C überschreiten fast alle handelsüblichen Zemente diese Grenze mit Ausnahme von Palacos® R und CMW Typ 1 (Tab. 3).

Tab. 3: Anteigzeiten verschiedener Knochenzemente Latex versus Glasstab bei verschiedenen Raumtemperaturen in Minuten.

	19 °C		22 °C		25 °C	
	Glas Minuten	Latex Minuten	Glas Minuten	Latex Minuten	Glas Minuten	Latex Minuten
CMW Typ 1	6,50	3,50	4,25	3,50	3,00	2,00
Palacos® R	5,00	4,75	4,25	3,75	3,75	3,50
Sulfix®-6	7,50	7,00	5,75	5,50	4,50	4,25
Surgical Simplex	13,75	8,75	6,45	5,25	?	?
Zimmer	9,25	7,25	8,00	6,25	6,25	5,75
Zimmer LVC	9,25	8,75	7,25	7,00	6,25	5,75
Implast®	6,25	6,50	5,00	5,25	4,25	4,25
Implast®-Gentamycin	6,50	6,50	5,50	5,50	4,50	4,50

Wir plädieren deshalb für eine Abschaffung dieser Begrenzung. Wir haben die Anteigzeit nach beiden Normen gemessen. Auffällig ist das fast immer deutliche Voreilen der Anteigzeit nach der ASTM-Vorschrift im Vergleich zur DIN-Norm. Bei Implast sind beide Werte nahezu identisch, möglicherweise durch den Emulgator bedingt. In Anbetracht der starken Abweichungen ergibt sich die Frage, ob im Rahmen der internationalen Zusammenarbeit die Entwicklung einer gemeinsamen Norm möglich ist.

Die Dauer der Anteigzeit sagt über die mechanischen Eigenschaften von Knochenzementen nichts aus und ist deshalb nicht unbedingt zwingendes Bestandteil einer DIN-Vorschrift. Sie sollte lediglich als rezepturabhängige Größe zur Kenntnis genommen werden.

Intrusion

Die Intrusion erscheint als die wichtigste Größe innerhalb des Eigenschaftsspektrums der Knochenzemente. Sie beschreibt das Eindring- und Abformvermögen eines Knochenzements in Abhängigkeit vom Zeitpunkt der Polymerisation. Die Intrusion wird beeinflußt durch die Viskosität und Oberflächenspannung. Wenn man davon ausgeht, daß Knochenzemente keine oder nur eine minimale Adhäsion aufweisen und somit die Fixation vom Implantaten mit Hilfe von Knochenzementen das Ergebnis einer mechanischen Verzahnung in den Feinstrukturen des Knochenlagers ist, so begründet das die zentrale Rolle, die der Intrusion beigemessen wird. Ziel der Entwicklung von Knochenzement muß es also sein,

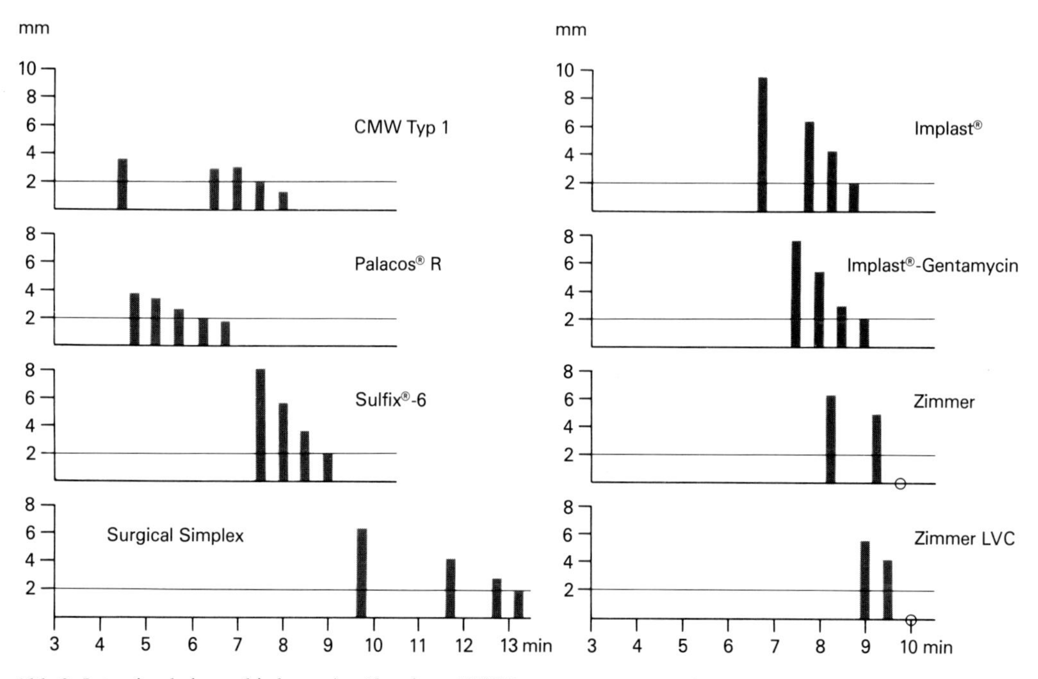

Abb. 2: Intrusion bei verschiedenen Anrührzeiten, 19 °C Raumtemperatur. Bei 2 mm ist die DIN-Mindestintrusion markiert.

eine vollständige Formausfüllung des Implantatlagers zu erreichen und damit eine breitflächige lückenlose Kraftübertragung zu ermöglichen.

Nach DIN ISO-5833 erfolgt die Messung der Intrusion in einer zylindrischen Form mit vier Bohrungen von je 1 mm Durchmesser und 10 mm Tiefe. In diese Form wird der Knochenzement gebracht und mit einem Stempeldruck von 49N in die vier Bohrungen gedrückt.

Die Messung erfolgt 1 Minute nach der Anteigzeit (Glasstab) bei 23±2 °C. Es entsteht ein Formkörper mit vier den Bohrungen entsprechenden Zapfen, deren Höhe in mm angegeben wird.

Unsere Messungen erfolgten bei 19 °C, 22 °C und

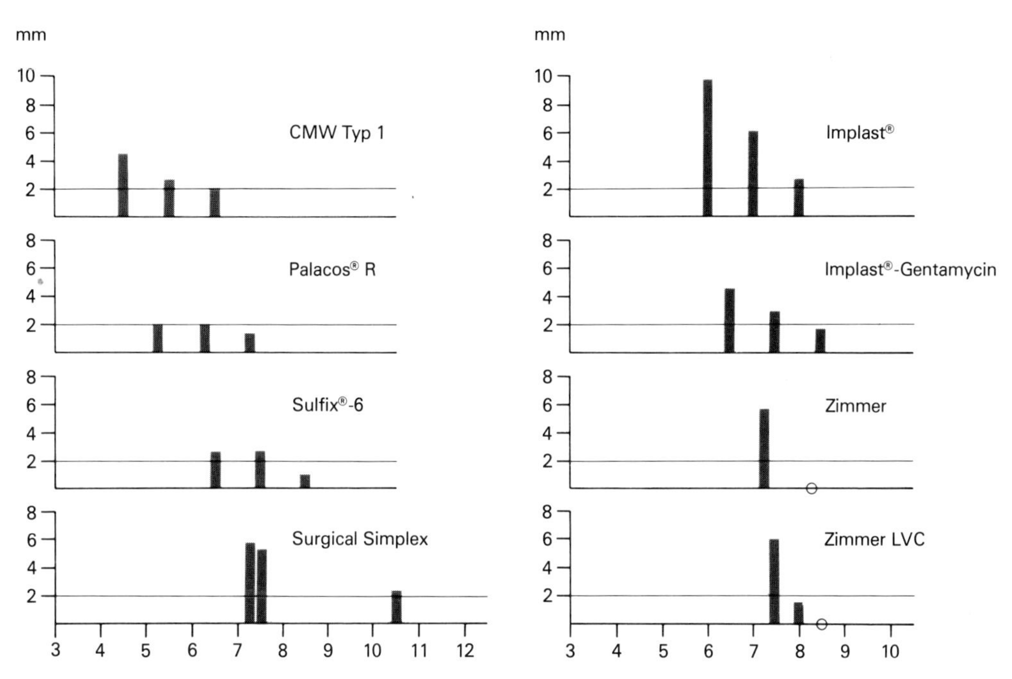

Abb. 3: Intrusion bei verschiedenen Anrührzeiten, 22 °C Raumtemperatur. Bei 2 mm ist die DIN-Mindestintrusion markiert.

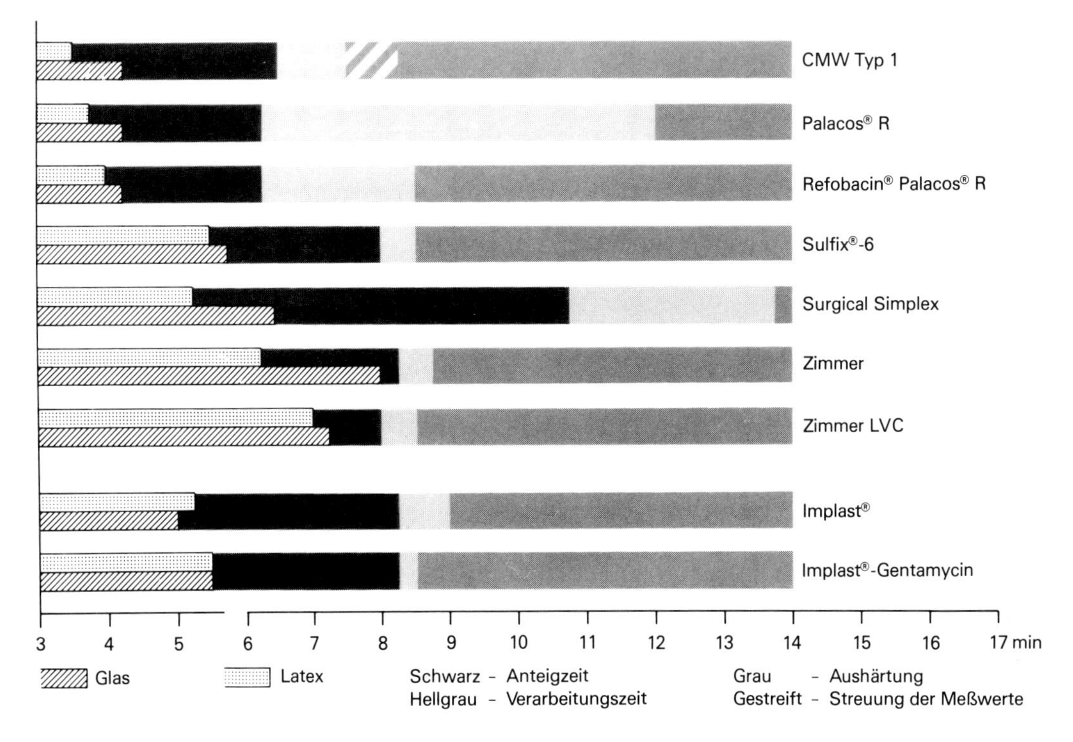

Abb. 4: Intrusion bei verschiedenen Anrührzeiten, 25 °C Raumtemperatur. Bei 2 mm ist die DIN-Mindestintrusion markiert.

25 °C mit einer Toleranz von jeweils 0,5 °C, beginnend 1 Minute nach der Anteigzeit (Latex-Handschuh).

Die Ergebnisse sind in den Abbildungen 2, 3 und 4 dargestellt. Die dort eingezeichnete Linie entspricht der Forderung der DIN ISO-5833 nach mindestens 2 mm Intrusion.

Palacos® R und Refobacin® Palacos® R als hochviskose Knochenzemente erreichen nur geringe Intrusionen. Bemerkenswert ist die recht lange Aushärtezeit von Surgical Simplex. Sehr schwer zu bestimmen waren die Werte bei Zimmer und Zimmer LVC, da hier starke Schwankungen auftraten; das war auch bei der Messung der Anteigzeit der Fall. Die Ergebnisse der Intrusionsmessung zeigen wiederum, daß eine Einengung der jetzigen Toleranzgrenzen erforderlich ist.

Diskussion

Ziel dieser Untersuchung war es, das unterschiedliche Verhalten der Knochenzemente während der Polymerisation aufzuzeigen und daraus Hinweise für die Verarbeitungszeit zu erhalten, d.h. wann darf man in Abhängigkeit von der Raumtemperatur den Knochenzement frühestens bzw. spätestens einbringen?

Bei niedrigviskosen Knochenzementen kann die definitionsgemäße Anteigzeit dem Zeitpunkt des Einbringens mit der Spritze gleichgesetzt werden. Ein Markraumsperrer sollte dabei immer benutzt werden, um ein Ausweichen des Knochenzements in die distale Markhöhle zu verhindern und den Druckaufbau im Zementmantel während des Einbringens der Prothese zu unterstützen.

Höherviskose Knochenzemente können zur Anteigzeit nur mit der Hand eingebracht werden, damit ist die homogene Auffüllung der Markhöhle erschwert. Der Einbringzeitpunkt muß also unter Umständen vorgezogen werden. Als frühestmögliche Einbringzeit erscheint die Zeit nach dem Homogenisieren und dem Absetzen der Luftbläschen.

Als spätesten Einbringtermin sehen wir den Punkt der 2-mm-Intrusion entsprechend DIN ISO-5833 an.

Unter diesen Gesichtspunkten wurden Anteigdaten, Aushärtedaten und Intrusionswerte zu Verarbeitungsdiagrammen für 19 °C, 22 °C und 25 °C zusammengestellt (Abbildungen 5, 6, 7).

Für jeden Knochenzement läßt sich nun ein Verarbeitungsdiagramm erstellen, welches die Abhängigkeit von der Raumtemperatur berücksichtigt. Als Beispiel wurde ein solches Diagramm für Implast® ausgeführt (Abb. 8).

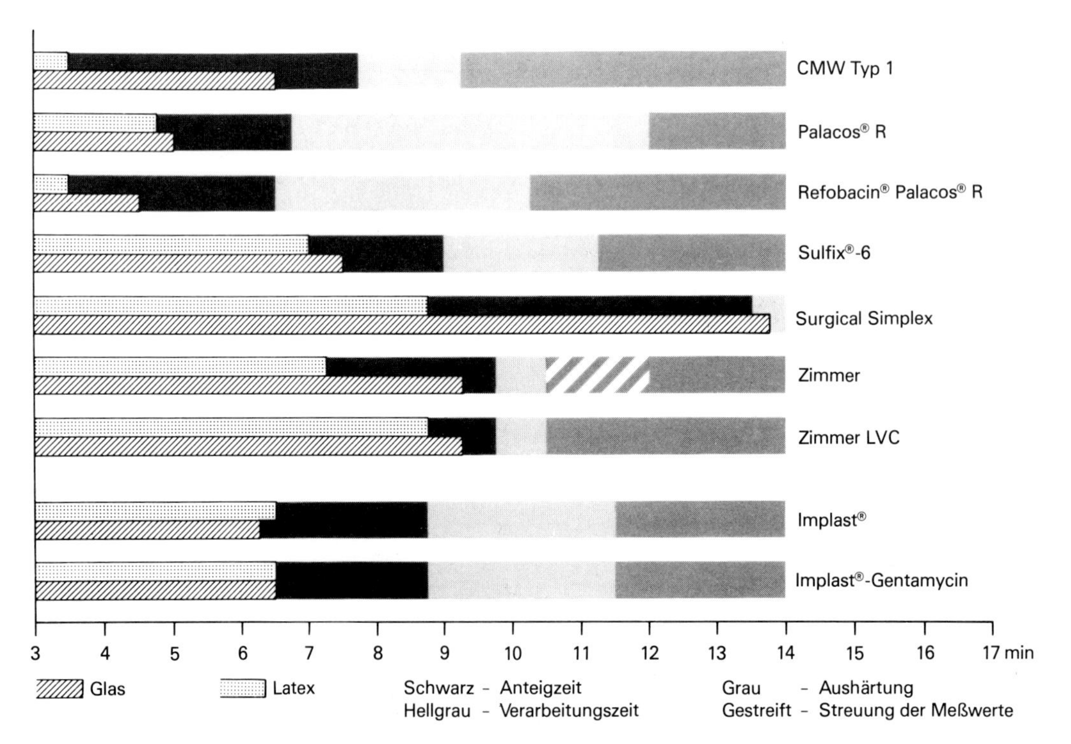

Abb. 5: Anteig- und Aushärtezeiten verschiedener Knochenzemente, 19 °C.

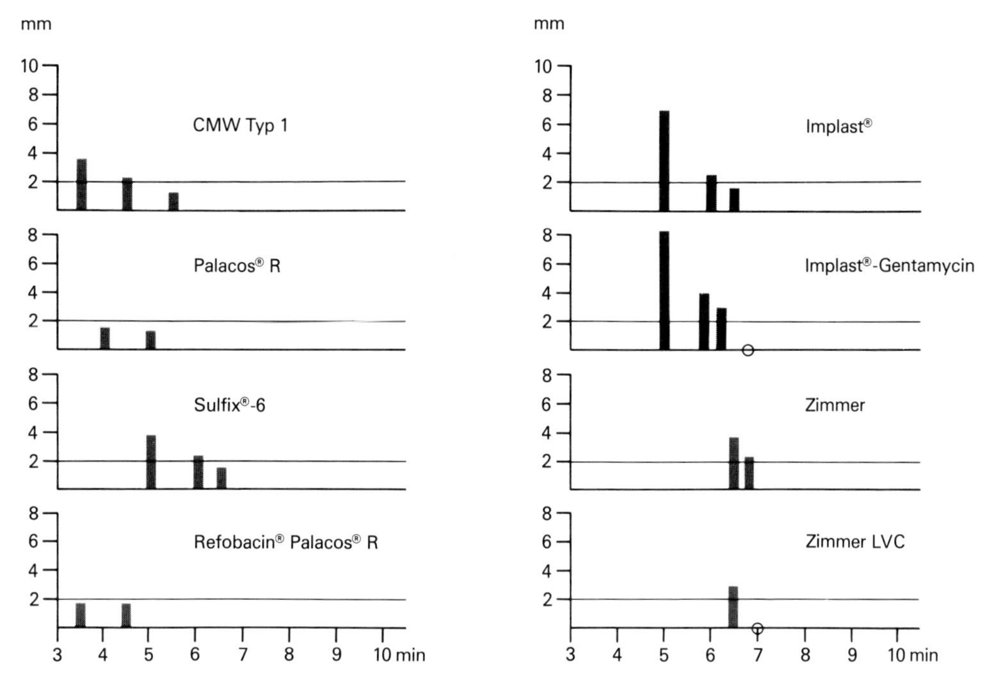

Abb. 6: Anteig- und Aushärtezeiten verschiedener Knochenzemente, 22 °C.

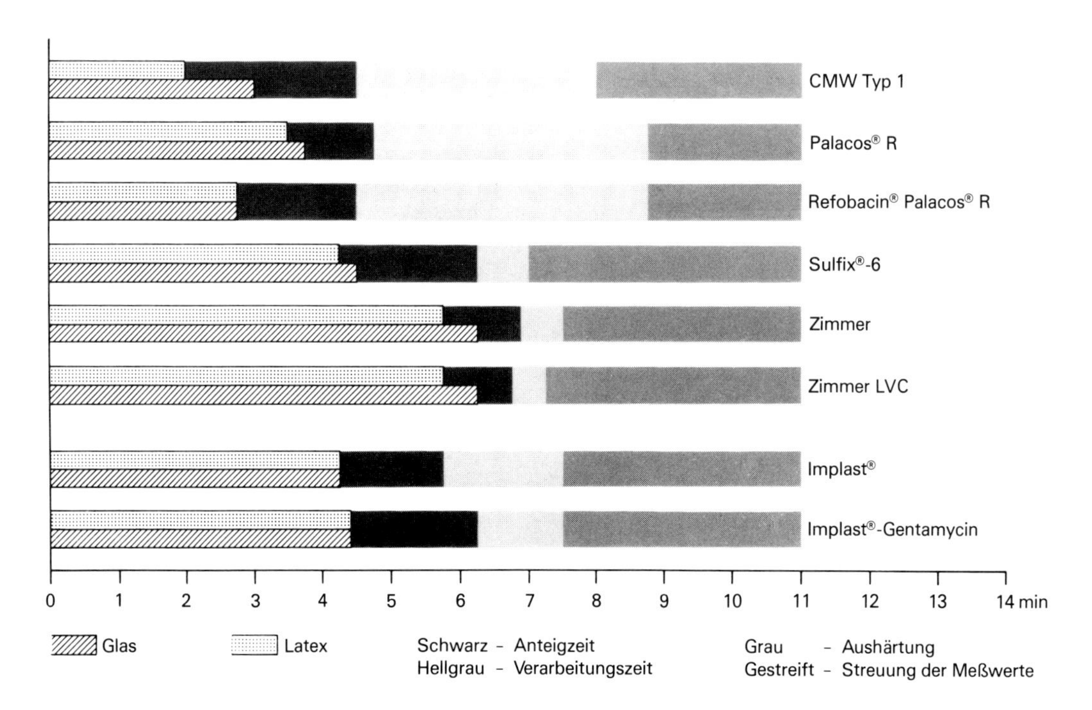

Abb. 7: Anteig- und Aushärtezeiten verschiedener Knochenzemente, 25 °C.

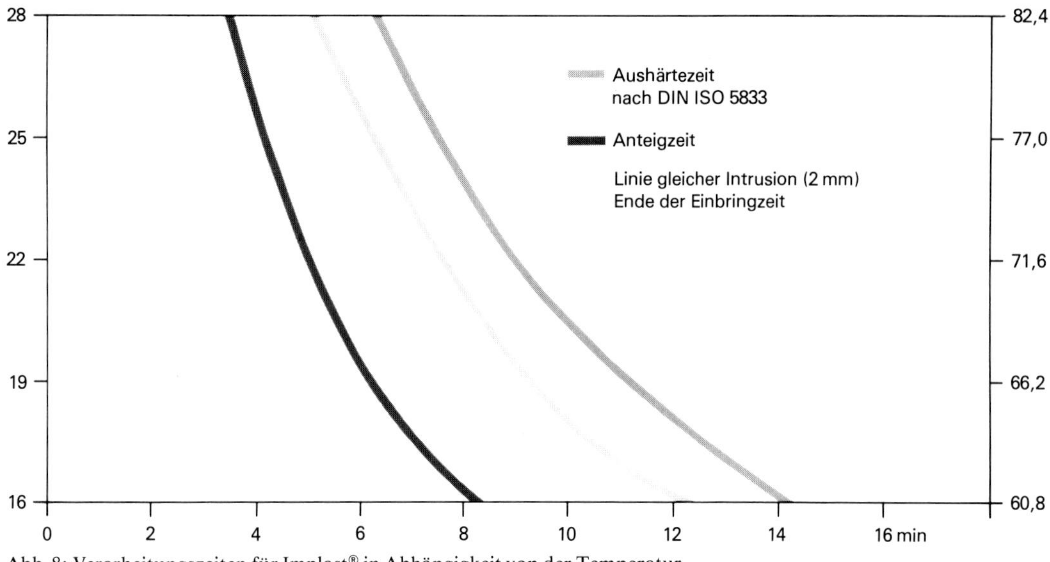

Abb. 8: Verarbeitungszeiten für Implast® in Abhängigkeit von der Temperatur.

Zusammenfassung

Der plastische Zustand von Knochenzementen wurde durch Messungen von Viskosität, Oberflächenspannung, Anteigzeit und Intrusion beschrieben. Die Wichtigkeit der Beachtung der jeweils zementspezifischen Eigenschaften wurde herausgestellt.

Es wird vorgeschlagen, die DIN ISO-5833 zu ändern:

1. Messung der Anteigzeit mit dem behandschuhten Finger statt mit dem Glasstab.
2. Fortfall der maximal zulässigen 5-Minuten-Begrenzung für die Anteigzeit.
3. Einengung der Temperaturtoleranz von 21–25 °C auf 23±0,5 °C.
4. Festlegung des Zeitpunktes der «2-mm-Intrusion» als Ende der Einbringzeit.

Dem Operateur empfehlen wir, den Knochenzement lieber etwas früher als zu spät einzubringen, da die lückenlose Verankerung des Knochenzements in den Feinstrukturen des Knochenlagers für gute Langzeitergebnisse von größter Bedeutung ist.

Die hier dargestellten Intrusionswerte werden bei einem normgemäß definierten Druck erreicht. Dieser Druck wird intraoperativ teilweise unterschritten, da der Knochenzement die Möglichkeit hat, auszuweichen.

Deshalb sollten operationstechnisch alle Maßnahmen berücksichtigt werden, die die Zuverlässigkeit der Verankerung unterstützen (Lee). Dies bedeutet auch einen Beitrag zur Reduzierung von Spätlockerungen.

Neue Werkstoffe und ihre Anwendungstechnik bedeuten auch höhere Ansprüche an die Verwender. Erst durch die konsequente Berücksichtigung der technischen Erfordernisse geben wir dem Werkstoff Knochenzement die Möglichkeit, seine volle Leistungsfähigkeit zu entfalten.

Literatur

Buchhorn, U. et al.: Bestimmung der Aushärtecharakteristik und der Verarbeitungsbreite von Knochenzementen. Z. für Orthopädie *120,* 793, 1982.

Krause, W. R. et al.: Viskosity of acrylic Bone cements. J. of. Biomed. Mat. Res. *16,* 219, 1982.

Lee, A. J. C. et al.: Some Clinically Relevant Variables Affecting the Mechanical Behaviour of Bone Cement. Arch. Orthop. Traumat. Surg. *92,* 1, 1978.

Markolf, K. et al.: Flow charakteristics of acrylic bone cements. 29. Annual ORS, Anaheim Calif. 1983.

Zisman, W. A.: In: Weiß, P. (Ed.): Adhesion and Cohesion. Elsevier, Amsterdam 1962, p. 176.

Diskussion

Auditorium: Ich hätte gerne gewußt, wieso die Intrusionstiefe von Implast bei Addierung von Gentamycin plötzlich halbiert wird. Sie zeigten ein Dia, wo die Intrusionstiefe von Implast etwa 10 mm in der ersten Phase und nachher beim Gentamycin nur noch knapp 5 mm betrug.

Pietsch: Wir haben bei den Intrusionswerten noch sehr starke Schwankungen gehabt. Wir haben immer drei Messungen gemacht für jede aufgeführte Zahl, aber gerade im Bereich der hohen Intrusionen kommt es zu sehr starken Schwankungen, so daß ich diesen Unterschied als typisch innerhalb der Toleranz der Messung sehe. Im unteren Bereich ist die Schwankung nicht so groß.

Staatliche Materialprüfungsanstalt Darmstadt, Darmstadt

Mechanische Eigenschaften nicht-modifizierter Knochenzemente auf PMMA-Basis

K. MÜLLER

Einleitung

Gegenstand diese Beitrages ist eine Skizze des mechanischen Verhaltens nicht-modifizierter PMMA-Zemente.

Die Form der Beschreibung des mechanischen Verhaltens hängt ab von der Zielvorstellung, die sich ihrerseits ableiten läßt aus folgender, werkstoff-unabhängig gültigen Tatsache bzw. Aussage [1]:
- Die Eigenschaft «E» eines fertigen Erzeugnisses, als welches z. B. eine K-Zement-Implantatbettung anzusehen ist, hängt ab von folgenden Einflußgrößen:
  - dem Material «M»,
  - der Konstruktion bzw. Gestalt «K»,
  - der Vorgeschichte bzw. der Verarbeitung «V» und
  - den Umgebungsbedingungen «U» (bei Prüfung und/oder im praktischen Einsatz).

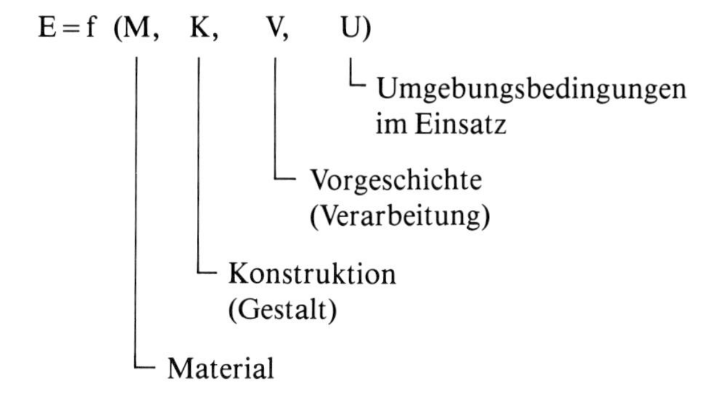

Ziele

Die sich daraus ergebenden Ziele sind die folgenden:

Kennzeichnung des Materials

im Sinne von
Identifizierung; Klassifizierung und Vergleich; realisiert bzw. angestrebt wird dieses Ziel durch weitgehendes Konstanthalten bzw. die Reproduzierbarkeit der Faktoren
- Konstruktion/Gestalt («K»),
- Vorgeschichte («V») und
- Umgebungsbedingungen («U»).

Voraussage der Eigenschaftswerte

im Fertigerzeugnis bzw. K-Zement-Implantat; realisiert bzw. angestrebt durch
- Konstanz bezüglich,
  - Konstruktion/Gestalt («K») und
- gezielte Variation bezüglich,
  - Vorgeschichte/Verarbeitung («V») sowie
  - Umgebungsbedingungen («U»).

Voraussage des mechanischen Verhaltens des K-zement-Implantats;

nur realisierbar unter Einbeziehen sämtlicher vier Faktoren M, K, V und U in ihrem komplexen Zusammenwirken.

Jede dieser drei Basis-Zielvorstellungen wird im Laufe des Symposiums angesprochen. Hier erfolgt eine Beschränkung auf
- die Darstellung einiger weniger mechanischer Eigenschaften im Sinne der
  - Materialkennzeichnung sowie der
  - Eigenschafts-Vorhersage im Implantat; letzteres vornehmlich zur Relativierung derjenigen Befunde (Werkstoffkennwerte), die unter standardisierten Bedingungen ohne Berücksichtigung der zu erwartenden Umgebungsbedingungen ermittelt wurden.

Abhängigkeit der Größe der mechanischen Kennwerte von Beanspruchungsart und Deformationsgeschwindigkeit

Das mechanische Verhalten der Werkstoffe wird unabhängig von Vorgeschichte und superponierten, nicht-mechanischen Umgebungsbedingungen beeinflußt durch
- die Art der Krafteinwirkung (Zug; Druck; Schub; Biegung; Verdrehung),
- den Spannungszustand (ein- und mehrachsig),
- die Art der Kraftaufgabe (ruhend; stetig steigend; wechselnd; stoßartig) sowie
- die Belastungs- bzw. Deformationsgeschwindigkeit.

Dementsprechend unterscheiden sich die Beträge der für PMMA-K-Zemente erhaltenen Kennwerte. Für den Einfluß der Art der Krafteinwirkung gibt die

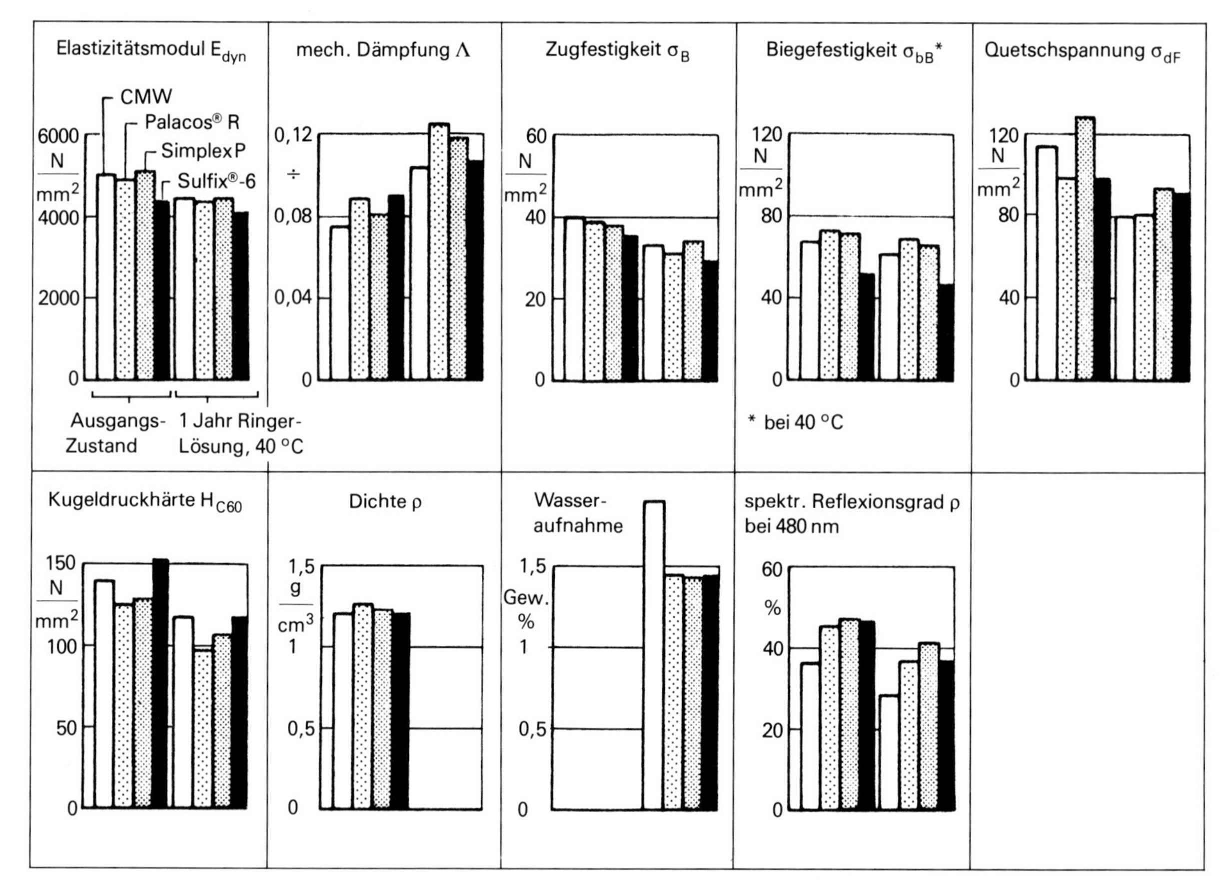

Abb. 1: Mechanische und physikalische Eigenschaften von PMMA-K-Zementen im Ausgangszustand und nach 1jähriger Lagerung in Ringerlösung bei 40 °C [2, 3]; Messung bei Normalklima DIN 50014–23/50-2.

Abbildung 1 anhand der Kennwerte für den Ausgangszustand einige Beispiele [2, 3]:

- Annähernd homogene Druck- bzw. Zugbeanspruchung ergibt als Kennwert die Quetschspannung σ_{dF} bzw. σ_B, die sich verhalten wie etwa 3:1,
- inhomogene, gleichzeitig wirkende Zug- und Druckbeanspruchung in Form der Biegebeanspruchung liefert als Kennwert die Biegefestigkeit σ_{bB}, die sich zur Zugfestigkeit σ_B verhält wie etwa 2:1,
- inhomogene, ausgesprochen lokale Druckbeanspruchung wie sie bei der Ermittlung der Kugeldruckhärte H vorliegt, ergibt Werte, die sich zur Quetschspannung σ_{dF} bei (annähernd) homogener Druckbeanspruchung verhalten wie etwa 1,3:1.

Der für makromolekulare Stoffe typische Einfluß der Deformationsgeschwindigkeit auf die Größe der Kennwerte in dem Sinne, daß mit steigender Verformungsgeschwindigkeit elastische und Festigkeitswerte steigen (und die zugehörigen Verformungen abnehmen), geht anhand des Elastizitätsmoduls E für glasklares PMMA sowie PMMA-K-Zemente aus der Abbildung 2 hervor: Durch Erhöhen der Deformationsgeschwindigkeit um den Faktor 10^6 wird der E-Modul um den Faktor 2 angehoben.

Aufgrund dieser Tatbestände werden für Deformations- und Festigkeitsrechnungen oder entsprechende qualitative Betrachtungen solche mechanischen Kennwerte zugrunde gelegt, die den zu erwartenden Betriebs- bzw. Einsatzbedingungen bestmöglich angepaßt sind. Daher die dem technischen Laien verwirrend erscheinende Vielzahl mechanischer Kennwerte.

Abhängigkeit der mechanischen Eigenschaften labormäßig hergestellter PMMA-K-Zemente von den Umgebungsbedingungen

Für den Einsatz von PMMA-K-Zementen sowie für die Größe der mechanischen Kennwerte wesentliche physikalische Einflüsse sind die von den normalen Prüfbedingungen [(23±2) °C; (50±5) % rel. Luftfeuchte[1]] abweichenden Umgebungsbedingungen hinsichtlich thermischen sowie Einflüssen durch diffundierende Medien.

Im vorliegenden Zusammenhang sind dies

- die Körpertemperatur (etwa +37 °C; bei den Untersuchungen wurden +40 °C gewählt),

[1] = Normalklima DIN 50014-23-50/2.

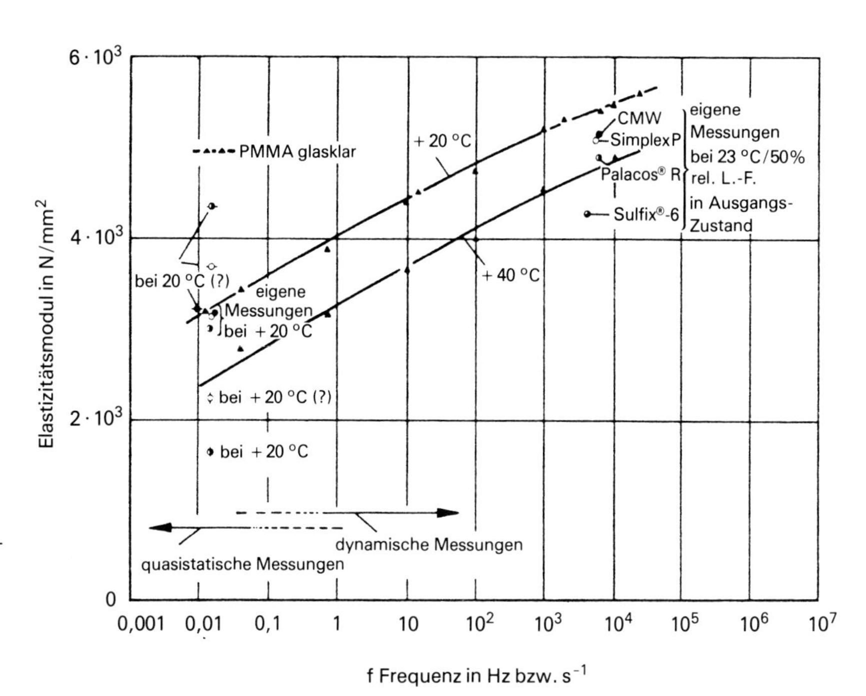

Abb. 2: Frequenzabhängigkeit des Elastizitätsmoduls für PMMA (gegossen) und PMMA-K-Zemente [2].

- Eindiffundieren von Körperflüssigkeit (bei den Untersuchungen wurde Ringerlösung verwendet) sowie
- Migration von (Rest-)Monomeren, vornehmlich MMA.

Wasseraufnahme; Monomermigration

Der zeitliche Verlauf der Wasseraufnahme aus Ringerlösung zeigt anhand der Gewichtsänderung von Normkleinstäben (50×6×4 mm) unter Berücksichtigung der Temperaturspanne $20<T<40\,°C$ für verschiedene K-Zementtypen ein quantitativ zwar etwas unterschiedliches, qualitativ jedoch übereinstimmendes Verhalten in folgender Weise (Abbildungen 3–5) [2, 3].

Nicht vorbehandelte, etwa 7 Tage nach der Herstellung eingelagerte Proben weisen innerhalb der Zeitspanne $0<t<50 \ldots 100$ Tage eine Gewichtsänderung auf, die dem zu erwartenden Verlauf hinsichtlich der angewendeten Temperatur entspricht (d. h. innerhalb gleicher Zeitspannen größere Wasseraufnahme bei höherer Temperatur), Abbildungen 3 und 5. Im Sättigungszustand (nach $t>100$ Tage) entspricht eine aufsteigende Reihung der Wasseraufnahme dagegen einer absteigenden Reihung der Temperatur (d. h.

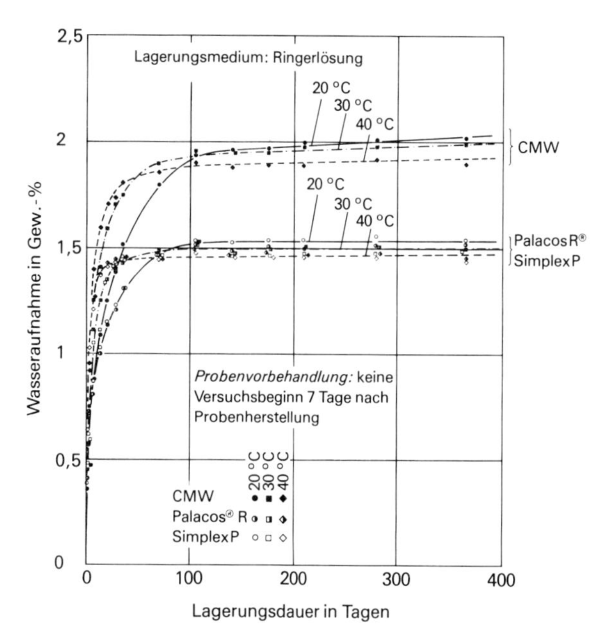

Abb. 3: Gewichtsänderung unvorbehandelter PMMA-K-Zemente während Immersion in Ringerlösung [2].

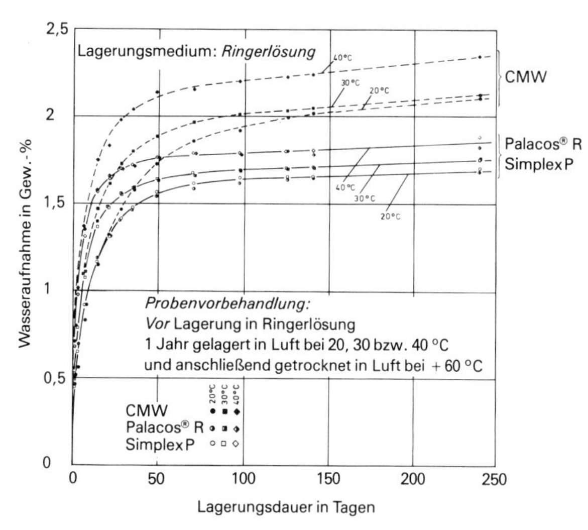

Abb. 4: Gewichtsänderung vorbehandelter PMMA-K-Zemente während Immersion in Ringerlösung [2].

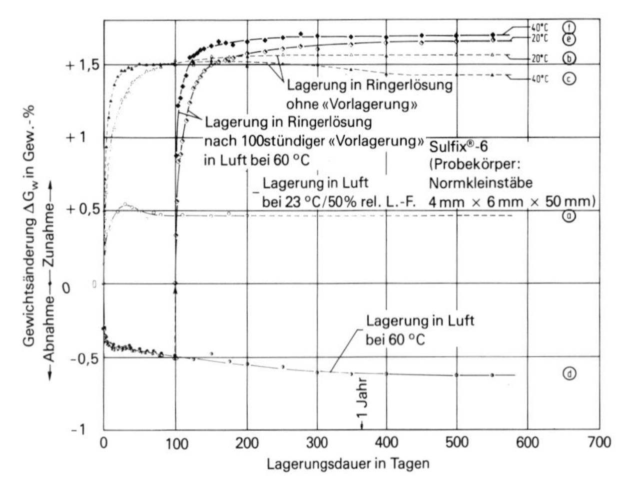

Abb. 5: Gewichtsänderung von PMMA-K-Zement während Lagerung in Luft sowie Ringerlösung [3].

größere Gewichtsänderung bei niedrigerer Temperatur). Die Ursache für dieses Verhalten ist in einem konkurrierenden Diffusionsvorgang von Wasser und Restmonomeren in der Weise zu sehen, daß Wasser in den K-Zement diffundiert und (MMA-)Monomer migriert. Bestätigt wird diese Annahme durch Immersions-Versuche an thermisch vorgelagerten Proben («Austreiben» des Restmonomeren), die über den gesamten untersuchten Zeitbereich bis 250 bzw. 500 Tage die mit höherer Lagerungstemperatur zu erwartende größere Gewichtsänderung (Wasseraufnahme) auch tatsächlich zeigen, Abbildungen 4 und 5 (in letzterer die Kurven e und f). Da dieses knochenzement-typische Verhalten im zeitlichen Verlauf der mechanischen Eigenschaften von in Ringerlösung gelagerten Proben stets wieder zum Ausdruck kommt, wurden diese Beobachtungen und Befunde vorangestellt.

Elastizitätsmodul

Der Elastizitätsmodul E dient der vergleichenden Bewertung des Verformungsverhaltens im quasi-elastischen Bereich und ist der für Spannungs- und Verformungsberechnungen (neben der Querkontraktionszahl ν) entscheidende Werkstoffkennwert (und somit ein Deformations- und kein Festigkeitskennwert).

Für die hier mitgeteilten Werte des E-Moduls wurde ein dynamisches Verfahren gewählt (longitudinale Schwingungsanregung; Frequenz etwa 10^4 Hz), wodurch die Zahlenwerte um etwa den Faktor 2 größer sind als z. B. bei Ermittlung des E-Moduls aus dem Zugversuch nach DIN 53455 (vgl. Abb. 2) [3].

Der zeitliche Verlauf von E, verfolgt an Proben (150×10×3 mm), die bei +40 °C in Ringerlösung gelagert und bei +23 °C gemessen wurden, ist in der Abbildung 6 dargestellt. Infolge konkurrierender Diffusion von Wasser und Restmonomer sowie wegen eines Konzentrationsgradienten (von Wasser und Monomer) über dem Probenquerschnitt, wird innerhalb der Zeitspanne 0<t<100 ... 150 Tage ein Minimum durchlaufen. Nach etwa 100- bis 200tägiger Immersion in Ringerlösung stellt sich bei den hier gegebenen Querschnittsabmessungen ein neues konstantes Niveau des E-Moduls ein, das je nach K-Zement-Type um 5–10% geringer als im Ausgangszustand ist.

Durch Erhöhen der Temperatur bei der Messung von +23 auf +40 °C (etwa entsprechend der Körpertemperatur) erfolgt eine Reduzierung des E-Moduls um etwa 10%. Für den Fall gleichzeitiger Diffusion von Wasser und Wärmeeinwirkung wurde festgestellt, daß eine additive Superposition beider Einflüsse erfolgt. Somit ist mit überlagerter Diffusion und Wärmeeinwirkung bei +40 °C nach Erreichen der Sättigung eine Herabsetzung des E-Moduls um 15–20% gegenüber dem Trocken(Ausgangs-)Zustand bei +23 °C verbunden (Abb. 7).

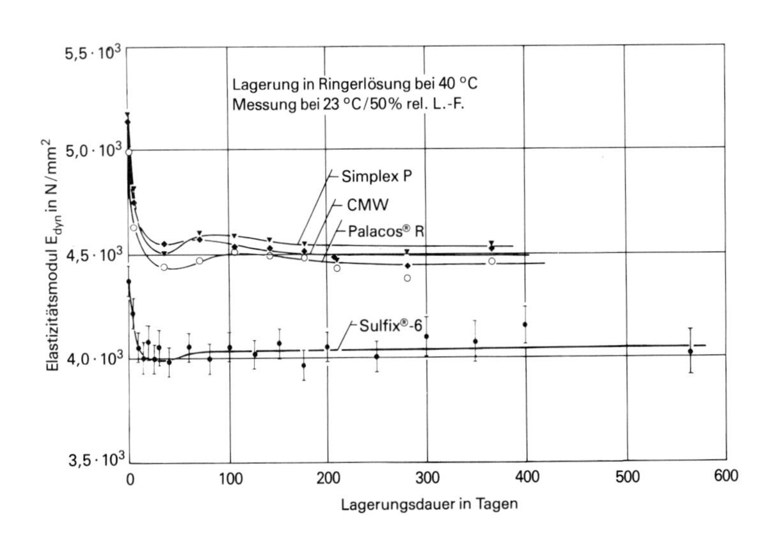

Abb. 6: Elastizitätsmodul als Funktion der Lagerungsdauer in Ringerlösung [2, 3].

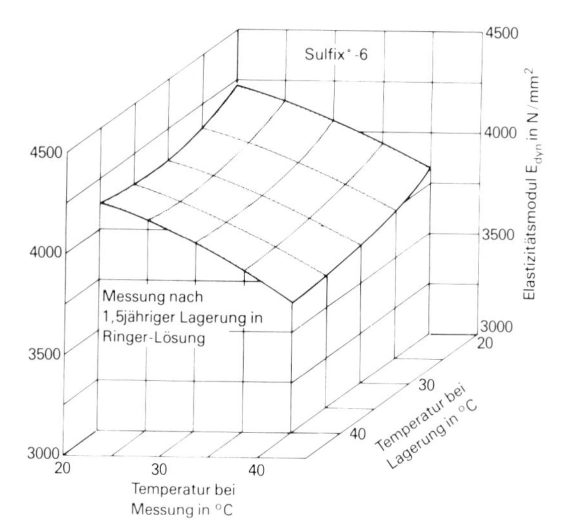

Abb. 7: Einfluß von Temperatur bei Lagerung (in Ringerlösung) und Messung (in Luft) auf den Elastizitätsmodul von PMMA-K-Zementen [3].

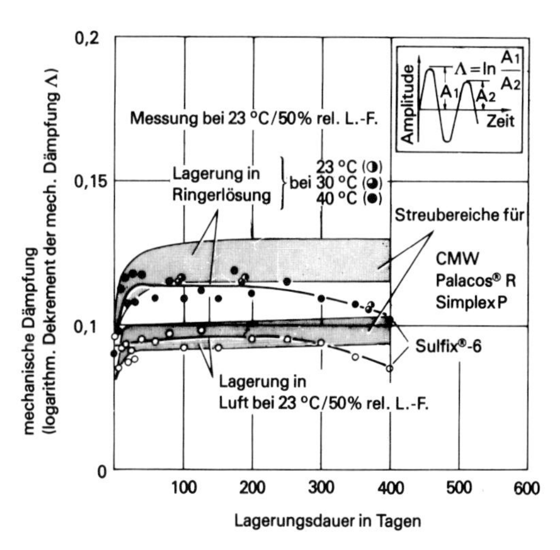

Abb. 8: Mechanische Dämpfung als Funktion der Lagerungsdauer in Ringerlösung [2, 3].

Bezogen auf die praktische Anwendung bedeutet dieser Befund, daß bei gleichen Bedingungen hinsichtlich Beanspruchung und Gestalt nach erreichter Wassersättigung bei +40 °C eine um 15–20% größere Deformation erfolgt als im Trockenzustand bei 23 °C.

Mechanische Dämpfung

Die mechanische Dämpfung als Maß der bei mechanischer Beanspruchung[2] dissipierten Energie nimmt infolge Wasseraufnahme (bei +40 °C) zunächst zu und erreicht nach Abschluß der konkurrierenden Diffusion von Wasser und Restmonomer nach etwa 400 Tagen Lagerung 3 mm dicker Proben annähernd wieder den Ausgangswert im Trockenzustand (vgl. Abb. 5, Kurve C und in Abb. 8 die Kurven für Sulfix®-6) [2, 3].

Die Anhebung der Dämpfung um etwa 20% gegenüber dem Ausgangszustand ist als vergleichsweise gering zu bewerten, da ultrahochmolekulares Polyethylen (PE-UHMW) unter den gleichen Prüfbedingungen eine um 45% größere mechanische Dämpfung besitzt als ein PMMA-K-Zement im Trockenzustand.

Festigkeitseigenschaften

Im Gegensatz zu den innerhalb des quasi-elastischen Verformungsbereichs ermittelten Kennwerten (Abschnitt Elastizitätsmodul/Mechanische Dämpfung) kennzeichnen Festigkeitseigenschaften das Werkstoffverhalten bei vergleichsweise hohen Beanspruchungen, die zu bleibenden Verformungen oder zum Bruch führen. Entsprechend den bei K-Zementimplantaten zu erwartenden Zug-, Biege- und Druck-Beanspruchungen liefern die aus Zug-, Biege- und Druckversuch ermittelten Werkstoffeigenschaften adäquate Bewertungskenngrößen.

Als Verbundwerkstoff zwischen primärem Perlpolymer (Pulver-Komponente) und sekundär polymerisiertem Matrixmaterial (Polymerisation der Monomer-Komponente) stellt Zugbeanspruchung prinzipiell die hinsichtlich Versagen (Bruch) kritische Beanspruchungsform dar. Und zwar um so mehr, je größer die Beanspruchungsgeschwindigkeit ist, da das Verformungsvermögen mit steigender Beanspruchungs- bzw. Deformationsgeschwindigkeit abnimmt; siehe Anstieg des E-Moduls mit steigender Frequenz mechanischer Schwingungsbeanspruchung (Abb. 2). Die hier mitgeteilten Ergebnisse wurden bei relativ geringen Deformationsgeschwindigkeiten $\dot{\varepsilon}$ durchgeführt ($\dot{\varepsilon} = 1{,}5\%/\text{min}$).

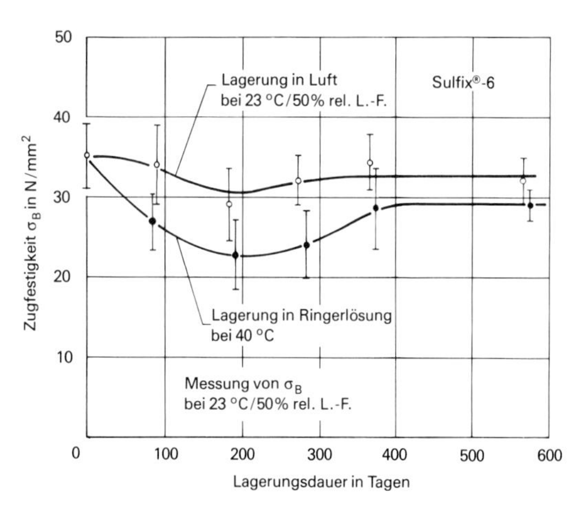

Abb. 9: Zugfestigkeit nach DIN 53455 als Funktion der Lagerungsdauer in Luft sowie in Ringerlösung [3].

[2] Prüfung bei einer Frequenz von etwa 10^4 Hz.

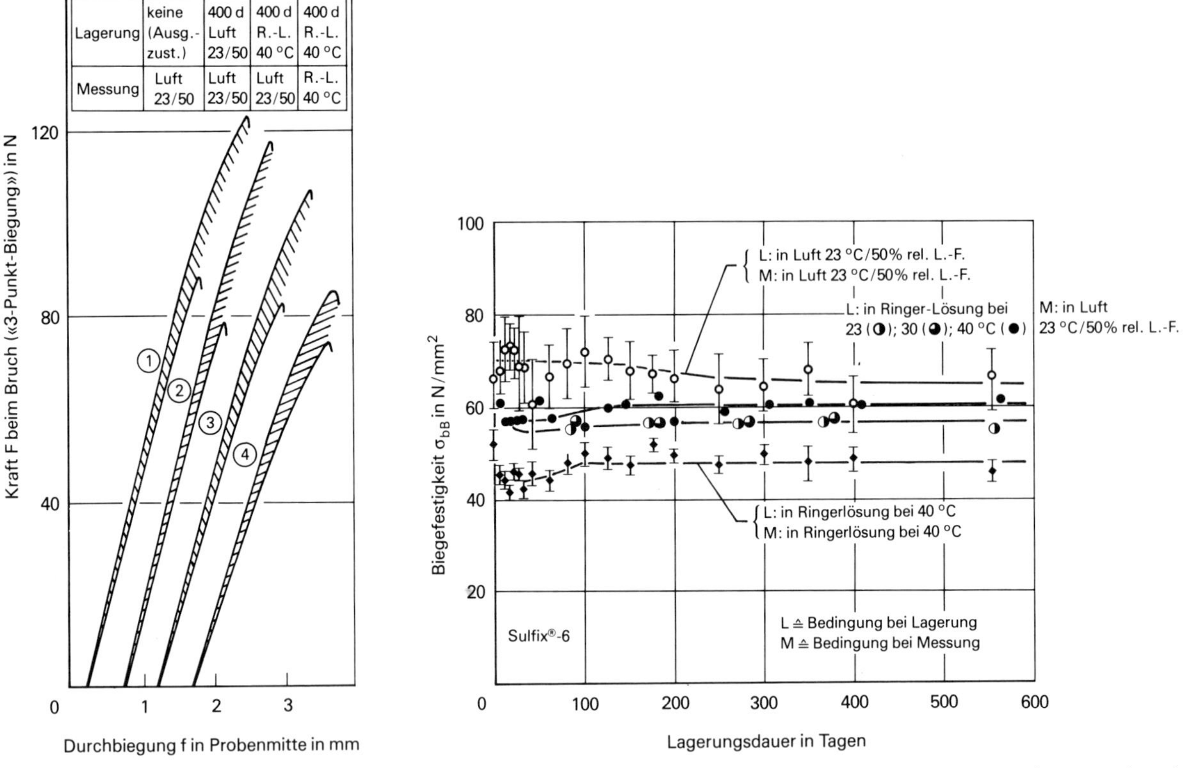

Abb. 10: Biegefestigkeit als Funktion der Lagerungsdauer bei unterschiedlichen Lagerungs- und Meßbedingungen (Biegeversuch nach DIN 53452).

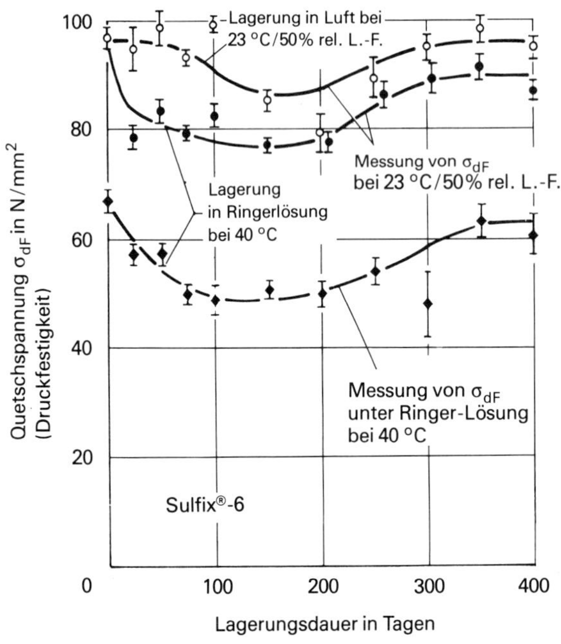

Abb. 11: Quetschspannung als Funktion der Lagerungsdauer bei unterschiedlichen Lagerungs- und Meßbedingungen (Druckversuch nach DIN 53454).

Befunde für Zug-, Biege- und Druckfestigkeit in Abhängigkeit von Lagerungsdauer und -temperatur sowie (für Biege- und Druckfestigkeit) bei 23 und 40 °C Prüftemperatur sind in den Abbildungen 9–11 am Beispiel einer PMMA-K-Zementtype wiedergegeben [3]. Den Ergebnissen ist gemeinsam das Durchlaufen eines Festigkeits-Minimums innerhalb der Zeitspanne von 0<t<100 ... 400 Tagen. Diese Zeitspanne entspricht derjenigen, die (s. o.) aufgrund der Befunde der zeitlichen Gewichtsänderung (Abbildungen 3–5) als «Spanne konkurrierender Diffusion von Wasser und Restmonomer» bezeichnet wurde. Offensichtlich liegt innerhalb dieser Zeitspanne ein Werkstoffzustand vor, der gekennzeichnet ist durch eine relativ große «Weichmacherwirksamkeit» seitens der gleichzeitig anwesenden Komponenten «Wasser» und «Monomer». Bei Immersion in Ringerlösung von 40 °C wird nach Überschreiten der Zeitspanne konkurrierender Diffusion (t>150–400 Tage) ein zeitlich konstantes Niveau der Festigkeitseigenschaften festgestellt, das bei +23 °C Prüftemperatur um 10–15% und bei 40 °C Prüftemperatur um 30–45% niedriger liegt als im Ausgangszustand.

Abb. 12: Kugeldruckhärte als Funktion der Lagerungsdauer bei unterschiedlichen Lagerungs- und Meßbedingungen (Kugeldruckhärte nach DIN 53456; Belastungsdauer 60 s [diese Werte sind um etwa 7% niedriger als bei der jetzt gültigen Belastungsdauer von 30 s]) [2].

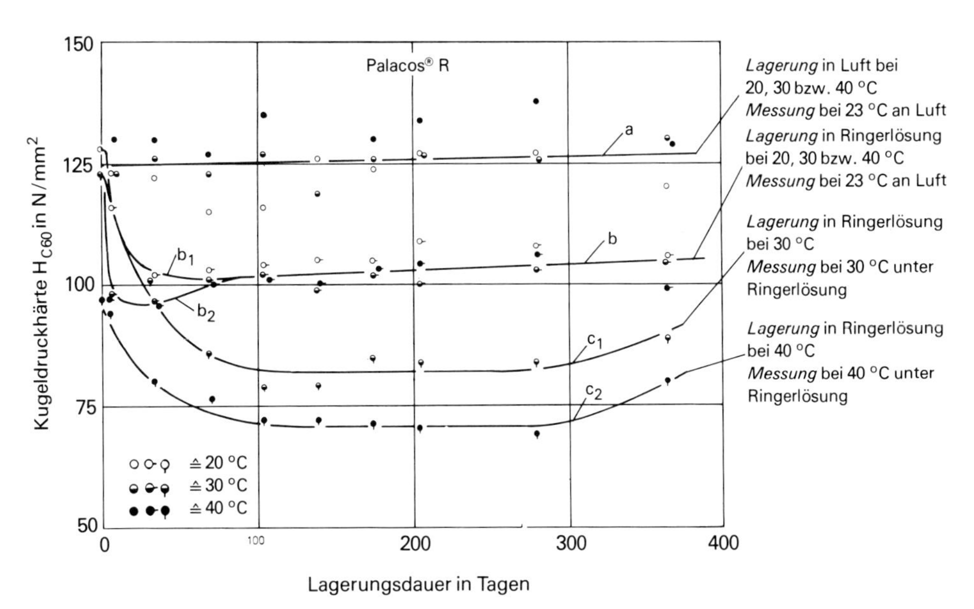

Härte

Die technische Härte eines Werkstoffes ist definiert als Widerstand gegen das Eindringen eines härteren Körpers. Obgleich die Härte weder eine physikalische noch eine konventionelle Größe ist (wie z. B. die Zugfestigkeit), liegt der praktische Wert der Härteprüfung darin, daß es das einzige Verfahren ist, das bei kleinstem Flächen- oder Volumenbedarf nahezu zerstörungsfrei eine Kennzeichnung ermöglicht von Niveau und Änderungstendenz des mechanischen Werkstoffverhaltens während oder nach erfolgter Werkstoffbeeinflussung. Somit ist die Härte ein Werkstoffkennwert, der es ermöglicht, Werkstoffe zu unterscheiden und einzuordnen, wenn die Ermittlung des Härtewertes nach demselben Verfahren unter vergleichbaren Bedingungen erfolgt.

Wegen der Heterogenität des K-Zementgefüges sowohl bei Laborproben als auch insbesondere bei Reoperationspräparaten ist es erforderlich, durch geeignete Wahl des Verfahrens sicherzustellen, daß ein repräsentativer Werkstoffbereich bei der Messung erfaßt wird. Das ist bei der hier gewählten Methode der Kugeldruckhärte nach DIN 53456 bei Anwendung auf K-Zementproben i. a. der Fall. Der zeitliche Verlauf der Kugeldruckhärte ist für unterschiedliche Lagerungs- und Prüfbedingungen am Beispiel zweier PMMA-K-Zemente in den Abbildungen 12 und 13 dargestellt [2, 3]. Wie bereits bei den elastischen und Festigkeitseigenschaften tritt auch hier das charakteristische Minimum auf, und zwar innerhalb des Zeitbereichs von 0<t<300–400 Tagen. Der verglichen mit den Festigkeitseigenschaften durchschnittlich etwas größere Zeitbereich ist zurückzuführen auf die bei der Härteprüfung typische inhomogene Beanspruchung bei gleichzeitig (bis etwa 200 Tagen Lagerungsdauer) vorliegendem Konzentrationsgradienten der beteiligten Medien (Wasser, Restmonomer) über die Probendicke.

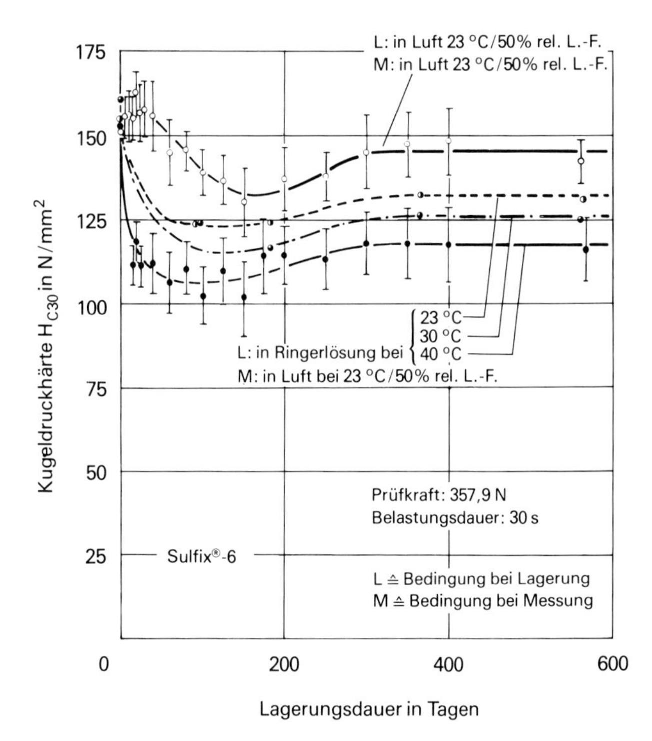

Abb. 13: Kugeldruckhärte als Funktion der Lagerungsdauer bei unterschiedlichen Lagerungsbedingungen (DIN 53456; 30 s Belastungsdauer).

Die Beispiele verdeutlichen, daß mit der vergleichsweise einfachen Methode der Härteprüfung Befunde gewonnen werden können, die qualitativ gut mit denjenigen übereinstimmen, die anhand aufwendigerer Verfahren ermittelt wurden. Für sog. «screening tests» ist es daher zweckmäßig, auf diese Methode zurückzugreifen.

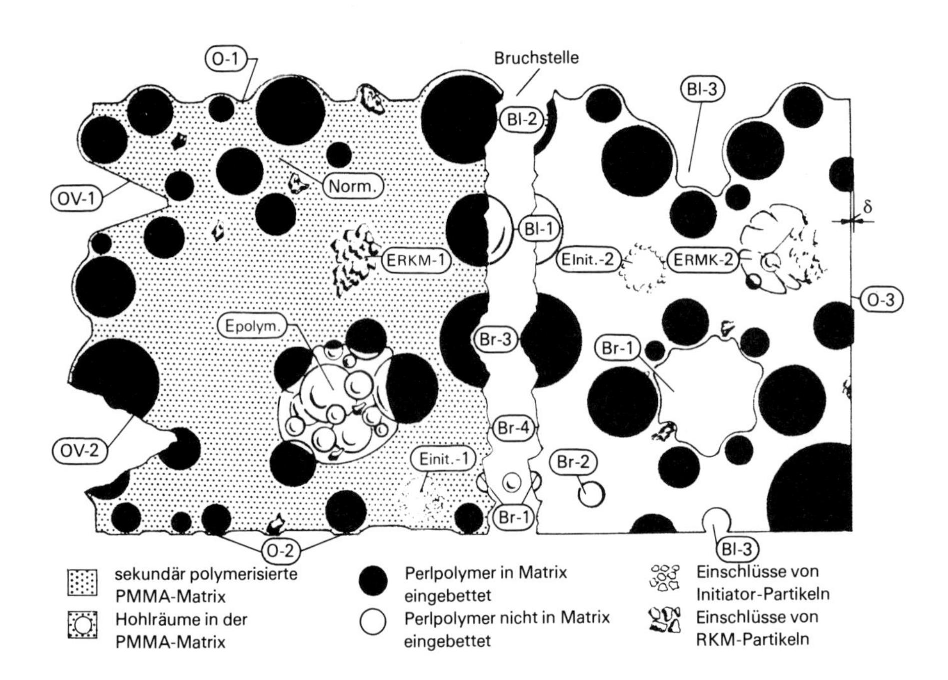

Abb. 14: Oberflächen-, Bruch- und Fehlertypen von Knochenzementen (schematisch)

O = Oberflächentyp
OV = Oberflächenverletzungstyp
Bl = Blasentyp
Br = Bruchtyp
E = Einschlußtyp
Norm. = Normalgefüge
RKM = Röntgenkontrastmittel
Init. = Initiator
Polym. = Perlpolymer
δ = geringe Erhöhung über dem Grundniveau

Beeinflussung der mechanischen Eigenschaften durch das Gefüge

Das Idealgefüge von PMMA-K-Zementen ist gekennzeichnet durch einen relativ innigen Verbund zwischen dem (primären) Perlpolymeren und der sekundär polymerisierten Matrix als durchgehender (verbindender) Phase. Dieser Verbund wird bewirkt durch Anlösen bzw. Quellen der Polymerperlen der Pulverkomponente durch das monomere MMA und anschließendes Verkleben mit der aus dem Monomeren entstehenden PMMA-Matrix.

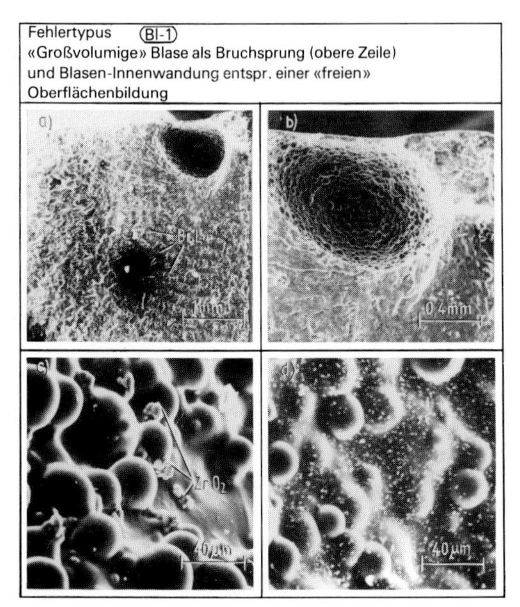

Abb. 15: Charakteristische Bruchtypen innerhalb der Bruchfläche von Knochenzementen [2].

Das Realgefüge labormäßig erzeugter Proben weicht davon ab durch Inhomogenitäten z. B. in Form von Blasen, unvollständig in die Matrix eingebettetes Perlpolymeres oder Röntgenkontrastmittel (Abb. 14) [2]. Derartige Schwachstellen können Ausgangspunkte für das Versagen sein (Bruchursprung, siehe Abb. 15) oder stellen Elemente für die Herabsetzung der Festigkeit dar (insbesondere bei Zugbeanspruchung, Abb. 16). Die Überlagerung der zahlreichen möglichen Fehlstellen bestimmt das mittlere Niveau der Festigkeit, extreme Inhomogenitäten sind dagegen Ursache für die mehr oder minder große Streuung der Meßwerte. Bei homogener äußerer mechanischer Beanspruchung wie sie beim Zugversuch vorliegt, erfolgt der Bruch an der tatsächlich schwächsten Stelle der Probe, weshalb bei dieser Versuchsmethode auch in aller Regel die größten Meßwertstreuungen (z. B. Standardabweichung) festgestellt werden. Dagegen ist bei dem üblichen «Dreipunkt»-Biegeversuch nach DIN 53453 und Verwendung homogener Proben der Bruch an der Stelle des größten Biegemomentes zu erwarten bzw. vorgegeben. Nur im Fall der Koinzidenz von maximalem Biegemoment und maßgebender Fehlstelle (also unter der Biegefinne in Probenmitte) werden extrem streuende Meßwerte festgestellt. Daher wäre wegen des konstanten Biegemoments über die Meßstrecke und im Sinne des Feststellens der «schwächsten Stelle» an sich der sog. «Vierpunkt»-Biegebeanspruchung der Vorzug zu geben. Bei der Prüfung nach dem Dynstat-Verfahren nach DIN 53435 an prismatischen Kleinproben ist diese Beanspruchungsform gegeben.

Bei dem Druckversuch nach DIN 53454 erfolgt an K-Zementproben kein Bruch, sondern nur eine Stauung. Daher wirken sich Fehlstellen bzw. Inhomogeni-

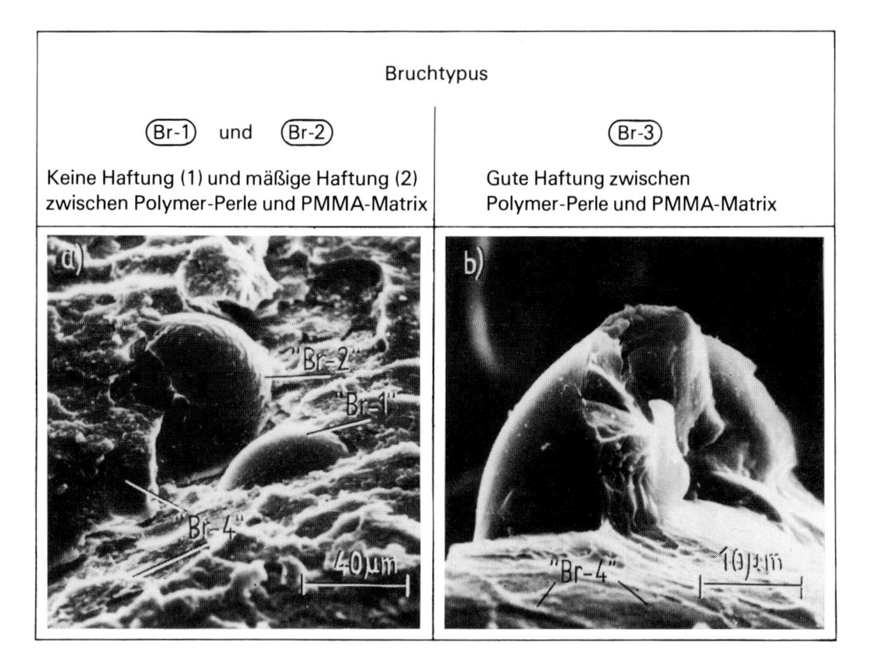

Abb. 16: Großvolumige Blasen in Knochenzementen als Bruchursprung [2].

täten auf den festgestellten Kennwert (die Quetschspannung entsprechend der [bei PMMA-K-Zementen jedoch nicht vorhandenen] Streckspannung im Zugversuch) i. a. nicht meßbar aus und die festgestellten Meßwertstreuungen sind i. a. relativ gering.

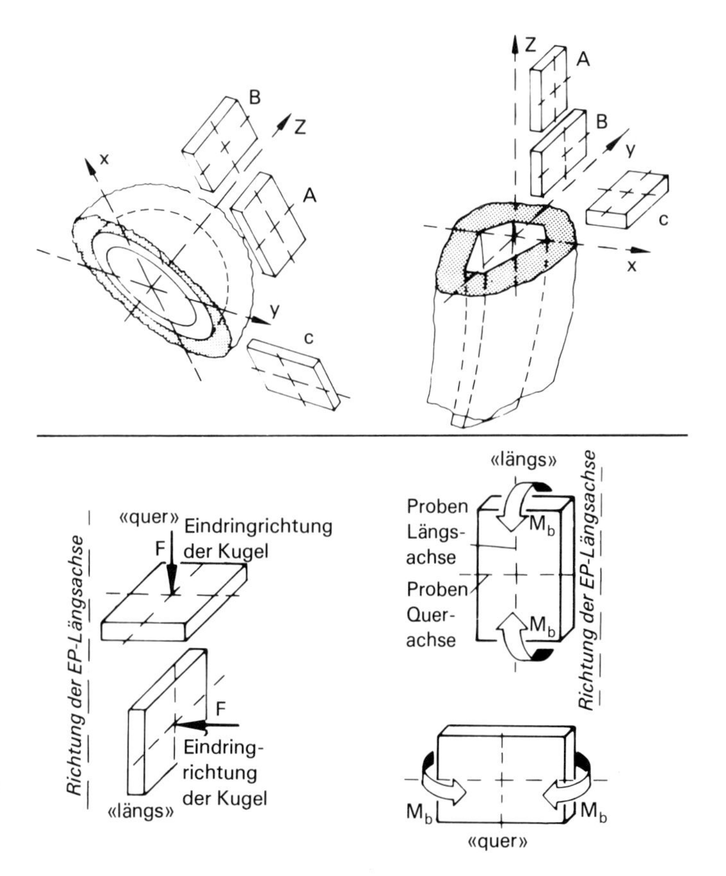

Abb. 17: Entnahme- und Beanspruchungsrichtung von Dynstatproben (nach DIN 53435), die Reoperationspräparaten entnommen wurden [4].

Mechanische Eigenschaften von Reoperationspräparaten

Die Ermittlung mechanischer Eigenschaften an K-Zementimplantaten kann einerseits dienen zur Ermittlung des unter realen Operationsbedingungen erreichbaren Eigenschaftsniveaus und andererseits zur Feststellung der Festigkeitsreduzierung gegenüber Daten, die an labormäßig hergestellten K-Zementproben gewonnen wurden.

Probenentnahme

Wegen der mit der Fließbewegung möglicherweise verbundenen Richtungsabhängigkeit der Eigenschaftswerte (Anisotropie) sowie der z.B. infolge Flüssigkeitseinschlüssen und unzureichender Verbindung einzelner Zement-«Partien» zu erwartenden Ortsabhängigkeit der Eigenschaftswerte (Inhomogenität) ist bei der Probennahme die Entnahmerichtung relativ zu einer kennzeichnenden Bezugsebene zu beachten (Abb.17, oben). Die i.a. geringen Abmessungen von K-Zementimplantaten erfordern die Entnahme kleiner Proben, z.B. sog. Dynstatproben nach DIN 53435 (15×10×1,2–4,5 mm dick), an denen der Biege- und Schlagbiegeversuch durchgeführt sowie anschließend an den Bruchstücken die Kugeldruckhärte nach DIN 53456 (unter Beachtung der gegenüber DIN 53456 kleineren Probendicke) ermittelt werden kann.

Probenvorbehandlung

Unterschiedliche Implantationsdauer, endliche und meist nicht vorher bestimmbare Zeitdauer zwischen Reoperation und Prüfung sowie die Probenbearbeitung selber stellen die Vergleichbarkeit der Befunde mechanischer Untersuchung wegen unterschiedlicher Feuchtegehalte infrage (vgl. vorne). Um einen vergleichbaren Probenzustand sicherzustellen, kann entweder der Trocken- oder ein Sättigungszustand (z.B. bei 40°C in Ringerlösung) gewählt werden, wobei letzterem aus Gründen der Praxisentsprechung und wegen prüftechnischer Vorteile der Vorzug zu geben ist.

Prüfmethodik

Am Beispiel eines PMMA-K-Zements (CMW) wurden an insgesamt 54 Hüftgelenks-Reoperationspräparaten (34 Pfannen- und 20 Schaft-Präparate) mechanische Eigenschaften anhand von Dynstatproben ermittelt [4]. Die gewählten Entnahmerichtungen sowie die bei der Messung vorliegende Beanspruchungsrichtung ist in Abbildung 17 dargestellt. Durch vorgeschaltete, gaschromatographische Ermittlung des MMA-Restmonomergehalts sollte festgestellt werden, ob und gegebenenfalls in welchem Maße mit «Weichmacherwirkung» im Sinne vom

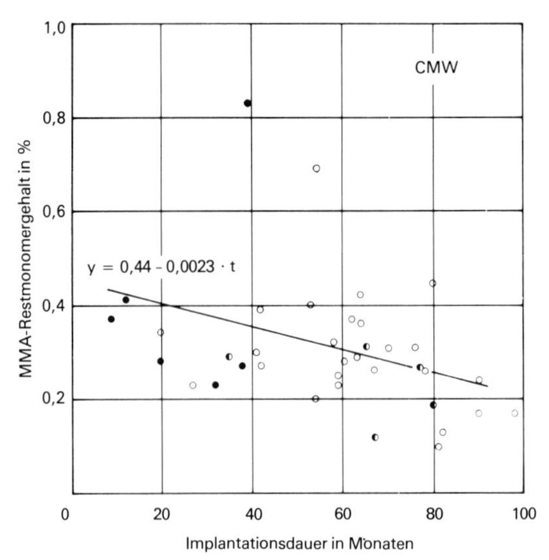

Abb.18: Restmonomergehalt in Abhängigkeit von der Implantationsdauer [4].

Vorhergesagten zu rechnen ist. Wie der Befund zeigt (Abb.18), beträgt der mittlere MMA-Monomergehalt nach etwa 1jähriger Implantationsdauer 0,42% und stimmt damit quantitativ überein mit den Ergebnissen der Differenz der zeitlichen Gewichtsänderung nach 1jähriger Immersion restmonomer-freier und restmonomer-haltiger Laborproben in Ringerlösung, die bei 40°C 0,45% beträgt, Abbildungen 3 und 4 (Differenz der Kurven für CMW bei 40°C).

Um den bei diesem Monomeranteil inzwischen bekannten Weichmachereffekt auszuschließen (vgl. vorne) sowie zum beschleunigten Erreichen des Sättigungszustandes wurden sämtliche Proben nach ihrer Fertigstellung in Ringerlösung bei 60°C bis zur Sättigung gelagert. Die mechanischen Eigenschaften wurden bei Normalklima DIN 50014–23/50-2 ermittelt.

Befunde

Ein signifikanter Einfluß auf Festigkeit und Härte infolge Anisotropie und/oder Inhomogenität der Proben wurde nicht festgestellt. Zur Darstellung der Eigenschaftswerte in Abhängigkeit von der Implantationsdauer t_I ($9<t_I<98$ Monate) sind daher sämtliche Entnahmerichtungen (A, B und C nach Abb.17) zusammengefaßt. Unterschieden nach Proben aus Pfannen- bzw. Schaft-Präparaten sind die arithmetischen Mittelwerte von Biegefestigkeit σ_{bB} sowie Kugeldruckhärte H als Funktion der Implantationsdauer in den Abbildungen 19 und 20 dargestellt. Steigung und Lage der Ausgleichsgeraden ist zu entnehmen, daß weder hinsichtlich Implantationsdauer noch Art des Präparats (Pfanne oder Schaft) ein hinreichend signifikanter Einfluß besteht. Daher erscheint es gerechtfertigt, sämtliche ermittelten Einzelwerte zwecks statistischer Auswertung zusammen-

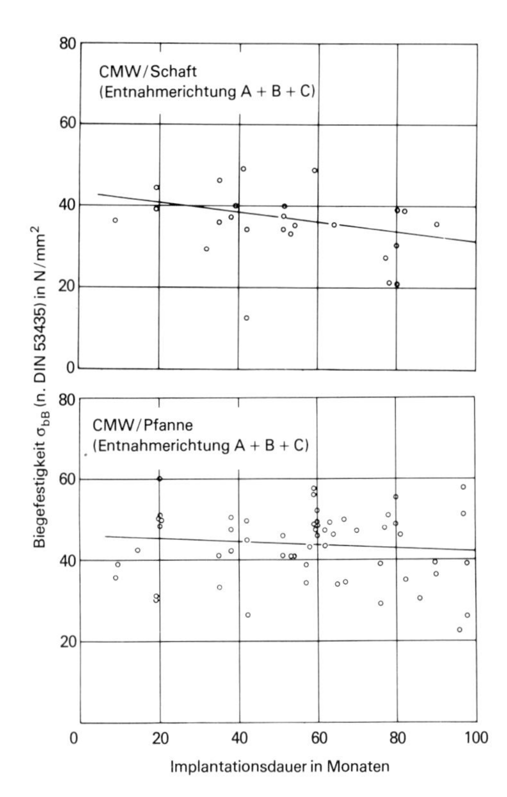

Abb. 19: Biegefestigkeit (Mittelwerte) von Proben aus Reoperationspräparaten als Funktion der Implantationsdauer; Proben vor der Messung gelagert in Ringerlösung bei 60 °C bis zur Sättigung; (Dynstat-Biegeversuch nach DIN 53435).

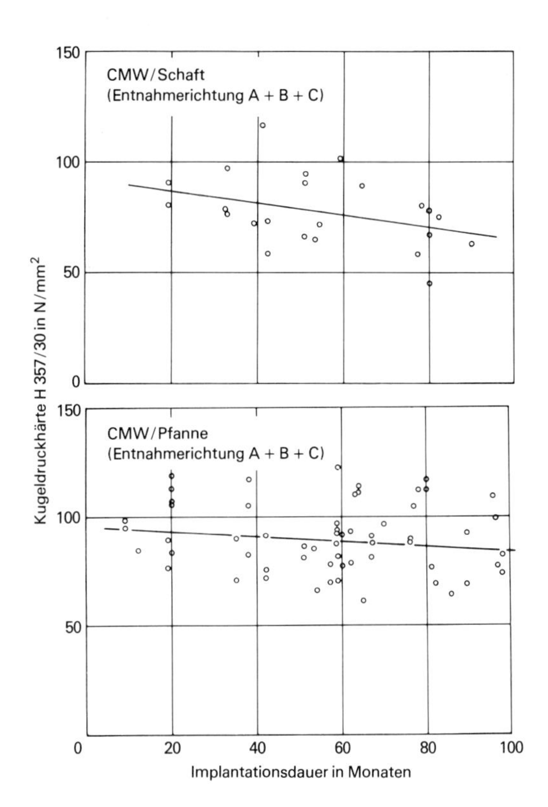

Abb. 20: Kugeldruckhärte (Mittelwerte) vor Proben aus Reoperationspräparaten als Funktion der Implantationsdauer; Probenvorbehandlung wie in der Abbildung 19 (Kugeldruckhärte nach DIN 53456).

zufassen. Die Befunde für analoge Untersuchungen an Reoperationspräparaten und Laborproben aus zwei Knochenzementtypen (CMW und Palacos® R) sind als Summenprozent-Häufigkeitskurven für Biegefestigkeit (Abb. 21) und Kugeldruckhärte (Abb. 22) wiedergegeben. In dieser Darstellung liefert der Schnittpunkt der Meßwertkurven (Geraden) mit der abszissenparallelen 50%-Linie den arithmetischen Mittelwert, die Geraden-Steigung ist ein Maß für die Streuung (Standardabweichung s, ablesbar an den Ordinaten-Schnittpunkten der strichlierten Horizontallinien bei P = 16 bzw. 84%).

Die Ergebnisse zeigen hinsichtlich der Biegefestigkeit folgendes (Abb. 21):

- Der arithmetische Mittelwert für Proben aus Reoperationspräparaten ist
- – stets kleiner als für Laborproben,
- – für Pfannen-Präparate um 27% (CMW) bzw. 47% (Palacos® R) und für Schaft-Präparate um 38% (CMW) bzw. 49% (Palacos® R) kleiner als für Laborproben;
- die Standardabweichung für Proben aus Reoperationspräparaten ist
- – stets größer als für Laborproben,
- – für Pfannen-Präparate um 92% (CMW) bzw. 178% (Palacos® R) und für Schaft-Präparate um 98% (CMW) bzw. 168% (Palacos® R) größer als für Laborproben.

In bezug auf die Kugeldruckhärte gelten folgende Feststellungen:

- Der arithmetische Mittelwert für Proben aus Reoperationspräparaten ist
- – stets kleiner als für Laborproben,
- – für Pfannen-Präparate um 35% (CMW) bzw. 51% (Palacos® R) und für Schaft-Präparate um 45% (CMW) bzw. 51% (Palacos® R) kleiner als für Laborproben;
- die Standardabweichung für Laborproben aus Reoperationspräparaten ist
- – größer oder annähernd gleich derjenigen für Laborproben,
- – für Pfannen-Präparate um 43% größer (CMW) bzw. 4% kleiner (Palacos® R) und für Schaft-Präparate um 34% (CMW) bzw. 3% (Palacos® R) größer als für Laborproben.

Eine Zuordnung charakteristischer Bruchbilder von Proben aus Reoperationspräparaten ist nach den Kriterien «Implantationsdauer» sowie «minimaler, mittlerer und maximaler Biegefestigkeit» in der Abbildung 23 erfolgt. Danach werden minimale Biegefestigkeitswerte erreicht infolge mangelnder Haftung zwischen den Schichten «lamellierter» K-

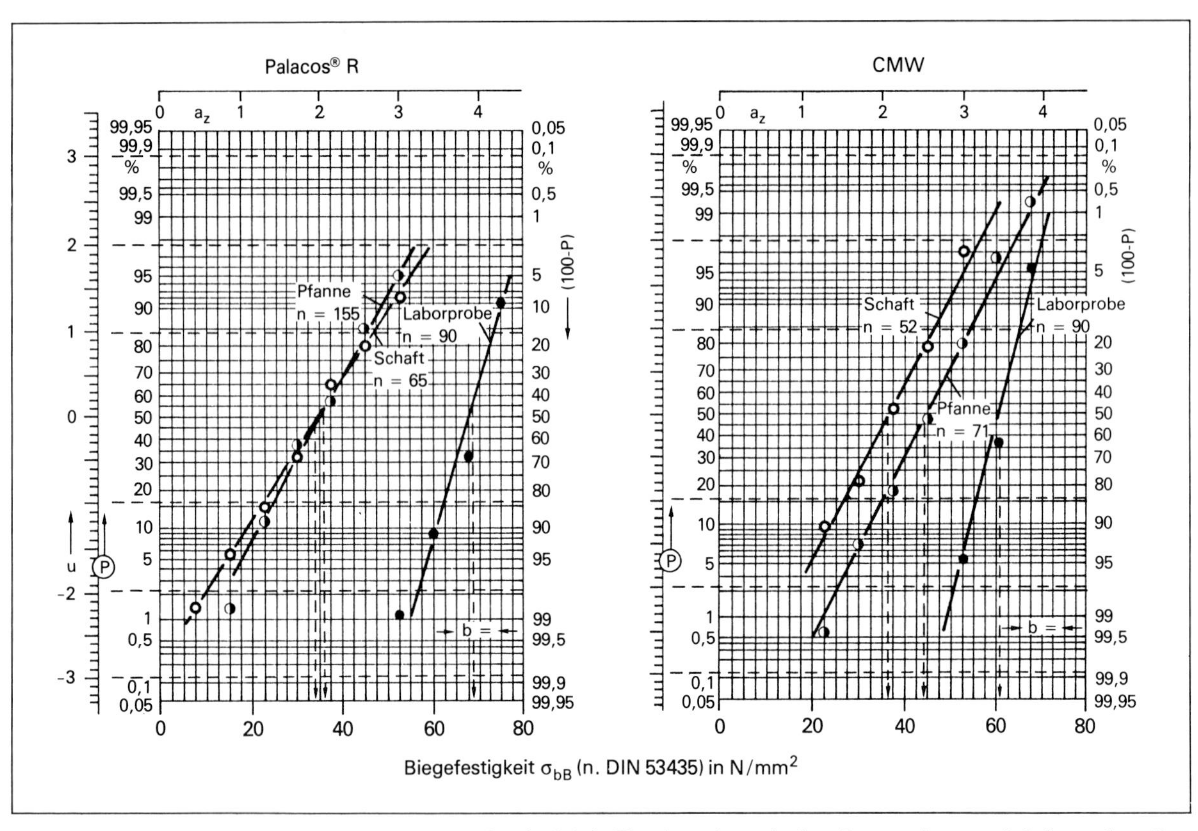

Abb. 21: Summenprozent-Häufigkeitsdiagramm der Biegefestigkeit (Einzelwerte), ermittelt an Reoperations- sowie Laborproben; Probenvorbehandlung wie in der Abbildung 19.

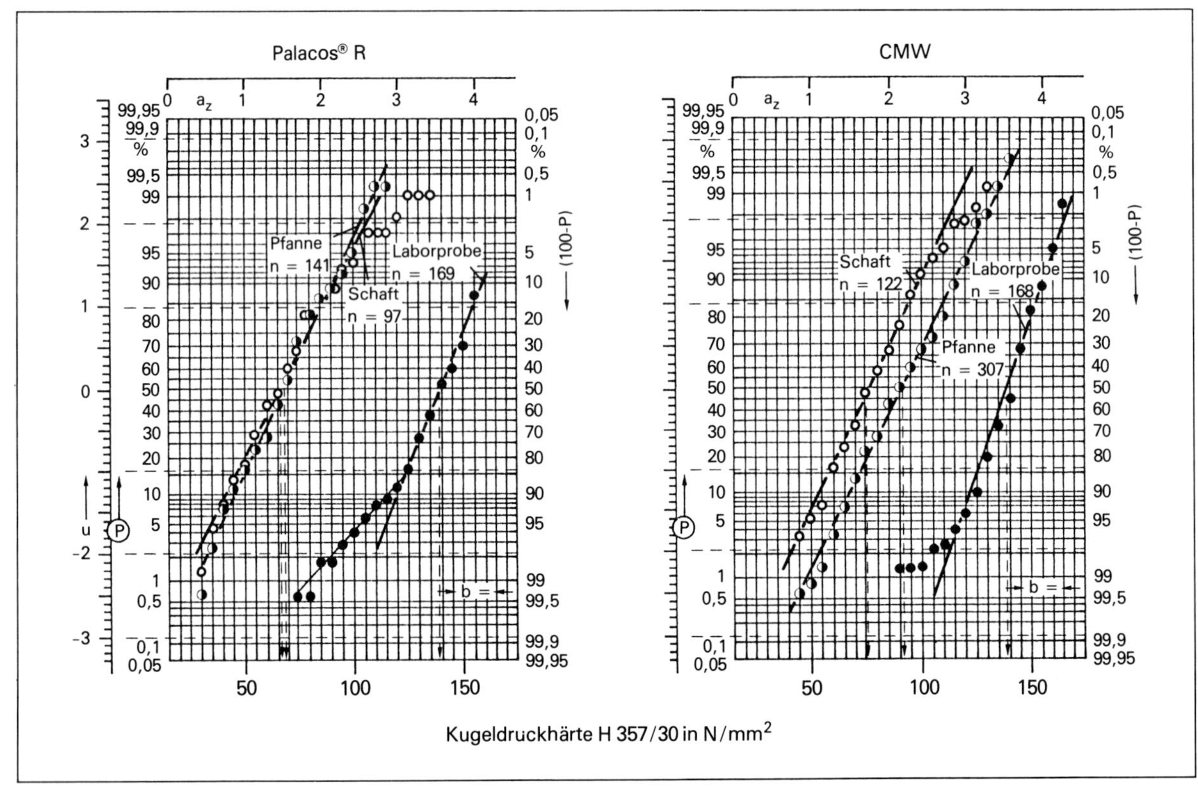

Abb. 22: Summenprozent-Häufigkeitsdiagramm der Kugeldruckhärte (Einzelwerte), ermittelt an Reoperations- sowie Laborproben; Probenvorbehandlung wie in der Abbildung 19.

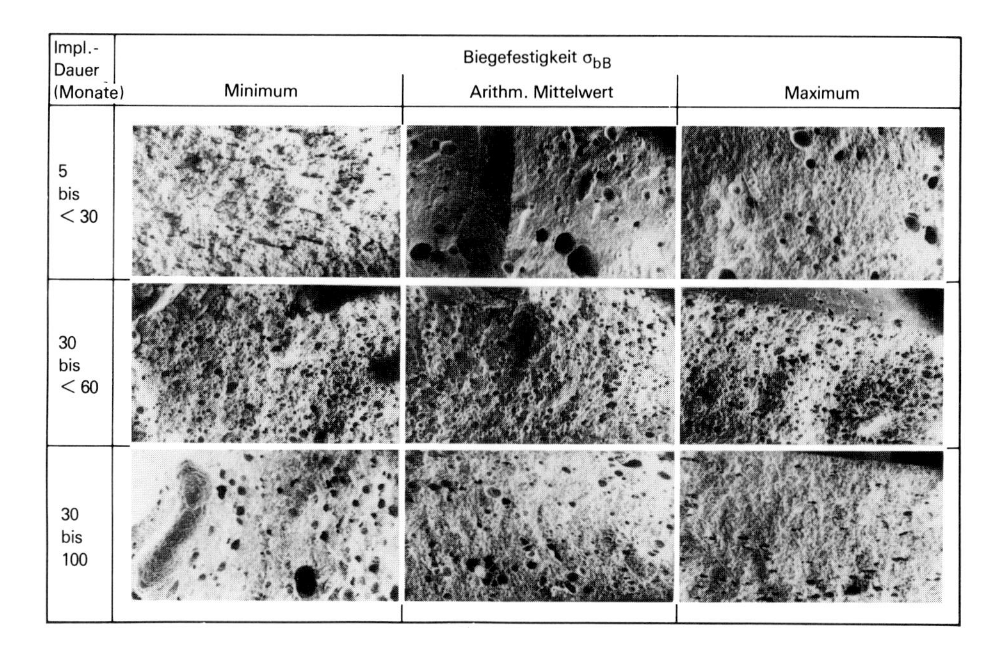

Abb.23: Zuordnung von Bruchflächenstruktur und Biegefestigkeit (CMW/Reoperationspräparate).

Zementimplantate (z.B. infolge Bluteinschluß), durch einzelne, extrem große bzw. sehr zahlreiche kleinere eingeschlossene Blasen (insbesondere wenn sich diese in der Zugzone der biegebeanspruchten Proben befinden) sowie durch unzureichende Einbettung des Perlpolymeren in die PMMA-Matrix (als Folge mangelhafter Homogenisierung beim Herstellen des Zementansatzes; vgl. Abb.14).

Zusammenfassung

Die Ermittlung mechanischer Eigenschaften in Form von elastischen, Deformations-, Festigkeits- und Härtekennwerten an laboratoriumsmäßig erzeugten Proben ist zunächst eines von zahlreichen «Prüf-Elementen» im Rahmen von Identifizierung, Klassifizierung und Vergleich von Knochenzementen. Naturgemäß fällt diese Aufgabe in den Arbeitsbereich des K-Zement-Erzeugers (z.B. bei der Kontrolle der Gleichmäßigkeit der Herstellung oder als Grundlage für Qualitätsgarantien, o.ä.). Dabei ist die möglichst gute Reproduzierbarkeit von Verarbeitungs- und Prüfbedingungen Voraussetzung. Im Sinne dieser Aufgabenstellung ist die Berücksichtigung der körperspezifischen, physikalisch-chemischen Umgebungsbedingungen nicht erforderlich.

In anwendungstechnischer Hinsicht liefern mechanische Eigenschaftswerte dann wesentliche qualitative und quantitative Hinweise, wenn die obengenannten Bedingungen ergänzt werden durch das sukzessive Einbeziehen der körperspezifischen Umgebungsbedingugen. Dabei entspricht das «sukzessive Einbeziehen» einer stets anzustrebenden sog. einparametrigen Untersuchungsdurchführung; und nur durch diese können Art und Größe der Einzeleinflüsse auf das mechanische Verhalten der K-Zemente erkannt werden. Dementsprechend werden derartige Untersuchungen zunächst an labormäßig erzeugten, möglichst perfekten Proben durchgeführt. Einige Beispiele, die sich beziehen auf die zeitliche Änderung der mechanischen Eigenschaften unter Berücksichtigung von Wärmeeinwirkung und Diffusionsvorgängen wurden dargestellt. Wesentlicher Befund ist der, daß die mechanischen Eigenschaften der K-Zemente bei üblichen Probenabmessungen infolge Zusammenwirken von Wasser und Restmonomeren («Weichmachereffekt») in der Anfangsphase von Immersionsversuchen ein Minimum durchlaufen (etwa 0–1 Jahr Lagerungsdauer). Dieses Minimum unterscheidet sich je nach gewählter Eigenschaft mehr oder minder stark vom Ausgangszustand bzw. dem sich einstellenden, zeitlich konstanten und gegenüber dem Ausgangszustand niedrigerem Niveau nach Abschluß der Phase «konkurrierender Diffusion» von Wasser und Monomeren. Daraus folgt, daß die minimale Dauer derartiger Untersuchungen ein Jahr nicht unterschreiten sollte, da andernfalls (und mit Blick auf die Anwendungsbedingungen) Fehlbewertungen zu erwarten sind.

Um sich eine Vorstellung zu verschaffen, mit welchen Reduzierungen des Eigenschaftsniveaus infolge unvermeidbarer (oder «normaler») Imperfektionen bei Zementansatz und -implantation zu rechnen ist, empfehlen sich wegen der Praxisentsprechung Eigenschaftswertermittlungen an Reoperations-Präparaten. Am Beispiel statistisch abgesicherter Befunde wurde gezeigt, daß die Festigkeits- und Härteeinbußen in der Ordnung von 30–50% gegenüber Laborproben anzusetzen sind. Die in diesem Zusammenhang ermittelten Streuungsmaße geben indirekte

Hinweise auf die Inhomogenität des Probengutes aus Reoperationspräparaten gegenüber derjenigen von Laborproben. Für die Biegefestigkeit an Proben aus Reoperationspräparaten werden Standardabweichungen festgestellt, die um das 2- bis 3fache größer sind als die entsprechenden Werte für labormäßig hergestellte Proben. Wegen der beanspruchsbedingt geringeren Wirksamkeit von Inhomogenitäten auf die Werte der Kugeldruckhärte ist in diesem Fall die Standardabweichung für Proben aus Reoperationsproben maximal um das 1,5fache größer als für Laborproben. Aus dem zeitlichen Verlauf der hier ermittelten Eigenschaftswerte konnte bis zu einer Implantationsdauer von 8 Jahren kein signifikantes Indiz abgeleitet werden, das Hinweise für eine Alterung des PMMA-K-Zements im Sinne einer irreversiblen Veränderung des mechanischen Verhaltens gibt.

So bestechend Befunde, die sich auf Maß und Zahl abstützen, auch sein mögen, so ist im vorliegenden Fall zu beachten, daß sich sämtliche Aussagen und Folgerungen ausschließlich auf Werkstoffkennwerte (also auf bezogene Größen) beziehen. Die Tragfähigkeit eines K-Zement-Implantats wird jedoch bestimmt durch die Festigkeit (= bezogene Größe) des Werkstoffs *und* die Gestalt des Implantats in deren ungünstigstem Zusammenwirken. Daher sind Rückschlüsse von der Werkstoff-Festigkeit auf die Tragfähigkeit eines Implantats nur unter genauer Kenntnis der geometrischen und der Beanspruchsbedingungen im Sinne einer Berechenbarkeit zulässig. Da diese bisher in aller Regel auszuschließen ist, können mechanische Eigenschaftswerte in diesem Zusammenhang - trotz «Maß und Zahl» - nur qualitative und relative Bewertungskriterien darstellen.

Literatur

1 Ortmann, H.J., Mair, H.J.: Die Prüfung thermoplastischer Kunststoffe. Hanser, München 1971.
2 Oest, O., Müller, K., Hupfauer, W.: Die Knochenzemente. Enke, Stuttgart 1975.
3 MPA-Darmstadt: Unveröffentlichte Berichte.
4 Kirschner, P.: Experimentelle Untersuchungen mechanischer Eigenschaften von Knochenzementen nach Langzeitimplantation im menschlichen Körper. Habilitationsschrift, Mainz 1978.

Diskussion

Ege: Herr Müller, Sie beobachten den Abfall der mechanischen Eigenschaften durch die Aufnahme von Wasser als Weichmachereffekt. Das deckt sich auch mit unseren Angaben. Sie haben aber gesagt, danach kommt der Anstieg und bei den gelagerten Proben kehrt sich die Wasseraufnahme, z.B. von 20° wo vorher die höchsten Wasseraufnahmen waren, um. Sie schließen hier auf den Restmonomergehalt zurück. Nach unseren Untersuchungen polymerisiert im Laufe von etwa 30 Tagen das Restmonomere zu 80% nach. Könnte es sein, daß einfach durch das Verschwinden des Restmonomeren (durch Nachpolymerisation) etwa oder die Wasseraufnahme die mechanischen Daten wieder etwas ansteigen?

Müller: Das wäre denkbar. Nur spricht dagegen, daß wir eine rein thermische Vorlagerung in Luft bei 30 bis 40°C vorgenommen und dabei eine Gewichts*abnahme* festgestellt haben. Das spricht gegen das «Einbinden» des Restmonomeren durch Nachpolymerisation.

Ege: Die Restmonomerabnahme durch Polymerisation ist ein extrem langsamer Verlauf, wenn Sie bei 40°C einlagern, dann geht natürlich relativ schnell das Restmonomer aus der Probe heraus, ehe es zur Nachpolymerisation kommt.

Müller: Die Differenzen, die wir festgestellt haben, waren wesentlich geringer als diejenigen Werte, die in den vorangegangenen Vorträgen als Restmonomergehalt angegeben wurden. Ich habe an gelagerten Proben im allgemeinen zwischen 0,3 und 0,5% Gewichts(nicht Restmonomer-)Änderung festgestellt. Etwas anderes als Restmonomer kann es im Grunde genommen jedoch nicht gewesen sein. Und genau dieser Anteil der vorher quasi thermisch ausgetrieben wurde, wird anschließend an Wasser mehr aufgenommen. Deswegen habe ich gewagt zu sagen, daß es sich um einen konkurrierenden Vorgang handelt, wobei die Weichmacherwirkung im Zusammenspiel von Wasser und Monomeren gesehen werden muß.

Semlitsch: Würden Sie aufgrund Ihrer langjährigen Erfahrung sagen, daß die - von Ihnen gemessenen Eigenschaftsveränderungen in Abhängigkeit der Zeit, Lagerung in Ringerlösung, vergleichbar ist mit den mechanischen Eigenschaftsänderungen unter dem Einfluß der Körperflüssigkeit?

Müller: Die Frage umgekehrt formuliert, Herr Dr. Semlitsch: Glauben Sie Herr Müller, daß Ringerlösung die richtige Nachbildung der Körperflüssigkeit sei?

Semlitsch: Jawohl.

Müller: Dazu kann ich nichts sagen. Ich kann nur eines sagen: Der Vergleich mit den Reoperationspräparaten zeigt, daß die Veränderungen durch unvermeidbare operationsbedingte Imperfektionen von gleicher Größenordnung sind wie die Änderung der Eigenschaften gegenüber Raumklima infolge diffundierender Flüssigkeiten, und zwar im Gleichgewichtszustand einschließlich einer «thermischen Beanspruchung» bei 40°C. D.h., daß bezogen auf Laborpräparate und Raumklima etwa 50% Festigkeitsabnahme durch Diffusion sowie Körperwärme und noch einmal 50% Festigkeitsabnahme durch Imperfektionen bei der Implantation verursacht werden. Es verbleiben also 25% Festigkeitsänderung gegenüber den Normalbedingungen. Das ist der Stand, den ich bisher festgestellt habe.

Ege: Herr Semlitsch ganz kurz zu Ihrer Frage: wir haben Untersuchungen im Humanserum gemacht und finden keinen Unterschied im Verhalten des Knochenzementes in seinen mechanischen Eigenschaften bei Langzeitlagerungen.

[1] Fachhochschule Gießen-Friedberg, Fachbereich TG, Gießen
[2] Orthopädische Universitätsklinik, Gießen

Die Beeinflussung der mechanischen Eigenschaften von Knochenzementen durch a) Beimengen, b) Zementalterung in vitro

M. NIETERT[1], U. WEBER[2]

Einleitung

Seit der Einführung des PMMA durch CHARNLEY, 1959 ist durch zahlreiche Untersuchungen erkannt worden, daß Knochenzemente biologische und mechanische Schwachstellen besitzen, die die Lebensdauer dieses Materials beeinträchtigen und damit Reoperationen notwendig machen. Ziel dieses Forschungsvorhabens war es deshalb, den Knochenzement durch Beimischungen so zu verändern, daß bei einer Reoperation das Material gut von dem übrigen Gewebe abhebt, damit das PMMA schnell und sicher vollständig entfernt werden kann. Unnötigerweise wird während der Operation bisher Knochensubstanz zerstört, da Knochen und Knochenzement optisch interoperativ nur sehr schwer zu unterscheiden sind. Es galt also einen Werkstoff zu finden, der dem Zement in geringen Konzentrationen beigemischt werden kann, ohne die mechanischen, physikalischen und biologischen Eigenschaften nicht oder nur wenig negativ zu beeinflussen. Jede Beimischung wird aber den ursprünglichen Kunststoff in den Eigenschaften zum negativen verändern, wenn diese Beimischungen nicht in die Molekülketten des PMMA eingebaut werden. Dementsprechend liegen nach der Auspolymerisation zwei Phasen (Kunststoff-Beimischung) vor, die den Zusammenhang stören werden. So sind Beimischungen, die den Röntgenkontrast erhöhen sollen, deutlich sichtbar in REM-Aufnahmen (Abb. 1) zu erkennen. Mit dem Problem der Beeinflussung mechanischer Eigenschaften von Knochenzementen durch Beimengungen sind am Beispiel Röntgenkontrastmittel und Antibiotika bereits mehrfach Untersuchungen durchgeführt worden [1, 3, 7]. Übereinstimmend hat sich eine konzentrationsabhängige Minderung statischer und dynamischer Festigkeiten ergeben. Bei den Beimischungen handelte es sich ausnahmslos um pulverförmige Zusätze, die der vorpolymerisierten Knochenzementkomponente beigefügt wurden. Durch die beabsichtigte Einfärbung des Zementes sollte sich dieser besser vom Knochen optisch abheben. Die Benutzung fluoreszierender Farbstoffe, auch Fluorochrome genannt, hat den Vorteil, daß sie auch in den geringsten Konzentrationen eine Fluoreszenz hervorbringen (Abbildung 2 und 3). Nach JAKOB [2] eignen sich für Knochenzemente als Fluoreszenzfarbstoffe Oxytetracyclin, Xylenolorange und Alizarinkomplexon. Diese Beimengungen sind sehr beständig, so daß auch noch nach Jahren eine Fluoreszenz erwartet werden kann. Aus der sog. polychromen Sequenzmarkierung der Knochenteile sind diese Fluorochrome wegen ihrer absoluten Atoxizität bekannt

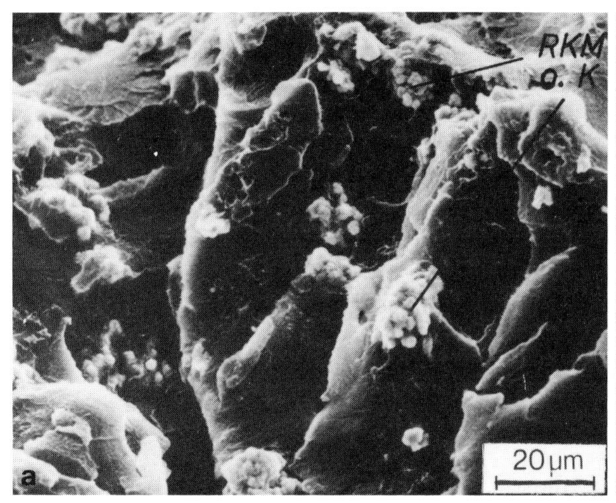

Abb. 1a: Palacos® R mit Röntgenkontrastmittel.

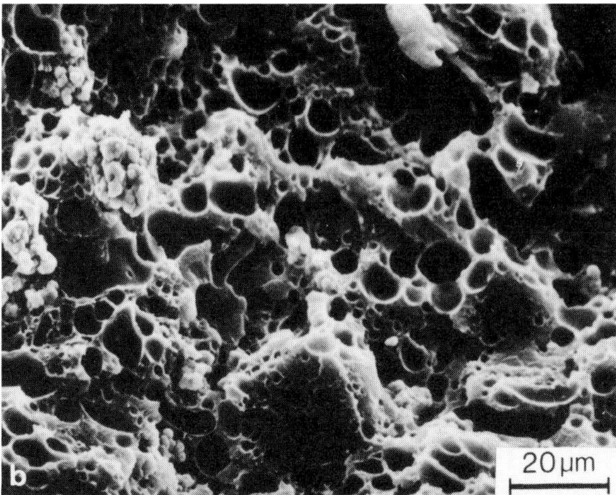

Abb. 1b: Palacos® R mit in Flüssigkeit gelöstem Fluorochrom (32% Oxytetracyclin).

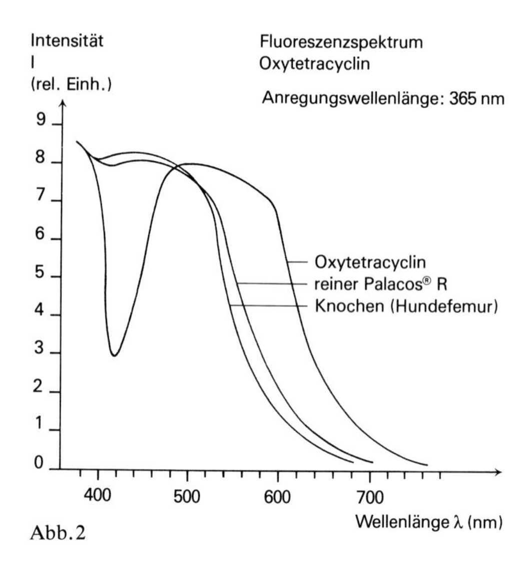

Abb. 2

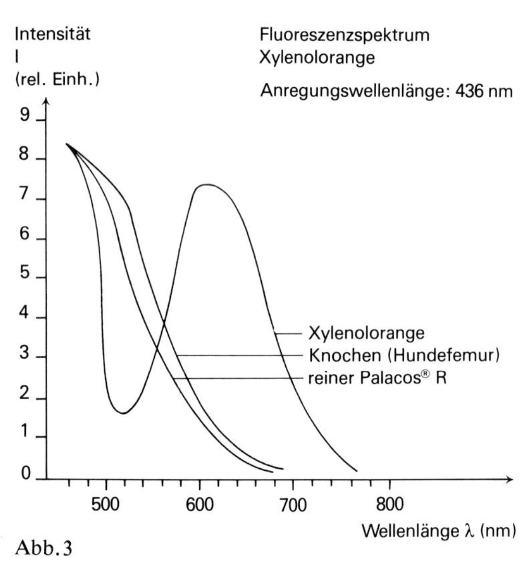

Abb. 3

[4, 7]. Die verwendeten Fluorochrome wurden dem PMMA als Lösungen beigemischt.

Festigkeitsuntersuchungen

Als Grundmaterial wurde Palacos® R für die weiteren Untersuchungen benutzt. Oest et al. [6] haben u.a. an diesem Zement zahlreiche mechanische Untersuchungen durchgeführt und gezeigt, daß sich das PMMA in seinen mechanischen Eigenschaften mit der Zeit beträchtlich verändert. Wie der Vergleich mit anderen Autoren aber zeigt, sind die absoluten Ergebnisse sehr stark abhängig von der Herstellung des Prüfmaterials. Um Vergleichswerte zu erhalten, wurden deshalb auch Proben aus reinem Palacos® R neben Prüfkörpern mit Beimischungen von Fluorochromen untersucht, die unter gleichen Versuchsbedingungen hergestellt wurden.

Lagerung in Ringerlösung	-	41 Tage	96 Tage	(2150 Tage*)
Werkstoff	Biegefestigkeit σ_{bB} (N/mm^2)			
reiner Palacos® R	65	59	53	(57)
+ 8% Oxytetracyclin	55	50	52	
+ 4% Xylenolorange	66	64	60	
+ 4% Alizarinkompl.	70	60	59	(65)
* 50% r. Feuchte, 20 °C				

Abb. 4

Biegespannungen DIN 53452

Die Ergebnisse diese Versuches hängen stark von der Geometrie und den Preßbedingungen der Probekörper ab, so daß sie nicht ohne weiteres auf beliebige Teile übertragen werden können. So wurden gegenüber den Werten von Oest bei reinem Palacos® R wesentlich geringere Spannungen und ein stärkerer prozentualer Abfall bei Lagerung in Ringerlösung bei 37 °C innerhalb der ersten einhundert Tage festgestellt (Abb. 4). Bei Zumischung von Farbstoffen ist der Spannungsabfall nach 96 Tagen wesentlich geringer als bei reinem Palacos® R.

Elastizitätsmodul DIN 43457

Das Elastizitätsmodul gibt Aufschluß über die Spannung und Verformung. Das E-Modul des Knochenzementes sollte im Idealfall so groß sein wie das E-Modul des Knochens, damit es zwischen den Grenzflächen zu keinem E-Modulsprung kommt und somit Schubspannungen an der Grenzfläche auftreten. Dies würde u. U. zu einer Loslösung der Grenzflächen führen. Die gefundenen Werte liegen beim reinen Palacos® R etwa die Hälfte unter den von Oest gefundenen Größen (Abb. 5). Dies beweist noch einmal, wie diese Werte von der Herstellung abhängen. Material, welches unter Operationsbedingungen hergestellt und das evtl. mit Körperflüssigkeit, Luftblasen oder Blut mit vermengt würde, erreicht u. U. noch wesentlich geringere Größen.

Lagerung in Ringerlösung	-	41 Tage	96 Tage	(2150 Tage*)
Werkstoff	E-Modul (N/mm^2)			
reiner Palacos® R	2340	2062	2180	(2857)
+ 8% Oxytetracyclin	2090	2070	2327	
+ 4% Xylenolorange	2338	2052	2232	
+ 4% Alizarinkompl.	2110	2201	2117	(2998)
* 50% r. Feuchte, 20 °C				

Abb. 5

Druckfestigkeit DIN 53454

Hier wurde aus Zweckmäßigkeitsgründen die Untersuchung nur in Anlehnung an DIN 53454 mit zylindrischen Körpern ∅ 14 mm und Höhe 25 mm durchgeführt. Da die Proben nicht unter Belastung

Lagerung in Ringerlösung	–	55 Tage	98 Tage	522 Tage	1855 Tage
Werkstoff	Druckfestigkeit σ_{dF} (N/mm^2)				
reiner Palacos® R	86	76	71	81	68
+ 8% Oxytetracyclin	73	67	69	70	71
+ 4% Xylenolorange	75	67	68	68	69
+ 4% Alizarinkompl.	69	67	68	73	68

Abb. 6

brechen, wurde nicht die Druckfestigkeit, sondern die Quetschspannung ermittelt. Hier verhielten sich die Proben völlig unterschiedlich. Während reines Palacos® R nach 5 Jahren auf etwa 80% des ursprünglichen Wertes fällt, sinkt die Quetschspannung bei den Zementen mit Beimischungen zunächst auch etwas ab, bleibt aber nahezu konstant oder steigt sogar wieder etwas an, so daß alle Zemente mit oder ohne Beimischungen nach 5 Jahren ungefähr die gleiche Quetschspannung erreichen (Abb. 6).

Härteprüfung durch Eindruckversuch DIN 53456

Da Knochenzemente, z.B. in der Nähe des Kragens einer Hüftendoprothese nicht nur auf Druck belastet wird, sondern es zu einer hohen Flächenpressung kommen kann und der Zement wie viele Kunststoffe wegfließt, gibt die Härteprüfung hier Aufschluß über das Verhalten des PMMA bei sehr hoher Pressung. Bei allen geprüften Werkstoffen nahmen nach anfänglicher Zunahme der Werte diese z.T. um ⅓ der Anfangshärte in 5 Jahren ab (Abb. 7). Gegenüber reinem Palacos® R verschlechterte sich die Härte bei PMMA mit Beimischungen noch weiter. Die Abnahme der Härte muß auf das Eindringen von Flüssigkeit zurückzuführen sein, da bei Vergleichsproben aus reinem Palacos® R, die nicht 5 Jahre in Ringerlösung gelagert wurden, keine Härteverluste nachgewiesen werden konnten, d.h. diese die maximal erreichte Härte beibehielten.

Schlagbiegeversuch DIN 53457

Die Schlagzähigkeit wird ebenso wie alle anderen Werkstoffkenndaten von der Herstellungsweise abhängen. Da innerhalb der Proben bei der Durchmischung mehr oder weniger Hohlräume durch Beimischungen oder Gasblasen entstehen können, ist nicht nur die Schlagbiege- sondern auch die Kerbschlagzähigkeit von Bedeutung. Der bei OEST zitierte Wert ist mehr als doppelt so hoch wie die durch die Untersuchungen gefundene Schlagzähigkeit bei reinem Palacos® R. Bei Zumischungen nimmt die Schlagzähigkeit gegenüber reinem Palacos® R zu, während die Kerbschlagzähigkeit bei allen Werkstoffen annähernd gleich groß ist (Abb. 8). Aber wie man bei der relativen Kerbschlagfähigkeit sieht, sinkt die Kerbschlagfähigkeit auf ⅓ und weniger gegenüber der Schlagfähigkeit. Das bedeutet, größere Gaseinschlüsse gefährden den Knochenzement relativ stark gegenüber stoßartigen Beanspruchungen. Eine Lagerung in physiologischer Kochsalzlösung wurde nicht durchgeführt, sondern als Vergleichswert wurde für reinen Palacos® R und die Mischung mit Alizarinkomplexon die Schlagzähigkeit nach 6 Jahren trockener Lagerung ermittelt. Hier trat eine Versprödung von etwa 20% bzw. 35% auf.

Dauerschwingfestigkeit DIN 53442

Eine Werkstoffalterung ist sowohl in Abhängigkeit von der Zeit als auch von der mechanischen Beanspruchung zu erwarten. Die Dauerschwingfestigkeit als Maß der von der Belastungszahl abhängigen Festigkeit kann nach dem Wöhlerverfahren ermittelt werden. Es wurde jeweils die Biegewechselfestigkeit ermittelt, die für reinen Palacos® R $\sigma_{bW} = 10$ N/mm² betrug. Bei Knochenzementen mit Xylenolorange war die Dauerfestigkeit nur 7,5 N/mm² hoch (Abb. 9). Werden die Proben in Ringerlösung gelagert, so

Lagerung in Ringerlösung	–		41 Tage		96 Tage		522 Tage		1855 Tage	
Werkstoff	H358/10	H358/60	H358/10	H358/60	H358/10	H358/60	H358/10	H358/60	H358/10	H358/60
reiner Palacos® R	112	103	120	112	112	106	93	83	87	80
+ 8% Oxytetracyclin	111	102	111	104	124	117	78	71	78	71
+ 4% Xylenolorange	100	94	119	112	120	112	75	68	71	68
+ 4% Alizarinkompl.	106	99	116	109	121	114	73	66	79	70

Abb. 7: Eindruckhärte nach 10 und 60 Sekunden.

Werkstoff	Schlagzähigkeit $\bar{a}_{n15}$ (mJ/mm^2)	Kerbschlagzähigkeit $\bar{a}_{k15}$ (mJ/mm^2)	rel. Kerbschlagzähigkeit $\bar{a}_{k15}/\bar{a}_{n15}$ (%)
reiner Palacos® R	5,41 ± 0,86	2,10 ± 0,49	38,82
+ 8% Oxytetracyclin	6,58 ± 0,98	1,65 ± 0,12	25,08
+ 4% Xylenolorange	6,64 ± 1,37	2,16 ± 0,09	32,53
+ 4% Alizarinkompl.	8,56 ± 1,58	2,09 ± 0,35	24,42
reiner PalacosR®*	4,42 ± 0,37		

* 2150 Tage 50% r. Feuchte 20 °C

Abb. 8

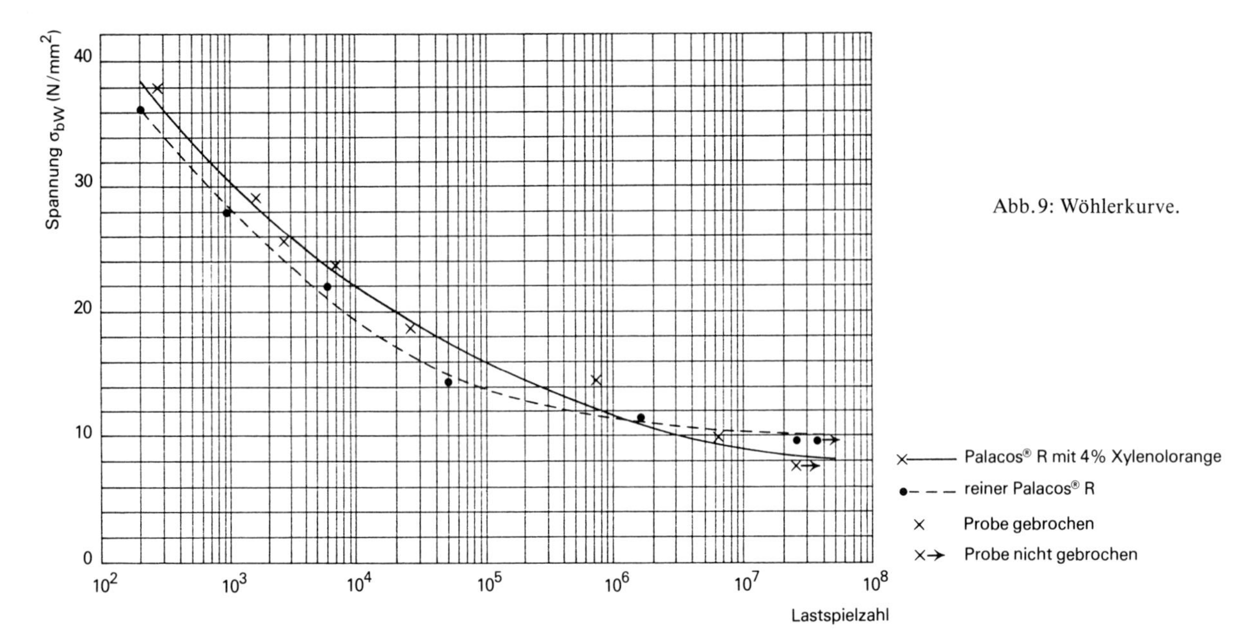

Abb. 9: Wöhlerkurve.

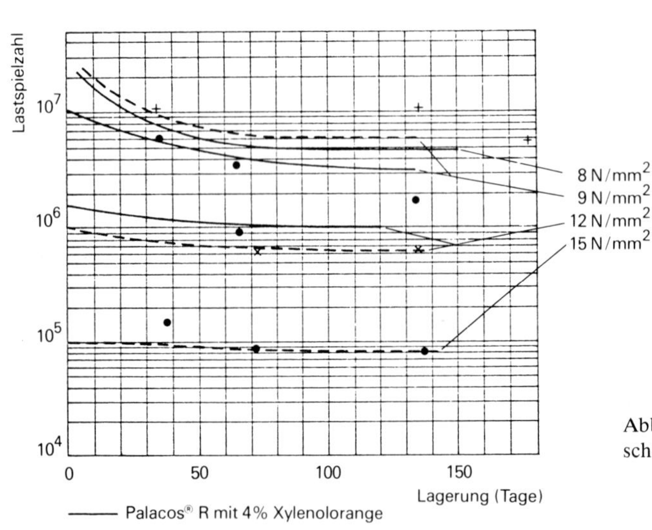

Abb. 10: Einfluß der Lagerung in Ringerlösung auf die dynamische Belastbarkeit von Palacos® R.

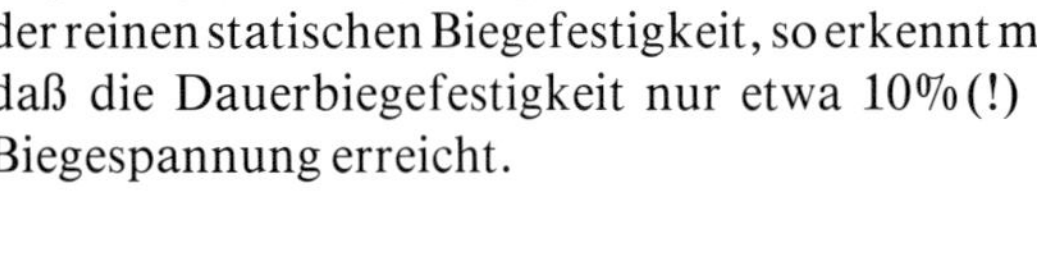

erhält man für Palacos® R nur noch eine Spannung von 8,8 N/mm², während für mit Xylenolorange markiertem Zement noch ein weiterer Abfall festzustellen ist. Auffällig ist außerdem eine deutliche Abhängigkeit der Schwingfestigkeit von der Dauer der Lagerung (Abb. 10). Vergleicht man diese Werte mit der reinen statischen Biegefestigkeit, so erkennt man, daß die Dauerbiegefestigkeit nur etwa 10%(!) der Biegespannung erreicht.

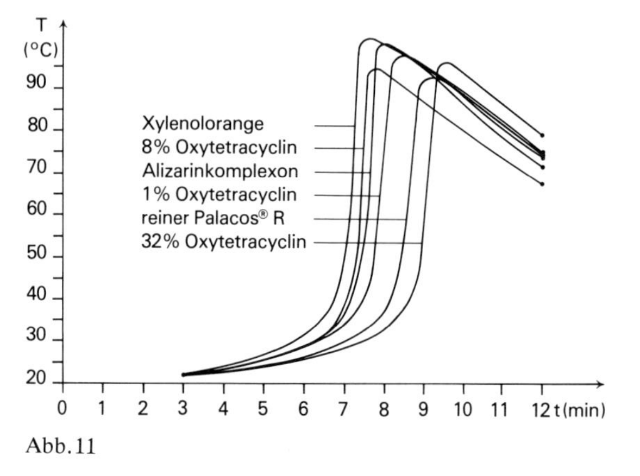

Abb. 11

Physikalische Eigenschaften

Temperaturmessungen

Die Temperaturmessungen zur Ermittlung der Verarbeitungszeit wurden mit Eisen-Konstantan-Thermoelementen an 7 g schweren Zementkugeln in der Kugelmitte vorgenommen. PMMA mit Fluorochrombeimischungen zeigte deutlich erhöhte Maximaltemperaturen, außerdem eine Verkürzung der

Verarbeitungszeit (Topfzeit). Durch Beschleunigung des Polymerisationsvorganges sind die Verarbeitungszeiten bis 1,5fach verkürzt (Abb. 11). Diese Verkürzung der Verarbeitungszeit und Erhöhung der Maximaltemperatur lassen sich durch entsprechende Kühlung der Komponenten ausgleichen.

Gewichtszunahme

Die Werkstoffprüfungen zeigten, daß durch gleichzeitige Einwirkung von Flüssigkeit und Temperatur die Festigkeitseigenschaften negativ beeinflußt werden. Gleichzeitig kommt es zu Auswaschungen der Farbstoffe und Entweichen der Restmonomere. Nach 5 Jahren ist immer noch ein Ansteigen des Gewichtes festzustellen, obwohl nicht mehr so stark wie innerhalb der ersten 100 Tage (Abb. 12).

Lagerung in Ringerlösung (Tage)	55	96	522	1855
Werkstoff	Gewichtszunahme (%)			
reiner Palacos® R	1,30	1,61	1,80	2,30
+ 8% Oxytetracyclin	0,80	0,97	1,74	2,23
+ 4% Xylenolorange	1,03	1,27	2,50	3,12
+ 4% Alizarinkompl.	0,88	1,00	1,59	2,09

Abb. 12

Volumenzunahme, Dichteänderung

Durch Eindiffundieren von Flüssigkeit in die Werkstoffe nimmt das Volumen z. B. durch Quellung zu. Dies kann in einem eingeengten Raum zu erhöhten Eigenspannungen führen. Fluorochrommarkierter Knochenzement setzt der Quellung einen größeren Widerstand entgegen als reiner Palacos® R. Die Dichteänderung verhält sich ungefähr proportional zur Menge der dem Zement zugeführten Farbflüssigkeit. Sie nimmt mit der Zeit gegenüber reinem Palacos® R relativ geringer zu.

Intensitätsabnahme der Fluoreszenz durch Lagerung

Die verwendeten Fluorochrome sind mit Ausnahme des Alizarinkomplexons Chelatbildner, d. h. diese Stoffe gehen zum Zeitpunkt der Verabreichung mit zweiwertigen Metallionen Komplexbildung ein, wobei das Ion in einen Ring eingebaut wird. Die Bindungsorte im Knochen sind in erster Stelle dort, wo Mineralisation stattfindet oder wo der Knochen resorbiert wird. Derartige Bindungen scheinen sehr beständig zu sein, die Fluorochrome sind im Knochen noch nach Jahren nachweisbar. Wie aus anderen Arbeiten bekannt ist, werden Fremdmoleküle bei Lagerung in Flüssigkeit ausgewaschen. Über die Art der Einlagerung von Fluorochromen in Knochenzementen liegen keine gesicherten Ergebnisse vor. Wenn die Fluorochrommarkierung von Knochenzementen sinnvoll sein soll, dann muß der durch die Markierung erreichte Kontrast zwischen Zement und Knochen beständig sein. Photometrische Messungen der die Proben umgebenden Ringerflüssigkeit ergaben, daß die Intensität der ausgeschwemmten Farbstoffe durch zusätzlich austretende Restmonomere noch wesentlich verstärkt wurde (Abb. 13). Zwar liegt die Menge weit unter der angegebenen Höhe zur Markierung von Zellen, aber nach 5 Jahren Lagerung konnte eine wesentliche Färbung der Lösung festgestellt werden und die Lösung fluoreszierte deutlich. Im Gegensatz dazu verloren die Farbstoffmoleküle ihre Fluoreszenzfähigkeit an der Oberfläche des Knochenzementes fast vollständig (Abb. 14), obwohl der eingefärbte Knochenzement immer noch einen deutlichen Kontrast zu nicht eingefärbtem Zement bildet. Je nach Zement ist der Intensitätsabfall schon nach 120 Tagen festzustellen und im Fluoreszenzverhalten

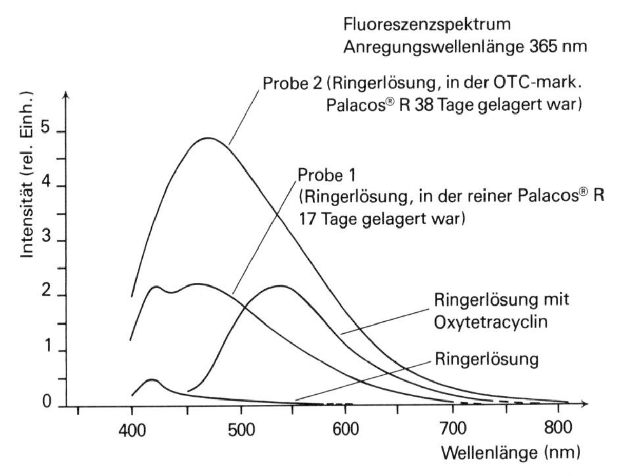

Abb. 13 Fluoreszenzspektrum der die Proben umgebenden Flüssigkeit.

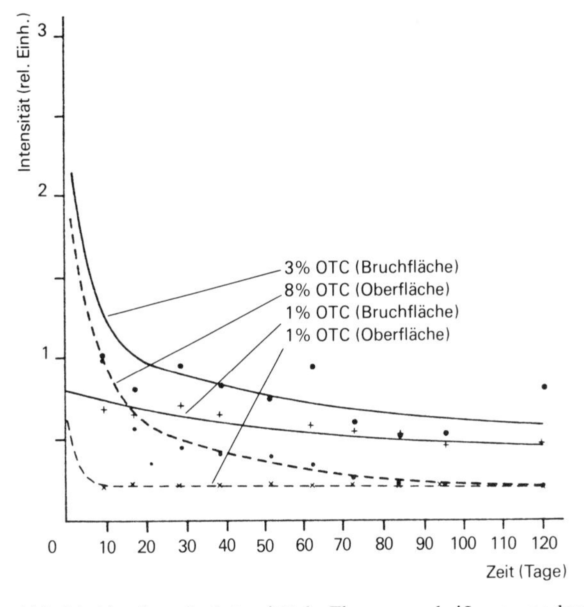

Abb. 14: Abnahme der Intensität der Fluoreszenz bei Lagerung der Proben in Ringerlösung.

nicht mehr von reinem Palacos®R zu unterscheiden. Dies gilt auch für Proben, die durch Bruch hergestellt wurden.

Zusammenfassung

Durch das Hinzufügen von Beimischungen verändern sich die Festigkeiten gegenüber reinem Palacos®R unterschiedlich. Wesentlicher ist, daß die Festigkeitswerte bedeutend geringer sind als in der Literatur angegeben, insbesondere für Palacos®R. Ganz besonders erwähnenswert ist der starke Spannungsabfall der Dauerschwingfestigkeit gegenüber der statischen Spannung. Durch Lagerung in Ringerlösung ändern sich alle gefundenen Festigkeitswerte noch einmal z.T. erheblich bei einem Beobachtungszeitraum von 5 Jahren. Das ursprüngliche Ziel, fluoreszierende Knochenzemente durch Beimischung entsprechender Fluorochrome zu erhalten, hat sich nicht erfüllt. Dennoch behalten die gefärbten Knochenzemente eine deutliche Färbung für das Auge bei. Wegen der Gefahr der Auswaschung sollten Versuche mit nicht löslichen Farbstoffen unternommen werden.

Literatur

1 Grünert, A., Ritter, G.: Veränderungen physikalischer Eigenschaften der sogenannten Knochenzemente nach Beimischung von Fremdsubstanzen. Arch. orthop. Unfall-Chir. *78*, 336, 1974.
2 Jakob, E.-E.: Experimentelle Untersuchungen zur Fluorochrommarkierung und Ultraschallbehandlung vom Polymethylmethacrylat. Diss. Justus-Liebig-Universität, Gießen 1971.
3 Lautenschlager, E.P., Marshall, G.W., Marks, K.E., Schwartz, J., Nelson, C.L.: Mechanical Strength of Acrylic Bone Cements Impregnated with Antibiotics. J. Biomed. Mater. Res. *10*, 837, 1976.
4 Rahn, B.A., Perren, S.M.: Xylenolorange, a Fluorochrome useful in Polychrome Sequential Labeling of Calcifying Tissues. Stain Technology *46* (3), 125, 1971.
5 Rahn, B.A., Perren, S.M.: Alizarinkomplexon-Fluorochrom zur Markierung von Knochen- und Dentinanbau. Experimentia *28* (2), 180, 1972.
6 Oest, O., Müller, K., Hupfauer, W.: Die Knochenzemente. Enke, Stuttgart 1975.
7 Rudigier, J., Draenert, K., Grünert, A., Ritter, G., Krieg, H.: Biologische Effekte von Bariumsulfat als Röntgenkontrastmittelbeimengungen in Knochenzementen. Arch. orthop. Unfall-Chir. *86*, 279, 1976.
8 Schargus, G., Koch, K.-F.: Polychrome Sequenzmarkierung der Knochenheilung mit verschiedenen Fluorochromen. Leitz-Mitt. Wiss. u. Techn., Wetzlar, *VI/5*, 201, 1975.

Diskussion

Hiss: Wie haben Sie Ihren Elastizitätsmodul bestimmt? Mit welchem Meßverfahren?

Nietert: Über die Biegespannung.

Hiss: Wie schnell haben Sie gemessen?

Nietert: Nach der DIN-Norm.

Hiss: Also im Prinzip langsam.

Nietert: Ja, das wurde ja vorhin schon angedeutet, daß die Geschwindigkeiten erheblichen Einfluß haben auf diese Größen, das heißt also, das was wir in der Literatur finden, ist teilweise mit Vorsicht zu genießen, um das vorsichtig auszudrücken. Das heißt Sie finden Festigkeiten von 100 Newton bis 80 Newton pro qmm, teilweise noch weiter darunter oder wenn Sie auf das E-Modul übergehen, 2800 bis 4.000/5.000 Newton pro qmm. Das heißt man muß wirklich dazuschreiben, unter welchen Prüfbedingungen die einzelnen Kenndaten ermittelt worden sind, sonst ist eine Vergleichbarkeit überhaupt nicht möglich.

Ege: Herr Öst hat doppelt so hohe Werte gefunden. Wir prüfen ja in der Chargenkontrolle jede Charge durch. Unsere Werte decken sich voll mit dem, was Sie hier gemacht haben. Wir messen auch nach DIN-Norm, und wenn man nach der gleichen Norm prüft, erhält man auch die gleichen Werte.

Müller: Ich habe dort, wo ich Werte des Elastizitätsmoduls publiziert habe, mit aller Deutlichkeit geschrieben, unter welchen Bedingungen gemessen wurde. Es wurde deswegen ein dynamisches Verfahren gewählt, weil dieses Verfahren zerstörungsfrei arbeitet und an ein und derselben Probe über Jahre hinweg der Verlauf des Elastizitätsmoduls messend verfolgt werden kann. Das ist mit Verfahren auf Basis der quasi-statischen Zug-, Druck- oder Biegebeanspruchung nicht möglich, ganz abgesehen davon, daß Sie außer bei Zugbeanspruchung kein Verfahren vorliegen haben, bei dem Sie eine exakte Messung durchführen können.

Nietert: Deshalb ist es um so wichtiger mitzuteilen, wie diese Werte ermittelt wurden, sonst werden diese Werte als Absolutwerte genommen, sie werden irgendwo hineingerechnet; man beachtet manchmal überhaupt nicht, daß der Werkstoff dynamisch beansprucht wird – mit jedem Schritt zweimal bis zu einem Extremwert – und daß hier die Festigkeit wesentlich stärker zurückgeht gegenüber den statischen Festigkeiten.

Fa. Gebrüder Sulzer AG, Abt. Medizinaltechnik, Winterthur

Niedrigviskoser Knochenzement speziell für Spritzenapplikation in der Orthopädie und seine Prüfung in vitro

R. M. STREICHER

Einleitung

Nachdem Knochenzement auf Acrylatbasis um 1960 von Sir J. CHARNLEY zum erstenmal klinisch zur Fixation von Hüftendoprothesen eingesetzt worden war [1], zeigte die klinische Erfahrung, daß das Knochenzementmaterial und vor allem die Anwendungstechnik für eine stabile Verankerung des Implantats im Knochenbett einer Verbesserung bedarf.

Bei Mischen von Monomerflüssigkeit und Polymerpulver können im Knochenzement Luftblasen eingeschlossen bleiben, wodurch der gehärtete Zement mechanisch geschwächt wird. Bei der Handverarbeitung überlappen verschiedene Schichten der Zementmasse einander und Verunreinigungen wie Blut, Spüllösungen usw. verringern den Zusammenhalt des verwendeten Materials noch mehr. Die Penetration des Zements in spongiöse Hohlräume ist außerdem durch die nur mäßige Druckaufbringung bei Handverarbeitung oft unbefriedigend, speziell bei Schaftzementierung. Deshalb ist mit dieser Verarbeitungstechnik eine optimale Verankerung des Implantats im Knochen nicht immer möglich.

Durch die Verwendung von Spritzen intrusion kann eine deutliche Verbesserung der Homogenität und der Verankerung des Knochenzements erreicht werden. Allerdings waren alle bis 1972 auf dem Markt erhältlichen Acrylatzemente schon in der Anfangsphase des Mischvorganges zu hochviskos, um ein einfaches Einfüllen in eine Spritze und ein kraftarmes Auspressen in den Anwendungsbereich zu ermöglichen.

Anfang der 70er Jahre entschloß man sich daher, einen neuen Knochenzement auf Basis der seit über 10 Jahren bewährten Methylmethacrylate herzustellen, der speziell für Spritenzapplikation geeignet war. Im Kunststofflabor der Firma Sulzer wurde in Zusammenarbeit zwischen Technikern und Klinikern ein Knochenzement entwickelt, der den technischen und medizinischen Anforderungen entspricht.

Aufbau des Knochenzements

Mittels Variation von Mischungsverhältnissen, einer idealen Kombination von Polymer und Copolymer entsprechender Kornfraktion und Molekulargewichts, dem Zusatz von monomerem Butylmethacrylat als elastische Komponente und Zirkonoxid als Röntgenkontrastmittel wurde ein neues Produkt hergestellt. Durch Ausbildung einer Flüssigphase nach dem Mischen, während der auch eingemischte Luft aufsteigen und entweichen kann, ist dieses Produkt ideal für die Spritzenapplikation geeignet.

Mit dem grobkörnigen, hochmolekularen Copolymerpulver wird das Anquellverhalten und damit die Anfangsviskosität des Acrylatzements gesteuert, während monomeres Butylmethacrylat als längerkettiger Methacrylester die Reaktionstemperatur verringert und die Aushärtungszeit etwas verlängert. Das polymerisierte n-Butylmethacrylat und das Copolymerpulver bewirken außerdem durch eine Änderung der Dichte des molekularen Gefüges eine höhere Elastizität des Knochenzements, die sich in einer erhöhten Energieaufnahmekapazität niederschlägt.

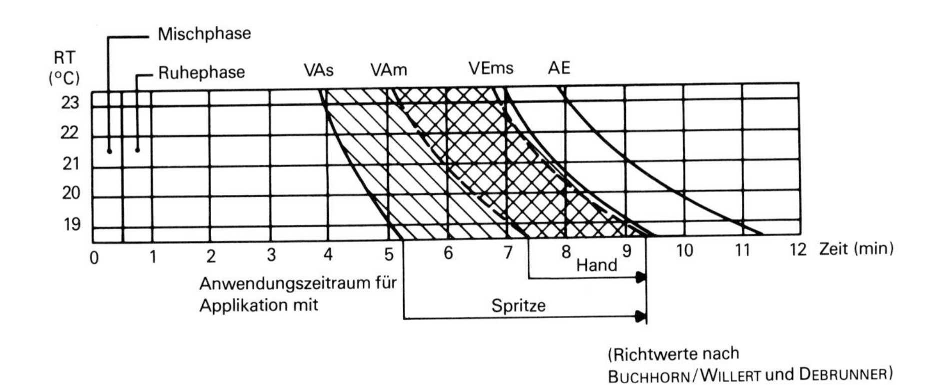

Abb. 1: Verarbeitungsschema für Hand- und Spritzenverarbeitung von Sulfix®-6 in Funktion der Raumtemperatur.

Dieser Knochenzement (Sulfix®-6) wird als autopolymerisierender Zement mit einem Mischungsverhältnis zwischen Flüssigkeit und Pulver von 1:2,5 geliefert; d.h. dieser Knochenzement kommt mit einem geringeren Monomeranteil als andere Acrylatzemente aus, was im Hinblick auf die toxische Wirkung der Monomerflüssigkeit klinisch von Vorteil ist.

Verarbeitbarkeit

Die spezielle Zusammensetzung von Sulfix®-6 führt zu einer charakteristischen Flüssigphase, während der Luftblasen aufsteigen können und das Einfüllen in eine Spritze problemlos möglich ist. Allerdings bedingt diese niederviskose Phase eine Stehzeit, die die Verarbeitungszeit (Zeitpunkt der frühest möglichen Einbringung des Zements bis zum Verarbeitungsende) verkürzt, klinisch aber akzeptabel ist (Abb.1). Deutlich ist auch zu sehen, daß die Verarbeitungszeit eine Funktion der Raumtemperatur ist, die bei Anwendung immer in Betracht gezogen werden muß.

Obwohl Sulfix®-6 speziell für die Spritzenapplikation entwickelt worden ist, liegen andere Verarbeitungstechniken im Ermessen des Operateurs. Bei der Handverarbeitung von Sulfix®-6 ist allerdings der Verarbeitungszeitraum, definiert als Zeitpunkt der Klebfreiheit des Zements am Handschuh bis zur beginnenden Aushärtung, bedingt durch die verlängerte Stehphase gegenüber der Spritzenverarbeitung, um etwa die Hälfte reduziert (Abb.1 nach [2].

Eine Verbesserung der Homogenität und der Verankerung des Acrylatzements kann durch diverse Kompressionstechniken erreicht werden (z.B. [3]). Ein distales Absetzen des Zements im Femur sowie eine Verdrängung in dieser Richtung wird durch die Verwendung eines Zementstoppers (Markraumsperre) unterbunden und damit eine bessere Verdichtung des Zements und ein stärkeres Verzahnen mit der Knochensubstanz erreicht. Zusätzlich kann durch Verwendung einer Silikonscheibe die Zementverdichtung im Femur proximal noch weiter verbessert werden (Abb.2). Für die Verdichtung im Acetabulum wird ein Silikonstück verwendet und der Zement mittels einer Meßpfanne komprimiert (Abb.3). Zu berücksichtigen ist auch hierbei der relativ kleine Verarbeitungsspielraum von Sulfix®-6.

Untersuchungen

Der in der Zusammensetzung optimierte Knochenzement wurde entsprechend den Angaben auf dem Beipackzettel angemischt und verschiedene Probekörperformen durch Verwendung von speziellen Gießformen hergestellt und von Dr. K. Müller an der staatlichen Materialprüfanstalt in Darmstadt [4] sowie im Kunststofflabor der Firma Sulzer untersucht. Untersuchungen wurden an Probekörpern im Herstellungszustand sowie in Zeitintervallen bis zu 560 Tagen bei Lagerung im Normklima (23/50), in Ringerlösung bei 23 °C und in Ringerlösung bei 40 °C nach [5] durchgeführt.

Die Sorption wurde als Zu- bzw. Abnahme des Gewichts von Knochenzementproben als Folge der Umgebungseinflüsse gemessen, der dynamischer Elastizitätsmodul wurde wie bei [5] angegeben festgestellt. Für die Schwindungsmessung wurden zylindrische Stahlrohre mit Knochenzement gefüllt und ein Metallstab 50 mm tief in die Mitte des Zementes gesteckt. An 6 Meßstellen wurden die Dimensionsänderungen nach Lagerung in Ringerlösung bei 37 °C und Lagerzeiten von 6 Stunden sowie 1, 9, 16 und 64 Tagen nach Herstellung der Zementproben mit dem Mikrometer ausgemessen. Vor dem Messen erfolgte eine

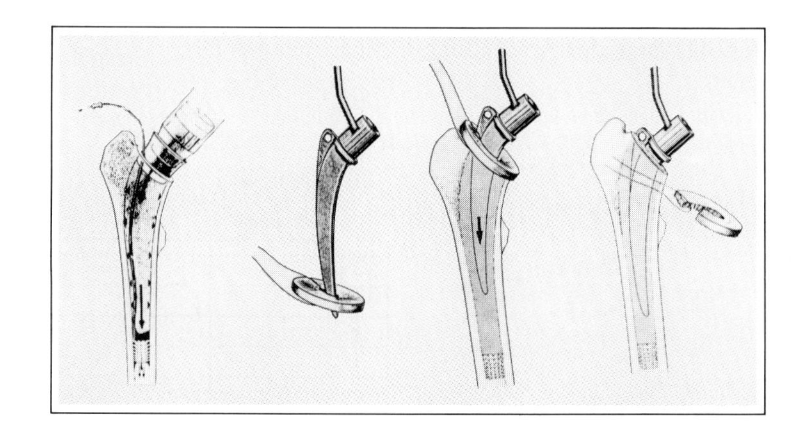

Abb.2: Kompressionstechnik für Schaftzementierung nach [3].

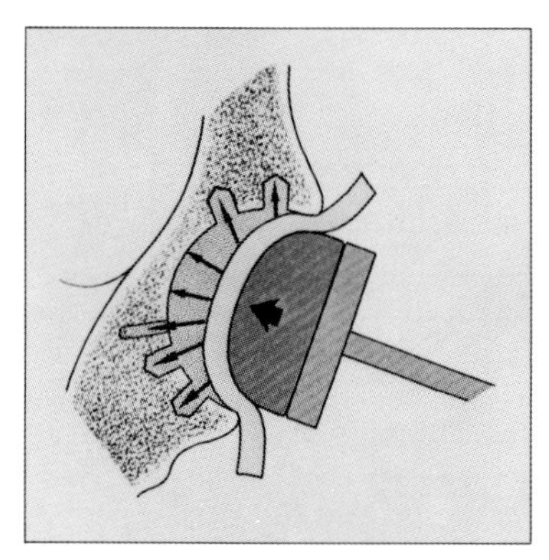

Abb.3: Kompressionstechnik für Pfannenzementierung nach [3].

Wasserlagerung bei 23 °C zum Ausgleich der Wärmeausdehnung.

Für den dynamischen Belastungsversuch wurden Hüftendoprothesen wie für Schaftermüdungsversuche 50 mm unter der Halskrause einzementiert, 10 Millionenmal mit einer schwellenden Belastung von 4200 N bei 6 Hz pulsiert und die Aufweitung des Zementköchers beurteilt [6]. Dieser Versuch repräsentiert eine mögliche in vivo auftretende Situation.

Ergebnisse

Die Ergebnisse für Sulfix®-6 sind in der Tabelle 1 zusammengefaßt. Die Gewichtsänderung bei Lagerung in feuchtem Medium ist für alle Eigenschaftswerte von größter Bedeutung. Es wurde festgestellt, daß sich zwei Diffusionseffekte überlagern [5]: Absorption von Umgebungsfeuchtigkeit und Desorption flüchtiger Bestandteile. Eine Warmlagerung der Proben bei 60 °C zeitig die Desorption; wahrscheinlich nicht umgesetztes Monomer. Ein Absorptionsgleichgewicht wurde bei 40 °C nach etwa 400 Tagen erreicht (Abb. 4).

Tab. 1: Alle Messungen im Normklima 23/50.

Werte, Sulfix®-6	Einheit	0 Tage	560 Tage Luft 23/50	560 Tage Ringer 23 °C	560 Tage Ringer 40 °C
Sorption	G%	0	0,45%	1,49%	1,35%
Biegefestigkeit	N/mm²	67±6,3	65±7,1	61	60±10,2
Zugfestigkeit	N/mm²	35±3,9	32±2,7	–	29±2,0
dynamisches E-Modul	N/mm²	4754±160	4188±108	4042	4030
Kugeldruckhärte	N/mm²	153±20	143±7	132	118±27

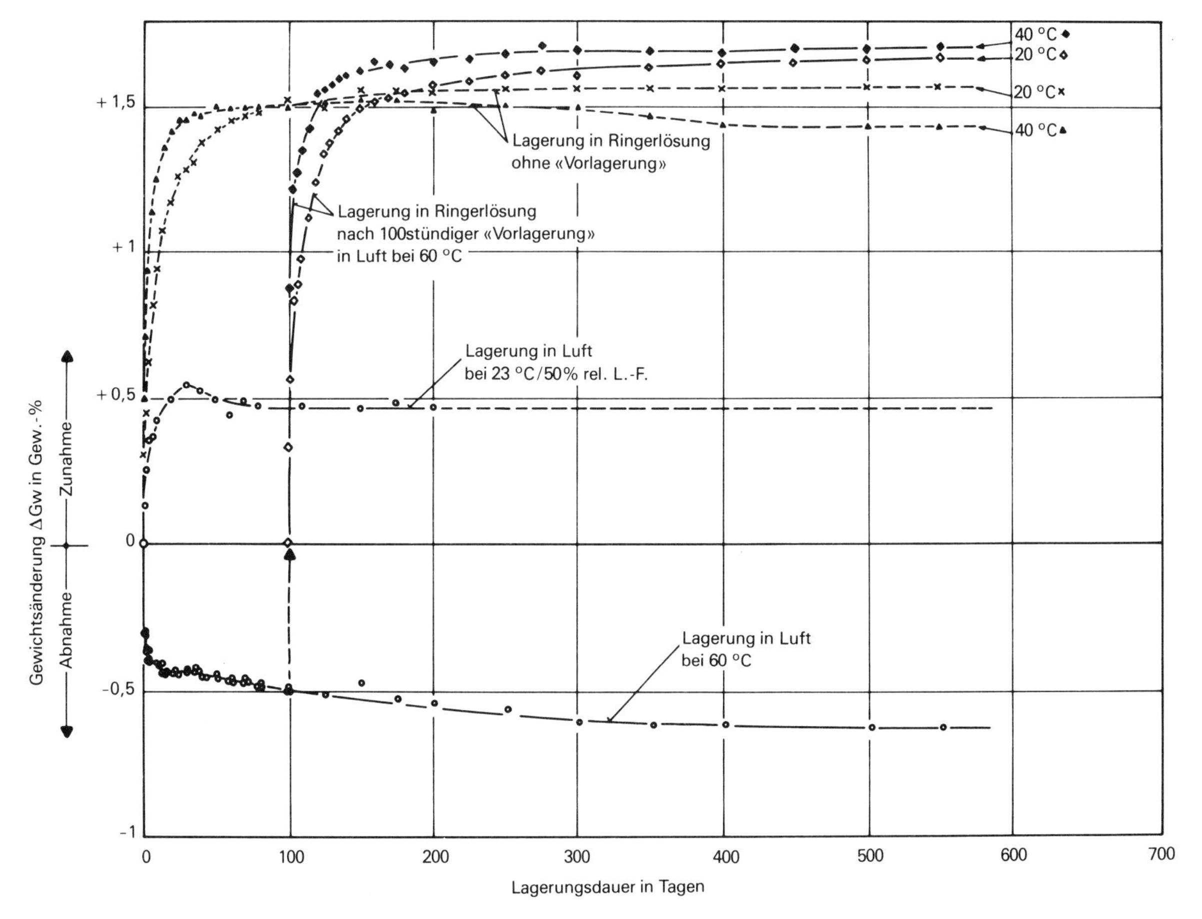

Abb. 4: Sorption von Sulfix®-6 als Folge der Lagerung.

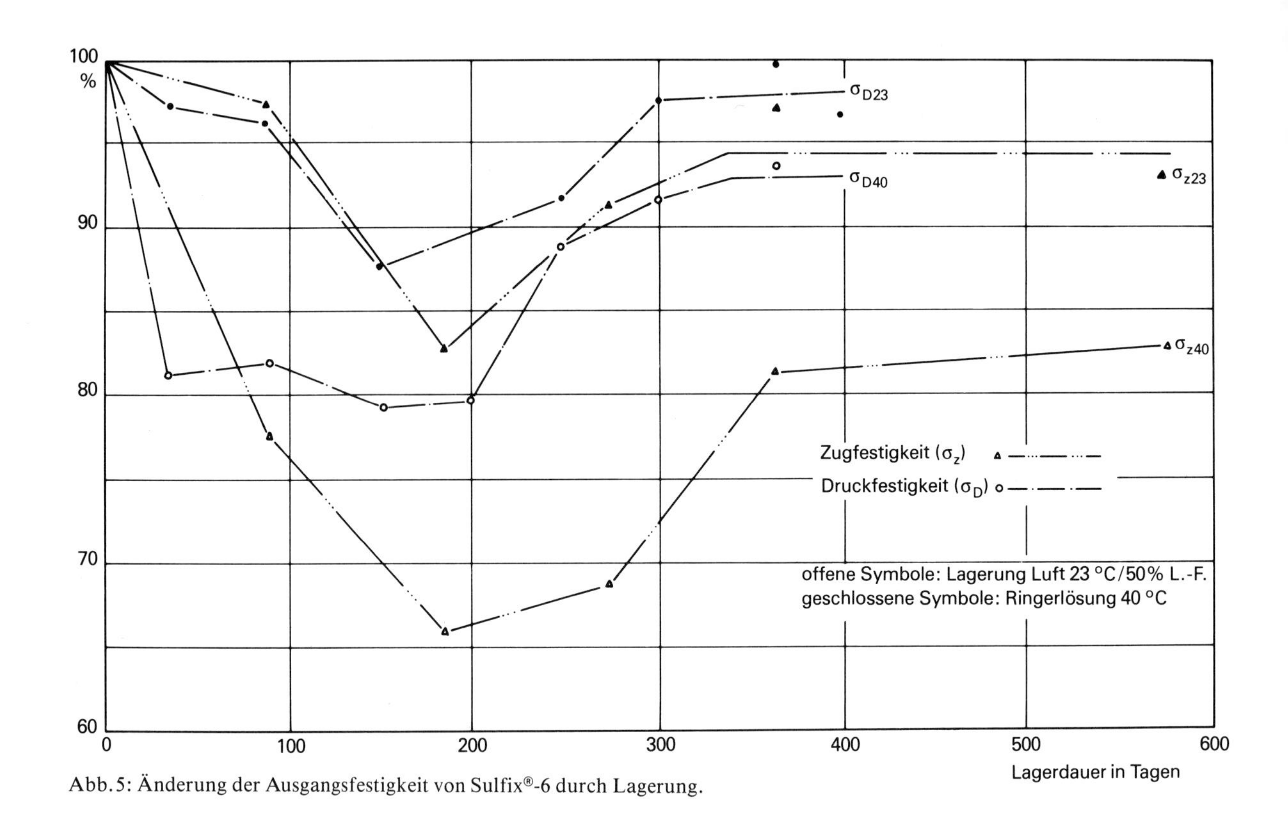

Abb. 5: Änderung der Ausgangsfestigkeit von Sulfix®-6 durch Lagerung.

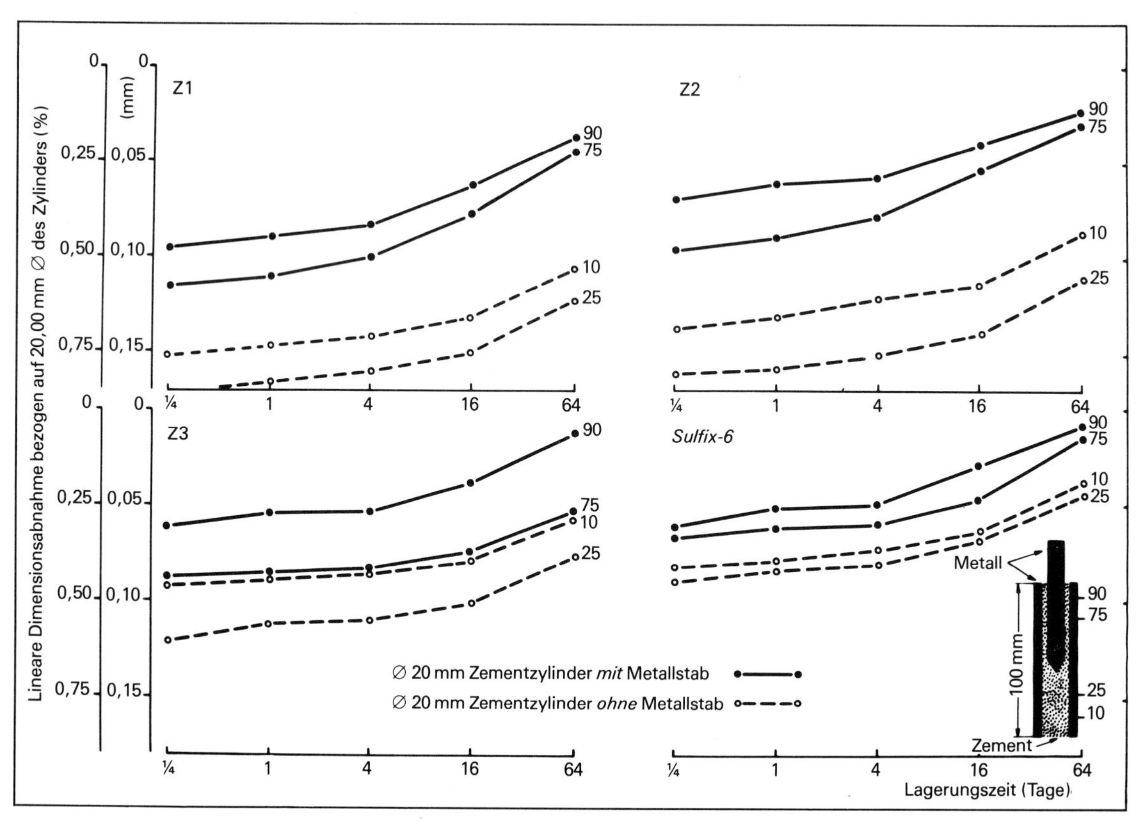

Abb. 6: Schwindungsverhalten verschiedener Knochenzemente.

Die Resultate der mechanischen Untersuchung spiegeln im wesentlichen nur den Einfluß von Sorptions- und Desorptionsvorgängen wider, wobei die Aufnahme von niedermolekularen Flüssigkeiten offensichtlich einen Weichmachereffekt im Knochenzement bewirkt (Abb. 5).

Die Schwindung ist abhängig von der Stelle, an der gemessen wird sowie von der Zementmasse (Abb. 6). Außenliegende Abschnitte zeigen dabei ebenso wie am Metallstab anliegende Meßpunkte wegen der besseren Wärmeabführung geringere Schrumpfung. Eine Lagerung in Ringerlösung bewirkt ein Quellen des Zements um etwa 0,2–0,3% und somit insgesamt eine Verringerung des schwindungsbedingten Spalts zum Stahlrohr (Abb. 6). Eine geringe Schwindung ist für die Verankerung des Zements im Knochen von großer Bedeutung.

Im dynamischen Druckschwellversuch [6] zeigt der Zement Sulfix®-6 aufgrund der eingebauten elastischen Komponente eine verbesserte Rückstellung bei Druckdeformation sowie eine geringere Spannungsrißanfälligkeit im Vergleich zu den übrigen getesteten Acrylatzementen (Abb. 7).

Zusammenfassung

Der speziell für die Spritzenapplikation entwickelte Knochenzement Sulfix®-6 entsprach in Laborversuchen dem technischen und klinischen Anforderungsprofil, wobei mit verringerter Porosität und dem Einbau einer molekularen elastischen Komponente im Zement neue Wege beschritten wurden. Dieser Knochenzement hat in nunmehr über 10jährigem klinischen Gebrauch seine Tauglichkeit für die Fixationen in der Endoprothetik unter Beweis gestellt. Daß das Konzept der dünnflüssigen Anfangsphase und der dadurch möglichen Spritzenverarbeitung für die Verankerung des Knochenzements im Knochen, seine Homogenität und somit der Langzeitstabilität des Implantats richtig war, zeigt das in letzter Zeit vermehrte Angebot von «low viscosity» Zementen.

Die Untersuchungen zeigen, daß durch die Auswirkung der höheren Energieaufnahmekapazität und der durch verstärkten Rückstellkräfte dieses Knochenzements Schwingbelastungen ohne Brüche oder große Aufweitungen des Zementköchers gegenüber dem Implantat vertragen werden können.

Feuchte Umgebung und erhöhte Temperatur, wie sie in vivo auftreten, bewirken durch Quellen und damit Lockerung des molekularen Gefüges des Polymethylmethacrylats ein Absinken der Festigkeitswerte. Durch Abgabe flüchtiger Bestandteile des Knochenzements, wobei es sich vermutlich um als Weichmacher wirkende Monomerreste handelt, steigen die Festigkeitswerte bei längeren Lagerungszeiten wieder an.

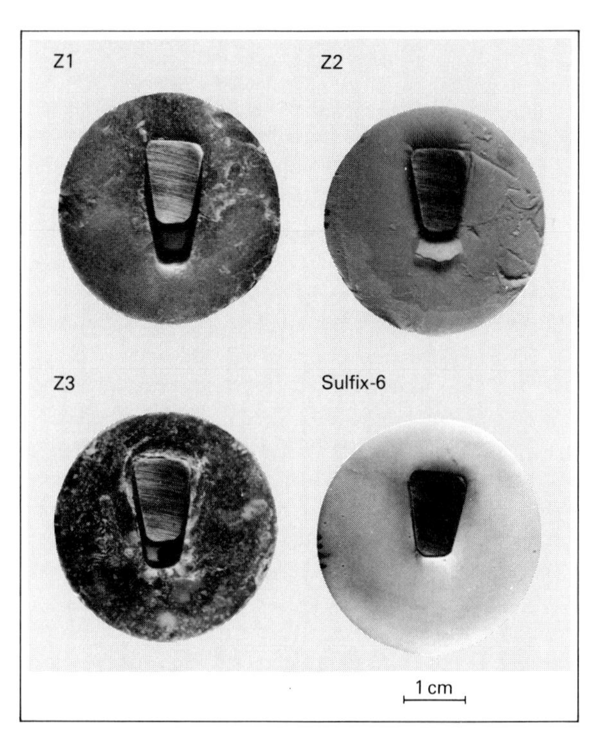

Abb. 7: Aufweitung von Zementköchern verschiedener Acrylatzemente nach 10^7 Schwellbelastungen von 4200 N.

Literatur

1 Charnley, J.: J. Bone & Joint Surg. *43-B,* 28, 1960.
2 Buchhorn, U. et al.: Orthopädie 120, 1982.
3 Weber, B. G.: The hip proceedings of the 9th scientific meeting of the hip society, Chapter 14, 1981, pp. 164–175.
4 Müller, K.: Persönliche Mitteilung 1978.
5 Oest, O. et al.: Die Knochenzemente 1975, pp. 134–146.
6 Semlitsch, M., Panic, B.: Biomed. Tech. *4,* 66, 1983.

Diskussion

MITTELMEIER: Es ist vorhin meines Erachtens mit Recht ausgeführt worden, daß die Dauerschwingfestigkeit des Knochenzementes für die Klinik von ganz großer Bedeutung ist und die schlechte bzw. überhaupt nicht vorhandene Dauerschwingfestigkeit des Knochenzementes wahrscheinlich die wichtigste Ursache für das relativ häufige Versagen ist. Wir haben die Messungen, die damals von der Firma Sulzer bzw. von DEBRUNNER kamen mit großem Interesse vernommen, haben aber dann in Homburg in unserem Biomechanischen Labor Prüfungen nach DIN-Norm durchgeführt und sind dabei zu der Feststellung gekommen, daß alle sogenannten low-viscosity-Zemente, darunter auch das Sulfix, eine wesentlich erniedrigte sogenannte Dauerschwingfestigkeit in dem Bereich zwischen 10 und 20 Millionen Lastwechseln aufwiesen, im Vergleich zu den high-viscosity-Zementen, wobei wir hier vor allem das Palacos-R geprüft haben. Diese Dauerschwingfestigkeit liegt bei Sulfix nur bei 40% von Palacos.

STREICHER: Die low-viscosity-Zemente werden teilweise dadurch hergestellt, daß man Polymethylmetacrylat mit niedrigem Molekulargewicht nimmt. Die Dauerschwingfestigkeit des Zements ist ganz wesentlich vom Molekulargewicht abhängig. Die Dauerschwingfestigkeitswerte, wie sie in der letzten Kurve demonstriert worden sind, repräsentieren nicht die klinische Situation. Wir tendieren viel mehr zur simuliert gelockerten Prothesenschaft-Prüfanordnung, wie sie jetzt auch schon für Festigkeitsprüfungen bei Metallen akzeptiert ist.

SEMLITSCH: Worauf ich warte, Herr Mittelmeier, das ist der Zusammenhang zwischen den Dauerschwingfestigkeitswerten in der Wöhlerkurve, und dem klinischen Ergebnis.

HAHN: Sie haben mit Recht diese Homogenität von Sulfix-6 gezeigt mit geringer Porosität. Ich möchte dazu aber eine Frage stellen: diese Dünnflüssigkeit und auch Homogenität ergeben vielleicht ein verbessertes primäres Interlocking des Zementes im Knochen. Die Verfestigung des Zementblockes im Knochen geschieht aber zu einem wesentlichen Teil nach Teilresorption und Wiederaufbau des Knochens. Das sekundäre Interlocking müßte dann logischerweise bei geringerer Porosität schlechter sein. Der Zement mit geringerer Porosität bietet also für die einwachsenden Knochenbälkchen eine glattere Oberfläche, also weniger untergreifende Flächen für das sekundäre Interlocking.

STREICHER: Wenn Sie sich die Bilder in Erinnerung rufen, spielt sich die Porosität größtenteils im Inneren des Zementes ab. Der Sulfix-6 Zement ist ein niedrigviskoser Zement, der ein verstärktes Eindringen in die Spongiosa ermöglicht. Diese kleinen Poren spielen keine Rolle für eine Verankerung von Knochenbälkchen.

WILLERT: Man muß wohl unterscheiden zwischen Poren, die während der Polymerisation im Zement entstehen und zwischen der Oberflächenunregelmäßigkeit des Zementes, die durch die Kugelform und auch durch die Anpassung des Zementes an die vorbestehenden Unregelmäßigkeiten entsteht. Letzteres ist keine Porosität. Die Oberflächenunregelmäßigkeit wird nicht als Porosität bezeichnet, die Porosität ist eine die mechanischen Eigenschaften beeinflussende Eigenschaft, die aber an sich mit dem Kontakt zum Knochen nichts zu tun hat. Sie ist nicht zu verwechseln mit einer porösen Oberfläche, zum Beispiel eines Metallimplantates, in die der Knochen hineinwachsen soll. Also keine offene Porosität.

MITTELMEIER: Zementimplantate beim Menschen haben im allgemeinen nur Wandstärken von bis zu 3 mm oder 6 mm und hier glaube ich, daß die DIN-Norm, die sich anlehnt an andere Materialprüfungen, wahrscheinlich die günstigere Methode ist. Ich glaube auch nicht, daß man sagen kann, das Palacos und Sulfix würden sich in unseren Untersuchungen nicht vergleichen lassen. Es sind völlig gleichwertige, gleich hergestellte Zementproben gewesen und es zeigt sich eben einwandfrei, daß Sulfix und alle anderen low-viscosity-Zemente im Durchschnitt nur 40% Wechselbiegefestigkeit von dem hochviskösen Palacos haben. Es ist sicher so, daß wir die low-viscosity-Eigenschaft klinisch wegen der besseren Eindringtiefe begrüßen, aber wir bezahlen das wahrscheinlich klinisch langfristig sehr bitter mit vermehrten aseptischen Lockerungen, weil eben dabei die Dauerschwingfestigkeit des Zementes schneller abnimmt.

PIETSCH: Wir haben bei unseren Untersuchungen über Implast, auch angeregt durch die schon lange Diskussion, an verschiedenen Instituten Dauerschwingprüfungen machen lassen, und mußten feststellen, daß die Ergebnisse sehr stark schwankten, je nachdem, ob wir die Probekörper selbst hergestellt hatten oder nicht. Wobei wir uns allergrößte Mühe gegeben hatten, sie so gut wie möglich zu polieren und dimensionsstabil zu halten. Deswegen sind wir sehr skeptisch geworden in Angaben der Dauerschwingprüfung, wenn nicht irgendeine konkrete Aussage über die Herstellung der Probekörper gemacht wird, und wenn nicht die Herstellung der Probekörper ganz genau definiert worden ist.

BUCHHORN: Wir haben bei Sulfix-6-Proben festgestellt, daß das Aufsteigen der Luftblasen einen außerordentlichen Einfluß auf die mechanischen Festigkeiten der Knochenzemente haben kann. Bei zylinderförmigen Proben, die nicht senkrecht sondern die etwas schräg gelagert waren, so daß die Luftblasen nicht axial aufstiegen – wie es dann in der Praxis im Operationssaal wohl auch möglich ist – fanden wir auf der einen Seite dieses zylindrischen Rohres eben entsprechend eine deutliche Anhäufung der Poren. Es ist möglicherweise ein Einfluß auf die mechanische Festigkeit dann zu erwarten, wenn diese porenangereicherte Zone in praxi dieser Dauerschwingbelastung ausgesetzt ist.

Dept. of Dental Materials, University of Nijmegen, Nijmegen (The Netherlands)

Influence of chemical factors on maximum temperature and residual monomer in cold curing acrylic resin

J. R. De Wijn, P. J. Van Kesteren

Introduction

The concept of redox-initiated polymerization of methylmethacrylate and related monomers has provided a basis for the development of a variety of useful biomaterials. However, the relatively low degree of polymerization and the accompanying temperature rise – due to the exothermal nature of the reaction – are regarded as inevitable drawbacks which have to be accepted when using the material. Part of this may indeed be ascribed to fundamental impossibilities and necessary compromises, on the other hand, however, the difficulty of reliable kinetic analysis of the curing process in these systems has complicated improvement via basic understanding. One feasible way to have analytical access to the curing process on a molecular level is to monitor the presence of double bonds with Infra Red spectroscopy by reflection techniques. In this study a method is developed in which the concentration of monomeric double bonds is measured continuously with a MIR-technique during almost the entire course of curing of alkylmethacrylate/polymethylmethacrylate mixtures. The method, therefore, offers the opportunity to study the influence of compositional variables, such as initiator-accelerator concentrations and comonomers, on polymerization rates and ultimate degree of conversion in these systems.

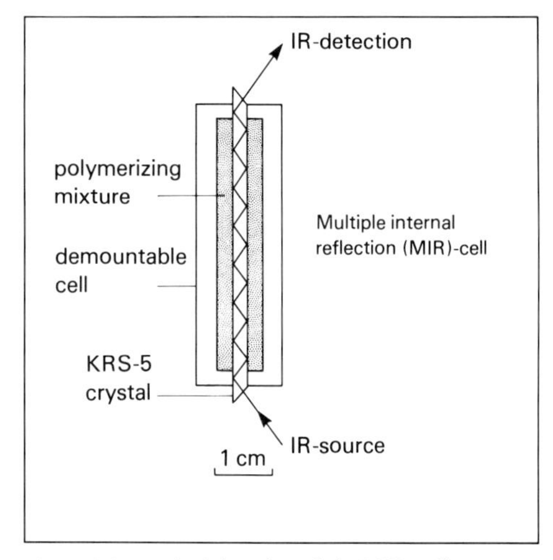

Fig. 1: Schematical drawing of the MIR-cell.

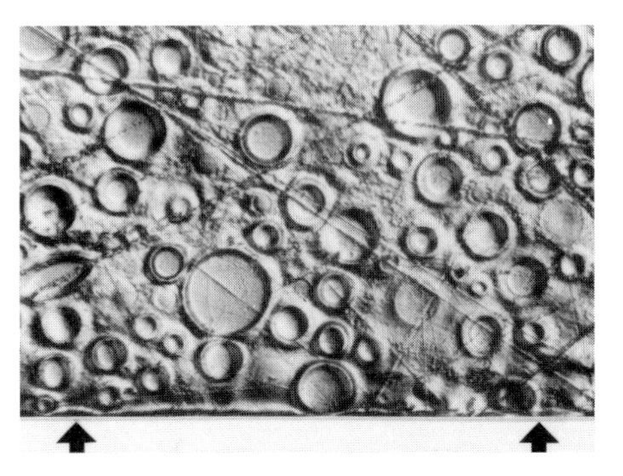

Fig. 2: Cross-section of cured specimen. Arrow = specimen-crystal interface.

Methods and materials

The MIR-cell

The principle of the used MIR-techniques is shown in Figure 1. At each side of a KRS-5 (Thallium-bromide-iodide) crystal in a standard MIR-accessory (Beckman, TR 25) a space of 25×12×3 mm was created by means of polyethylene spacers. The access to this open «cell» was large enough to permit filling with freshly prepared mixtures of PMMA-powder and MMA monomer using disposable syringes. The MIR-cell was placed in the 60° angle of incidence position. During the subsequent polymerization of the mixture, the transmittance at 1648 cm^{-1} (double bond) was measured as a function of time in a Perkin-Elmer Model 457 IR-spectrometer. In this way the presence of double bonds in the surface layer of the polymerizing mixture was recorded continuously. Figure 2 shows a cross-section through a cured specimen. The microstructure of the material is comprised of spherical powder particles in a matrix of newly formed polymer. The surface layer, interfacing with the crystal, is essentially matrix-material and thus the IR-information obtained represents what is happening in the fluid matrix-phase.

Calibration

A special problem was offered by the calibration of the recorded transmittance values. When working in time-mode formal base line- or internal standard methods are obviously not possible. However, we found that the position of the shoulder at 1671 cm^{-1} was stable enough during polymerization to permit for calibration of the simple peak-height. Secondly, calibration ist not possible with actual monomer-polymer solutions because the high viscosities of the solutions make them unhandable already at low polymer concentrations. Therefore, we used a low molecular «stand-in» for the polymer, namely isobutanoic-methylester (IBM) which can be regarded as the saturated form of methylmethacrylate:

$CH_2 = C(CH_3)COOCH_3$	$CH_3 - CH(CH_3)COOCH_3$
methylmethacrylate	isobutanoicacid-methylester

The correspondence between the spectra of PMMA and IBM were found to be striking and encouraged to substitute IBM for PMMA for calibration over the entire range of concentrations. The calibration curve proved to be highly reproducible but non-linear at MMA-concentrations higher than 25%. The leveling-off of the curve at high MMA-concentrations (70–100%) caused an uncertainty of maximally ±2.5 wt% about the exact concentration.

Mixtures with isobutanoicacid-butylester were used for calibration when butylmethacrylate was used as comonomer in the polymerizing system.

Materials

PMMA prepolymer powder was obtained from a dental repair resin («Fastacryl», non pigmented, Tjaden, the Netherlands) and was freed of dibenzoyl peroxide and possible plasticizers by prolonged Soxhlet extraction with di-isopropylether. Methylmethacrylate (MMA), butylmethacrylate (BMA) and ethyleneglycoldimethacrylate (EGDMA) (Merck, Germany) were used as received and contained 100 ppm hydroquinone inhibitor. Isabutanoicacid-esters (Merck, Germany) were of 98% purity and used as received. As initiating system we used dibenzoylperoxide (P) and N,N-Dimethyl-p-toluidine (T) (both Merck, Germany). The dibenzoylperoxide was dried in an exsiccator and analyzed for the exact content by potassium iodine-sodiumthiosulphate titration.

The measuring procedure

Polymer-monomer mixtures were prepared using a P/L ratio of 1.6 wt/wt in most cases. This ratio is somewhat lower than in common practice (P/L ~ 2) but facilitated handling of the mixture and filling of the MIR-cell. To the mixtures peroxide and toluidine were added in concentrations varying from 0 to 0,37 mmol/gram monomer and in varying ratios (0.1 to 10). The IR-spectrometer was preadjusted to 1648 cm^{-1} and the recording of the transmittance was initiated at the moment the mixing started. The components were mixed during 20 seconds and then transferred into the cell by means of a plastic syringe. Relevant transmittance values could thus be recorded from about 1 minute after mixing started.

In Figure 3 the curve A (t) displays the decrease of the monomer concentration with time when no initiators are added and no polymerization occurs. This curve thus reflects the process of dissolution of prepolymer powder into the monomer. In the case of simultaneously occurring polymerization curve B (t) results. To obtain the actual polymerization curve P (t), shown in Figure 4, B (t) was to be corrected for

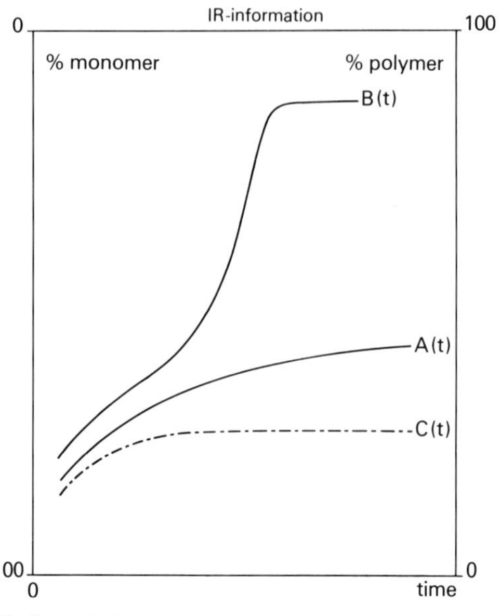

Fig. 3: see text.

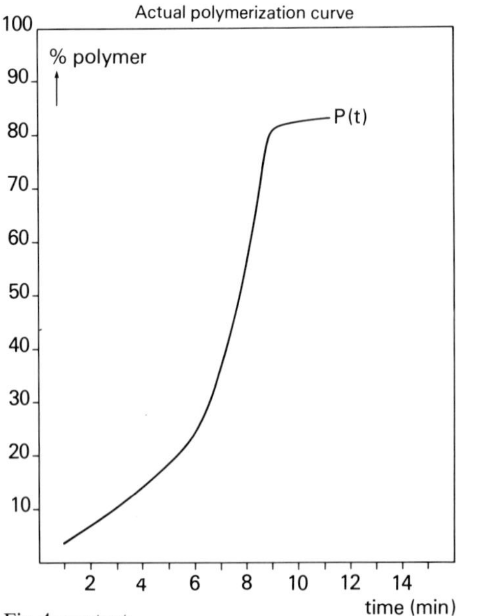

Fig. 4: see text.

the rate at which the prepolymer dissolves in the monomer. This rate C' (t) can be derived from A (t) and B (t) by reasoning that on any moment C' (t) is equal to the rate A' (τ) where τ is the time in which the non-polymerizing mixture would have attained the composition B (t). The corrected «baseline» C (t) was obtained by numerical-graphical means and the actual polymerization curve P (t) could then be calculated using the expression:

$$P(t) = \frac{B(t) - C(t)}{100 - C(t)}$$

Results

Polymerization rates as function of initiation-accelerator concentrations

In Figure 5 the observed polymerization rates of MMA/PMMA mixtures are plotted against the product of the applied initiator (P) and accelerator (T) concentrations. Distinction is made between the initial polymerization rates, the first linear part of the polymerization curve, and the so-called Trommsdorff-rates during which the polymerization is sharply accelerated.

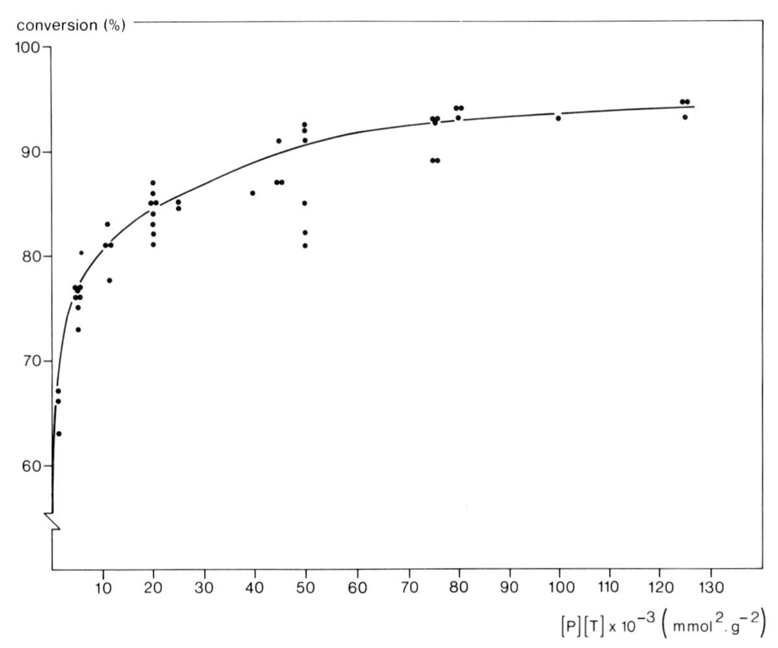

Fig. 5: Polymerization rates in MMA/PMMA-mixtures as a function of the product of peroxide (P) and toluidine (T) concentrations.

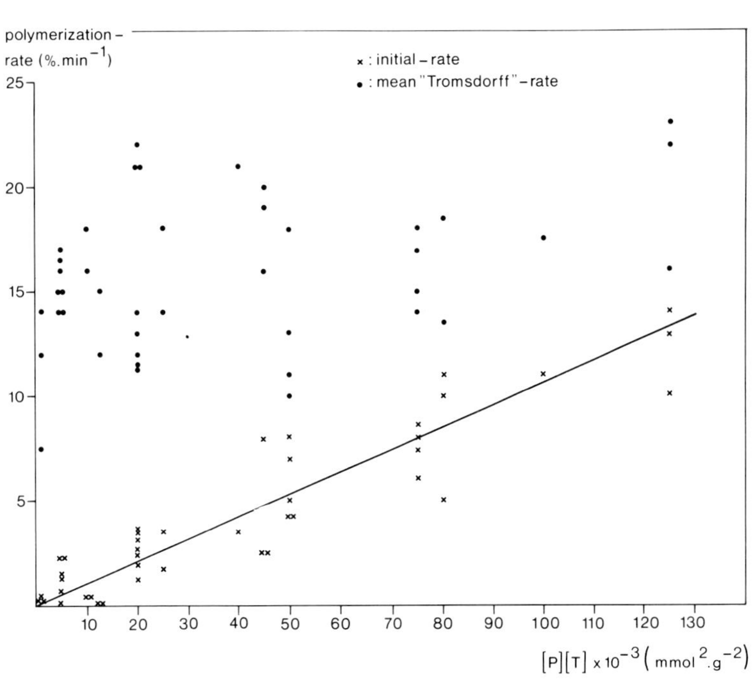

Fig. 6: Ultimate degree of conversion in MMA/PMMA-mixtures as a function of (P) × (T).

The initial polymerization rates appear to correlate fairly linearly with the concentration product of the initiating system, indicating equal influence of peroxide and toluidine over the entire range of concentrations. In contrast, the Trommsdorff-rates are widely scattered and do not seem to be correlated with the concentration product at all. In this stage the curing process is apparently determined by other and more complex factors than the amount of generated free radicals alone.

Ultimate degree of conversion as a function of initiator and accelerator concentrations

The graph of Figure 6 suggests a relation between the peroxide- and toluidine concentration and the observed ultimate degree of conversion in which the influence of the concentration product decreases rapidly at higher values.

Figures 7A and B, in which the influences of peroxide- and toluidine concentrations are depicted seperately, explain these results. For both components there appears to be an optimal concentration as far as the ultimate conversion is concerned. Toluidine concentrations higher than about 0.15 mmol/g monomer are not effective in improving the conversion, regardless of the peroxide concentration. On the other hand, at each level of toluidine concentration the peroxide concentration is optimal at about 0.3 mmol/g monomer.

Interpretation of these results indicates that the optimum concentrations of peroxide and toluidine in these systems are 0.30 mmol/g and 0.15 mmol/g respectively. Expressed in weight-terms related to monomer this means 8% and 2% respectively.

Influence of powder to liquid ratio

Figure 8 shows that, when P- and T-concentrations are kept constant, the effect of the powder to liquid ratio perse is relatively small.

The influence of this variable seems to be an earlier start of the accelerated polymerization phase at higher powder to liquid ratios.

Effect of butylmethacrylate and ethyleneglycoldimethacrylate on polymerization rates

Manufacturers of bone cements and dental resins often add comonomers to their systems to modify the properties of their product. Well known examples are butylmethacrylate (BMA) and crosslinking ethyleneglycoldimethacrylate (EGDMA). Figure 9 shows the effect of these comonomers on the course of polymerization. BMA appears to have a distinct retarding effect depending on the concentration while EGDMA has a slight accelerating influence on the polymerization.

Strikingly, the ultimate degree of conversion is not affected by the addition of the comonomers. Apparently it is possible to retard the polymerization

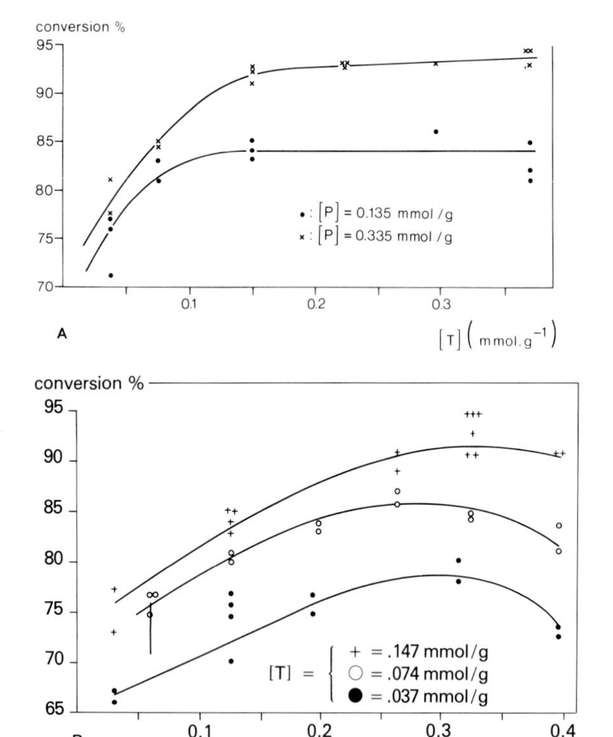

Fig. 7: Ultimate conversion in relation to toluidine concentration at different levels of peroxide concentration – (A) and the other way around (B).

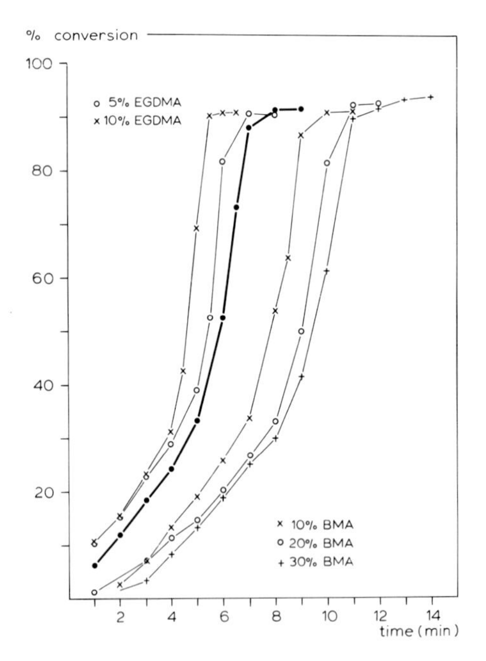

Fig. 8: Effect of powder to liquid ratio on polymerization. P- and T-concentrations were kept constant (0.13 and 0.15 mmol/g monomer respectively).

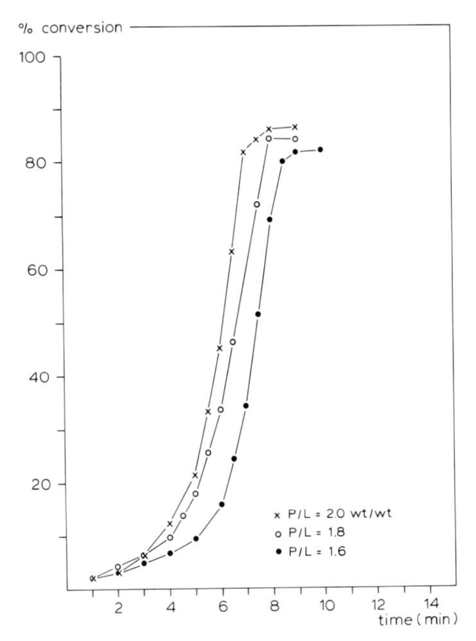

Fig. 9: Effect of BMA and EGDMA on polymerization when added to MMA/PMMA-mixtures. (P- and T-concentrations 0.3 and 0.15 mmol/g monomer respectively in each experiment.) Heavy drawn curve represents 100% MMA.

significantly without the sacrifice of a good conversion.

Discussion

The results of these study show that the traditional short-comings of acrylic resins – poor conversion and high temperature peaks – are accessible for optimization.

The maximum level of conversion in these systems appears to be about 95% (related to the monomer phase).

Conventional bone cements are prepared by mixing polymer-powder and monomers in proportions of about 2:1 so that the minimum level of residual monomer in an actual bone cement immediately after curing can be as low as 1–2%

The concentration of benzoyl peroxide which is necessary to attain this maximum conversion (0.30 mmol/g or 0.08 g/g monomer) is much higher than used in common practice. The optimal concentration of toluidine (0.15 mmol/g or 0.02 g/g monomer) as indicated by our results is in good agreement with what is used by most manufacturers. Unfortunately, the use of such high concentrations of peroxide is not possible without precautions to compensate for the high polymerization rates at these levels and for the low molecular weight material that is formed.

The polymerization rates are effectively controlled, however, by addition of comonomers like butylmethacrylate as is shown in Figure 9. In Figure 10 the possible effect of this retardation on the maximum temperatures is shown. These temperatures curves were recorded at the interface of polymerizing resin and the wall of a polyethylene container measuring 20 mm in diameter and 15 mm height. The significant reduction of the maximum temperatur by the addition of 30% BMA is clearly shown. Obviously, the peak values are even more reduced when higher powder to liquid ratios are used, thus diminishing the fraction of the polymerizing monomer.

The formation of low molecur weight material at the high peroxide concentration causes a loss of strength of the cured resin as is shown in Table 1 where the bending strength of various resin formulations are tabulated. It is also shown, however, that addition of crosslinking comonomer like EGDMA may compensate for this effect.

Conclusions

Optimization of the properties of bone cements is possible by proper choice of the chemical composition: These is a optimum concentration for both dibenzoyl-peroxide and dimethyl-p-toluidine as far as residual monomer is concerned.

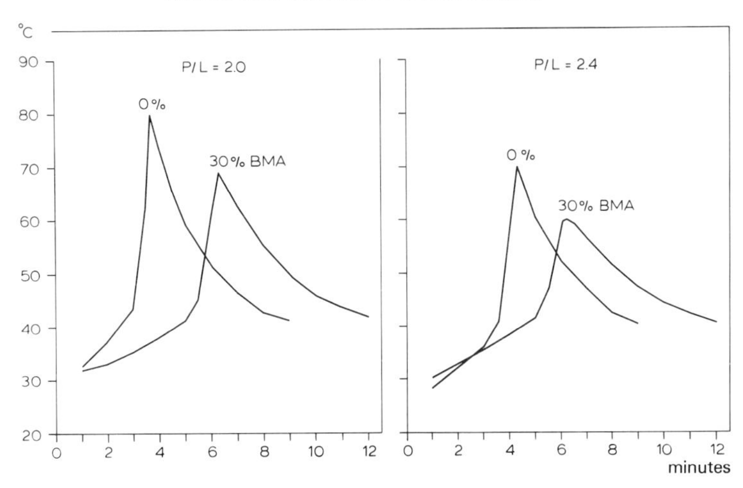

Fig. 10: Temperature curves recorded at the wall of a measuring cell. The resins contained optimum concentrations of toluidine and peroxide.

Table 1: Bending strength (DIN 53452) of acrylic resins prepared according to various formulations*.

Monomer composition (% by weight)	Peroxide concentrations (% in monomer)	Bending strength kg/cm²
100 MMA	3.2	716
100 MMA	8	600
70 MMA 30 BMA	8	550
60 MMA 30 BMA 10 EGDMA	8	727

* Toluidine concentrations: 2% in monomer for all formulations.

The polymerization rates can be effectively retarded, without affecting the ultimate degree of conversion, by addition of butylmethacrylate to the polymerizing mixture.

Crosslinking monomers may be necessary to compensate for loss of strength at the high optimal peroxide concentration.

Further research will be directed to combine the results of this study to a resin formulation in which the two main shortcomings of bone cements are significantly improved upon.

Diskussion

EGE: Sie haben gezeigt, daß Ihre Kurve in keinem Fall zu einem Umsatz von 100% führt, das ist also bei einer Redox-Reaktion wie in Ihrem Fall bestätigt.

DE WIJN: Theoretisch kann man nicht eine 100%ige Umwandlung erwarten, weil in dem Medium mit ansteigender Viskosität es immer Monomere geben wird, die kein aktives Kettenende finden können.

EGE: Wenn man beide Anteile optimiert, was ist das Ihrer Meinung nach bestmögliche Resultat an Restmonomer?

DE WIJN: Übertragen auf die praktische Anwendung und das Verhältnis von Pulver zu Monomer wie 2:1 würde es bedeuten, daß 4% eines 100%igen Peroxydes im Pulver und 2% Toluidine im Monomer sein sollte und ich betone, daß bei diesen Zahlen von 100%igem Peroxyd ausgegangen wird und nicht einer Verdünnung durch Wasser. In diesem Falle sind Umwandlungen von 95% bis 96% erreichbar und für das endgültige Produkt muß man den Wert noch durch 3 dividieren, so daß man nicht 5 sondern etwa 1,7% Restmonomer erhält.

Aus der Orthopädischen Universitätsklinik Kiel (Direktor: Prof. Dr. med. W. BLAUTH)

Untersuchungen zum Alterungsverhalten von Knochenzementen - Eine Langzeitstudie

E. HISS

Ziel unserer Untersuchungen, die wir 1976 aufgenommen haben, war es, 2 wichtige Materialeigenschaften des Knochenzementes, das elastische und das viskoelastische Verhalten über einen längeren Zeitraum hinweg zu überprüfen. Diese Prüfung wurde nach 2 Methoden durchgeführt. Eine Meßreihe enthielt nur Zemente, die von Reimplantaten gewonnen waren. In der anderen Meßreihe wurden die Kennwerte von Laborproben verschiedener Zemente, die unter gleichen Bedingungen hergestellt und bei 36 °C in Ringer gelagert waren, bestimmt.

Weil aus den Reimplantaten nur kleine Probekörper herausgeschnitten werden konnten, mußte für die Untersuchung ein geeignetes Meßverfahren gefunden werden. Die Abbildung 1 zeigt den Meßaufbau. Ein aus dem Knochenzement herausgearbeiteter Zylinder wird durchbohrt und in einer Druckanordnung belastet. An dem Druckstempel ist fest ein Metalldorn angebracht, der einen Wegaufnehmer betätigt. Wird die Probe belastet, so verkürzt sie sich, und der Metalldorn verschiebt den Wegaufnehmer gerade um diese Verkürzungsstrecke. Werden Verkürzungsweg und die zugehörige Kraft gleichzeitig von einem XY-Schreiber aufgezeichnet, so ergibt sich ein Diagramm, in welchem sich der E-Modul als lineare Steigung des Kurvenzuges darstellt. Die Querdehnung wurde hier vernachlässigt. Bei Erreichen einer Kraft von 700 N wird diese für 1 Minute konstant gehalten und danach wieder reduziert.

Die Abbildung 2 zeigt den Meßablauf.

Während das elastische Verhalten für schnelle Belastung durch den Elastizitätsmodul beschrieben werden kann, wird für das viskoelastische Verhalten als Kenngröße eine Probenverkürzung gewählt, die sich einstellt, wenn der Zementzylinder bei konstanter, definierter Last 1 Minute belastet wird. Diese beiden Vorgänge sind reversibel, schädigen die Probe nicht, und können daher beliebig oft wiederholt werden. Die Auswahl dieser beiden Kenngrößen ist deshalb vorteilhaft, weil sie einen Werkstoff gut kennzeichnen können.

So weisen PVC und Knochenzement annähernd denselben E-Modul auf, was sich als gleiche Steigung im Spannungsdiagramm ausdrückt, die Fließwege beider Werkstoffe unterscheiden sich aber fast um einen Faktor 5. Als Arbeitshypothese wurde daher für diese Untersuchungen angenommen, daß eine Veränderung mindestens einer dieser beiden Größen, E-Modul oder Fließweg, auch eine Veränderung des Knochenzementgefüges anzeigte.

Die Abbildung 3 zeigt den Verlauf der untersuchten Kennwerte kurz nach dem Abbinden bei Raumtemperatur für einen bestimmten Knochenzement. Die Zunahme des Elastizitätsmoduls ist gleichzeitig mit der Abnahme des Fließweges verbunden. Eine weitgehende Stabilisierung des gezeigten Zementes ist nach etwa 1000 Minuten bei Raumtemperatur eingetreten.

Die Abbildung 4 zeigt die verwendeten Laborproben und die kleineren Proben, die aus Implantatzementen gewonnen wurden. Die hier gewählte Untersuchungsmethode läßt nur Aussagen über die Eigenschaften eines Implantatzementes zu, der sich etwa 1 mm unterhalb der Zementoberfläche befunden hat und eine Mindestdicke von 6 mm aufwies.

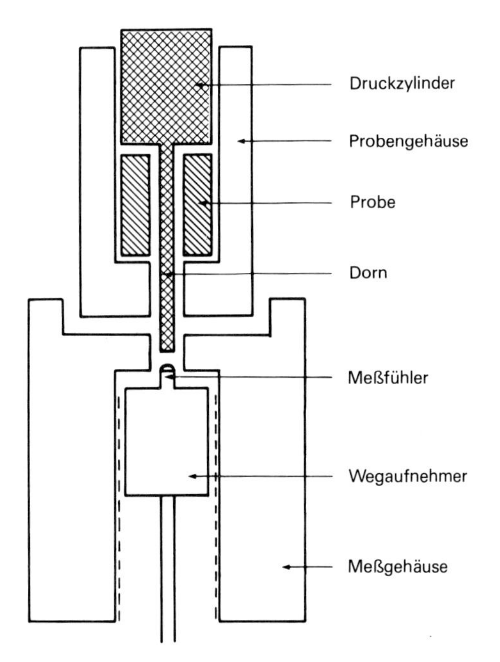

Abb. 1: Schnitt durch die mechanische Meßanordnung.

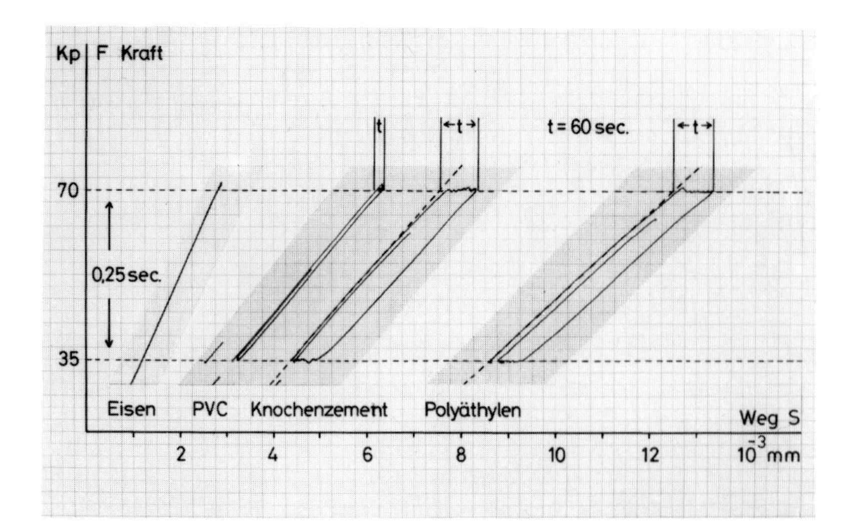

Abb. 2: Meßablauf und Belastungsdiagramme. (Die Eisenprobe ist im Querschnitt wesentlich reduziert und dient als Eichkörper.)

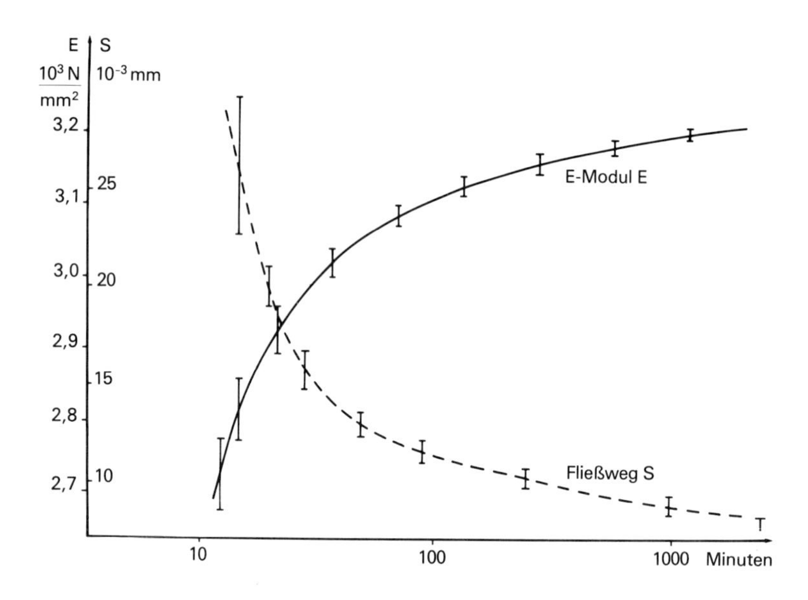

Abb. 3: Verformungsverhalten eines Zementes kurz nach dem Abbinden bei Druckbelastung (21 °C).

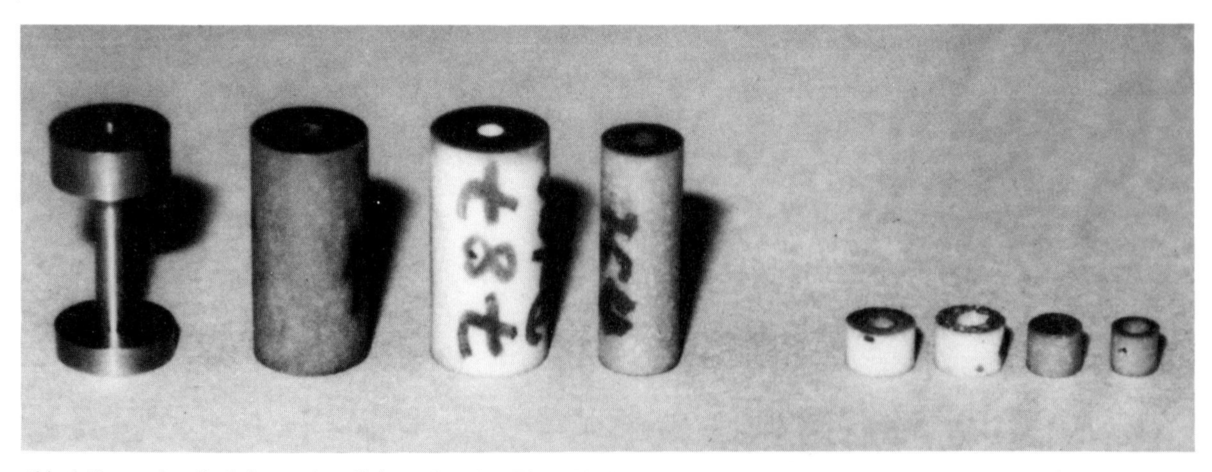

Abb. 4: Verwendete Probekörper (von links nach rechts: Eisen-Eichkörper, Labor-Prüfkörper, Implantat-Proben).

Abb. 5: Elastizitätsmodul verschiedener Knochenzemente bei Langzeitlagerung in Ringerlösung (21 °C, Proben 10×20 mm).

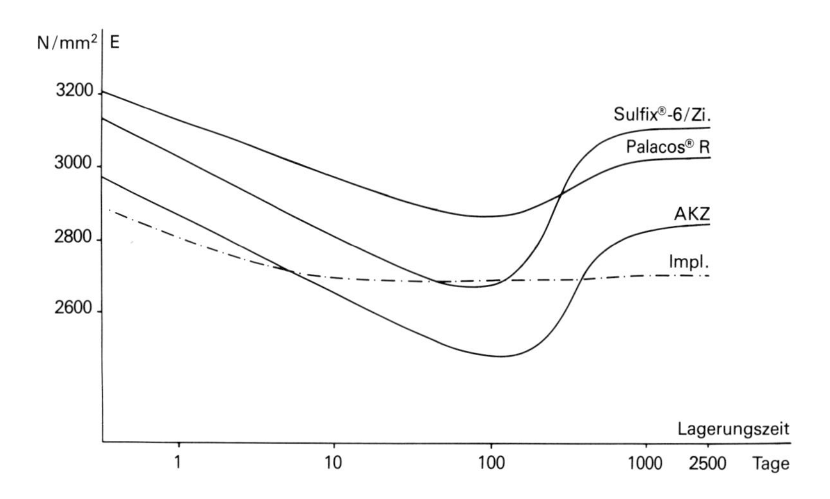

In der Abbildung 5 sind die Langzeitmessungen der Laborproben in einfach logarithmischem Maßstab dargestellt. Der Elastizitätsmodul aller frisch angesetzten und sofort in Ringer eingebrachten Proben fällt innerhalb der ersten 100 Tage annähernd exponentiell ab. Dieser Abfall weist auf Diffusionsvorgänge hin, die einerseits die Wasseraufnahme und andererseits die Abgabe des Restmonomers betreffen. Überraschend tritt dann aber ein «Umkehreffekt» auf, der sich über den Zeitraum von 100–1000 Tagen erstreckt, danach stabilisiert sich der E-Modul und erreicht einen Wert, der nur wenig kleiner als derjenige des Ausgangswertes ist. Anders verhält sich ein 5jähriger Implantatzement, der vorher getrocknet und dann parallel mit den Laborproben durchgemessen wurde (gestrichelte Kurve). Nur während der ersten 10 Tagen ist ein vergleichbarer Abfall des E-Moduls zu sehen, dann jedoch tritt ein stabiles Gleichgewicht auf, ein Umkehreffekt ist nicht zu sehen. Die Ursache für die verschiedenartigen Kurvenverläufe können aufgrund dieser Messungen nur vermutet werden.

Während der Implantatzement lediglich Wasser aufnimmt, führt das aus den frischen Zementen herausdiffundierende Restmonomer und andere Zusatzstoffe unter gleichzeitiger Wasseraufnahme zu einer zusätzlichen Erweichung der Probe. Der E-Modul wächst dann wieder an, wenn sich diese Abgaben deutlich verringert haben. Nach etwa 1000 Tagen ist die E-Moduldifferenz wieder mit derjenigen des Implantatzementes vergleichbar. Signifikante Änderungen ergeben sich danach nicht mehr. Die zugehörigen Fließwege sind in der Abbildung 6 dargestellt.

Die Untersuchungen an Implantatzementen (Abb. 7 und 8) wurden an 120 kleineren Proben durchgeführt. Der verwendete Zementtyp konnte für die meisten Proben nicht mehr bestimmt werden. Die Implantationsdauer betrug 2–12 Jahre. Zum besseren Vergleich wurden noch Proben aus dem Labor und Proben aus OP-Restzementen hinzugezogen. Die Implantat-und die OP-Proben waren deshalb fast alle problematisch, weil sie kleine, von außen nicht erkennbare Lufteinschlüsse oder auch Schichtungen aufwiesen. Dies wirkt sich in der verwendeten Meßanordnung als verringerter Elastizitätsmodul aus. Gemessen wird daher bei solchen Proben immer ein effektiver Elastizitätsmodul und nicht der tatsächli-

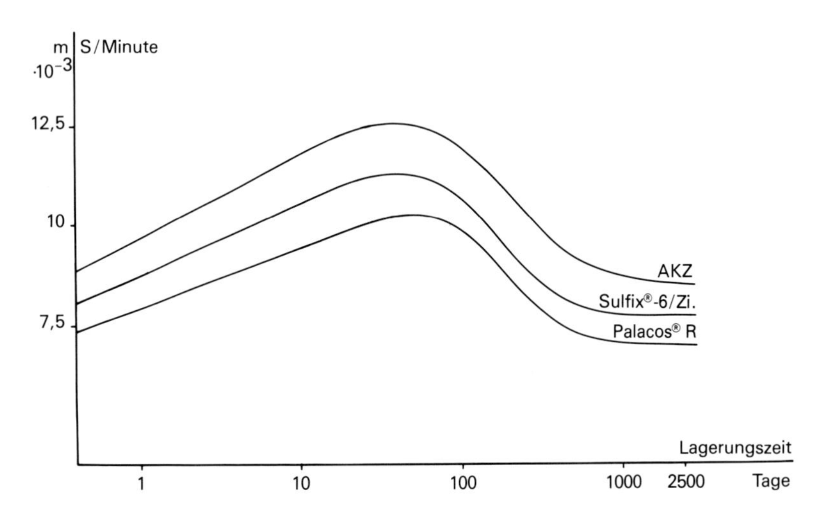

Abb. 6: Fließweg verschiedener Knochenzemente bei Ringerlagerung (21 °C, Proben 10×20 mm).

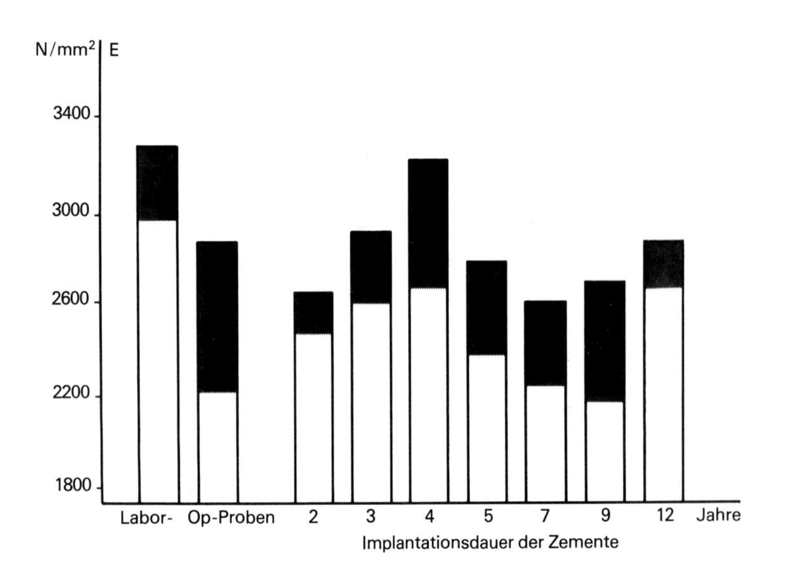

Abb.7: Elastizitätsmodul von implantierten Zementen (Proben 6×4 mm).

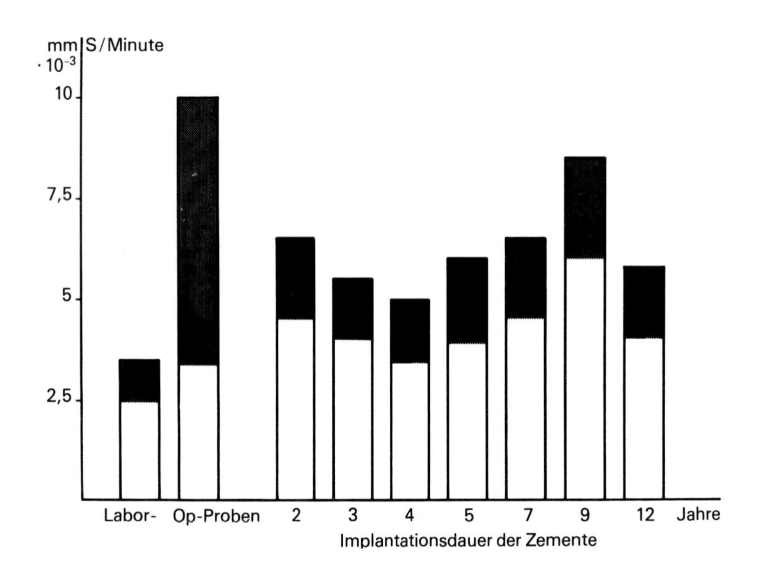

Abb.8: Fließweg von implantierten Zementen (Proben 6×4 mm).

che Materialkennwert. Nur bei den Laborproben kann dieser Fehler durch geeignete Herstellung und Auswahl weitgehend ausgeschlossen werden. Der effektive Elastizitätsmodul ist daher bei den Laborproben immer am größten.

Sowohl der zeitliche Verlauf des Elastizitätsmoduls wie auch des Fließweges bei Implantatzementen läßt keine systematischen Veränderungen in Abhängigkeit von der Implantationsdauer erkennen. Die Streuungen der Kennwerte bewegen sich in der zu erwartenden Größenordnung, wie sie auch bei den OP-Proben vorliegen.

Zusammenfassung

Nach der Beobachtungsdauer von 2500 Tagen (7 Jahre) zeigen der Elastizitätsmodul und das viskoelastische Verhalten von in Ringer gelagerten Zementproben keine fortschreitenden systematischen Veränderungen. Auch bei Implantatzementen größerer Schichtdicke mit einer Implantationsdauer bis zu 12 Jahren kann keine zeitabhängige Veränderung der untersuchten Kennwerte gefunden werden.

Literatur

Buck, S., Lee, A. J., Ling, R. S. M.: Wirkung von Antibiotikazusätzen auf die mechanischen Eigenschaften von Knochenzementen. Med. Orthop. Techn. *96* (6), 181, 1976.

Kutzner, F., Dittmann, E. Ch., Ohnsorge, J.: Restmonumerabgabe von abgehärtetem Knochenzement. Arch. orthop. Unfall-Chir. *79,* 247, 1974.

Oest, O., Müller, K., Hupfauer, W.: Die Knochenzemente. Enke, Stuttgart 1975.

Laboratory of Pharmacology and Toxicology, Hamburg

Präklinische Untersuchungen zur Verträglichkeit eines Knochenzementes

W. Neumann

In der Medizin und der medizinischen Technik sind in den letzten Jahren erhebliche Fortschritte zu verzeichnen. Im besonderen Maße gilt dies auch für das Gebiet der Biomaterialien. Das Gesundheitsbewußtsein der Bevölkerung ist weltweit gestiegen und damit auch der Anspruch des Einzelnen an die Medizin, erworbene Schäden risikolos zu beheben oder doch zumindest weitgehend zu vermindern. Auf der anderen Seite zeichnet sich aber auch eine deutlich wachsende Kritikfreudigkeit der Bevölkerung ab, durch die wünschenswerte Entwicklungen verzögert, ja sogar verhindert werden können. Immer häufiger tritt weniger der medizinische Therapie-Erfolg als vielmehr eine Diskussion über Diagnose und Therapie, insbesondere auch über die Verträglichkeit der angewandten Maßnahmen, in den Vordergrund.

Die Prüfung von Biomaterialien auf ihre Unbedenklichkeit ist unter diesem Aspekt ein besonderes Problem. Zwar stehen weitestgehend ausgereifte experimentelle toxikologische Methoden zur Verfügung, mit deren Hilfe heute die Verträglichkeit von Arzneimitteln mit für den Menschen relevanter Aussage geprüft werden kann. Die individuellen Besonderheiten der Biomaterialien lassen es im Regelfall jedoch nicht zu, diese Methoden uneingeschränkt und in vollem Umfang zu übernehmen, da biologisch sowie toxikologisch geeignete Tiermodelle gefunden werden müssen, die bei sinnvoller Durchführung eine für die Anwendung am Menschen relevante Aussage zur Verträglichkeit möglich erscheinen lassen. Hier spielt vor allem auch die Notwendigkeit eine Rolle, eine praxisnahe Anwendung vorzunehmen, um Reaktionen zu vermeiden, die weniger mit den chemischen Eigenschaften des Stoffes, als vielmehr mit seinen physikalischen Gegebenheiten im Experiment in Zusammenhang stehen (Größe, Form, Oberfläche, usw.). Ausdruck der Schwierigkeit, hier individuell geeignete Prüfanordnungen zu finden, scheint unter anderem zu sein, daß bis heute nicht einmal Rahmenrichtlinien für die Prüfung von Biomaterialien vorliegen. Allerdings gibt es erste Ansätze für ein Weiterkommen auf diesem Gebiet.

Ziel der vorliegenden toxikologischen Studien mußte es sein, tierexperimentell Hinweise auf eventuelle unerwünschte Eigenschaften des Knochenzementes Implast® (Beiersdorf AG, Hamburg) (ein neuer Polymethylmethacrylat-Zement) zu erhalten. Die Untersuchungen wurden zu diesem Zweck bei einmaliger Verabreichung mit kurz- und langdauernder bzw. lebenslanger Nachbeobachtung durchgeführt. Sie wurden als Verträglichkeits- bzw. Gebrauchstest bei praxisnaher Anwendung vorgenommen. Hier wurde der Knochenzement in der polymerisierenden Phase in den Markkanal von Femur und Acetabulum (Hund) bzw. in die Markhöhle der Tibia (Ratte) appliziert.

Darüber hinaus wurden in einigen Untersuchungen Eluate aus ausgehärtetem und anschließend definiert pulverisiertem Implast® intravenös verabreicht. Dieses Verfahren bietet die Möglichkeit, ex-

Tab. 1: Prüfung der akuten Verträglichkeit eines wäßrigen Extraktes aus Knochenzement bei einmaliger intravenöser Applikation.

Tierspezies	Dauer der Nachbeobachtung	Niedrigste toxische Dosis in ml/kg KG	Vergiftungsbild
Maus	4 Wochen	>51,1	Keine lokalen und systemischen Unverträglichkeitsreaktionen
Ratte	4 Wochen	~31,6	Sedierung, Ataxie, Dyspnoe, blutiger Harn, Seitenlage, muskuläre Hypotonie, Exophthalmus, Mydriasis; Tiere innerhalb von 1 Stunde symptomfrei; *Lokal:* keine Veränderungen *Sektion:* ohne pathologischen Befund

trahierbare Stoffe in größtmöglichem Umfang zu eluieren und durch intravenöse Gabe dem Organismus ohne Resorptionsverzögerung in konzentrierter Form zuzuführen.

Die Prüfung wurde an Maus und Ratte beider Geschlechter durchgeführt. Es wurden sehr hohe Volumina eingesetzt, die jedoch bei Verwendung von physiologischer Kochsalzlösung keine Unverträglichkeitsreaktionen hervorrufen.

Während sich bis zum physiologisch höchsten sinnvoll prüfbaren Volumen bei der Maus keine Veränderungen zeigten, fanden sich bei der Ratte ab 30 ml/kg KG sehr starke Unverträglichkeitsreaktionen in Form von Sedierung, Ataxie, muskulärer Hypotonie und Dyspnoe, die auf auswaschbare und damit letztlich auch in den Organismus des Patienten übertretbare chemische Stoffe zurückzuführen sein dürften (Tab. 1). Bei einer ungünstigen Konstellation (Empfindlichkeit des Patienten und Angebot schädigender Stoffe) dürften akute Nebenwirkungen nicht auszuschließen sein. Entsprechendes ist ja auch aus der Klinik bekannt, hier wird vor allem von kardiovaskulären Beeinflussungen berichtet.

Die Studien mit langdauernder Nachbeobachtung wurden an Ratten und Hunden durchgeführt (Tab. 2 und 3). An der Ratte erfolgte die Implantation von 0,1 ml des in der Polymerisationsphase befindlichen Zementes in den Markkanal der linken Tibia. Am Hund wurde nach Resektion des Femurkopfes mit Hilfe von Implast® bzw. zum Vergleich unter Verwendung von Palacos®R Zement (Kulzer & Co., Bad Homburg) eine Hüftgelenksprothese eingesetzt (Dr. med. H. Seidel, Hafenkrankenhaus Hamburg, Chirurgie 1). Im Verlauf einer 26wöchigen Nachbeobachtung wurde auf systemische Veränderungen im Verhalten der Tiere, in der Hämatologie und klinischen Chemie geachtet. Außerdem wurden während der Operation und der Nachbeobachtung Herz-Kreislauf-Untersuchungen vorgenommen. Im Vordergrund stand aber die pathologisch-anatomische Untersuchung mit der histologischen Prüfung von mehr als 30 Organen und Geweben, vor allem auch aus dem Implantationsgebiet.

In diesen Untersuchungen an Ratte und Hund fanden sich histologisch keine Anhaltspunkte für eine Implast®-bedingte Schädigung des Gewebes im Ope-

Tab. 2: Prüfung der Verträglichkeit eines Knochenzementes nach einmaliger Implantation.

Tierspezies	Dauer der Nachbeobachtung	Dosierung/Präparat/ Applikationsort	Methodische Angaben (Operationstechnik, Prüfparameter)
Ratte	26 Wochen	0,1 ml Implast®/Tibia	Enthaarung des Operationsfeldes, Hautschnitt, Freilegen der Tibia, Aufbohren bis in den Markraum; Anrühren des Zementes, nach 2 Minuten Implantation in den Markraum mit einer Mikrospritze; verschließen der Wunde. *Täglich:* Verhalten, Äußeres, Faeces, Futter- und Trinkwasseraufnahme *Wöchentlich:* Körpergewicht *Vor der Implantation sowie 6, 13, 18 und 26 Wochen danach:* Hämatologie, klinische Chemie, Harnuntersuchungen *Nach 26 Wochen:* Augen-, Gehör-, Gebißkontrolle, Sektion und makroskopische Betrachtung, Organgewichtsvergleich *Histologie: 31 innere Organe/Gewebe, Operationsgebiet*

Tab. 3: Prüfung der Verträglichkeit eines Knochenzementes nach einmaliger Implantation.

Tierspezies	*Dauer der Nachbeobachtung*	*Dosierung/Präparat/ Applikationsort*	*Methodische Angaben (Operationstechnik, Prüfparameter)*
Hund	*26 Wochen*	*a) 0,61 g Implast®/ kg KG/Femurschaft und Acetabulum bzw.* *b) 0,70 g Palacos®/* kg KG/Femurschaft und Acetabulum (Mittlere Dosis)	*Implantation einer Endoprothese in den Femurschaft und einer Polyäthylenpfanne in das Acetabulum, Fixation mit dem jeweiligen Knochenzement;* *Täglich:* Verhalten, Äußeres, Faeces, Futter- und Trinkwasseraufnahme *Wöchentlich:* Körpergewicht *Vor der Implantation sowie 4mal während der Nachbeobachtungszeit:* Hämatologie, klinische Chemie, Harnuntersuchungen, EKG *Nach 26 Wochen:* Blutdruckmessungen, Kontrolle von Augen, Gehör und Gebiß, makroskopische Betrachtung bei der Sektion, Gewichtsvergleich innerer Organe *Histologie:* 34 innere Organe/Gewebe, 3 Knochenschnitte, Gewebe des Operationsgebietes

rationsgebiet. Sofern Veränderungen auftraten, waren sie offensichtlich auf das Operationsverfahren zurückzuführen. So zeigten sich an der Ratte einige Fälle von Osteomyelitis (Tab.4). Am Hund fanden sich Prozesse im Sinne einer entzündlichen Fremdkörperreaktion, jedoch ergaben sich keine Hinweise, die auf eine Wärmeentwicklung bei der Polymerisation hindeuten. Trotz der Entzündungsprozesse wurden keine Anhaltspunkte für eine Lockerung des Verbundes Knochen/Zement/Endoprothese gesehen (Tab.5). Auch am Hund zeigten sich keine Hinweise auf systemische Unverträglichkeitsreaktionen, wie Beeinflussung des Blutdrucks oder Veränderungen der hämatologischen und klinisch-chemischen Parameter.

Parallel zu diesen Untersuchungen wurde eine Lebenszeitstudie eingeleitet, in der Ratten in der schon beschriebenen Weise Implast® bzw. zum Vergleich Palacos®R implantiert wurde. Diese Prüfung hatte zum Ziel, festzustellen, ob lokal und/oder systemisch neoplastigene Effekte durch den Knochenzement ausgelöst werden können (Tab.6).

Bei der Untersuchung der Gewebe und Organe – hier insbesondere auch speziell des Implantationsgebietes – zeigten sich im Vergleich zu den operierten Kontrolltieren ohne Applikation bei Implast® keine

Tab.4: Prüfung der Verträglichkeit eines Knochenzementes nach einmaliger Implantation.

Tierspezies	Dauer der Nachbeobachtung	Ergebnisse
Ratte	26 Wochen	*Lokal (makroskopisch):* *Implast:* Deutliche Verdickungen im Operationsgebiet, zum Teil Auflagerung von Knochenzement und Verwachsung mit der Muskulatur *Kontrolle (mit Scheinoperation):* Ausgenommen die Zementauflagerung ähnliche Reaktionen im geringeren Maße *Lokal (mikroskopisch):* *Implast:* Reaktionslos eingeheilt, einige nachweisbare sekundäre Überlagerungen in Form von Osteomyelitis *Systemisch:* Keine Veränderungen der im methodischen Teil aufgeführten Parameter

Tab.5: Prüfung der Verträglichkeit eines Knochenzementes nach einmaliger Implantation.

Tierspezies	Dauer der Nachbeobachtung	Ergebnisse
Hund	26 Wochen	*Lokal (makroskopisch):* *Implast:* 7 von 10 Tieren helles, z.T. weiches Muskelgewebe; 4 Fälle entweder verfärbte Knochen, von gallertartigen Maßen umgebene Knochen oder Muskel *Palacos:* 1 von 4 Tieren helles, z.T. weiches Muskelgewebe *Lokal (mikroskopisch):* *Implast und Palacos:* Unterschiedlich ausgeprägte entzündliche Reaktionen am Operationsfeld und in dessen weiterer Umgebung (Reaktion auf Endoprothese, Polyäthylenpfanne und Zement = Fremdkörperreaktion) *Systemisch:* *Implast und Palacos:* Anfangs Phasen mit Minderbelastung der Gliedmaßen wie auch bei den Kontrolltieren mit Scheinoperation, sonst keine Veränderungen der im methodischen Teil aufgeführten Parameter

Tab.6: Prüfung von Knochenzement auf neoplastigene Eigenschaften nach einmaliger Inplantation.

Tierspezies	Dauer der Nachbeobachtung	Dosierung/Präparat/ Applikationsort	Reaktionen
Ratte	126 Wochen	0,1 ml Tibia von a) Implast® b) Palacos®	*Lokal (mikroskopisch):* Einige Fälle von Osteomyelitis Keine durch Knochenzement verursachte Tumoren; gelegentlich maligne Geschwülste (z.B. Osteoide, Osteogene oder Spindelzellsarkome) offenbar Folge des Operationsverfahrens *Systemisch (mikroskopisch):* a) Keine substanzbedingten Tumoren b) Vermehrt auftretende Ovartumoren
Angaben zur Operationstechnik siehe 26-Wochen-Studie			*Sonstige systemische Reaktionen:* a) und b) Abgesehen von einer Beeinträchtigung der Körpergewichtsentwicklung bei den männlichen Tieren keine, Mortalität im natürlichen Streubereich

Tab. 7: Prüfung von Knochenzement auf neoplastigene Eigenschaften nach einmaliger Implantation in die Tibia von Ratten und 126wöchiger Nachbeobachtung.

Anzahl der		Kontrolle		Implast®		Palacos®	
		M	F	M	F	M	F
untersuchten Tiere		80	80	80	80	30	30
tumortragenden Tiere		19	59	18	67	10	28
Tiere mit	1 Tumor	17	42	18	33	9	11
	2 Tumoren	2	15	0	27	0	10
	3 Tumoren	0	1	0	6	1	6
	4 Tumoren	0	1	0	1	0	1
	benignen Tumoren (insgesamt)	21	67	14	91	9	40
	malignen Tumoren (insgesamt)	0	12	4	18	3	13
	Tumoren mit Metastasen	0	1	0	2	0	1
Tumorrate (Tumortragende Tiere in Prozent)		23,8	73,8	22,5	83,8	33,3	93,3

Unterschiede in der Häufigkeit des Auftretens von Tumoren oder der Verteilung gutartiger und bösartiger Geschwülste (Tab. 7). Am Implantationsort fanden sich vereinzelt spindelzellige Osteosarkome, ohne daß von einer spezifisch Prüfstoff-bedingten Reaktion gesprochen werden könnte.

Bei Palacos®R jedoch fand sich hier eine sehr große Zahl von Ovarialtumoren im Vergleich zur Kontrolle und zur Implast®-Gruppe. Eine relevante Bedeutung dürfte dieser Befund nach dem jetzigen Stand der Erkenntnisse vermutlich nicht haben, jedoch ist er so deutlich, daß er erwähnt werden sollte. Die geringe Zahl von Sarkomen im Operationsgebiet zeigt, daß durch das von uns gewählte Implantationsverfahren das bekannte interkurrente Auftreten von Sarkomen im Tierexperiment offenbar zu mindern ist und Interpretationsschwierigkeiten auf diese Weise vermieden werden können.

Reproduktionstoxikologische Untersuchungen wurden nicht durchgeführt, da derzeit eine Anwendung im gebärfähigen Alter im Regelfall nicht vorgesehen ist und zum anderen in den chronischen 26wöchigen Untersuchungen keine Schädigung der Gonaden festgestellt wurde.

Im Hinblick auf eine später mögliche weitergehende Verwendung von Knochenzementen und ihre Anwendung auch bei jüngeren Frauen, sollte aus sachlichen und juristischen Erwägungen die embryotoxikologische Prüfung mit Knochenzementeluaten, wie sie beispielsweise von uns bei der intravenösen Prüfung eingesetzt wurden, ins Auge gefaßt werden.

Das gleiche gilt für experimentelle Untersuchungen zur Mutagenese von Knochenzement. Es gibt Literaturhinweise, die auf mögliche mutagene Eigenschaften von Methylmethacrylat hindeuten. Um hier zu klaren Aussagen zu kommen, bedürfte es aber umfangreicherer Erkenntnisse, also sollten neben in-vitro-Prüfungen auch in-vivo-Studien durchgeführt werden. Die Frage möglicher sensibilisierender Eigenschaften der Inhaltsstoffe von Knochenzementen sollte ebenfalls experimentell geprüft werden. Dies gilt – sofern nicht schon durchgeführt – für alle Polymethylmethacrylat-Zemente.

Das präklinische Untersuchungsprogramm in seiner Gesamtheit dürfte im Regelfall umfassend genug sein, die mit Hilfe tierexperimenteller Modellstudien erfaßbaren unerwünschten Eigenschaften von Knochenzementen zu erkennen. Eine abschließende Beurteilung der Verträglichkeit kann selbstverständlich nur in Verbindung mit den klinischen Erfahrungen erfolgen.

Aus den durchgeführten toxikologischen experimentellen Studien ergaben sich keine Hinweise, die gegen eine Anwendung von Implast® am Menschen sprechen würden.

Zusammenfassung

Experimentelle Untersuchungen zur Verträglichkeit von Knochenzementen, die für die Anwendung am Menschen relevante Erkenntnisse versprechen, sind möglich und sachlich erforderlich. Die Prüfung von Implast® erfolgte an Mäusen, Ratten und Hunden. Entweder wurde ein Eluat aus Implast® intravenös appliziert oder Implast® praxisnah verabreicht. An der Ratte wurde Implast® in die Markhöhle der Tibia implantiert, am Hund eine Hüftgelenkendoprothese mit Implast® fixiert. In den chronischen Studien an Ratte und Hund erfolgte eine 26wöchige Nachbeobachtung. Darüber hinaus wurden Cancerogenstudien mit lebenslanger Nachbeobachtung durchgeführt. Die Eluatverabreichung an Ratten verursachte akute Vergiftungszeichen. Bei der Nachbeobachtung über 6 Monate und bei lebenslanger Beobachtung wurden lokal am Implantationsort und auch systemisch keine Veränderungen beobachtet, die auf spezifisch toxische Schädigungen hinweisen würden. Unterschiede zwischen Implast® und dem teilweise zum Vergleich parallel geprüften Palacos® R-Zement wurden nicht festgestellt. Wünschenswert wären Erkenntnisse über die Beeinflussung von Embryo und Fötus bei Eluat-Verabreichung in der organogenetisch ‹kritischen Phase›, sofern bei Ausweitung der Indikationen auch Frauen im gebärfähigen Alter für eine Anwendung der Knochenzemente infrage kämen, und generell breitere Erfahrungen aus in-vitro- und in-vivo-Versuchen über eine evtl. mutagene Potenz von Acrylatzementen.

Diskussion

BÖSCH: Sie beschreiben von Ihrem Hundeversuch, daß nach 26 Monaten entzündliche Veränderungen an der Knochenzement-/Knochengrenze entstanden. Wie können diese Veränderungen interpretiert werden, da ja solche entzündlichen Veränderungen beim Humanpatienten und unseren Tierversuchen nicht bekannt wurden? Könnte es sich da etwa um eine Osteomyelitis gehandelt haben, eine iatrogene Infektion? Dann würde sich die 2. Frage stellen, ob man derartige Versuche überhaupt hinsichtlich Verträglichkeit auswerten kann. Weiterhin zu fragen wäre, was für spindelzellige Sarkome haben Sie an dieser Knochenzement-/Knochengrenze gefunden. Der Befund ist ja völlig neu und irgendwie sensationell.

NEUMANN: Zum ersten Teil Ihrer Frage: die entzündlichen Veränderungen interpretieren wir als tatsächlich operationsbedingte Veränderungen, die auch schon von anderen Experimentatoren beschrieben wurden und die m. E. auch nicht verwunderlich sind. Was die Osteosarkome angeht, so meine ich, daß wir auch in der Literatur von Osteosarkomen hören, nicht nur bei Implantationen, die praxisnah durchgeführt wurden, sondern insbesondere auch bei Biomaterialien, wenn sie subkutan oder wenn sie beispielsweise in die Bauchhöhle appliziert werden.

BÖSCH: Dürfte ich noch eine Zusatzbemerkung machen: ich glaube nur, eine iatrogene Infektion, das heißt eine Osteomyelitis, sollte für eine Aussage hinsichtlich der Verträglichkeit von Knochenzement ausgeschlossen werden.

NEUMANN: Ich habe dieses nur aus Gründen der Vollständigkeit der Untersuchungen angeführt und habe diese Infekte nicht speziell dem Knochenzement angelastet.

SEIDEL: Das Ziel dieser Versuche war nicht die Langzeitstudie, denn die Tiere wurden nach 6 Monaten geopfert und die histologische Interpretation dieser Präparate entspricht durchaus nicht der histologischen Beurteilung, die wir sonst kennen aus der Literatur an der Zement-/Knochenschichtgrenze. Ich als Chirurg, der diese Operationen durchgeführt hat, würde diese Reaktion als normales Umbaustadium interpretieren, es handelte sich jedenfalls nicht um bakterielle Infektionen. Das Ziel dieser Untersuchungen war die Primärtoxizität während der Implantation zu prüfen und da zeigten sich keinerlei Unterschiede zwischen den Zementen Palacos und Implast.

TSCHÖPE: Sie hatten bei den Tumoren eine deutliche Häufung der Fälle bei dem weiblichen Geschlecht. Haben Sie dafür eine Begründung?

NEUMANN: Dies war in der Rattenstudie, und zwar bei den Tieren der Palacos-Gruppe der Fall. Es ist bekannt, daß an den stark mausernden Organen und Geweben, so auch an Ovarien, die Tumorhäufigkeit besonders hoch sein kann. Allerdings streuen die Werte erfahrungsgemäß auch relativ stark, so daß wir für den vorliegenden Fall, wie zuvor bereits gesagt, eine präparatbedingte Reaktion für nicht wahrscheinlich halten.

Fa. Beiersdorf AG, Hamburg

Der Gehalt an chemischen Rückständen in ausgehärteten Knochenzementen und deren Einfluß auf Fibroblastenkulturen

W. Meyer-Ingold, J. Ruhnke, H. G. Pietsch

Die Verträglichkeit auspolymerisierter Kunststoffe im lebenden Gewebe ist unter anderem abhängig vom Gehalt an niedermolekularen Rückständen z. B. Restmonomeren, da diese nicht im Material verbleiben sondern allmählich in die Umgebung abgegeben werden. Dabei werden in den ersten Tagen größere Mengen freigesetzt als in den nachfolgenden [1]. Aufgrund ihrer zytotoxischen Eigenschaften werden besonders die austretenden Restmonomeren verantwortlich für Reizungen oder Degenerationen des umgebenden Gewebes gemacht.

Zytotoxische Effekte lassen sich in vitro durch Untersuchungen an Zellkulturen abschätzen. In unserem Hause benutzen wir zu diesem Zweck die etablierte Zell-Linie der sog. 3T3-Zellen, das sind Fibroblasten aus dem embryonalen Bindegewebe der Schweizer Maus, mit deren Hilfe auch eine in-vitro-Zytotoxizitätsbestimmung unlöslicher Biomaterialien möglich ist [2].

3T3-Zellen werden in Dulbecco-modifiziertem Eagle-Medium kultiviert, das 10% Neugeborenenkälberserum sowie Penicillin und Streptomycin enthält. Die Zellen wachsen in Monolayer-Kultur.

In der vorliegenden Untersuchung wurden die folgenden Verbindungen im einzelnen auf ihren Einfluß auf die Fibroblastenkultur hin getestet:

1. Methylmethacrylat
2. Polyoxyethylen-(5)-sorbitan-monooleat
3. N,N-Dimethyl-p-toluidin
4. Dibenzoylperoxid

Die Substanzen wurden je nach ihrem Löslichkeitsverhalten im Medium gelöst, im Medium emulgiert oder mit dem Medium extrahiert und in dieser Form dann zur Zellkultur gegeben. Diese war zuvor nach Einsaat einer definierten Zellzahl 24 Stunden normal gewachsen. 24 Stunden nach Zugabe der Testsubstanzen wurden deren zytotoxische Effekte über eine Zellzählung im Vergleich zu einer Kontrolle bestimmt. Als Resultate wurden Dosis-Wirkungskurven erhalten.

Methylmethacrylat (Abb. 1) war im untersuchten Konzentrationsbereich im Medium löslich und zeigte bis zu einer Konzentration von 0,01 Gew.-% keinen statistisch signifikanten Einfluß auf die 3T3-Zellen. Oberhalb dieser Konzentration trat eine Wachstumshemmung ein, die dann beim Überschreiten von 0,1 Gew.-% zum Absterben der Kultur führte. Die graphische Ermittlung eines Wertes für ein Absinken auf 50% der Kontrolle, d.h. für einen LD_{50}-Wert in der Fibroblastenkultur, ergibt etwa 2500 ppm.

Polyoxyethylen-(5)-sorbitan-monooleat ist in dem neuen Knochenzement Implast enthalten. In unseren Untersuchungen erwies es sich im bearbeiteten Konzentrationsbereich als nicht toxisch. Daher war es möglich, mit dieser Verbindung das wasserunlösliche Dimethyl-p-toluidin zu emulgieren und diese Emulsion zur Messung zu verwenden.

N,N-Dimethyl-p-toluidin (Abb. 3) in Form der obengenannten Emulsion zeigte, gemessen gegen eine entsprechende Menge Polyoxyethylen-(5)-sorbitanmonooleat enthaltende Kontrolle, nur bis zu einer Konzentration von 5 ppm keinen statistisch signi-

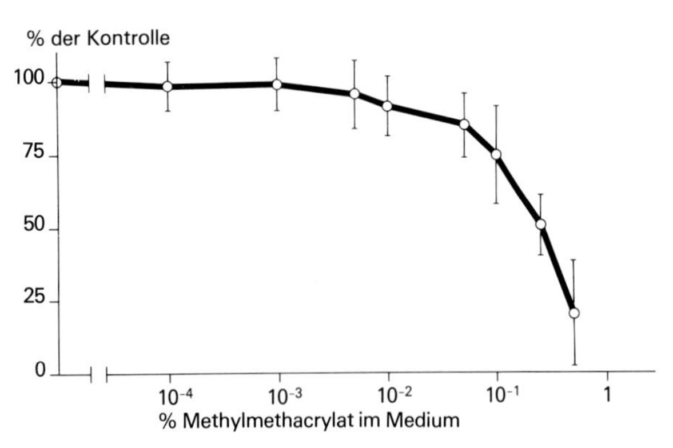

Abb. 1: Zytotoxizität von Methylmethacrylat in 3T3-Zellkulturen.

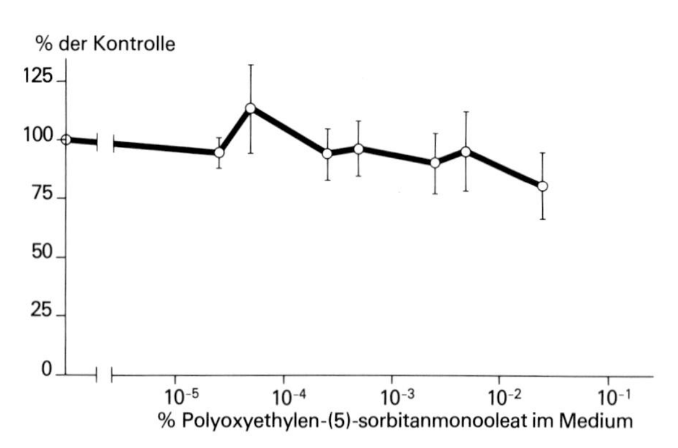

Abb. 2: Zytotoxizität von Polyoxyethylen-(5)-sorbitanmonooleat in 3T3-Zellkulturen.

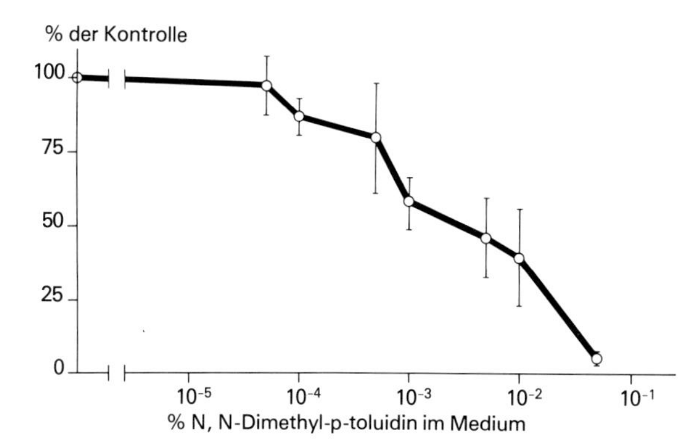

Abb. 3: Zytotoxizität von N,N-Dimethyl-p-toluidin in 3T3-Zellkulturen.

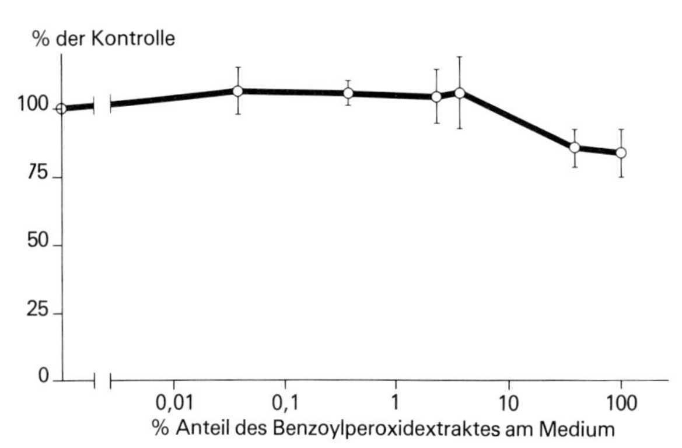

Abb. 4: Zytotoxizität eines Benzoylperoxidextraktes in 3T3-Zellkulturen.

fikanten wachstumshemmenden Effekt. Oberhalb von 50 ppm tritt eine zytotoxische Wirkung auf, deren wiederum graphisch ermittelte LD_{50} etwa 27 ppm beträgt.

Dibenzoylperoxid (Abb. 4) war weder löslich noch emulgierbar im Medium. Daher wurde es über 24 Stunden mit Medium extrahiert, und dieser Extrakt wurde anschließend zur Kultur gegeben.

Da die extrahierte Menge an Dibenzoylperoxid *unter* der Nachweisgrenze von 20 mg/100 ml lag, war eine Zuordnung der Resultate zu definierten Dibenzoylperoxid-Konzentrationen nicht möglich. Die Ergebnisse sind deshalb auf den prozentualen Anteil des *Extraktes* am Endvolumen bezogen. Es zeigte sich, daß lediglich bei hohen Extraktanteilen im Medium ein geringfügig vermindertes Zellwachstum zu beobachten war. Ein Absterben der Kultur trat jedoch in keinem Fall auf.

Zusammengefaßt sind die im benutzten in-vitro-System ermittelten Resultate in der Tabelle 1 wiedergegeben.

Diesen Werten gegenübergestellt werden sollen nun die Resultate der Bestimmungen von Rückständen in verschiedenen Knochenzementen nach dem Aushärten (Tab. 2).

Tab. 1: «LD_{50}»-Werte in Fibroblastenkultur.

	ppm
Methylmethacrylat	2500
Polyoxyethylen-(5)-sorbitanmonooleat	-*
N,N-Dimethyl-p-toluidin	27
Dibenzoylperoxid	-*

* Keine Zytotoxizität im untersuchten Konzentrationsbereich.

Tab. 2: Chemische Rückstände in Knochenzementen nach dem Aushärten.

	MMA %	NN-DMPT %	BPO %	BS %
CMW Typ 1	3,3–3,5	0,040–0,064	0,91	0,8
Palacos® R	2,8–3,7	0,270–0,400	0,23	0,4
Sulfix®-6	1,1–1,3	0,089–0,103	0,40	0,7
Surgical Simplex	2,6–3,1	0,075–0,085	0,94	0,8
Zimmer/Zimmer LVC	5,9–6,5	0,386–0,413	0,57	0,3
Implast®	0,2–0,8	0,008–0,025	0,25	1,0

MMA = Methylmethacrylat, bestimmt durch Headspace GC
NN-DMPT = N,N-Dimethyl-p-toluidin, bestimmt durch HPLC
BPO = Benzoylperoxid, bestimmt durch jodometrische Titration
BS = Benzoesäure, bestimmt durch Säure-Base Titration

Die Gehalte an Methylmethacrylat wurden durch Headspace-Gaschromatographie ermittelt. Sie schwanken geringfügig innerhalb der jeweiligen Fabrikate – vermutlich bedingt durch individuelle Anrührtechniken und die Genauigkeit des Analysenverfahrens –, deutliche Unterschiede jedoch finden sich zwischen den verschiedenen auf dem Markt befindlichen Knochenzementen, so daß sich der höchste von dem niedrigsten gefundenen Wert um einen Faktor von über 30 unterscheidet.

N,N-Dimethyl-p-toluidin wurde mit Hilfe der Hochdruckflüssigkeitschromatographie bestimmt, und hier zeigt sich ein ähnliches Bild. Mit über 50 liegt der Faktor zwischen den Extremwerten noch höher als beim Methylmethacrylat.

Aus unserer Sicht erfreulich ist die Tatsache, daß sich Implast® bei den beiden als zytotoxisch ermittelten Bestandteilen durch besonders niedrige Werte auszeichnet.

Bei den titrimetisch bestimmten Gehalten an Dibenzoylperoxid und Benzoesäure sind alle untersuchten ausgehärteten Knochenzemente vergleichbar.

Ein direkter Vergleich der in vitro ermittelten Daten mit den in den ausgehärteten Knochenzementen gefundenen Gehalten an Methylmethacrylat und N,N-Dimethyl-p-toluidin verbietet sich schon allein aus dem Grund, daß die Restgehalte nicht als einmalige Dosis freigesetzt werden. Versuche, Zellkulturen direkt mit ausgehärtetem Knochenzement in Kontakt zu bringen, sind in Arbeit. Die vorliegenden Resultate zeigen aber bereits jetzt, daß aufgrund der im Vergleich zum Methylmethacrylat etwa 100fach höheren Zytotoxizität des N,N-dimethyl-p-toluidins in den ausgehärteten Zementen in Zukunft auch dem DMPT stärkere Aufmerksamkeit gewidmet werden sollte.

Literatur

Henkel, G.: Über die Höhe der Restmonomerabgabe bei verschiedenen Kunststoffen. Dtsch. Zahn-, Mund- u. Kieferheilk. *35,* 377, 1961.

Uleich, J. B., Chvapil, M.: A quantitative microassay for in-vitro toxicity testing of biomaterials. J. Biomed. Mater. Res. *15,* 913, 1981.

Diskussion

De Wijn: Sie erwähnten, daß Sie das Restmonomere bestimmt haben durch das Auflösen des auspolymerisierten Materials durch Lösungsmittel und anschließende gaschromatographische Bestimmung. Haben Sie dabei berücksichtigt, daß durch das Auflösen des auspolymerisierten Materials die eingefrorene Polymerisation erneut beginnt und daß man mit dieser Methode stets niedrige Metacrylatwerte erhält.

Pietsch: Wir haben das Methacrylat mittels Gaschromatographie bestimmt, wobei der ausgehärtete Zement 24 Stunden gelagert wurde und dann erst zur Auswertung gelangte. Das NN-Dimethylparatoluidin wurde gehärtet und in Essigsäureethylester gelöst und nach weiteren 24 Stunden wurde die Lösung dann durch High-performance-Flüssigkeits-Chromatographie analysiert. Dieses bezieht sich auf die Bestimmung des Toluidins. Das Monomere wurde mittels head-space-chromatographie bestimmt.

Lintner: Bei Ihren Zellkulturen sollte man vielleicht im laufenden Versuch noch beachten, daß nicht nur die Zellzahl sondern auch der Zustand der Zellen wichtig erscheint um zytotoxische Effekte zu erkennen. Wichtig wäre auch nachzuweisen, was die Zellen produzieren. Wir sehen nämlich in unseren Versuchen eine Strukturänderung des Kollagens im angebauten Osteoid.

Pietsch: Das haben wir nicht beachtet, sondern nur die Zählung durchgeführt.

Scheuermann: Wenn Sie sich einmal die Mühe machen, den Restmonomergehalt zu bilanzieren – ich schicke voraus, das trifft für alle Knochenzemente zu – und sie gehen von einer geraden Zahl von 5% Restmonomer aus, dann werden Sie feststellen, daß von diesen 5% maximal 10% biologisch aktiv werden. Der überwiegende Teil polymerisiert in kürzester Zeit nach und ein Rest bleibt im Polymer, dieses sollte man doch einmal betonen, daß die freigesetzte Menge in keiner Relation zu der Menge steht, die tatsächlich bestimmt wird nach der Aushärtung.

Pietsch: Das ist auch unsere Meinung. Natürlich haben wir, weil die Diskussion um diese verschiedenen toxischen Stoffe doch sehr intensiv geführt wird, versucht etwas zu messen und wie schon gesagt, muß man sehr vorsichtig sein, was die Interpretation der Ergebnisse betrifft. Auch bei dem Dimethylparatoluidin muß man bedenken, daß ein Artefakt entstanden sein kann, dadurch, daß wir das Paratoluidin nicht in Lösung bekommen haben, sondern eine Emulsion herstellen mußten und erst in dieser war es möglich, eine Bestimmung durchzuführen. Wie die Relevanz dieses Versuches auf die tatsächlichen Verhältnisse im lebenden Gewebe ist, wage ich nicht vorherzusagen. Das Paratoluidin sollte aber nicht unterschätzt werden, das kann man mit Sicherheit aus den Versuchen ablesen. Möglicherweise ist die Konzentration auch auf die Tröpfchengröße zurückzuführen, denn wir haben ja keine molekulardisperse Lösung vorliegen gehabt, sondern eine Dispersion bzw. eine Emulsion.

Orthopädische Universitätsklinik Göttingen (Leiter: Prof. Dr. med. H.-G. WILLERT)

Abgabe von Methylmethacrylat aus Knochenzement während der Polymerisation in Knochenmark

H.-G. WILLERT, URSULA BUCHHORN

Das ursprüngliche Ziel dieser Versuchsreihe war, die Monomerabgabe von aushärtendem Knochenzement an das umgebende Gewebe zu bestimmen und möglichst auch Aussagen darüber zu machen, welchen Einfluß die Raumtemperatur und der Zeitpunkt des Einbringens in das Gewebe auf die Monomerabgabe des Zementes hat.

Es wurden verschiedene Zementfabrikate im Vergleich getestet. Im folgenden soll über die Ergebnisse berichtet werden, die mit CMW-Bone-Cement®, Surgical Simplex® und Palacos® R gewonnen wurden.

Die Versuche sollten unter möglichst praxisnahen Bedingungen durchgeführt werden. Wir verwendeten deshalb als Aushärtungsmedium für den polymerisierenden Knochenzement menschliches Knochenmark, welches bei Hüftendoprothesen-Operationen aus dem Femur entnommen worden war. Der Knochenzement wurde in Portionen von 16 g angerührt, der Teig zu einem fingerförmigen Strang geformt und in ein 15 g Knochenmark enthaltendes, verschließbares Gefäß eingeführt.

In der ersten Versuchsreihe wurde der Knochenzement nach 90 Sekunden in das Knochenmark eingebracht. In der zweiten Versuchsserie wurde der Zeitpunkt des Einbringens so gewählt, daß alle Zemente den gleichen Härtegrad, entsprechend einem Penetrationswert von 100 erreicht hatten (Tab. 1).

Der Aushärtungsverlauf der Knochenzemente wurde dabei mit dem Penetrometer bestimmt. Dieses mißt das Eindringen einer Nadel von bestimmtem Gewicht während einer vorgegebenen Zeit in das Prüfmedium. Bei einem Penetrationswert von 100 hat der polymerisierende, aushärtende Knochenzement eine Konsistenz erreicht, die es einer 13 g schweren Nadel erlaubt, innerhalb von 3 Sekunden noch 10 mm tief in den Zementteig einzudringen. Der Zeitpunkt, an dem diese durch den Penetrationswert 100 bezeichnete Konsistenz erreicht wird, ist für alle Zemente unterschiedlich und hängt außerdem von der Raumtemperatur ab (U. BUCHHORN et al., 1982).

Tab. 1: Einbringzeitpunkt der Knochenzementproben in das Knochenmark in der zweiten Versuchsserie. Der Penetration 100 (P 100) entsprechende Einbringzeitpunkte nach Mischbeginn (T_{P100} [sec]) wurden dem Verarbeitungsanfang der Zemente (V_A [sec]) in Abhängigkeit von der Raumtemperatur gegenübergestellt.

Raumtemperatur [°C] Zeit [sec]	20–21		22–23		23–24	
	T_{P100}	V_A	T_{P100}	V_A	T_{P100}	V_A
CMW	170	235	135	180	115	150
Palacos®	240	275	165	200	130	155
Simplex	265	240	210	190	200	170

In der ersten Versuchsreihe (Einbringen des Zementes nach 90 Sekunden) wurde der Zementbrei bei einer Raumtemperatur von 22–23 °C vorpolymerisiert. In der zweiten Versuchsreihe (Penetration 100) erfolgte die Vorpolymerisation bei Raumtemperaturen von 20–21 °C, 22–23 °C und 23–24 °C.

Das Knochenmark, in dem die Knochenzementproben nach dem Einbringen aushärteten, hatte eine Temperatur von 37 °C. Nach einer Stunde wurden die Zementproben aus dem Knochenmark entfernt und dieses durch Zentrifugieren in die Fraktionen Fett, Knochenmarkfasern und -zellen und Blut getrennt. Diese 3 Fraktionen wurden vorsichtig isoliert und mit je 3 ml Dimethylformamid (DMF) versetzt. Dabei wird das aus dem Knochenzement an das Knochenmark abgegebene Monomer (Methacrylsäuremethylester (MAM)) durch dessen größere Bindungsfähigkeit vollständig an das DMF überführt. Durch abermaliges Zentrifugieren wurden Knochenmarkfraktion und DMF voneinander getrennt. Die Bestimmung des im DMF enthaltenen Monomers erfolgte mittels Gaschromatographie (BECHTEL und WILLERT, 1973).

Auf diese Weise wurden pro Knochenzement, Raumtemperatur und und Einbringzeitpunkt in 3–6 Proben (insgesamt 92 Proben) der Monomergehalt bestimmt.

Ergebnisse

Die Ergebnisse der Monomerbestimmung sind in der Tabelle 2 aufgeführt. Es handelt sich um Angabe in Gewichtsprozenten (Gew.%), die auf der jeweiligen Menge der Knochenmarkfraktion basieren.

Die gemessenen Monomerwerte liegen zwischen 0,01 und 3,15 Gew.%.

Es wurden aus den Mehrfachbestimmungen die Mittelwerte gebildet und deren Standardabweichung berechnet. Dabei zeigte sich eine außerordentlich hohe Streuung der Einzelwerte, die z. T. größer ist als der Mittelwert selbst. Dadurch ist die Aussagefähigkeit der Untersuchungen begrenzt. Grundsätzlich können aber folgende Ergebnisse festgestellt werden:

Tab. 2: Gemessene Monomerwerte (Mittelwerte) in Gewichtsprozent (Gew.%) der drei Knochenmarksfraktionen (A, BC, D) beider Versuchsserien.

A ≙ Fett
BC ≙ Knochenmarksfasern und -zellen
D ≙ Blut

	in Gew.%			
	A	BC	D	Gesamtmonomer
1. 90 Sekunden				
CMW	0,85	0,46	0,04	1,35
Palacos R	3,15	0,60	0,08	3,83
Simplex	1,55	0,33	0,08	1,96
2. P100				
CMW	0,69	0,12	0,02	0,83
Palacos R	0,61	0,06	0,01	0,68
Simplex	0,47	0,17	0,06	0,70

In der Versuchsserie mit Einbringzeitpunkt bei «Penetration 100» wurde bei fast allen Fällen der höchste Monomergehalt in der Fettfraktion gemessen. Vom Gesamtmonomergehalt einer Probe entfielen auf die Fraktion Fett 67–90%, auf die Fraktion Knochenmarkfasern und -zellen 9–24% und auf die Fraktion Blutzellen bis 9%. Dabei war der Monomeranteil der Blutfraktion in 7 Fällen kleiner als 0,01 Gew.%.

In der Versuchsserie mit Einbringzeitpunkt 90 Sekunden liegt die Verteilung des Monomers ähnlich: 63–82% des Gesamtmonomers entfielen auf die Fraktion Fett, 15–34% auf die Fraktion Knochenmarkfasern und -zellen und bis zu 4% auf die Fraktion Blutzellen.

Die Raumtemperatur hat einen gewissen Einfluß auf die Abgabe von Monomer aus den polymerisierenden Knochenzementproben. Allerdings ist die Auswirkung bei den verschiedenen Knochenzementen unterschiedlich. So nimmt bei CMW-Bone-Cement® die Monomerabgabe mit ansteigender Temperatur zu. Bei Palacos® R und Surgical Simplex® sind die Monomerwerte im mittleren Temperaturbereich (22–23 °C) am höchsten (Abb. 1).

Deutliche Unterschiede in der Monomerabgabe finden sich auch hinsichtlich des Zeitpunktes, zu dem der polymerisierende Zementteig in das Knochenmark eingebracht wurde: So liegen die Monomerwerte der Serie mit Einbringzeitpunkt 90 Sekunden nach Mischbeginn erheblich über denen der Serie mit Konsistenzbestimmung (Penetration 100). Dies liegt in der Tatsache begründet, daß der polymerisierende Knochenzement die durch eine Nadeleindringtiefe von 10 mm (Penetrationswert 100) definierte Konsistenz erst deutlich später als 90 Sekunden nach Mischbeginn erreicht. Wegen des höheren Polymerisationsgrades ist in dem bereits stärker verfestigten Zementteig weniger freies Monomer enthalten als 90 Sekunden nach Mischbeginn (Tab. 1).

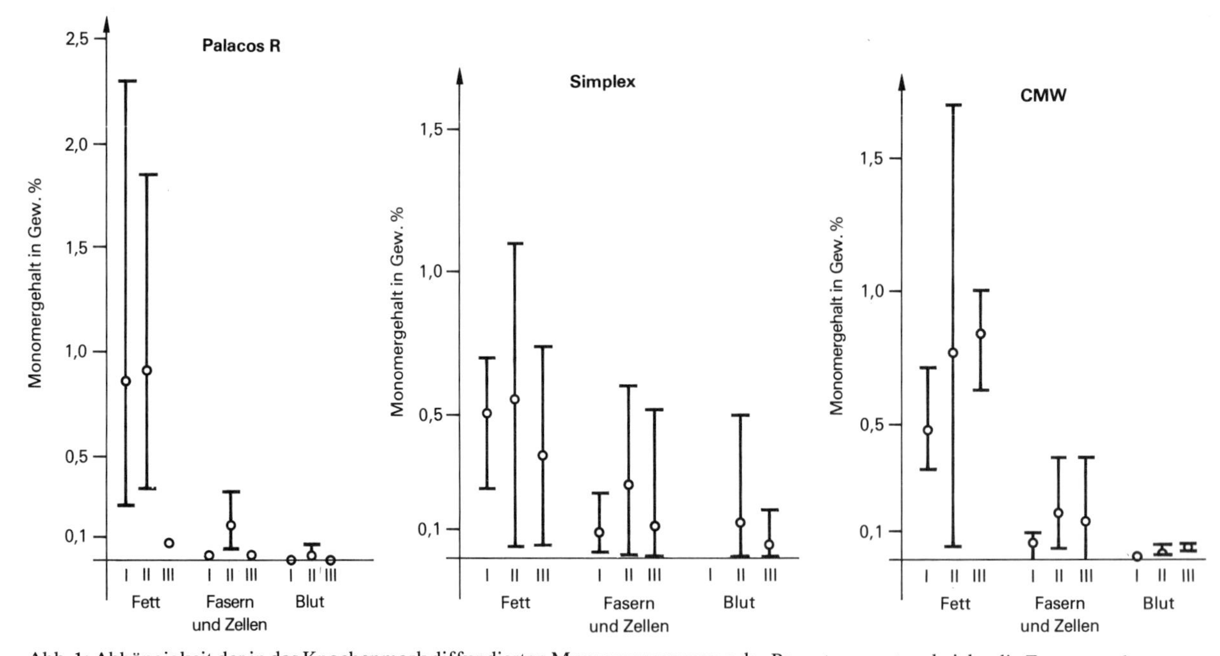

Abb. 1: Abhängigkeit der in das Knochenmark diffundierten Monomermenge von der Raumtemperatur, bei der die Zementproben angerührt wurden. Es handelt sich hier um die Ergebnisse der Versuchsserie «Penetration 100».

I ≙ 20–21 °C
II ≙ 22–23 °C
III ≙ 23–24 °C

Der Mittelwert des Gesamtmonomergehaltes aller Proben unabhängig von der Raumtemperatur betrug für CMW-Bone-Cement® 0,83 Gew.%, für Surgical Simplex® 0,7 Gew.% und für Palacos® R 0,68 Gew.% in der Versuchsserie «Penetration 100».

Diskussion

Die Meßergebnisse der einzelnen Versuchsreihen differierten stark voneinander, wobei die Standardabweichung bei der Mittelwertbildung einer Versuchsreihe in einem Drittel der Fälle größer ist als der Meßwert selbst. Die Ursachen für die Schwankung der Meßergebnisse liegen in Fehlermöglichkeiten und Unregelmäßigkeiten der Versuchsbedingungen wie

- Verlust an Knochenmarksubstanz bei der Trennung der 3 Knochenmarkfraktionen und bei der Entfernung der auspolymerisierten Zementprobe,
- Verlust an Knochenzement im Anrührgefäß,
- unterschiedliche Form und Oberfläche der Zementprobe,
- Fehlermöglichkeiten bei der gaschromatographischen Monomerbestimmung.

Ein weiterer Nachteil der Versuchsanordnung ist, daß die Knochenzementproben zu früh in das Polymerisationsmedium Knochenmark eingebracht wurden. Wie wir später feststellten, lag sowohl der Zeitpunkt 90 Sekunden nach Mischbeginn als auch der Zeitpunkt, an dem die Zemente einen Polymerisationsgrad mit Penetration 100 erreicht haben, vor Beginn der Verarbeitungszeit der jeweiligen Knochenzemente (U. Buchhorn et al., 1982). In der Praxis muß die Monomerdiffusion aus Knochenzementimplantaten deshalb wesentlich niedriger angesetzt werden als die Ergebnisse unserer Versuchsreihen.

Petty (1980) implantierte in die Femurkondylen von Hunden Knochenzement und bestimmte gaschromatographisch die Monomerkonzentration in den angrenzenden Gewebeschichten. Er ermittelte direkt nach der Operation in 1000 µm Abstand vom Implantat eine mittlere Monomerkonzentration von 0,140%. Nach 4 Stunden hatte die Monomerkonzentration auf 0,015% abgenommen. Mit größer werdendem Abstand vom Implantat wurde die nachweisbare Monomerkonzentration geringer. Die Gewebeschicht in 3000–4000 µm Abstand enthielt unmittelbar nach der Operation 0,004% und eine Stunde später 0,020% Monomer. Sechs Stunden nach Implantation des Knochenzementes war in allen untersuchten Gewebeschichten kein Monomer mehr nachweisbar.

Seine vergleichweise zu den von uns (in vitro) gemessenen Konzentrationen niedrigeren Werte erklärt Petty mit der unterschiedlichen Versuchsanordnung. Bei den Hundeversuchen (in vivo) kann Monomer durch das vaskuläre System abtransportiert werden und damit zu einer Verringerung des im Gewebe verbliebenen Monomers beitragen.

Außerdem stellten wir fest, daß der Hauptanteil des Monomers vom Fett gebunden wird. Da der Fettanteil bei den Versuchen von Petty in dem spongiösen Bereich der Femurkondylen aber nicht so hoch ist, wie in dem von uns verwendeten Knochenmark, könnte dieses zu den von Petty gefundenen niedrigeren Werten beigetragen haben.

Methylmethacrylat-Monomer ist zytotoxisch (Hulliger, 1962). Entsprechend den Untersuchungen von Mohr (1958) tötet das Monomer Gewebezellen von einer Konzentration 1:1000 an aufwärts ab. Der zytotoxische Effekt steigt mit zunehmender Monomerkonzentration an. Dies konnten wir bestätigen: Zusammen mit May (1958) untersuchten wir die Zelltoxizität des Monomers in Kulturen von Amnionzellen und menschlichen embryonalen Fibroblasten. Die ersten Zeichen einer Hemmung des Zellwachstums fanden wir bei einer Verdünnung von 1:1000, die einem Monomergehalt von 0,001 Gew.% entspricht. In der Verdünnung von 1:100 (0,01 Gew.%) war die Wachtumshemmung bereits sehr ausgeprägt.

Zusammenfassung der Ergebnisse

Das aus polymerisierenden Zementimplantaten an die Umgebung abgegebene Methacrylsäuremethylester-Monomer (MAM) wird zu 63–80% vom Fettanteil des Gewebes aufgenommen.

Eine eindeutige Abhängigkeit der Monomerabgaben von der Raumtemperatur konnte *nicht* nachgewiesen werden. Dagegen ist die Menge des in die Umgebung austretenden Monomers desto größer, je früher der angerührte Zementteig in das Gewebe eingebracht wird. Die in Gewichtsprozenten angegebenen Monomergehalte aller Gewebefraktionen lagen oberhalb der Toxizitätsgrenze von 0,001 Gew.%.

Literatur

Bechtel, A., Willert, H.-G., Frech, A: Bestimmung des Monomergehaltes von Methacrylatsäuremethylester in Knochenmark, Fett und Blut nach dem Aushärten verschiedener «Knochenzemente». Chromatographia *6* (5), 226, 1973.

Buchhorn, U., Kistner, D., Willert, H.-G., Semlitsch, M.: Bestimmung der Aushärtungscharakteristik und Verarbeitungsbreite von Knochenzementen. Z. Orthop. *120,* 793, 1982.

Hulliger, L.: Untersuchungen über die Wirkung von Kunstharzen (Palacos und Ostamer) in Gewebekulturen. Arch. orthop. Unfall-Chir. *54,* 581, 1962.

May, G.: Persönliche Informationen, 1958.

Mohr, H. J.: Pathologische Anatomie und kausale Genese der durch selbstpolymerisierendes Methakrylat hervorgerufenen Gewebsveränderungen. Z. ges. exp. Med. *130,* 41, 1958.

Petty, W.: Methyl methacrylate concentrations in tissues adjacent to bone cement. J. Biomed. Mat. Res. *14,* 427, 1980.

Diskussion

Bösch: Petty hat am lebenden Knochen festgestellt, daß nach der Zementeinbringung eine sehr hohe Monomerkonzentration im Knochen am Knochenzement anliegend gefunden wurde, dieser Monomeranteil jedoch nach 24 Stunden praktisch auf 0 abgesunken ist. Ich glaube, der Körper hat hier eine sehr große Reinigungsmöglichkeit.

Semlitsch: Herr Willert könnten Sie vielleicht uns allen bestätigen, daß es nicht angeht, daß ein Arzt meint, low-viscosity-Zement eigne sich ganz besonders, um in Knochenhöhlen eingegossen zu werden. Aus Ihren Worten habe ich nämlich verstanden, daß dies absolut verboten ist, weil dann die Monomerabgabe desto höher wird.

Willert: Aus unseren Ergebnissen läßt sich schließen, daß man den Knochenzement nicht zu früh einbringen darf, was im Grunde auch in den Gebrauchsanweisungen für die Zemente ja berücksichtigt ist. Wie das jetzt speziell mit dem low-viscosity-Zement ist, weiß ich nicht, weil ich das nicht untersucht habe, aber die Schlußfolgerung liegt nahe. Es müßte wohl für die low-viscosity-Zemente einmal eine ähnliche Untersuchung durchgeführt werden, die dann aber etwas verbessert werden muß, weil die vorgestellten Untersuchungen schon eine ganze Weile zurückliegen.

Seidel: Ich möchte die Frage von Herrn Semlitsch für den klinischen Bereich beantworten: die Versuchsanordnung von Herrn Willert hat zum Teil eine sehr große Streuung, wir haben mit low-viscosity-Zement gearbeitet und haben eingehende Untersuchungen auf MMA in klinischen Versuchen und Tierexperiment durchgeführt und uns dann die Zeiten festgelegt, wann der Zement implantiert wird. Bei den Hundeversuchen haben wir den Zement 6,5 Minuten nach dem Anrühren implantiert und haben dann eingehende Kreislaufstudien gemacht, über die auch in Orlando berichtet wurde und haben gleichzeitig Blut-MMA-Abgaben versucht zu messen und keine Konzentrationen festgestellt. Wenn man davon ausgeht, daß nach einer Zeit von 6,5 Minuten die Implantation vorgenommen wird und nach einer Aushärtungszeit von 10 Minuten und der weiteren Implantationsdauer kein MMA im Körper nachgewiesen werden kann, spricht das nicht unbedingt gegen low-viscosity-Zement.

Willert: Uns hat weniger die Abgabe an das Blut, sondern vielmehr die unmittelbare Konzentration an der Knochenzementgrenze interessiert, weil wir versuchen wollten, Erklärungen für die Nekrose des zementimplantatumgebenden Gewebes zu finden.

Semlitsch: Wenn ich noch eine Bemerkung machen darf. Wir hatten vor 10 Jahren vergleichende Untersuchungen bezüglich Monomerabgabe gemacht. Einbringen von low-viscosity-Zement mittels Spritze und mit der Hand zum gleichen Zeitpunkt. Man hatte damals den Verdacht, mittels Spritze käme mehr Monomer in den Körper als mittels Handverarbeitung. Wir konnten keinen Unterschied finden.

Tschöpe: Herr Willert, Sie hatten produktabhängig unterschiedliche Verteilungsmuster im Reagenzglas gefunden. Beruht dieser Befund wirklich auf den unterschiedlichen Eigenschaften der Produkte oder ist er ein Ausdruck für die Ungenauigkeit der Methode?

Willert: Wir wollen die einzelnen Zemente nicht untereinander vergleichen, das gibt die Versuchsanordnung nicht her. Wir können aber das Prinzip vergleichen: das meiste des Monomeren wird an das Fett gebunden. Die Einbringzeit spielt eine große Rolle, und auch die niedrigste gemessene Konzentration liegt immer noch im zytotoxischen Bereich. Alle anderen Konzentrationen lagen einige Potenzen höher.

Fa. Kulzer & Co. GmbH, Friedrichsdorf

Freisetzung von Restmonomer und N,N-dimethyl-p-toluidin aus Knochenzementen während der Aushärtung und bei Langzeitlagerungen - Eine in-vitro-Untersuchung

W. Ege, H. Scheuermann

Knochenzemente sind nun seit mehr als 20 Jahren im Handel, und seit dieser Zeit wird die nicht immer befriedigende Langzeithaltbarkeit einer künstlichen Gelenkverankerung dem Knochenzement zugeschoben. Sicherlich ist dieser Bestandteil, der zudem noch im Körper aushärtet, ein schwaches Glied in diesem Verfahren.

Wie Sie alle wissen, werden alle Knochenzemente durch Zusammenmischen von Polymerpulver mit monomerem Methylmethacrylat hergestellt. Bis auf eine einzige Ausnahme enthalten alle Knochenzemente als Katalysatorbestandteile Benzoylperoxid im Pulver und N,N-dimethyl-p-toluidin in der Flüssigkeit in leicht variierenden Mengen, wie Scheuermann schon berichtete.

Da keine Kaltpolymerisation zu einem Umsatz von 100% ablaufen kann - der Grund liegt in der immer größer werdenden Unbeweglichkeit des Monomeren im zäher werdenden Polymeren und in der Rekombination, d.h. der Absättigung zweier radikalischer Endgruppen mit sich selbst - verbleiben deshalb in jedem Knochenzement etwa 2-6% an Restmonomerem übrig. Diesem Restmonomeren hat man jahrelang neben der Wärmeentwicklung bei der Polymerisation mit die Ursache einer Zementlockerung zugeschrieben.

Der zweite Bestandteil, das Dimethyl-p-toluidin, wurde nun von Bösch et al. seit einigen Jahren ebenfalls in die Diskussion gebracht.

Zunächst möchte ich über die Restmonomerfreisetzung aus Knochenzementen während der Aushärtung bei 37 °C in Ringerlösung berichten.

Scheuermann hat schon 1976 in einer ersten Untersuchung die Freisetzung von monomerem Methylmethacrylat aus Palacos® R berichtet. Der Versuchsablauf gliedert sich folgendermaßen:

Alle Knochemzemente werden entsprechend den Vorschriften der Hersteller angerührt und in eine definierte Form aus Polyethylen gebracht. In diese Form gehen etwa 20 g des Teiges, der dann eine Oberfläche von 18 cm² aufweist. Die Form mit dem Zement wird in eine Vorlage von 320 ml Ringerlösung bei 37 °C gebracht. Die Lösung wird gerührt und nach bestimmten Zeiten von 1 Minute bis 60 Minuten eine Probe entnommen und durch Headspace-Gaschromatographie der Monomeranteil bestimmt.

Insgesamt wurden 6 Knochenzemente, davon drei als sog. höherviskose und drei als niedrigviskose Zemente untersucht. Die viskosen Zemente Palacos® R, Palacos® R mit Gentamicin und CMW wurden eine Minute nach dem Anrühren eingebracht. Palacos® E flow, Surgical Simplex und Zimmer Bone Cement wurden 2 Minuten nach dem Anrühren eingebracht. Die Ergebnisse können Sie der Tabelle 1 entnehmen. Es sind lediglich die Gesamtwerte angegeben.

Es zeigt sich also nur ein geringer Unterschied bei den einzelnen Knochenzementen, der zudem durch unterschiedliche Verarbeitungstechniken noch mehr verwischt werden kann.

Die Langzeituntersuchungen der Freisetzung von Restmonomer wurden von Rudigier et al. 1981 bei Palacos® R, CMW Bone Cement und Surgical Simplex untersucht, so daß ich hier nur kurz die Ergebnisse diskutieren möchte. In der Tabelle 2 sehen Sie

Tab. 1

Knochenzement	Freigesetzte MMA-Menge mg/absolut	Freigesetzte MMA-Menge mg/cm² Oberfläche
Palacos® R	34,1	1,89
Palacos® R mit Gentamicin	32,9	1,82
CMW Bone Cement	32,6	1,81
Palacos® E flow	22,4	1,24
Surgical Simplex	30,3	1,68
Zimmer Bone Cement	30,9	1,72

Tab. 2

Zeit nach Implantation	CMW Bone Cement	Palacos® R
2 Stunden	5,58	3,46
6 Stunden	4,10	2,77
1 Tag	2,60	2,00
3 Tage	1,78	1,46
7 Tage	0,95	0,98
14 Tage	0,44	0,56
28Tage	0,44	0,37

die Restmonomergehalte im zeitlichen Abstand nach der Zementimplantation.

Diese Ergebnisse sagen nur aus, daß der Restmonomergehalt im Laufe der Zeit abnimmt, wobei zu erwähnen ist, daß Langzeitproben aus Reoperationen auch nach Jahren noch diesen Restmonomeranteil von etwa 0,3–0,5% zeigen. Diese Werte sagen aber nichts über den Verbleib des restlichen Monomeren aus.

Man könnte davon ausgehen, daß dieses Restmonomer freigesetzt wird. Bilanzierungsversuche bei in-vitro Proben zeigten jedoch immer eine Diskrepanz zwischen freigesetzten Monomeren und dem Restmonomergehalt, so daß man davon ausgehen kann, daß ein großer Teil des Restmonomeren durch langsame Polymerisation aus der Bilanz verschwindet. Eine Vergleichsuntersuchung mit heißgehärtetem Zement, d.h. einem Zement ohne DmpT, zeigt, daß nur ein Teil des Restmonomeren freigesetzt wird, der Rest aber noch in der Probe vorhanden ist, was die Theorie der Nachpolymerisation erhärten dürfte und gegen eine Freisetzung spricht.

Ganz grob kann gesagt werden, daß etwa 10% des ursprünglichen Restmonomeren freigesetzt werden, etwa 10% im Zement verbleiben und etwa 80% nachpolymerisieren.

Nun möchte ich über die Freisetzung von N,N-dimethyl-p-toluidin (DmpT) berichten.

DmpT wird als sog. Cokatalysator benötigt, um zusammen mit dem Benzoylperoxid bei Raumtemperatur die Polymerisation in Gang zu setzen. Der Ablauf des Zerfallmechanismusses ist nach folgendem Schema zu erwarten.

Aus dem BPO entsteht ein Radikal, das die Polymerisation des Monomerem in Gang setzt. Das DmpT wird nur zu einem kleinen Teil in die Kette eingebaut, zu einem anderen Teil oxydativ desalkyliert, z.B. zum Monomethyl-p-toluidin, z.T. bleibt es völlig unverändert im Polymeren zurück.

Alle Knochenzemente enthalten vor der Polymerisation, umgerechnet auf die fertige Zementmischung, zwischen 0,6 und 0,9% DmpT. Nach Beendigung der Polymerisation kann man nach Elution des zerkleinerten Knochenzements mit Methanol noch zwischen 0,1 und 0,5% DmpT nachweisen.

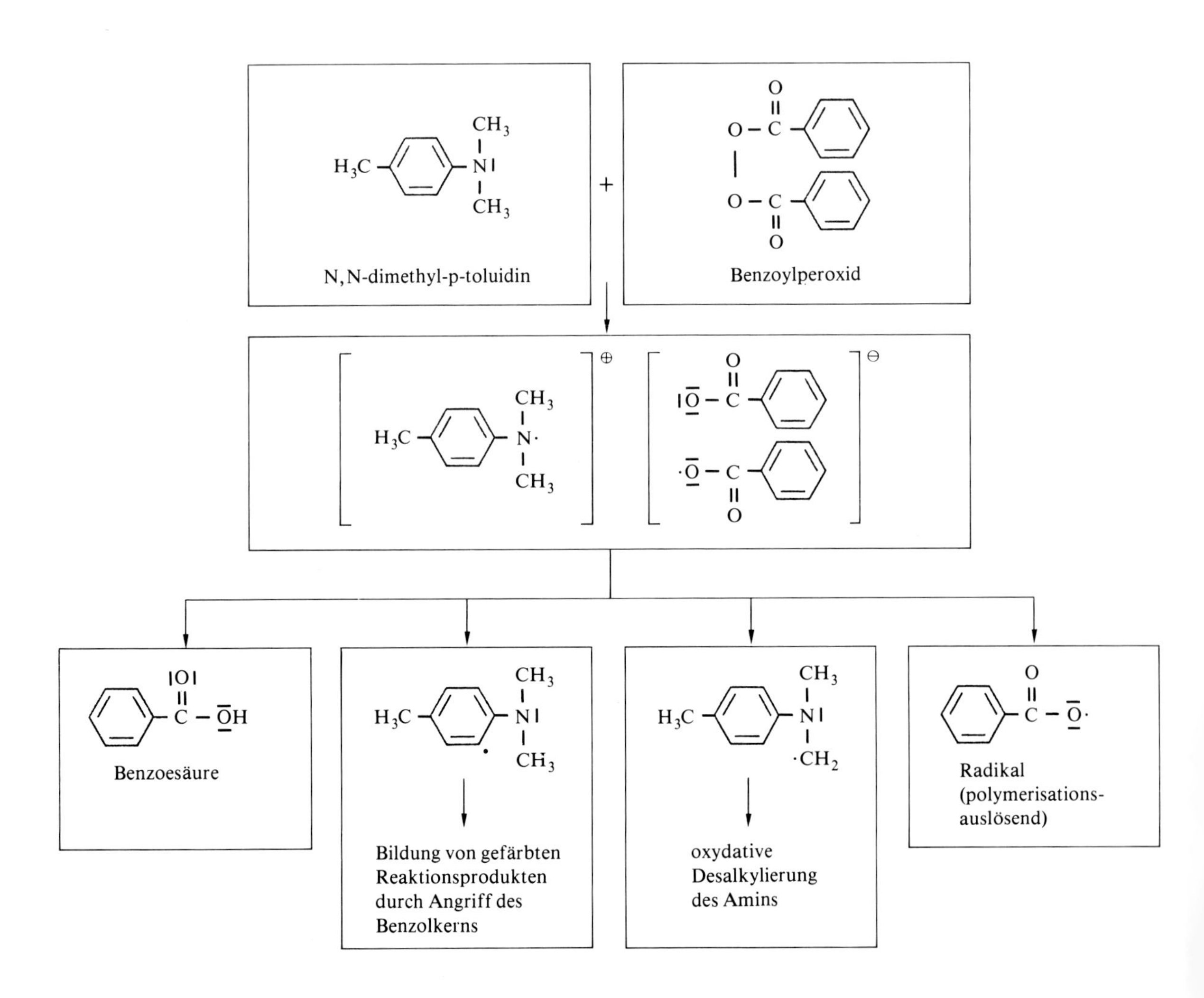

Die Löslichkeit von DmpT in Wasser beträgt etwa 0,1%. Um die aus einem Knochenzement nun tatsächlich eluierte Menge an DmpT zu ermitteln, wurden zwei Versuchsreihen durchgeführt.

Zunächst wurde versucht, die während der Polymerisation des Teiges freigesetzte Mengen DmpT in Ringerlösung zu ermitteln. Dazu wurden Prüfkörper mit 20 g oder einer Oberfläche von 18 cm² bei 37 °C in 320 ml Ringerlösung getestet. Der angerührte Teig wurde in dem Moment, in dem er nicht mehr an den Fingern klebt, in die Form gegeben und eingebracht. Proben wurden 1, 2, 4, 6 und 60 Minuten nach dem Einbringen gezogen. Die Werte können Sie der Tabelle 3 entnehmen. Geprüft wurden Palacos® R, Palacos® E flow und Zimmer Bone Cement. Das DmpT wurde in der wässrigen Lösung gaschromatographisch bestimmt.

Die Ergebnisse zeigen, daß nach der 4. Minute nach dem Einbringen kein Anstieg mehr zu beobachten ist. Als Gesamtmenge wurden bei Palacos® R 0,12 mg ermittelt. Auf eine Oberfläche von 18 cm² umgerechnet kann man sagen, daß 0,0066 mg DmpT/cm² Oberfläche während der Aushärtung aus Palacos® R freigesetzt werden. Der Wert für Palacos® E flow beträgt 0,0061 mg und der für Zimmer Bone Cement 0,0083 mg DmpT/cm² Oberfläche.

Es ist also auch hier nur ein geringer Unterschied bei einem höherviskosen Zement im Vergleich zu niedrigviskosen Zementen.

In einer weiteren Versuchsreihe wurde die Langzeitfreisetzung von DmpT aus ausgehärtetem Knochenzement bestimmt. Dazu wurden 3 mm starke Prüfkörper mit einer Oberfläche von 4,5 cm² in Ringerlösung bei 37 °C gelagert. Nach jeder Bestimmung wurde die Ringerlösung gewechselt. Die Bestimmung erfolgte wieder gaschromatographisch. Als Testlösung diente DmpT in Ringerlösung 10^{-4} und 10^{-5}%ig (Tab. 4).

Es ist also eine – wenn auch sehr geringe – Langzeitfreisetzung von DmpT aus Knochenzementen nachweisbar. Inwieweit diese geringen Mengen ausreichen, um toxische Reaktionen hervorzurufen, wage ich an dieser Stelle nicht zu diskutieren. Versuche, zu klären ob DmpT im Gewebe angereichert wird, konnten bisher keine eindeutige Aussage erlauben. Es scheint aber nicht der Fall zu sein. Eher ist ein Abbau zu beobachten.

Tab. 3: Freisetzung von Dimethyl-p-toluidin aus Palacos® R während der Aushärtung.

Zeit/ Minuten	Palacos® R Menge DmpT mg	Palacos® E flow Menge DmpT mg	Zimmer Bone Cement Menge DmpT mg
0– 1	0,05	0,05	0,08
1– 2	0,08	0,08	0,09
2– 4	0,12	0,09	0,15
4– 6	0,12	0,11	0,15
6–60	0,12	0,10	0,15

Tab. 4: Langzeitfreisetzung von DmpT aus Palacos® R bei 37 °C in Ringerlösung.

Zeit/Tage	Menge DmpT µg/cm² Oberfläche	Menge DmpT µg/cm² Oberfläche/Tag
1	0,61	0,610
2– 4	0,05	0,016
5– 7	0,035	0,011
8–11	0,03	0,0075
12–21	0,067	0,0067
22–42	0,065	0,0025
43–63	0,047	0,0022
64–77	0,03	0,0021

Gegen die aufgestellte Behauptung, daß DmpT Krebs erzeugen könne, spricht eine präklinische Prüfung in USA, in der Palacos® R, Palacos® R mit Gentamicin und Surgical SimplexP bei 500 Ratten – unterteilt in fünf Kontrollgruppen – untersucht wurden. Das Ergebnis zeigte, daß in allen fünf Gruppen die Zahl der auftretenden Tumoren gleich groß war. Auch die Sterblichkeit unterschied sich in den einzelnen Gruppen nicht. Histopathologische Untersuchungen der behandelten Tiere ergaben keinen Hinweis auf einen karzinogenen Effekt der Implantationsmaterialien.

Ich sehe im Moment kurzfristig keine Lösungsmöglichkeit, die weg vom DmpT führt. Alle anderen in der Literatur bekannten Starterkomponenten sind überhaupt nicht toxikologisch untersucht. Man könnte höchstens zu höheren Homologen des DmpT übergehen, die weniger wasserlöslich sind. Die Verwendung von Borankatalysatoren halte ich ebenfalls für problematisch, da beim Zerfall dieser Katalysatoren ebenfalls toxische Zwischen- bzw. Endprodukte auftreten. Butylhydroperoxid z. B. hat sich nach eigenen Untersuchungen als äußerst zelltoxische Verbindung herauskristallisiert, und die als Endprodukt entstehende Borsäure ist in letzter Zeit auch als toxisch erkannt worden.

Man sollte trotz der sicher vorhandenen Fehlschläge, die aber sehr vielschichtiger Natur sein können, nicht vergessen, daß es auch eine Unzahl von guten Langzeitergebnissen bei Knochenzementen gibt, die eigentlich für das Produkt sprechen.

Literatur

Bösch, P. et al.: Nachweis des Katalysatorbestandteils, Dimethylparatoluidin im Knochenzement auch nach langjähriger Implantation. Arch. Toxicol. 1982, S. 157–166.

Scheuermann, H.: Bestimmung des Monomergehaltes von Knochenzementen. Diplomarbeit 1976, Fachhochschule Fresenius, Wiesbaden.

Rudigier, J. et al.: Restmonomerabnahme und -freisetzung aus Knochenzementen. Unfallchirurgie *7,* 132, 1981.

Diskussion

De Wijn: Ich habe ähnliche Messungen wie Sie durchgeführt, was den Monomeranteil angeht und an eine der Schwierigkeiten, an die ich mich erinnern kann, war, daß die Extrakte mit wäßriger Ringerlösung nicht stabil blieben. Deshalb möchte ich Sie fragen, ob auch Sie beobachtet haben, daß das Monomer durch irgendwelche Prozesse aus der Ringerlösung verschwand und ob Sie dieses erwartet hatten?

Ege: Wir haben gefunden, daß beim Gebrauch von Ringerlösung wenn ein Luftvolumen über der Lösung im Gefäß besteht, ein Teil des MMA in das Luftvolumen difundiert. Deshalb ist es erforderlich, eine luftfreie Lagerung der Flüssigkeiten vorzunehmen. Dann haben Sie keinen MMA-Verlust. Wenn man andererseits MMA im Humanserum bestimmt, verschwindet es dort innerhalb weniger Minuten.

Semlitsch: Dürfte ich vielleicht die Herren Ege und Bösch zu einer Diskussion bezüglich Dimethylparatoluidin anregen: wir hatten doch gehört, daß 3T3-Mauszellen bis zu 5 ppm Paratoluidin als unschädlich empfinden. Herr Ege hat auch Zahlen abgegeben. Meine Frage jetzt an Herrn Bösch: wie groß sind die Mengen Dimethylparatoluidin, die Sie im Gewebe angrenzend an Knochenzement analysiert haben?

Bösch: Ich kann Ihnen da leider nicht helfen, Dr. Semlitsch, wir haben keine Analyse des angrenzenden Gewebes gemacht, sondern wir haben – wie ich in meinem Vortrag zeigen werde – nur den Zement selbst analysiert. Und die Antwort bezüglich des DMPT's wird Herr Lintner hoffentlich in seinem Vortrag geben.

Ege: Herr Semlitsch, wir haben diese Versuche gemacht, im Knochengewebe DMPT nachzuweisen. Es ist außerordentlich schwierig, da die Bilanzierung nicht stimmt. Es scheint also irgendwie, wie auch das MMA, im Humanserum abgebaut zu werden. Sie können es nicht mehr als DMPT nachweisen, es verschwindet aus der Bilanz.

Pietsch: Nochmals zum DMPT. Sie erwähnten es schon, im Knochenzement entsteht ja auch die Benzoesäure und wir müssen auch in Betracht ziehen, daß je nachdem, wie die Knochenzemente im einzelnen zusammengesetzt sind, entweder – stöchiometrisch gesehen – das Paratoluidin im Überschuß ist, oder das Benzoylperoxyd und wenn beispielsweise aus dem Benzoylperoxyd Benzoesäure entsteht, dann muß man auch annehmen, daß sich Verbindungen bilden können, die die analytische Erfassung zumindest erschweren. Wie z.B. eine Salzbildung des DMPT mit Benzoesäure.

Ege: Das könnte der Fall sein, aber wir haben damit keine Erfahrungen. Es ist sicherlich eine Frage des ausgeglichenen Verhältnisses von Benzoylperoxyd und DMPT, wieviel DMPT überhaupt in dem Produkt zurückbleibt, und ich glaube, hier müssen Schwerpunkte der Forschung gesetzt werden.

[1] Abteilung für Unfallchirurgie der Chirurgischen Universitätsklinik Mainz (Leiter: Prof. Dr. med. G. RITTER)
[2] Klinische Forschung der Firma MERCK AG, Darmstadt
[3] Analytisches Labor der Firma Kulzer & Co. GmbH, Friedrichsdorf

Pharmakologische Effekte und Kinetik von Methylmethacrylat-Monomer

K. WENDA[1], A. GRIEBEN[2], J. RUDIGIER[1], H. SCHEUERMANN[3]

Kardiovaskuläre Beeinträchtigungen bei der Implantation von Totalendoprothesen mit Knochenzement werden häufig beobachtet [1, 2, 3, 4, 5, 7, 10]. Die Reaktionen reichen von einem milden Blutdruckabfall bis zu ernsten Kreislaufkomplikationen. Neben zahlreichen anderen möglichen Ursachen wird immer wieder eine systemische-pharmakologische Wirkung des Methylmethacrylat-Monomers diskutiert.

Zur Überprüfung einer pharmakologischen Monomerwirkung wurde bei 10 Bastard-Schäferhunden handelsüblicher Refobacin®-Palacos® R oder der in der klinischen Erprobung befindliche, niedrig visköse Refobacin®-Palacos® flow in die Tibiamarkhöhle implantiert. Der Knochenzement wurde zuerst in die rechte und 30 Minuten später in die linke Tibia eingebracht, so daß insgesamt 20 Implantationsvorgänge analysiert werden konnten. Um direkte nerval-reflektorische Mechanismen weitgehend auszuschalten, erfolgte bei 8 Hunden zusätzlich eine Denervierung der Tibia, indem der N. ischiadicus im mittleren Oberschenkelbereich durchtrennt wurde. Die Monomerspiegel im zentralvenösen und peripheren Blut wurden mittels Headspace-Gaschromatographie bestimmt. Die Messung der Atemfrequenz erfolgte über ein an die Trachealkanüle angeschlossenes Thermoelement, die Aufzeichnung des zentralvenösen Druckes über einen in die V. jugularis eingelegten Katheter und die Registrierung des arteriellen Mitteldruckes über einen Katheter in der A. subclavia. Die Kortikalis der Tibia wurde im Kopf- und Malleolenbereich 4 mm aufgebohrt, anschließend die Markhöhle ausgekratzt und gespült. Zwei Minuten nach Mischen der flüssigen und pulvrigen Komponente wurde Knochenzement mit einer Spritze bis zum Austreten aus dem distalen Öffnungsloch eingefüllt.

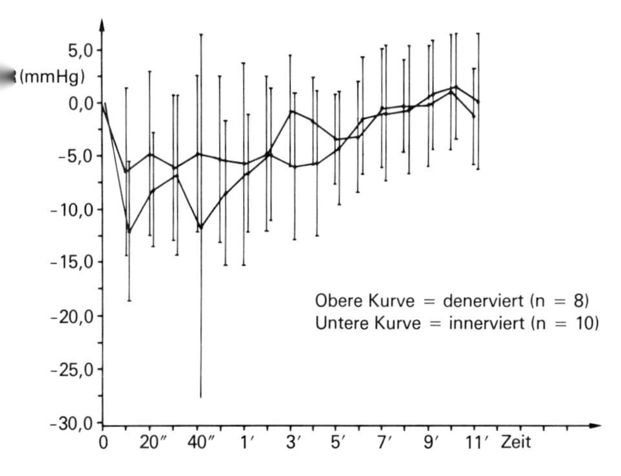

Abb. 1: Blutdruckverhalten nach MMA-Implantation.

Im hier untersuchten Tiermodell kam es zu einem milden, jedoch statistisch gesicherten Blutdruckabfall (Abb. 1). Bei mittleren Ausgangswerten um 150 mmHg betrug der durchschnittliche Abfall des arteriellen Mitteldruckes 13 mmHg. In einem Fall betrug der größte Blutdruckabfall 28 mmHg. Bei 7 der 20 Versuche konnte nach der Implantation keine Blutdruckreaktion registriert werden. Die graphische Darstellung zeigt den Verlauf der mittleren arteriellen Blutdruckwerte, wobei der Verlauf nach Denervation in einer gesonderten Kurve dargestellt wurde. Die Blutdrucksenkung war bei denervierter Versuchsextremität bis zu 2 Minuten, bei innervierter bis zu 5 Minuten nachzuweisen. Daß der arterielle Mitteldruck bei den innervierten Extremitäten bis zur 5. Minute zu allen Zeitpunkten niedriger lag, spricht für eine zumindest teilweise nerval-reflektorische Ursache. Zwischen der 6. und 11. Minute kehrten die Werte zum Ausgangsniveau zurück.

Die Atemfrequenz stieg bei intakter Nervenversorgung der Versuchsextremität in den ersten 6 Minuten signifikant an (Abb. 2). Wurde der N. ischiadicus durchtrennt, so stieg die Atemfrequenz zwar ebenfalls geringfügig an, der Unterschied konnte jedoch nicht statistisch gesichert werden. Der größere Anstieg der Atemfrequenz bei intakter Nervenversorgung läßt auch hier eine nerval-reflektorische Mitbeteiligung durch das Einfüllen des Knochenzementes erkennen. Bestätigt wird dieses durch die Beobachtung, daß die Unterbindung des N. ischiadicus, die ja auch als Reiz des Nerven zu betrachten ist, ebenfalls zu einem Anstieg der Atemfrequenz geführt hat.

Der zentralvenöse Druck blieb während der gesamten Versuchsdauer konstant (Abb. 3), die Herzfrequenz stieg von einem Ausgangswert von durchschnittlich 170 Schlägen pro Minute nur unwesentlich um maximal 5 (Abb. 4).

Die Monomerspiegel wurden im zentral- und periphervenösen Blut innerhalb der ersten 11 Minuten ge-

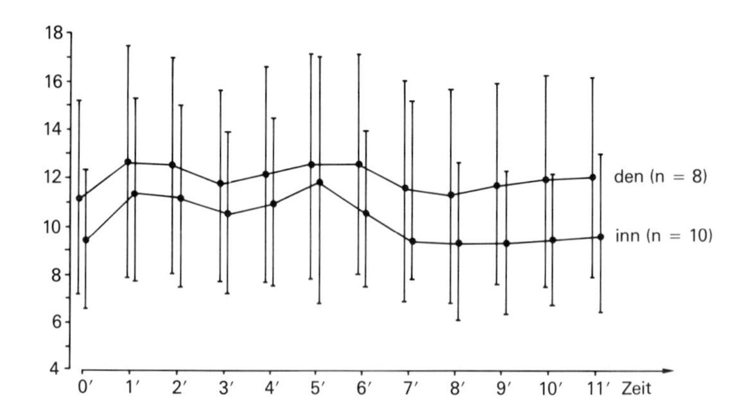

Abb. 2: Atemfrequenz.

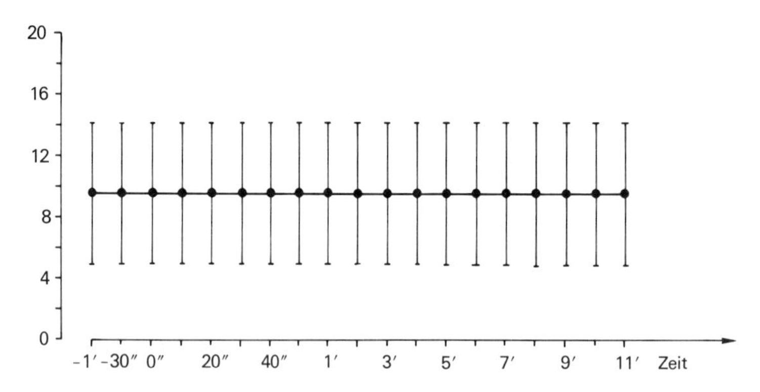

Abb. 3: ZVD (cm H_2O).

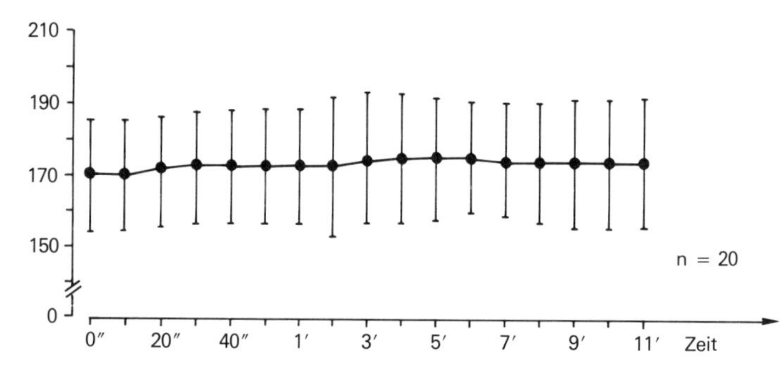

Abb. 4: Herzfrequenz.

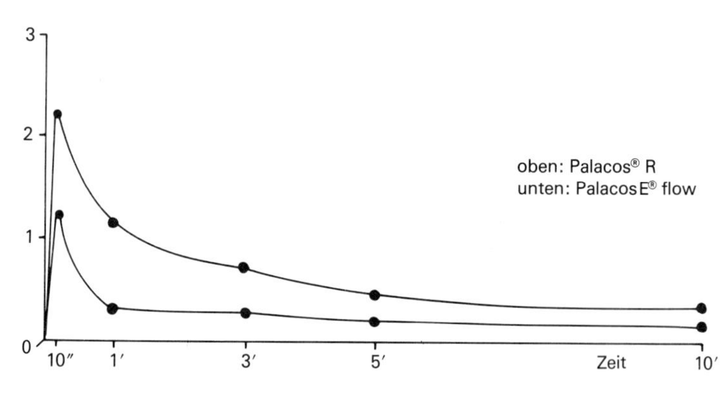

Abb. 5: MMA-Konz. (µg/ml) V. cava.

messen und sind in Abbildung 5 dargestellt. Zentralvenös in der V. cava inferior betrugen die Monomerkonzentrationen zwischen 0,02 und 4,9 µg/ml. Das Maximum der Konzentration lag bei 10 Sekunden. Bereits nach einer Minute waren die Monomerspiegel um etwa die Hälfte abgefallen. Periphervenös konnte nur ein Bruchteil der zentralvenösen Konzentrationen nachgewiesen werden. Die Durchschnittswerte lagen hier um 0,07 µg/ml. Unterschiede in den zentralvenös gemessenen Werten bestanden zwischen Palacos® R und dem geringer viskösen Palacos® flow.

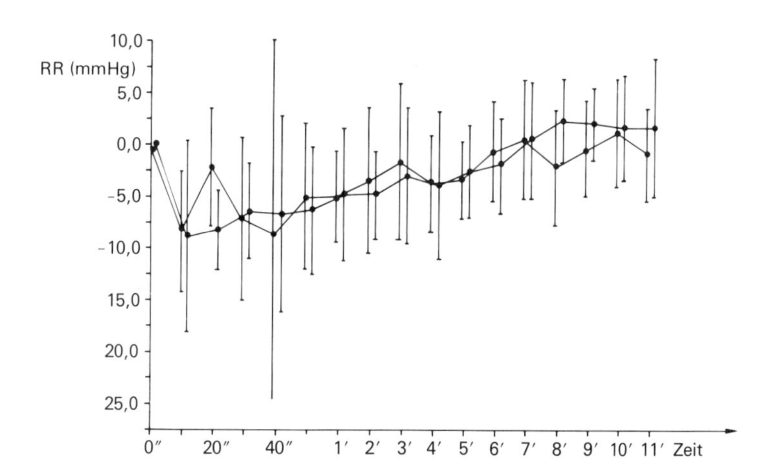

Abb. 6: Palacos® flow/Palacos® R.

Um eine Kreislaufwirkung der auftretenden Monomerkonzentrationen sicher zu erfassen, wurden die Blutspiegel in der V. cava zu fünf aufeinanderfolgenden Zeitpunkten bei 20 Implantationen mit der jeweiligen Blutdruckerniedrigung in Beziehung gesetzt. Bei insgesamt 100 Wertpaaren konnte dabei zwischen dem Blutdruckverhalten und den Monomerspiegeln im verteilungsunabhängigen Rangtest nach SPEARMAN keinerlei Korrelation gefunden werden. Ebenso bestand keine Korrelation zwischen dem Anstieg der Atemfrequenz und den Monomerspiegeln. Indirekt bestätigt werden diese Ergebnisse durch das gleichartige Blutdruckverhalten nach Palacos® flow bzw. Palacos® R-Implantation. Obwohl sich die Monomerspiegel – wie in Abbildung 5 gezeigt – deutlich unterscheiden, besteht im Blutdruckverlauf kein Unterschied (Abb. 6).

Um eine durch Histamin vermittelte Blutdruckreaktion auszuschließen, erfolgte die fluorometrische Bestimmung der Histaminspiegel im zentralvenösen Blut vor dem Einbringen des Zementes sowie 4 und 8 Minuten danach. Der Ausgangswert betrug 19,1±5,6 μg/l, nach 4 Minuten wurden 19,7±5,6 μg/l und nach 8 Minuten 20,4±6,2 μg/l gemessen. Der minimale Anstieg der Konzentrationen des Histamins war statistisch nicht signifikant. Eine histaminvermittelte Blutdruckreaktion erscheint somit unwahrscheinlich.

Zusammenfassend kann festgestellt werden, daß es im hier untersuchten Tiermodell nach der Implantation von Knochenzement in die Tibiamarkhöhle des Hundes bei gleichzeitiger Vermeidung hoher intramedullärer Drucke zu einem milden, jedoch statistisch gesicherten Blutdruckabfall kam. Pharmakologische Wirkungen des Monomers konnten durch das Fehlen einer Korrelation zwischen den gemessenen Monomerspiegeln und den beeinflußten Parametern Blutdruck und Atemfrequenz ausgeschlossen werden.

Die Ergebnisse stimmen z. T. mit Beobachtungen anderer Autoren überein [1, 5, 8], die eine blutdrucksenkende Wirkung des Monomers ebenfalls nicht nachweisen konnten. Anders als die in der Literatur nach i.-v.-Applikation von Monomer beschriebenen Blutdruckabfälle [6] führen in unseren Experimenten nach Zementimplantation auftretende Monomerspiegel nicht zur Beeinträchtigung des Blutdruckes. Für eine in früheren Experimenten nachgewiesene nervalreflektorische Komponente als zusätzlichem Auslöser des Blutdruckabfalles [8] sprach die Beobachtung, daß nach Durchtrennung des N. ischiadicus das Ausmaß der Blutdrucksenkung geringer war als bei intakter Nervenversorgung. Eine Auslösung durch die bei der Polymerisation auftretende Wärme scheidet aus, da die Kreislaufveränderungen vor der Wärmeentwicklung auftraten.

Literatur

1 CROUT, D., CORKILL, J., JAMES, M.: Methylmethacrylate Metabolism in Man. Clin. Orthop. and Rel. Res. *141,* 90, 1978.

2 EGGERT, A., HULAND, H., RUHNKE, J., SEIDEL, H.: Der Einfluß der Anrührzeit des Knochenzements auf hypotone Kreislaufreaktionen bei Hüftgelenksersatzoperationen. Chirurg *46,* 236, 1975.

3 FRANKE, N., VAN ACKERN, K., PLAVE, R., PETER, K.: Kreislaufkomplikationen durch Knochenzement. Münch. med. Schr. *121,* (48), 1601, 1979.

4 KIM, K.C., RITTER, M.: Hypotension Associated with Methyl Methacrylate in Total Hip. Arthrop. Clin. Orthop. and Rel. Res. *83,* 154, 1972.

5 MODIG, J., BUSCH, G., OLERUD, S., SALDEEN, T., WAERNBAUM, G.: Arterial Hypotension and Hypoxaemia during Total Hip Replacement: The Importance of Thromboplastic Products, Fat Embolism and Acrylic Monomers. Acta anaesth. scand. *19,* 28, 1975.

6 PEEPLES, D.I., ELLIS, R.H., STRIDE, S., SIMPSON, B.: Cardiovascular effects of methylmethacrylate cement. Brit. med. J. *1,* 349, 1972.

7 PELLING, D., BUTTERWORTH, K.: Cardiovascular Effects of Acrylic Bone Cement in Rabbits and Cats. Brit. med. J. *2,* 638, 1973.

8 RINECKER, H.: New clinico-pathophysiological Studies on the

Bone Cement Implantation Syndrome. Arch. of Orthop. and Traum. Surg. *97,* 263, 1980.

9 Rudigier, J., Grünert, A.: Tierexperimentelle Untersuchungen zur Pathogenese intraoperativer Kreislauf- und Atmungsreaktionen bei der Implantation sog. Knochenzemente in die Markhöhle eines Röhrenknochens. Arch. of Orthop. and Traum. Surg. *91,* 85, 1978.

10 Schlag, G., Schliep, H.-J., Dingeldein, E., Grieben, A., Ringsdorf, W.: Sind intraoperative Kreislaufkomplikationen bei Alloarthroplastiken des Hüftgelenkes durch Methylmethacrylat bedingt? Anaesthesist *25,* 60, 1976.

Diskussion

Mittelmeier: Was halten Sie für die Ursache dieses Blutdruckabfalls: Sind das die restlichen Nerven, die nicht durchtrennt wurden, ist es also eine neurale Reaktion letztlich, oder sind es Stoffwirkungen?

Wenda: Die Untersuchungen wurden deshalb durchgeführt, weil bei Betrachtung der Literatur es eine Fülle von Erklärungen gibt, die letztendlich für ein multifaktorielles Geschehen sprechen. Wir haben eine Versuchsanordnung gewählt, die es eben für unsere Begriffe zuläßt, relativ isoliert die Monomerwirkung zu untersuchen, diese Versuche konnten eine Korrelation ausschließen.

Mittelmeier: Bei uns geht eine Doktorarbeit über die Kreislaufwirkung von Zementfreien Arthroplastiken zu Ende (Bahr). Ich kann heute schon das Ergebnis absehen: Wir sehen dabei keinen signifikanten Abfall des Blutdruckes und sonst keine wesentlichen Änderungen - im Gegensatz zu den Zementierungen, wo eine frühere Dissertation vorliegt, die etwa im wesentlichen Ihre Werte bestätigt. Nur sind wir nicht sicher, woher der Unterschied kommt.

Wenda: Möglicherweise ist aber auch bei zementierten Prothesen der Luftabschluß der Markhöhle größer, so daß die Druckanstiege wesentlich mehr zum Tragen kommen und die können ja auch verantwortlich sein. Das multifaktorielle Geschehen bleibt also bestehen und viele Faktoren scheiden bei den nichtzementierten Prothesen aus.

Polster: Ich würde diesen Druckabfall mit großer Wahrscheinlichkeit auf hämodynamische Zusammenhänge zurückführen wollen. Wenn man im Experiment am Hundefemur oder Tibiamarkhöhle die Drücke erhöht, bekommt man ähnliche Reaktionen und die bekommt man auch nach Denervierungen, denn das perivaskuläre Nervengeflecht sendet ja diese Signale weiter und ich würde also doch meinen, oder würde auch erwarten, daß das Implantieren von zementfreien Prothesen keinen prinzipiellen Unterschied darstellt, sondern - wie Sie eben schon gesagt haben - daß einfach durch das Zementbett die mechanische Druckerhöhung intraossal auf dem hämodynamischen Wege bei der Zementprothese stärker zum Tragen kommt als bei der zementfreien Prothese.

Wenda: Wir haben ja versucht, eine möglichst druckfreie Applikation zu ermöglichen. Wir haben die Tibiamarkhöhle vorher ausgekratzt und gespült, daß praktisch in der ganzen Tibia eine vorgebahnte Röhre, der Markraum, frei vorhanden war, und dann mit relativ geringem Druck eingefüllt, um so weit wie möglich die Druckanwendung auszuschalten.

Polster: Das wird Ihnen nicht gelungen sein, weil ja die hämodynamische Antwort von den Venensinus kommt, die nicht alle zerstört werden können, in den Krypten der Spongiosa und auch in den intrakortikalen Venensinus, dort laufen die Reflexe weiter und auch die Mikroluftembolien leiten ja diese hämodynamischen Auslöser weiter.

Rudigier: Unsere Beobachtungen liegen auf der gleichen Ebene. Es ist sicherlich denkbar bei diesen Untersuchungen, daß sich der Druckanstieg nicht ganz vermeiden läßt, selbst durch die noch so optimale Entlüftung und daß eben irgendwelche Druckwellen weitergeleitet werden in die Gefäße, die den Knochen ernähren, und daß auch ein reflektorischer Mechanismus besteht. Diesem stimmen wir zu.

Loer: Wurden hierbei Markraumstopper verwendet? Und wie denken Sie über Markraumstopper, die auch zu einer erheblichen Druckbelastung führen?

Wenda: Nein, wir haben keine Markraumsperre verwendet. Ich habe versucht darzustellen, daß wir die Markhöhle komplett vom Tibiakopf bis zu den Malleolen beim Hund aufgebohrt haben, um eine druckarme Applikation zu ermöglichen. Daß das sicherlich nicht ganz druckfrei möglich ist, wurde eben angesprochen. Insofern kann ich zu den Markraumsperren nicht Stellung nehmen.

[1] Orthopädische Universitätsklinik Wien (Vorstand: Prof. Dr. med. R. Kotz)
[2] Institut für Physikalische Chemie, Strudelhofgasse 4, A-1090 Wien
[3] Institut für Pathologische Anatomie der Universität Wien (Vorstand: Prof. Dr. med. J. H. Holzner)

Zur Toxizität der Knochenzementbestandteile

C. P. Bösch[1], H. Harms[2], F. Lintner[3]

Einleitung

Die Mineralisationsstörung an der belasteten und auch unbelasteten Knochenzement-Knochengrenze, welche regelmäßig ab etwa 1 Jahr nach Implantation nachweisbar ist, ließ den Verdacht aufkommen, daß der Knochenzement bzw. einer seiner Bestandteile einen chronisch toxischen Effekt auf das Knochenlager haben muß (Lintner et al., 1982; Lintner, 1983).

Aus diesem Grunde sollten Knochenzementproben nach mehr als einjähriger Implantation analysiert werden, weiter sollten die Angaben in der Literatur über Toxizität bzw. Karzinogenität der ursprünglichen Knochenzementbestandteile bzw. ihrer Reaktionsprodukte zusammengestellt werden (Tab. 1).

Material und Methodik

1. Knochenzement wird 2½–10¼ Jahre nach der Implantation gaschromatographisch untersucht. Die Identifikation der gefundenen Stoffe erfolgt mittels Massenspektrometer, sowie durch Zugabe von Reinsubstanz. Untersucht werden einerseits in Toluol gelöste PMMA- Proben, sowie das methanolische Eluat dieser. Aus methodischen Gründen werden als Kontrolle 30 Tage alte handelsübliche PMMA-in-vitro-Proben, sowie auch 30 Tage alte PMMA-Proben mit einem Tri-n-Butylboran/O_2-Startersystem (TBB/O_2) analysiert (Bösch et al.).
2. Die Literaturangaben über die Toxizität oder Karzinogenität der einzelnen Knochenzementbestandteile bzw. deren theoretischer Endprodukte nach der Polymerisation des üblichen DMpT/BPO, sowie auch des neuartigen TBB/O_2-Knochenzementes wird aus der Literatur zusammengefaßt.

Tab. 1: Mögliche Substanzen im Knochenzement *(2 Startersysteme).*

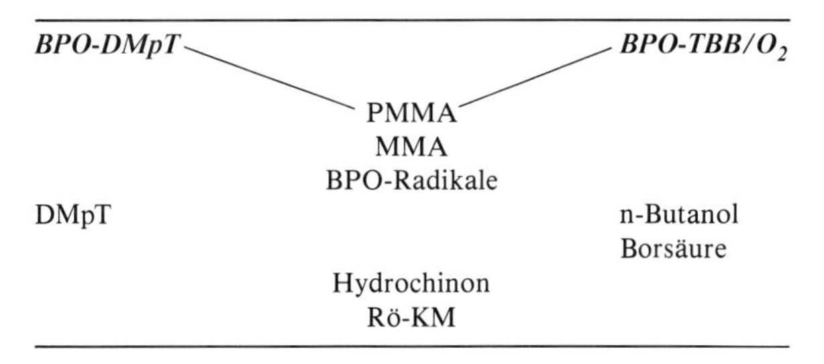

Ergebnisse

1. Bei allen implantierten Knochenzementproben konnte als einzige niedermolekulare Substanz lediglich DMpT in signifikantem Ausmaß nachgewiesen werden. Vergleichsweise dazu fand sich bei in-vitro-Knochenzementproben bei Verwendung eines TBB/O_2-Startersystems diese Substanz nicht (Tab. 2). Die Konzentration an DMpT ist unterschiedlich hoch und läßt sich nicht mit dem Alter der Zementproben korrelieren. Die Knochenzementproben ließen sich allerdings nicht mehr den verschiedenen verwendeten Marken zuordnen. Die Schwankungen lassen sich durch die unterschiedliche ursprüngliche Zusammensetzung, die implantationsbedingte Oberflächengestaltung, den unterschiedlichen Anrührvorgang, die Probengewinnung usw. erklären.

Monomeres konnte in keiner Probe nachgewiesen werden, wobei die Nachweisgrenze aus methodischen Gründen mit 0,2 gew. % relativ hoch liegt.

2. Nach der Analyse der Knochenzementproben, wobei als einzige niedermolekulare Substanz in signifikantem Ausmaße lediglich Dimethylparatoluidin, ein Anilinderivat, nachgewiesen werden konnte, richtet sich das Literaturstudium im Speziellen auf diese Substanzgruppe. Die Erfassung der gesamten Substanzgruppe mit methyliertem Benzolring erschien notwendig, einerseits weil über das DMpT alleine nur spärlich Angaben zu eruieren waren und andererseits da durch die Methylgruppen, auch in unterschiedlicher Stellung zum Benzolring die Toxizität der aromatischen Amine nur unwesentlich verändert wird.

Tab. 2: PMMA-Analyse.

		MMA	DMpT
18 Proben	2½–10¼ Jahre in vivo	0	0,41 (±0,22) % w/w
3 Proben	30 Tage in vitro	0	0,31 (±0,04) % w/w
2 Proben (TBB-O_2-Starter)	30 Tage in vitro	0	0
z. B. DMpT Beigabe zur Operation 0,87% w/w			

Tab. 3

MMA (+Derivate)	Herz-Kreislaufdepression (Kaninchen, Mensch) [11] zytotoxisch (Fibroblastenkultur)	
DMpT (methylierter Benzolring)	nicht sicher karzinogen für Menschen [13] karzinogenes Risiko für Menschen [6, 14] Leberzellenkarzinom (Exp.) Adenome (Exp.) Hämangiosarkom (Exp.) Metaplasie Blase (Exp.) mutagen (E. coli) unschädlich (Exp.) [3] Verbot in EWG 1976 für Kosmetika Methämoglobinbildner Mineralisationsstörung, Exp.+Klinik [7, 8]	[1, 6, 9, 12, 13, 14]
BPO	Bleichmittel für Mehl Gehalt Käse, Milch 0,0002% erlaubt	[4]
Butanol	Alkohol	
Borsäure	seit VII/1983 in BRD in Medikamenten (außer Augentropfen) wegen chronisch-toxischen Wirkungen, bei Aufnahme großer Mengen, auf ZNS und Darmtrakt verboten. In vielen Staaten zur Konservierung von Lebensmittel zugelassen.	
Kontrastmittel	siehe Vortrag Rudigier	

Tab. 4: Langzeitwirkung von PMMA Knochenzement (BPO/DMPT-Starter).

→ Kapselnekrose
→ Mineralisationsstörung (ab ~ 7. Monat) Exp.+Klinik
[→ Calcarresorption (Hüft-TEP)?]

Diskussion

In allen Knochenzementproben, auch nach langjähriger Implantation, konnte Dimethylparatoluidin (DMpT), ein Bestandteil des Startersystems der gebräuchlichen Knochenzemente, nachgewiesen werden. Diese Substanz startet den Polymerisationsvorgang des Knochenzementes, wird jedoch selbst dabei kaum verbraucht (Sato). Die Untersuchungen weisen nach, daß im Knochenzement auch nach langjähriger Implantation diese Substanz noch vorhanden ist, lassen jedoch keinerlei Rückschlüsse auf seine Pharmakokinetik in vivo zu. Ob und wie dieser Stoff in das umgebende Lager diffundiert, war nicht das Ziel dieser Untersuchung, zumindest bei PMMA-Alterung ist dies wahrscheinlich.

Nach der Literaturübersicht ist das Anilinderivat DMpT keine unbedenkliche Substanz, da sowohl tierexperimentell, als auch bei Anilinarbeitern, ein erhöhtes Karzinomrisiko gefunden wurde. Bei Endoprothesenträgern konnte ein derartiger Verdacht bisher glücklicherweise nicht erhärtet werden, allerdings wird die Expositionszeit beim Menschen mit etwa 17–25 Jahren angenommen. Gezielte tierexperimentelle Langzeituntersuchungen über eine Karzinomauslösung im Prothesenlager fehlen allerdings. Die Problematik der Vergleichbarkeit eines Karzinomversuches am Tier mit den Verhältnissen beim Menschen zeigt sich daran, daß die Auslösung z. B. von Blasenkrebs an niederen Tieren durch den hohen Gehalt an Beta-Glukuronidase im Harn von niederen Spezies fast unmöglich ist (Lachnit).

Rückschlüsse aus den bisher publizierten toxischen oder gar karzinogenen Eigenschaften der Knochenzementbestandteile auf die Verhältnisse am Knochenlager sind für die von Lintner et al. gefundenen Mineralisationsstörungen nicht schlüssig. Aber es konnte in einer neuen Untersuchung an Kaninchen nach mehr als 2 Jahren gezeigt werden, daß die Mineralisationsstörung tatsächlich nur beim Knochenzement mit einem DMpT/BPO Startersystem und nicht beim Startersystem ohne DMpT auftritt (Lintner et al., 1982). Ein Hinweis auf metaplastische Veränderungen fand sich nach diesem Zeitraum in keinem der histologischen Präparate (Lebensalter eines Kaninchens bis 7 Jahre, relativ kleine Stückzahl).

Aus den dargestellten Gründen ist Knochenzement auf Basis eines DMpT/BPO-Startersystemes wegen seiner chronisch toxischen Wirkung auf das knöcherne Implantationslager für eine Langzeitimplantation nicht geeignet. Wegen seines Gehaltes an DMpT sollte außerdem wegen der nicht mit Sicherheit ausschließbaren karzinogenen Wirkung, schon aus forensischen Gründen, auf ein anderes Startersystem bei Verwendung von Knochenzement umgestiegen werden.

Zusammenfassung

Knochenzementproben nach mehrjähriger Implantation werden gaschromatographisch untersucht. Als einzige niedermolekulare Substanz konnte Dimethylparatoluidin (DMpT), ein Teil des Startersystems, in größerem Ausmaße gefunden werden.

DMpT ist nach der Literaturübersicht der am meisten toxische und potentiell auch karzinogene Bestandteil der gebräuchlichen Knochenzemente. Das Vorkommen noch Jahre nach der Aushärtung des Zementes läßt sich aus dem Chemismus der Autopolymerisation erklären.

Nach experimentellen Versuchen muß DMpT für die von Lintner et al. beschriebenen Demineralisationsstörung an der festen Knochenzement-Knochengrenze verantwortlich gemacht werden.

In einer Literaturübersicht werden die toxikologischen Eigenschaften der übrigen Knochenzementbestandteile dargestellt.

Literatur

1 Batterton, J., Winters, K., Van Baslen, Ch.: Anilines: Selective Toxity to Blue-Green Algae. Science *199*, 1068, 1978.
2 Bösch, P., Harms, H., Lintner, F.: Nachweis des Katalysatorbestandteiles Dimethylparatoluidin im Knochenzement, auch nach mehrjähriger Implantation. Arch. Toxicol. *51*, 157, 1982.
3 Druckrey, H., Schnel, K., Reiter, H.: Fehlen einer cancerogenen Wirkung bei den drei Isomeren N-Dimethyl-Toluidin an Ratten. Arzneimittelforschung *4*, 365, 1954.
4 *FDA:* § 19, § 15.
5 Iida, M., Furuya, K., Kawachi, S., Masuhara, E., Tarumi, J.: New improved bone cement (MMA-TBB). Clin. Orthop. *100*, 279, 1974.
6 Lachnit, V.: Berufskrebse. Österr. Ärzteztg. *39*, 240, 1984.
7 Lintner, F., Bösch, P., Brand, G.: Histologische Untersuchungen über Umbauvorgänge an der Zement-Knochengrenze bei Endoprothesen nach 3-10jähriger Implantation. Path. Res. Prac. Res. *173*, 376, 1982.
8 Lintner, F.: Die Ossifikationsstörung an der Knochenzement-Knochengrenze. Acta. Chir. Austr. Suppl. 1983, S. 48.
9 Roth, L.: Krebs erzeugende Stoffe, eine Übersicht über den praktischen Gebrauch in Betrieben und Laboratorien. Carl Roth GmbH & CoKG, Karlsruhe, Wissenschaftliche Verlagsgesellschaft m.b.H. Stuttgart 1983.
10 Sato, T., Keta, S., Otsu, T.: A study an initiation of vinyl polymerization with diacylperixide-tertiary amine systems by spin trapping technique. Makromol. Ch. *176*, 561, 1975.
11 Schlag, G.: Experimentelle und klinische Untersuchungen mit Knochenzementen. Hollinek, Wien 1974.
12 Weisburger, E., Russfield, A.B., Homburger, F., Weisburger, J.H., Boger, E., Von Dongen, C.G., Chu, K.C.: Testing of twentyone enviromental aromatic amines or derivates for long-term toxicity or carcinogenicity. J.Env. Path. Tox. *2*, 325, 1978.
13 *WHO, International Agency for Research on Cancer (IARC):* Monographs on the evaluation of the risk of chemicals to humans. Vol. 16, 1978.
14 *WHO, International Agency for Research on Cancer (IARC):* Monographs on the evaluation of the risk of chemicals to humans. Vol. 27, 1982.

Diskussion

Semlitsch: Diese 18 Zementproben, die 2,5 bis 10,25 Jahre implantiert waren, haben Dimethylparatoluidin-Gehalte - gemessen im zerkleinerten Zustand der Proben - von 0,2 bis 0,6% gezeigt. Frisch ausgehärtete Proben zeigten 0,3%. Also für mich ist es erstaunlich, daß von diesem Dimethylparatoluidin nach dieser langen Implantationszeit so wenig eluiert worden ist. Worauf der Knochen reagieren kann, kommt ja nur von der äußersten Oberfläche. Es wäre interessant, das restliche Dimethylparatoluidin im explantierten Knochenzement, gemessen von der Oberfläche in das Innere hinein, d.h. den Gradienten zu kennen. Wenn Sie 0% Dimethylparatoluidin gefunden hätten, dann würde ich sagen: jawohl, es ist die Substanz, die den Knochen schädigt. Aber Sie haben im Gegenteil noch sehr viel gefunden, das ja gar nicht herausgekommen ist.

Bösch: Sicher wünscht sich der Erzeuger, daß er 0% findet, nur, sind die Gewichtsprozente nicht so, wie Sie es dargestellt haben, die einen lösen es in Ringerlösung und machen den Nachweis daraus, und wir haben ja absolut nichts über das pharmakokinetische Verhalten gesagt und auch keine Messungen gemacht. Das schien uns irgendwie technisch zu schwierig und wir gingen dann mit dem Tierexperiment einen Schritt weiter. Die Grundvoraussetzung ist also, daß bei einem handelsüblichen Zement etwa 0,87% Dimethylparatoluidin gemessen auf den Gesamtzement eingebracht werden. Nach dem Chemismus wie es sich in den maßgeblichen Arbeiten von Sartor zeigt, wird fast nichts des Dimethylparatoluidins bei der Polymerisation verbraucht. Sie addieren auch nicht an das Monomere, das heißt, es müßten theoretisch 0,80% Dimethylparatoluidin im Zement noch vorhanden sein. Natürlich wäre es günstiger, man könnte jetzt messen, was an der Oberfläche, was in der Tiefe ist. Es schien uns aber nicht so sehr interessant und das hat auch Herr Pietsch sehr schön gezeigt, daß die Toxizität des Paratoloidins derart hoch ist, daß wir gar nicht wissen, ab wann denn eine Schädigung eintritt. Natürlich wäre es interessant, einen Gradienten zu finden, aber auch nach den Arbeiten von Ege scheint dieser Gradient tatsächlich sehr niedrig zu sein und wenn ich jetzt von einem Ausgangswert von 0,87% auf 0,2% herunterkomme, scheint mir das auch für einen Gradienten erklärbar.

Willert: Eine Frage bezüglich der Kapselnekrose: Wie stellen Sie sich vor, daß durch PMMA-Knochenzement diese Kapselnekrose erzeugt wird?

Bösch: Darf ich Sie hier auf den Beitrag von Herrn Lintner verweisen. Ich habe hier eben aufgrund der Fragen etwas vorgegriffen und ich möchte das Referat nicht vorwegnehmen. Er hat eine statistische Arbeit zusammengestellt.

Streicher: Ich habe noch eine Frage zur Bestimmung des Dimethylparatoluidins. Wir haben in Untersuchungen festgestellt, daß beim Lösen des Knochenzements eine Komplementärreaktion startet, und zwar reagiert das Benzoylperoxyd wiederum mit dem Paratoluidin. Dadurch wird in Abhängigkeit von der Lagerungsdauer in Lösung der Paratoluidinanteil reduziert. Gibt man noch Benzoylperoxyd hinzu, so kann man es bis auf 0% herunterdrücken. Inwieweit ist dieses berücksichtigt worden?

Bösch: Ich glaube, das haben Sie etwas mißverstanden. Wir haben einerseits kein Benzylperoxyd hinzugegeben und zweitens haben wir in Lösung, also Toluollösung nur das Monomere bestimmt. Hier könnte es evtl. übereinstimmen, daß das Monomere weiter polymerisiert ist und wir deswegen nicht über die 0,2% gekommen sind. Aber das Dimethylparatoluidin haben wir aus dem Eluat bestimmt, einem methanolischen Eluat, und nicht aus der Lösung.

Streicher: Eben, und da sind Restgehalte von Peroxyd enthalten. Außer dem Paratoluidin, das noch reagiert. Nach etwa 10 Stunden haben wir festgestellt, daß der Paratoluidinanteil ohne Zugabe von irgendwelchen anderen Substanzen aus dem Knochenzement im Eluat auf die Hälfte abgesunken ist.

Bösch: Das ist aus dem Grunde nicht berücksichtigt worden, weil unsere jüngsten Proben 30 Tage alt waren und hier muß ich sagen, hier stimmt es mit den Arbeiten von Herrn Ege und Herrn Scheuermann überein, die ja dann ebenfalls ein Ende dieses Vorganges gefunden haben und 2. bei den langjährigen Proben haben wir natürlich nicht mehr angenommen, daß hier eine Reaktion stattfindet.

Streicher: Aber es ist eben nicht überprüft worden, daß man das einen Tag gelagert und geschaut hätte, ob diese Reaktion noch stattfindet.

Bösch: Das war nicht das Ziel der Untersuchung, es war ausgesprochen das Ziel der Untersuchung eine Langzeitfeststellung zu treffen.

Bemerkung Pietsch: Wir haben bei unseren Zellkulturversuchen die größten Schwierigkeiten mit dem Problem der Löslichkeit gehabt, eine Frage, die sehr beachtet werden muß. MMA ist bis zu 2% in Wasser löslich, wie es im Serum, im Blut ist, weiß ich nicht; Dimethylparatoluidin ist sehr viel weniger löslich in Wasser, in Serum weiß ich es auch nicht. Ich kann mir nur vorstellen, daß eine Toxizität auch maßgeblich bestimmt wird von der Löslichkeit im Blutserum und im Gewebe.

Institut für Toxikologie und Chemotherapie, DKFZ, Heidelberg

Kanzerogenität und Toxikologie von Bestandteilen der Methylmethacrylat-Knochenzemente

M. R. Berger, D. Schmähl

Die Implantation eines künstlichen Gelenks bedeutet für die nächsten Jahre bis Jahrzehnte das Einbringen eines Fremdkörpers in den menschlichen Körper. Neben dem Segen dieser Methode für den Patienten birgt sie, auch bei vollkommener Technik, Risiken in sich, die in der Reaktion des Körpers auf den Fremdkörper begründet liegen; dazu gehören u.a. allergische und toxische Reaktionen sowie die Entwicklung einer krebsigen Entartung.

Die Möglichkeit der Entstehung von Fremdkörperkrebsen ist aufgrund anfänglicher Zufallsbeobachtungen und späterer gezielter Tumor-Induktionsexperimente an Labortieren, vor allem an Ratten und Mäusen, deutlich geworden. Über viele Jahre hinweg war dabei die Frage umstritten, ob die Fremdkörper-Karzinogenese auf chemische oder physikalische Vorgänge zurückzuführen sei. Verschiedenste praktisch inerte Materialien erwiesen sich jedoch in Tierversuchen als gleichermaßen ohne Organspezifität tumorigen, so daß der Schluß erlaubt scheint, daß es sich hierbei in erster Linie um einen physikalischen Prozeß handelt. Neben Ratten und Mäusen konnten Fremdkörpersarkome auch mit einiger Regelmäßigkeit an Hunden und Hamstern, nicht jedoch bislang in Meerschweinchen und Hühnern erzeugt werden. Auch die Anfälligkeit des Menschen muß als minimal bezeichnet werden, wenn man die Zahl von Implantat – oder Fremdkörper-Trägern proportional in Betracht zieht. Von 96 aus der Literatur zusammengestellten Fremdkörper- und Narbenkrebsen des Menschen [1], traten 25% der Malignome innerhalb von etwa 16 Jahren, 50% innerhalb von etwa 20–28 Jahren auf. Diese geringen absoluten Zahlen, angesichts der hohen Zahl an Implantat-Trägern weisen darauf hin, daß der Mensch gegenüber dem physikalischen Effekt der Implantate relativ unempfindlich ist. Wenn dagegen zusätzlich zum rein physikalischen Effekt Komponenten des Implantats eine chemisch-toxische oder carcinogene Wirkung entfalten, könnte das vorhandene, im Einzelfall nicht vorhersagbare Risiko für den Patienten gesteigert werden.

Methylmethacrylat-Knochenzement besteht aus polymerisiertem und monomerem Methylmethacrylat, N-Dimethyl-p-toluidin, Benzoylperoxid, Zirkoniumdioxid und Gentamicin.

Die Substanz, die am frühesten intensiv untersucht wurde, war das polymerisationsfähige Methylmethacrylat. Diese Substanz ist eine bei Raumtemperatur flüchtige Flüssigkeit, deren Dampfdruck von etwa 50 mbar bei Menschen Erscheinungen wie Kopfschmerzen, Müdigkeit, Reizbarkeit und Appetitverlust verursacht, wenn der MAK-Wert von 100 ppm = 0,4 mg/l in 8 Stunden überschritten wird. Bei russischen Arbeitern wurden darüberhinaus Schmerzen in den Extremitäten, Gedächtnisverlust und Schlafstörungen beschrieben [2]. Diese Symptome deuten auf einen zentralnervösen Einfluß hin, der an Ratten in einem Tropfversuch auf die Schwanzhaut von Verkkala et al. [3] gesichert werden konnte. In ihrem Expositionsversuch über 8 Wochen (3 Stunden täglich) wurde das motorische Neuron für die Schwanzmuskulatur derart geschädigt, daß nur noch pathologische Muskelkontraktionen nach adäquater elektrischer Reizung des Neurons beobachtet werden konnten. Innes und Tansey [2] führten nach Inhalation von 400 ppm über eine Stunde multiple Ableitungen von ZNS-Kernen der Ratte durch und fanden im lateralen Hypothalamus- und ventralen Hippocampusgebiet EEG-Veränderungen, 8 andere Kerne zeigten keine Änderungen. Die akute Toxizität von MMA ist stark zeitabhängig: die LC_{50} liegt für Nager sowie für den Hund zwischen 24000 ppm in einer Stunde, und 4500 ppm in 8 Stunden, wie dies bereits von Deichmann 1941 [4] und nachfolgend von Nicholas et al. 1979 [5] und Tansy und Kendall 1979 [6] beschrieben wurde. In Zellkulturen weist MMA eine deutliche Zytozidie auf, ein Effekt der vor allem in dem das Implantat umgebenden Gewebe beobachtet werden kann, in das monomeres MMA eindringt [7, 8]. Inwieweit das Auftreten von Fremdkörperriesenzellen durch MMA beeinflußt wird, bedarf der Abklärung. Eine mutagene Wirkung konnte bislang nicht nachgewiesen werden, dagegen wurde eine teratogene Wirkung an der Ratte sowohl nach i. p.-Applikation [9] als auch nach Inhalation [5] nachgewiesen, nicht jedoch bei der Maus [10].

Auch eine karzinogene Wirkung wurde bei Ratten und Mäusen beobachtet, denen das Polymer implantiert worden war, nicht jedoch bei Meerschweinchen.

Auch N-Dimethyl-p-toluidin, das zusammen mit Benzoylperoxid für den Polymerisationsprozeß des

MMA gebraucht wird, ist nicht karzinogen [12], nicht mutagen [13], - ein MAK-Wert für den Menschen ist nicht angegeben. Dimethyl-p-toluidin ist toxischer als seine beiden Isomeren, der TLM-Wert, der die mediane Toleranzgrenze für Karpfen als Wasserkonzentration angibt, liegt bei 44 mg/l oder 7,8 ppb in 24 Stunden [14].

Benzoylperoxid (BP), das als Radikalbildner benötigt wird, weist durch seine Eigenschaft freie Radikale zu bilden, zytozide und toxische Eigenschaften auf. Gegenüber Bakterien wirkt es bakterizid, weshalb es auch zur Handdesinfektion eingesetzt wird. Durch die Inhibition der Na^+-K^+ ATPase wirkt es auch als Irritans der Zahn-Pulpa [15]. Eine topische Applikation auf die Mäusehaut ruft eine Hyperplasie der Epidermis hervor [16], in der Zellkultur gehaltene Tracheobronchialzellen ändern unter Benzoylperoxid ihre Morphologie hin zu spheroiden und fusiformen Zellbildern [17]. Aus der Dermatologie ist eine phototoxische Eigenschaft von BP bekannt [18].

Im Ames Test wurde keine mutagene Aktivität beobachtet [13], jedoch stört die Zugabe von BP die metabolische Kommunikation von V79 chinesischen Hamsterzellen [16]. Eine teratogene Wirkung von BP ist nicht bekannt, es wirkt auch nicht als komplettes Karzinogen, weist jedoch am System der Mäusehaut deutliche Promotoreigenschaften auf [16].

Zirkoniumdioxid wird dem Knochenzement als Röntgenkontrastmittel zugesetzt. Die Toxizität dieses Spurenelements ist gering, jedoch zeigten Tierversuche eine bleibende Anreicherung im retikuloendothelialen System von Leber und Milz [19, 20]. Damit lag der Verdacht nahe, daß kolloidales Zirkoniumdioxid einen Effekt aufweisen könnte wie Thorotrast, bei dem 2 Ursachen der Karzinogenese diskutiert werden: a) die Strahlenwirkung des radioaktiven Elementes und b) seine Metalleigenschaften. Daß die Möglichkeit einer Herauslösung des Zirkoniumdioxids und der Verschleppung besteht, konnten Löer et al. 1983 [21] zeigen, die eine Metallose bis zu 1000 ug/g Trockengewicht in der Umgebung von Implantaten nachweisen konnten. Studien mit kolloidalem Zirkoniumdioxid, - sog. «Zirkonotrast» an Mäusen führten zunächst zu einem unklaren Ergebnis [22], weil die erhöhte Karzinomrate der behandelten Tiere wegen einer hohen Tumorrate der Kontrolltiere nicht als signifikant gesichert werden konnte. In Versuchen, die von Wesch et al. im Institut für Nuklearmedizin am DKFZ/Heidelberg durchgeführt wurden [23], konnte jedoch gezeigt werden, daß dem nicht-radioaktiven «Zirkonotrast» an Ratten keine karzinogene Wirkung zukommt.

Gleichermaßen sind mutagene und teratogene Wirkungen für Zirkoniumdioxid unbekannt.

Dem Gentamycin als einem weiteren Bestandteil des Knochenzementes, kommen soweit bekannt, keine karzinogenen Eigenschaften zu, dagegen werden embryotoxische Wirkungen beschrieben [24].

Mutagene Eigenschaften im Ames Test wurden beschrieben, wurden aber von den Autoren selbst als problematisch eingestuft [25].

Zusammenfassung

Die Toxizität von MMA, Dimethyl-p-toluidin, Benzoylperoxid und Gentamycin und die nachgewiesene Metallose von Zirkoniumdioxid in dem das Implantat umgebende Gewebe, lassen Methylmethacrylat-Knochenzemente nicht als rein inerte Substanzen erscheinen. Eine Steigerung der langzeittoxikologischen Gefährdung über das Risiko der rein physikalischen Malignominduktion erscheint deshalb möglich.

Unter Berücksichtigung der Dosis-Wirkungsverhältnisse jedoch – auszugehen ist von etwa 40–60 g Knochenzement pro implantierter Hüfte – erscheint diese Gefährdung als gering, auch bei einer kontinuierlichen Freisetzung der Einzelkomponenten, wofür Hinweise existieren [21, 26]. Im Einzelfall nicht auszuschließen ist ferner die Möglichkeit, daß ein physikalisch induziertes Fremdkörpermalignom entsteht, wobei jedoch auch dieses Risiko aufgrund der wenigen bislang publizierten Beobachtungen als gering einzustufen zu sein scheint.

Bei einer Risiko-Nutzen Analyse wiegt deshalb der Wert einer technisch einwandfreien Fremdkörperimplantation in Form eines künstlichen Gelenks für den einzelnen – gewöhnlich älteren – Patienten das mögliche Risiko einer Malignominduktion sicher auf.

Literatur

1 Brand, G., Brand, I.: Untersuchungen und Literatur-Studien zum Krebsproblem. III. Mitteilung: Die Ergebnisse der experimentellen Fremdkörper-Karzinogenese in Beziehung zu Asbest-, Schistosomiasis- und Narbenkrebs beim Menschen. Zbl. Bakt. Hyg. I. Abt. Orig. *B171,* 544, 1980.

2 Innes, D. L., Tansey, M. F.: Central nervous system effects of methyl methacrylate vapor Neurotoxicology *2,* 515, 1981.

3 Verkkala, E., Rajaniemi, R., Savolainen, H.: Local neurotoxicity of methylmethacrylate monomer Toxicology Letters *18,* 111, 1983.

4 Deichmann, W.: Toxicity of methyl, ethyl and N-butyl methacrylate. J. Indust. Hyg. Toxicol *23,* 343, 1941.

5 Nicholas, C. A., Lawrence, W. H., Autian, J.: Embryotoxicity and fetotoxicity from maternal inhalation of methyl methacrylate monomer in rats. Toxicol. Appl. Pharmacol. *50,* 451, 1979.

6 Tansy, M. F., Kendall, F. M.: Update on the toxicity of inhaled methyl methacrylate vapor Drug Chem. Toxicol. *2,* 315, 1979.

7 Strube, D. H.: Kunststoffzement in der Behandlung maligner Knochentumoren. Fortschr. Med. *100,* 946, 948, 1982.

8 Willert, H. G., Ludwig, I., Semlitsch, M.: Reaction of bone to methacrylate after hip arthroplasty. J. Bone Jt. Surg. (Am.) *58,* 1368, 1974.

9 Singh, A. R., Lawrence, W. H., Autian, J.: Embryonic-fetal

toxicity and teratogenic effects of a group of methacrylate esters in rats. J. Deut. Res. *51*, 1632, 1972.

10 McLaughlin, R.E., Reger, S.I., Barkalow, J.A., Allen, M.S., DiFazio, C.A.: Methylmethacrylate: a study of teratogenicity and fetal toxicity of the vapor in the mouse. J. Bone Jt. Surgery *60*, 355, 1978.

11 Revell, P.A.: Tissue reactions to joint prostheses and the products of wear and corrosion. Curr. Top. Pathol. *71*, 73, 1982.

12 Druckrey, H., Schmähl, D., Reiter, A.: Fehlen einer cancerogenen Wirkung bei den drei Isomeren N-Dimethyltoluidinen. Arzneimittelforsch. *4*, 365, 1954.

13 Jonsen, J., Jacobsen, N., Hensten-Pettersen, A.: Bacterial mutagenesis (Ames test) as a screening method for carcinogenic substances of dental materials. In: Winter, G.D., Seray, I.L., de Groot, K. (Eds.) Evaluation of Biomaterials John Wiley & Sons Ltd. 1980, pp.333–339.

14 Tonogei, Y., Ogawa, S., Ito, Y., Iwaida, M.: Actual survey on TLM (median tolerance limit) values of env ironmental pollutants, especially on amines, nitriles, aromatic nitrogen compounds and artificial dyes. J. Toxicol. Sci. *7*, 193, 1982.

15 Kono, Y., Abiko, Y., Hayakawa, M., Yamazaki, M.: Mode of inhibition of activity of Na-K-ATPase in albino rabbit dental pulp by benzoyl peroxide. Comp. Biochem. Physiol. *70*, 35, 1981.

16 Slaga, T.J., Klein-Szanto, A.J., Triplett, L.C., Yotti, L.P., Trosko, J.E.: Skin tumor-promoting activity of benzoyl peroxide, a widely used free radical-generating compound. Science *213*, 1023, 1981.

17 Saladino, A.J., Willey, J.C., Lechner, J.F., Harris, C.C.: Altered human respiratory epithelial cell growth patterns induced by aldehydes and peroxides in vitro (Abstract). Fed. Proc. *42*, 513, 1983.

18 Amblard, P., Beani, J.C., Reymond, J.L., Guillot, B., Gautron, R.: Pouvoir phototoxique du peroxyde de benzoyle a 10 p.100. Ann. Dermatol. Venereol. *108*, 389, 1981.

19 Riedel, W., Müller, B., Kaul, A.: Non-radiation effects of Thorotrast and other colloidal substances. In: Proceedings of the third international meeting on the toxicity of thorotrast 1973, p.281.

20 Riedel, W., Hirschberg, R., Kaul, A., Schmier, H., Walter, U.: Comparative investigations on the biokinetics of colloidal thorium, zirconcium and hafnium dioxides in animals. Environm. Res. *18*, 127, 1979.

21 Löer, F., Zilkens, J., Michel, R., Freisem-Broda, G., Bigalke, K.H.: Gewebebelastung mit körperfremden Spurenelementen durch Röntgenkontrastmittel der Knochenzemente. Z. Orthop. *121*, 255, 1983.

22 Bensted, J.P.M.: Experimental studies in mice of the late effects of radioactive and non-radioactive contrast media. Ann. N. Y. Acad. Sci. *145*, 728, 1967.

23 Wesch, H., Van Kaick, G., Riedel, W., Wegener, K., Hasenöhrl, K., Kaul, A.: Evaluation of the radiation and non-radiation effects after injection of radioactive thorotrast or zirconotrast. In: Kaul, A. et al. (Eds.): Radiation – Risk – Protection. Proceedings of the 6th International Congress, Fachverband für Strahlenschutz e.V. 1984, pp.375–378.

24 Nichoga, L.A., Skosyreva, A.M., Voropaeva, S.D.: Transplacental passage of gentamicin and its effect on the fetus. Antibiotiki *27*, 46, 1982.

25 Mitchell, I.G., Dixon, P.A., Gilbert, P.J., White, D.J.: Mutagenicity of antibiotics in microbial assay: problems of evaluation. Mut. Res. *79*, 91, 1980.

26 Bösch, P., Harms, H., Lintner, F.: Nachweis des Katalysatorbestandteiles Dimethylparatoluidin im Knochenzement, auch nach mehrjähriger Implantation. Arch. Toxicol. *51*, 157, 1982.

Diskussion

Bösch: Sie erwähnen am Schluß, daß das Dosis-Wirkungs-Verhältnis gering sei. Für den ganzen Patienten ist das sicherlich zutreffend, aber ich glaube nicht, auf das unmittelbar angrenzende Implantatlager.

Berger: Auch für das Implantatlager sind bislang nur fragwürdige Kasuistiken publiziert worden, die eine maligne Entartung beschreiben. Obwohl diese Möglichkeit im Einzelfall – aus Gründen die aufgeführt wurden – nicht auszuschließen ist, liegt das Risiko bislang unterhalb einer Nachweisgrenze.

Semlitsch: Zirkon als Metall ist ja sehr körperverträglich, es wirkt sogar vital. Zirkonoxyd ist eine thermodynamisch sehr beständige Substanz und wird in Form von körnigem Material, also nicht kolloidal, als Kontrastmittel dem Knochenzement zugegeben. Mich interessiert der Vergleich zwischen Zirkonoxyd und Bariumsulfat. Letztere Substanz wird ja auch als Kontrastmittel verwendet, Dränert hat diesem Bariumsulfat eine gewisse Reaktionsfreudigkeit im Körper nachgesagt.

Berger: Die hier vorgetragenen Studien der Weltliteratur, auch der Drei-Jahres-Versuch des Institutes für Nuklearmedizin des DKFZ haben keinerlei karzinogene Auswirkungen für Zirkoniumoxid erkennen lassen. Inwieweit Bariumsulfat möglicherweise reaktiver ist als Zirkoniumoxid muß noch überprüft werden.

Loer: Toxizität und Kanzerogenität treten dosisabhängig auf und es kommt zur Lösung des hier angesprochenen Problems darauf an, die elektrochemischen Veränderungen im Körper daraufhin zu untersuchen, wie hoch bei den nachgewiesenen Konzentrationen die löslichen Anteile wirklich sein können, um dann auszutesten – was bisher in der Literatur auch nicht existiert – wie sich diese löslichen Anteile bezüglich Kanzerogenität und Toxizität beim Menschen verhalten können. Dieses ist ein Doppelproblem, welches nacheinander gelöst werden müßte.

Berger: Eine elektrochemisch induzierte Löslichkeit der Produkte im Implantatlager wäre insofern von Bedeutung, wie dann eine neoplastische Fernwirkung erwartet werden könnte. Darüberhinaus könnte aber auch die physikalische Wirkung der unlöslichen Produkte, die am Implantationsort liegenbleiben, im Einzelfall Malignome verursachen.

Ruckelshausen: Sie haben für eine Reihe von Substanzen eine kanzerogene Wirkung ausgeschlossen. Wie hoch schätzen Sie ungefähr die Zahl der untersuchten Tiere? Worauf ich hinauswill: die Zahl der untersuchten Menschen liegt mittlerweile bei 1 Million und die Ärzteschaft wird mit der Hysterie der operierten Patienten konfrontiert. Sollte man nicht statt «Kanzerogenität beim Menschen – unbekannt» ganz klar schreiben «nein»?

Berger: Dies hier ist kein Vortrag vor der allgemeinen Öffentlichkeit, sondern vor einem ausgewählten Fachkreis. Hier muß es erlaubt sein, ein wissenschaftliches Ergebnis mit allen möglicherweise verbleibenden Zweifeln und Ungewißheiten als solches darzustellen. Von dieser Warte aus muß ich, wenn ich ein Restrisiko nicht ausschließen kann, sagen «ich kann diese Möglichkeit nicht ausschließen» und nicht «diese Möglichkeit existiert nicht».

Ruckelshausen: Das gilt dann aber auch für die Tierversuche. Dann müßten sie dort auch «unbekannt» schreiben. Es ist nicht wissenschaftlich, wenn Sie beim Tierversuch schreiben «nein», beim Menschen sich aber nicht trauen, die gleiche Aussage zu treffen. So sehe ich keine wissenschaftliche Vergleichsmöglichkeit.

Berger: Das Ergebnis des Tierversuchs bezieht sich nur auf die Anzahl an Tieren, die geprüft wurde. Für dieses Kollektiv läßt sich eine definitive Aussage treffen. Für eventuelle Implantatträger beim Menschen läßt sich – besonders bei sehr großen Zahlen – eine so definitive Aussage nicht treffen.

WILLERT: Ich möchte Herrn Berger in Schutz nehmen; Herr Berger referierte über Tierversuche – Kanzerogenitätsteste, die ganz bestimmte Bedingungen erfüllen. Da es solche Versuche beim Menschen nicht gibt, sind auch die Bedingungen nicht definiert. Wir wissen nur, daß es sehr lange dauert (die Latenzzeit liegt beim Menschen sicher über 10 Jahre) und deswegen können wir Herrn Berger für seine Dokumentation dankbar sein, die aufzeigt, daß bislang keine Sarkome aufgetreten sind.

TSCHÖPE: Ich möchte noch auf einen anderen Punkt hinweisen: Wenn wir wirklich sagen, es gibt keine Kanzerogenese beim Menschen und es tritt dann ein Sarkom bei einem Patienten mit einer Endoprothese auf und jemand stellt eine Korrelation dieser beiden Fakten her, dann wären damit alle bis dahin getroffenen Statements falsch. Wenn man aber von vornherein den Standpunkt vertritt, daß eine Sarkomauslösung beim Menschen nicht bekannt sei, dann würde der erste Fall eines Sarkoms, der bei einer Patientin mit einer Endoprothese auftaucht, diese allgemeine Aussage nicht im gleichen Maße entkräften.

MITTELMEIER: Ich glaube, ich war der erste, der 1956 aufgrund starker Fremdkörperreaktionen auf PMMA-Abrieb auf die Möglichkeit einer Sarkomentstehung im Sinne des Reizsarkomes hinwies. Ich möchte hier berichten, daß Freeman anläßlich der Tagung der HIP-Society im Februar 1983 in Atlanta über Fälle berichtete, die angeblich Sarkome nach PMMA-Implantation hatten. Ich kann das nicht nachprüfen, halte es aber für wichtig, das hier einmal wiederzugeben. Aus der Pathologie ist bekannt, daß die Reizsarkome im allgemeinen doch eine gewisse Latenzzeit haben. Sie haben zwar auch schon früh auftretende Reizsarkome gezeigt. Wir wissen aber, daß auf der anderen Seite auch eine Reihe solcher Reizsarkome erst nach 50 Jahren aufgetreten ist und ich glaube, daß man diese Zeit einfach abwarten muß. Charnley begann zwar schon 1960 mit der Verwendung des Zementes, aber die massenhafte Implantation mit den Millionenzahlen beginnt ja erst etwa 1967/1968 und wir haben demzufolge heute erst 15 bis 16 Jahre Massenerfahrung. Das ist zu kurz, um Langzeitreizsarkome sicher auszuschließen und wir werden voraussichtlich erst im Jahre 2018 mit größerer Wahrscheinlichkeit sagen können, ob beim Menschen auch bei Langzeitanwendung von Knochenzement Sarkome auftreten oder nicht. Wir können aufgrund der bisherigen Erfahrung bei älteren Menschen, die nur noch eine voraussichtliche Lebenserwartung von 15 Jahren haben, sagen, daß sie mit großer Wahrscheinlichkeit kein Sarkom bekommen werden. Aber junge Menschen sind vor dieser Aussage nicht so ganz geschützt und ich bin eben der Auffassung, daß wir mit dem Zement bei jungen Menschen auch aus diesen toxikologischen Gründen doch noch zurückhaltend sein sollten, bis diese 50 Jahre nach dem Beginn mit Charnley oder des Massenexperimentes 1967/1968 abgelaufen sind.

Medizinische[1], Orthopädische[2] und Neurochirurgische Klinik[3], Hautklinik[4]
und Institut für Anästhesiologie[5] der Universität Göttingen

Quincke-Ödem nach Anwendung von Knochenzement bei einer Dialysepatientin: Folge einer Ethylenoxidallergie?

K. W. Rumpf[1], J. Rieger[1], J. Jansen[3], M. Scherer[2], S. Seubert[4], A. Seubert[4], H. J. Sellin[5], H. Ippen[4], F. Scheler[1], H.-G. Willert[2]

Einleitung

Allergische Reaktionen gegen Knochenzement oder seine Grundsubstanzen Methylmethacrylat-Methacrylat-Copolymer und Methylmethacrylat-Monomer sind in der Literatur nicht beschrieben worden. Daß trotzdem in speziellen Fällen bei Verwendung von Knochenzement (Palacos® R) mit akuten und lebensbedrohlichen Hypersensitivitätsreaktionen gerechnet werden muß, soll die folgende Kasuistik demonstrieren.

Kasuistik

Eine 33jährige Patientin, die seit 1980 wegen einer terminalen Niereninsuffizienz chronisch intermittierend hämodialysiert wird, wurde am 25.10.1983 wegen einer Osteomyelitis des Dens axis und einer zervikalen Myelopathie bei Luxation C_1 gegen C_2 operiert. Es wurde eine Reposition der Luxation und dorsale Fixierung des kranio-zervikalen Überganges durch ein Draht-Palacos-Gerüst durchgeführt, wobei eine relativ große Menge Palacos® R (2 Beutel entsprechend 67,6 g Methylmethacrylat-Methacrylat-Copolymer-Pulver) benötigt wurde. Unmittelbar postoperativ fiel bei der Patientin ein massiv zunehmendes Ödem der Glottis, des Pharynx und der gesamten Zunge auf, so daß die Patientin nicht extubiert werden konnte. In den folgenden Tagen nahmen diese Schwellungen an Intensität weiter zu: die Zunge füllte den gesamten Mundraum aus und war derartig grotesk geschwollen, daß sie bis über die Unterkieferpartien hinaushing. Eine Erklärung dieser massiven Schleimhautschwellungen, die in ihrer Lokalisation einem Quinckeschen Ödem entsprachen, konnte zunächst nicht gefunden werden. Innerhalb etwa einer Woche kam es zum spontanen Rückgang der Schwellungen, so daß die Patientin problemlos extubiert werden konnte.

Die Untersuchungen wurden mit Unterstützung des Niedersächsischen Ministeriums für Wirtschaft und Verkehr, Projekt-Nr. 203.323239 und der P.-G. Unna-Stiftung durchgeführt.

Aus der Anamnese der Patientin sind drei Attacken von anaphylaktischen Schocks unter der Dialysebehandlung bekannt. Seit Beginn der chronisch intermittierenden Hämodialyse im Jahr 1980 benutzte die Patientin regelmäßig einen Gammastrahlen-sterilisierten Plattendialysator. Lediglich 4mal – einmal im Oktober 1980 und dreimal im Mai 1981 – wurden mit Ethylenoxid sterilisierte Dialysatoren bzw. Hämofilter benutzt, die damals jedoch ohne jede Zwischenfälle vertragen wurden. Am 19.10.1981 wurde die Patientin erneut mit einem mit Ethylenoxid sterilisierten Dialysator behandelt. Dabei kam es unmittelbar nach dem Anschluß der Patientin an den Dialysator zu einem ersten schweren anaphylaktischen Schock, der eine Intubation erforderlich machte. Ähnliche, weniger heftige Attacken traten am 6.4.1982 und am 12.8.1983 auf, als jeweils wieder Ethylenoxid-sterilisierte Dialysatoren bzw. Hämofilter zur Anwendung gekommen waren. Die zwischenzeitlich bis heute benutzten, mit Gammastrahlen sterilisierten Dialysatoren führten bei der Patientin niemals zu ähnlichen Reaktionen. Eine am 10.7.1985 durchgeführte Untersuchung mit einem Radioallergosorbent-Test (RAST) erbrachte den Nachweis von Ethylenoxid-Antikörpern vom IgE-Typ. Im Serum der Patientin ließen sich bei einem RAST-Wert von 10,6 (Norm: $< 1{,}5$) eindeutig solche gegen Ethylenoxid-Humanalbuminkomplexe gerichtete Antikörper [1, 2] nachweisen.

Diskussion

Bei unserer Patientin besteht eine durch Radioallergosorbent-Test (RAST) nachgewiesene Ethylenoxidallergie, die in der Vergangenheit bereits dreimal zu anaphylaktischen Reaktionen unter der Dialyse geführt hat. Diese traten ab Oktober 1981 regelmäßig jeweils dann auf, wenn mit Ethylenoxid sterilisierte Dialysatoren benutzt wurden, während zuvor – bis Mai 1981 – offenbar noch keine Sensibilisierung erfolgt war.

Die Patientin hat unmittelbar im Anschluß an eine Operation, bei der Knochenzement (Palacos® R) zur Anwendung kam, eine Symptomatik geboten, die derjenigen eines schweren Quinckeschen Ödems mit ausgedehnten Schwellungen des Pharynx, der Rachenschleimhäute und besonders der Zunge entsprach. Eine Erklärung für das Auftreten dieses Quinckeschen Ödems - insbesondere eine evtl. Anwendung von Medikamenten, gegen die bei der Patientin Allergien bestanden hätten - konnte zunächst nicht gefunden werden.

Die beiden Komponenten des bei der Patientin verwendeten Knochenzementes (Palacos® R) werden jeweils mit Ethylenoxid sterilisiert. Bei einem maximalen Gehalt an Ethylenoxid von 25 ppm [3] wurden der Patientin bei der verwendeten Menge von Palacos® R wahrscheinlich im Miligrammbereich liegende Dosen von Ethylenoxid (maximal 1,69 mg Ethylenoxid in 67,6 g Knochenzement) zugeführt - also Mengen, wie sie auch in mit Ethylenoxid sterilisierten Dialysatoren gefunden werden [4]. Retrospektiv muß deshalb der dringende Verdacht geäußert werden, daß die bei der Patientin im Juli 1985 nachgewiesene Ethylenoxidallergie auch für die akute Hypersensitivitätsreaktion nach Anwendung von ethylenoxidhaltigem Knochenzement verantwortlich war.

Eine Ethylenoxidallergie - genauer gesagt eine Allergie gegen Humanalbumin-Ethylenoxid-Komplexe - wurde erstmals 1975 bei einem Dialysepatienten mit anaphylaktischen Reaktionen von Poothullil et al. [5] beschrieben. Inzwischen ist jedoch bekannt, daß solche Allergien bei etwa 10% aller chronischen Dialysepatienten auftreten können und z. T. mit schwerer klinischer Symptomatik verbunden sind [1, 2, 5]. Da die heute verwendeten Dialysatoren überwiegend mit Ethylenoxid sterilisiert werden, haben Dialysepatienten in der Regel einen besonders regelmäßigen, oft über Jahre anhaltenden parenteralen Kontakt mit Ethylenoxid. Da aber derzeit auch sehr viele andere im medizinischen Bereich benutzte Produkte - insbesondere Plastikmaterialien wie Infusionsbeutel, Einmal-Spritzen, Schlauchsysteme, usw. - mit Ethylenoxid sterilisiert werden, ist prinzipiell auch bei anderen Patientengruppen mit dem Auftreten solcher Allergien zu rechnen.

Die von uns beschriebene Kasuistik kann zwar retrospektiv letztlich nicht sicher beweisen, daß die Anwendung von mit Ethylenoxid sterilisiertem Knochenzement die bei unserer Patientin aufgetretene auffällige Symptomatik tatsächlich hervorgerufen hat. Die Indizien scheinen uns aber sehr für eine solche Genese zu sprechen. Unser Fall zeigt deshalb, daß bei Anwendung von mit Ethylenoxid sterilisiertem Knochenzement bei sensibilisierten Patienten mit dem Auftreten potentiell lebensbedrohlicher Reaktionen gerechnet werden kann. Zweifellos betreffen solche Gefahren nur eine kleine Anzahl von Patienten, die gegenüber Ethylenoxid sensibilisiert sind. Dialysepatienten stellen hierbei sicherlich eine Gruppe mit besonders hohem Risiko dar, da einerseits Ethylenoxidallergien bei ihnen sehr häufig sind [1, 2, 5] und andererseits wegen der diesen Patienten eigenen renalen Osteopathie Operationen, bei denen Knochenzement verwendet wird (z.B. Hüftendoprothesen), nicht selten sind. Die Möglichkeit allergischer Reaktionen gegen Ethylenoxidrückstände sollte deshalb unserer Meinung nach - ähnlich wie bei der Sterilisation von Dialysatormaterialien [1, 2] - Veranlassung sein, alternative Sterilisationsverfahren für Knochenzement zu erwägen, die die Gefahr einer akuten Hypersensitivität gegenüber Resten des Sterilisationsmittels ausschließen. Inwieweit längere Lagerungszeiten von mit Ethylenoxid sterilisierten Knochenzement *vor* der Verwendung bereits ausreichen, um den Restgehalt derart zu senken, daß keine allergischen Reaktionen mehr zu erwarten sind, kann derzeit nicht entschieden werden.

Literatur

1 Rumpf, K.W., Seubert, S., Seubert, A., Lowitz, H.D., Valentin, R., Rippe, H., Ippen, H., Scheler, F.: Hypersensitivität bei Dialysepatienten. Häufigkeit von Eosinophilie, IgE-Erhöhung und Ethylenoxid-induzierten Antikörpern. Dtsch. med. Wschr. *110,* 1641, 1985.

2 Rumpf. K.W., Seubert, S., Seubert, A., Lowitz, H.D., Valentin, R., Rippe, H., Ippen, H., Scheler, F.: Association of ethylene oxide induced IgE antibodies with clinical symptoms in dialysis patients. Lancet *2,* 1385, 1985.

3 Persönliche Mitteilung der Fa.E.Merck, Darmstadt vom 22.10.1985.

4 Henne, W., Dietrich, W., Pelger, M., v. Sengbusch, G.: Residual ethylene oxide in hollow-fiber dialyzers. Artif. Org. *8,* 306, 1984.

5 Poothullil, J., Shimizu, A., Day, R.P., Dolovich, J.: Anaphylaxis from the product(s) of ethylene oxide gas. Ann. Intern. Med. *82,* 58, 1975.

6 Nicholls, A.J., Platts, M.M.: Anaphylactoid reactions during haemodialysis are due to ethylene oxide hypersensitivity. Proc. Eur. Dial. and Transpl. Assoc. *21,* 173, 1984.

[1] Universität Würzburg, Sonderforschungsbereich 92 «Biologie der Mundhöhle»
[2] Orthopädische Universitätsklinik Würzburg (Direktor: Prof. Dr. med. A. Rütt)

Untersuchungen mechanischer Eigenschaften in Mikrobereichen des Implantatlagers von Hüftgelenksendoprothesen*

E. Gabriel[1], P. Neeser[1], W. Küsswetter[2], P. Stuhler[2], A. Huss[1]

Einleitung

Quantitative Untersuchungen über die Ursache der Lockerung von Hüftgelenksendoprothesen unter Berücksichtigung der Mikrostruktur des Implantatlagers fehlen bisher weitgehend, und zwar überwiegend aus Mangel an geeigneten Meßverfahren (Literatur siehe bei [1] 1986). Wir haben deshalb erstmals ein von uns entwickeltes Ritz-Widerstands-Meßverfahren zur Untersuchung von Knochenschnittpräparaten von autoptisch entnommenen längere Zeit getragenen Prothesen angewendet.

Methode

Bei dem an anderer Stelle [2, 3, 4] näher beschriebenen Verfahren wird das Oberflächenprofil der ebenen (aber nicht notwendigerweise glatten) Oberfläche eines Schnittpräparates entlang einer gewählten Meßspur mit einer unbelasteten Diamantpyramide eines Härtemeßgerätes abgetastet. Mit einem angekoppelten mechanoelektrischen Wandler wird die Vertikalbewegung der Pyramide entlang der Meßspur gemessen. Die so erhaltenen analog und digital aufgezeichneten Meßwerte ergeben das Oberflächenprofil der Präparatoberfläche (Kurve A in Abb. 1). Bei einem 2. Meßvorgang entlang der gleichen Meßspur wird durch Belastung der Diamantpyramide ein Ritz erzeugt, wobei die Eindringtiefe an jedem Ort der Spur proportional der Summe von «Plastischer Verformbarkeit P» und «Elastischer Verformbarkeit E» ist (P+E = Gesamtverformbarkeit, Kurve C in Abb. 1). Eine 3. Meßspur entlang der gleichen Zeile erfaßt mit unbelasteter Diamantpyramide die Tiefe des entstandenen Ritzes (Kurve B in Abb. 1).

* Mit Unterstützung der Deutschen Forschungsgemeinschaft im Rahmen des Sonderforschungsbereiches 92 der Universität Würzburg.

Die plastische Verformbarkeit P des Materials an jedem Ort der Zeile wird durch Berechnung der Höhendifferenz zwischen dieser Meßspur B und der Oberflächenprofilmeßspur A bestimmt. Die elastische Verformbarkeit E erhält man durch Differenzbildung zwischen der (P+E)-Kurve C und der Kurve B, mit der die entstandene Ritztiefe erfaßt wurde.

Aus den so berechenbaren P- und E-Werten für jeden Punkt der Meßspur läßt sich die sog. «Spezifische Plastizität P/E» als dimensionslose Verhältniszahl berechnen. Die so für jeden Punkt einer Zeile bestimmbaren Werte für (P+E) und P/E werden für einzelne Zeilenabschnitte (Abb. 1) aufsummiert und die Mittelwerte der Zeilenabschnitte gebildet, die in ein Koordinatensystem mit diesen Größen als Ordinatenmaßstäbe eingetragen werden. Auf diese Weise lassen sich die entlang einer Zeile konstanten oder variierenden plastischen und elastischen Materialeigenschaften erfassen und darstellen. Weitere Einzelheiten siehe Abbildungen 3a–3e.

Wird eine Präparatoberfläche mit einer größeren Anzahl von dicht nebeneinanderliegenden Meßspuren überzogen, so kann man die durch die Größen P und E angebbaren plastischen und elastischen Eigenschaften des Materials auch flächenhaft darstellen (Abb. 5a und 5b).

Das hier dargestellte Ritzwiderstandsmeßprinzip wird bei uns in zwei verschiedenen Meßanordnungen 1 und 2, die sich in Auflösungsvermögen und Empfindlichkeit unterscheiden (Tab. 1), angewendet.

Material

Wir haben mit dem Verfahren fünf Knochenschliffpräparate K1 bis K5 von 5 autoptisch explantierten Femura von Patienten untersucht, die bis zum Tode klaglos eine Hüftgelenksendoprothese getragen hatten. Die Prothesenlaufzeit schwankte zwischen knapp einem und 4 Jahren, das Alter der Träger lag zwischen 54 und 78 Jahren. Die Präparatteile mit

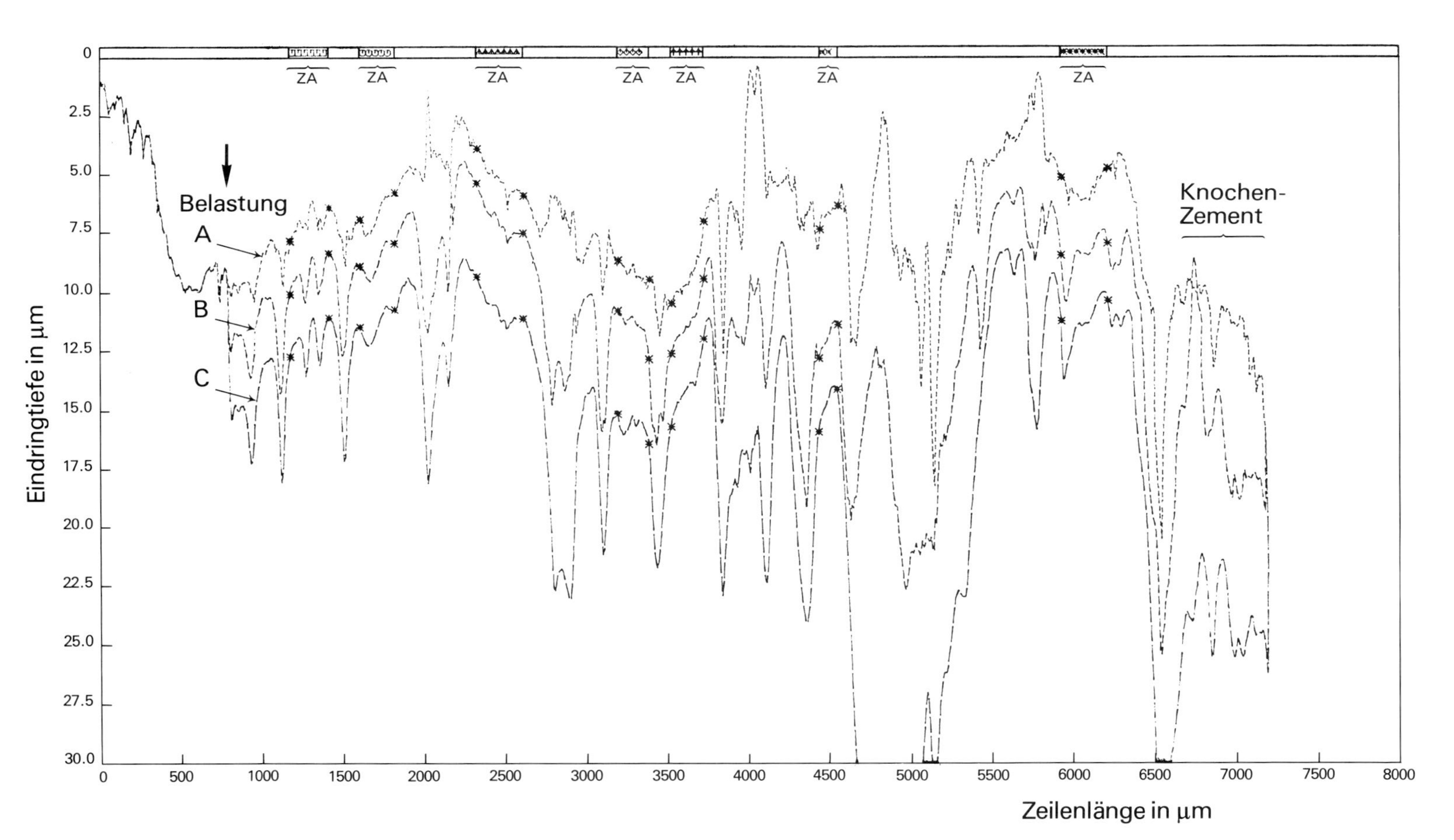

Abb. 1: Oberflächenprofil- und Ritzwiderstandsmessung auf Oberfläche von Knochenschliffpräparat. Zur Messung und Auswertung siehe Text sowie [2]. ZA = Zeilenabschnitte, die in Knochensubstanz verlaufen und zur Auswertung herangezogen wurden, lateraler Bereich von K1. Ritzkraft 0,34 N ≙ 34 p.
Weitere Erläuterungen im Text.

Tab. 1: Die Leistungsfähigkeit des Ritz-Widerstands-Meßverfahrens bei Anwendung verschiedener Ritzkörper und Ritzkräfte (weitere Einzelheiten siehe bei [2]).

	Verfahren 1	Verfahren 2
	Vierseitige Vickers - Diamantpyramide Flankenwinkel 136°	Diamantkegel mit Rundkopf 3 µm Spitzenradius, 90° Öffnungswinkel
Ritzkraft	2p -200 p ≙ 20 mN-2 N	0,08 p-6 p ≙ 0,8 mN-0,06 N
Zeilenlänge wählbar von ... bis	etwa 200 µm-9 mm	etwa 100 µm-einige cm
minimal möglicher Zeilenabstand	20 µm-50 µm je nach Ritzkraft	5 µm
minimal möglicher Meßpunktabstand	2 µm	1 µm
maximale Meßpunktzahl pro Zeile	1500	1500
Höhenauflösung (Vertikalposition)	etwa 0,05 µm	0,01 µm
Auflösung des AD-Wandlers für den jeweils eingestellten Amplitudenmeßbereich von maximal 250 µm: 12 Bit ≙ 0,025%		

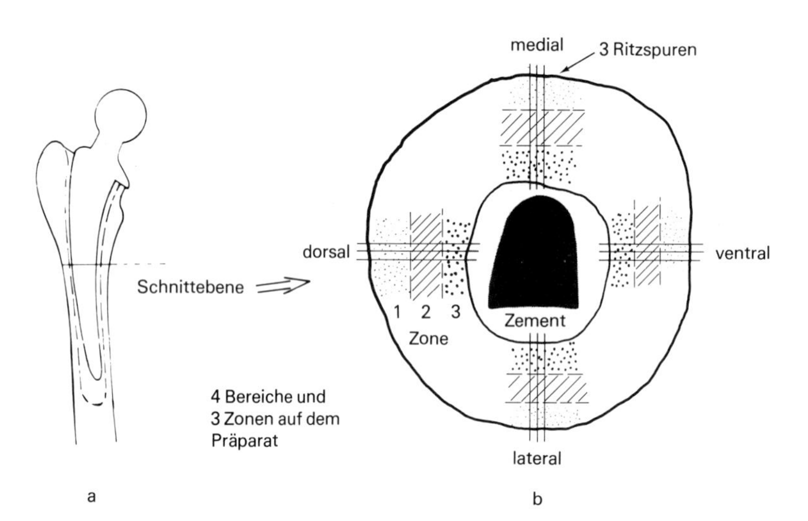

Abb. 2
a Lage der Schnittebene im Femur.
b Verlauf der Ritzspuren auf dem Präparat und Bezeichnung der Zonen und Bereiche.

dem implantierten zementfixierten femuralen Prothesenstiel wurden in Höhe der Prothesenmitte durchtrennt (Abb. 2) und der metallische Implantatkern entfernt. Nach Einbettung in schnellhärtendem Methylmetacrylat mit Aluminiumoxyd als Füllstoffzusatz wurden Knochenschnitte mit einer Schnittdicke zwischen 120 und 160 µm angefertigt, die unpoliert nach ausreichender Lufttrocknung im medialen, ventralen, lateralen und dorsalen Bereich durch jeweils 3 im Abstand von 120 µm nebeneinanderliegenden Ritzspuren vermessen wurden.

Ergebnisse

Die Ergebnisse dieser insgesamt 60 Meßspuren in je 4 Bereichen der insgesamt 5 Schnittpräparate wurden getrennt für das äußere, mittlere und innere Drittel («Zonen», Abb. 2b) des Knochenbereiches im P/E gegen (P+E)-Diagramm dargestellt. Für jede Zone ergaben sich mehr als 3 Mittelwerte, da in jeder Zone die Meßspur in getrennten Abschnitten ausgewertet werden mußte, weil jede Ritzspur nicht kontinuierlich durch Knochensubstanz führte, sondern auch durch knochenfreie Regionen, z. B. beim Überfahren des Lumens eines Haversschen Kanälchens (z. B. LK in Abb. 4a). Die so erhaltene Punktwolke für eine Zone wurde durch eine Umgrenzungslinie umschlossen und damit der Variationsbereich der Mittelwerte für diesen Knochenbereich markiert (siehe Beispiel Knochenzement und Einbettmittel in Abb. 3c).

Der Knochenzement von K5 von einer nur knapp 1 Jahr getragenen Prothese zeigt eine relativ geringe Variation der Festigkeitswerte (Abb. 3c), die in guter Übereinstimmung mit unserem Methacrylateinbettungsmittel sind. K1, K3 und K5 zeigen in den 3 Zonen der 4 Bereiche eine gute Konstanz und Übereinstimmung der Werte (Abb. 3a–c). Lediglich die innere Zone des lateralen Bereiches von K1 zeigt eine Abweichung. K4 zeigt im medialen Bereich eine deutliche Verschlechterung der Knocheneigenschaften (Erweichung, Abb. 3e) während die anderen 3 Bereiche in guter Übereinstimmung mit den Werten von K1, K3 und K5 sind.

Mit diesen Ergebnissen ist gezeigt, daß mit diesem

Abb. 3: Variation der mechanischen Knocheneigenschaften von 5 autoptisch gewonnenen Femurknochen mit Hüftgelenksendoprothesen verschiedener Tragedauer: Darstellung des Ritzwiderstandsverhaltens des Knochens (elastische Komponente E und die mit der «Knochenhärte» korrelierte Komponente P) von 3 Knochenzonen in 4 verschiedenen Knochenbereichen gemäß Abbildung 2.

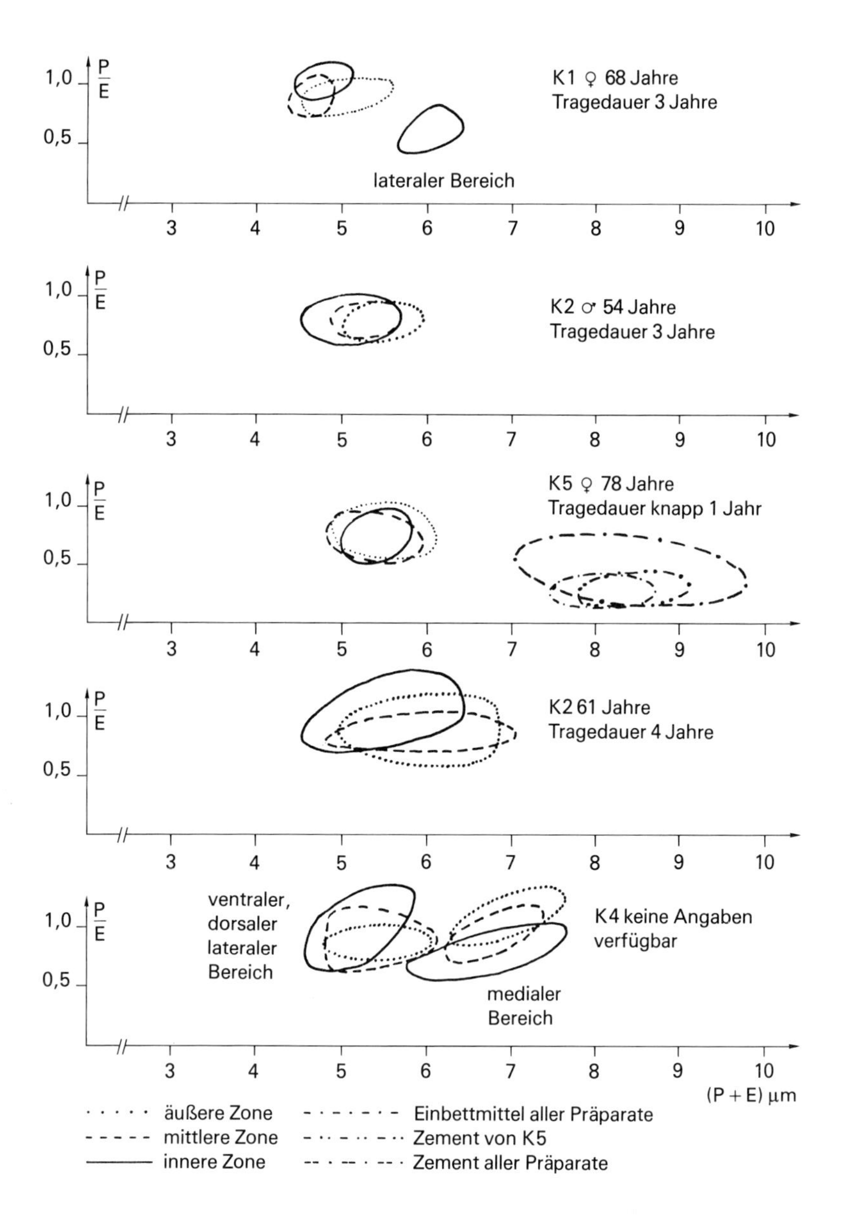

Verfahren eine Klassifizierung einzelner Knochenzonen und -Bereiche bezüglich ihrer elastischen und plastischen Eigenschaften möglich ist. (In dieser ersten Phase unserer Untersuchungen haben wir uns auf das Erkennen von Trends beschränkt, statistische Absicherungen sollen bei späteren Untersuchungen nach Ausschaltung noch vorhandener experimenteller Fehlerquellen erfolgen.) Unsere Aussagen erstrecken sich dabei auf Strukturen von mm-Dimensionen, die nach dem Verfahren 1 mit einer mikroprozessorgesteuerten mechanoelektrischen Meßapparatur und Benutzung eines Großrechners gewonnen wurden. Für die Untersuchungen von Knocheneigenschaften im µm-Bereich, also z.B. im Bereich der Haversschen Kanälchen und einzelner Knochenlamellen, dient das Verfahren 2. Hierzu wurde als Beispiel auf der Oberfläche von K2 in dem in Abbildung 4a ersichtlichen Bereich ein 0,6×0,57 mm großes Feld mit Ritzmeßspuren im Abstand von 10 µm bei einem Punktauflösungsvermögen von 2 µm untersucht (Abb. 4b). Für jeden der rund 18000 Meßpunkte dieses Meßfeldes von knapp 0,5 mm^2 Größe lassen sich damit alle interessierenden Größen berechnen und darstellen. Die elastische Verformbarkeit E zeigt die Abbildung 5a, die Eindringtiefe (P+E) unter Belastung ist in Abbildung 5b dargestellt. Die Skizze der Abbildung 5c erläutert, daß aus dieser Darstellung wahrscheinlich Aussagen über den Mineralisationsgrad der verschiedenen Knochenbereiche gemacht werden können, wenn man davon ausgeht, daß ein größerer Anteil an organischer Substanz eine Erhöhung der elastischen Eigenschaften zur Folge hat. Einzelheiten hierzu sollen durch weiterführende mikroradiographische Untersuchungen geklärt werden [5]. Zur Variation der spezifischen Plastizität P/E kann hier nur darauf hingewiesen werden, daß

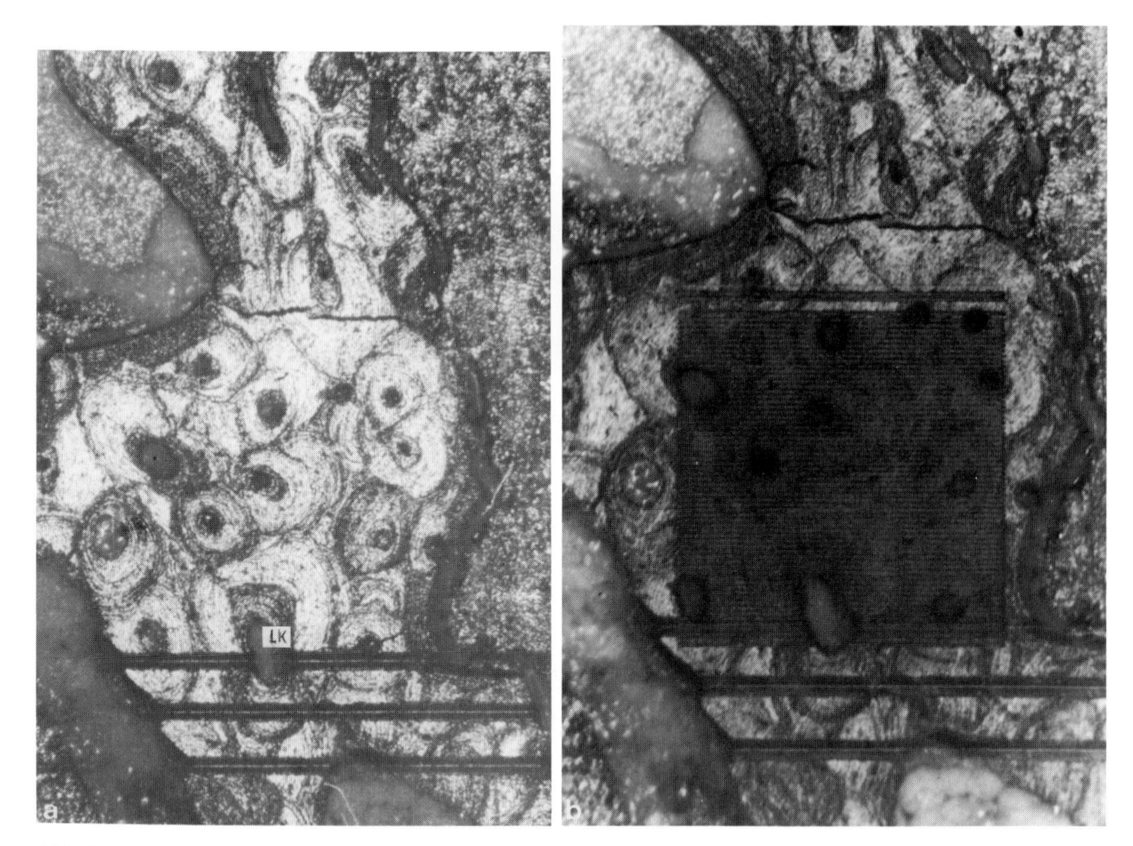

Abb. 4

a Präparatoberfläche K2, dorsaler Bereich mit 3 Ritzspuren nach Methode 1. Zeilenabstand 120 μm
LK = nicht auswertbarer Bereich der Ritzspur im Lumen eines Haversschen Kanälchens.

b Gleicher Bereich wie 4a, nach Ritzwiderstandsmessung auf einem Feld von 600×570 μm als Grundlage für die in den Abb. 5a, b und c dargestellten Ergebnisse. Verfahren 2 gem. Tab. 1; Ritzkraft 20 mN ≙ 2 p.

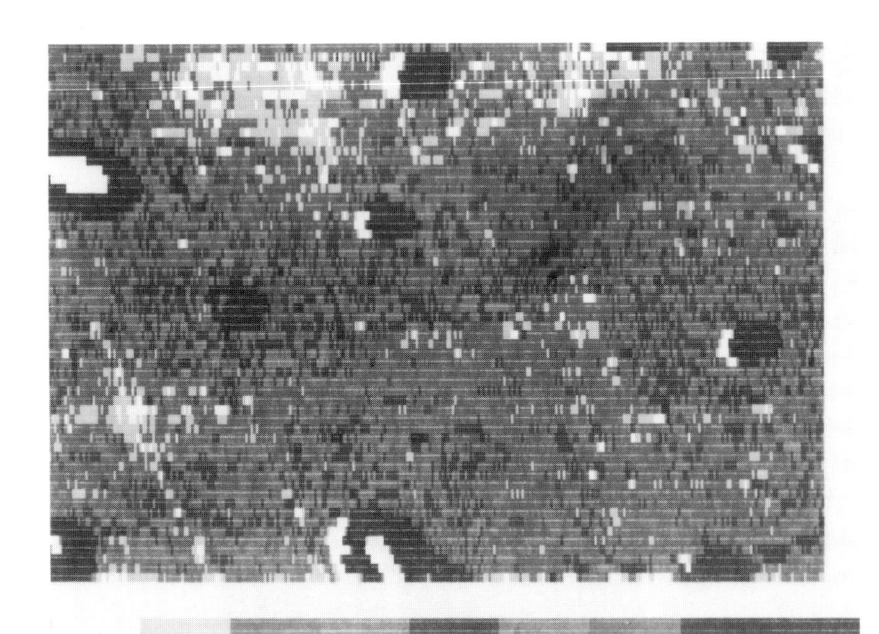

File: Huseo 0
Raster: 2 × 1
Meßfeldgröße: 600 μm × 570 μm

Meßpunkte: 1-301 Schritt: 1
Spuren: 1-58 Schritt: 1

Abb. 5

a Darstellung der elastischen Verformbarkeit E im gem. Abb. 4b näher bezeichneten Meßfeld. Höhendifferenz in der Eichtreppe 0,05 μm.

auch für die hier untersuchte Knochensubstanz der an einem Zahn beobachtete Befund festgestellt wurde, daß nämlich diese Größe eine wesentlich homogenere Verteilung zeigt als die Größen P, E oder (P+E) (zur Deutung dieser Feststellung siehe [6]).

Zusammenfassung

An autoptisch gewonnenen Präparaten von 5 z. T. mehrere Jahre getragenen Hüftgelenksendoprothesen wurden Messungen der plastischen und elastischen Verformungseigenschaften des Knochen und des Fixationszementes in Mikrobereichen und Makrobereichen durchgeführt. Die Untersuchungen erfolgten mit 2 neuen Ritzwiderstandsmeßverfahren mit rechnergestützten Datenerfassungs- und Auswerteverfahren, wobei das laterale Punktauflösungsvermögen zwischen 2 μm bzw. 50μm liegt bei einer Höhenauflösung von günstigstenfalls 1/100000 mm. Die Ergebnisse zeigen, daß die Verfahren neue Möglichkeiten zur Erfassung und Darstellung von mikrostrukturellen Unterschieden der mechanischen Eigenschaften des Knochenzementes, des Knochens bis hinab in den Bereich einzelner Knochenlamellen und für die Untersuchung von Verbindungszonen verschiedener Substanzen eröffnen.

Dank: Wir danken Frau A. Röhl und Herrn Ing. grad. T. Oesman für die stets sorgfältige Mitarbeit bei den Untersuchungen und Herrn W. Volk für seine ausge-

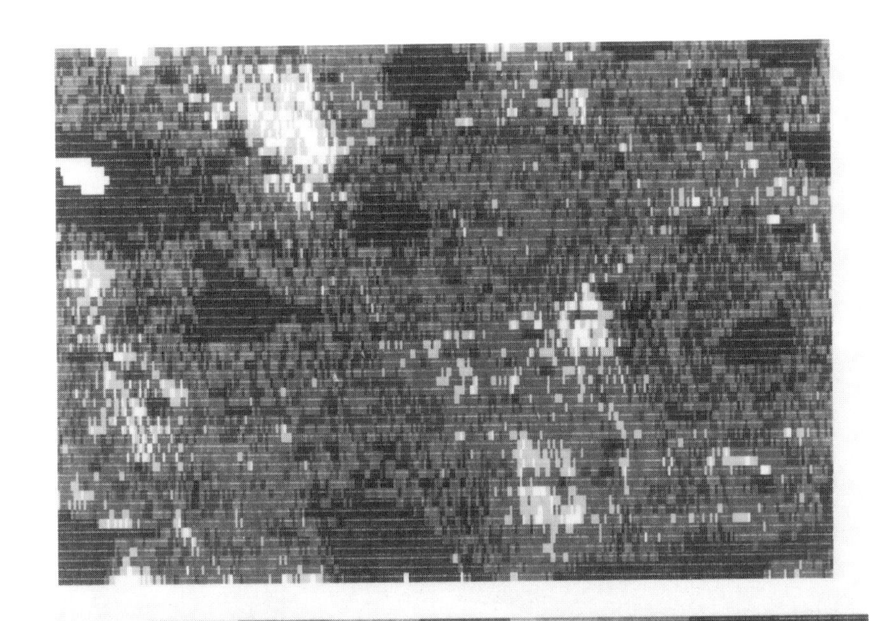

b Darstellung der Gesamtverformbarkeit (P+E) im gleichen Meßfeld.

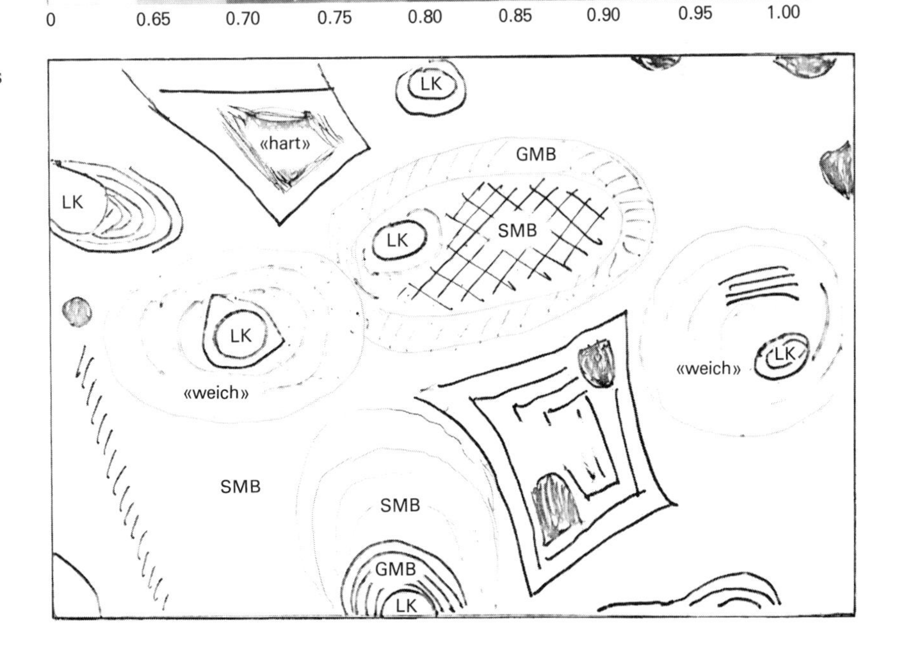

c Schematische Darstellung der Knochenstrukturen des Meßfeldes
SMB = stärker mineralisierter Bereich
GMB = geringer mineralisierter Bereich
LK = Lumen eines Haversschen Kanälchens

zeichneten feinmechanischen Arbeiten, ohne die die erreichte hohe Präzision der Meßverfahren nicht möglich gewesen wäre.

Literatur

1 HUSS, A.: Untersuchung mechanischer Eigenschaften des Implantatlagers von Hüftgelenksendoprothesen. Dissertation Würzburg 1986 (in Vorbereitung).

2 GABRIEL, E., NEESER, P., OESMAN, T.: Die quantitative Bestimmung von Festigkeitseigenschaften und des Löslichkeitsverhaltens von Zahnhartgewebe in Mikrobereichen. Dtsch. zahnärztl. Z. *38,* 1097-1099, 1983.

3 GABRIEL, E., FEATHERSTONE, J.D.B., ENGINALEV, A.: Quantitative Bestimmung der Fluoridwirkung auf mechanische und chemische Eigenschaften des Zahnschmelzes. Dtsch. zahnärztl. Z. *38,* 935-937, 1983.

4 GABRIEL, E., SOMMER, G.: Quantitative Untersuchungen zur Wirkung von fluoridiertem Trinkwasser auf die mechanischen Eigenschaften des Rattenschmelzes. Dtsch. zahnärztl. Z. *38,* 1100-1102, 1983.

5 KÜSSWETTER, W., GABRIEL, E., STUHLER, TH., TÖPFER, L.: Knochenumbauvorgänge im femoralen Grenzschichtbereich implantierter Hüftendoprothesen. In: Hackenbroch, M.H., Refior, H.-J., Jäger, M. (Hrsg.): Osteogenese und Knochenwachstum. Thieme, München 1982, S.261-265.

6 GABRIEL, E.: Ersatzstoffe und die Optimierung ihres Verbundes mit dem biologischen Organismus. In: Siebert, G. (Hrsg.): Zahnmedizinische Forschung. Ziele und Wege. Hanser, München 1984, S.159-164.

Diskussion

BAUMGART, Selzach: Herr Gabriel, ich gratuliere Ihnen zu dieser hervorragenden Untersuchung. Sie benutzen also eine Diamantspitze mit bestimmter Geometrie, das heißt, die Flächenpressung unter der Diamantspitze hängt von der Geometrie ab. Könnte es sein, daß Sie bei einer anderen Geometrie auch zu anderen Ergebnissen kommen?

GABRIEL: Ja, das stimmt. Es handelt sich zunächst um Relativmessungen, die von der Spitzengeometrie und auch z.B. von der Meßkraft abhängig sind. Mit einem Vickers-Diamanten machen wir die groben, gering auflösenden Untersuchungen. Die hochauflösenden Untersuchungen mit einem lateralen Auflösungsvermögen im µm-Bereich werden mit einer kugelförmigen Spitze von 3 µm Spitzenradius gemacht. Beide Messungen sind zunächst weder direkt untereinander noch mit Vickers-Eindruckhärtemessungen vergleichbar. Es sind Vergleichsmessungen im Sinne von Eichmessungen an anderen Materialien, deren Eigenschaften mit genormten Meßverfahren bestimmt wurden, nötig. Das gilt sinngemäß auch für die Korrelation unserer Rückfederungsmessung mit dem Elastizitätsmodul. Die Gewinnung formelmäßiger Zusammenhänge zwischen unseren Meßverfahren und genormten Meßverfahren ist das notwendige Ziel unserer nächsten Bemühungen.

(Anmerkung bei der Korrektur: inzwischen sind hier quantitative Beziehungen durch Vergleich mit Biegemodul- und Ultraschallmessungen hergestellt worden.)

BUCHHORN: Herr Gabriel, Sie haben sicherlich bei vielen das Interesse geweckt an eigenen Präparaten solche Messungen durchführen zu lassen. Können Sie uns den finanziellen und zeitlichen Aufwand einer solchen Messung benennen?

GABRIEL: Mit der Abtastnadel dauert die Abtastung eines Meßfeldes von 0,5 × 0,5 mm mit 60 Meßlinien ungefähr drei Stunden. Die Programme stehen zwar, aber man muß mit einigen Stunden Auswertungszeit rechnen. Die Messungen mit dem Vickers-Diamanten sind zur Zeit noch sehr aufwendig. Eine Meßspur dauert eine halbe Stunde und die Auswertung ist auch sehr mühsam, da wir das nur im Rechenzentrum der Universität machen können. - Den finanziellen Aufwand haben wir noch nicht kalkuliert, da wir bisher ausschließlich DFG-geförderte Hochschul-Forschung und -Entwicklung betrieben haben.

SEMLITSCH: Sie machen also keine Eindrücke, sondern Sie machen Ritzspuren. Wie lange dauert das?

GABRIEL: Die Erzeugung einer Ritzspur von 8 mm Länge mit einem Vickers-Diamanten dauert einschließlich der vorhergehenden Oberflächenprofilmessung und der anschließenden Tiefenausmessung der Spur etwa 15 Minuten. Diese Spurtiefe, als «plastische Verformbarkeit P» bezeichnet, ist praktisch gleich der Tiefe von Vickershärtemessungen beim Nichtvorhandensein von Fließvorgängen. Beim Vickersdiamanten beträgt dabei die Tiefe 1/7 der Ritzbreite.

SEMLITSCH: Wobei Sie dann stillschweigend voraussetzen, daß in der Ritzspur nichts ausbricht.

GABRIEL: Es ist richtig, daß sich Wälle aufwerfen. Wir müssen in geeigneter Weise die Kraft variieren, wenn wir z.B. in spröde Materialien gehen, z.B. bei der Messung von Glas. Da erhält man Ausbröckelungen, die sich nicht vermeiden lassen.

PLITZ: Ich lese hinten im Verzeichnis: Sonderforschungsbereich Biomund, ich kann mir darunter nichts vorstellen. Ist das evtl. ein Druckfehler?

GABRIEL: Nein, das ist eine Abkürzung, das heißt «Biologie der Mundhöhle». Unsere Entwicklungen sind jahrelang an der Universität Würzburg im Rahmen dieses Sonderforschungsbereiches durch die Deutsche Forschungsgemeinschaft gefördert worden. Wir haben damit zunächst Zahnfüllungsmaterialien und die Struktur von Zähnen untersucht. In Zusammenarbeit mit Herrn Prof. Küsswetter von der Orthopädischen Universitätsklinik Würzburg haben wir dann die Methode auf Knochen und Knochenzemente angewendet.

PLITZ: Welche Anforderungen müssen Sie denn an die Prüfkörperoberfläche stellen?

GABRIEL: Optimal ist natürlich eine glatte Oberfläche.

PLITZ: Glatt ist kein meßtechnischer Begriff. Wie glatt oder wie eben muß die Oberfläche sein?

GABRIEL: Der Abstand zweier Spitzen im Rauhigkeitsprofil muß mindestens ein Mehrfaches des Durchmessers der Abtastspitze betragen. Andernfalls erfolgt eine unkontrollierbare Zerstörung der Oberfläche. Die maximale Höhenauflösung beträgt stets etwa 0,05 µm.

PLITZ: Wir haben bei unseren Untersuchungen immer die Schwierigkeiten, ebene Proben zu erhalten, die in der Welligkeit unter 1 µ gehen; und gerade wenn ich an biologische Materialien denke, habe ich gewisse Vorstellungsschwierigkeiten. Können Sie diese Unebenheiten rechnerisch herausfiltern?

GABRIEL: Ja, das können wir. Die Welligkeit oder «Unebenheit» der Oberfläche darf nicht größer als ± 125 µm sein, das ist der Meßbereich der Höhenabtasteinrichtung. Die Welligkeit wird bei der Auswertung dadurch eliminiert, daß die berechneten Werte durch Differenzbildung von aufeinanderfolgenden Messungen entlang der gleichen Meßspur gewonnen werden.

Lubinus Klinik, Kiel

Untersuchungen zur Festigkeit des Zementmantels

H. H. und PH. LUBINUS

LEE und LING beschrieben 1978 12 klinisch relevante Faktoren, welche die mechanische Festigkeit von Knochenzement beeinflussen. Wir haben den von den Autoren besonders hervorgehobenen Faktor der constraint situation («zwingende Ummantelung») herausgegriffen und nachgeprüft.

LEE und LING fanden eine erstaunlich unterschiedliche Belastbarkeit. Sie verwendeten sehr kleine – nur 9 mm im Durchmesser messende Prüfkörper, die
- ohne
- mit dünner
- und mit sehr starker Metallummantelung

getestet wurden.

Dabei zerbrach der Prüfkörper 1 (non-constraint) bereits bei 11 kN = 1.188 kp, die anderen erwiesen sich als praktisch unzerstörbar: sie versagten *nicht* bei 45 bzw. 91 kN, das entspricht einer Last von 5 bzw. 10 tons. Daraus folgerten die Autoren, daß es entscheidend wichtig sei, in vivo für ein intaktes Knochenrohr Sorge zu tragen, frei von Fissuren, formschlüssig mit Zement gefüllt (Abb. 1).

Dieses Ergebnis schien uns nicht auf in-vivo-Verhältnisse übertragbar. Wir haben deshalb LINGs Versuche nachgeprüft und dabei die Art der Ummantelung und die Abmessungen verändert. Statt nur 9 mm Außendurchmesser des Zementköchers wählten wir 24 bzw. 28 mm, weil es den Dimensionen im menschlichen Femur näher kommt und statt eines Metallrohres verwendeten wir Acrylharz, also Plexiglas mit 3 mm Wandstärke.

Der Einfluß des Rohres auf die Festigkeit des Verbundes ist abhängig von der Zugfestigkeit des Wandmaterials. Plexiglas besitzt eine Zugfestigkeit von 8 kg/mm^2 bei einem e-Modul von 33000 kg/cm^3.

Diese Werte unterscheiden sich nicht wesentlich von denen des kortikalen Knochens, während Stahl mit 80 kg/mm^2 Zugfestigkeit einer 10mal höheren Dehnungsbelastung als Plexiglas widersteht. Die Bruchgrenze unserer Prüfkörper mußte deshalb relativ viel niedriger als in LEE und LINGs Versuchsanordnung erwartet werden. Zugleich durften wir aber erwarten, daß unsere Resultate realistischer und besser auf die menschlichen in-vivo-Verhältnisse übertragbar sein würden (Abb. 2).

In unserer Versuchsanordnung wurde der Einfluß folgender Faktoren variiert:
- Dicke des Zementmantels
- Geometrie des Schaftquerschnittes
- Ummantelung des Zementköchers

Es wurde durch rein *statische* Belastung die Bruchgrenze der verschiedenen Prüfkörper festgestellt. Drei unterschiedliche Schaftquerschnitte kamen zur Verwendung:
1. eine aus naheliegenden Gründen ungünstige, scharfkantig-dreieckige Form,
2. eine Rautenform mit gebrochenen Kanten,
3. eine kreisbogenartig abgerundete Rechteckform

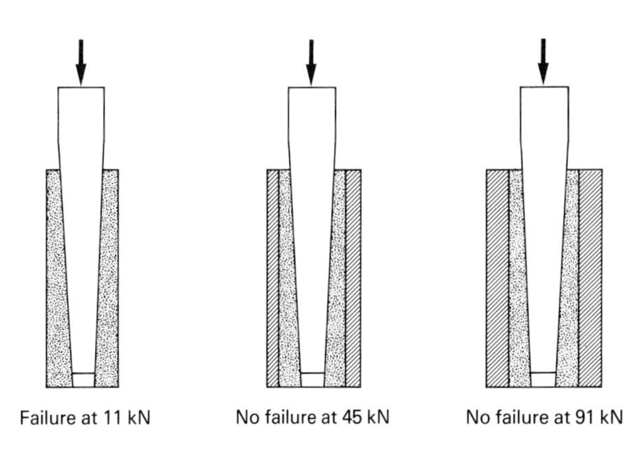

Abb. 1: Schematische Darstellung der Prüfkörper von LEE und LING; der äußere Mantel – soweit vorhanden – aus Metall.

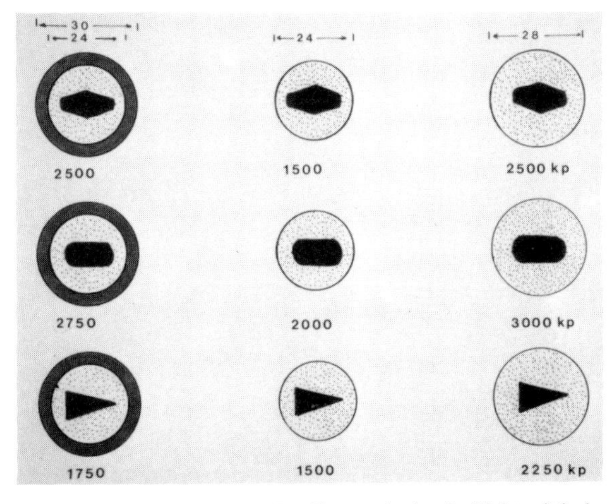

Abb. 2: Darstellung unserer Prüfkörper in der Aufsicht mit in kp angegebener Bruchlast.

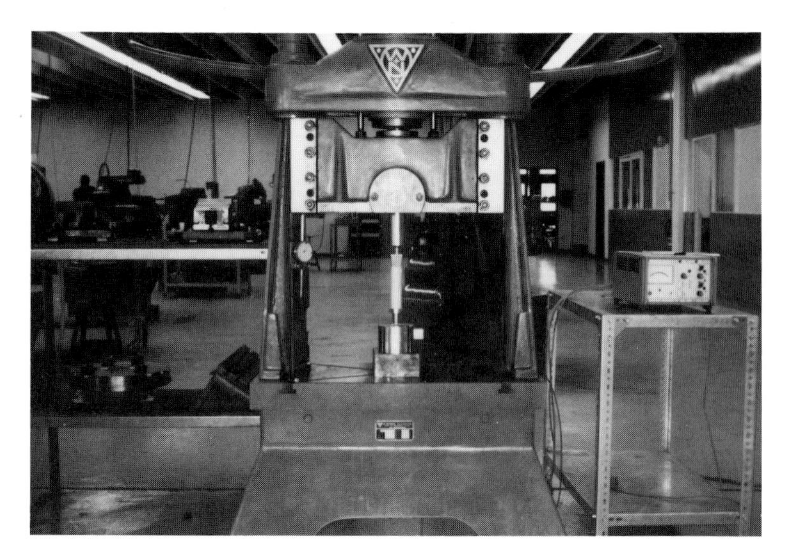

Abb. 3: Die Versuchsanordnung mit Handpresse und elektrischer Druckmeßdose unter dem Prüfkörper.

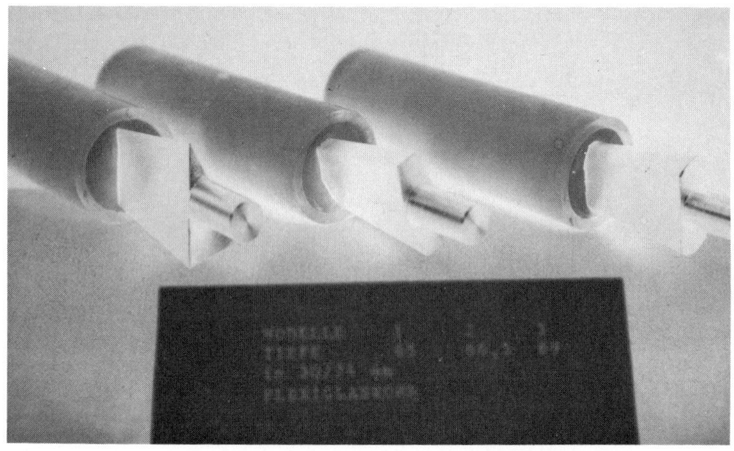

Abb. 4: Die 3 Prüfkörper in 24/30 mm ∅ -Einbettung.

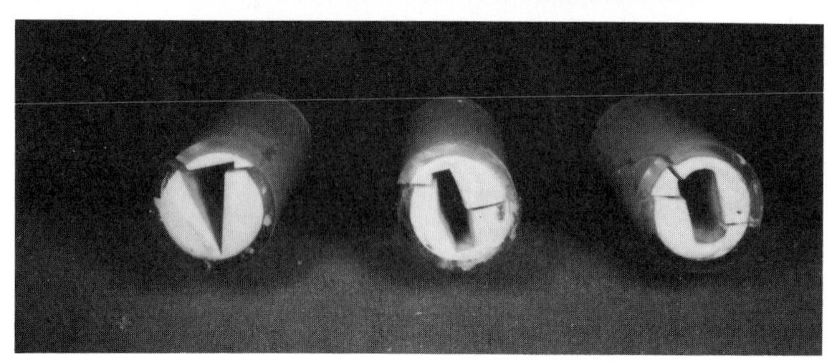

Abb. 5: Typischer Verlauf der Sprenglinien.

und
drei verschieden dimensionierte Zementköcher:

1. 24 mm Außendurchmesser, mantellos,
2. 24 mm Außendurchmesser mit 3 mm Plexiglasmantel, insgesamt also 30 mm Außendurchmesser,
3. 28 mm Außendurchmesser, mantellos.

Um vergleichbare Verhältnisse zu erhalten, wurden die unterschiedlich geformten Prüfkörper jeweils soweit in den aushärtenden Zement eingetaucht, daß eine konstante Kontaktfläche des Prüfkörpers mit dem Zement von 15,5 cm^2 erreicht wurde.

Anrühren und Einbringen des Knochenzementes wurden exakt standardisiert, die Technik entsprach der vom Hersteller empfohlenen Art und Weise. Zur Anwendung kam ausschließlich Refobacin®-Palacos® R.

Ergebnisse

In einer Vielzahl von Testen konnte erwartungsgemäß der Einfluß des Schaftquerschnittes reproduziert werden. Die dreieckige Form ergab unter allen Bedingungen die niedrigste Bruchlastgrenze. Am besten schnitt die ovale Schaftform ab (Abb. 6).

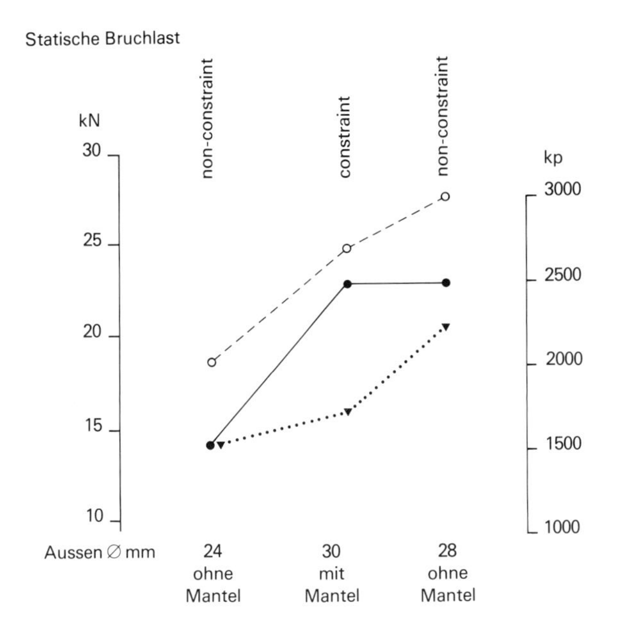

Abb. 6: Darstellung der Ergebnisse

▼ dreieckiger Prüfkörper
● rautenförmiger Prüfkörper
○ ovalärer Prüfkörper

Der dreieckige und der rautenförmige Schaft in einem mantellosen Zementköcher mit 24 mm Außendurchmesser ergab im Mittel eine Bruchlast von 1.500 kp = 13,8 kN.

Die günstigste, ovale Schaftform brachte eine Bruchlast von 2.000 kp = 18,5 kN.

Diese Werte erhöhen sich bei gleicher Zementdimensionierung, aber zusätzlich mit 3 mm Plexiglas ummantelt, auf 1.750 kp für den ungünstigen dreieckigen Schaft, 2.500 kp für den rautenförmigen, und 2.750 kp für die ovale Schaftform. Dies entspricht einer Steigerung der Belastbarkeit durch den Plexiglasmantel von 16–30% je nach Schaftquerschnitt.

Die alleinige Verdickung des Zementmantels von 24 auf 28 mm Außendurchmesser, *ohne* Plexiglasmantel, also auf einen Außendurchmesser, der sogar noch 2 mm unterhalb des Außendurchmessers des ummantelten Verbundkörpers liegt, führt zu einer Erhöhung der Bruchlastgrenze auf 2.250 kp bzw. 2.500 kp für die beiden weniger geeigneten Schaftformen und 3.000 kp = 27,8 kN für die ovale Schaftform. Dies entspricht einer Festigkeitszunahme von rund 50%.

Den entscheidenden Einfluß auf die *statische* Lastgrenze hat die Schichtdicke des Zementes, also letztlich der Außendurchmesser des Zementköchers und nicht – wie von LING behauptet – die constraint situation, also die geschlossene Umhüllung des Zementes durch ein Rohr. Unsere Abweichung von LINGS Ergebnissen beruht zweifellos auf den unterschiedlichen Materialien, die für die Herstellung der Ummantelung verwendet wurden.

Um den Einfluß der constraint situation im kortikalen Knochen zu demonstrieren, wurde auch ein lebensfrisches Ochsenfemur getestet: man hätte erwarten können, daß die zwischen 12 und 16 mm starke Kortikaliswandung einen besonders starken festigkeitserhöhenden Effekt ausübt. Ein solcher Einfluß konnte aber nicht nachgewiesen werden:

Die Belastbarkeit eines Prüfkörpers mit ungünstigem dreieckigen Querschnitt betrug nur 2.000 kp = 18,5 kN und lag damit niedriger als in mantelloser zylindrischer Einbettung mit 28 mm Außendurchmesser. Die starke Knochenwandung spielt also offenbar keine Rolle, wenn der Zementköcher nicht gleichmäßig und günstig geformt ist (Abb. 7).

Daraus kann Folgendes abgeleitet werden:

1. Unvollständige oder zu dünne Ummantelung des Schaftes durch Knochenzement schwächt die Belastbarkeit entscheidend. Metall-Knochenkontakt im Schaftbereich ist deshalb unbedingt zu vermeiden.
2. Schaftquerschnitte mit spannungserhöhenden Kanten sind ungünstig und leiten die Fraktur des Zementmantels ein.

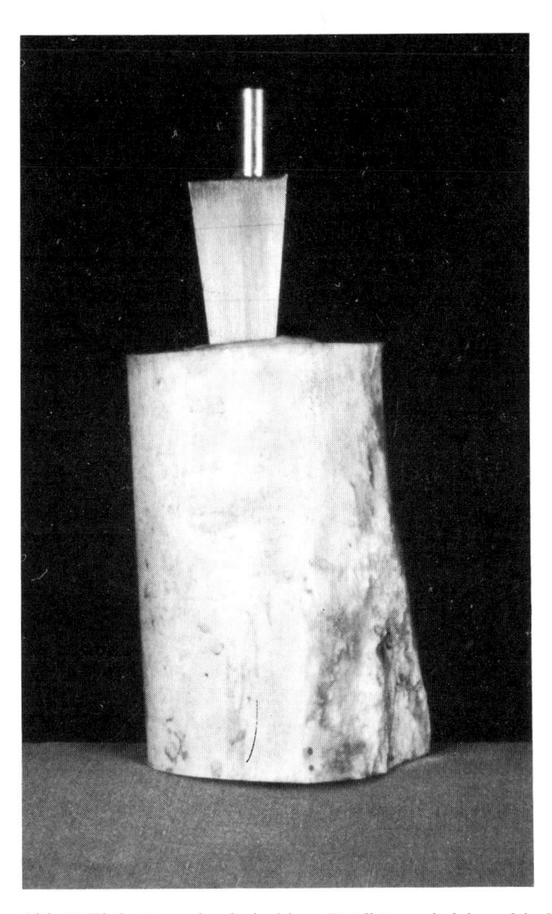

Abb. 7: Einbettung des dreieckigen Prüfkörper in lebensfrischem Ochsenfemur.

3. Die intakte, also fissurlose Umhüllung des Zementköchers durch Knochen spielt nur eine sekundäre Rolle.

Zusammenfassung

Der Wert der zwingenden Ummantelung, wie durch LEE und LING beschrieben, wird anhand eigener Untersuchungen relativiert. Die Verwendung von Plexiglas statt Metall als Ummantelung zeigt den stärkeren Einfluß der Zementschichtdicke auf die Festigkeit des Verbundsystemes. Plexiglas steht in seinen mechanischen Eigenschaften dem Knochen wesentlich näher als Metall, deshalb erscheinen die hier gefundenen Belastbarkeiten wirklichkeitsnäher.

Literatur

MILLER, J., BURKE, D.L., KRAUSE, W. et al.: Improved Fixation of Knee arthroplasty components to prevent loosening. Vortrag: 24. Annual Meeting of the Orthopedic Research Society, Dallas, 1978.

LEE, A.J.C. et al.: Some clinical relevant variables effecting the mechanical behaviour of bone cement. Arch. Orth. Traumat. Surg. *92,* 1, 1978.

PEDERSEN, J.G., LUND, BJARNE and REIMANN, INGE: Depressive Effects of Acrylic cement components on Bone Metabolism. Acta orthop. Scand. *54,* 796, 1983.

Diskussion

LINDBERG: Ich finde Ihre Untersuchungen sehr interessant, möchte aber anmerken, daß die Bestimmung der Bruchlast eigentlich das Ende des Experimentes darstellt, davor liegt noch die Phase, in der die Grenzschicht zwischen Prothese und Zement versagt, daß der Bruch im Zement beginnt und daß der endgültige Bruch durch die Zementummantelung geht. Können Sie anhand von Last-/Biegediagrammen sagen, wo der Bruchanfang zu suchen ist? Liegt der Beginn in der Grenzschicht zwischen Zement und Prothese oder direkt im Zement und weiterhin: wird dieses Bruchmoment durch die Dicke der Zementummantelung bzw. der Steifigkeit des Rohres beeinflußt?

LUBINUS: Wir haben die elastische Verformbarkeit bis zum Versagen gemessen. Die Kurven dieser Verformungen verlaufen sehr gleichmäßig. Wir konnten aus der elastischen Verformbarkeit und dem damit verbundenen Verformungsweg keine besonderen Rückschlüsse auf die Dimensionierung des Zementköchers und auf die Frage «constrained» oder «non-constrained» zurückführen. Das ist ganz gleichförmig, es ist immer die gleiche Wegstrecke.

LEE: Wie Sie richtig bemerkten, habe ich diese zitierten Versuche damals durchgeführt und benutzte dabei eine metallconstrained und keine Plexiglas-constrained-Versuchsanordnung. Ich möchte noch einmal grundsätzlich zu unseren Versuchen Stellung nehmen: aus unserer klinischen Erfahrung beobachteten wir den Einfluß eines starken kortikalen Knochenmantels um den Knochenzement und in meinem später folgenden Vortrag werde ich Beispiele aufführen von Zementversagen, wo diese kortikale Unterstützung fehlte. Aus diesem Grunde bin ich von Ihren Ergebnissen mit Plexiglas überrascht und ebenfalls überrascht von Ihren Versuchen mit Kalbsknochen. Ich glaube aufgrund der klinischen Beobachtungen kann festgestellt werden, daß Knochenzement immer durch Knochen unterstützt werden muß.

LUBINUS: Herr Lee, Sie können gewiß sein, daß wir unser Experiment nicht mit einer vorgefertigten Meinung begannen, aber wir waren selbst darüber erstaunt, daß der Einfluß einer Plexiglasummantelung so geringen Einfluß auf die Festigkeiten hatte, aber bei nachträglichen Überlegungen zu den Ergebnissen kamen wir zu der Ansicht, daß bei der klinischen Anwendung es aufgrund extrem weiter Markhöhlen und sehr dünnem kortikalem Knochen nur zu einer sehr geringen Verstärkung des Zementköchers kommen kann. Wir haben aufgrund unserer klinischen Erfahrung auch den Eindruck, daß man bei dünnen kortikalen Knochen oder osteoporotischen Knochen eine höhere Rate von Lockerungen erhält.

PIETSCH: Es könnte doch sein, daß Sie die Situation des constrained überhaupt nicht gehabt haben, weil letzten Endes die Ummantelung durch Plexiglas und der damit bedingte enge Verbund von Knochenzement und Mantel nur sehr unzureichend erhalten wurde.

LUBINUS: Ja, die Zugfestigkeit von Plexiglas ist höher als vom Knochenzement und wir haben uns überlegt, daß wir durch Schwindung einen mikroskopisch kleinen Raum zwischen dem Plexiglasrohr und dem Knochenzementköcher erhielten. Andererseits ist die elastische Verformbarkeit des Zementes so groß, daß dieser durch Schwindung entstandene Hohlraum wieder ausgeglichen wird. Es müßte also vor dem Versagen durch Überlastung durchaus die Zugfestigkeit des Plexiglasrohres zur Wirkung kommen und man kann an unseren Präparaten auch erkennen, daß das Plexiglasrohr zum gleichen Zeitpunkt wie der Zement versagt. Ich wollte nur hervorheben, daß das Plexiglas den mechanischen Eigenschaften des menschlichen Knochens sehr viel näher kommt als ein Metallrohr. Mit einem Metallrohr läßt sich die constrained situation überzeugend darstellen, aber das ist sehr wirklichkeitsfremd und ich glaube, daß man den Wert, der von der constrained situation erwartet wird, für die klinische Arbeit – so glaube ich – doch geneigt ist zu überschätzen.

POLSTER: Ich hätte gern noch gewußt, ob das Plexiglas nicht angelöst wird, denn dann ist die Situation ja ganz anders.

LUBINUS: Nein, wir haben weder ein chemisches bonding noch ein Verkleben noch eine Verfärbung an der Oberfläche bekommen. Wir haben auch keine Rauhigkeiten, die ein wesentliches, eine Verbindung oder ähnliches, suggerieren.

POLSTER: Kann man die gleiche Frage noch einmal an die Chemiker richten? Daß sie das makroskopisch nicht gemerkt haben, will ich glauben, aber wie ist es denn nun wirklich?

Auditorium: Das PMMA-Perpolymerisat und Plexiglas sind chemisch identisch und werden beide vom Monomer angelöst.

MITTELMEIER: Aufgrund der klinischen Erfahrungen, daß wir die Brüche der Zementköcher sehen, vor allem dann, wenn durch separieren des Granulationsgewebes die Abstützung des Zementes durch den Knochen, das «backing» verloren ging, hätte ich schon erwartet, daß das Einfüllen des Zementes in den Knochen die Situation verbessert. Sie verneinen das. War denn sichergestellt, daß der frei geprüfte Zementmantel und der im Knochen sich im Querschnitt usw. voll entsprechen?

LUBINUS: Bei dem Ochsenfemur war der durchschnittliche Durchmesser identisch mit dem 28iger Rohr. Es gab aber, wie Sie gesehen haben, im mittleren Teil eine Verjüngung, im Fuß war er etwas breiter. Insofern ist das nicht voll – im statischen Sinne – vergleichbar.

Orthopädische Universitätsklinik Bonn, Bonn-Venusberg

Untersuchungen zur Haftung von Methylmethacrylat an Knochen

K. J. Münzenberg, G. Schumpe, S. Schroeder

Einer der wesentlichen Nachteile des Knochenzementes ist es, daß mit ihm keine sichere Haftung an der Knochensubstanz erreicht werden kann. Theoretisch ist eine chemische Bindung zwischen diesen Substanzen aber durchaus möglich. Es ist nämlich nicht eine mangelnde Reaktionswilligkeit des Knochengewebes, die hier im Wege stünde, sondern störend wirkt vor allem der verhältnismäßig hohe Wassergehalt an den Oberflächen der Substanz. Wasser hat eine so hohe Polarität, daß es an der Oberfläche der Substanz so stark adsorbiert wird, daß es nur durch Flüssigkeiten mit noch höherer Polarität entfernt werden kann. Diese aber sind fast ausnahmslos toxisch.

Für einen chemischen Stoffschluß käme weniger das anorganische Knochenmaterial, also Apatit, in Frage, als vielmehr die organische Fraktion, das Kollagen.

Eine grundlegende Vorstellung in diesem Zusammenhang stammt von Masuhara et al. [1] aus Tokio, die die Bindung von Methylmethacrylatketten an Kollagen über ein Initiatorsystem für möglich halten (Abb. 1).

Als ein solches Initiatorsystem wirken Tri-n-butylboran-Derivate. Sie sind nicht nur in der Lage, die Polymerisation von Methylmethacrylat in Gang zu setzen, sondern auch freie radikale Stellen an den Kollagenen zu schaffen, die dann als hochreaktive Haftungspositionen fungieren könnten.

Leider ist diese Vorstellung leichter theoretisch faßbar als praktisch durchführbar. Das gilt noch mehr für Versuche, das Methylmethacrylat an die anorganische Phase, den Apatit, zu binden; sie schlugen fehl. Eine dafür hypothetisch mögliche Reaktion

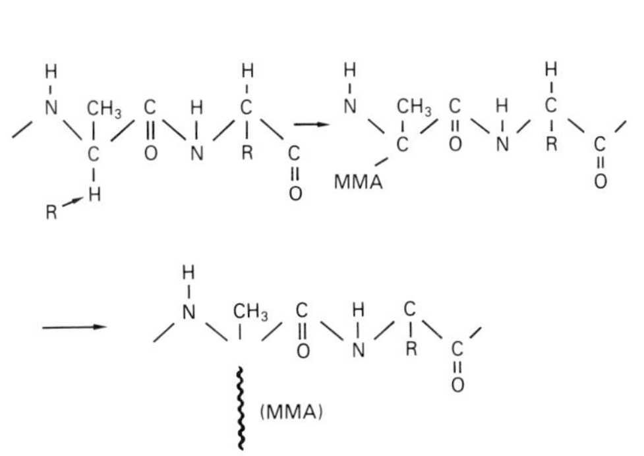

Abb. 1: Polymerisationsschema von Methylmethacrylat an Kollagen.

wäre die Bildung eines Chelats, wobei die Kalziumionen des Apatits die Reaktionspartner sein könnten. Vom kristallographischen Standpunkt aus könnte man davon ausgehen, daß der Apatitkristall zwar außen mit Phosphationen benetzt ist, daß es aber immer Gitterdefekte gibt, die die Chelatkomplexbildungen ermöglichen könnten. Die enttäuschenden Ergebnisse, das Methylmethacrylat an Apatit in vitro zu binden, sind bis jetzt nicht eindeutig zu erklären.

Daß die Polarität des Wassers eine entscheidende Rolle für die mangelhafte Bindung des Methylmethacrylats an den Knochen spielt, dafür sprechen eigene Haftungsversuche (Abb. 2).

Danach nämlich war die Haftung des Methylmethacrylats um ungefähr das Dreifache größer, wenn der Knochen im Sterilisator getrocknet war. Und die Haftfähigkeit konnte auf fast das Doppelte erhöht werden, wenn die Oberfläche des Knochens mit HCl behandelt, wenn also die Oberfläche entkalkt worden war und nur die kollagene Matrix mit dem Kunststoff reagieren konnte.

Diese neuen Haftungsuntersuchungen wurden in einem besonderen Falle auch klinisch bestätigt. Bei einer 65jährigen Patientin mußte nach 10 Monaten der Prothesenstiel einer Hüfttotalendoprothese ausgebaut werden. Die Herauslösung des Zements aus dem Markraum erwies sich dabei als besonders schwierig, weil es im proximalen Anteil zu einer innigen Verbindung zwischen Knochen und Zement gekommen war, so daß sich der Kunststoff in einem Ausmaß von 10–15 cm^2 nur mit dem anhaftenden Knochengewebe entfernen ließ. Die Verbindung zwischen den beiden Substanzen war so stark, daß eher der Knochen in sich riß, wenn man ihn mit der Zange vom Zement entfernen wollte, als daß er sich von seiner Unterlage abnehmen ließ. Auch das Zersägen und Schleifen für die Präparation zur rasterelektronenmikroskopischen Untersuchung hatte auf die enge Haftung keinen Einfluß (Abb. 3a und b)

Das rasterelektronenmikroskopische Bild bestätigte und ergänzte die makroskopisch gemachte Beobachtung. Der Grenzbezirk zwischen dem Methylmethacrylat und dem lebenden Gewebe läßt sich normalerweise immer als eine Spaltbildung darstellen, wenn dem Knochen für die Bindegewebsbildung genügend Zeit gegeben wird. Das Kalziumverteilungsmuster solcher Übergangsbezirke ergibt immer einen abrupten und klar begrenzten Übergang zwischen

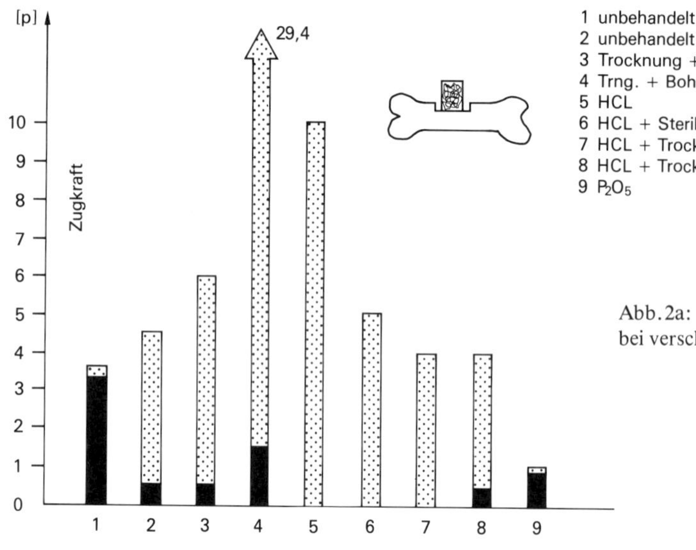

Abb. 2a: Die Haftfähigkeit eines Palacoszylinders am Knochen bei verschiedener Vorbehandlung der Kontaktfläche.

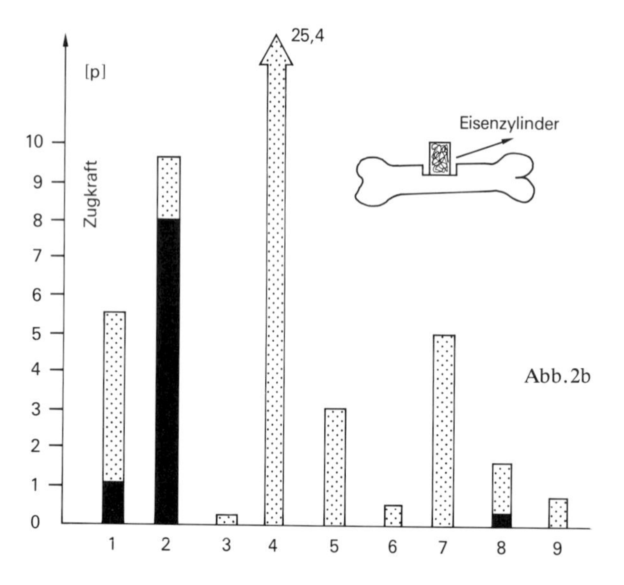

Abb. 2b

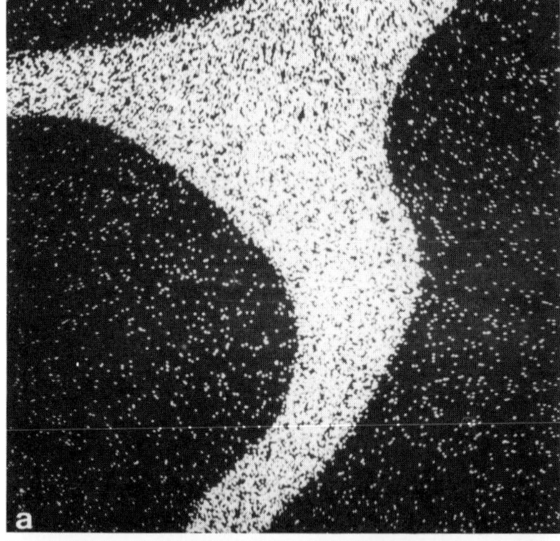

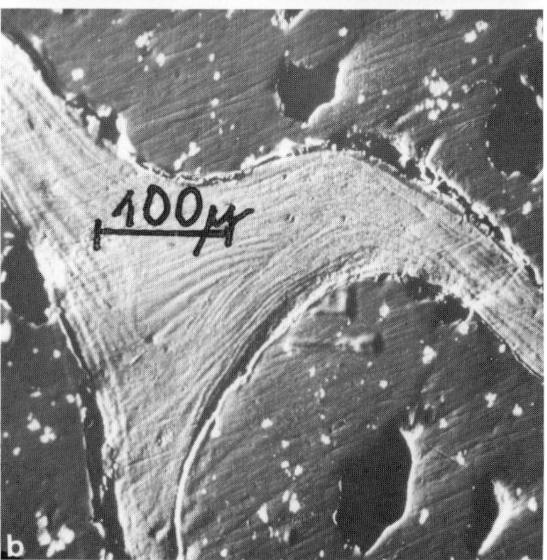

Abb. 3

Knochen und Bindegewebsmembran und auch dem Kunststoff. Die Untersuchung der Übergangszone in unserem Falle, bei der die starke Haftung zwischen Knochen und Zement schon makroskopisch in Erscheinung trat, ergab ein ganz anderes Bild. Ein Grenzbezirk zwischen Knochen und Zement war hier nicht mehr erkennbar (Abb. 4a und b).

Eine Spaltbildung oder bindegewebige Lamellierung ist hier nicht nachzuweisen. Das Kalziumverteilungsbild zeigt das deutlich. Die verkalkte Substanz reicht hier nämlich über den Graben hinaus, und das Kalzium verliert sich dann unscharf im angrenzenden Material. Ein Überlagerungseffekt kann das nicht sein; etwa derart, daß hier der Grenzbezirk schräg angeschnitten wurde und so die Knochensubstanz über dem Palacos zu liegen kam. Blickt man in den von uns als Übergangszone bezeichneten Bezirk mit einer 1600fachen Vergrößerung, dann stellt sich zwar auch

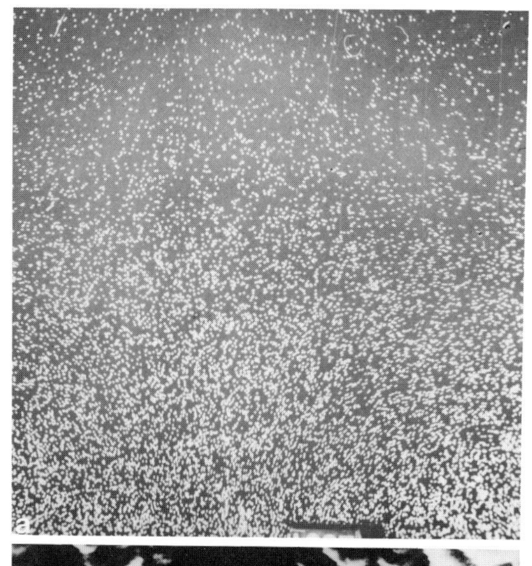

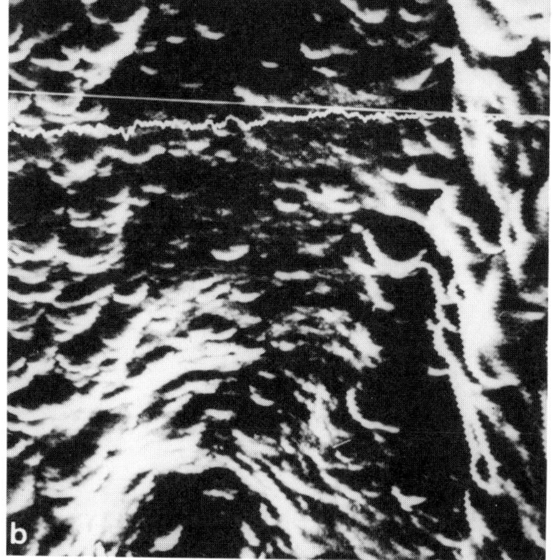

Abb. 4

diese Grabenbildung dar, eine tiefe Spaltbildung aber fehlt ebenso wie eine separierte Grenzlamelle. Beide Substanzen gehen nahtlos ineinander über, und die Grenze zwischen beiden ist an der jeweils spezifischen Oberflächenstrukturierung auszumachen. Die Kalziumkonzentrationslinie geht fast linear und nicht abrupt im Übergangsbezirk auf die Nullinie zurück, wenn sie vom Knochen zum Palacos verfolgt wird.

Nach unserer Meinung ist es hier nicht zu einem mechanisch bedingten Formschluß gekommen. Eine nur grob mechanische Verankerung an dieser Stelle ist unwahrscheinlich, weil durch die Verbreiterung des Markraums mit der Raspel während der Operation gerade hier die Spongiosabrücken entfernt worden waren und so verhältnismäßig glatte Oberflächen vorlagen. Dann bleibt allein als Erklärung für den festen Schluß zwischen beiden Substanzen eine enge Bindung zwischen Knochen und Methylmethacrylat, wahrscheinlich aber eine chemische Bindung.

Nach unserer Meinung bekräftigen unsere Untersuchungsergebnisse, daß unter bestimmten Präparationsbedingungen, insbesondere, wenn das Knochenbett absolut trocken gehalten werden könnte, ein enger Schluß zwischen Knochen und Zementimplantat möglich ist. Ob Katalysatoren-Systeme diese potentielle chemische Bindung begünstigen können, bleibt abzuwaren.

Zum anderen zeigen unsere Beobachtungen, daß, wenn einmal ein enger Schluß zwischen Knochen und Palacos eingetreten ist, diese Bindung auch die histologischen Umbauvorgänge der nächsten Monate in diesem Grenzbezirk überdauert. Jeder Anhalt dafür, daß der Kunststoff durch körpereigene Enzyme angedaut oder arrodiert worden war, fehlte.

Zusammenfassung

Eine chemische Bindung zwischen Methylmethacrylat und Knochengewebe ist theoretisch nicht auszuschließen. In Frage kämen hier vor allem reaktive Seitengruppen des Kollagens und weniger der Apatitkristalle. Diese Reaktionen sollen diskutiert werden.

In praxi ist es vor allem die Feuchtigkeit, welche solche chemischen Bindungen behindert oder gar unmöglich macht. Wasser hat eine so hohe Polarität, daß es an der Oberfläche des Substrates adsorbiert wird und nur durch Flüssigkeiten mit noch höherer Polarität entfernt werden könnte. Solche aber sind für lebendes Gewebe fast ausnahmslos toxisch.

Eigene Haftungsversuche bestätigen diese theoretischen Voraussetzungen.

Daß aber auch in vivo eine innige Verbindung zwischen dem Kunststoff und dem Knochen möglich ist, zeigt das Ergebnis bei einer 65jährigen Patientin, bei der nach 10 Monaten die Prothese ausgebaut werden mußte. Im Rasterelektronenmikroskop ließ sich ein Grenzbezirk zwischen Knochen und Zement nicht mehr erkennen, und auch das Kalziumverteilungsbild unterschied sich eindeutig von Proben, bei denen es zu einer bindegewebigen Zwischensubstanz gekommen war.

Literatur

MASUHARA, E.: Über die Chemie eines neuen haftfähigen Kunststoff-Füllungsmaterials. DZZ *24,* 621, 1969.

Diskussion

SEMLITSCH: Nachdem ich jahrelang analytische und anorganische und organische Chemie studiert habe, erscheint mir diese chemische Verbindung doch zweifelhaft. Es wäre sinnvoll, einen Modellversuch mit ebenen Proben zu machen, bei dem Sie dann Scherversuche anschließen. Sie sollten danach trachten, diese Kalziumverteilungsbilder nicht an unebenen Proben durchzuführen, weil Sie dadurch eine ganze Reihe von Schatteneffekten erhalten, die hier vollkommen zu Fehlschlüssen führen können. Ich hätte mich nie getraut, unebene Oberflächen zu zeigen.

SCHUMPE: Das Problem besteht darin: Wenn Sie die Präparatfläche glatt schleifen, können diese Strukturgrenzen auch mit den heutigen technischen Möglichkeiten nicht besser aufgezeigt werden. Es besteht eher die Gefahr der Zerstörung dieses einmaligen Präparates. Das ist der Grund für ein Brechen quer zur Strukturgrenze. Danach wurden die Grenzstellen herausgesucht, die die angeführte Aussage bestätigten. Wir haben viele andere Proben von Patienten ebenso behandelt, ohne durch Schatteneffekte Interpretationsschwierigkeiten zu haben.

Abteilung für Unfallchirurgie der Johannes Gutenberg-Universität Mainz (Leiter: Prof. Dr. G. RITTER)
Pathologisches Institut der Johannes Gutenberg-Universität Mainz (Direktor: Prof. Dr. W. THOENES)

Beanspruchungsbedingte Strukturveränderungen des Knochenzementes - Untersuchungen an reoperierten Präparaten

H.-J. WALDE, J. RUDIGIER, R. WAGNER

Einleitung

Die Materialeigenschaften der Knochenzemente auf PMMA-Basis setzen ihrer mechanischen Beanspruchbarkeit relativ enge Grenzen und dies gilt speziell für Biegebeanspruchungen. Die Knochenzemente haben sich jedoch als Füll- und Stützmaterial zur Druckübertragung durchgesetzt und dies besonders, da sie sich in ihrer plastischen Phase benachbarten Oberflächen formschlüssig anpassen können. Eine Reihe von möglichen verarbeitungsbedingten Materialfehlern können die Festigkeit des Zementes herabsetzen (LEE et al., 1978). Sie bewirken auch, daß Veränderungen der Materialeigenschaften bei Reoperationspräparaten nur schwer bestimmt werden können (OEST et al., 1975). Da der Zementköcher der Schaftprothese beim Ausbau fast immer völlig zerstört wird, haben wir unsere Untersuchungen am Pfannenteil durchgeführt. Der Hauptkraftfluß wird an der Pfanne kranio-dorsal übertragen. An einem Leichenpräparat einer 6 Jahre getragenen Endoprothese mit Polyethylenpfanne läßt sich die Richtung der Beanspruchung durch die abrieb- und verformungsbedingte Verbreiterung des Gelenkspaltes zeigen (Abb. 1).

Die Größe der Beanspruchung stellt sich auch dadurch dar, daß etwa ⅔ aller mit Kontrastmittelbei-

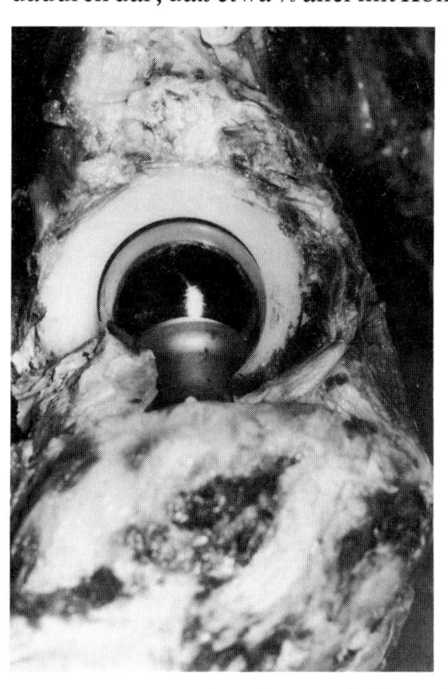

Abb. 1: Abrieb- und verformungsbedingte Verbreiterung des Gelenkspaltes einer Totalendoprothese.

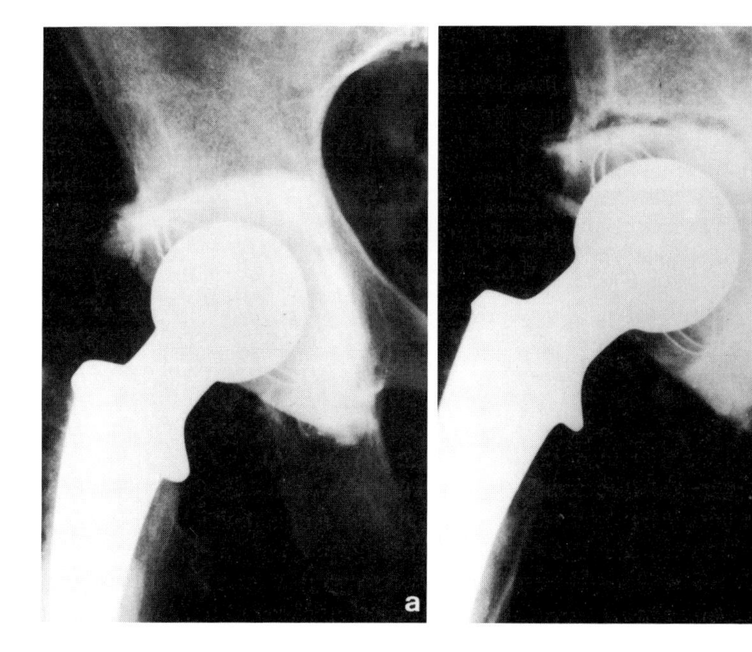

Abb. 2a und b: Kraniale Knochenresorption nach 4 Jahren Tragzeit.

mengungen einzementierten Hüftpfannen nach 4 Jahren kranio-laterale Säume zwischen Zement und Knochen im Röntgenbild aufweisen (Abb. 2a und b).

Da die Zementschichten in diesem beanspruchten Bereich meistens sehr dünn sind und deshalb keine Probekörper zur mechanischen Materialprüfung entnommen werden können, haben wir versucht, mit Hilfe von makroskopischen, lichtmikroskopischen und rasterelektronenmikroskopischen Untersuchungen Informationen über beanspruchungsbedingte mechanische Veränderungen der Struktur des Knochenzementes zu erhalten.

Material und Methode

Bei 430 Re-eingriffen an Hüfttotalendoprothesen nach CHARNLEY/MÜLLER in den Jahren 1968–1983 konnten nach mechanischer Lockerung 181 Kunststoffpfannenpräparate intakt gewonnen werden. Die Zementschichten wurden makroskopisch, licht- und rasterelektronenmikroskopisch untersucht. Proben aus der knochenseitigen Zementoberfläche aus dem kaudalen Pfannenbereich zeigen makroskopisch eine samtartige rauhe Oberfläche (Abb. 3). In den REM-Aufnahmen (Abb. 4) stellt sich eine sogenannte frei gebildete Oberfläche dar, bei der die PMMA-Kugeln z. T. vorspringen und das abgebundene ehemalige Monomer als sog. Matrix durch die Polymerisationsschwindung zurückgesunken ist. Dazwischen finden sich Konglomerate von Kontrastmittelkristallen.

Als Beispiel für eine Einebnungsoberfläche soll die pfannenseitige Zementfläche gelten (Abb. 5a und b), wo die Eigenstruktur des Zementes nicht mehr sichtbar wird. In einigen Bereichen finden sich Übergangsformen der frei gebildeten und der Einebnungsoberfläche (Abb. 6a und b). Mechanische Verletzungen dieser Oberflächenformen lassen sich durch Riefen auf den Polymerperlen nachweisen.

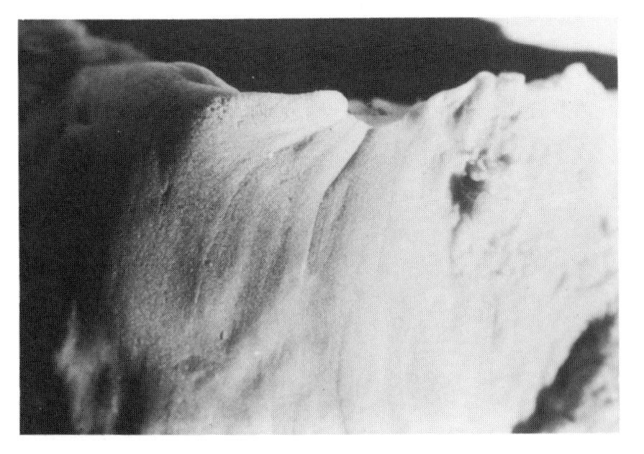

Abb. 3: Makroskopisches Bild einer nicht belasteten Zementoberfläche.

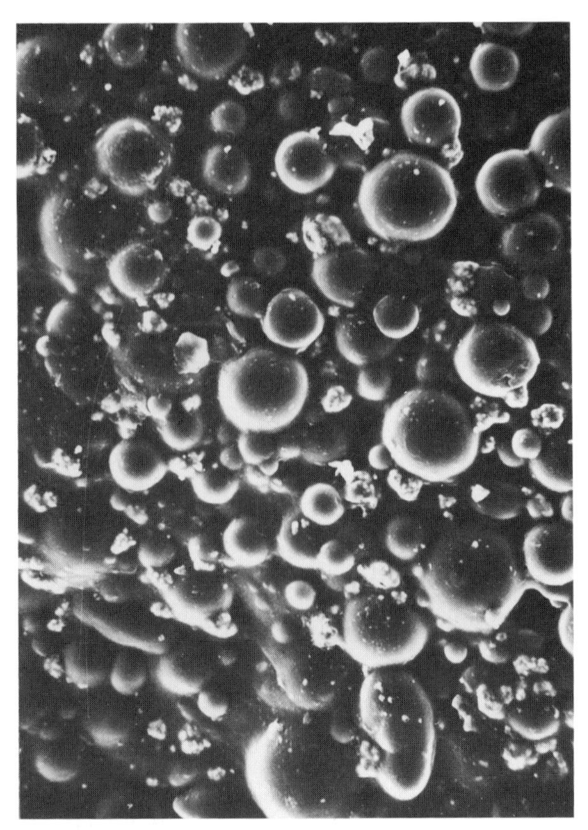

Abb. 4: REM-Bild einer nicht belasteten Zementoberfläche (Vergrößerung 153×).

Eine Zementoberfläche aus der Hauptbelastungszone zeigt häufig schon makroskopisch einen ausgeprägten Glattschliff (Abb. 7). Im rasterelektronenmikroskopischen Bild sieht man den Übergang von nicht ganz geschliffenem Bereich zur völlig planen Fläche (Abb. 8). In 7500facher Vergrößerung sieht man auf den angeschliffenen Polymerkugeln deutliche Schliffspuren und Riefen. Mit einem Durchmesser von etwa 50 μm stellt sich ein angeschliffenes Kontrastmittel - Konglomerat dar (Abb. 9). Makroskopisch sieht man häufig als Abdruck eröffneter Spongiosaräume auf der Zementoberfläche Zapfen von etwa 2 mm Durchmesser (Abb. 10). Im REM sieht man die Zapfen zwischen den Spongiosabälkchen, wobei die Oberfläche der Zapfen vorspringende PMMA-Perlen aufweist (Abb. 11). Bei Lockerungsvorgängen können solche in die Spongiosa hineinreichende Zapfen ebenfalls abgeschliffen werden (Abb. 12).

Bei einer 65jährigen Patientin bestand 6 Jahre nach Implantation eine Pfannenlockerung. Das Pfannenpräparat (Abb. 14a und b) weist große Defekte in der Hauptbelastungszone auf. Neben der glattgeschliffenen Oberfläche und der durch Beanspruchung verletzten Polyethylenpfanne sind zahlreiche Risse in der PMMA-Schicht zu sehen.

Abb. 5: REM-Bild einer pfannenseitigen Zementoberfläche (a) Vergrößerung 6,4×; b) Vergrößerung 38×).

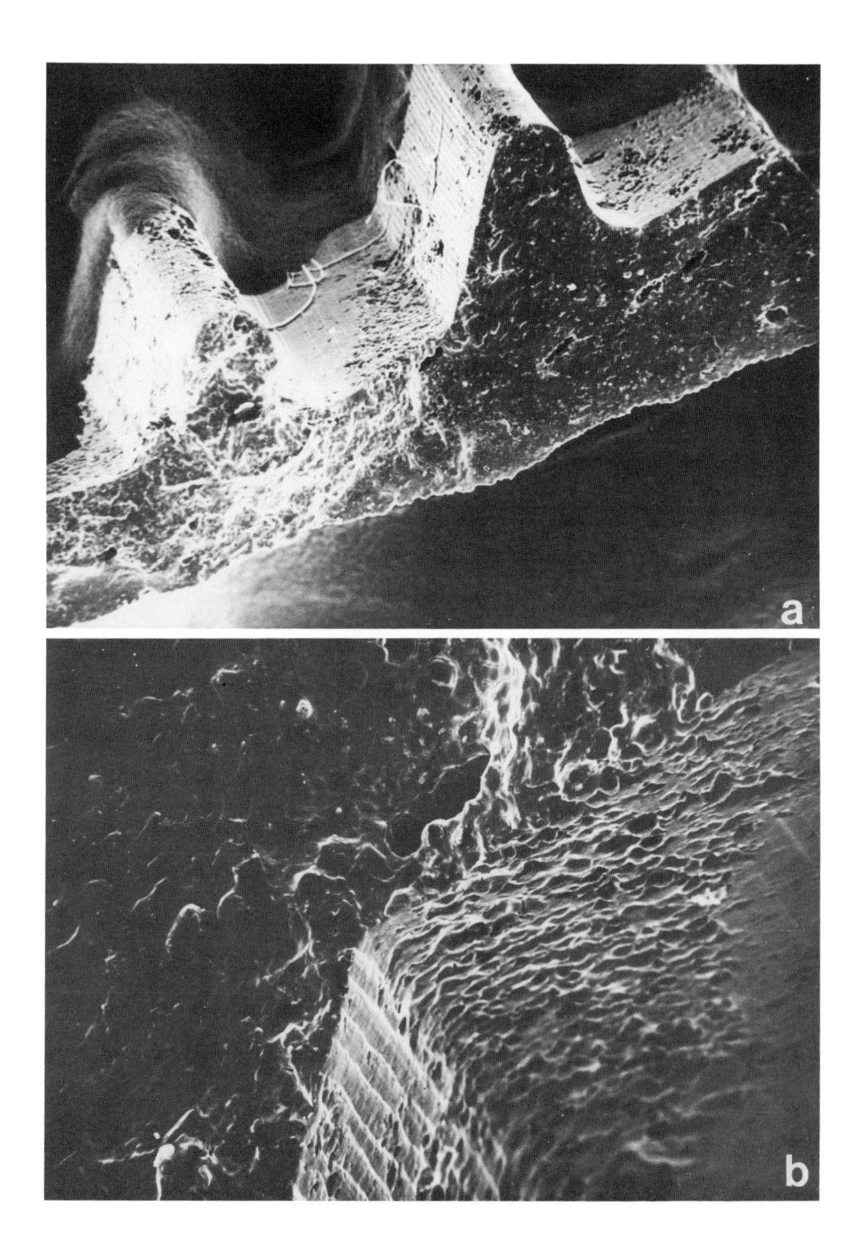

Die zahlreichen Risse laufen z. T. in scheinbar intakte PMMA-Bereiche aus. Im rasterelektronenmikroskopischen Bild sind die Ränder an den breiteren Stellen der Risse abgerundet (Abb. 13a). Die auslaufenden Bereiche der Risse sind scharf konturiert, folgen aber z. T. den PMMA-Kugeln (Abb. 13b). Dies würde einer gemischten Bruchform entsprechen. Der hier noch breit geöffnete Riß setzt sich in einen wabenförmigen Mikroriß fort, der wahrscheinlich der Oberfläche tiefer liegender PMMA-Kugeln folgt (Abb. 13c). Auch ohne Defekte sind in abgeschliffenen, d. h. beanspruchten Bereichen solche auslaufenden Risse zu finden. Nach unseren Beobachtungen müssen diese Risse durch Beanspruchung im Körper langsam entstanden sein.

Abweichend findet man bei Defekten im belasteten Bereich hin und wieder keine weiteren Risse (Abb. 14a und b). Die Defektränder sind rund geschliffen. Ein Schluß darauf, ob hier ein primär bei der Implantation entstandener Defekt besteht oder ein beanspruchungsbedingter Defekt vorliegt, ist bei einem solchen Befund auch durch die Betrachtung im Rasterelektronenmikroskop nicht möglich.

Der Knochenzement kann auch durch die Dehnung der Polyethylenpfannen brechen. Dies zeigten abrieb- und dehnungsbedingte inkomplette Brüche von Polyethylenpfannen. Die Dehnungsfigur und die Abriebriefen stellen sich auf der Innenseite der Pfanne dar (Abb. 15b). Gegenüber dem Pfannenbruch bestehen am Riß der PMMA-Schicht Defekte

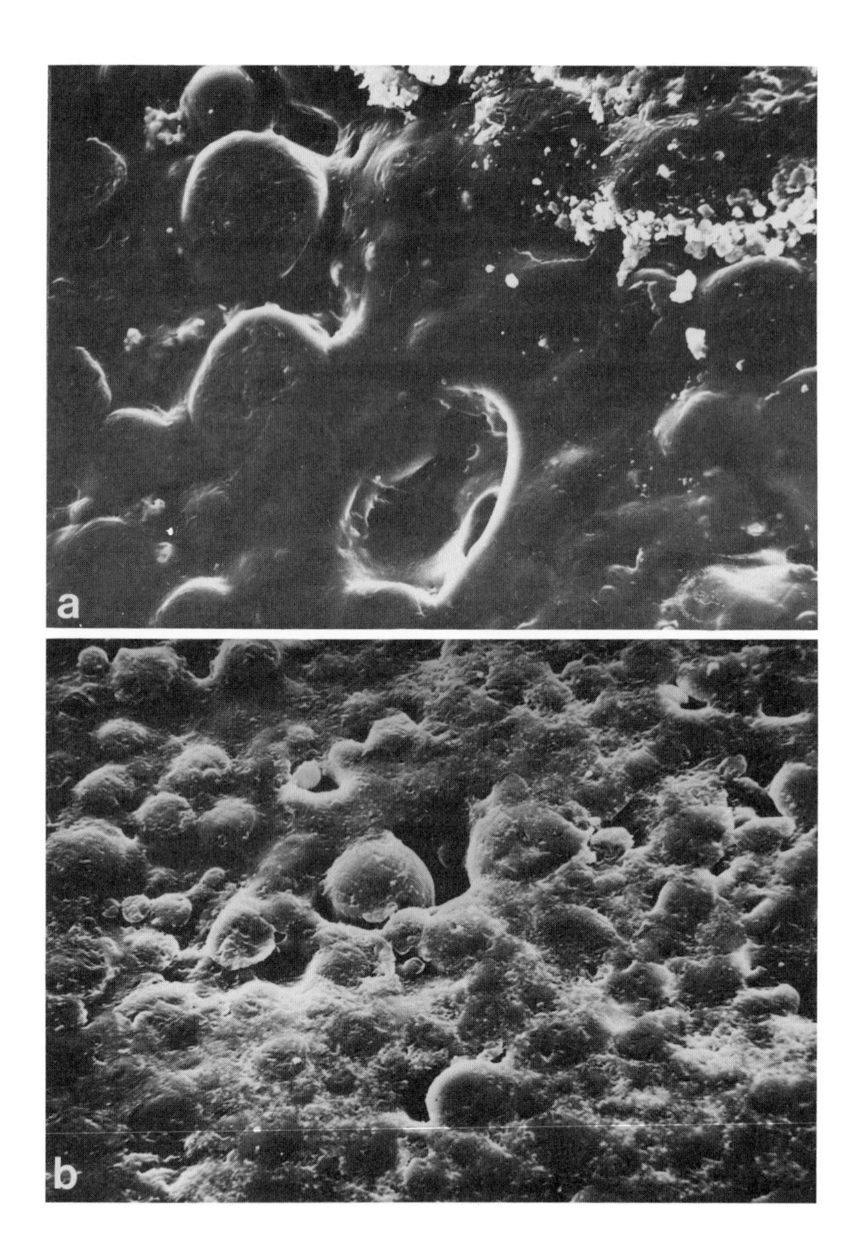

Abb. 6a: REM-Bild einer Übergangsform zwischen frei gebildeter und eingeebneter Oberfläche (Vergrößerung 345×).

Abb. 6b: REM-Bild einer angeschliffenen frei gebildeten Oberfläche (Vergrößerung 154×).

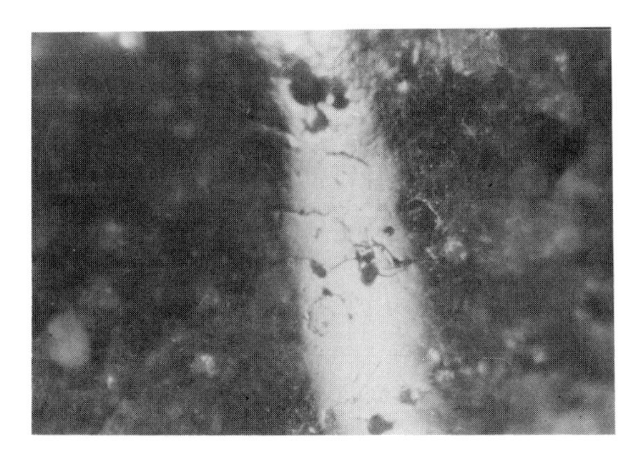

Abb. 7: Auflichtmikroskopisches Bild einer plangeschliffenen Oberfläche (Vergrößerung 12,8×).

und Inkongruenzen sowie ein Schliff der Fläche und der Ränder (Abb. 15a). Ein solcher Bruch muß zweifellos beanspruchungsbedingt im Körper entstanden sein. Bei 540facher Vergrößerung sieht man im rasterelektronenmikroskopischen Bild die Bruchfläche mit einer großen Blase (Abb. 16a). Die knochenseitige Oberfläche ist glattgeschliffen und der Rand leicht abgerundet. Der Bruch folgt vorwiegend der Grenze zwischen Matrix und Polymerperlen (Abb. 16b). Diese sind teilweise glatt aus der Matrix gelöst, teils zeigen sie eine rauhe Oberfläche und teilweise folgt der Bruch der Matrix.

Abb. 8: REM-Bild einer teilweise plangeschliffenen Oberfläche (Vergrößerung 25,5×).

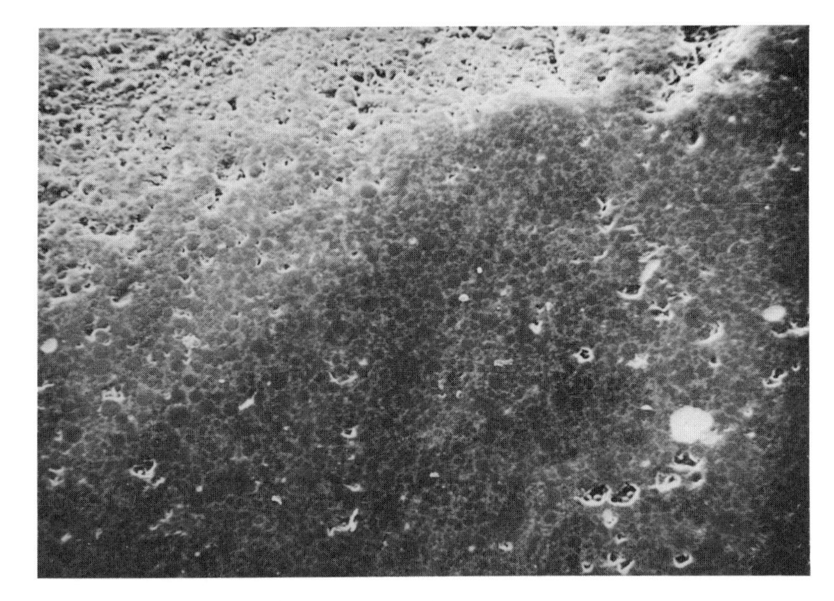

Abb. 9: REM-Bild einer plangeschliffenen Oberfläche mit Kontrastmittel-Konglomerat und Riefen (1680×).

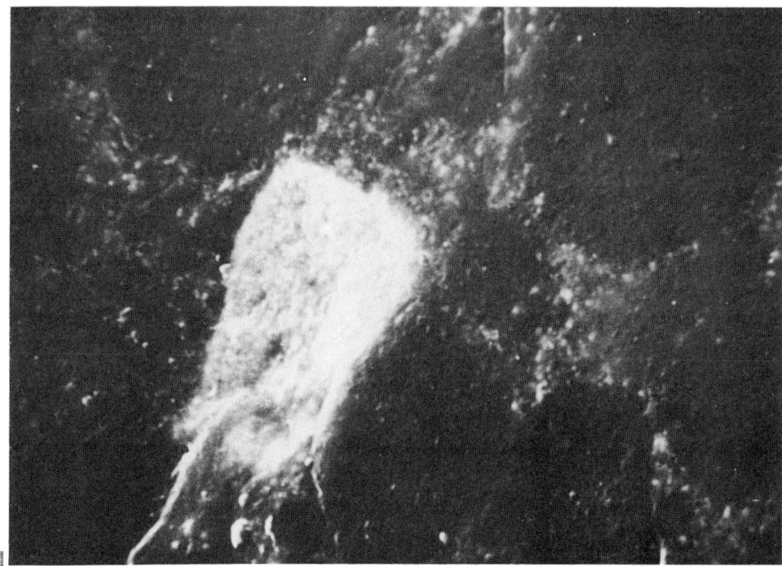

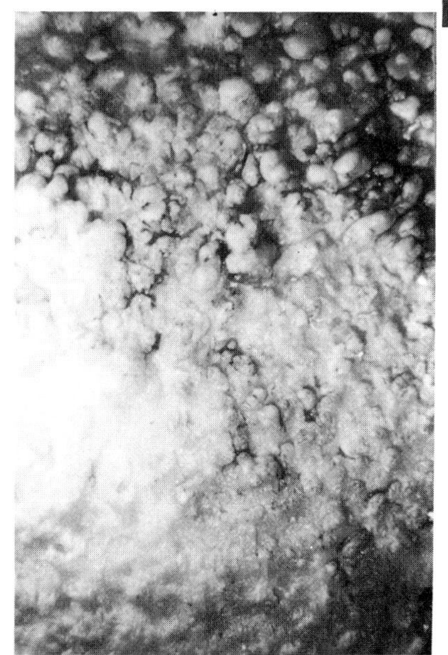

Abb. 10: Zementabdruck der Spongiosaräume.

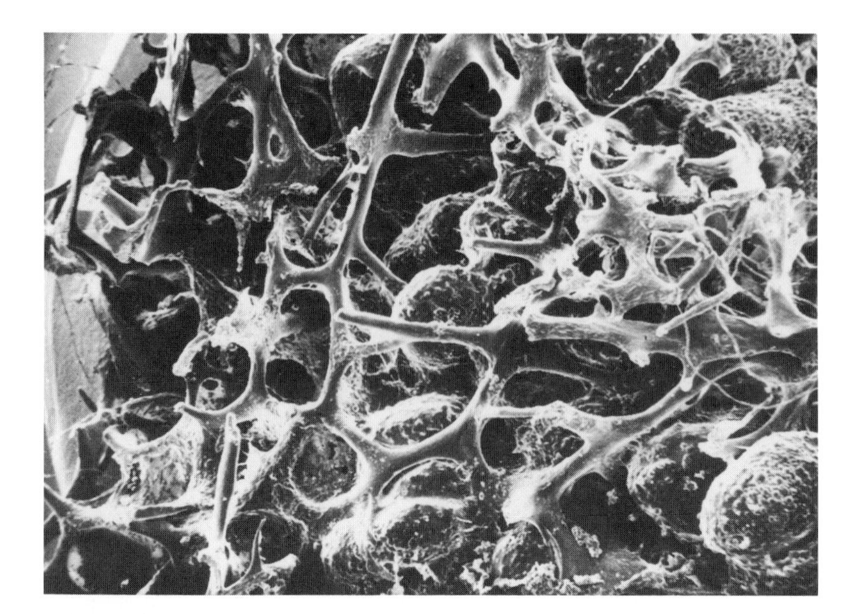

Abb. 11: In die Spongiosa hineinragende Zementzapfen (REM, Vergrößerung 12,8×).

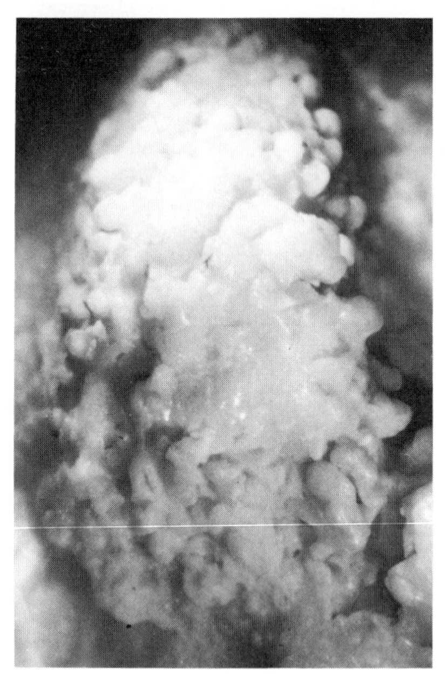

Abb. 12: Teilweise abgeschliffene Zementzapfen.

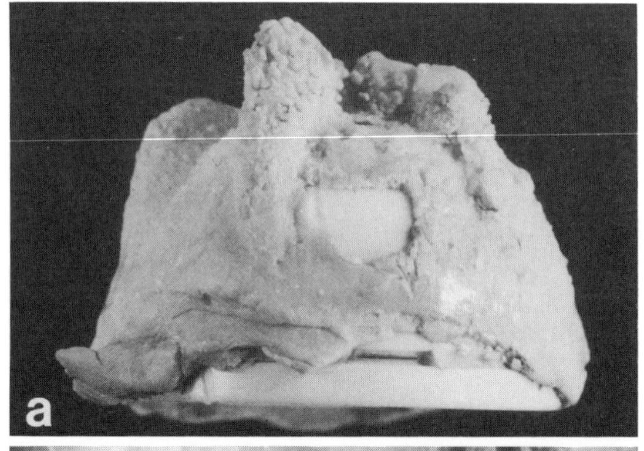

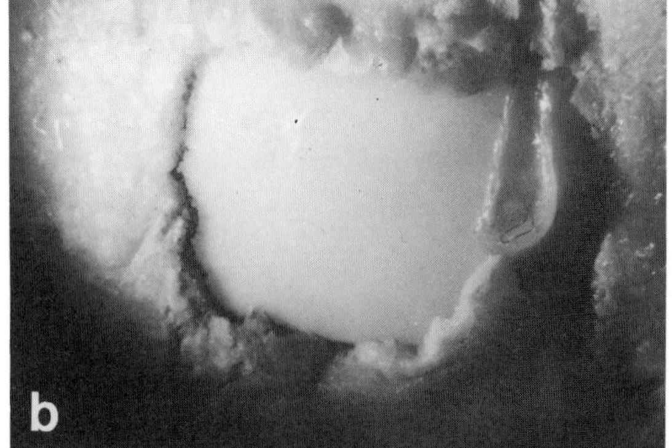

Abb. 14a und b: Zementdefekt nicht geklärter Ursache.

Abb. 13: Länger bestehender beanspruchungsbedingter Zementbruch mit wabenartig auslaufendem Ende (REM a) 77×; b) 154×; c) 345×).

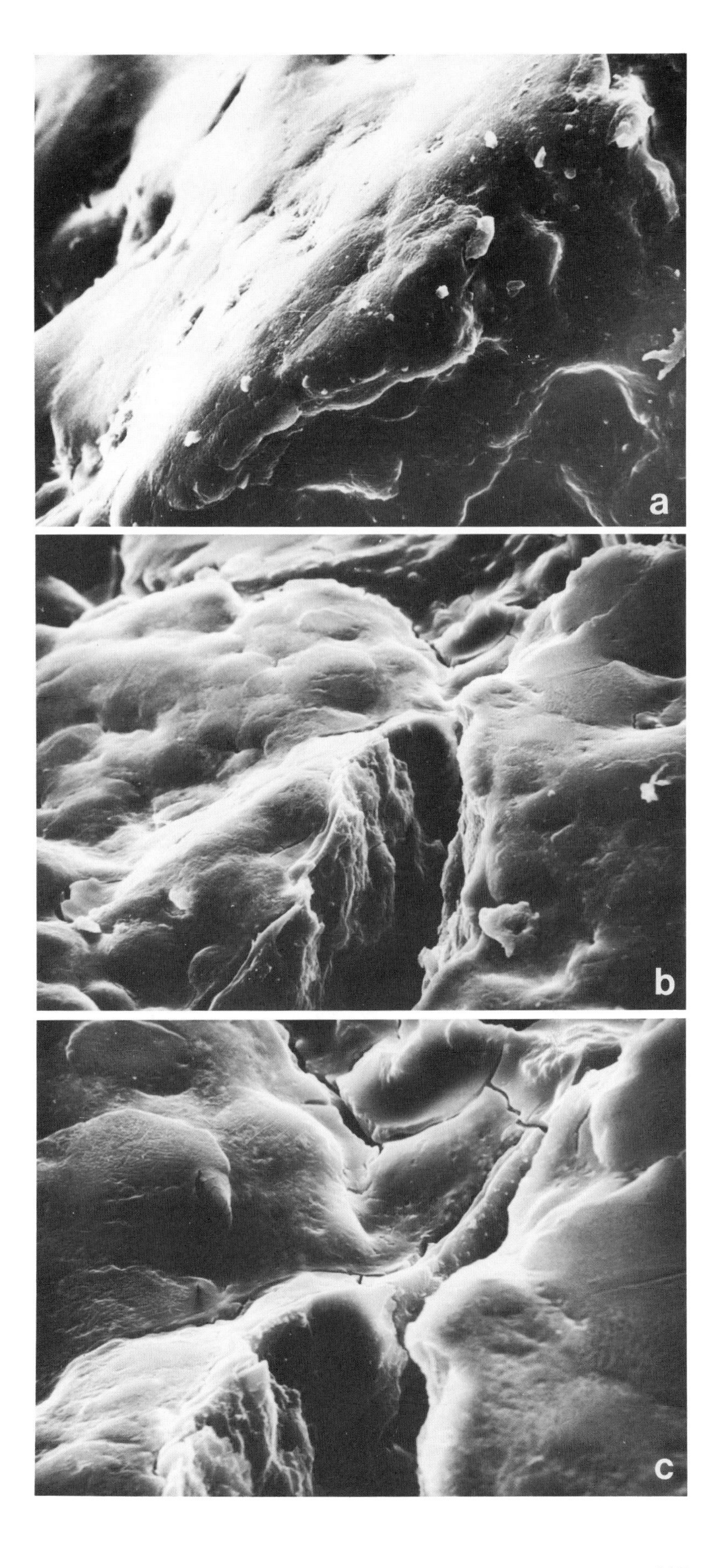

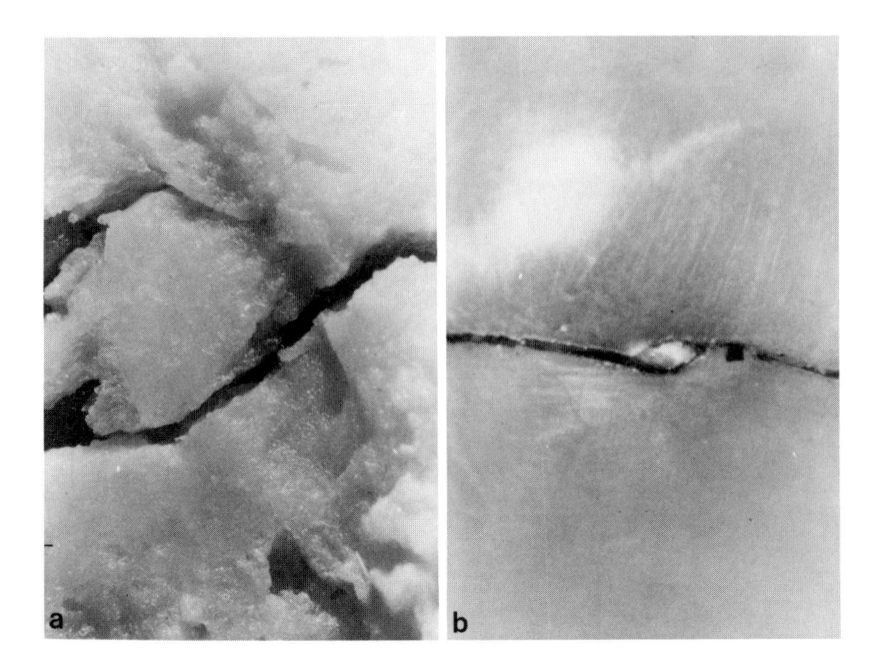

Abb. 15a und b: Polyethylenpfannenbruch und korrespondierender Zementbruch.

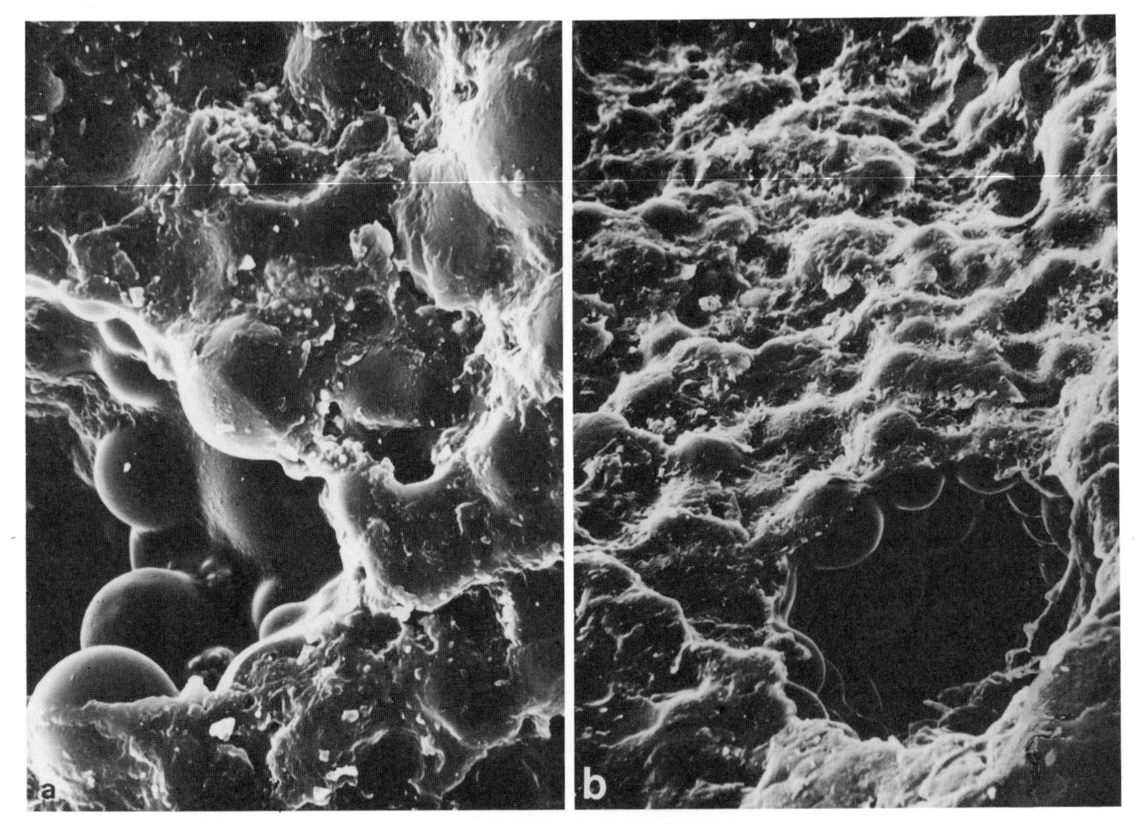

Abb. 16a und b: Beanspruchungsbedingter Zementbruch (REM a) 345×; b) 154×).

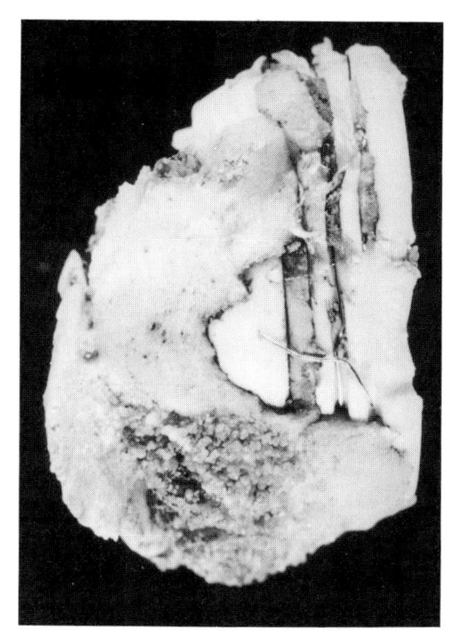

Abb. 17: Durch Meißelansatz entstandener Zementbruch.

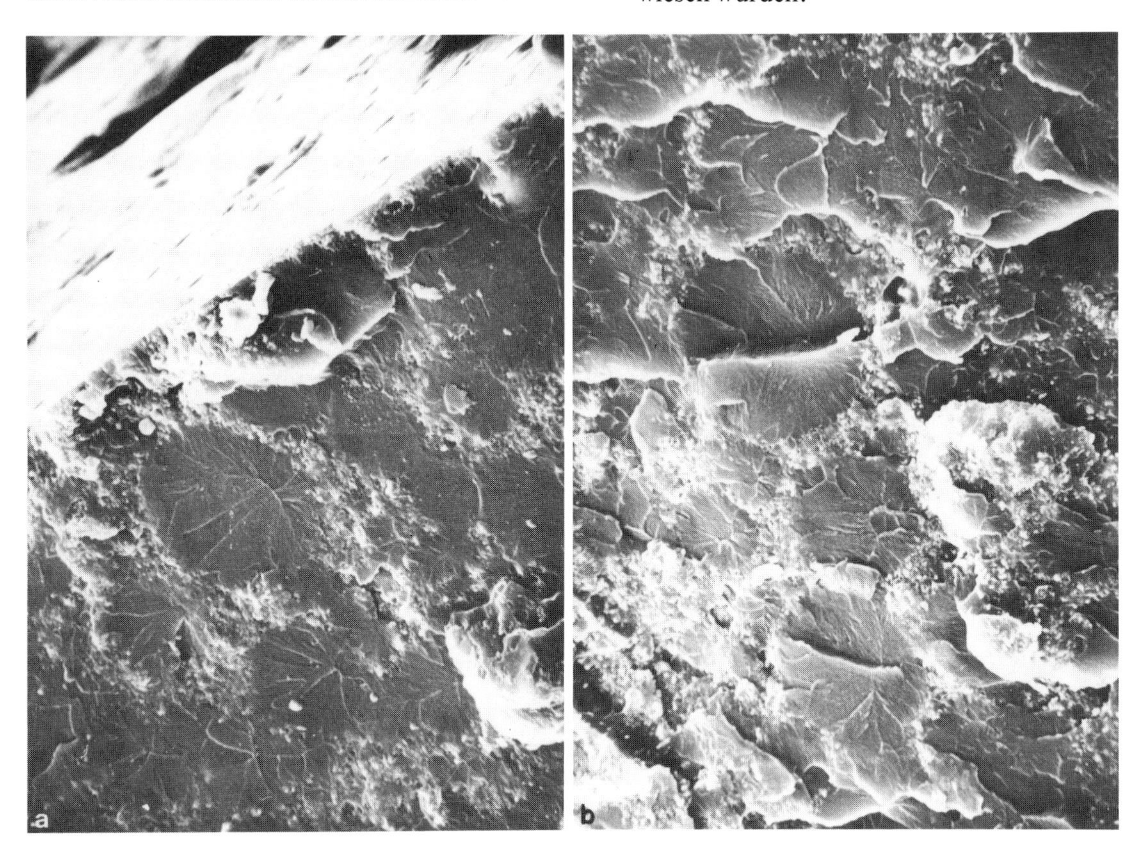

Abb. 18a und b: Durch Meißelansatz entstandener Zementbruch (REM a) und b) 353×).

Wenn während der Austauschoperationen durch Ansetzen eines Meißels oder eines anderen Instrumentes ein Zementbruch erzeugt wird, sind sowohl makroskopisch (Abb. 17) als auch im rasterelektronenmikroskopischen Bild vollkommen andere Befunde zu erheben. Ein Präparat aus dem Rand eines solchen Bruches zeigt eine gerade Bruchfläche und einen scharfen Bruchrand (Abb. 18a und b). Der offensichtlich durch plötzliche Gewaltanwendung entstandene Bruch weist bei 540facher Vergrößerung im Rasterelektronenmikroskop eine abweichende Flächenstruktur auf. Der Bruch folgt fast nie der Grenze zwischen PMMA-Kugeln und Matrix, zieht quer durch alle Strukturen und zeigt Bruchflächen von Kugeln mit scholligen Strukturen.

Besonders interessant erschien uns der Zusammenhang des Auftretens von beanspruchungsbedingten Zementbrüchen mit der Schichtdicke (Tab. 1). Von den 181 untersuchten Pfannenpräparaten bestanden 102 aus Polyester und 79 aus Polyethylen. Die Zementschicht in der Hauptbelastungszone war 134mal dünner und 47mal dicker als 3 mm. Mit 64,9% traten beanspruchungsbedingte Brüche bei Schichtdicken unter 3 mm deutlich häufiger auf als bei Schichtdicken über 3 mm, wo sie in 23,4% nachgewiesen wurden.

Tab. 1: Zementschicht in der Hauptbelastungszone von Pfannenpräparaten (n = 181).

	0–3 mm	>3 mm
Gesamt 181	134 (100%)	47 (100%)
Beanspruchungsbedingte Zementbrüche	87 (64,9%)	11 (23,4%)

Zusammenfassung und Schlußfolgerung

Die Untersuchung der Materialkenngrößen von ehemals implantierten und belasteten Knochenzementen ist wegen der häufigen verarbeitungsbedingten Materialfehler (OEST et al., 1975; LEE et al., 1978) und der dadurch starken Streuung der Meßwerte schwierig (KIRSCHNER, 1978). An der Pfanne ist die Zementschicht in der Hauptbelastungszone oft dünn und deshalb können keine Proben für die mechanische Prüfung entnommen werden. Aus diesem Grunde haben wir die Zementstruktur in der Hauptbelastungszone optisch und rasterelektronenmikroskopisch untersucht. WILLERT et al. (1979) haben die Oberflächen von Knochenzement, der an Luft, im Gewebemedium und bei Implantation auspolymerisiert ist, im REM-Bild dargestellt.

Wir haben unsere Ergebnisse mit diesen Oberflächenstrukturen und mit Bruchtypen (OEST et al., 1975, BEAUMONT et al., 1975) verglichen und in 56,9% beanspruchungsbedingte Schliff- und Polierspuren sowie Zementbrüche in der Hauptbelastungszone gefunden (WALDE et al., 1983). Die beanspruchungsbedingten Zementbrüche nahmen mit abnehmender Zementschicht deutlich zu. Nach unseren Beobachtungen sollte die Zementschichtdicke bei der Verankerung von Kunststoffpfannen zwischen 3 und 4 mm betragen.

Literatur

BEAUMONT, P. W. R., YOUNG, R. J.: Slow crack growth in acrylic bone cement. J. Biomed. Mater. Res. *9,* 423, 1975.

KIRSCHNER, P.: Experimentelle Untersuchungen mechanischer und chemischer Eigenschaften von Knochenzementen nach Langzeitimplantation im menschlichen Körper. Habilitationsschrift, Mainz 1978.

LEE, A. J. C., LING, R. S. M., VANGALA, S. S.: Some clinically relevant variables affecting the behavior of bone cement. Arch. Orthop. Traumat. Surg. *92,* 1, 1978.

OEST, O., MÜLLER, K., HUPFAUER, W.: Die Knochenzemente. Enke, Stuttgart 1975.

WALDE, H. J., RITTER, G., RUDIGER, J.: Licht- und rasterelektronenmikroskopische Untersuchungen von ausgetauschten Kunststoffpfannen der Hüfte zur Frage der notwendigen Dicke der PMMA-Schicht. Hefte zur Unfallheilkunde Heft 165. Springer Berlin/Heidelberg 1983, S. 43–44.

WILLERT, H.-G., MÜLLER, K., SEMLITSCH, M.: The Morphology of Polymethylmetacrylate (PMMA) Bone Cement. Arch. Orthop. Traumat. Surg. *94,* 265, 1979.

Diskussion

HENSSGE: Darf ich etwas zur Schichtdicke fragen: wie soll sich denn der Operateur verhalten? Er bohrt Löcher in den Pfannengrund. Die Oberflächenstrukturen der Polyethylenpfannen haben unterschiedlicherweise Rillen und Vertiefungen, und in letzter Zeit werden Distanzhalter propagiert, die gerade eine bestimmte Schichtdicke an den Hauptflächen von etwa 2 mm bis 3 mm ermöglichen. Es kommt ja immer noch hinzu, daß in den Verzapfungslöchern und in das Implantat hinein einige mm, vielleicht sogar cm, Zementschicht entstehen. Was können Sie als Richtlinie aus Ihren Untersuchungen mitgeben?

WALDE: Aufgrund unserer Untersuchung sollte eine Schichtdicke des Zementes an der Pfanne von 3 mm genügen. Bei Abscherversuchen von Zapfen, die auf einer Zementschicht stehen, brechen die Zapfen mit einem Fuß von maximal 3 bis 3,5 mm heraus. Dies bedeutet, daß die Zapfen nicht stabiler werden würden, wenn die Schichtdicke über diese 3 mm hinweg zunimmt. Die Schwierigkeit für den Operateur entsteht dadurch, daß er ohne Abstandhalter an den Pfannen die Schichtdicke nicht bestimmen kann. Dadurch werden die Schichtdicken des Zementes häufig in der Hauptbelastungszone extrem dünn und die Verankerungszapfen können keine entsprechende Standfestigkeit haben. Das heißt, daß für Zapfen die Stabilität nicht zunehmen würde, wenn die Schichtdicke über diese 3 mm hinweg zunimmt und man sie nicht dicker als 8 mm Durchmesser dimensioniert. Die Schwierigkeit entsteht eher für den Operateur, wenn er eine Pfanne ohne Abstandhalter, also Noppen, einbaut, dann kann er eigentlich die Schichtdicke nicht bestimmen. Die Schichten werden dann gerade häufig in der Hauptbelastungszone extrem dünn und das sollte man vermeiden. Man sollte wohl tatsächlich Abstandsnoppen nehmen.

SEMLITSCH: Ich bin immer schockiert, wenn ich reoperierte Komponenten von Hüftendoprothesen sehe. Schockiert deshalb, weil wir im Labor phantastische Untersuchungen machen, deren Resultate in der Klinik vielleicht einmal unter tausend Fällen erreicht werden. Das heißt, wenn der Kliniker in der Lage ist, 10% bis 30% unserer Werte im Labor zu erreichen, ist das schon sehr gut und ich finde Ihren Hinweis «Minimum für Zementdicke gleich 3 mm» absolut richtig. Bei Zapfen müssen Sie noch danach trachten, daß Sie keine Kerbwirkung haben; das heißt, Sie müssen Ihre Bohrlöcher dann noch schön abrunden. Da kann der Zapfen 8 mm oder 10 mm im Durchmesser sein: sobald Sie eine scharfe Kerbe haben, ist die Schichtdicke illusorisch, der Zapfen bricht Ihnen an der Kerbe. Heute haben Sie praktisch zwei Richtlinien: entweder minimale Zement-Schichtdicke 3 mm, oder 0 – bei zementlosen Pfannen.

ZICHNER: Herr Walde, würden Sie diese Schichtdicke von 3 mm bis 4 mm auch für den Schaft als notwendig erachten, oder gilt für den Schaft in dieser Hinsicht etwas anderes?

WALDE: Nach unseren Untersuchungen kann ich hierüber keine Aussagen machen. Die Probleme im Pfannenbereich sind aber für den Werkstoffzement größer, da er zwischen zwei relativ stark verformbaren Stoffen interponiert ist: Dem spongiösen Knochen und der Polyethylenpfanne. Im Bereich des Schaftes stellt der Zement ein Interponat zur Druckübertragung zwischen zwei Stoffen, die deutlich weniger verformbar sind, dar. Aus diesem Grunde ist er auch nicht so großen Streßfaktoren ausgesetzt. Hier wären eventuell auch kleinere Schichtdicken sinnvoll. Die Probleme im Pfannenbereich stehen jedoch nach unserer Beobachtung im Vordergrund.

WILLERT: Wir können die Untersuchungen von Herrn Walde nur bestätigen und ich werde morgen in meinem Vortrag zeigen, daß wir solche Vorgänge auch im Schaftbereich beobachten.

Krankenhaus Am Urban, Abteilung für Orthopädie, Berlin (Chefarzt: Prof. Dr. M. Weigert)

Ziele, Ergebnisse und Konsequenzen von Langzeituntersuchungen des biochemischen Verbundsystems - Prothese - Zement - Knochen an der Hüfte

K. Zak, M. Weigert, C. Werhahn

Ausgehend von der Morphologie und Anatomie der unteren Extremität waren mehrere Wege zur Entwicklung von Hüftendoprothesen eingeschlagen worden. Anfängliche Prothesentypen ohne Pfannenimplantat aus Metall sind fortwährend verbessert und mit unterschiedlichem klinischen Erfolg angewandt worden. Maßgebliche Parameter wie Bioverträglichkeit, Lockerungsraten, Verschleiß usw. führten dabei zu iterativen Optimierungen von Werkstoffen, Konstruktionsmerkmalen und Verbundmaterialien.

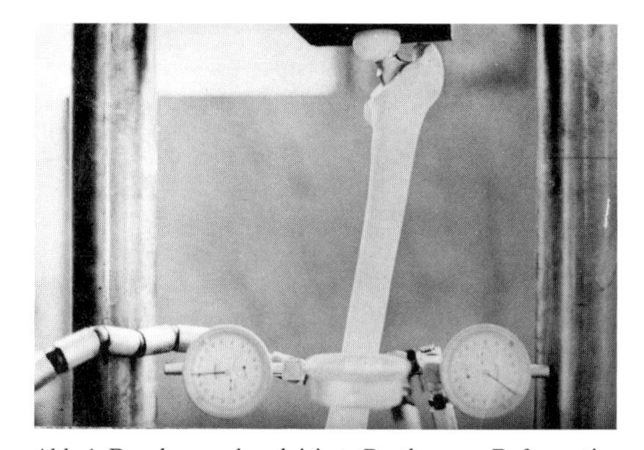

Abb. 1: Druckversuch-valgisierte Prothese zur Deformationsmessung.

Im Rahmen der thematischen Bearbeitung wurden folgende Aspekte verfolgt:

1. Einfluß von TEP-Konstruktionsmerkmalen auf Femur-Prothesen-Deformationen in verschiedenen Lastbereichen,
2. Langzeitverhalten des Knochen-Zement-Köchers nach TEP,
3. Abschätzung bio-mechanischer Faktoren – theoretische Randbedingungen – Werkstoffkennwerte,
4. Konsequenzen für klinische Anwendung und Weiterentwicklung von Prothesen bzw. Knochenzementen.

Die Materialien für in-vivo- und in-vitro-Untersuchungen wurden auf der Grundlage von Nachoperationen gewonnen. Deformationsmessungen erfolgten an mazerierten Femora bzw. Leichen-Oberschenkeln in physiologischen bzw. unphysiologischen Lastbereichen. Die Abbildung 1 zeigt eine valgisierte Probe im Druckversuch.

Nach Messung auftretender maximaler Deformationen von Prothese und Femur können die pathomechanisch verantwortlichen Faktoren zur Prothesenlockerung berechnet werden. Die Randbedingungen des Verbundsystems Prothese – Zement – kortiko-spongiöser Knochen liefern mit Kenntnis der vorhandenen Werkstoffkennwerte (E-Modul-Kno-

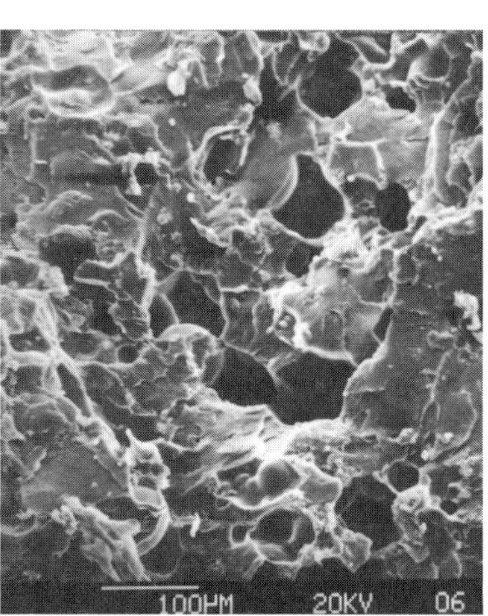

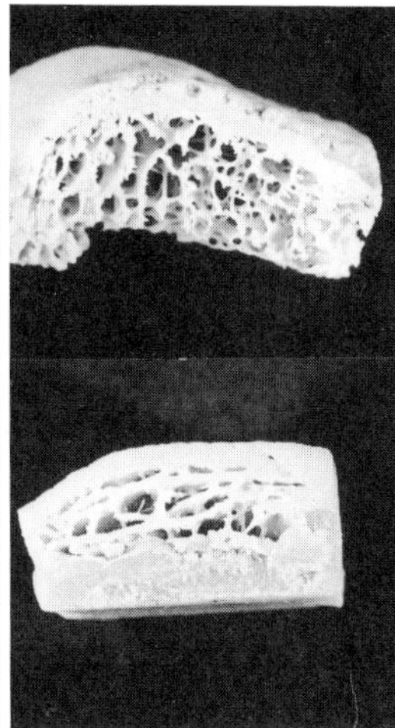

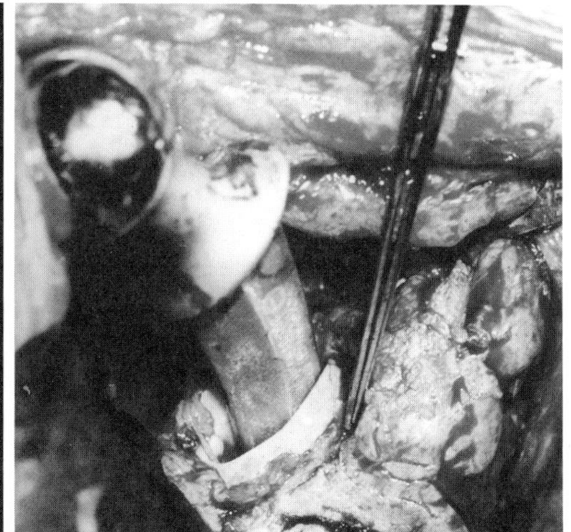

Abb. 2: Verankerungszone in vitro.

Zustand bei Lockerung klinisch.

chenzement, -Knochen) ein Überschreiten der maximal zulässigen Druck- und Scherkräfte an den Knochenbälkchen. In Übereinstimmung zu diesen theoretischen Voraussetzungen fanden sich dementsprechend auch bei ungünstigen Prothesenformen (varisierte mit kurzem Schaft) Lockerungen in den kritischen Zonen (proximales Implantatlager). Die ursprüngliche Verankerung zwischen Knochenzement und kortiko-spongiösem Femur war häufig aufgehoben und durch Bindegewebe ersetzt (Abb. 2).

Die Druckkräfte (Fi) bei den Deformationsmessungen am Femur betrugen: Fi = 2400–19300 (N).

In diesem Lastbereich traten folgende Bewegungsgrößen (Xi) auf:

Deformationsmaxima Xi:

	Prothesenstauchung	11,13 mm
	Proximaler Schaft lateral	0,771 mm
bei 5000 N:	Prothesenspitze lateral	0,096 mm
bei 5000 N:	Femurschaft-ventro-lateral	3,019 mm
bei 5000 N:	Femurkondylen vertikal	2,320 mm

Größte Deformationen traten unter reproduzierbaren normierten Belastungsverhältnissen bei varisierten Prothesentypen auf, deren Zementköcher das proximale Femur nur unvollständig ausfüllte.

Bei den Knochenzementuntersuchungen ergaben sich folgende Schwerpunkte:

1. Druckfestigkeitsprüfungen,
2. Rasterelektronenmikroskopie,
3. Restmonomerbestimmungen.

Die Proben wurden bei Revisionsoperationen aus Zementköcherresten (meist Prothesenspitze oder proximales Femur) gewonnen und mit Frischzementwürfeln vergleichend getestet (Abb. 3).

Die Proben wurden vor den Belastungstests röntgenologisch auf Lufteinschlüsse und gröbere Verunreinigungen hin untersucht. Die Bestimmung des Restmonomergehaltes der Proben erfolgte an 4 Proben im Alter von 1 Woche, 2, 4 und 8 Jahren. Der prozentuale Gewichtsanteil sank im Vergleich zu den Frischproben von 2,5% auf 0,4% ab.

Die rasterelektronenmikroskopischen Aufnahmen der Bruchflächen (REM) von Fragmenten der Zementköcherspitzen zeigten mit höherem Alter eine zunehmende Zersprödung des Kunststoffes.

Bei den Druckfestigkeitsprüfungen bestätigte sich diese Tendenz mit einer altersmäßigen Erhöhung der Zementwürfeldruckfestigkeit Di. Je nach Verschmutzungsgrad durch Gewebsanteile oder Bluteinschlüsse verminderten sich die Werte für Di. Bei den Langzeitbelastungen mit 2,5 KN unterhalb der Bruchgrenze kam es zu einem approximativen Grenzwertkriechen des Werkstoffes.

Es wurden insgesamt 28 Prothesen nachuntersucht. Die Implatationsdauer betrug 1,5–8 Jahre. Die Zementwürfel-Abmessungen lagen im Bereich von 0,42–0,96 cm. Die mittlere Druckfestigkeit Dn war $Dn = 59{,}44\,^{N}/mm^2$. Kein Druckversuch ergab die von

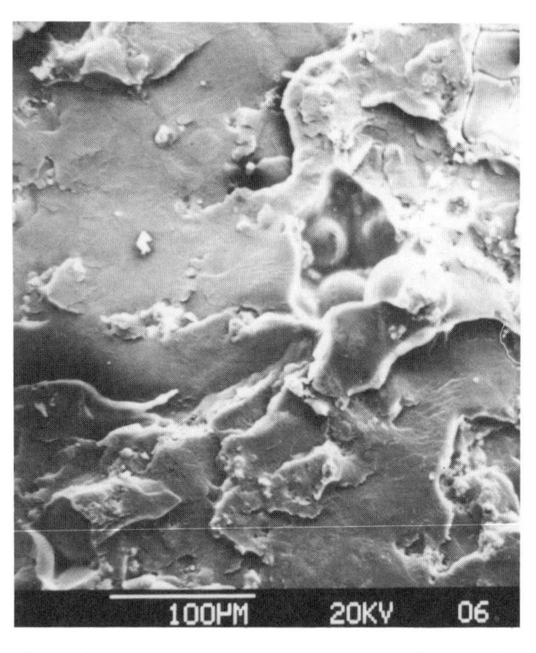

Abb. 4: Frischprobe: 1 Woche; ältere Probe: 2 Jahre. In Vergleich zur Frischprobe links vermehrte Rauhigkeit rechts – Kunststoff-Sprödbruch

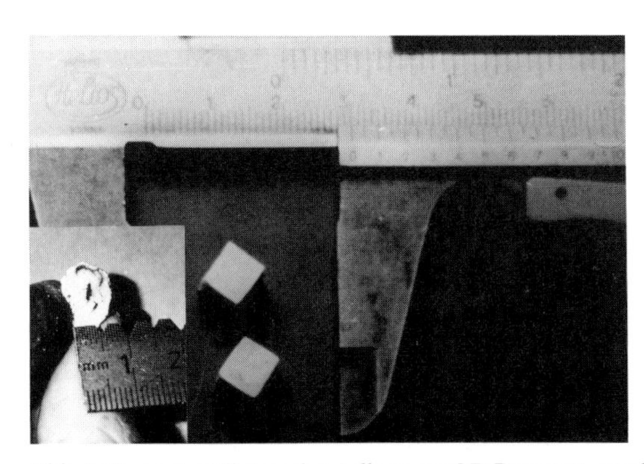

Abb. 3: Zementprüfkörperherstellung aus OP-Präparat, anschließend Schleifen der Würfel und Vergleichsprobenherstellung.

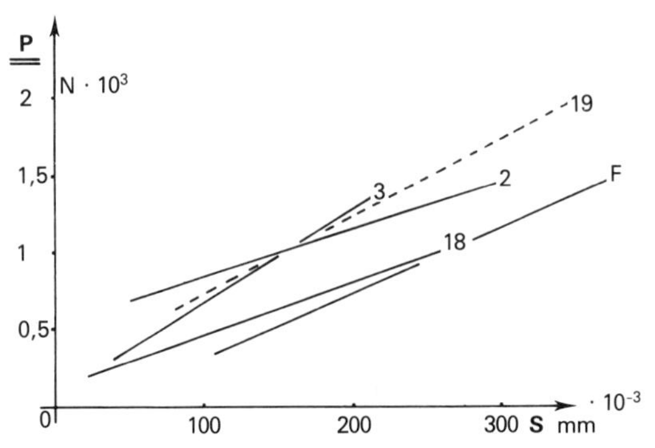

Abb. 5: Proben-Druckdiagramme im Altersvergleich, Drucklast-P in KN, Dehnung-S in 1/1000 mm; F-Frischprobe 1 Woche; bezifffert ältere Proben z. B. Nr. 19 8 Jahre.

den Herstellern angegebene Druckfestigkeit von etwa 90 N/mm².

Zusammenfassung - Konsequenzen

Aufgrund des biomechanisch ungünstigen Deformationsverhaltens am proximalen Femur nach Implantation von kurzen varisierten Prothesen mit Kragen sind valgisierte, konische, langschäftige Prothesenformen zu empfehlen. Intraoperativ zeigten sich bei Revisionsoperationen bei den vorgenannten ungünstigen Prothesenformen überwiegend Lockerungen. Mit optimaleren Prothesen treten infolge der geringeren Biegebeanspruchung bei zwar höheren Normalkräften dennoch kleinere Deformationen in den kritischen Zementköcherzonen auf. Die vollständige Entfernung der proximalen Spongiosa vermindert ebenfalls die Relativverschiebungen zwischen Prothese und Femurschaft. Eine sorgfältige Verarbeitung des Knochenzementes (Einschlüsse, Verunreinigungen) führte entsprechend zur Erhöhung der gemessenen Probenwerkstoffkennwerte, wobei jedoch auch bei optimaler Aufbereitung die Herstellerangaben nicht erreicht wurden. Bei der Weiterentwicklung des Verbundsystems wären im Hinblick auf unvermeidbare Revisionen die Hüftprothesen zu normieren sowie die Knochenzemente bioverträglicher (E-moduli, Temperaturverhalten, usw.) zu gestalten.

Diskussion

MITTELMEIER: Sie haben gesagt, daß die valgische Prothese besser wäre, meinen Sie da den steilen Schenkelhals oder meinen Sie die valgische Introduktion in den Zementköcher.

ZAK: Bei den Deformationsuntersuchungen konnte man feststellen, daß mit der zunehmenden Neigung des Schenkelhalses die Deformation im Bereich des Femurschaftes und auch im proximalen Implantatlager, speziell im Bereich des Zementköchers, zunahm.

MITTELMEIER: Haben Sie bei den Valgusfällen die gleiche Last einwirken lassen oder eine wesentlich höhere?

ZAK: Ja.

MITTELMEIER: Das ist natürlich biomechanisch falsch, weil die Valgusprothesen einen kleineren Muskel-Hebelarm haben und verlangen dann, je nach der Steilheit, mindestens das eineinhalb bis zweifache der Belastung, die eine varisch konstruierte Prothese hat und erst dann haben Sie biomechanisch vergleichbare Werte.

ZAK: Ja, das ist richtig, aber wenn man das Deformationsverhalten an sich betrachtet, kommt es nicht darauf an, ob man diese Last erhöht, sondern es ist nur festzustellen, daß die Änderung der Last der Änderung des Biegemomentes entspricht. So gesehen haben Sie natürlich recht, die Änderung des Drehmomentes ist so geringer.

MITTELMEIER: Dann noch eine Anmerkung zu dem viel diskutierten Prothesenkragen: Sie haben gesagt, er wäre obsolet. Vielleicht können Sie noch einmal präzisieren, warum Sie dieser Meinung sind.

ZAK: Das ist sicherlich etwas scharf formuliert, weil man auch Prothesen kennt, die seit Jahren in guter Funktion verheilt sind. Feststellen läßt sich aber, daß bei einer varisierten Prothese die Deformationen höher sind. Wenn die Prothese genau am Köcher aufsitzt, führt der Kragen immer zu stärkeren Deformationen als bei Prothesen ohne Kragen, weil es dann ja eher zu einem Einstauchen der Prothese in den Zementköcher kommt, als zu einem Biegen des Knochenzementes im Bereich des Prothesenkragens.

MITTELMEIER: Ich möchte nur bemerken, daß mir der Kragen wichtig erscheint aus mechanischen Gründen, und dann vielleicht auch als «Rettungsring», wenn sich die Prothese setzt. Ich glaube sogar, daß es durch das elastische Längen des Zementköchers intermittierend zu Kragentrageeffekten kommt. Ich meine auch, daß der Kragen klinisch von Bedeutung ist, denn er markiert uns die Ebene, bis zu der wir den Stiel hineinstecken. Wichtig erscheint mir auch - wie ich es schon 1956 bei den alten Acryl-Judet-Prothesen beobachtet habe - daß der pilzförmige Kragen den Markkanal abschirmt, so daß das hochaggressive Abriebmaterial dort nicht hinein kommt. Ich habe die schweren Fremdkörperreaktionen nur unten im Kapselrezessus gesehen und nicht im Femurkanal; wenn wir diesen Dacheffekt des Kragens nicht haben, fällt der ganze Abrieb wie in eine Dachrinne dort hinunter und macht uns dann die Stiellockerungen.

BUCHHORN: Ihre Abbildungen über die Probenahmen aus den Zementköchern der Reimplantate zeigte besonders bei den Palacosplomben die Verfärbung des eingebrachten Chlorophylls. Haben Sie eine Beobachtung gemacht, die von der Verfärbung auf das Alter der Zementplomben schließen läßt oder - wenn ich die Frage auch gleich an die Vertreter der Firma Kulzer stellen darf - gibt es Erfahrungen, die von der Verfärbung des Zementköchers auf das Alter der Proben schließen läßt?

ZAK: Genauere Untersuchungen haben wir diesbezüglich nicht gemacht. Es läßt sich allenfalls feststellen, daß die Frischproben eben eher diesen grünlichen Effekt zeigen und mit zunehmendem Prothesenalter eher ins gelblich-bräunliche sich darstellen. Aber genauere altersmäßige/verlaufsmäßige Beobachtungen bezüglich der Farbveränderungen wurden nicht gemacht.

EGE: Wir haben die Erfahrung gemacht, daß die Verfärbung nicht unbedingt zeitabhängig ist.

Es ist eine Sache der Oberfläche. Wenn Sie eine Probe aus dem inneren Teil des Köchers entnehmen, ist diese noch grünlich, während sie an der äußeren Oberfläche schon etwas stärker bräunlich gefärbt ist. Diese Braunfärbungen sind die in meinem Dia heute morgen angeschnittenen Zersetzungsprodukte des Dimethylparatoluidins, die die grüne Farbe etwas in das Bräunliche übergehen lassen. Alle, das Redoxsystem DMPT/BPO enthaltenden Kunststoffe werden im Laufe der Zeit braun, sei es durch Wärme oder Lichteinfluß.

HENSSGE: Bei der einzementierten Prothese stellen Sie ja darauf ab, daß der Druck anders als physiologisch über den Stiel und den Zement auf den Schaft gesetzt wird.

So gesehen ist es natürlich richtig, wenn Sie sagen, wir brauchen den Kragen nicht. Wenn Sie aber einen Kragen machen, dann muß dieser Kragen so auf der Resektionsfläche sitzen, daß die Druckresultierende senkrecht getroffen wird. Niemand kann heute sagen, ob nicht doch der Kragen, wenn er in einer biomechanisch richtigen Weise die Resektionsfläche vollständig, also auch auf den Flanken, abdeckt, eine gute Lösung ist. Die einzementierte Prothese ist jedenfalls kein Kriterium dafür, ob der Kragen wichtig ist oder nicht, das wird sich bei den unzementierten Prothesen letztendlich zeigen.

RUCKELSHAUSEN: Wenn ich noch einmal zum Kragen Stellung nehmen darf: ich habe von 1968 an die Original Charnley-Prothese implantiert und dann eine Reihe von Jahren - ab etwa 1975 - die gleiche Pfanne, aber das Femurteil genommen von Herrn Prof. Sattel aus der Göttinger Klinik mit gleichem Kopfdurchmesser wie Charnley sie angegeben hat. Das erste Teil von Charnley hatte keinen Kragen, die zweite Prothese, sonst bei gleicher Technik implantiert, hat einen Kragen. Ich konnte an einer Reihe von Fällen feststellen, daß das Femurteil gerade bei älteren Patienten im Laufe der Jahre tiefer trat, also gelockert war, bei Patienten, die trotzdem beschwerdefrei waren. Wir mußten nicht reimplantieren; während das bei der Sattel-Prothese durch den Kragen nie eintrat, sondern es sofort über die Schwengelbewegung, die wir von Judet her kennen, zur absoluten Lockerung führte.

WILLERT: Dazu will ich noch ergänzen, daß in unseren Verlaufsbeobachtungen ein Kragen an der Prothese (Müller-Standard) das Einsinken der Prothese überhaupt nicht behindert.

[1] Universität Twente, 7500 AE Enschede, Die Niederlande
[2] Westfälische Wilhelms-Universität, Münster/Westf., Deutschland

Untersuchungen über die Haftungsstärke der Verbindung Metall/Knochenzement und Knochenzement/Spongiöser Knochen

R. Klumpert[1], Th. Pauly[2], H. J. Grootenboer[1]

Die Belastbarkeit der Grenzschicht zwischen Prothesenmaterial und Knochenzement ist von großer Bedeutung. Aus Finite-Elemente-Berechnungen ist hervorgegangen, daß das Verhalten dieser Grenzschicht die Spannungsverteilung im Prothesen/Zement/Knochensystem stark beeinflußt.

So bestimmt die Schubbelastung, die die Grenzschicht übertragen kann, teilweise die Größe und Art der Spannungen, die im Knochenzement während der Belastung entstehen (Klever et al., 1983).

Ob überhaupt eine Haftung des Zementes am Prothesenmaterial besteht, hängt sehr von den operativen Bedingungen ab. Wenn beim Einbringen des Knochenzements Körperflüssigkeiten zwischen Prothese und Zement gelangen, was fast unvermeidlich ist, wenn keine Zementspritze benutzt wird, kann keine Haftung entstehen.

Außerdem weisen die meisten Stielprothesen eine sehr glatte Oberfläche auf, was ebenfalls einer Haftung entgegensteht. Wie gut die Verbindung zwischen Metall und Kunststoff bei optimalen Operationsbedingungen (also keiner Flüssigkeit zwischen Prothese und PMMA) sein kann, wurde bei dem hier beschriebenen Experiment untersucht. Diese Untersuchung beschränkt sich nur auf die Haftung bei Schubbelastung, wogegen Werte für die Haftung bei Zugbeanspruchung nicht bestimmt wurden, weil hierzu mehrere Publikationen zur Verfügung stehen (Keller et al., 1980).

Statt einer CoCrMo-Legierung haben wir als Prothesenmaterial rostfreien Stahl 316L gewählt, da uns kein CoCrMo in der benötigten Größe zur Verfügung stand. Aus der Arbeit von Keller geht hervor, daß in bezug auf Bruchspannung bei Zugbelastung keine großen Unterschiede zwischen CoCrMo und rostfreiem Stahl 316L bestehen.

Die Proben wurden wie in Abbildung 1 angefertigt. Eine Scheibe Metall wurde darin eingeklemmt. Der Knochenzement wurde angemischt, wobei die Mischzeit 35 Sekunden betrug, und dann in die Form eingebracht. Der Zement wurde zuerst angepreßt und nach einer halben Minute entlastet. Ein Teil der Proben wurde angepreßt mit etwa $15 N/mm^2$, ein anderer Teil mit $4 N/mm^2$. Die Proben wurden nach einer Aushärtungszeit von einem Tag in einer elektrohydraulischen Belastungsmaschine einer Schubbeanspruchung ausgesetzt. Dafür wurde ein Gerät, wie in Abbildung 2 gezeigt, benutzt. Der Schieber wurde belastet, bis sich Metall und Kunststoff voneinander lösten. Als Scherspannung wurde die maximale Kraft geteilt durch die Fläche der Grenzschicht angenommen. Dieser Wert wurde bei mehreren Oberflächenrauhigkeiten ermittelt. Die Oberflächenrauhigkeit der meisten Stielprothesen beträgt etwa 1 μm (Ra), deshalb wurden bei diesem Wert die meisten Experimente durchgeführt. Einige Metallscheiben mit einer Rauhigkeit um 1 μm wurden chemisch behandelt (gebeizt) nach einem Rezept von Schliekelmann. Dies hat zur Folge, daß auf dem Metall eine besser haftende Oxydschicht gebildet wird.

Die Resultate der Experimente sind wiedergegeben in Abbildung 3. Für die darin angeführten Versu-

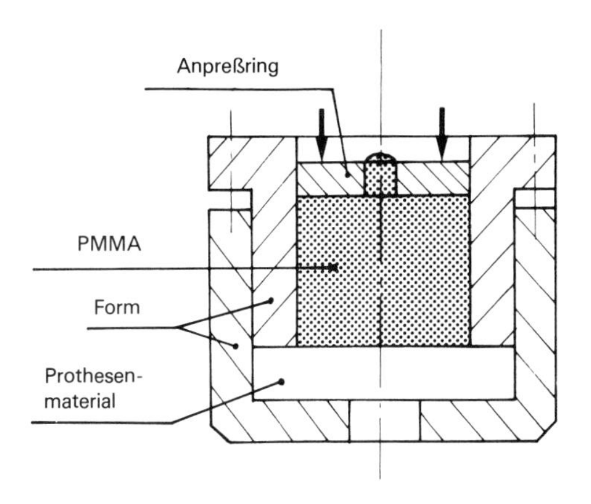

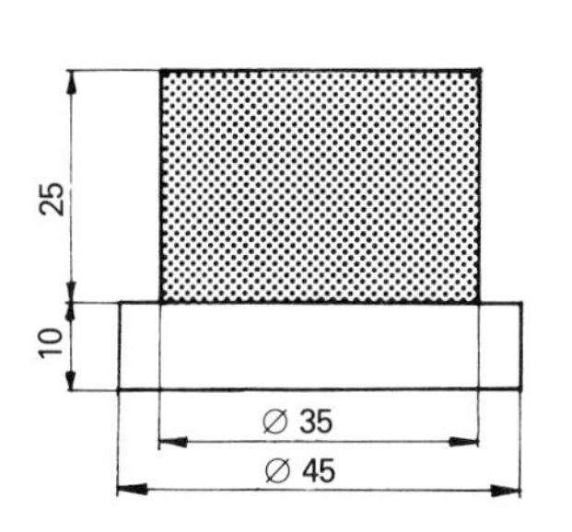

Abb. 1: Form zur Probenanfertigung.

che wurde Palacos® R als Knochenzement verwandt. Aus der Kurve geht hervor, daß eine große Rauhigkeit in Verbindung mit einer hohen Anpreßkraft eine deutliche Steigerung der Bruchspannung zur Folge hat. Ohne starke Anpreßkraft ist bei einer Rauhigkeit von 3 µm (Ra) die beste Haftung erreicht. Die oben angeführte zusätzliche Oberflächenbehandlung bewirkt nur eine geringfügige Steigerung der Bruchspannung.

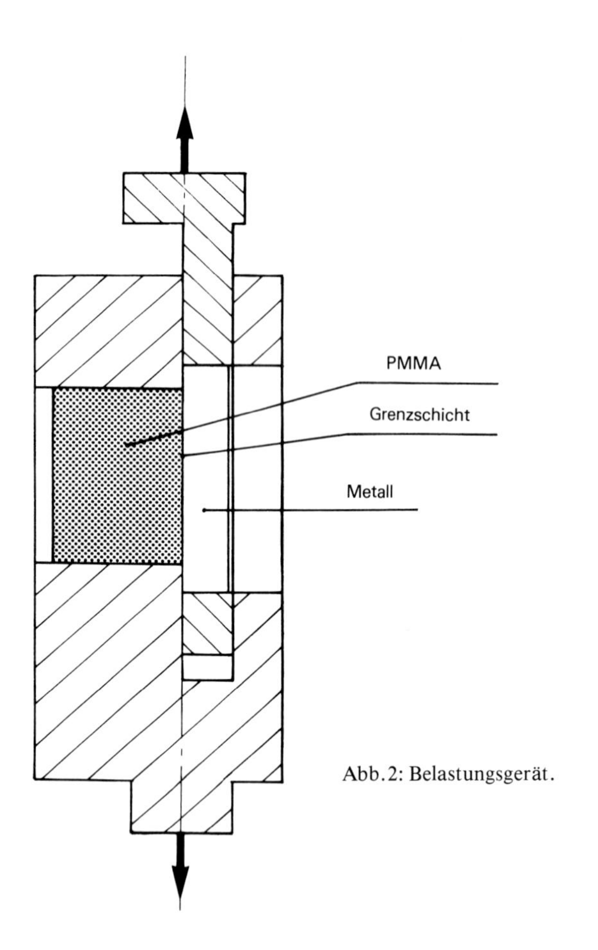

Abb. 2: Belastungsgerät.

Die von uns ermittelten Werte der Bruchspannungen, die nur unter optimalen Operationsbedingungen zu erreichen sind, genügen nicht allen Beanspruchungen, denen die Zement/Metallverbindung in der täglichen Belastung ausgesetzt ist. Nach Berechnungen von KLEVER können Schubspannungen auftreten, die über 8 N/mm² liegen. Es scheint uns daher sinnvoll, nach Methoden zu suchen, die eine bessere Haftung zwischen Zement und Prothese gewährleisten.

Als Beispiel sei eine fabrikmäßige Beschichtung des Implantats angeführt.

Das Verhalten der Grenzschicht zwischen spongiösen Knochen und Knochenzement bestimmt bei den meisten Prothesentypen die maximale Tragfähigkeit des Prothesen/Zement/Knochensystems.

Um einen Eindruck zu gewinnen, in welchem Bereich die maximale Schubspannung zwischen spongiösem Knochen und Knochenzement liegt, und wie die Verteilung der Schubspannung vor dem Abscheren ist, wurde folgendes Experiment durchgeführt.

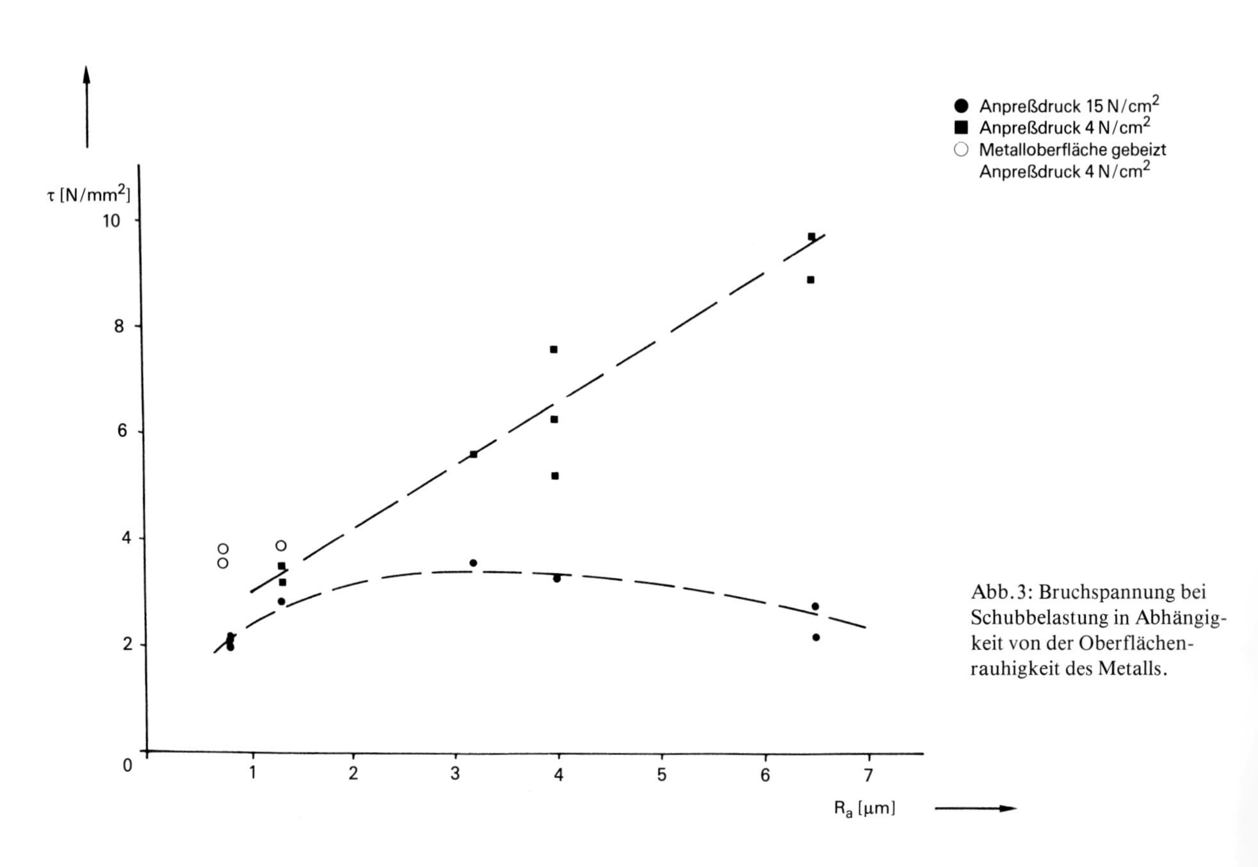

Abb. 3: Bruchspannung bei Schubbelastung in Abhängigkeit von der Oberflächenrauhigkeit des Metalls.

In einem etwa 12 cm langen Teil des distalen Femurs wurde mit Knochenzement eine Gewindestange implantiert. Dieser Teil des Röhrenknochens wurde gewählt, weil er eine relativ gerade und zylindrische Form aufweist, was die Berechnungen an der Probe sehr vereinfacht.

Die Kortikalis wurde unterstützt und die Gewindestange mit der Zementplombe durch eine zeitlich linear steigende Kraft herausgedrückt. Die dabei auftretende Maximalkraft, geteilt durch die Zementoberfläche, ergibt dann die mittlere Schubspannung.

Solche Experimente wurden schon öfter durchgeführt, wobei jedoch kürzere Knochenfragmente verwandt wurden, nämlich zwischen 1 und 3 cm (Oest et al.). Wir wollten jedoch wissen, ob bei längeren Stielen die bei Experimenten mit kurzen Knochenfragmenten ermittelten Werte für die Scherspannung noch brauchbar sind. Es war anzunehmen, daß bei längeren Stielen (10 cm) keine uniformen Schubspannungen zwischen Zementplombe und Spongiosa mehr bestehen. Das würde bedeuten, daß die Kraft, die die Grenzschicht übertragen kann, viel niedriger ist als aus den von Oest et al. bestimmten Werten gefolgert wurde. Deshalb wurde mit einem einfachen Finite-Elemente-Modell eine Abschätzung des Verlaufes der Schubspannung vorgenommen. Die Eingaben in diesem Modell waren, außer den elastischen Eigenschaften der verschiedenen Komponenten des Modells, die Maße einer Probe und die Steifigkeit, die bei dem oben beschriebenen Versuch bestimmt wurde.

Ergebnisse

Aus der Berechnung ergab sich, daß an der Grenzschicht Knochenzement/spongiöser Knochen doch eine fast gleichmäßige Schubspannung besteht. Diese Feststellung stimmt mit den Ergebnissen der Experimente überein.

Es wurden 6 Proben belastet. Dreimal wurde als Knochenzement Palacos®R verwandt und dreimal Simplex. Bei den mit Palacos®R versehenen Proben waren die drei Scherspannungen: 0,92; 1,38 und 2,0 N/mm^2.

Bei den Proben, bei denen Simplex verwandt wurde, waren die Spannungen viel niedriger, nämlich 0,46; 0,52 und 0,58 N/mm^2.

Die von Oest et al. ermittelten Werte sind folgende: der Mittelwert der Scherspannung war 0,46 N/mm^2 bei Spongiosa enthaltenden Knochenfragmenten aus dem Bereich der distalen Femurmetaphyse (2 cm lang). Der Mittelwert der Schubspannung war 2,52 N/mm^2 bei Knochenfragmenten des mehr proximal gelegenen Femurschafts, die kürettiert, d.h. deren Spongiosa ausgeräumt worden waren (1–1,5 cm). Die Versuche wurden mit Palacos®R durchgeführt. Unsere Proben enthalten sowohl spongiöse Knochenanteile als auch lediglich kortikale Anteile (resultierend aus der größeren Länge des untersuchten Präparates). Daher sollten die zu ermittelnden Scherspannungen zwischen 0,46 und 2,52 N/mm^2 liegen. Die Proben mit Palacos®R zeigten Werte, die zwischen diesen Grenzen lagen.

3 durchgeführte Experimente reichen für die Feststellung eines Mittelwertes für die Scherspannung nicht aus. Die Tatsache jedoch, daß die von uns ermittelten Scherspannungen nicht sehr viel niedriger sind als die von anderen Autoren ermittelten Werte, bestätigt aber das Ergebnis unserer Berechnung, daß entlang der von uns untersuchten Grenzschicht eine uniforme Schubspannungsverteilung existiert.

Die herausgedrückten Simplex-Plomben hatten eine glatte Oberfläche, der Kunststoff war nicht genügend zwischen die Knochenbälkchen eingedrungen. Die Ursache dafür liegt darin, daß Simplex eine viel niedrigere Viskosität besitzt als Palacos®R. Weil die Knochenfragmente an beiden Seiten offen waren, konnte mit dem niedrigviskösen Simplex kein ausreichender Druck aufgebaut werden, dadurch wurden die Räume zwischen den Knochenbälkchen des spongiösen Knochens nicht ausreichend ausgefüllt. In der Praxis kann wahrscheinlich auch mit Simplex ein ausreichender Druck aufgebaut werden, weil das Bohrloch im Knochen an einer Seite durch Spongiosa und Mark verschlossen ist, gelegentlich sogar zusätzlich durch eine Plombe abgestopft wird. Wenn der Zement am Ende des Bohrloches Gegendruck erhält, ist sogar weniger Kraft erforderlich, um den Kunststoff in die Trabekelräume zu pressen, wenn der benutzte Zement eine niedrige Viskosität besitzt. Man kann also aus den schlechten Ergebnissen mit Simplex nicht die Folgerung ziehen, daß Simplex in der Praxis weniger Haftung bieten wird als Palacos®R.

Literatur

Keller, J.C., Lautenschlager, E.O., Marchal, G.W. Jr., Meyer, R. Jr.: Factors affecting surgical alloy/bone cement interface adhesion. J. Biomed. Mater. Res. *V14*, 639, 1980.

Klever, F.J., Grootenboer, H.J., Van Campen, D.H., Pauly, Th., Matthiass, H.H.: Numerical simulation of the failure behaviour of knee endoprostheses and comparison with experiments. Proceedings 1983 ASME Biomechanics Symposium, Houston, Texas, USA, June 20–22, 1983.

Oest, O., Müller, K., Hupfauer, W.: Die Knochenzemente. Enke, Stuttgart 1975.

Schliekelmann, R.J.: Gelijmde metalen constructies. Hrsg.: Agon-Elsevier, D/1970/0199/16.

Diskussion

Hahn: Interessanterweise ist die Haftung zwischen Zement und einem Metallimplantat in der Literatur nur selten beschrieben worden. Ich finde Ihre Untersuchungen deshalb sehr interessant. Sie sind vorläufig noch schwer einzuordnen, weil wir darauf eingestellt sind, Prothesenschäfte mit sehr glatten Oberflächen zu implantieren, die sich sehr leicht wieder ziehen lassen. Sie sind möglicherweise mehr für die Entfernung als für die Verankerung konstruiert worden. Es läßt sich schwer sagen, was gut und was schlecht ist. Wie Sie am Beispiel der Knieprothesen gezeigt haben, treten nicht nur Schubspannungen auf, sondern es gibt auch Bereiche, - vielleicht auch im Pfannenbereich des Hüftgelenkes - wo Zugspannungen auftreten. Diese Fragestellung haben wir versucht zu beantworten. Wir haben Stahl-, Titan- und Polyäthylenproben mit verschiedener Oberflächenstruktur mit Zement-Proben versehen und dann in der Materialprüfmaschine die zylindrischen Proben ausgedrückt und diese halbkugeligen Proben abgezogen. Wir kamen zu folgenden Ergebnissen: Beim Ausstoßversuch bestehen Unterschiede zwischen den einzelnen Zementsorten. Die Haftung läßt sich also manipulieren durch verschiedene Zemente. Wir haben zwei übliche und drei experimentelle Zemente benutzt. Die angegebenen Werte sind Durchschnittswerte. Die Haftung auf der Stahllegierung war etwas besser als auf Titan. Auf Polyäthylen ist praktisch keine wesentliche Haftkraft zu erwarten. Die Abzugsproben zeigen, daß Zugspannungen von der Implantat-/Zementfläche ausgehalten werden, die die Hälfte bzw. ein Drittel der Schubspannungen ausmachen. Die Unterschiede zwischen einzelnen Zementen sind groß, beträchtlicher aber zwischen den verschieden strukturierten Materialoberflächen. Glatt bedeutet glatt poliert, wie es einer herkömmlichen Prothese entspricht. Rauh dagegen war (genormt mit dem Feintaster) sandgestrahltes Material. Die Haftung läßt sich also um beträchtliche Größenordnungen nach Wahl einrichten.

HISS: Ich habe eine Frage zur Grenzschicht Knochenzement/Spongiosa. Haben Sie behauptet, daß entlang des gesamten Schaftes die Scherkräfte konstant sind?

KLUMPERT: Im letzten Teil des Vortrages folgte eigentlich aus den Messungen, daß die Schubspannungen entlang der Grenze Zement/Spongiosa fast gleichmäßig sind.

HISS: Dem möchte ich entschieden widersprechen; wir haben Auszugsversuche an Tibiaabschnitten, vom Tibiakopf nach distal verlaufend, durchgeführt und haben hier deutliche Unterschiede nicht nur in der Spongiosadicke, sondern entsprechend auch in der örtlichen Verankerungsstabilität gefunden. In Ihrem Experiment war die Spongiosa jedoch bis nahe an die Kompakta heran abgetragen.

KLUMPERT: Nein, das nicht, es gab immer noch eine bestimmte Spongiosaschicht - eine ziemlich dicke sogar.

HISS: Nach unseren Messungen erhöht sich die Verankerungsstabilität eines in die Tibia implantierten Schaftes mit zunehmender Schaftlänge überproportional; hierbei ist die proximale Abfederung wesentlich weicher als distal. Wenn man daher einen einzementierten Schaft in axialer Richtung belastet, ergibt sich keine gleichmäßige Kraftverteilung entlang des Implantatlagers, wie man es für die von Ihnen gemessenen konstanten Scherkräfte annehmen müßte, sondern fast die gesamte Kraft muß von der Schaftspitze aufgenommen werden. Klinisch sind dann in diesem Bereich häufig Reaktionssäume zu erkennen.

KLUMPERT: Sie haben sicherlich auch in meinen Dias gesehen, daß die Kräfte an der Stielspitze übertragen wurden. Wenn eine gute Haftung besteht, zwischen Zement und Stiel, dann ist ein sehr großer Teil der Spongiosa druckentlastet.

HISS: Richtig, die Übertragung der Kräfte an der Stielspitze zeigt, daß die Kraftübertragung ungleichmäßig ist, es gibt einen deutlichen Kraftgradienten.

KLUMPERT: Aber nicht bei den Versuchen, die wir später mit den Femurteilen gemacht haben. Die haben wir so ausgesucht, daß wir über die ganze Länge eine Schicht von etwa 3 mm Spongiosa hatten.

Orthopädische Universitätsklinik Kiel (Direktor: Prof. Dr. med. W. BLAUTH)

Untersuchungen zum Eindringverhalten von Knochenzement in die Spongiosa des Markraumes bei der Implantation eines Prothesenschaftes in die Tibia

G. RAUCH, E. HISS

Für die Zementimplantation von Prothesenschäften wird zuerst der Zement in den aufgebohrten Markraum eingebracht und dann das Implantat in den Zement eingesetzt. Bei diesem Vorgang erhöht sich der Innendruck in dem gesamten Zementbereich und der noch visköse Zement dringt in die Spongiosa ein. Hierdurch wird der Prothesenschaft scheinbar vergrößert, es ergibt sich eine große Kontaktfläche zwischen Implantat und Knochen, die Flächenpressung wird herabgesetzt und in dem selben Maße ist die primäre Verbundstabilität erhöht.

In dieser Untersuchung sollte geprüft werden, in welcher Weise der Zement in die Spongiosa vordringt, ob verschiedene Schaftabmessungen oder die Viskosität des Zementes die Eindringcharakteristik beeinflussen.

Die Versuche werden so durchgeführt, daß ein profilierter, trennbarer Schaft mit einer Länge von 110 mm mit Zement in ein Tibiapräparat implantiert wird (Abb. 1). Der Markraum wird vorher mit einem der Schaftformgebung entsprechenden Bohrer aufgebohrt, in der Weise, daß an allen Stellen des Schaftes Raum für eine 1 mm dicke Zementwandung verbleibt. Nach dem Durchhärten des Zementes wird der Schaft vermittels einer Auszugsvorrichtung aus der Tibia entfernt und der den Schaft umgebende Zementköcher vermessen.

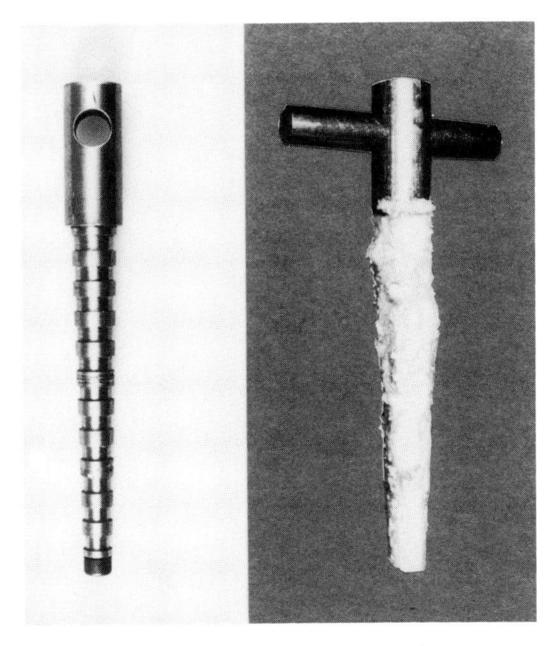
Abb. 1: Modellschäfte für Distraktionsversuche.

Auf diese Weise ergeben sich Diagramme, wie sie in der Abbildung 2 für zwei verschiedene, konusförmige Schäfte dargestellt ist. Durch Subtraktion des Durchmessers des metallischen Schaftbohrers von dem bestimmten mittleren Durchmesser der Zementplomben ergeben sich in Abhängigkeit von der Tibialänge die Zementeindringtiefen.

Während der Zement in der zähen Phase etwa 3 mm tief in die Spongiosa eindringt, überschreitet die Eindringtiefe in der flüssigen Phase kaum 1 mm.

Die Abbildung 3 zeigt die Medianwerte der Eindringtiefen, wie sie für 9 Präparate in der zähen Phase gefunden wurden. Auffällig ist, daß sich bei einer Schaftlänge von 50–60 mm ein Maximum der Zementeindringtiefe einstellt. Der Schaft mit dem großen Querschnitt erzielt die höchsten Eindringtiefen.

Die Abbildung 4 zeigt eine ausgebaute Blauth-Prothese mit erhaltener Zementplombe. Das sich ergebende Durchmesserdiagramm in der Abbildung 5 zeigt ebenfalls ein Maximum bei einer Schaftlänge von 60 mm. Im Gegensatz zu den vorherigen Modellversuchen ist der Zement bereits im proximalen Bereich der Tibiaauflagefläche tief eingedrungen.

Anhand der Abbildung 6 wird die Druckverteilung noch einmal modellhaft erläutert.

Im ersten Beispiel wird ein niedrigvisköses Medium, hier Wasser, von einem nicht voll abschließenden Stempel langsam zusammengedrückt. Es kann sich keine Druckdifferenz ausbilden, weil die Flüssigkeit seitlich unbehindert entweichen kann. Ist das Medium fest, wird die Kraft nur auf den Boden übertragen, wenn man von Querdehnungen absieht. Zwischen diesen beiden Druckverteilungen bewegen sich alle höherviskösen Medien, wie z. B. auch Knochenzement. Je nach Größe der Viskosität bildet sich ein Druckgefälle mit einem ausgeprägten Maximum des Wanddruckes aus, insbesondere dann, wenn der Boden des Gefäßes offen ist.

Anhand eines modellhaften Experimentes kann dieser Vorgang demonstriert werden (Abb. 7). In einer teilbaren Form mit einem zylindrischen Kern sind seitliche Bohrungen gleichen Durchmessers angebracht. Die Bohrungen werden vor dem Versuch mit

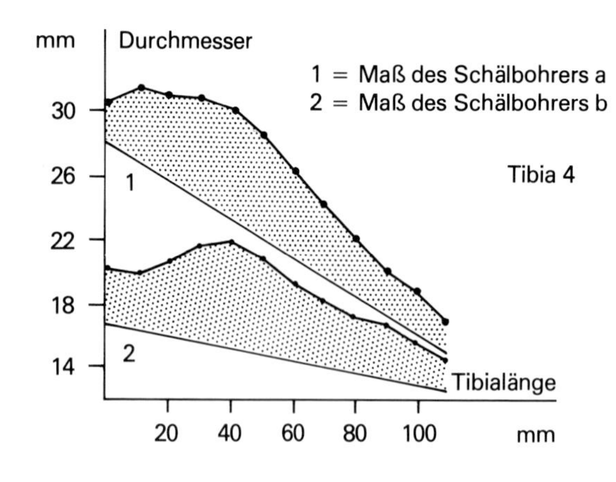

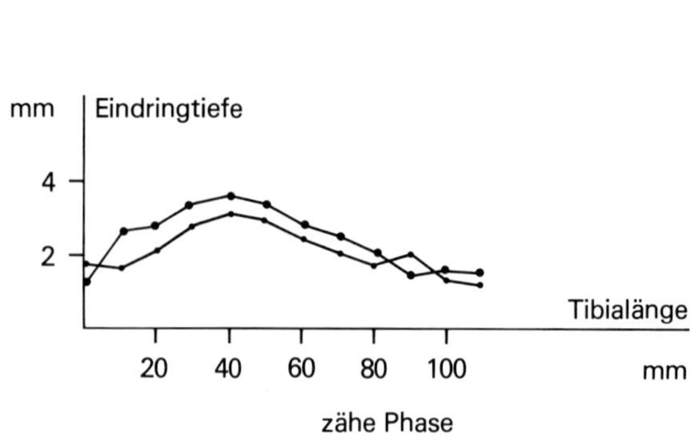

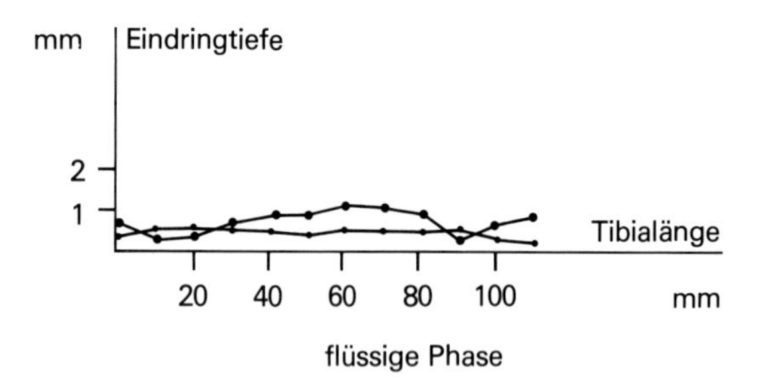

Abb. 2: Diagramm-Darstellungen des Zement-Eindringverhaltens.

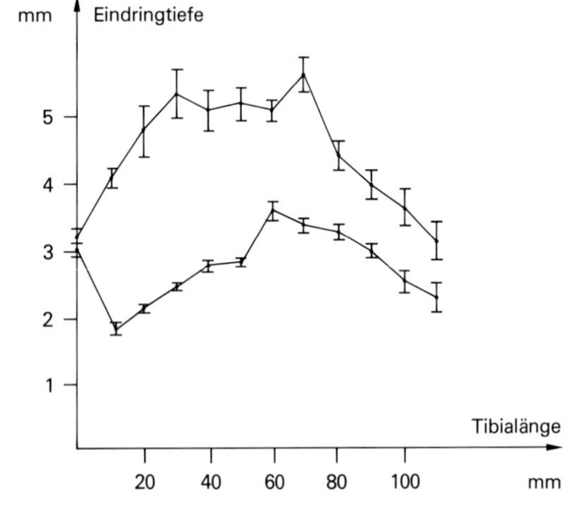

Abb. 3: Medianwerte der Zementeindringtiefen (obere Kurve: konusförmiger Schaft mit großem Querschnitt).

Vaseline verschlossen. Die Form wird zusammengesetzt und mit flüssigem Zement aufgefüllt. Mit Hilfe eines nicht voll abschließenden Stempels wird auf den Zement gedrückt, wenn er in die zähe Phase übergegangen ist. Der Zement dringt in die Wandungsbohrungen vor, in genau der Weise, wie es die innere Druckverteilung erzwingt. Nach Durchhärten und Öffnen der Form kann der Zementkern gewonnen werden. Die jetzt gefüllten Bohrkanäle demonstrieren die innere Druckverteilung, wie es die obere Abbildung zeigt.

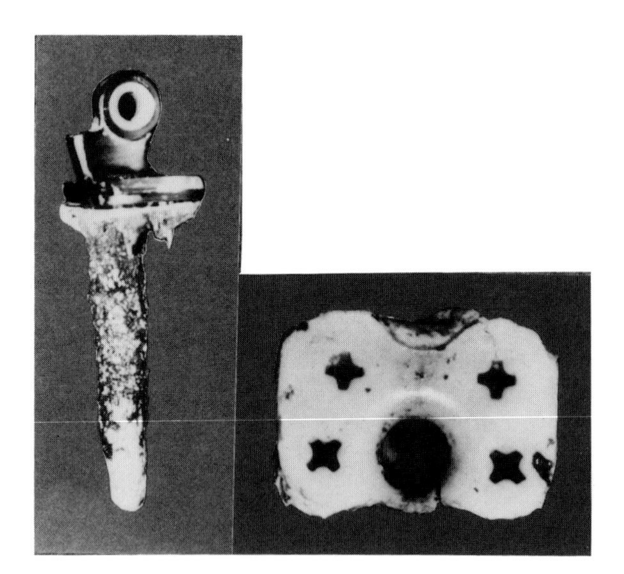

Abb. 4: Ausgebaute Blauth-Prothese mit Zementköcher.

mm Eindringtiefe

3

2

1

Tibialänge

20 40 60 80 100 mm

Abb. 5: Vergleich der experimentell gewonnenen Eindringtiefen (Punkte) mit den Werten für ausgebaute Implantate (Kreise).

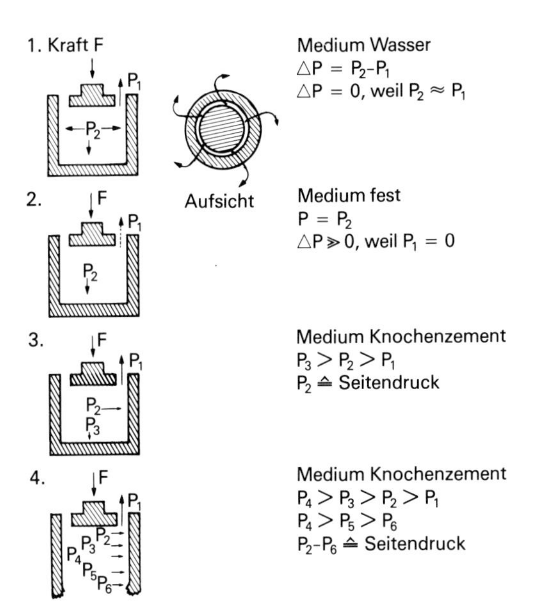

Abb. 6: Schematisches Druckverteilungsmodell.

Literatur

KÖLBEL, R., BOENICK, U.: Mechanische Eigenschaften der Verbindung zwischen spongiösem Knochen mit Polymethylmethacrylat bei statischer Belastung. I. Zugfestigkeit. Arch. orthop. Unfall-Chir. *73,* 89, 1972.

MITTELMEIER, H.: Biomechanisch bedingte Grenzschichtreaktionen des Knochengewebes bei Verankerung von Endoprothesen. Zit. nach Jäger, M. et al.: Grenzschichtprobleme der Verankerung von Implantaten unter besonderer Berücksichtigung von Endoprothesen, S. 48ff. Thieme, Stuttgart 1980, 1. Aufl.

OEST, O. et al.: Die Knochenzemente. Enke, Stuttgart 1975, 1. Aufl.

WALKER, P. S., SHOJI, H.: Development of a stabilizing knee prosthesis employing physiological principles. Clin. Orthop. *94,* 222, 1973.

WILLERT, H.-G., PULS, P.: Die Reaktion des Knochens auf Knochenzement bei der Allo-Arthroplastik der Hüfte. Arch. orthop. Unfall-Chir. *72,* 33, 1972.

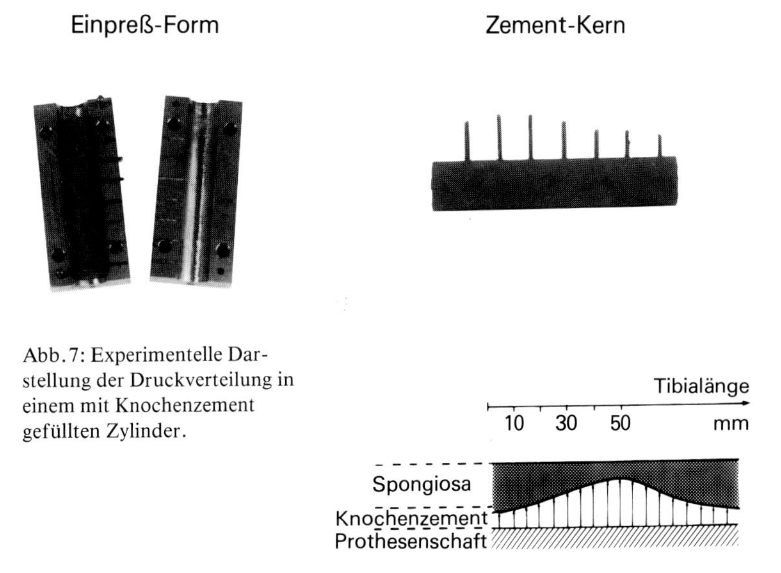

Abb. 7: Experimentelle Darstellung der Druckverteilung in einem mit Knochenzement gefüllten Zylinder.

Zusammenfassung

Durch das Einbringen eines 110 mm langen Metallschaftes in eine mit Zement gefüllte Bohrung im Markraum tritt eine innere Druckverteilung ein, die neben einer allgemeinen Oberflächenvergrößerung des Schaftes auch zu einer Querschnittserweiterung des Zementköchers bei einer Schaftlänge von etwa 50–60 mm führt. Während die Einbringung in der flüssigen Phase kaum zu Hinterschneidungen und nennenswerten Eindringtiefen führt, sind diese Effekte in der zähen Phase sehr ausgeprägt. Hier betragen die mittleren Zementeindringtiefen 2–3 mm. Durch Abblockung des proximal austretenden Zementes, z. B. durch ein am Prothesenschaft angesetztes Plateau, wird die Eindringtiefe des Zementes auch in diesem Bereich erhöht.

Diskussion

PIETSCH: Es war für mich sehr interessant zu hören, daß Sie beim Eingießen des Zementes geringere Tiefen erhalten haben als beim Einpressen, und der Einpreßdruck ist sicherlich eine wichtige Größe. Ich habe auch gehört, daß zu niedrige Preßdrücke nicht gut sind, genauso auch zu hohe Preßdrücke nicht gut sind. Glauben Sie sagen zu können, daß es ein Optimum in Abhängigkeit von Zeit, Temperatur und Fabrikat gibt?

Es wäre sehr interessant zu wissen, wo das liegt, und ob Sie das gemessen haben.

RAUCH: Nein, es ist außerordentlich schwierig, genau den Zeitpunkt und die Viskosität des Zementes anzugeben. Uns ging es eigentlich nur darum, daß eigentlich kein nennenswerter Druckaufbau stattfindet, wenn der Zement sehr flüssig eingebracht wird. Wenn der Zement in einer viskösen/zähen Phase ist und wenn der Zement abgeblockt wird, werden dann sehr hohe Eindringtiefen erzielt.

PIETSCH: Und Sie haben Ihre Versuche sicherlich zu konstanten Zeiten und Temperaturen durchgeführt, daß sie als standardisiert angesehen werden können.

RAUCH: Ja, das ist der Fall.

POLSTER: Wenn man jetzt eine solche Probebohrung macht, wie Sie es gezeigt haben, daß man überall eine Wandstärke von 1 mm hat, haben Sie das dann auch nachgemessen mit dem Spongiosabett rundherum? Ist wirklich garantiert, daß über die gesamte Stempellänge die biologische Spongiosadichte rundherum völlig gleich ist?

RAUCH: Wir haben eigentlich nur die Maße des Bohrers zugrundegelegt für die Ausbohrungsgrenze.

POLSTER: Sie wissen doch jetzt aber gar nicht, wie die Spongiosa über der Bohrlochlänge beschaffen ist.

RAUCH: Ja, das wissen wir nicht.

Fa. Kulzer & Co. GmbH, Friedrichsdorf

Normung von Knochenzementen

W. Ege

Fast sämtliche hochwertigen Industrieprodukte werden, um gleichbleibende Qualität und einen hohen Gütegrad zu erhalten, durch Normen genau charakterisiert. In solchen Normen werden genaue Prüfvorschriften und Meßmethoden angegeben, nach denen geprüft werden muß.

Knochenzemente auf Methacrylatbasis sind nun schon mehr als 20 Jahre im Handel. Sie wurden ausgehend von kalthärtenden Dentalprodukten diesem speziellen Zweck - der Verankerung von künstlichen Gelenken - angepaßt, aber erst im Verlaufe der 70er Jahre wurde mit einer Normierung begonnen.

Da ein Knochenzement eigentlich erst im menschlichen Körper aushärtet und die ihm zugedachte Funktion übernimmt, muß man ihn dreigeteilt betrachten. Aufgrund seines Einsatzgebietes kann man ihn als pharmazeutisches Hilfsmittel oder - je nach Auslegungsweise - als Arzneimittel betrachten. Daneben gilt es, die medizinischen und werkstofftechnischen Gesichtspunkte ebenfalls zu berücksichtigen.

Was den pharmazeutischen Teil betrifft, so gelten für die Herstellung und das Inverkehrbringen die von der Weltgesundheitsbehörde erarbeiteten und von allen Nationen übernommenen GMP-Richtlinien. Entsprechend diesen Richtlinien werden die Hersteller auch von den Gesundheitsbehörden überwacht. Man kann also davon ausgehen, daß die Herstellung, ich möchte es so ausdrücken, sehr gut normiert ist.

Was den medizinischen Gesichtspunkt betrifft, so liegt hier sicher der größte Unsicherheitsfaktor des ganzen Bereichs Knochenzement, da es eigentlich nicht möglich ist, die Verankerung eines künstlichen Gelenks zu normen. Über diese Problematik gibt es eine umfangreiche Literatur, und es ist nicht Aufgabe dieses Vortrages, darüber zu berichten.

Eine große Bedeutung sollte aber den gesamten werkstofftechnischen Eigenschaften beigemessen werden. Der Arzt als Verarbeiter des Knochenzementes sollte wissen, daß er ein Produkt in der Hand hat, das einen hohen Qualitätsstandard aufweist und diesen Standard sollte er zumindest grob kennen. Es ist allerdings sehr betrüblich, wenn man fast 10 Jahre nach Veröffentlichung des ASTM-Standards in USA bzw. des ISO-Normenentwurfs, in dem eine Überprüfung der Materialeigenschaften reproduzierbar dargestellt ist, sehen muß, daß nach wie vor Untersuchungen nach eigenem Gutdünken durchgeführt werden, ohne daß man eine Vergleichsbasis besitzt. Anscheinend sind also noch irgendwelche unbefriedigende Lücken in den bestehenden Normen.

Zweck der Norm ist es, wie schon gesagt eine einheitliche Qualität der verschiedenen Produkte zu sichern. Die erhaltenen Ergebnisse der einzelnen Tests stehen jedoch nicht in direkter Beziehung zum Verhalten des Materials im Körper. Ferner wird in der Norm keine Aussage über die Toxität der Bestandteile und die biologische Verträglichkeit gemacht. Diese Aussagen sind während der Zulassung bei den entsprechenden Gesundheitsbehörden zu dokumentieren.

Lassen Sie mich nun die in der ISO-Norm aufgestellten Anforderungen auflisten. Danach möchte ich die einzelnen Punkte näher beschreiben und bestehende Nachteile aufzeichnen und - falls möglich - Änderungsvorschläge zur Verbesserung machen.

Da der Knochenzement aus zwei Komponenten besteht, wird kurz die Flüssigkeit und das Pulver beurteilt. Alle weiteren Untersuchungen werden an dem angerührten Knochenzement durchgeführt. Im einzelnen sind das

1. Teigzeit,
2. Aushärtezeit,
3. Polymerisationstemperatur und Topfzeit,
4. Eindringvermögen,
5. Druckfestigkeit,
6. Kugeleindruck und Rückstellvermögen.

Zu erwähnen wäre noch, daß alle Prüfungen, sofern nicht andere Angaben gemacht werden, bei 23 ± E 2 °C und bei 50 ± E 10% r. F. durchgeführt werden sollen, wobei hier schon die erste Kritik angebracht werden kann, die besagt, daß die Grenzwerte speziell bei der Temperatur viel zu groß bemessen sind, da einige Eigenschaften, wie Teigzeit, Verarbeitungsbreite, sehr stark von der Umgebungstemperatur abhängen.

Untersuchungsmethoden bei der Flüssigkeit

Sie soll klar und frei von Feststoffen sein. Ferner soll sie genügend stabil gegen vorzeitige Polymerisation sein. Dies wird dadurch bestimmt, daß die Flüssigkeit 24 Stunden bei 60± E 2 °C gehalten wird. Nach dieser Zeit darf beim Eingießen in Methanol kein Niederschlag oder Eintrübung zu beobachten sein.

Ferner wird gefordert, daß die Flüssigkeit steril sein soll, was sicher vom Hersteller auch gewährleistet ist.

Untersuchungen beim Pulver

Das Pulver soll rieselfähig und frei von Fremdmaterial - wie Schmutz oder Fasern - sein. Es soll ebenfalls steril sein.

Untersuchungen an den angemischten Komponenten

Die Bestimmung der Teigzeit ist die am meisten umstrittene Methode dieser Norm.

Es soll gemäß den Vorschriften des Herstellers eine Packung Pulver mit dem Inhalt einer Ampulle angerührt werden. Mit dem Beginn des Anrührens soll eine Stoppuhr in Gang gesetzt werden. Ungefähr 1,5 Minuten nach dem Anrühren soll die Mischung mit einem Glasstab von 10 mm Durchmesser 10 mm tief getestet werden. Der Stab wird sofort wieder herausgezogen. Zieht er dabei Fäden aus dem Teig, so ist der Test 15 Sekunden später mit einem sauberen Glasstab zu wiederholen, und zwar so lange, bis der Stab ohne Fäden zu ziehen aus der Mischung gezogen werden kann. Zwischen den einzelnen Bestimmungen soll der Zement durchgemischt werden. Als Teigzeit gilt die Zeit vom Anrühren gerechnet, bis zu der Zeit, bei der der Glasstab ohne Fäden zu ziehen aus dem Teig gezogen werden kann.

Es sollen zwei unabhängige Bestimmungen gemacht werden. Der Zeitunterschied der beiden Bestimmungen darf 30 Sekunden nicht überschreiten. Im anderen Fall ist eine dritte Bestimmung durchzuführen, deren Ergebnis von einer der beiden ersten nicht mehr als 30 Sekunden abweichen darf. Ist dies der Fall, gilt die Norm als nicht erfüllt. Die Teigzeit soll maximal 5 Minuten betragen.

Der Nachteil dieser Methode ist der, daß sie sehr individuell ist. Wenn fünf Personen ein und denselben Batch prüfen, können fünf verschiedene Ergebnisse der Teigzeit erzielt werden. Bei dieser Messung ist der Einfluß der Temperatur extrem groß, und wenn Schwankungen von 21–25 °C zugelassen sind, können Differenzen in der Teigzeit von mehreren Minuten gemessen werden. Ferner ist nicht Glasstab gleich Glasstab und zusätzlich ist beim Umrühren zwischen den einzelnen Messungen auch von Person zu Person ein Unterschied.

Bei einer Neufassung der Norm, die noch für dieses Jahr in die ersten Beratungen gehen soll, ist hier Grundlegendes zu ändern. Ich persönlich plädiere für eine Abschaffung dieses Tests und fordere dafür die Aufnahme eines Punktes, daß der Hersteller in Form einer Kurve oder Tabelle dem Verarbeiter einen klaren Hinweis gibt, wie der Knochenzement sich bei verschiedenen Temperaturen hinsichtlich der Verarbeitung verhält und dies für die manuelle Verarbeitung und für die Verarbeitung mit der Spritze, die immer mehr eingesetzt wird. Zwei Hersteller tun dies bereits in ihrer Packungsbeilage. Ich bin der Meinung, daß dem Verbraucher damit mehr gedient ist als mit irgendwelchen obskuren Methoden.

Die Bestimmung der Polymerisationstemepratur hingegen ist eine brauchbare Methode zur Charakterisierung des Zements. Diese Temperatur kann aber nicht auf das Verhalten des Zements im Körper übertragen werden, da dort ganz andere Verhältnisse herrschen.

Die Messung wird folgendermaßen durchgeführt:

In eine Teflonform werden etwa 25 g des Teigs, nachdem er nicht mehr klebt, eingebracht. Ein Thermoelement wird in der Probenmitte etwa 3 mm tief in den Teig gesteckt und die Temperatur registriert, bis die Temperaturkurve wieder abfällt. Zwei Messungen sollen durchgeführt werden, deren Ergebnisse sich nicht um mehr als 5 °C unterscheiden dürfen. Dies wird meistens erreicht. Sollte dies nicht der Fall sein, ist eine dritte Messung durchzuführen, die von einer der beiden ersten Messungen um nicht mehr als 5 °C abweichen darf.

Aus der Temperatur ist die Topfzeit zu ermitteln entsprechend der Formel

$$\frac{T_{max} + T_{Raum}}{2}$$

Sie soll auf die nächsten 15 Sekunden gerundet werden.

Als Maximalwert für die Polymerisationstemperatur werden 90 °C angegeben und die Topfzeit soll 4–15 Minuten betragen. Ich halte den Wert von 90 °C für zu hoch. Für die gängigen Knochenzemente liegen die Werte zwischen 50 und 70 °C. Man sollte deshalb ruhig beim Überarbeiten der Norm diesen Wert auf etwa 75 °C drücken.

Als Maß für die Viskosität des Teiges wird die Eindringtiefe des Teiges in Bohrungen von 1 mm Durchmesser getestet. Sie wird folgendermaßen ermittelt:

Nach Erreichen der Teigzeit, d. h. wenn der Zement nicht mehr klebt, wird er in eine Teflonform eingefüllt und für eine Minute mit 49 N belastet. Nach dem Aushärten des Zements wird die Probe aus der Form gedrückt und die Länge der 4 Zäpfchen gemessen. Sie sollten mindestens 2 mm lang sein. Alle herkömmlichen Knochenzemente erfüllen diese Forderung.

Diese Prüfung ist recht wenig aussagekräftig und sollte bei der Überarbeitung durch eine Viskositätsmessung ersetzt werden. Eine solche Messung ist zwar wesentlich aufwendiger, aber viel aussagekräftiger, wie dies eine Veröffentlichung aus den USA zeigt.

Die Druckfestigkeit wiederum ist eine Meßmethode, die zu klaren Aussagen führt.

Dazu werden Prüfkörper von 6 mm Durchmesser und 12 mm Höhe mit planparallelen Grundflächen hergestellt. 24 ± E 2Stunden nach der Herstellung der Prüfkörper sollten diese auf einer Universalprüfmaschine mit einem Vorschub von 20 mm geprüft werden. Die geforderte Mindestdruckfestigkeit von 70 MPa wird von allen Knochenzementen erfüllt.

Die Druckfestigkeit reicht aber meines Erachtens nicht aus, um einen Knochenzement genügend in seiner mechanischen Festigkeit zu kennzeichnen. Es sollte noch zusätzlich eine weitere Bestimmung durchgeführt werden. Besser wäre es, sowohl die Schlagzähigkeit als auch die Biegefestigkeit zu bestimmen. Da es dafür weltweit eine Unzahl von Meßmethoden gibt, wird man sich bei der Normenberatung zusammenraufen müssen.

Auf den Kugeleindruck und das Rückstellvermögen, die durch eine Art Kugeldrucktest bestimmt werden, möchte ich hier nicht weiter eingehen, da dieser Test von allen Knochenzementen erfüllt wird und eigentlich keine entscheidende Aussagekraft hat.

In der Amerikanischen Norm wird auch noch die Wasseraufnahme und die Löslichkeit im Wasser bestimmt. Dazu werden Scheiben von 50 ± E 1 mm Durchmesser und einer Stärke von 0,5 ± E 0,1 mm Dicke 7 Tage bei 37 ± E 2 °C in destilliertem Wasser gelagert. Diese Messung hat einen entscheidenden Fehler. Die Wasseraufnahme wird auf die Oberfläche von 40 cm² χ bezogen und soll maximal 0,7 mg/cm² χ betragen. Aufgenommen wird das Wasser aber vom Volumen der Scheibe. Unsere Erfahrung zeigt, daß bei einer Dicke von 0,6 mm die Norm nicht, bei einer immer noch zulässigen Dicke von 0,4 mm aber spielend erfüllt wird. Dies wird leicht verständlich, wenn man Volumina der unterschiedlichen Körper vergleicht. Man erhält bei 0,6 mm Dicke 1,178 cm³, bei 0,4 mm Dicke 0,785 cm³, was 33% weniger Volumen ausmacht. Dieser Test ist also auch zu überarbeiten. Am besten wäre es, wenn er gestrichen würde, da die Aussage recht gering ist.

Die Löslichkeit wird durch Trocknen der Scheibe nach der Wasserlagerung bestimmt. Sie soll 0,05 mg pro cm² betragen. Im Zeichen der Knochenzemente mit Antibiotikazusatz ist diese Messung nicht mehr anwendbar, da man ja eine Abgabe des Antibiotikums erwartet, was unweigerlich einen Gewichtsverlust und damit ein Nichterfüllen der Norm zur Folge hat. Dieser Test ist bei der Überarbeitung der Norm zu streichen.

Zusammenfassung

Die Normung von Knochenzementen hat sich als brauchbar erwiesen. Es hat sich allerdings auch gezeigt, daß seit Beginn der Normung neue Erkenntnisse gewonnen wurden und auch neue Knochenzemente auf den Markt kamen, die sich hauptsächlich in ihrer Viskosität unterscheiden.

Untersuchungen von Ungethüm 1978 und Edwards 1981 haben bereits die Schwächen der augenblicklichen Norm gezeigt. Es sollten die Mängel der alten Norm beseitigt werden und zusätzliche neue Methoden - wie z. B. Viskositätsbestimmung und eine weitere Bestimmung der mechanischen Eigenschaften - aufgenommen werden.

In den USA wird bereits an einer Normenänderung gearbeitet. Auch die ISO-Gruppe wird während ihrer Tagung im Oktober 1984 in Berlin eine Neufassung diskutieren. Es kann also damit gerechnet werden, daß die nächste Fassung der ISO-Norm noch bessere Methoden zur vergleichbaren Prüfung von Knochenzementen enthalten wird.

Literatur

Ungethüm, M., Hinterberger, J.: Die Normung von Implantatwerkstoffen am Beispiel «Knochenzemente». Vergleichende Untersuchungen mit Berücksichtigung von Antibiotikazugaben. Z. Orthop. *116,* 303, 1978.

Edwards, R.O., Thomasz, F.G.V.: Evaluation of acrylic bone cements and their performance standards. J. Biomed. Mat. Res. *15,* 543, 1981.

International Standard ISO 5833/1 (1979) Implants for surgery-Acrylic resin cements, Part 1: Orthopaedic applications. ASTM F 451-76 Standard Specifications for Acrylic Bone Cements.

Diskussion

Pietsch: Wir finden genauso wie Sie auch, daß der Temperaturbereich zu groß ist. Allerdings wenn man genau temperiert, dann kann man reproduzierbare Werte erhalten. Die von uns demonstrierten Werte haben wir bei ± 0,5 °C temperiert und das über Nacht, und dann waren die Werte reproduzierbar; aber sie waren nicht reproduzierbar, wenn wir in diesem weiten Bereich gearbeitet haben.

Ege: Wir haben auch diesen engen Bereich 23 ± 0,5 °C. Damit erreichen wir in jedem Fall reproduzierbare Werte.

Pietsch: Und die Sache mit der Anteigzeit, da haben wir uns sehr schwer getan, zu bewerten, welche Bedeutung diese hat.

Eine weitere Frage: ist PMMA-Knochenzement ein Klebstoff? Es ist im wesentlichen herausgekommen, daß PMMA kein Klebstoff ist. Wenn man dann also auch noch fordert, er soll klebfrei sein, dann hindert das meiner Meinung nach den technischen Fortschritt, wenn mal ein Hersteller einen permament klebrigen Knochenzement herausbringen würde.

EGE: Diese Forderung der Klebfreiheit beruht auf der in den 70iger Jahren vorwiegenden manuellen Bearbeitung. Sie können den Knochenzement, so lange er am Handschuh klebt, nicht verarbeiten. Sie drücken den Zement mit dem Finger in die Markhöhle und ziehen ihn mit dem Handschuh wieder heraus. So entstand diese Forderung; ich bin dafür, daß dieser Teil abgeschafft wird.

HENSSGE: Bei der Forderung, daß die Flüssigkeit klar sein soll, ist ja doch wohl unterstellt, daß sie frei sein soll von irgendwelchen Verunreinigungen. Es kann aber doch nicht darum gehen, daß sie wasserklar oder meinetwegen opal aussieht. Ich meine, auch das muß bei dem künftigen Normenentwurf herauskommen.

EGE: Da wird sicherlich die Firma Beiersdorf größten Wert darauf legen, daß die «Klarheit» definiert wird. Denn eine Emulsion kann nicht als wasserklar bezeichnet werden und man muß sich hier etwas einfallen lassen, damit der Knochenzement ebenfalls in der Norm geprüft werden kann. Im anderen Fall würde er ja die Norm nicht erfüllen und jeder Anwender könnte hergehen und sagen, der Beiersdorf-Zement erfüllt die ISO-Norm nicht. Hier muß ganz klar und deutlich etwas gemacht werden.

NIETERT: Sollte nicht auch etwas über die Dauerfestigkeit dieser Zemente ausgesagt werden? Wie sie geprüft werden und welche Werte sie mindestens haben sollten?

EGE: Das ist sicherlich etwas problematisch, da eine Dauer-Lastwechselfestigkeit sich über relativ lange Zeit hinzieht. Ich weiß nicht, ob man das in die Norm aufnehmen soll, aber es ist eigentlich jedem Hersteller zu raten, für seinen Knochenzement solche Tests durchzuführen. Man müßte es aber nicht unbedingt in die Norm aufnehmen.

HAHN: Die Normen haben ja zwei Funktionen: das eine ist die Herstellung, das andere ist die klinische Relevanz, weil diese Informationen auch an den anwendenden Arzt weitergegeben werden. In bezug auf die Verarbeitungseigenschaften - abhängig von der Temperatur - ist es nach unseren Erfahrungen in der laminar flow-Kammer bei 18 °C so, daß sich die Zementverarbeitungszeiten unheimlich in die Länge ziehen und den Betrieb aufhalten. Das ist eine Sache, die herstellerseitig berücksichtigt werden sollte, bzw. daß die Normen daraufhin abgestimmt werden. Es sollte auch Zemente geben, die bei der Temperatur von 18 °C in einer normalen Zeit verarbeitet werden können.

EGE: Herr Hahn, dieses ist ein Problem, das uns sehr zu schaffen macht. Wir haben sogenannte Sommer- und Winterzemente. Es gibt ja genügend Operationssäle, die nicht klimatisiert und im Sommer bis zu 30 °C warm sind. Man erhält für ein- und denselben «batch» Reklamationen. Im Winter ein zu langsames Aushärten, und im Sommer wird der gleiche Zement als nicht verarbeitbar eingestuft. Insofern muß man sich in der Norm auf einen gewissen Kompromiß einigen, und ich habe auch den Vorschlag gemacht, diese Kurven in die Packungsbeilage aufzunehmen, damit der Verarbeiter, wenn er seine Packungsbeilage liest, sagen kann, bei mir herrschen heute 18 °C, darum muß ich mit einer längeren Verarbeitungszeit rechnen. Man kann sicherlich nicht einen auf jede Klinik zugeschnittenen Knochenzement machen, einen 18 °- und einen 30 °C-Knochenzement.

Medizinische Universität zu Lübeck, Klinik für Orthopädie (Direktor: Prof. Dr. med. E. J. Henssge)

Verarbeitungstechniken und deren Auswirkungen - Handverarbeitung der Knochenzemente: Mischtechnik, fehlerfreie Anwendung, Gefahren falscher Handhabung

E. J. Henssge

Handverarbeitung der Knochenzemente dominiert bei Fixation der alloplastischen Hüftgelenkpfanne, bei Fixation von Schlittenendoprothesen am Knie und bei Verbundosteosynthesen.

Nach der Arbeit von Bauer et al. sollen begrenzte Abweichungen von der empfohlenen Lage der Pfanne *nicht* zu Lockerungen führen.

Dies gilt nicht für extreme Abweichungen von der empfohlenen Lage - etwa dann, wenn die Pfanne bei Hüftluxation oder Coxa valga luxans in eine Beckenvertiefung nach Art eines Schwalbennestes fixiert wird (Abb. 1). Überraschenderweise bleiben derart implantierte Pfannen manchmal über Jahre stabil.

Unsinnige Anforderungen an den Knochenzement werden dann gestellt, wenn wesentliche Tragfunktionen im Zusammenhang mit Biegebelastungen verlangt werden (Abb. 2). In diesem wohl einzigartigen Fall sind Schenkelhals und Schenkelkopf aus Knochenzement modelliert worden. Bis zum Bruch dieser Konstruktion vergingen immerhin 3 Monate.

Ganz anders, wenn z. B. nach doppelseitiger Alloarthroplastik nur auf einer Seite aseptische Pfannen-

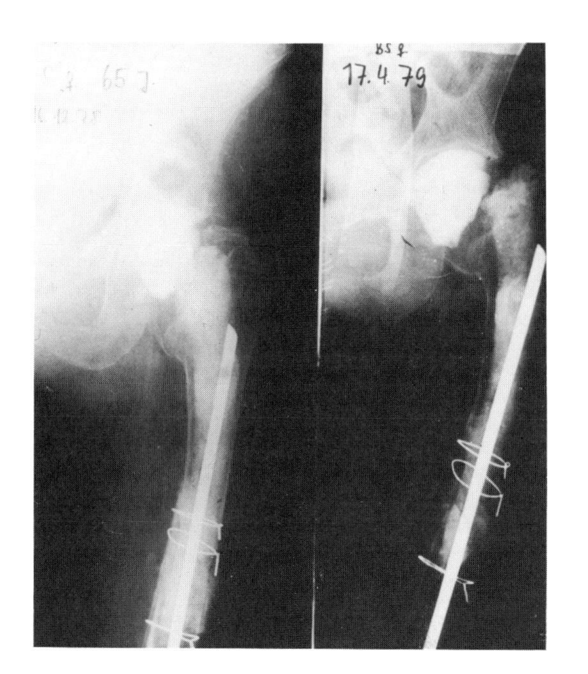

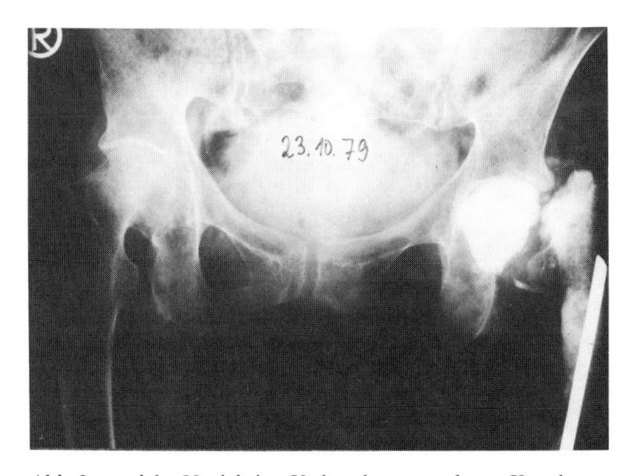

Abb. 2a und b: Unrichtige Verbundosteosynthese: Knochenzement darf keiner Biegebelastung unterliegen! Fraktur des aus Knochenzement gefertigten Schenkelhalses nach 3 Monaten.

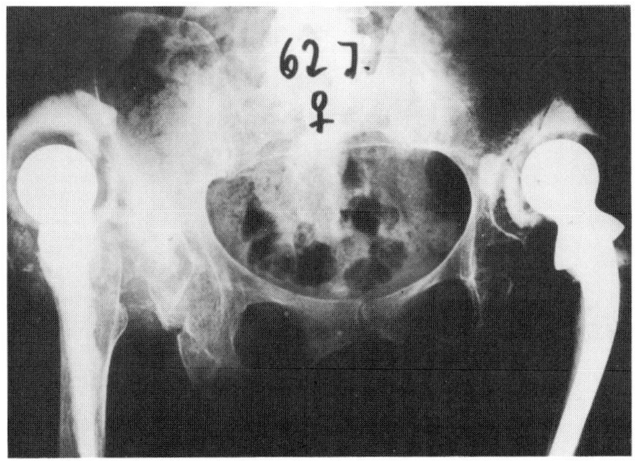

Abb. 1: «Schwalbennestpfannen» bei Coxa valga luxans mit Lockerung bzw. Pfannenausbruch nach 8jähriger Tragzeit.

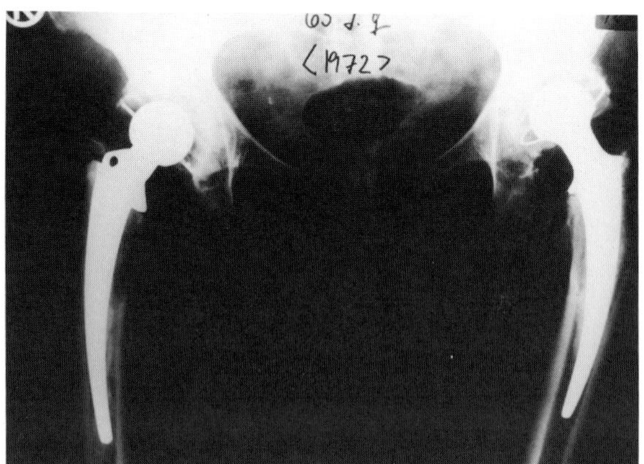

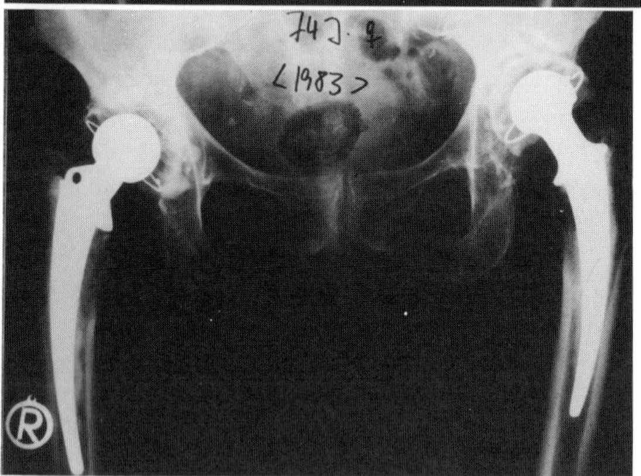

Abb. 3a und b: Einseitige aseptische Pfannenlockerung bei primär korrektem Sitz. Hier ist es wahrscheinlich, daß Details der Zementverarbeitung für den Auslockerungsprozeß verantwortlich sind. Grundsätzlich mögliche Ursachen: Zu spätes Einbringen des Zements, Einhämmern des Implantats, Fixierung des Implantats wurde unterbrochen, um überschüssigen Zement an den Seiten in noch weichem Zustand abzunehmen.

lockerung beobachtet wird (Abb. 3). Hier liegt es nahe, nach möglichen Ursachen zu forschen, die in bestimmten Details der Handverarbeitung der Knochenzemente zu suchen sind.

Sobald der Zement nicht mehr am Handschuh klebt, soll die Verarbeitung beginnen. Kleben am Handschuh ist eine höchst unerwünschte Begleiterscheinung. Denn so lange der Zement klebt, ist seine Viskosität niedrig und sind sowohl Haftung wie Eindringtiefe in spongiöse Abschnitte des Implantatlagers besser. Ich weiß nicht, welche zusätzliche Rolle das Material der Handschuhe spielt. Der haftende Klebeeffekt des Zementes verliert sich jedenfalls früher, wenn man direkt mit dem Finger prüft. Deswegen ist es ungenau, nach dem Vorschlag amerikanischer Normbestimmungen «Doktors Finger» entscheiden zu lassen, wann die Verarbeitung von Hand beginnen darf. Offen ist weiterhin, ob Säuberung des Implantatlagers mit Hilfe eines Gebläses empfohlen werden soll, mit dem die Befreiung der Spongiosa von Gewebstrümmern und Fett besser als durch Ausspülen, Absaugen und Austupfen gelingt. Notwendig ist bei Gebläsen die Vorschaltung eines Hochleistungsschwebstoffilters.

Möglichst frühes Einbringen des Knochenzementes ist wünschenswert, weil die Viskosität des nach Angabe der Hersteller angemischten Zementes zu- und die Eindringtiefe in das Lager damit abnimmt.

Die Hersteller geben Verarbeitungszeiten für ihren Knochenzement in Beipackzetteln an. Diese Zeiten geben dem Operateur einen nach meiner Auffassung viel zu weiten zeitlichen Spielraum und begünstigen möglicherweise dadurch Lockerungen, daß der Zement in einem bereits zu viskösen Zustand eingebracht wird.

Ist der Knochenzement in das Lager eingebracht, muß das Implantat unverzüglich nachgesetzt werden, damit sich keine nennenswerten Bluteinschlüsse bilden können. Wesentlich ist die gute Exposition des Implantatbettes, weil sonst die Pfanne nur unter Ausführung einer Teildrehung von oben nach unten einzusetzen ist. Bei diesem oft praktizierten Vorgehen wird aber Knochenzement in Richtung auf die Incisura acetabuli abgeschoben. Benetzungslücken und ungleiche Zementdicken können die Folge sein (Abb. 4).

Sollen die Pfannen einen seitlichen Stützkragen haben? Sollen die Pfannen Einschnitte besitzen, durch die überschüssiger Knochenzement austreten kann? Sollen die Pfannen mit Distanzhaltern versehen werden, die eine bestimmte gleichmäßige Zementdicke gewährleistet?

Seitliche Ausschnitte erlauben Heraustreten überschüssigen Knochenzementes. Die Pfanne kann dann nicht auf einem zu dicken Zementpolster schwimmen, Lateralisierung des Pfanneneingangs wird also vermieden. Andererseits ist die gute Einpressung des

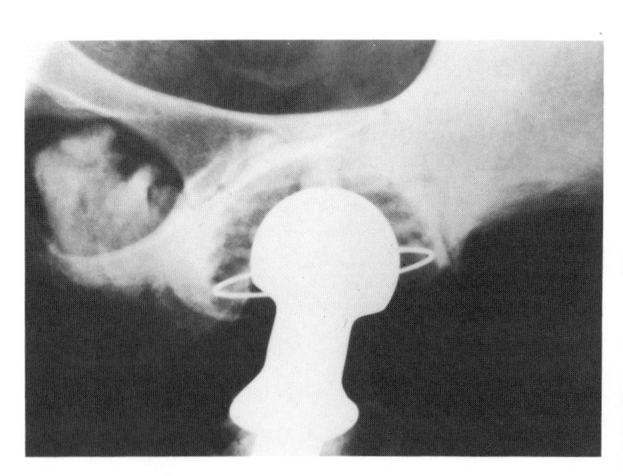

Abb. 4: Ungleich dicker Zementmantel durch Einschwenken der Pfanne: Knochenzement wird in Richtung auf die Incisura acetabuli abgeschoben. Auf ausreichende Exposition des Pfannen-Implantationslagers ist zu achten. Das Einschwenken der Pfannen mit dem Wegschieben von Knochenzement ist ein mögliches Lockerungsrisiko!

Zementes in das Lager möglicherweise gefährdet. Das gilt auch für Pfannen, die mit einem Kragen ausgerüstet sind.

Beachten Sie bei der Implantation auf jeden Fall die folgenden Details:

1. Der Durchmesser des Implantatlagers hat in einem festen Verhältnis zum äußeren Durchmesser des Implantats zu stehen. Optimal ist eine Distanz von 2 bis maximal 4 mm. Distanzhalter an den Pfannen sind zur Erreichung gleichmäßig dicker Zementschicht zu empfehlen.
2. Einhämmern ist nachteilig, weil der Rückstoßeffekt die Verbindung der Schichten jeweils kurzfristig löst.
3. Bis zur Aushärtung des Zements – also 7–9 Minuten muß der Operateur einen gleichmäßigen Druck ununterbrochen aufrecht erhalten.

Aus diesen Grundbedingungen ergeben sich wichtige Fehlerquellen für spätere aseptische Lockerung.

1. Die Pfanne wird eingesetzt, obgleich die Pfannenfreilegung ungenügend war. Dadurch wird die Zementschicht ungleichmäßig dick.
2. Das richtige Verhältnis zwischen dem Durchmesser des Pfannenlagers und dem äußeren Durchmesser des Implantates bleibt unbeachtet. Folge: Zementlage zu dick oder zu dünn.
3. Das Einhämmern der einmal eingesetzten Pfanne kann den Kontakt nicht verbessern, sondern nur verschlechtern.
4. Der Operateur entfernt den seitlich austretenden Knochenzement im weichen Zustand und tut dies, indem er gegen die Forderung der ständigen Fixation der Pfanne bis zur Aushärtung verstößt.

Die Bohrungen im Pfannengrund und der Umfang der Herstellung spongiöser Kontaktflächen sind geeignet, die Berührungsfläche zwischen Zement und Knochen zu vergrößern. Damit wird die Verankerung besser. Andererseits ist eine komplette oder zu großzügige Wegnahme der Pfannenkortikalis wegen der Protrusionsgefahr riskant.

Die Implantation von Polyäthylenimplantaten am Schienbeinkopf und der Kniescheibenrückfläche erlaubt das Eingießen flüssigen Knochenzements in das Lager. Niedrigvisköse Zemente sind hier zu empfehlen. Festkleben am Handschuh spielt bei dieser Technik keine Rolle. Das Einsetzen der Inlays geschieht mit leichtem Druck. Überschüssiger Knochenzement wird mit Kunststoffspateln abgenommen (Abb. 5). Die Technik bei der Befestigung der Metallschlitten ist ähnlich.

Für die Handverarbeitung der Knochenzemente ziehe ich folgendes Resumée:

1. Bei Verbundostheosynthesen darf der Knochenzement keinen Biegebelastungen ausgesetzt werden.
2. Das Implantatlager ist optimal herzurichten.
3. Der Knochenzement ist möglichst früh in einem noch niedrig-viskösen Zustand einzubringen.

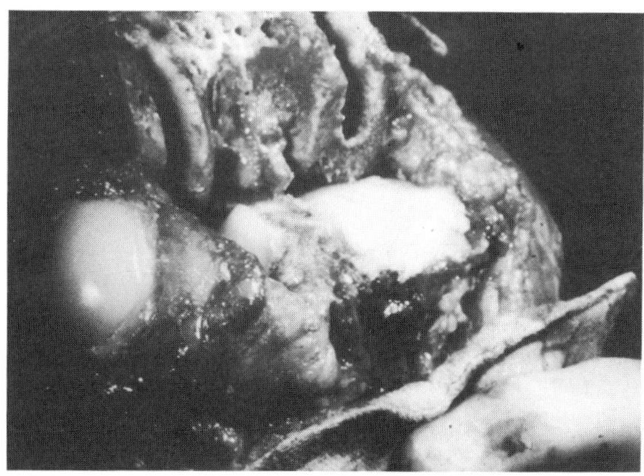

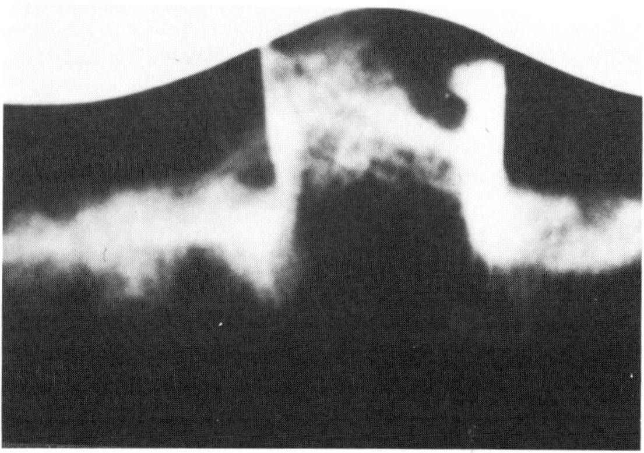

Abb. 5a und b: Eingießen noch niedrig-viskösen Knochenzements in ein Inlaylager des Schienbeinkopfes – röntgenologisch optimale Verbindung zwischen Knochenzement und spongiösem Lager.

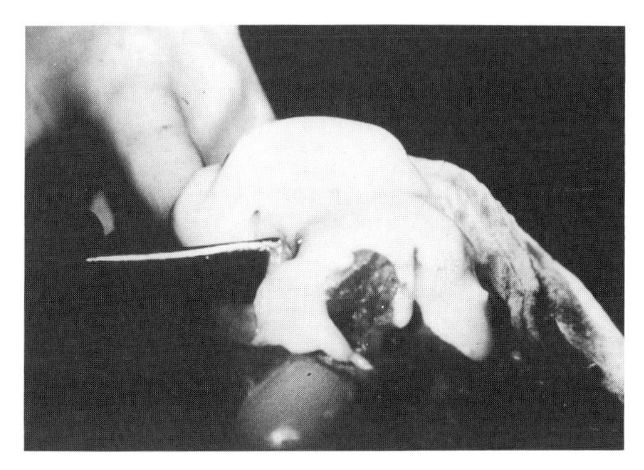

Abb. 6: Vorbereitung zur Fixation eines metallischen Schlittens für das distale Femurende mit niedrig-viskösem Knochenzement.

4. Auf Einhämmern der Implantate ist zu verzichten.
5. Die Implantate sind unter mäßigem Druck bis zur Aushärtung zu fixieren.

Und dies sind Forderungen an die Hersteller der Knochenzemente:

1. Hinweise zur Lagerung der Zemente geben.
2. Physikalische Eigenschaften der Zemente besonders hinsichtlich der Viskosität in der Verarbeitungsphase nennen.

3. Mischtechnik genau beschreiben und durch Abbildungen verdeutlichen.
4. Angaben über Beginn und Ende der Verarbeitungszeit abhängig von der Raumtemperatur.
5. Prüfen, ob die bisher großzügigen Angaben über die Ausdehnung der Verarbeitungszeit gerechtfertigt sind.
6. Auf Fehlermöglichkeiten bei der Implantation von Hand und mit Spritze aufmerksam machen, um illusionären Anwendungsformen zu begegnen.
7. Nebenwirkungen und Begleiterscheinungen in den Beipackzetteln aktualisieren.
8. Hinweise zur Einhaltung von Normvorschriften nach DIN bzw. ISO und Zulassungsvermerke des Bundesgesundheitsamtes geben.

Diskussion

LUBINUS: Ich möchte nur darauf hinweisen, daß eine Vielzahl von Pfannenhalte- bzw. Pfanneneinpreßinstrumenten einen Rand haben und das halte ich für sehr gefährlich. Denn es ist praktisch nicht möglich, ein solches Pfanneneinsetzinstrument mit einer Randabstützung so ruhig zu halten, daß während der Abbindephase die Pfanne selbst nicht bewegt wird. Man muß eine Kugelform haben, die im Zentrum der Pfanne den Druck ausübt.

SEMLITSCH: Dazu gibt es Instrumente, die zum Setzen der Pfanne sind und diese werden gegen solche ohne Rand ausgewechselt.

MÜLLER: Sie erwähnten die Anbringung von Distanzstücken. Aus rein werkstoffmechanischer Sicht möchte ich anmerken, daß diese Maßnahme doch nachteilig sein müßte, weil ja gerade der vom Operateur auf das Implantat ausgeübte permanente Druck den Schwindungsausgleich bewirken soll. In dem Fall, in dem der Druck auf Distanzstücke ausgeübt wird, schwindet der Knochenzement in dem verbleibenden Spalt und das, was eigentlich angestrebt ist, wird nicht erreicht, nämlich der Schwindungsausgleich.

HENSSGE: Es gibt zwei Möglichkeiten. Die eine ist, kleine Distanzstücke einzusetzen, das macht Herr Amstutz. Die andere ist die, daß die Pfannen kleine Noppen tragen, die verhindern, daß es zu einem unmittelbaren Aufsitzen auf das Knochenlager kommt. Das berührt nicht die Technik des Einsetzens.

STÜHMER: Vor der Verwendung von diesen Distanzhaltern möchte ich warnen, man sequestriert den Zement mit Zapfen, die den Zement perforieren, die Zementschale ist dann nicht mehr homogen.

HENSSGE: Das ist sie auch nicht, wenn die Pfanne an ihrem Grund unmittelbar aufsitzt.

PIETSCH: Sie sprechen von einem Rückstoßeffekt, haben Sie das messen können oder vermuten Sie das nur?

HENSSGE: Messen kann man das schlecht, aber wenn Sie einen Gegenstand mit einem Hammer eintreiben, dann kommt es zu einem Rückstoßeffekt. Das ist in der Technik eine Selbstverständlichkeit.

Orthopädische Klinik und Poliklinik der Westfälischen Wilhelms-Universität Münster, Münster

Die Spritzenverarbeitung von PMMA-Knochenzementen

R. Frisch, J. Polster

Die Stabilität der Endoprothesenverankerung durch Knochenzement im ossären Lager hängt entscheidend von der Zementierungstechnik ab, wobei eine möglichst homogene Zementschicht um die Endoprothese und aus mechanischen Gründen eine möglichst große Kontaktfläche des Zementes mit dem ossären Lager angestrebt werden.

Druckversuche an verschiedenen Zementproben (Oest, Müller, Hupfauer und Schneider) haben gezeigt, daß homogene Zementproben (Abb. 1) intakt bleiben oder höchstens in geringem Umfang plastisch verformt werden, während inhomogene Zementproben (Abb. 2) bei gleicher Druckanwendung bersten.

Bei dem portionsweisen Einbringen von Knochenzement in die Markhöhle mit Fingerdruck, wie es die Original-Charnley-Methode vorsieht, kommt es bei aller Sorgfalt unausweichlich zur Ausbildung von Inhomogenitäten des Zementbettes durch Zementschichtungen, Überlappungen, Bluteinschlüsse sowie Luft- und Wasserbeimengungen.

Eine weitgehend homogene Zementfüllung des Markraumes erreicht man mit der Zementspritze insbesondere bei Anwendung von nieder-viskösem Zement, wobei die Markhöhle nach Verblockung mit einem Markraumsperrer von distal nach proximal mit einem Auslaufrohr gleichmäßig gefüllt werden kann.

Wir konnten an Leichenfemora und im Tierversuch zeigen, daß mit der Zementspritzen-Technik eine insgesamt vollständigere Füllung des Markraumes möglich war.

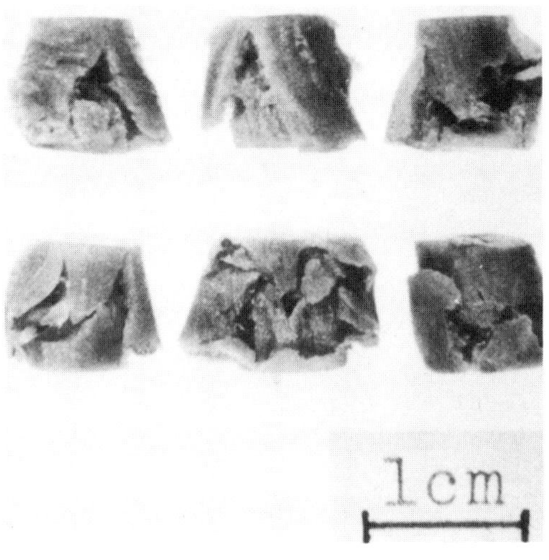

Abb. 2

Während bei der manuellen Technik häufiger Hohlräume und Lufteinschlüsse nicht zu vermeiden waren, teilweise der Zement mit den Fingern nicht vollständig bis in die Tiefe des Markraumes vorgedrückt werden konnte (Abb. 3), erreichten wir dagegen mit der Zementspritze ein weitgehend homogenes Zementbett mit deutlich geringeren Blutbeimengungen und Gewebspartikeleinschlüssen (Abb. 4).

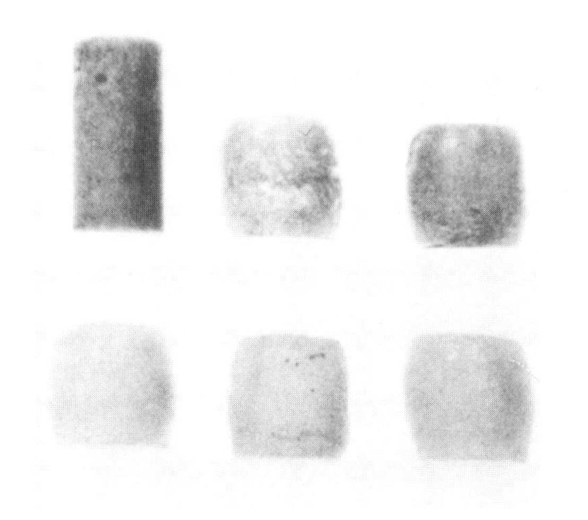

Abb. 1: (nach Schneider).

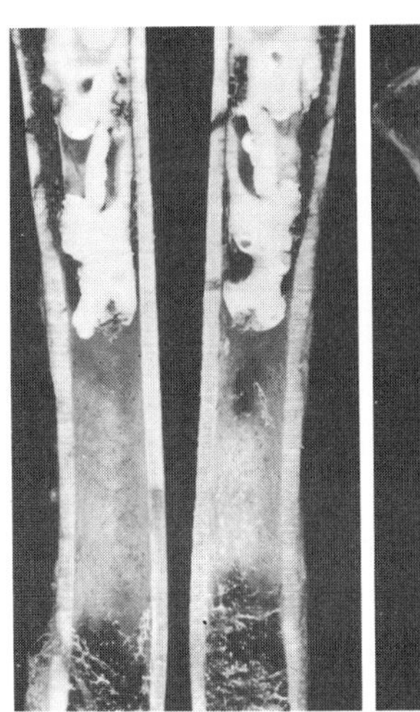

Abb. 3

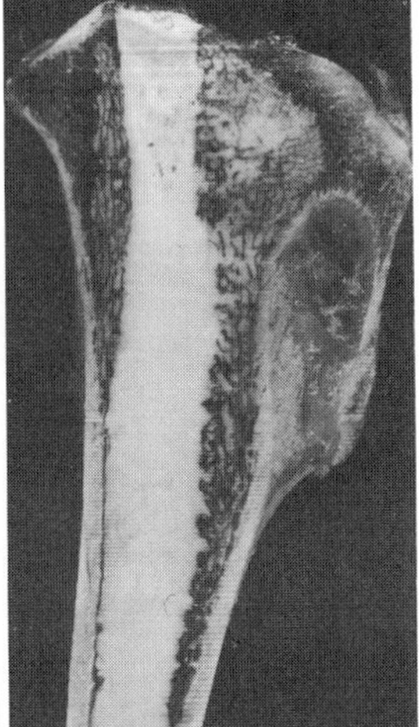

Abb. 4

Zur Verbesserung der Eindringtiefe des Knochenzementes in die Spongiosa und in der Absicht, eine verbesserte Verzahnung des Zementes durch Vergrößerung der Verankerungszapfen zwischen den Spongiosabälkchen zu erreichen, ist man nach Untersuchungen von MILLER, HARRIS, LEE, SCHNEIDER u.a. dazu übergegangen, den Knochenzement unter Druckanwendung mit einer Zementspritze in ein besonders sorgfältig vorbereitetes Knochenlager einzubringen, d.h. nach Säuberung der Oberfläche mit einer Druckspülung und einer Handbürste, nachdem vorher die Markhöhle nach distal mit einem Markraumsperrer verschlossen wurde.

MILLER hat bei der Verarbeitung von nieder-viskösem Zement unter Druck mit der Zementspritze im Vergleich zu von Hand eingebrachtem hoch-viskösen Zement eine deutlich bessere Stabilität der Verankerung nachweisen können und 2–4mal höhere Verankerungskräfte bei Scher- und Zugversuchen festgestellt.

Von MILLER wurde ein umfangreiches Zementierungsinstrumentarium entwickelt, wobei mit der Zementspritze nicht nur die Femurhöhle, sondern jedes einzelne Haftloch im Acetabulum mit Zement unter Druck aufgefüllt wird. Wir haben an unserer Klinik mehrere Spritzensysteme testen können und bereits vor Jahren mit der Protek-Spritze gearbeitet (Abb.5).

Mit dieser Spritze wird der Zement jedoch von proximal nach distal wie bei der manuellen Technik vorgedrückt, wobei sich ebenfalls Bluturtermischungen und Überlappungen des Zementes ausbilden.

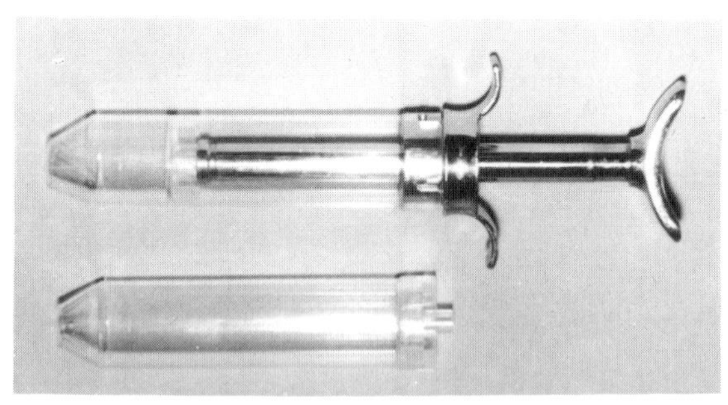
Abb.5

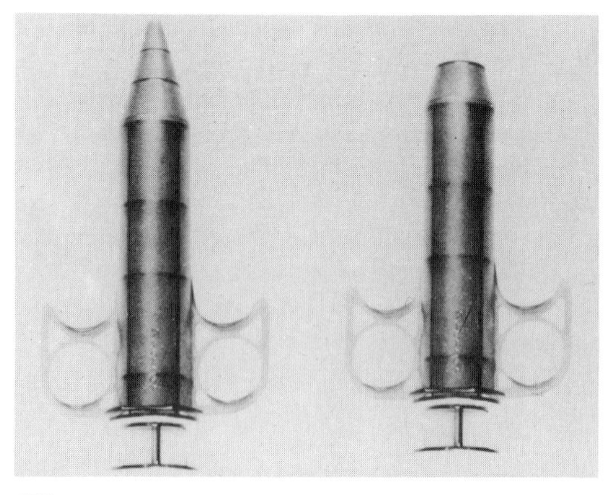
Abb.6

Ein ähnliches System stellt die RICHARDS-Zementspritze dar (Abb.6).

Die HARRIS-Spritze mit Auslauf-Rohr ermöglichte dann das Füllen der Markhöhle von distal nach proximal (Abb.7).

Bei der Verarbeitung von viskösem Zement erleichterte der CODMAN-Apparat das Entleeren der Spritze.

Leider sind die Gewindegänge der Spindel so eng angelegt, daß man bei manueller Handhabung fast 1 Minute benötigt, um mit 50 Umdrehungen den Spritzenstempel durch den Zylinder zu schieben (Abb.8).

Deshalb haben wir einen Ansatzkonus zur Befestigung im JAKOBS-Futter geschaffen, so daß wir die CODMAN-Spritze auch maschinell mit der AO-Pistole betreiben können (Abb.9).

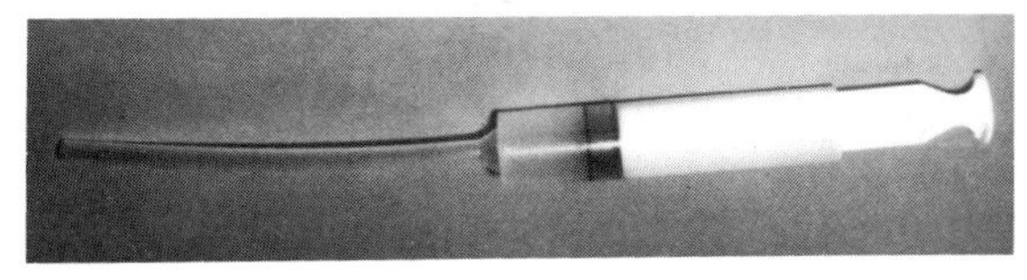
Abb.7

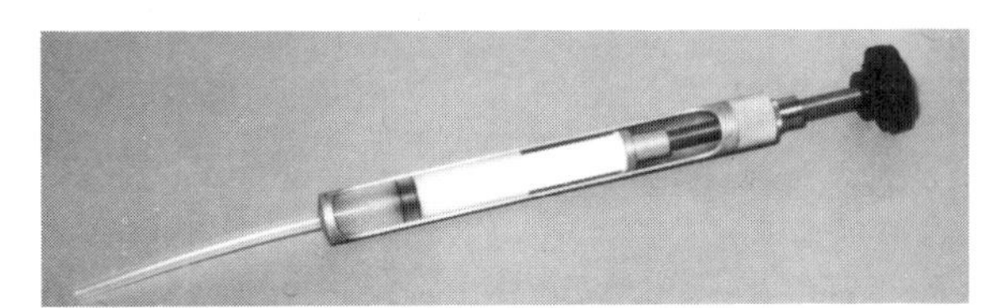
Abb.8

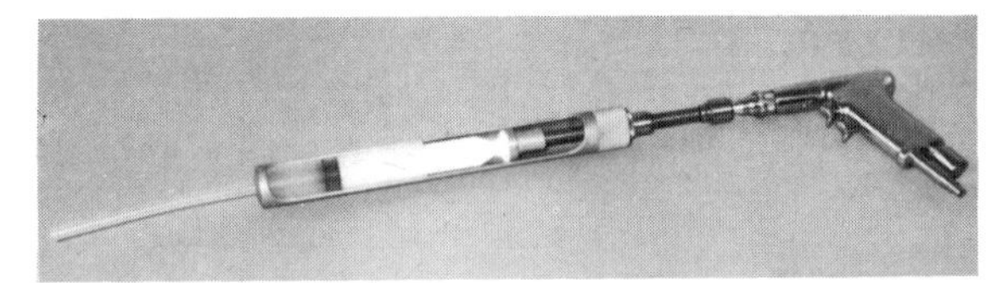
Abb.9

Eine weitere maschinell zu betreibende Zementspritze ist das Modell von Aesculap. Diese Spritze wird mit einer Polyäthylen-Einmalspritze kombiniert, die bis auf einen weiteren Durchmesser des Auslaufrohres dem Harris-Modell entspricht (Abb.10).

Die Zementspritze von Howmedica (Abb.11) erwies sich als besonders handlich und was auch wichtig ist, einfach zu reinigen. Deshalb haben wir dieses Modell in letzter Zeit viel benutzt. Auch diese Zementspritze wird mit einer Polyäthylen-Einmalspritze, wie der von Harris und Aesculap betrieben.

Ein weiteres Modell, das Exeter-System, sieht ein Anrühren des Zementes in dem Spritzenzylinder vor.

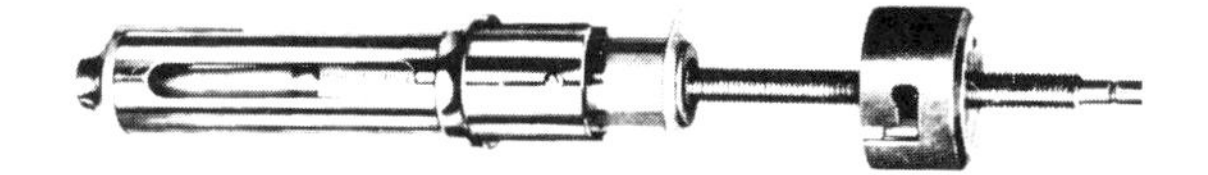

Abb. 10

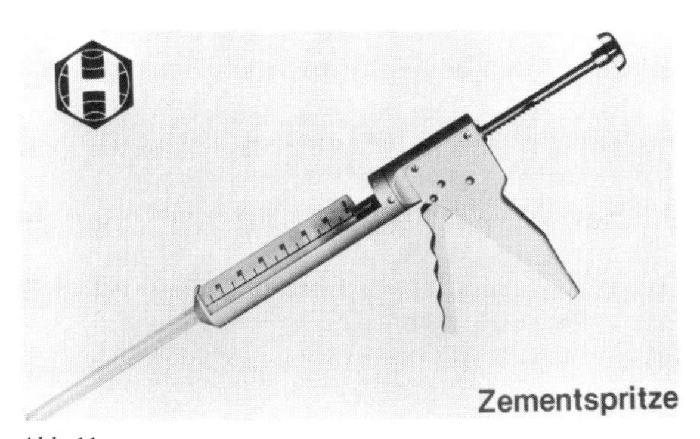

Abb. 11

Dieses Vorgehen erspart einen Arbeitsgang, nämlich das Umfüllen des angerührten Zementes.

Wir sehen in der Verarbeitung des Zementes mit der Spritze folgende Hauptvorteile gegenüber der manuellen Technik:

1. die optimale Füllung der Markhöhle von distal nach proximal,
2. die Ausbildung einer weitgehend homogenen Zementschicht und die Verhinderung der Ausbildung von Hohlräumen infolge von Lufteinschlüssen,
3. die Möglichkeit einer besseren Druckanwendung und dadurch einer besseren Zementpenetration in das spongiöse Lager.

Wir sind uns durchaus bewußt, daß auch mit der Spritze das schichtungsfreie Einbringen des Zementes ohne Überlappungen und Bluteinschlüsse nicht immer ideal gelingt (Abb. 12). Die Zementspritzenanwendung ermöglicht jedoch eine insgesamt vollständigere Füllung des Markraumes, während bei der manuellen Technik doch häufiger Hohlräume und Lufteinschlüsse zu beobachten waren.

Wir konnten bei der manuellen Zementierungstechnik auch bei sorgfältigster Spülung der Markhöhle vor dem Einbringen des Zementes und anschließender Austrocknung des Zementbettes eine Durchmischung des von Hand eingebrachten Zementes mit Blut und Gewebspartikeln nicht völlig vermeiden, während eine distal, mit der Zementspritze eingebrachte Zementplombe zur Verblokkung der Markhöhle, wie sie von Harris empfohlen wird, eine weitgehend homogene Struktur aufwies (Abb. 13).

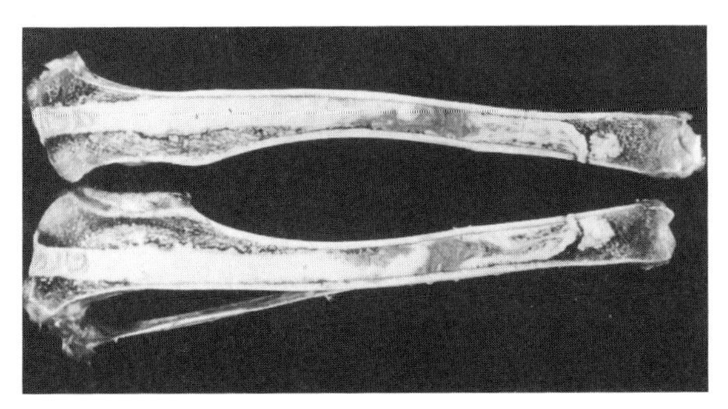

Abb. 12

Die vollständigste Füllung gelang nach Anlegen eines Entlüftungs-Bohrloches im distalen Femur- bzw. Tibiabereich, aus dem beim Einfüllen des Zementes Spülflüssigkeit und Blutansammlungen entweichen konnten (Abb. 14 und 15).

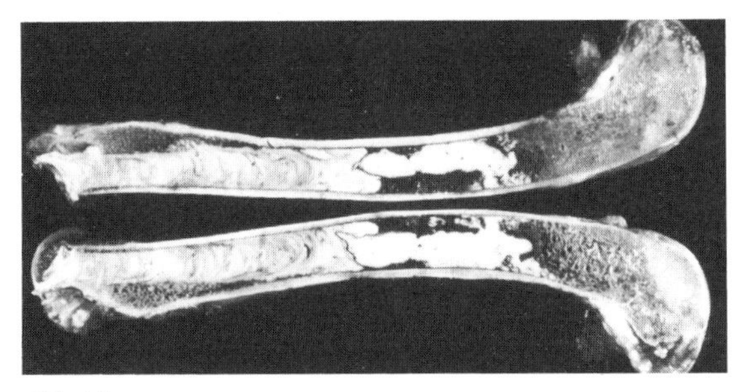

Abb. 13

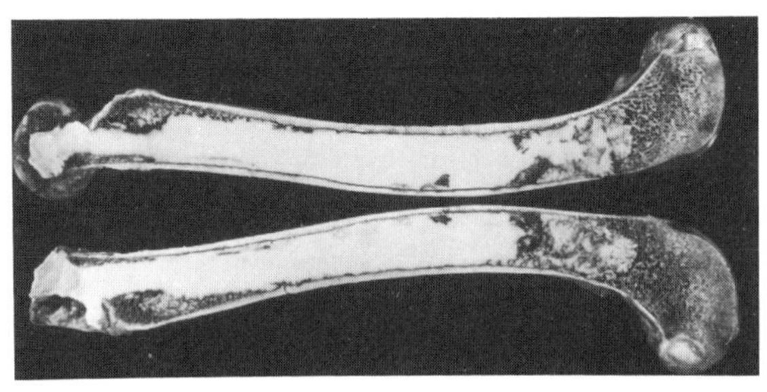

Abb. 14

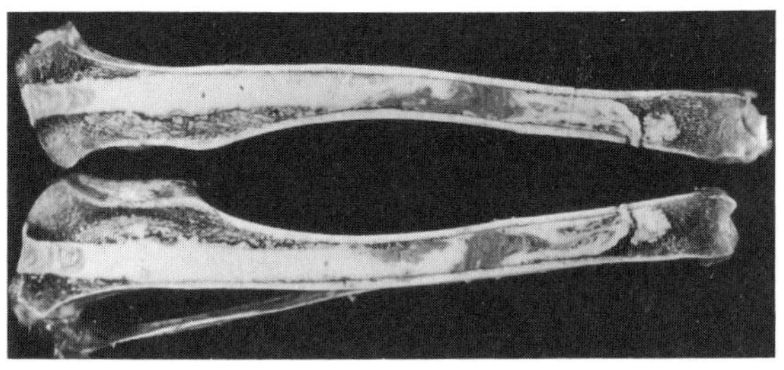

Abb. 15

Literatur

Indong, O. H., Harris, W. H.: A Cement Fixation System for Total Hip Arthroplasty. Clin. Orthop. *164,* 221, 1982.

Indong, O. H., Carlson, C. E., Tomford, W. W., Harris, W. H.: Improved Fixation of the Femoral Component after Total Hip Replacement using a Methacrylate Intramedullary Plug. J. Bone and Joint Surg. *60A,* 608, 1978.

Krause, W., Miller, J. et al.: Penetration of Acrylic Bone Cement into Cancellous Bone. Ortho Transactions *3,* 168, 1979.

LEE, A. J. C., LING, R. S. M., VANGALA, S. S.: Some Clinically Relevant Variables Affecting the Mechanical Behaviour of Bone Cement. Arch. Orthop. Traumat. Surg. *92,* 1, 1978.

MILLER, J., KRAUSE, R., BURKE, D. L., KRUG, W., KELEBAY, L.: Pressure Penetration of Low Viscosity Acrylic Cement for Improved Fixation of Arthroplasty Components.

MILLER, J., BURKE, D. L., KRAUSE, W., AHMED, A., KELEBAY, L., TREMBLAY, G.: Improved Fixation of Knee Arthroplasty Components by the Injection of Acrylic Cement into Cancellous Bone Surfaces. J. Bone and Joint Surg. *61-B* (4), 515, 1979.

PANJABI, N. M., GOEL, V. K., DRINKER, H., WONG, J., KAMIRE, G., WALTER, ST. D.: Effekt of Pressurization on Methylmethacrylate-Bone Interdigitation: An in Vitro Study of Canine Femora. J. Biomechanics *16,* 473, 1983.

SCHNEIDER, R.: Die Totalprothese der Hüfte. Huber, Bern/Stuttgart/Wien 1982.

Diskussion

ZICHNER: Sie sprachen davon, daß man den Markkanal mit einem sogenannten Flaschenreiniger, wie ihn Harris angegeben hat, säubern solle. Auf der anderen Seite aber zerstören Sie ja gerade am Übergang zur Diaphyse die letzten spongiösen Bälkchen, zwischen die sich der Zement verzahnen und zumindest vorübergehend eine Haftung erreichen kann. Ich glaube, diese Ausputzung des Markkanals ist für die Primärhaftung des Zementes nicht förderlich.

FRISCH: Wir sind dieser Meinung und arbeiten nicht mit dieser Flaschenbürste, obwohl die Struktur der Borsten eigentlich ganz weich ist und größere spongiöse Septen nicht mit herausputzt.

STÜHMER: Auf das Problem der Zementsperre muß nach meiner Meinung unbedingt eingegangen werden. Wenn hier gesagt wird, der Markraum müsse mit einer Plombe verschlossen werden, so halte ich dies nicht für richtig. Wer mit Auswechseln von Prothesenschäften zu tun hat, weiß, daß der Markraum distal des Zementköchers durch eine knöcherne Abdeckung verschlossen ist. Wenn diese bei Austauschoperationen nicht perforiert wurde, so sah man fast immer auf dem Röntgenbild, daß nach Einzementieren des neuen Schaftes der Zement im unteren Anteil des Köchers dem Knochen nicht anlag. Dies kam durch Blut zustande, welches beim Einbringen des Zementes bei wasserdichtem Verschluß der Markhöhle nach distal nicht ausweichen konnte. Dieses Phänomen war nicht sichtbar, wenn man die knöcherne Abdekkelung perforierte.

Man verschenkt also Stabilität, wenn man die Markhöhle wasserdicht verschließt.

Die von mir schon 1972 entwickelte Zementsperre trug dem Rechnung, ist so beschaffen, daß sie Blut nach distal hindurchläßt, nicht aber Zement. Nur auf diese Weise erreichen wir eine optimale Zementverankerung im Femur.

FRISCH: Das ist richtig, deswegen habe ich versucht, die Möglichkeit des Entlüftungsloches aufzuzeigen. Ich habe mit verschiedenen Markraumsperren gearbeitet: zunächst, wie es Charnley vorsieht, mit dem Spongiosablock, und ich habe festgestellt, daß dieser Block doch so durchlässig ist, daß er eigentlich, wenn er nicht schon aus Paßunsicherheit weggedrückt wird, beim Eindringen des Zementes doch von Zement durchdrungen wird, deshalb bildet eine Markraumsperre aus spongiösem Block kein solches Hindernis, als daß nicht Blut und Restspülflüssigkeit entweichen könnten. Daraufhin haben wir Versuche mit dem Seidel-Plug gemacht und haben eine schon bessere Abdichtung gefunden. Die sicherste Abdichtung ist mit einem Zementplug zu erreichen, aber man hat auch im Versuch gesehen, daß der Zementplug nicht so gut abdichtet, als daß nicht Reste der Flüssigkeit zwischen Plug und Wand ausweichen können.

MITTELMEIER: Herr Kollege, aufgrund Ihres Vortrages könnten zwei Eindrücke entstehen, die meines Erachtens nicht gut wären und gegen die ich mich deshalb wenden möchte. Das eine ist, daß bei Ihren Hundeversuchen der Zement ja fast bis zum Knie heruntergeht und das wollen wir doch beim Menschen vermeiden. Der Zement soll nicht viel weiter heruntergehen als bis zur Stielspitze. Im Falle einer Revision haben wir große Probleme, ihn wieder von dort herauszubekommen.

Das zweite ist, daß nicht nur in Ihrem Vortrag, sondern auch vorher der Eindruck erweckt wurde, als wäre es besonders günstig, wenn der low-viscosity-Zement möglichst tief in die Spongiosa hineindringt und die Markräume möglichst völlig und tief ausfüllt. Dagegen möchte ich mich auch wenden. Der Zement muß eine ausreichende Eindringtiefe haben, aber keine endlose. Was passiert, haben Sie in Ihrem Hundeversuch gezeigt, daß nämlich die Spongiosa eingeschlossen wird in den Zement, natürlich abstirbt und weil der tote Knochen keine ausreichende Dauerschwingfestigkeit hat, es dann am Übergang zum lebendigen Knochen genauso zu den Dauerschwingbrüchen kommt wie sonst auch, nur etwas weiter entfernt, tiefer im Knochen, was wir doch nicht wollen.

SEIDEL: Würden Sie es als vorteilhaft ansehen, daß das Blut durch den Plug zurückfließt oder schätzen Sie es eher, daß das Implantatbett blutfrei ist?

SEMLITSCH: Ich möchte eine Frage an die Kliniker richten, ob es nicht etwas gefährlich ist, maschinelle Spritzen zu verwenden, wo die Einspritzung zu massiv erfolgt.

FRISCH: Zur Frage von Herrn Seidel: wir bevorzugen eher ein trockenes Implantatbett.

Zur Frage von Dr. Semlitsch: ich bin über die Größenordnung des Druckaufbaus bei der Spritzenanwendung nicht informiert.

STÜHMER: Ich habe seinerzeit in Davos Druckmessungen gemacht. Wenn der Zement mit dem Finger in die Femurmarkhöhle gestopft wird, können Drücke bis 4 Atü auftreten. Wir wissen, daß beim älteren Menschen mit porotischem Knochen immer die Gefahr bestand, daß beim Einbringen des Zementes nach der «Fingerstopfmethode» das proximale Femur gespalten wurde. Deswegen muß das maschinelle Einbringen des Zementes mit größter Vorsicht gehandhabt werden.

POLSTER: Meiner Meinung nach kommt es nicht so sehr auf die Drücke an, meiner Meinung nach kann der Zement nicht schnell genug eingebracht werden, denn je schneller man ist, um so weniger Blutbeimengungen kann es geben. Ich erinnere an das eine Bild mit der Tibia, und wir haben das nicht als Beispiel für eine Tibiapenetration gemacht, Herr Mittelmeier, sondern wollten zeigen, daß man mit dem Spritzenrüssel eben so tief ohne viel Beimengung von Flüssigkeit implantieren kann und so tief einfüllen kann wie man möchte, so daß die Spitze gerade noch bedeckt ist. Im mittleren Drittel der Tibia sah man auf den Bildern ganz deutlich, wie zum Schluß die Verschmutzung eingeleitet wird, daß an der Mündungsstelle der Arteria nutritia durch das Blut immer wieder Beimengungen reinkommen, das heißt, wenn man langsam einbringt, entweder manuell oder mit Spritze, hat man viel Durchblutung oder Beimengung und wenn man das möglichst rasch macht, wenig Verunreinigungen und der Druck spielt da in meinen Augen gar keine Rolle, denn auch die hämodynamische Auswirkung ist klinisch irrelevant.

Department of Engineering Science, University of Exeter, Exeter, Devon, England

The effect of mixing technique and surgical technique on the properties of bone cement

A. J. C. Lee

Total hip replacement at the Princess Elizabeth Orthopaedic Hospital, Exeter commenced in April 1965 with the insertion of McKee Farrar metal on metal THR's. Between April 1965 and April 1969, 334 of these cemented THR's were implanted in Exeter. By early 1969 it was apparent there were problems with these joints, in particular, there was a problem with loosening. In late 1968, a collaborative venture was started between the Department of Engineering Science at the University of Exeter and the Princess Elizabeth Orthopaedic Hospital, Exeter, on the design and development of a new total hip system. That system is known today as the Exeter Hip System, and part of the work on the system consists of a continuing study of bone cement and the way it should be used to enhance the fixation of orthopaedic devices.

It was apparent at an early stage that bone cement was the only material used in replacement joint procedures that was manufactured in its final stages by the surgeon at the time of the operation. And bone cement, like all materials, possessed properties that could be altered by the way in which the material was made and handled. A programme was therefore started to study the properties of the material, and how these properties could be influenced by the surgeon and the technique he chose to use.

In order to give a simple logic to the properties which were to be investigated, they were gathered together under three headings:

1) Aspects totally under the surgeon's control.
2) Aspects partially under the surgeon's control.
3) Aspects totally outside the surgeon's control.

The results of the study are presented under these three headings.

1. Aspects totally under the surgeon's control

(a) *Choice of cement*

It is assumed that surgeons will use a cement that is commercially available, very few surgeons have either the facilities or the desire to producte their own brand of cement.

The final mechanical properties of laboratory specimens produced from various bone cements are not widely different [1]. The slight difference in material properties can be entirely masked by differences induced by blood, laminations etc. which are involved when the cement is used clinically. The factors which must be considered by the surgeon when making his choice of cement must therefore relate to clinical effects. Important among these are the differences in handling and insertion techniques between the various cements, and the use or non-use of antibiotics in the cement. (It is assumed that very nearly all surgeons will use radio-opaque cement.)

Each brand of bone cement behaves in its own characteristic way during the critical time between start of mixing and polymerisation. For example, Palacos®R cement has a relatively high viscosity about 1 minute after start of mixing, whereas SimplexRO cement does not achieve a similar viscosity until perhaps 4½ minutes after start of mixing, and Zimmer LVC cement does not achieve this viscosity until a short time before final polymerisation takes place. A surgeon must be familiar with the way each bone cement behaves, how ambient temperature and handling effects, dough time and set time, which instruments should be available to assist him with cement handling, etc. A number of these clinical aspects of using various cements will be referred to in more detail later.

The use of anti-biotics in bone cement is still somewhat contraversial for primary implantations, but is almost universally recommended for revision implantations. Three cements are available in Europe with antibiotics already incorporated by the manufacturers. These are

- Palacos®R with gentamicin (0.5 g),
- Sulfix®-6 with nebacetin (2.6 g),
- SimplexRO with erythromicin (.74 g) and colistin (.24 g).

Palacos®R with gentamicin is the most widely used of these cements at present. A number of publications show that the gentamicin is released from Palacos®R in larger amounts and for longer times than from other cements [2, 3, 4]. However, it is not yet proved whether the clinical effectiveness of Palacos®R with gentamicin is greater than that of the other antibiotic cements, which have been in use for shorter times and in smaller numbers. In the USA, antibiotic bone cements are not yet commercially available, so it has become common for the operating surgeon to mix antibiotic powder with the polymer powder, to create his own antibiotic cement. In Europe, a number of surgeons have similarly added more gentamicin or other antibiotics to cement to combat specific organisms in particular cases. The practice of adding antibiotic powder to cement and hand mixing the antibiotic and polymer powder together may have clinical benefit, but can also have significant mechanical strength disadvantage. Reports from the Endo Klinik, Hamburg, show that as much as 6 g of antibiotic have been mixed into a standard 40 g bag of polymer powder [4]. Tests in our laboratory have shown that the static mechanical strength of commercially mixed antibiotic cement is only marginally different from the non-antibiotic variety of the same cement. However, tests of cement in which up to 5 g of antibiotic powder has been mixed into the polymer by hand have shown very significant (up to 25%) reductions in strength [5]. This large reduction comes about because it is not possible to mix the antibiotic and polymer perfectly: agglomerations of antibiotic occur in the powder giving rise to large stress concentration factors in the polymerised cement, and consequently, a weak final material. It should be noted that liquid antibiotics have a very large effect on the strength of the cement and should be used in cement.

(b) *Method of mixing the cement*

Having chosen his cement, the surgeon must now mix it prior to insertion. Assuming the cement is mixed by hand, stirring with a spatula in a bowl, the surgeon has two alternatives:
- mixing for a long or a short time,
- mixing with a fast or a slow stirring rate.

Our tests have shown (with Simplex RO) that mixing cement for a short time (about 1 to 1½ minutes) and stirring it slowly (about 1 Hz) produced the strongest laboratory speciments [5]. There is no reason to believe that this result will not be true for other cements and in the clinical environment.

(c) *Time and method of insertion of the cement*

Having mixed the cement, the surgeon must decide when and how to insert it into the patient. Tests in the laboratory show that late insertion of cement can lead to persisting laminations in the cement which gives a potentially weak material (especially in tension) [5, 6]. Similarly, applying pressure to the cement improves the strength of the material, and has the additional effect of countering the effects of bleeding (see below).

2. Aspects partially under the surgeon's control

The aspects which are partially under the surgeon's control are generally associated with the surgical technique and instrumentation used when the cement is inserted into the patient, up until the time the implant is in place and the cement polymerised.

(a) *Cleanliness of the bony cavity*

Inclusions of foreign bodies into the bone cement produce weakness in the cement. If cement is inserted into a bony cavity that has not been cleaned, especially if it is thumbed in place without using a cement syringe, then blood, bone and tissue debris intermix with the cement. Reduction of 77% in tensile strength and 69% in shear strength in specimens containing blood have been measured [7]. In our laboratory, we have shown that cleaning the bone with a pressurised jet of sterile liquid can enable the shear strength of the bone/cement interface to be increased by a factor of four [8]. Other laboratories have shown similar results [9, 10, 11, 12]. This increase in strength of the interface relies on intrusion of cement into open bony spaces and therefore on pressurisation of cement to force it into these spaces. There is a significant difference in the clinical application of this result between the laboratory cadaver studies and the situation which occurs during total hip replacement (though not during total knee replacement done with a tourniquet). The difference lies in the bleeding which occurs from the bony surface during the application of bone cement. Recent studies in Exeter have shown that bleeding in the femoral medullary canal can give rise to a femoral medullary bleeding pressure of up to 27 mm of mercury [13]. If bone cement at a relatively low viscosity is used then it can be forced into the bony spaces by the application of a small pressure. (Flow of bone cement is directly proportional to pressure and inversely proportional to viscosity.) Equally small pressures can force bone cement out of the bony spaces. Thus blood pressure can force itself between cement and bone, or force cement out of the bony spaces, unless the cement is held under sufficient pressure to keep it in place. Laboratory experiments done in Exeter confirm that 27 mmHg blood pressure can force cement to one side, and confirm that continuous pressure is needed on the cement until it reaches medium to high viscosity to keep cement in place. Details of these tests and results will be published soon.

(b) *Exposure of cement to stress raisers*

Bone cement is relatively weak in tension. Sharp corners of bone (e.g. edges of drilled holes in the acetabulum) or sharp corners on implants (e.g. some rectangular cross-section stems) can cause stress concentrations which multiply the average stress to such an extent that cracking of the cement occurs. Depending upon the design of the implant system within which the cement failure happens, the crack may or may not have serious effects on the long term survival of the implant (see below). Surgeons are always advised to ensure that any surface in contact with cement has a minimal stress raising potential.

(c) *Effect of constraint around cement*

Bone cement used to fix an implant in bone is part of a system consisting of implant, cement, bone and muscle. In this system the cement supports the implant, the bone supports the cement and the muscles support the bone, giving an overall equilibrium of the system. If the cement is not properly supported by bone, it will give relatively poor support to the implant. This fact can be demonstrated by a simple laboratory experiment. Assume that the implant is represented by a long truncated cone, or taper, of metal. This taper is placed in the middle of a surrounding cylinder of bone cement, and a load put on it, tending to force the taper into the cement (Fig. 1a). In a laboratory test with a cylinder whose outside diameter was 25 mm and whose length was 50 mm, a 5° taper was able to take 11 kN of load before the cement cracked and fell away from the taper. After this the system of taper in cement clearly could take no more load. In a second test, a similar metal taper was put in a similar

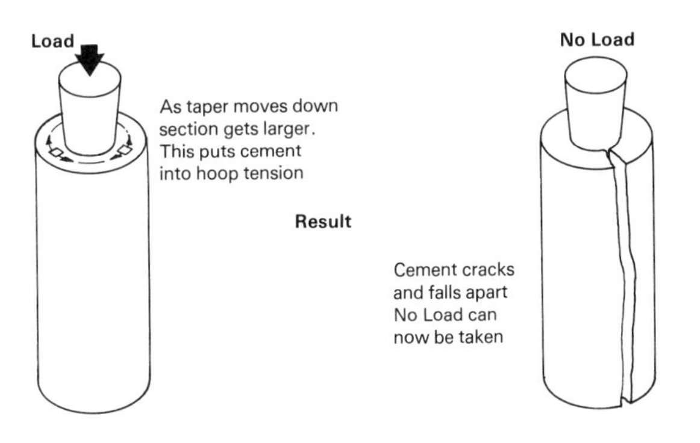

Fig. 1a: Taper in unconstrained cylinder of cement.

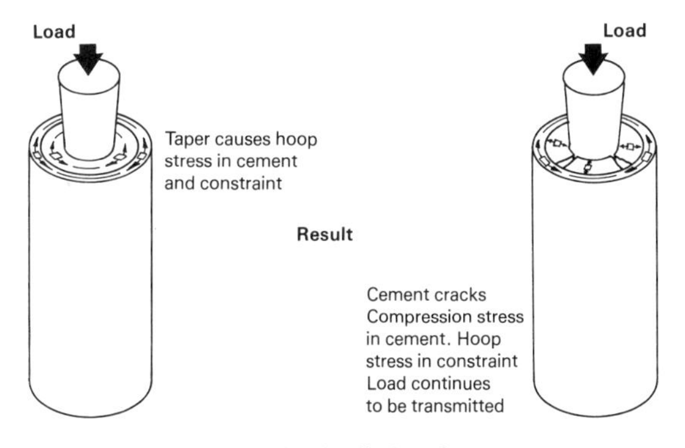

Fig. 1b: Taper in constrained cylinder of cement.

cement cylinder which was then placed inside a thin metal shell, 2 mm thick (Fig. 1b). The taper was again forced down into the cement. The cement cracked as in the first test, but the system did not fail. It continued to take load, up to 50 kN when the test was stopped and the load removed. When the cement «failed», it cracked due to tensile hoop stress. The mechanism of load transfer now changed, the taper loaded the cement, which now acted as a compression wedge between taper and outer metal cylinder, which was itself now loaded with tensile hoop stress. The constraint was able to withstand this stress, so the system continued to take load. Load transfer in this way can only occur if the implant can subside slightly in the cement, this has obvious implications for the design of stems. A totally collarless stem can subside and tighten in cement in this way, a stem with any sort of collar on it cannot so behave. In the clinical situation, the constraint around the bone cement is provided by cortical bone which has a larger capacity than bone cement to withstand tensile hoop stress.

(d) *Thickness of cement*

The optimal thickness of bone cement around an implant has not yet been determined. Generally, a thin layer of cement will require less energy for crack propagation within it, and the effects of stress concentration, polymerisation shrinkage and viscoelastic behaviour will be more evident. A thick layer of cement may deform excessively and may induce high temperatures in the bone when it polymerizes. A theoretical finite element analysis by Kwack et al [14] concluded that a thickness of 3 or 4 mm was needed. Our own clinical observations of the Exeter hip indicate that a layer 5 mm thick between the medial side of the femoral stem and the neck of the femur is associated with the best preservation of the calcar [15]. A similar observation has been made at the acetabulum, where the most favourable radiological appearance with an average follow up of 7.2 years, is associated with thick layers of cement. It is speculated that the favourable appearances associated with thick cement layers may be linked with the ability of cement to act as a decoupler as well as a load transmitter. The decoupling function makes it possible for the implant and the supporting bone to move separately, by varying amounts and in different directions, without generating unacceptable interface stresses which could lead to bone resorption. The possibility of such movement, with deformation of the implant and the bone tending to occur in different directions, has been demonstrated in-vivo in sheep by Lanyon et al [16].

3. Aspects totally outside the surgeon's control

There are a number of factors which are not under the surgeon's control, and these relate to the conditions under which the cement has to function within the patient.

(a) Body temperature of 37 °C

Cement functions within the body, and will therefore be at a temperature of 37 °C. At this temperature, the actual strength of the cement is approximately 10% less than the strength of the material at room temperature of 20 °C [5].

(b) *Equilibrium mousture content*

Cement gradually takes up water and other body fluids, establishing an equilibrium condition some time after insertion into the patient. The action of fluid uptake, coupled with some diffusion, is thought to be responsible for the release of antibiotics into the body from antibiotic cements. The uptake of fluid reduces the strength of cement by about 3% compared with the dry material [5].

(c) *Strain rate*

It is known that polymers are strain rate sensitive, becoming more stiff at higher strain rates and failing at higher stress levels. However, notch sensitivity is also increased. The end result, at the relatively high strain rates encountered in-vivo, is that the material will be stiffer, but slightly less strong, than at quasi-static strain rates.

(d) *Ageing and fatigue*

Bone cement will remain in a patient for a number of years, and will therefore be subject to time dependent changes in mechanical properties, and will be loaded in a repetitive (i.e. fatigue) manner. Results from our laboratory indicate that a loss of strength of up to 10% may be possible due to age [5]. Relatively few fatigue tests have been carried out on bone cement, but one by SCHURMAN et al. [17] is important. They showed that adding 1 g of gentamicin by hand to a standard pack of plain Palacos®R cement reduced its fatigue strength to about 21% of the strength of the plain cement. The addition of 2 ml of blood to the plain Palacos®R reduced the fatigue strength to 12.5% of the plain strength. The results were for nearly perfect laboratory specimens, as any specimen with voids of more than 1 mm diameter at the fracture surface was discarded. When voids were present the fatigue strength fell to about 5.5% of the plain strength. These tests illustrate the probable relative significance of «additives» to the cement: the addition of antibiotic or blood weakens the cement but does not weaken it as much as voids in the cement or irregularities at the surface.

Discussion

Having examined the various properties of cement, what do reported results mean as far as clinical practice is concerned?

The results show that bone cement should be stirred slowly for a relatively short time, and inserted into the patient when it is still in a relatively low viscosity condition. It should be placed in a clean cavity so that it is totally surrounded and constrained by bone, with minimal contact with blood or tissue debris. It should be put under continuous pressure, which need not be very high, until just before the implant component is inserted. If possible, the pressure should be maintained on the cement during and after component insertion, until the cement polymerises.

The above implies that a number of instruments are available to the surgeon to assist him. Having prepared the bony cavity with gouges and reamers, the cavity should be washed with a Lavage Instrument. The washed cavity should be dried with ribbon gauze packing, or with other means. Cement will probably need to be inserted with the aid of a Cement Syringe, particularly if it is to be used early, at relatively low viscosity. In order to obtain and maintain microinterlock of cement in the bony spaces and macrointerlock of the cement mass in the bony cavity, to overcome the effects of bleeding on low viscosity cement, and to improve the quality of the cement by reducing voids and laminations, a Pressuriser must be used. The Pressuriser must be capable of maintaining pressure on the cement for a long period (probably 6 minutes with Simplex cement). If a Pressuriser, which is able to control the cement while it is at relatively low viscosity, is not available to the surgeon, then it is probably preferable that cement be used in the «conventional», relatively high viscosity, condition. The effects of bleeding on non-pressurised cement, where a layer or lamination of blood can destroy the bone/cement interface, is vital to fixation.The implant should not be inserted into the cement until the cement is sufficiently stiff to enable it to support the implant with no external assistance. An implant which is carefully placed into position, but gradually sags and twists when it is let go, is not satisfactory. It has been suggested recently that centrifuging the cement before insertion into the patient provides the most effective method of reducing voids in the cement [18]. While this is not yet a method which is adopted widely, it may be of great significance. However, the improvement to mechanical strength obtained by centrifuging is not the only factor to be considered. The cement is used to fix implant in bone, and in consequence, its volumetric behaviour is of interest. Liquid monomer will shrink by about 20% of its volume when it polymerises. Bone cement, which contains about 1/3 liquid monomer and 2/3 powdered polymer, will therefore shrink by about 8% in theory, when it polymerises. Laboratory tests [19] show that bone cement actually shrinks by about 2½% when mixed normally by hand. Centrifuging bone cement will reduce the size and number of voids in the cement which contribute significantly to the fact that actual shrinkage is about 1/3 the expected, theoretical, amount. Therefore, it is to be expected that centrifuged cement will shrink significantly more than non-centrifuged cement when it polymerises. This is confirmed by initial laboratory tests done at Exeter. Shrinkage is not good for implant fixation since it will leave a void around the implant and either leave a void between cement and bone, or put extra stress on the cement bone junction. Thus it is important to examine the whole system within which cement functions before adopting changes in technique. Pure mechanical strength of the cement will be improved by centrifuging, but overall fixation may not be. Further work needs to be done before the method is adopted widely.

It can be concluded that not only the behaviour of the cement itself, but also the strength of the fixation can be substantially influenced by surgical technique. A full appreciation of the significance of proper, refined surgical technique in implant surgery may produce much greater improvements in success rates than any changes in the cement itself, or moves to eliminate cement entirely from the fixation system.

References

1 Lee, A.J.C.: Cement strength - relationship with bone - comparison of different available cements. In: Elson, R.A., Caldwell, A.D.S. (Eds.): Revision Arthroplasty. Publ. Medical Education (Services) Ltd., Oxford 1979, pp.5–17.

2 Elson, R.A., Jephcott, A.E., McGechie, D.B., Uerettas, D.: Antibiotic-loaded acrylic cement. J. Bone Jt. Surg. *59B* (2), 200, 1977.

3 Wahlig, H., Dingeldein, E.: Antibiotics and bone cement. Experimental and clinical long-term observations. Acta Orthop. Scand. *61,* 49, 1980.

4 Buchholz, H.W.: Results of exchange operations for infection. In: Elson, R.A., Caldwell, A.D.S.: Revision Arthroplasty: Proceedings of a Symposium held at Sheffield University, 1979, pp.103–110.

5 Lee, A.J.C., Ling, R.S.M., Vangala, S.S.: Some clinically relevant variables affecting the mechanical behaviour of bone cement. Arch. Orthop. Traum. Surg. *92,* 1, 1978.

6 Lee, A.J.C.: Mechanical effects of additives to cement. In: Elson, R.A., Caldwell, A.D.S. (Eds.): Revision Arthroplasty: Proceedings of a Symposium held at Sheffield University, 1979, pp.45–49.

7 Gruen, T.A., Markolf, K.L., Amstutz, H.C.: Effects of Lamination and blood entrapment on the strength of acrylic bone cement. Clin. Orthop. *119,* 250, 1976.

8 Halawa, M., Lee, A.J.C., Ling, R.S.M., Vangala, S.S.: The shear strength of trebecular bone from the femur and some factors affecting the shear strength of the cement-bone interface. Arch. Orthop. Traum. Surg. *92,* 19, 1978.

9 Krause, W., Krug, W., Miller, J.: Cement-bone interface - effect of cement technique and surface preparation. Orthop. Trans. *4,* 204, 1980.

10 Krause, W., Krug, W., Miller, J.: Strength of the cement-bone interface. Clin. Orthop. Rel. Res. *163,* 290, 1982.

11 Geiger, J.M., Greenwald, A.S.: Comparison of surface preparation techniques at the bone-cement interface. Orthop. Trans. *4,* 266, 1980.

12 Noble, P.C., Espley, A.J.: Examination of the influence of surcigal technique upon the adequacy of cement fixation in the femur. J. Bone Jt. Surg. *64B,* 120, 1982.

13 Heyse-Moore, G.H., Ling, R.S.M.: Current Cement Techniques. In: Proceedings of the Essex Symposium ‹Progress in Cemented Total Hip Surgery and Revision›. Excerpta Medica, Amsterdam 1983, pp.71–86.

14 Kwack, B.M., Lim, O.K., Kim, Y.Y., Rim, K.: An investigation of the effect of cement thickness on an implant by finite element stress analysis. Inter. Orthop. *2,* 315, 1979.

15 Lee, A.J.C., Ling, R.S.M.: The pattern, extent and significance of intramedullary stem movement within the femur in total replacement anthroplasty of the hip. Poster exhibit at the Combined Meeting of the Orthopaedic Associations of the English Speaking World, South Africa 1982.

16 Lanyon, L.E., Paul, I.L., Rubin, C.T., Thrasher, E.L., Delaura, R., Rose, R.M., Radin, E.L.: ‹in vivo› strain measurements from bone and prosthesis following total hip replacement. J. Bone Jt. Surg. *63A,* 989, 1981.

17 Schurman, D.J., Svensson, L.W., Piziali, R.L.: Bone cement with and without antibiotics: A study of mechanical properties in the hip. In: The Hip-Proceedings of the sixth open scientific meeting of The Hip Society. Mosby, St. Louis 1978, Ch.4, p.87.

18 Harris, W.H.: Personal Communication.

19 Haas, S.S., Brauer, G.M., Dickson, G.: A characterization of Polymethylmethacrylate Bone Cement. J. Bone Jt. Surg. *57A* (3), 380, 1975.

Diskussion

Semlitsch: Können Sie uns bitte etwas über Ihre klinischen Langzeitergebnisse berichten?

Lee: Es gibt eine klinische Übersicht, die jetzt teilweise veröffentlicht ist, über die ersten 426 Hüfttotalendoprothesen aus der Klinik in Exeter. Die Studie wurde vor zwei Jahren abgeschlossen und zu der Zeit betrug der Nachuntersuchungszeitraum mindestens fünf Jahre, im Maximum 10 Jahre und durchschnittlich siebeneinhalb Jahre. Wir haben sehr detaillierte Untersuchungen gemacht und ich möchte einige Sachen herausstellen, z.B. das «pressurizing» im Bereich des Azetabulums. Das Patientengut teilte sich hier nahezu gleichmäßig auf in Anwendungen mit und ohne Druck. Keine Pfanne in der Gruppe der mit Druck implantierten Pfannen lockerte sich im Laufe der Zeit aus, wogegen wir fünf Lockerungen in der drucklosen Gruppe beobachteten. Dieses ergab einen statistisch signifikanten Unterschied der Lockerungsraten. Ebenso statistisch signifikanter Unterschied bei der Wanderung und in dem Ausmaß der Resorptionssäume im unteren Teil des Azetabulums. Was die femorale Komponente angeht, bedürfte es eines weiteren Vortrages, um das Verhalten zu beschreiben. Sie haben sicherlich bemerkt, daß unsere Komponente ohne jeglichen Kragen ist und das ist ein entscheidender Unterschied zu allen Implantaten mit Kragen.

Wir beobachteten Schaftbrüche, es gab auch einige Infektionen und Dislokationen, letztere beiden betrugen je etwa 2,5%. Wir hatten aber keine Schaftlockerungen in dieser Gruppe der Erstimplantationen. Alle verzeichneten Lockerungen traten bei Patienten mit vorausgegangener Operation, z. B. McKee-Hüften oder Osteotomien auf.

KASSELT: Würden Sie bitte noch einmal den Decoupling-Effekt dickerer Knochenzementschichten erklären?

LEE: Diese Arbeiten begannen mit Untersuchungen von Lance Lanyon bei Schafen. Er applizierte Dehnungsmeßstreifen auf ein Implantat im Oberschenkel des Schafes und hatte auch einige Dehnungsmeßstreifen auf der Außenseite des Knochens und erwartungsgemäß bewegte sich das Implantat während des Gehens mit Zug auf der lateralen Seite. Zur gleichen Zeit übten die Muskelkräfte Kompressionen auf den Rücken des Femurs aus. Somit ergeben sich entgegengesetzte Bewegungen zwischen dem Implantat und dem Knochen. Eine Materialeigenschaft, die der Knochenzement erfüllen kann, ist Biegung und er kann kleine Bewegungen aufnehmen und wenn diese gegeneinander gerichtete Bewegung vom Knochenzement aufgenommen wird, dann kann man Beanspruchung der Zwischenschicht zwischen Knochen und Implantat auf einem akzeptierbaren Niveau halten und deshalb sind wir der Ansicht, daß diese Entkoppelung von Knochen und Implantat eine klinische Bedeutung hat. Es ist zu beobachten, daß sich dikkere Zementschichten günstiger verhalten als dünne Schichten.

[1] Orthop. Univ.-Klinik, Göttingen (Leiter: Prof. Dr. H.-G. WILLERT)
[2] Fa. Gebr. Sulzer AG., Abt. Medizinaltechnik, Winterthur/Schweiz
[3] MPA Darmstadt, Abt. Kunststoffe, Darmstadt
[4] FHS Gießen, Fb Techn. Gesundheitswesen, Gießen

Effekt von Laminierungen und Bluteinschlüssen auf die Festigkeit von Prüfkörpern verschiedener Zemente

G. BUCHHORN[1], M. SEMLITSCH[2], H.-G. WILLERT[1], K. MÜLLER[3], E. D'ORVILLE[1], F. THIELMANN[4], M. NIETERT[4]

Einleitung

Die Verarbeitungstechnik der Knochenzemente bedingt eine Vielzahl von möglichen Fehlerquellen, die zu einer Schwächung des Verbundes Knochenzement/Knochen und des Knochenzementes selbst führen können.

Untersuchungen zur Festigkeit der Knochenzemente unter der Berücksichtigung einer praxis-nahen Verarbeitung fanden in den zurückliegenden Jahren zahlreichen Niederschlag in der Literatur.

Der Einfluß von Porosität, Faltungen oder Laminierungen, Blutvermischungen und Blut- oder Lufteinschlüssen wurden z.B. von SEMLITSCH (1971/1973), LEE et al. (1973), DE WIJN et al. (1973), MÜLLER (1975), DE CARVAJAL und BLOCH (1975), DEBRUNNER (1976), GRÜN et al. (1976), HOLZ et al. (1978) und MÜLLER (1979/1980) erwähnt und/oder experimentell untersucht.

Material und Methode

Wir berichten von Untersuchungen, die sich, in den Jahren 1974 und 1983, mit dem Effekt von Laminierungen und Flüssigkeitseinschlüssen von Prüfkörpern befaßten.

Die untersuchten Zemente waren CMW, Palacos®R, Simplex und Sulfix®-6. Die sehr umfangreichen Testserien beinhalten *3 verschiedene Prüfkörper,* von denen zwei Typen einer Biegebeanspruchung und ein Typ einer Innendruckmessung ausgesetzt werden.

1. PMMA-Stäbe mit den Abmaßen 60×10×4 mm wurden in einem 3-Punkt-Biegeversuch bis zum Bruch belastet (Abb. 1).

2. PMMA-Zylinder von 70 mm Länge und 6,1 mm Durchmesser wurden wie die Stäbe bis zum Bruch gefahren (Abb. 2).

3. Nach dem von MÜLLER 1979/1980 angegebenen Verfahren hergestellte PMMA-Köcher (Zylinder mit einem äußeren Durchmesser von 20 mm und einer leicht konischen Zentralbohrung von 11 mm bzw. 8 mm ∅) wurden bis zum Bruch einer Innendruckmessung unterzogen. Hierzu wird die Zentralbohrung mit Si-Kautschuk ausgegossen und dieser mit einem Druckstempel komprimiert (Abb. 3).

Die Herstellung der Prüfkörper orientierte sich an den intraoperativ auftretenden Veränderlichen: Faltung, Portionierung und Flüssigkeitsbeimengung.

1. Die PMMA-Stäbe wurden aus Fladen gesägt, die durch das Flachpressen einer ganzen Zementportion innerhalb der vorgegebenen Verarbeitungszeit (BUCHHORN, U. et al., 1982) entstanden. Die Herstellung wurde durch wiederholtes Falten und auch zusätzliche Blutbeigabe auf die Oberfläche variiert (Abb. 4).

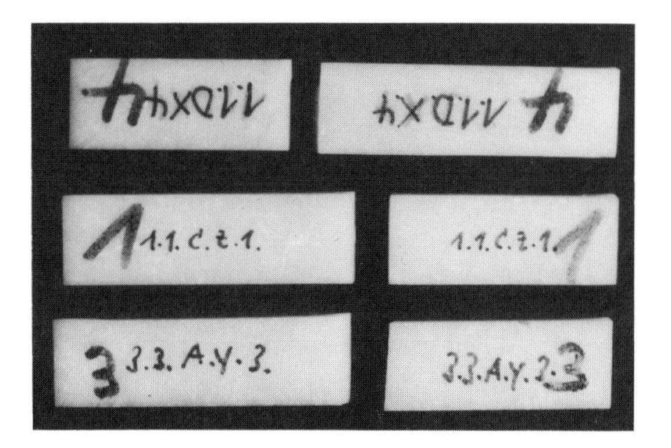

Abb. 1: PMMA-Prüfstäbe (entsprechend VSM 77103, 1970 für den 3-Punkt-Biegeversuch) nach erfolgter Prüfung.

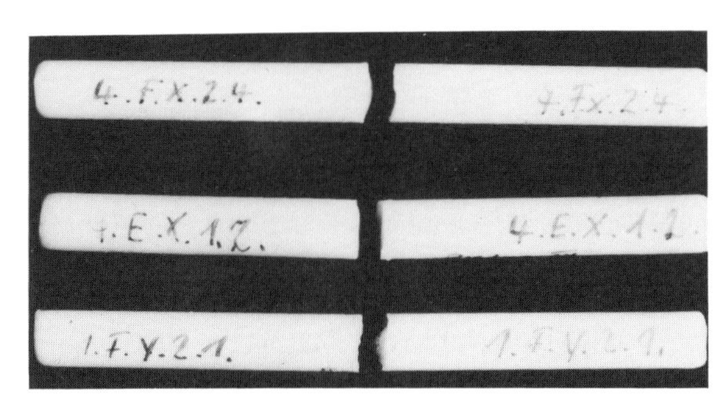

Abb. 2: PMMA-Prüfzylinder (entsprechend VSM 77103, 1970 für den 3-Punkt-Biegeversuch) nach erfolgter Prüfung.

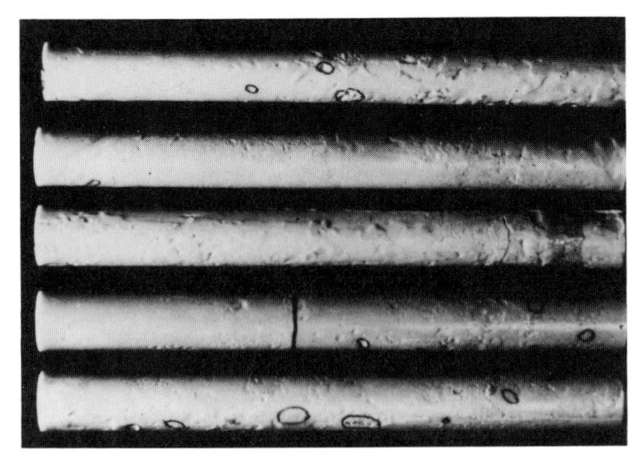

Abb. 3: PMMA-Prüfköcher (hergestellt nach MÜLLER, 1979/1980) vor der Innendruckprüfung.

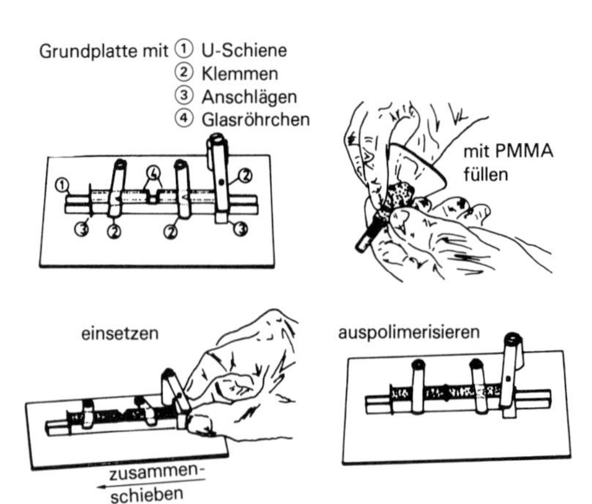

Abb. 5: Herstellung von PMMA-Zylindern: Hilfsmittel (Haltevorrichtung mit Glasröhrchen) und Arbeitsschritte (füllen, verbinden der Hälften). Nicht gezeigt ist das Absprengen der Glasröhrchen und das Entgraten.

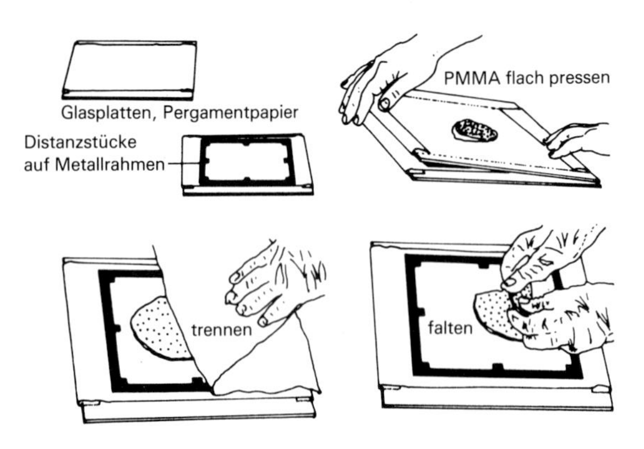

Abb. 4: Herstellung von PMMA-Stäben: Hilfsmittel (Glasplatten, Pergamentpapier, Distanzstücke auf Metallrahmen) und Arbeitsschritte (flachpressen, trennen, falten). Nicht gezeigt ist das Sägen der Stäbe mittels Diamantkreissäge.

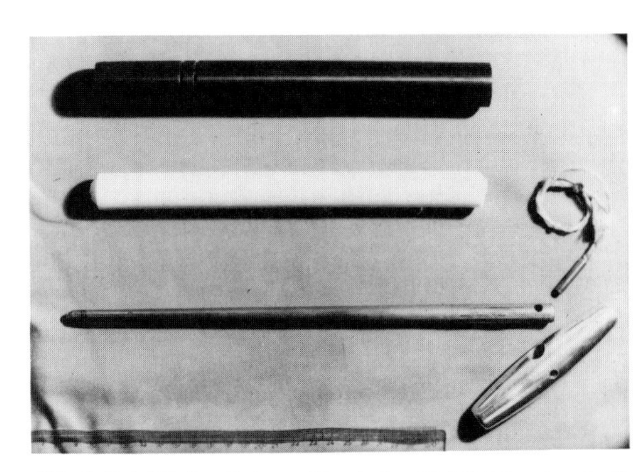

Abb. 6: Polyäthylen-Rohr und konischer Metallstab neben fertigem PMMA-Prüfköcher (der vollständige Apparat ist bei MÜLLER, 1979/1980 beschrieben und abgebildet).

2. Die PMMA-Zylinder wurden mit Hilfe von zwei Glasröhrchen hergestellt, deren Schnittflächen plangeschliffen waren.

Nach dem Füllen der Röhrchen wurden diese je nach Verarbeitungsart früher oder später bis zur Aushärtung axial gegeneinander gepreßt. Die Serien dieser Prüfkörper unterschieden sich also in der Verarbeitungsgeschwindigkeit, ein Teil wurde unter Zugabe von Blut zwischen die Glasröhrchen, hergestellt (Abb. 5).

3. Die PMMA-Köcher werden in einem speziellen Gerät weitgehenst reproduzierbar hergestellt, variabel sind vor allem die Laminierungen und die Blutbeigabe während des Füllens eines Polyethylenrohres. Die konische Bohrung wird durch das zentrische Einbringen eines Stabes innerhalb der Verarbeitungszeit hergestellt. Durch die Verdrängung des überschüssigen Zementes entstehen Laminierungen und eine unregelmäßige Verteilung des eingebrachten Blutes (Abb. 6).

Ergebnisse

1. Der Vergleich der Meßergebnisse von ideal hergestellten Stäben mit den gefalteten und den zusätzlich mit Blut benetzten Stäben ergibt folgende Aussage: solange die Zemente innerhalb der Verarbeitungszeit gefaltet werden, verbinden sich auch nach dreimaligem Falten die Schichten so gut, daß innerhalb der relativ großen Streubreite kein Unterschied zwischen der Idealverarbeitung (einmaliges Flachpressen) und dreimaligem Falten und Pressen festgestellt werden kann. Auch die Blutzugabe vor den wiederholten Faltungen führte zu keiner wesentlichen Veränderung.

Die gemessenen Werte schwanken zwischen 45–84 N/mm^2, die Streubreite betrug bis zu 31 N/mm^2. Einzelne Prüfkörper gaben aber wichtige Hinweise: bei den Zementen mit $BaSO_4$-Kontrastmittel lag eine deutlich höhere Streuung gegenüber den Zementen

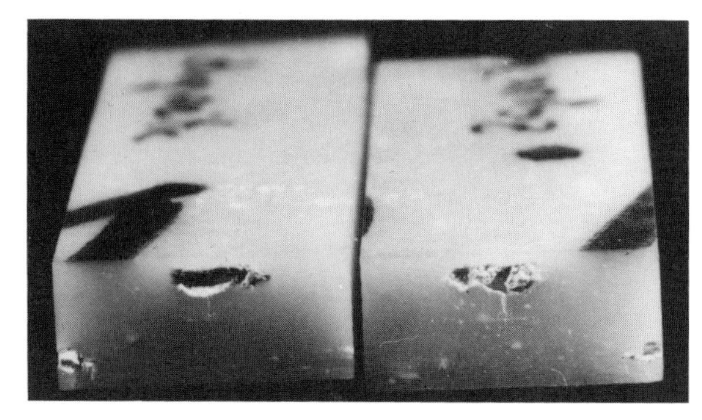

Abb.7: BaSO4-Kontrastmittel verklumpt und bedingt große Einschlüsse, die zu einer lokalen Schwächung des Prüfkörpers führen.

mit ZrO_2-Beigabe vor. Große Klumpen von Röntgen-Kontrastmittel führten zu Proben mit geringster Biegefestigkeit (Abb.7).

Eine weitere Beobachtung ist bei gefalteten, mit Blut versetzten Proben zu machen: viele dieser Prüfkörper erreichten höhere Festigkeitswerte als ungefaltete oder unblutig gefaltete Proben. Hier war deutlich ein stufiger Bruchverlauf festzustellen (Abb.8).

2. Die Biegefestigkeit der «Verbundzylinder» sollte Aufschluß über die Verbindung zweier Zementportionen geben. Die Belastung mit 3-Punkt-Biegeversuch erfolgt an der Verbindungsstelle beider Halbzylinder, die Beträge der resultierenden Biegebruchspannungen liegen deutlich niedriger als bei den Stäben.

Bedingt durch die großen Streuungen der Ergebnisse ist eine eindeutige Unterscheidung zwischen den sofort nach dem Füllen verbundenen Zylindern und solchen mit zwei Minuten Wartezeit nicht eindeutig zu treffen; die Resultate der sofort verbundenen Zylinder streuen bei dieser Art Prüfkörper am wenigsten. Es wurden Biegebruchfestigkeiten zwischen 39–58 N/mm^2 mit einer Streubreite bis zu 15N/mm^2 festgestellt (Abb.9).

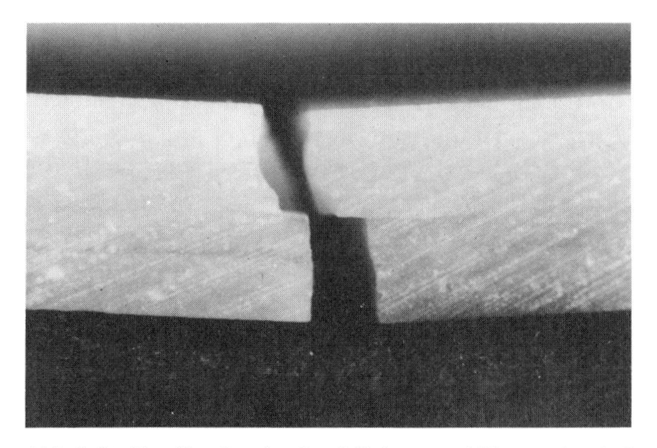

Abb.8: Stufiger Bruchverlauf nach Faltung und Blutzugabe: Aufhaltefunktion der Zementschichten verhindert sofortigen spröden Durchbruch.

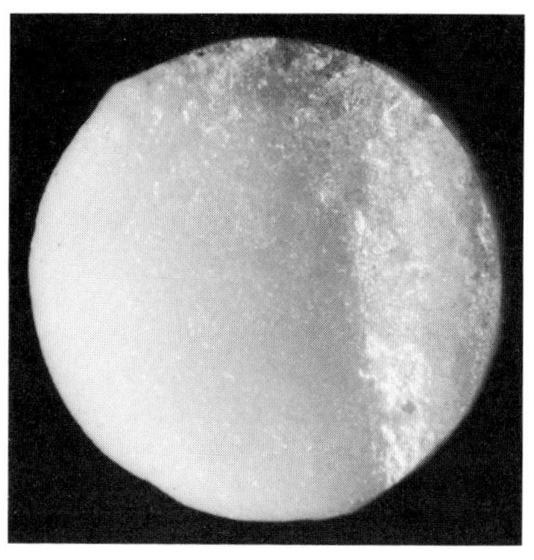

Abb.9: Sprödbruch eines PMMA-Prüfzylinders außerhalb der Verbindungsstelle.

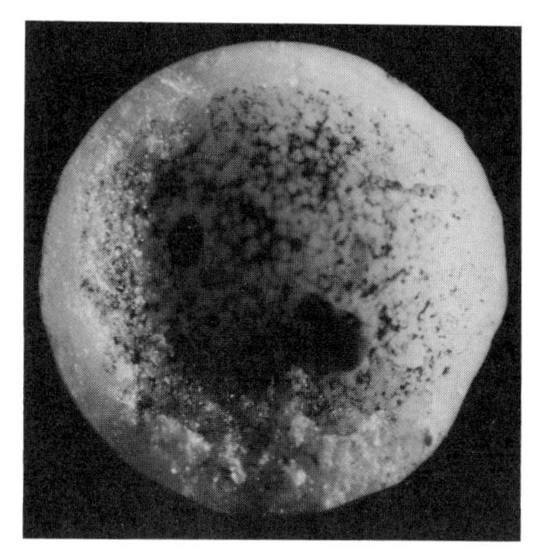

Abb.10: Mangelhafte Verbindung der mit Blut benetzten Zylinderhälften, Bluteinschlüsse.

Sofortiges Zusammenpressen nach Füllen der Glasröhrchen und Benetzen mit Blut erbrachte ähnliche Resultate wie die verzögerte Verarbeitung. Hier schwanken die Resultate zwischen 16–54N/mm^2 bzw. zwischen 19–55N/mm^2, mit einem Streubereich zwischen Minimal- und Maximalwert bis zu 36N/mm^2.

Eine deutliche Verschlechterung der Resultate ergab die Verarbeitung mit geringerer Verarbeitungsgeschwindigkeit und Blutzugabe. Nur ein Teil der Proben hatte einen Verbund ergeben, der fest genug war geprüft zu werden, andere zerbrachen bei der Entnahme aus der Halterung der Grundplatte oder während des Ausformens. Die Biegebruchfestigkeiten schwankten zwischen 9 und 47N/mm^2, die Streuung betrug maximal 32N/mm^2 (Abb.10).

3. Die Resultate der Innendruckprüfung der künstlichen PMMA-Köcher demonstrieren die Abhängigkeit von der Verarbeitungsqualität. Im Gegensatz zu den vorhergehend beschriebenen Versuchen wurde Sulfix®-6 hier mit der Spritze verarbeitet. Es ergaben sich hier die höchsten Tangentialspannun-

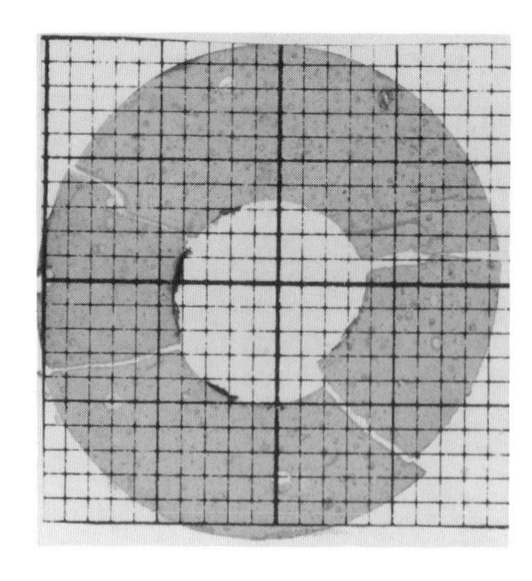

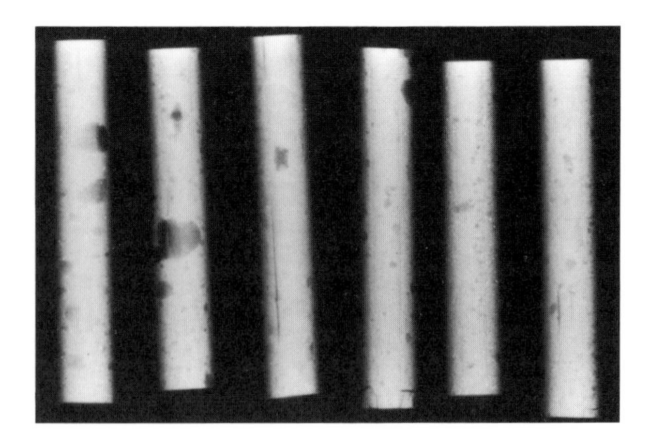

Abb. 11

links: Prüfzylinder nach erfolgter Innendruckprüfung; der Bruchverlauf ist weitestgehend unbeeinflußt durch Einschlüsse oder Herstellungsdefekte. Es resultieren daraus sehr hohe Berstkräfte (Sägeschnitt 0,5 mm dick ohne Si-Kautschuk)
rechts: Verschiedene Prüfzylinder bei nachträglicher Röntgenkontrolle zeigen die unregelmäßige Einlagerung von Luft- oder Blutblasen. Entgegen den Blasen an der Rohrwandung (siehe Abb. 3) waren diese Fehlstellen – entstanden durch praxisorientierte Herstellung – vor der Innendruckprüfung nicht erkannt worden.

gen zwischen 50–73 N/mm². Bei der Verarbeitung mit Blut erreichte Sulfix®-6 so drastisch reduzierte Werte zwischen 21–41 N/mm², daß wir bei nachfolgender Prüfung eine überdurchschnittliche Anzahl an Blasen feststellten (Abb. 11).

Die PMMA-Köcher ohne Blut aus Palacos® R und CMW barsten bei höheren Tangentialspannungen als die Proben mit Blut; der Unterschied betrug im Mittel aber nur etwa 2 bzw. 9 N/mm². Umgekehrte Verhältnisse wurden bei Simplex gefunden; dort erreichten die mit Blut hergestellten Köcher im Mittel Werte von 44 N/mm² gegenüber 36 N/mm² bei Köchern ohne Blut.

Diskussion

Nur wenn das in den Zementen enthaltene Kontrastmittel homogen und feinkörnig verteilt ist, kann ein Vergleich über die Einflüsse der Verarbeitungsart und Technik geführt werden.

Faltungen und Laminierungen führen dann zu keiner wesentlichen Minderung der Biegefestigkeit innerhalb der Verarbeitungszeit, wenn ausreichende Materialverschiebungen monomer-feuchte Oberflächen freisetzen. In unseren Versuchen, wie auch beim Einpressen der Implantate, wird die Oberfläche des Zementes so gedehnt, daß monomerreiche Abschnitte eine ausreichende Verbindung zwischen den Schichten – selbst bei Blutzugabe – gewährleisten.

Erstaunlich ist zunächst auch die höhere Biegebruchfestigkeit der mit Blutzugabe laminierten Probestäbe. Schon 1975 beschrieb Müller diese Beobachtung an Reoperations-Präparaten und gab hier für eine Erklärung mit einer Aufhaltefunktion des Bruches durch die einzelnen Schichten; unsere Experimente bestätigen, daß es nicht zu dem sonst eintretenden sofortigen spröden Durchbruch kommt. Das portionierte Einbringen des Knochenzementes kann innerhalb der Verarbeitungszeit ohne Festigkeitseinbuße geschehen, solange nicht zuviel Monomer von der Oberfläche verdampft und nicht zusätzlich eine Trennschicht aus Blut ein Anlösen der Oberflächen verhindert. Werden die Portionen kurzzeitig miteinander verbunden, tritt bei Blutzugabe nur eine geringe Festigkeitsminderung ein. Erfolgt der Verbund zweier Portionen unter Einschluß von Luft oder Blut, ohne daß diese entweichen können, ist die Kontaktfläche in der Regel deutlich reduziert (wie gezeigt auch bei Lee, 1973); bedingt durch die Verdrängung der Zementportionen durch den Metallstab (Implantat) können sich diese Fehlstellen auch in axialer Richtung sehr weit ausdehnen. Das Einbringen eines zentralen Metallstabes laminiert und vermischt die Komponenten unter Verdrängung des Volumenüberschusses. Luft und Blut werden aber im Zement eingeschlossen, wenn eine Entlüftung bzw. Drainage ausbleibt. In der Praxis stellen sich aber auch homogene Mischungen von Blut und Zement ein. In diesem Falle ist mit einer deutlich reduzierten Festigkeit zu rechnen, wie Semlitsch diese 1971 in Druckversuchen zeigte. Die Resultate zeigen deutlich, daß einem einzeitigen Einbringen der Vorzug zu geben ist. Bei portioniertem Füllen eines Hohlraumes sollte eine Entlüftung jeweils am Boden des noch aufzufüllenden Volumens erfolgen.

Literatur

BUCHHORN, U., KISTNER, D., WILLERT, H.-G., SEMLITSCH, M.: Bestimmung der Aushärtecharakteristik und der Verarbeitungsbreite von Knochenzementen. Z. Orthop. *120,* 793, 1982.

DE CARVAJAL, A., BLOCH, B.: The significance of inhomogenities in acrylic bone cement. Acta Orthopaedica Belgica *41* (5), 583, 1975.

DEBRUNNER, H.U.: Untersuchungen zur Porosität von Knochenzementen Arch. Orthop. Unfall-Chir. *86,* 261, 1976.

GRUEN, T.A., MARKOLF, K.L., AMSTUTZ, H.C.: Effects of laminations and Blood Entrapment on the Strength of Acrylic Bone Cement. Clin. Orthop. Rel. Res. *119,* 250, 1976.

HOLZ, U., HEMMINGER, W., GASSE, H.: Mechanische Untersuchungen an explantierten und frischen Knochenzementen. Arch. Orth. Traum. Surg. *91,* 121, 1978.

LEE, A.J.C., LING, R.S.M., WRIGHTON, J.D.: Some Properties of Polymethylmethacrylate with Reference to Its Use in Orthopedic Surgery. Clin. Orthop. Rel. Res. *95,* 281, 1973.

MÜLLER, K.: Untersuchungen an Reoperationspräparaten. In: Oest, O., Müller, K., Hupfauer, W.: Die Knochenzemente. Thieme, Stuttgart 1975, S. 197–218.

MÜLLER, K.: A Practice-Orientated Study of the Complex «Processing and Handling – Application – Resultent Properties» of Autopolymerizing PMMA Bone Cements. Z. Werkstofftechn. *10,* 30, 1979.

MÜLLER, K.: Use and Properties of PMMA Bone Cement. In: Winter, G.D., LERAY, J.L., DE GROOT, K. (Eds.): Evaluation of Biomaterials. Wiley & Sons Ltd. 1980, pp. 175–187.

SEMLITSCH, M.: Oberflächenuntersuchungen an Metallen und Kunststoffen für künstliche Hüftgelenke mit dem Rasterelektronenmikroskop. Technische Rundschau Sulzer, Forschungsheft 1971, S. 1–14.
Ebenso in: Cotta, H., Schulitz, K.-P.: Der totale Hüftgelenkersatz. Thieme, Stuttgart 1973, S. 33–44.

SEMLITSCH, M.: Implantatwerkstoffe für eine neue Generation künstlicher Gelenke. Vortrag DGBMT, Erlangen, 24.–25. 5. 1983.

Diskussion

Auditorium: Eine Frage zur Versuchsanordnung. Dieses erscheint mir etwas problematisch, weil Sie praktisch bestimmen, an welcher Stelle die Probe brechen soll und bei den zusammengesetzten Rundstäben präjudizieren Sie das Ergebnis, weil Sie sagen, an dieser Stelle müßte das Präparat am schwächsten sein, obwohl der Versuch so aufgebaut sein könnte, daß man über eine Vierpunktlagerung ausprobieren könnte, wo es dann tatsächlich bricht.

BUCHHORN: Sie haben recht, die 3-Punktlagerung ist einfach historisch zu erklären. Wir haben diese Versuche schon vor längerer Zeit gemacht und berichten jetzt einfach zusammenfassend über die vorliegende große Serie. Aber in bezug auf die Verbundzylinder war es gerade da von Interesse, dieses Verbinden zweier Portionen zu messen, so daß dann auch die Biegebruchbeanspruchung an dieser Stelle wieder ein Vorteil der 3-Punktbiegeprüfung war. Die Versuche haben auch ergeben, daß bei den Zementfladen der Bruch nicht immer direkt unter der Biegefinne stattfand, sondern daß auch bei homogenen, nicht gefalteten und nicht mit Blut versetzten Proben Brüche ganz speziell an Blasen oder anderen Inhomogenitäten, die vorher nicht erkannt waren, abseits von der Biegefinne, also nicht in der Mitte, auftraten.

M.E.M.-Institut für Biomechanik der Universität Bern, Bern

Elektronische Zeitkontrolle der Zementverarbeitung

M. GENGE, J. KÜFFER, J. EULENBERGER

Die Zusammenhänge zwischen Zementfabrikat, Ausgangstemperatur und zeitlichem Polymerisationsablauf sind heute bekannt, und die Herstellerfirmen orientieren den Verbraucher ihres Produktes durch genaue Richtlinien für dessen optimale Verarbeitung.

Die Wissenschaft bemühte sich um die Ermittlung exakter Zeitangaben für die einzelnen Phasen der Zementhandhabung, und unter der recht umfangreichen Literatur über das Thema, die sich in den letzten 10–15 Jahren angesammelt hat, sei die «Bestimmung der Aushärtecharakteristik und der Verarbeitungsbreite von Knochenzementen» (BUCHHORN et al., 1982) erwähnt sowie «Die Verarbeitungszeit von Knochenzementen» (DEBRUNNER und WETTSTEIN, 1975). Die Abbildung 1 zeigt als Beispiel die Temperatur/Zeit-Korrelationen für vier gebräuchliche Zementfabrikate aus BUCHHORN.

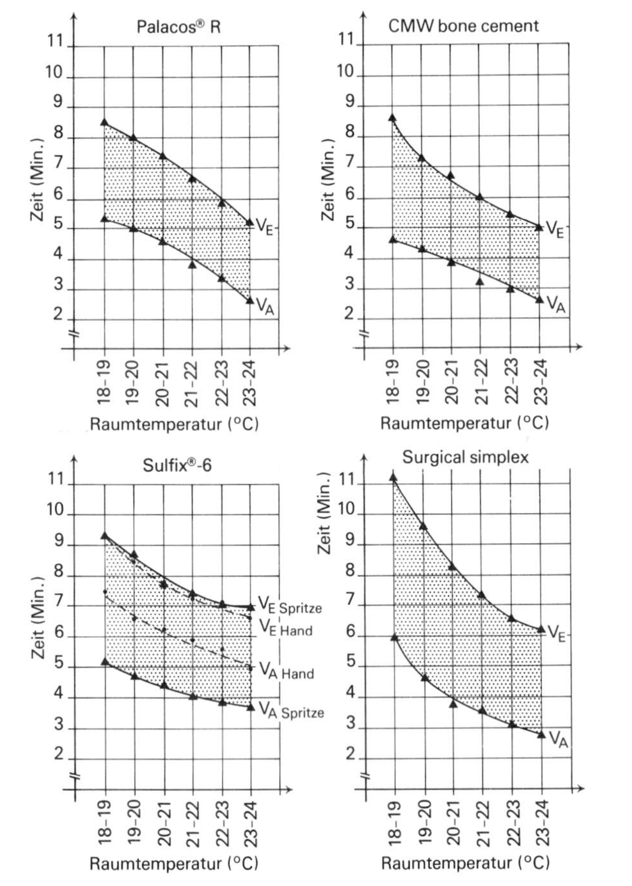

Abb. 1

Basierend auf diesen Kurven könnte also eine zuverlässige Hilfsperson im Operationssaal die einzelnen Phasenzeiten bestimmen, sofern ihr die Sorte und Temperatur des verwendeten Zementes bekannt sind (die Temperatur ist nicht immer identisch mit der des Raumes). Sagt eine Op.-Hilfe z. B. alle 30 Sekunden gut vernehmlich die seit dem Mischbeginn verstrichene Zeit an, erlaubt sie es dem Chirurgen, seine ungeteilte Aufmerksamkeit dem Operationsfeld zuzuwenden.

Die Kenntnis der Zeit ab Mischanfang ist ein wertvoller Anhaltspunkt und mag einem erfahrenen Operateur zusätzlich zur direkten Beurteilung des Polymerisationszustandes an seinem Zement genügen. Eine Unterteilung in die drei Phasen des Anrührens, der Verarbeitung und der Aushärtung des Zements bringt aber offenbar eindeutige Vorteile, findet sie sich doch in allen einschlägigen Arbeiten zu diesem Thema wie auch in den Handhabungsvorschriften der Herstellerfirmen. Zur Lösung des Problems bot sich am vorteilhaftesten die Programmierung eines Mikroprozessors mit den Daten an, die sich aus den obenerwähnten Diagrammen herauslesen lassen (Abb. 2).

Der Apparat wird am Wechselstromnetz angeschlossen, das unsterile Kabelende des autoklavierbaren Temperaturmeßfühlers wird in die dafür vor-

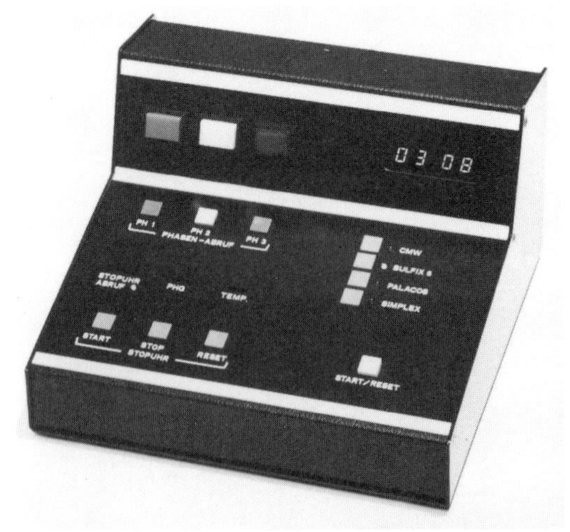

Abb. 2

gesehene Buchse gesteckt. Als nächstes gibt man die vorgesehene Zementsorte ein. Sobald die damit betraute Hilfsperson das Zugießen der Monomerflüssigkeit zum Polymerpulver durch die Instrumentierschwester beobachtet, drückt sie den START-Knopf. Damit beginnt die eingebaute Uhr zu laufen, erkennbar am Aufleuchten der ersten Anzeige links oben für die Mischphase «PH 1» und an der vorwärtslaufenden Digitalanzeige. Nach 30 Sekunden schaltet diese automatisch von Zeit auf Temperatur um, gleichzeitig beginnt die Phasenanzeige zu blinken und ermahnt damit die Instrumentierschwester, nach dem Vermischen von Pulver und Flüssigkeit die Temperatur des Schaleninhaltes mit der Thermosonde zu ermitteln. Sollte dies durch Vergeßlichkeit unterbleiben, dann würde statt der Zementtemperatur diejenige des Raumes als Referenz genommen. Die gemessene Temperatur mit ihren laufenden Korrekturen erscheint in einer Genauigkeit von Zehntelgrad Celsius auf der Digitalanzeige, und der nach 20 Sekunden eingependelte Endwert ist fortan maßgebend für die vom eingebauten Mikroprozessor errechneten Phasenzeiten. Diese sind somit für die im vorliegenden Fall gegebene Paarung von Zementsorte und Temperatur endgültig festgelegt und können von nun an, ebenso wie ihre Summe und die zugrundeliegende Ausgangstemperatur, durch Drücken der Tasten «Phasen-Abruf PH 1, 2 und 3», «PHG» und «TEMP.» jederzeit auf der Digitalanzeige zum Erscheinen gebracht werden.

Nachdem nun also von der ersten, der Mischphase, 50 Sekunden verstrichen sind, springt die Anzeige automatisch auf Zeit, die bisherige Gesamtzeit von Phase 1, es folgt der «Count-down» der jeweils verbleibenden Frist in allen 3 Phasen. Der Übergang zur zweiten, während welcher der Zement verarbeitet werden muß, wird deutlich gemacht durch das Verlöschen der ersten und den Leuchtbeginn der mittleren Anzeige links oben am Gerät. Gleichzeitig springt die digitale Zeitangabe von Null, also abgelaufener erster Phase, auf die volle Zeit der zweiten und läuft nun wieder rückwärts wie zuvor; zudem ertönt ein kurzes akustisches Signal.

Wichtiger als der fristgerechte Anfang ist das korrekte Einhalten des Endes von Phase 2. Deren Übergang zu Phase 3, der Aushärtungsphase, spielt sich hinsichtlich Leuchten und Digitalanzeige genau analog dem ersten Phasenwechsel ab; bloß kündigt er sich akustisch 30 Sekunden vor Ende mit einer «Vorwarnung» an und verdeutlicht sich bei gänzlichem Ablauf durch ein doppeltes Signal.

Soviel zur Funktionsweise des Apparates als «Zementuhr». Nachdem schon einmal eine Quarzuhr mit Digitalanzeige vorhanden ist, könnte man auch andere zeitlich limitierte Vorkehrungen im Operationsablauf, z. B. eine Tourniquet-Blutsperre, damit unter Kontrolle bringen, wobei der akustische Signalgeber, der ja auch schon eingebaut ist, sicher gute Dienste leistet. Die Möglichkeiten unseres Gerätes wurden in diesem Sinne ausgebaut durch die Ausrüstung mit den drei zusätzlichen STOPUHR-Tasten unten links. Sie können für sich allein benützt werden oder aber sogar gleichzeitig mit der Zeitkontrolle einer Zementverarbeitung. Die beiden Abläufe tangieren sich gegenseitig nicht; die Funktion «Zementuhr» hat dabei Priorität auf der Digitalanzeige, die zweite Funktion läßt sich aber jederzeit auf Druck der Taste «STOPUHR ABRUF» zum Erscheinen bringen.

Selbstverständlich ließen sich noch mehr Raffinessen in diesen Apparat einbauen, und auf dem Papier gibt es denn auch schon ein zweites, verbessertes Modell einer Zementuhr. Die wesentlichen Unterschiede bestünden in einem integrierten Einbau des Temperaturmeßfühlers in den Boden der Anrührschale, wo auch ein Kontakt Platz finden müßte, der bei Berührung mit dem Monomer das Startsignal ohne weiteres Zutun von Hilfspersonen geben würde. Wir müssen jedoch vermeiden, durch allzu viele Schikanen eine Pannenanfälligkeit des Gerätes unnötig heraufzubeschwören. Außerdem laufen wir dadurch Gefahr, seine Handhabung in einer Weise zu komplizieren, die das unverkennbare Mißtrauen vieler Chirurgen gegenüber «elektronischer Übergenauigkeit am falschen Platz» nur noch verstärken würde.

Die elektronische Hilfe zur Phasenzeitbestimmung könnte unseres Erachtens von Interesse sein; ob sich ihre Anwendung lohnt, wird sich in der klinischen Erprobung erweisen. Die unbestrittene Tatsache, daß mit unserem Apparat nicht sämtliche Faktoren erfaßt werden können, die bei der Zementpolymerisation mitspielen, darf aber nicht davon ablenken, daß er die wichtigsten Parameter berücksichtigt und deshalb nach unserem Ermessen als ein nützliches Hilfsmittel anzusehen ist.

Literatur

BUCHHORN, U., KISTNER, D., WILLERT, H.-G., SEMLITSCH, M.: Bestimmung der Aushärtecharakteristik und der Verarbeitungsbreite von Knochenzementen. Z. Orthop. *120,* 793, 1982.

DEBRUNNER, H.U., WETTSTEIN, A.: Die Verarbeitungszeit von Knochenzementen. Arch. Orthop. Unfall-Chir. *81,* 291, 1975.

Diskussion

HOPF: Bei meinen Temperaturmessungen zeigte es sich, daß unter sehr standardisierten Bedingungen ein- und derselbe Zement doch Sekunden bis Minuten Differenzen aufweist bei der Aushärtung und ich meine, daß das hier Vorgestellte ein bißchen zu viel Elektronik ist, die alte Uhr tut es sicherlich auch.

EULENBERGER: Es gibt hier sicherlich Probleme seitens der Chemie des Produktes und der Exaktheit der Temperaturmessung. Wir wollen nicht einerseits ungenau messen und andererseits mit 100stel Sekunden arbeiten. Es ist bekannt, daß durch das Rühren und die damit verbundene innere Reibung Wärme freigesetzt wird, die sich beschleunigend auf die Polymerisation auswirkt.

HENSSGE: Ich möchte nochmals darauf hinweisen, daß wichtig ist, daß die Hersteller in Diagrammen – wie auch zuvor gezeigt – Auskunft geben über die temperaturabhängigen Verarbeitungsabläufe und Zeitpunkte.

TSCHÖPE: Inwieweit ist sichergestellt, daß die von den Zementherstellern mitgegebenen Temperatur-Zeitkurven reproduzierbar sind?

Besteht die Möglichkeit, Änderungen der Temperatur-/Zeitkurven bei den Programmen zu berücksichtigen?

EULENBERGER: Das könnte jederzeit korrigiert werden, sobald man weiß, daß die Kurven nicht mehr stimmen. Ein weiteres Detail der verbesserten Ausgabe hätte vorgesehen, daß man Karten in einen Einschub steckt. Diese Karten könnten nicht nur erweitert werden um neu hinzukommende Zementarten, wie z.B. der Implastzement, und auch Abweichungen von Fabrikat zu Fabrikat, von Charge zu Charge, wären theoretisch zu korrigieren, indem die Information für den Mikroprozessor in der Karte enthalten wäre.

WILLERT: Ich möchte das Augenmerk noch einmal auf die Praxis wenden. Es ist doch so, daß man zwar weiß, daß der Knochenzement temperaturabhängig reagiert, aber wer vergewissert sich denn schon während der Operation wie warm es in dem Op. ist. Zumindest hielte ich es für die praktische Anwendung für notwendig, daß, wenn man schon mit der Uhr arbeitet, dann auch mit dem Thermometer und dieser Apparat hat das miteinander vereint und wenn Sie meinen, daß ein solches Gerät überflüssig ist, dann hängen Sie sich ein genügend großes Thermometer in Ihren Op. neben der selbstverständlich vorhandenen Uhr.

SEMLITSCH: Darf ich noch eine Empfehlung aussprechen? Es ist meiner Ansicht nach unzulässig, daß sich der Mediziner auf die Angaben der Operationsschwester verläßt, die den Rest des Zementes in ihre Hand nimmt und zu kneten und modellieren anfängt. Denn in der Hand der Schwester wird der Zement eventuell früher hart als im Körper des Patienten.

III. Einfluß des Knochenzementes auf das Gewebe

Orthopädische Klinik der Universität Göttingen (Direktor: Prof. Dr. H.-G. WILLERT)

Die Gewebereaktion auf Knochenzement

A. ENDERLE, H.-G. WILLERT

CHARNLEY hat im Jahre 1970 zum ersten Mal in größerem Ausmaß über die Gewebereaktion auf Knochenzement bei Totalendoprothesen berichtet. Er hat dabei besonders darauf hingewiesen, daß es an der Knochen-Zementgrenze neben bindegewebigen Anteilen mit Fremdkörperriesenzellen auch knöcherne kraftübertragende Berührungspunkte mit dem Zement gibt. Im Jahre 1972 haben dann WILLERT und PULS mit ihren Untersuchungen über die Reaktion des Knochens auf Knochenzement bei der Alloarthroplastik der Hüfte den morphologischen Ablauf der Gewebereaktion auf das Implantat in Abhängigkeit der Zeit dargestellt. Die Autoren haben dabei drei Phasen herausgearbeitet:

- die Initialphase,
- die Reparationsphase und
- die Stabilisationsphase.

Die *Initialphase* beginnt mit der Schädigung des Gewebes beim Einbringen des Implantates und der Entwicklung der ersten Gewebereaktion auf die in unmittelbarer Nachbarschaft zum Zement entstehenden Mark- und Knochennekrosen. Nach phagozytärer Beseitigung der Marknekrose kommt bereits nach 3 Wochen die *Reparationsphase* in Gang. Die Marknekrose wird schrittweise durch kollagenes Bindegewebe organisiert, wodurch es auch zur Ausbildung einer, das Implantat einscheidenden Bindegewebsmembran von 0,1–1,5 mm Dicke kommt. Im Rahmen des Ersatzes der nekrotischen Knochenbälkchen entsteht zunächst an der Basis der Membran, d.h. auf der vom Zement abgelegenen Seite, Geflechtknochen. In der *Stabilisierungsphase* kommt es zu weiterem Knochenumbau und der Knochen wächst abschnittsweise an den Zement heran und zeigt haubenförmige, unverkalkte Osteoidsäume.

Die Bindegewebsmembran weist noch einige weitere Besonderheiten auf: Den zementnahen Abschluß bilden anfangs Fibrinmassen, Nekrosen und später ein Deckzellbelag oder Fremdkörperriesenzellen. Ferner sind Zementperlen in der Membran eingeschlossen, die ebenfalls von Fremdkörperriesenzellen begrenzt sind. An anderen Stellen kommt es zu einer synovialisartigen Membranoberfläche, aber auch Knorpelmetaplasien sind zu finden.

In den nachfolgenden Jahren sind weitere histologische Untersuchungen an der Knochen-Zementgrenze durchgeführt worden; sie haben im wesentlichen die Befunde von CHARNLEY und WILLERT und PULS bestätigt.

In Tierversuchen scheint sich jedoch das Problem der Bindegewebsmembran etwas anders darzustellen: Während DRAENERT (1977) und DRAENERT et al. (1978, 1980) bei Kaninchen die Bindegewebsmembran offenbar gar nicht sahen, bzw. diese nur als Lokkerungsphänomen darstellen, konnten sie SUND und ROSENQUIST (1984) bei Rattenversuchen nur gelegentlich feststellen. HARMS et al. (1980) haben jedoch beim Kaninchen und ULMANSKY et al. (1983) bei der Ratte die Bindegewebsmembran als konstanten Befund beschrieben.

Die bereits von WILLERT und PULS beschriebenen und seinerzeit als Verkalkungsrückstand gedeuteten osteoiden Hauben an der Berührungsstelle einiger Knochenbälkchen mit dem Zement haben neuerdings LINTNER et al. (1982) und DELLING et al. (1983) als durch den Zement hervorgerufene toxische Mineralisationsstörung aufgefaßt. Andere Autoren haben sich weiterhin der Erforschung der synovialisähnlichen Membran gewidmet. GOLDRING et al. (1983) sehen in den dem Zement anliegenden synovialisähnlichen Deckzellen einen Bildungsort für Prostaglandin E_2, welches seinerseits dann durch Osteoklasie die Osteolyse bei der Prothesenlockerung einleiten soll. FREEMAN et al. (1982) sehen hingegen in den Makrophagen die Vorläufer der den Knochen resorbierenden Osteoklasten.

Seit Jahren behandeln wir semimaligne primäre Knochengeschwülste und tumorähnliche Erkrankungen mit einer sog. temporären Knochenzementplombe (WILLERT und ENDERLE, 1979, 1983). Dabei wird nach Kürettage des Tumors die Knochenhöhle mit Zement plombiert. Nach Ablauf eines rezidivfreien Intervalls wird die Plombe wieder entfernt, die Wandung nochmals kürettiert und die Höhle mit

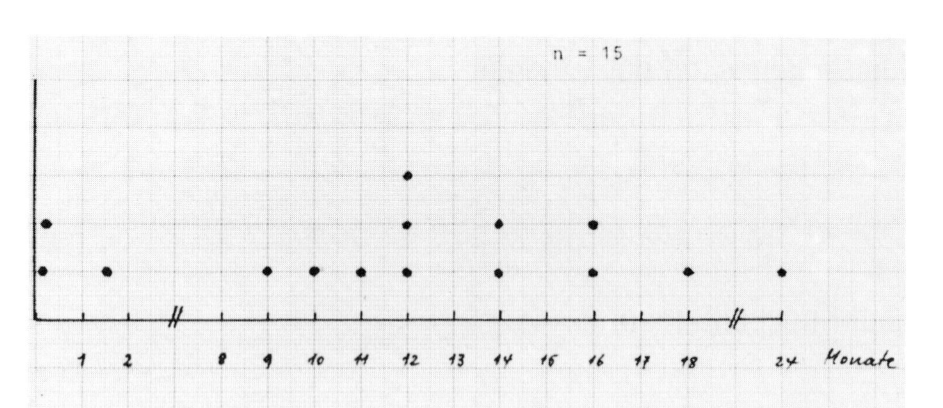

Abb. 1: Verweildauer der temporären Knochenzementplombe.

Spongiosa aufgefüllt. Da es sich bei der Plombe im Gegensatz zu einer Prothese um ein Zementimplantat ohne direkte Lasteinwirkung handelt, schien es uns wert, an diesen Plomben die Knochen-Zementgrenze histologisch zu untersuchen und mit dem Prothesenmaterial zu vergleichen. Für die Untersuchung hat uns Herr Prof. ZICHNER, Orthop. Univ.-Klinik Frankfurt/M., dankenswerterweise sein Material zusätzlich zur Verfügung gestellt.

Von insgesamt 25 Zementplomben stand in 15 Fällen das histologische Material nach Entfernung der Plombe zur Verfügung. Die Verweildauer der Plombe betrug im Durchschnitt 1¼ Jahre, eine Zeit, die der Reparationsphase nach WILLERT und PULS entspricht (Abb. 1). Röntgenologisch waren 3 Plomben durch eine Osteosynthese stabilisiert (Abb. 2) und 12 Plomben waren ohne Osteosynthese. Bei 13 Fällen fand sich röntgenologisch ein deutlicher Osteolysesaum und bei 12 Fällen ein nach außen anschließender sklerotischer Rand. Bei den Fällen ohne diese röntgenologischen Zeichen war die Plombe nur einige Tage in situ.

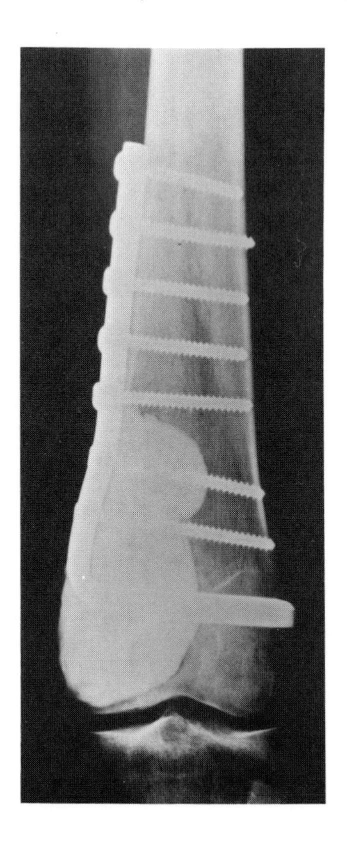

Abb. 2: Zementplombe mit Osteosynthese nach 1 Jahr.

Die histologische Untersuchung gestaltet sich etwas schwieriger als bei einem pathologisch-anatomischen Präparat, da es sich um ein Kürettagematerial aus der Wand der Höhle handelt. Auch kann der Zement am Knochen nicht erhalten werden, da er in Stücken herausgemeißelt werden muß. Als Orientierung dafür, ob es sich bei der histologischen Untersuchung um Material mit Zementkontakt handelt, dient das bei der Präparation nicht herausgelöste Kontrastmittel, welches dem Gewebe noch anhaftet. Bei der Auswertung wurden nur Gewebsabschnitte berücksichtigt, die solche Kontrastmittelreste erkennen ließen. Das Ergebnis dieser histologischen Untersuchung war folgendes:

In der Regel besteht eine relativ dicke kollagenreiche Membran, meist ohne zellulären Abschluß an der Zementgrenze (Abb. 3). Auch synovialisähnliche Deckzellschichten waren nachweisbar (Abb. 4). Abschnittsweise fanden sich Knorpelmetaplasien (Abb. 5). Häufig waren in der Membran Zementperlen eingeschlossen, die im Gegensatz zum Prothesenmaterial nur von sehr spärlichen Fremdkörperriesenzellen

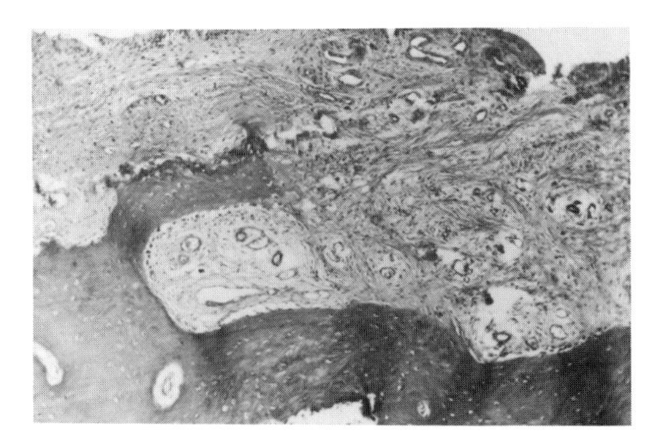

Abb. 3: Dicke Kollagen-Membran zwischen Knochenzement (oben) und Knochen. Vergrößerung 32×.

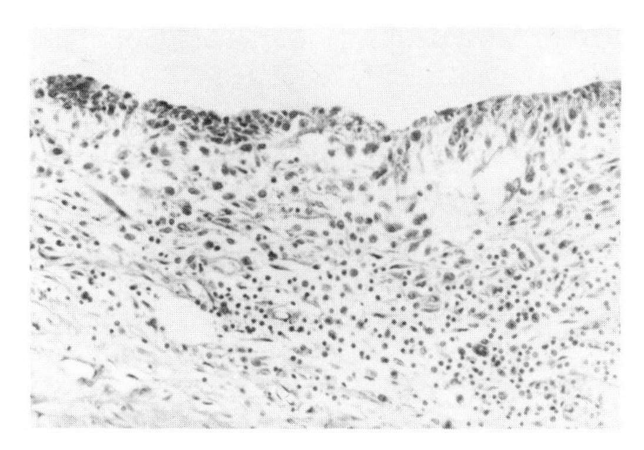

Abb. 4: Synovialisähnliche Deckzellschicht an den Zement angrenzend (oben). Diffuse lymphozytäre und plasmazelluläre Infiltration. Vergrößerung 80×.

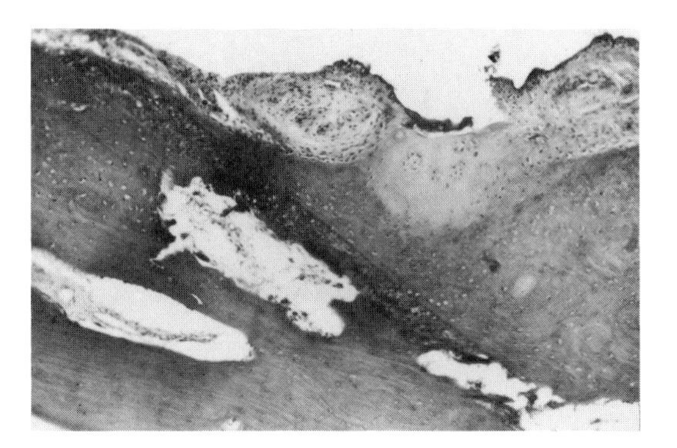

Abb. 5: Knorpelmetaplasien in einer dünnen Bindegewebsmembran zwischen Knochen und Knochenzement (oben). Vergrößerung 32×.

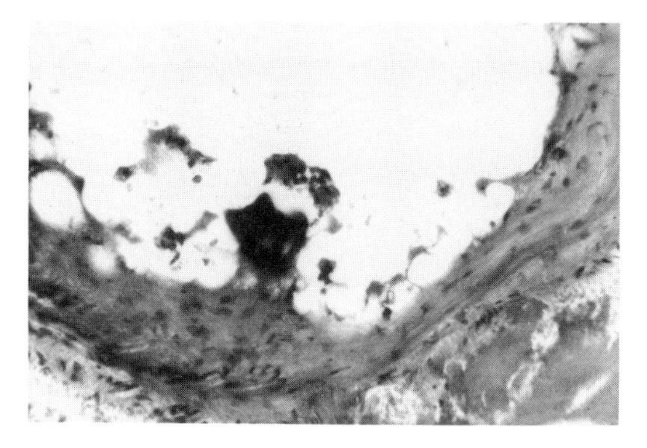

Abb. 6: Zementperle (oben), an welche spärlich Fremdkörperriesenzellen angelagert sind. Vergrößerung 80×.

begrenzt waren (Abb. 6). Ein einwandfreier Knochenzementkontakt konnte nicht nachgewiesen werden. Es war immer eine, wenn auch sehr dünne Membran zwischen Knochen und Zement oder, falls es doch zu einer unmittelbaren Berührung kam, war der Knochen an dieser Stelle knorpelig umgewandelt.

Zusammenfassend kann festgestellt werden (Tab. 1), daß am vorliegenden Material der temporären Knochenzementplombe gegenüber dem Prothesenmaterial die bindegewebigen Membranen mächtiger

Tab. 1: Knochen-Zementgrenze.

	bei Prothesenmaterial	bei Zementplombe
BG-Membran	+	++
Zementperlen	+	+
RZ um Perlen	+	(+)
Synovialisähnliche Deckzellen	+	+
Knochenkontakt	+	(+)
Knorpelmetaplasie	+	+

erscheinen. Fremdkörperriesenzellen sind an der Kontaktzone zum Zement, vor allem im Bereich der Zementperlen, spärlicher. Ein unmittelbarer Kontakt zwischen Knochen und Zement konnte nicht nachgewiesen werden. Evtl. Gründe für diese Unterschiede sollen hier nicht erörtert werden; sie sollen aber zur Diskussion anregen und vor allem uns Anlaß für weitere Untersuchungen mit differenzierteren Methoden sein.

Literatur

CHARNLEY, J.: The reaction of bone to self-curing acrylic cement. A long-term histological study in man. J. Bone Jt. Surg. *52-B,* 340, 1970.

DELLING, G., KRUMME, H., ENGELBRECHT, E., HEISE, K., KOTZ, R.: Reaction of bone tissue after long-term implantation of total joint arthroplasty. A morphological study. 2nd Internat. Workshop on the Design and Application of Tumor Prostheses for Bone Joint Reconstruction. Egermann, Wien 1983, pp. 37–39.

DRAENERT, K.: Histomorphology of the boundary surfaces of bone and acrylic cement. In: Johari, O., Becker, R. P. (Eds.): Scanning Electron Microscopy, Vol. II, 1977, pp. 229–238. IITRI, Chicago.

DRAENERT, K., RUDIGIER, J.: Histomorphologie des Knochen-Zement-Kontaktes. Eine tierexperimentelle Phänomenologie der knöchernen Umbauvorgänge, I. Teil. Chirurg *49,* 276, 1978.

DRAENERT, K., DRAENERT, Y.: Histo-Morphologie des Knochen-Zement-Kontaktes. In: Jäger, M., Hackenbroch, M. H., Refior, H. J. (Hrsg.): Grenzschichtprobleme der Verankerung von Implantaten unter besonderer Berücksichtigung von Endoprothesen. Thieme, Stuttgart 1980, S. 123–127.

FREEMAN, M. A. R., BRADLEY, G. W., REVELL, P. A.: Observations upon the interface between bone and polymethylmethacrylate cement. J. Bone Jt. Surg. *64-B,* 489, 1982.

GOLDRING, S. R., SCHILLER, A. L., ROELKE, M., ROURKE, C. M., O'NEILL, D. A., HARRIS, W. H.: The synovial-like membrane at the bone-cement interface in loose total hip replacements and its proposed role in bone lysis. J. Bone Jt. Surg. *65-A,* 575, 1983.

HARMS, J., MITTELMEIER, H., MÄUSLE, E.: Tierexperimentelle und histopathologische Untersuchungen der Grenzschicht von Knochenzement mit Apatitbeimengungen. In: Jäger, M., Hackenbroch, M. H., Refior, H. J. (Hrsg.): Grenzschichtprobleme der Verankerung von Implantaten unter besonderer Berücksichtigung von Endoprothesen. Thieme, Stuttgart 1980, S. 119–122.

LINTNER, F., BÖSCH, P., BRAND, G.: Histologische Untersuchungen über Umbauvorgänge an der Zement-Knochengrenze bei Endoprothesen nach 3- bis 10jähriger Implantation. Path. Res. Pract. *173,* 376, 1982.

SUND, G., ROSENQUIST, J.: Morphological changes in bone following intramedullary implantation of methylmethacrylate. Acta Orthop. Scand. *55,* 83, 1984.

ULLMANSKY, M., BAB, I., KAZNELSON, D.: Primary mineralization in the interface between bone and methylmethacrylate implants in rat mandibles. Arch. Orthop. Traum. Surg. *101,* 171, 1983.

WILLERT, H.-G., ENDERLE, A.: Temporäre Zementplombe bei Knochentumoren fraglicher Dignität. Z. Orthop. *117,* 224, 1979.

WILLERT, H.-G., ENDERLE, A.: Temporary bone cement plug – an alternative treatment of large cystic tumorous bone lesions near the joint. 2nd Internat. Workshop on the Design and Application of Tumor Prostheses for Bone and Joint Reconstruction. Egermann, Wien 1983, pp. 69–72.

WILLERT, H.-G., PULS, P.: Die Reaktion des Knochens auf Knochenzement bei der Allo-Arthroplastik der Hüfte. Arch. orthop. Unfall-Chir. *72,* 33, 1972.

Diskussion

VAN MULLEM: Sie haben am Anfang Ihres Vortrages über Riesenzellen geredet und Sie haben es auch auf den Diapositiven oftmals gezeigt, daß es viele Riesenzellen auf der Oberfläche des Zementes gibt. Schreiben Sie der Riesenzelle eine pathologische Rolle im Sinne einer Resorption zu? Was ist Ihre Meinung hierzu?

ENDERLE: Wir meinen, daß es sich hierbei um Fremdkörper-Riesenzellen handelt und Herr Prof. Willert wird Ihnen nachher Bilder zeigen, die den Anschein erwecken, daß es sich um Riesenzellen mit resorptiver Tätigkeit handeln könnte.

POLSTER: An und für sich wundert mich, daß Sie nicht mehr Nekrosen gesehen haben, denn wenn man Tumoren operiert und solch eine Plombe hineinpackt, dann ist das ja ein ganz schöner PMMA-Block. Das heißt also, daß die Temperatur, wenn Sie es im Gewebe auspolimerisieren lassen, sehr hoch werden muß.

ENDERLE: Der Knochenzement wird eingedrückt und bleibt in seiner breiigen Form drin und härtet in der Höhle aus.

POLSTER: Und wenn ich das jetzt richtig interpretiere, haben Sie an den Rändern der Membran zum vitalen Knochen nicht mehr Nekrosen gesehen als sonst bei der Aufarbeitung der Zementbette der Prothesen.

ENDERLE: Wir liegen hier mit der Zeit bei 12 bis 13 Monaten nach der Implantation und nach dieser Zeit sind die Nekrosen auch nach den Untersuchungen von Charnley sowie Willert und Puls bereits abgeräumt und durch die Membran in Organisation begriffen. Wir haben nicht mehr Nekrosen gesehen, wir haben die drei Frühfälle, wo wir die Plombe nach 6 oder 8 Tagen wieder entfernen mußten, ebenfalls aufgearbeitet, und ich bin nicht darauf eingegangen, dort haben wir natürlich noch Nekrosen gesehen. Das waren bösartige Tumoren, die z. T. auch bis an den Rand der Plombe herangegangen sind – ein Chondrosarkom – dieses Chondrosarkom war z. T. in seinem Randbereich nekrotisch, aber wir haben auch in unmittelbar angrenzender Nähe des Zementes vitale Zellen gefunden.

BÖSCH: Ab welchem Monat haben Sie diese angeblichen Knorpelveränderungen beobachtet? Waren Sie auch bei den 1., 2., 3. Monaten – Sie haben da einige Präparate gehabt – oder erst nach einem Jahr?

ENDERLE: In den Frühpräparaten haben wir synovialisähnliche Membranen gefunden und die knorpeligen Metaplasien sind durchweg bei den später entnommenen Plomben aufgetreten.

POLSTER: Durch die Curettage ist es sicherlich schwierig, etwas über die Dicke der Membran zu sagen, aber trotzdem die Frage, ob Sie das abschätzen können, wie dick die Membran im Vergleich zum Prothesenbett ist?

ENDERLE: Ich habe die Dicke der Membran nicht gemessen. Ich habe kein exaktes Maß. Es ist mehr oder weniger über den Daumen gepeilt. Aber ich meine schon, daß z. T. die doppelte Dicke vorhanden ist. Wir haben auch gefunden, daß röntgenologisch der Osteolysesaum durchaus etwas breiter erscheint und außerdem von der zementabgerückten Seite immer ein Sklerosesaum in Erscheinung tritt.

Institut für Pathologie der Universität Hamburg (geschäftsführender Direktor: Prof. Dr. G. SEIFERT)
und Endo-Klinik Hamburg

Knochen- und Grenzschichtveränderungen nach Anwendung von Knochenzement - Langzeitbeobachtungen an humanem Biopsie-, Operations- und Autopsiematerial

G. DELLING, CH. KOFELDT*, E. ENGELBRECHT

Einleitung

Knochenzement auf der Basis von Polymethylmetacrylat (PMMA) wird in verschiedenen Bereichen der Knochenchirurgie verwendet. In besonders großem Umfang erfolgt die Anwendung für die Fixation künstlicher Gelenke (CHARNLEY, 1970, 1979). Dabei spielt der Ersatz des Hüftgelenks sicher zahlenmäßig die größte Rolle. Da bisher kein Biomaterial die Eigenschaften des Knochens vollständig ersetzen kann, ist die Entwicklung unerwünschter Nebenwirkungen unvermeidlich. Dies gilt wie für alle übrigen Werkstoffe auch für PMMA. Dabei geben die morphologischen Veränderungen Aufschluß über die an der Grenzmembran zwischen Knochengewebe und PMMA auftretenden Gewebsreaktionen sowie Störungen der Knochenzellen und mögliche prolongierte toxische Einflüsse. Durch die Anwendung unentkalkter Präparationsverfahren sowie der quantitativen Erfassung der Veränderungen lassen sich neue Aussagen zur Problematik der PMMA/Knochengrenzfläche vornehmen (DELLING und ENGELBRECHT, 1980; DRAENERT und RUDIGIER, 1978; LINTNER et al., 1982).

Ziel des vorliegenden Berichtes ist

1. die Darstellung der Grenzschichtphänomene nach bis zu mehr als 10jähriger Endoprothesenimplantation,
2. die Darstellung von Grenzschichtphänomenen nach Implantation mechanisch anders gelagerter Femurkappen-Endoprothesen bei Verwendung von PMMA,
3. eine quantitative Auswertung einiger Grenzflächenphänomene und
4. Aspekte noch offener Untersuchungen.

* Herr CHRISTIAN KOFELDT hat im Rahmen einer Inaugural-Dissertation wesentlich an der Erstellung der vorliegenden Ergebnisse mitgewirkt. Kurz vor Beendigung des Studiums und Abschluß der Dissertation verstarb Herr KOFELDT durch einen tragischen Unglücksfall.

Material und Methoden

Um die verschiedenen mechanischen Einflüsse auszuschließen, werden in der vorliegenden Untersuchung nur Fälle mit festsitzenden Endoprothesen berücksichtigt.

75 Biopsien aus dem Femurschaft, der Hüftpfanne bzw. dem Tibiakopf wurden aus festsitzenden Endoprothesenteilen entnommen. Die Implantationsdauer betrug maximal 13 Jahre. Außerdem wurden untersucht die Grenzflächen von 40 klinisch festsitzenden Hüftkappenendoprothesen (meist sog. Wagnerkappen), die wegen Lockerung der Hüftpfanne entfernt werden mußten.

10 Hüftgelenksendoprothesen mit einer Implantationsdauer bis zu 5 Jahren wurden anhand von Autopsiepräparaten in mehreren Ebenen untersucht.

Für sämtliche histologischen Verfahren wurde eine unentkalkte Präparation angewendet. Die Biopsiepräparate sowie Teile aus den Hüftkappen wurden nach Einbettung in Acrylat unentkalkt geschnitten. Von sämtlichen Präparaten wurden eine Goldner-Färbung, Toluidinblau-Reaktion sowie z.T. eine Berlinerblau-Reaktion zum Nachweis von Eisen durchgeführt. Die Endoprothesen nach Autopsie wurden geröntgt und dann horizontal in mehren Ebenen unter Erhalt der Metall-Zement-Knochen-Relation mit einem Diamantsägeblatt aufgesägt. Dieses Material wurde in dünnen Scheiben geröntgt. Die Einbettung erfolgte in einen speziellen Kunststoff (Kulzer VP 460), der den Knochenzement nicht auflöst. Dadurch wird der unmittelbare Kontakt zwischen Zement und Knochen erhalten. Zur technischen Vereinfachung wurde der Metallanteil im Zentrum vorher entfernt, da in diesem Zusammenhang die Grenzschichtphänomene zwischen Zement und Metall nicht interessierten. Aufgrund des großen zeitlichen und technischen Aufwandes liegen dazu erst vorläufige Ergebnisse vor.

Die quantitativen Untersuchungen bestehen in einer Streckenmessung der Breite der Bindegewebsmembran sowie der osteoiden Säume. Dazu wurde ein elektronisches Bildanalysesystem (Zeiß/Kontron) verwendet. Im Schnittpräparat wurden jeweils

10 Stellen in gleichem Abstand ausgemessen. Das gleiche Verfahren wurde für die Bestimmung der Osteoidsaumbreite verwendet. Mit einem entsprechenden Rechnerprogramm erfolgte die Mittelwertsbildung und die graphische Darstellung in Abhängigkeit von der Implantationsdauer.

Ergebnisse

1. *Allgemeine Phänomene*

In Abhängigkeit vom Zeitpunkt der morphologischen Untersuchung nach Implantation der Endoprothese bzw. nach Einbringen des Knochenzementes lassen sich charakteristische morphologische Phänomene beobachten (SEMLITSCH und WILLERT, 1970; WILLERT und PULS, 1972; WILLERT und SEMLITSCH, 1976). Entsprechend den Untersuchungen anderer Autoren (WILLERT et al., 1974) kommt es unmittelbar im Anschluß an die Implantation (Initialphase) zu lokalen Fettgewebs- und Knochennekrosen. Daneben bestehen bedingt durch die mechanische Traumatisierung ossäre Mikrosequester (Abb. 1). Im Zusammenhang mit dieser Nekrose sowie der damit verbundenen Abräumreaktion treten in den ersten Wochen nach Implantation der Endoprothese lymphozytäre Infiltrate auf sowie erste Histiozyten und Fremdkörperriesenzellen. Letztere führen zur Resorption der mechanisch entstandenen Mikrosequester. Die anschließende zweite Phase (Reparationsphase nach WILLERT) schließt sich fließend der Initialphase an. Sie ist vor allem durch eine Resorption der Mikrosequester charakterisiert, außerdem kommt es in unmittelbarer Nachbarschaft zum eingebrachten Knochenzement zur Neubildung von Knochentrabekeln, die jetzt parallel zur Zementfläche verlaufen (Abb. 2). Die nekrotischen Fettzellen werden abgeräumt und entweder durch Bindegewebe oder wahrscheinlich auch durch Zellen der Hämatopoese ersetzt. An der unmittelbaren Zementknochengrenzfläche spielen sich komplexe Reaktionen ab. Es kommt zur Entwicklung von Riesenzellen, die zwischen Zement und angrenzenden Kollagenfasern liegen. Diese Riesenzellen haben sicher die Möglichkeit, Bewegungen durchzuführen, so daß sie in begrenztem Umfang dort austretendes oder lokalisiertes Material abräumen können. Außerdem gibt es Hinweise dafür, daß Riesenzellen auch Knochenzement resorbieren können und allmählich auf allerdings kurzen Strecken in die eigentliche Zementmenge eindringen. Bereits in der Reparationsphase entwickelt sich eine unterschiedlich starke Bindegewebsmembran. Diese besteht aus parallel zum Zement orientierten Kollagenfasern mit dazwischen gelegenen Fibroblasten. Innerhalb dieses Bindegewebes liegen immer wieder Histiozyten, die Röntgenkontrastmittel (Bariumsulfat) in Abhängigkeit von der Implantationsdauer speichern können. Auffälligerweise erfolgt die Knochenneubildung immer zur Zement abgekehrten Seite, d.h., nur hier finden sich Osteoblasten. Das Knochengewebe im unmittelbaren Kontakt zur Ze-

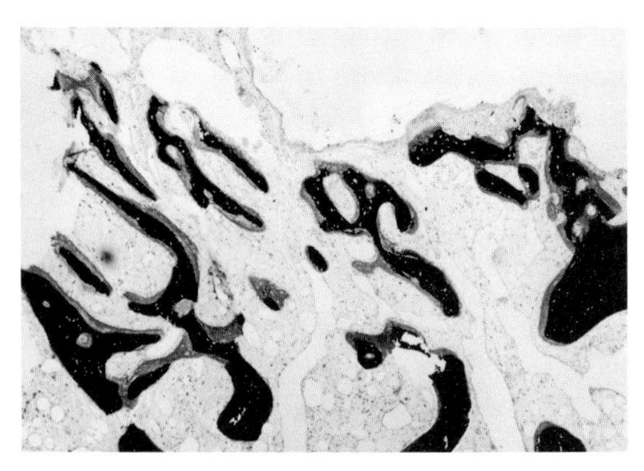

Abb. 2: Reparationsphase nach PMMA-verankerter Hüftgelenksendoprothese. Neben Bindegewebsbildung an der Grenzschicht zum Zement (rechte obere Bildhälfte) deutliche Neubildung eines fibrösen Knochens mit verzögerter Mineralisation (Osteoid grau). v. Kossa-Modifikation, unentkalkt, 24×.

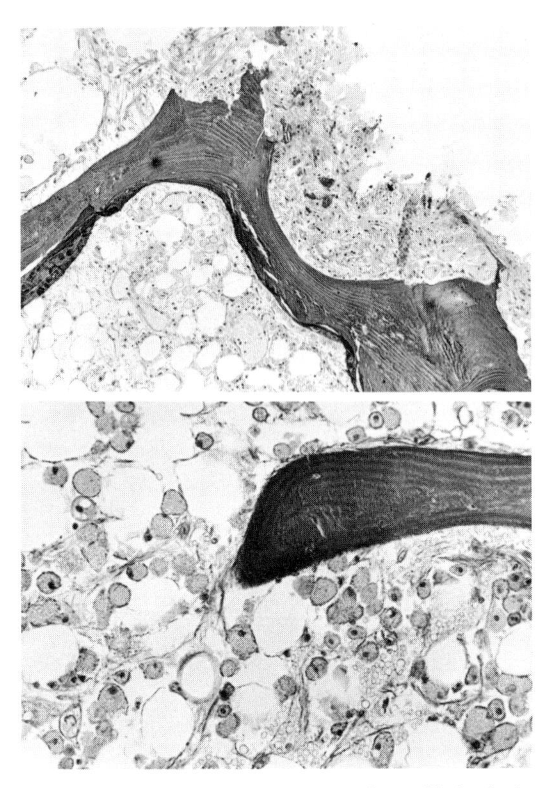

Abb. 1: Initialphase nach PMMA-verankerter Hüftgelenksendoprothese. Obere Bildhälfte mit Mikrosequestern und beginnender Entwicklung eines Granulationsgewebes. Im darunter liegenden Markraum degenerativ veränderte Fettzellen (Ausschnitt untere Bildhälfte).
Goldner, unentkalkt, 24× bzw. 60×.

mentoberfläche zeigt eine deutliche Mineralisationsstörung. Hier können sehr breite osteoide Säume beobachtet werden. Es ist bisher unklar, zu welchem Zeitpunkt diese Mineralisationsstörung auftritt und welches der zugrunde liegende Mechanismus ist. In der dritten Phase (Stabilisationsphase nach WILLERT) tritt die Resorption von Mikrosequestern zurück. Die Bindegewebsmembran wird eher zellärmer. Dagegen besteht die Mineralisationsstörung am Knochengewebe in unmittelbarem Kontakt zum Knochenzement fort. Osteoblasten lassen sich auf der Seite des Zementes praktisch nie beobachten. Dagegen sind Osteoidsäume mit Osteoblasten als Ausdruck eines fortbestehenden Umbaues der unmittelbar an der Grenzschicht gelegenen Knochenteile weiterhin zu beobachten. Systematische Untersuchungen für das Ausmaß dieser noch erhaltenen Knochenumbaudynamik fehlen allerdings bisher. Einbuchtungen in den Knochenzement mit darin gelegenen Osteoklasten lassen sich mit fortschreitender Implantationsdauer beobachten. Möglicherweise ist dies die Ursache für die Ablagerungen von Röntgenkontrastmittel in den weiter im Bindegewebe gelegenen mononukleären histiozytären Zellen (Abb. 3–6)

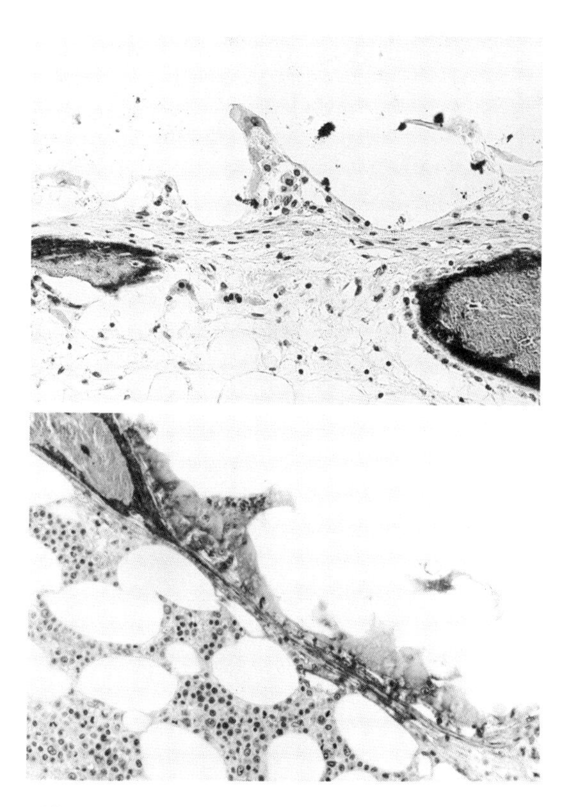

Abb. 4: Veränderungen der Knochen/Zementgrenze bei festsitzender Endoprothese. Schmale Bindegewebsmembran mit angrenzendem Knochengewebe. Mineralisationsstörung mit breitem Osteoid (schwarz). Osteoblasten an der Zement abgekehrten Seite. Zwischen Zement und Bindegewebe mehrkernige Riesenzellen, die trichterförmig in den Zement hineinragen.
Goldner, unentkalkt, 60× (oben), 120× (unten).

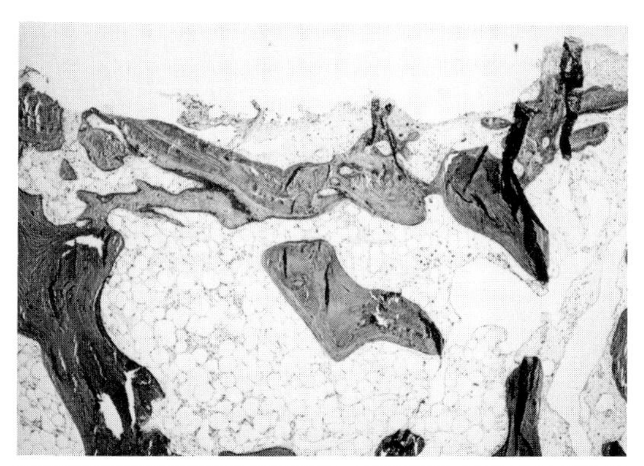

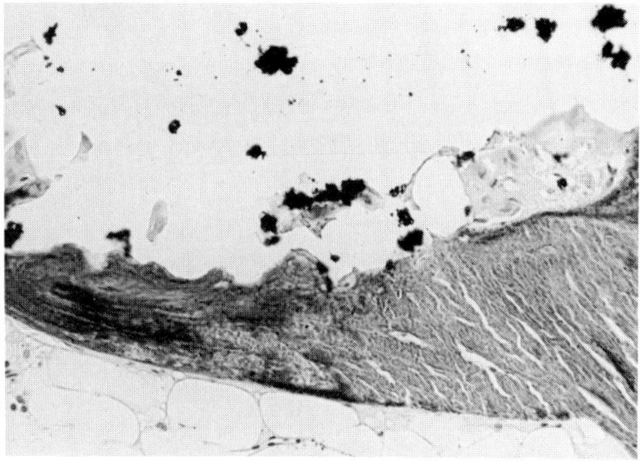

Abb. 3: Stabilisationsphase nach PMMA-verankerter Hüftgelenksendoprothese. Neugebildete, plumpe Trabekel, die z. T. parallel zur Knochen/Zementgrenze verlaufen. Schmale Bindegewebsmembran. Vereinzelt direkter Kontakt zum Knochen in Form flacher Mulden (untere Bildhälfte).
Goldner, unentkalkt, 24× bzw. 90×.

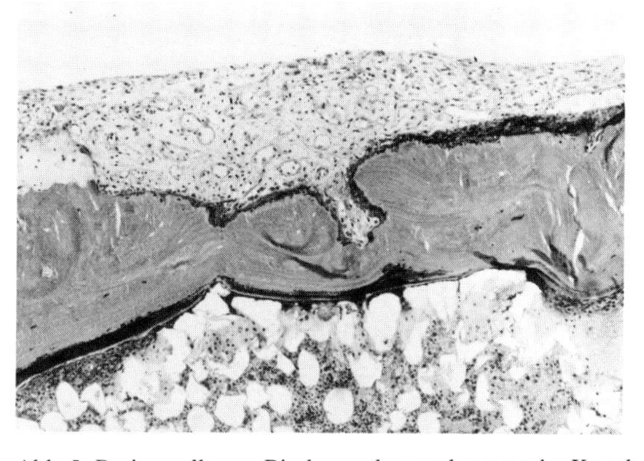

Abb. 5: Breite, zellarme Bindegewebsmembran an der Knochen/Zementgrenze. Daneben persistierendes Osteoid als Ausdruck einer Mineralisationsstörung. In der unteren Bildhälfte Zellen der Hämatopoese.
Goldner, unentkalkt, 60×.

Unsere quantitativen Untersuchungen zeigen, daß die Osteoidsaumbreite als Maß für die Mineralisationsstörung mit der Implantationsdauer statistisch nicht eindeutig progredient ist. Die Breite der Bindegewebsmembran zeigt ebenfalls keine Korrela-

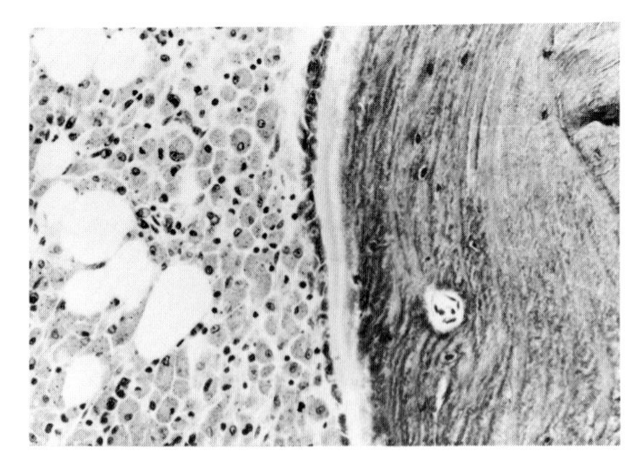

Abb. 6: Histiozyten mit gespeichertem, staubförmigem Femurmaterial (Röntgenkontrastmittel?). Daneben Knochenneubildung durch Osteoblasten (Bild Mitte).
Toluidinblau-Reaktion, unentkalkt, 138×.

tion zur Dauer der Implantation. Die Bindegewebsmembran ist zwar in einzelnen Biopsiepräparaten unterschiedlich breit. Gemessen am Gesamtkollektiv ergibt sich jedoch keine Zunahme über die Zeit im Femurschaft- und Kniebereich (Abb. 7 und 8).

2. *Spezielle Besonderheiten in Abhängigkeit von Lokalisation und untersuchtem Material*

2.1. *Reaktionen an der Knochen/Zementgrenze im Bereich der Hüftpfanne*

An der Hüftpfanne ist die Bindegewebsreaktion etwas stärker ausgebildet als in den übrigen untersuchten Endoprothesenteilen. Ein direkter Knochenzementkontakt wird praktisch nicht oder nur in einem Anteil von sicher unter 5% beobachtet. Auffällig ist weiterhin, daß die Breite der Bindegewebsmembran bereits in den einzelnen untersuchten Biopsiepräparaten eine starke Varianz zeigt. Häufig sieht man außerdem histiozytäre Granulombildungen, die im polarisierten Licht doppeltbrechendes Material in Form kleinster, staubförmiger Partikel enthalten. Diese histiozytären Granulome reichen z. T. in die angrenzenden Markräume hinein. Ob dies eine direkte Destruktion des Knochengewebes bewirkt, läßt sich nicht eindeutig entscheiden. Eine massive Stimulation von Osteoklasten bestand jedenfalls nicht. In einem Fall konnten erhebliche Riesenzellgranulome nachgewiesen werden, die doppeltbrechendes, lamellen- bzw. staubförmiges Material enthielten. Gleiches Material ist auch im Zytoplasma der Fremd-

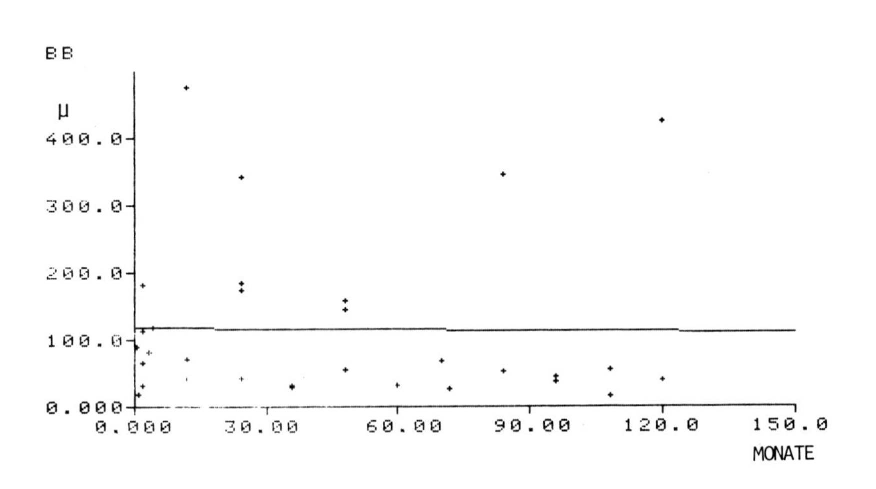

Abb. 7: Beziehung zwischen Bindegewebsmembran an der Knochenzementgrenze (BB) und Implantationsdauer bei 31 Fällen mit Totalendoprothese (Hüfte, Knie). Keine signifikante Korrelation.

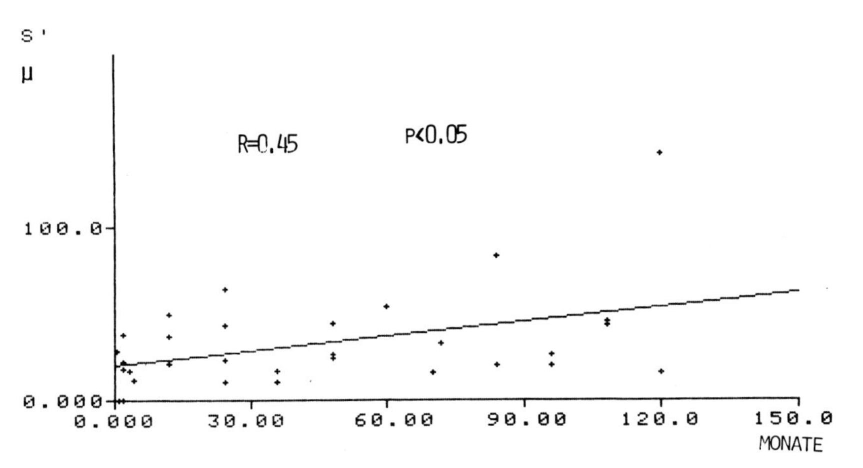

Abb. 8: Beziehung zwischen Osteoidsaumbreite (S') an der Knochenzementgrenze und Implantationsdauer bei 31 Fällen mit Totalendoprothese (Hüfte, Knie).

körperriesenzellen selbst zu beobachten. Das Ausmaß der Mineralisationsstörung ist vom subjektiven Eindruck her geringer im Vergleich mit Veränderungen der Femurdiaphyse.

2.2. Veränderungen der Knochen/Zementgrenze im Bereich der Femurdiaphyse

Die Verankerung der Hüftgelenksendoprothese in der Femurdiaphyse stellt eine mechanische Besonderheit dar. Zum anderen ist aber in den weiter distal gelegenen Abschnitten ein unmittelbarer Kontakt des Zementes mit der Kortikalis gegeben. Das Ausmaß der Faserbildung ist gerade in der Femurdiaphyse z. T. sehr gering. Häufig sieht man dagegen Mineralisationsstörungen mit sehr breiten osteoiden Säumen. Die Osteoblasten liegen bei dem anhaltenden Knochenumbau immer auf der Zement abgekehrten Seite der Trabekel. Eine Knochenneubildung kann also nicht in Richtung zum Zement hin erfolgen. Zwischen Zement und Bindegewebsmembran liegen unterschiedlich viele Riesenzellen. Auch hier enthalten die histiozytären Zellen doppeltbrechendes Material

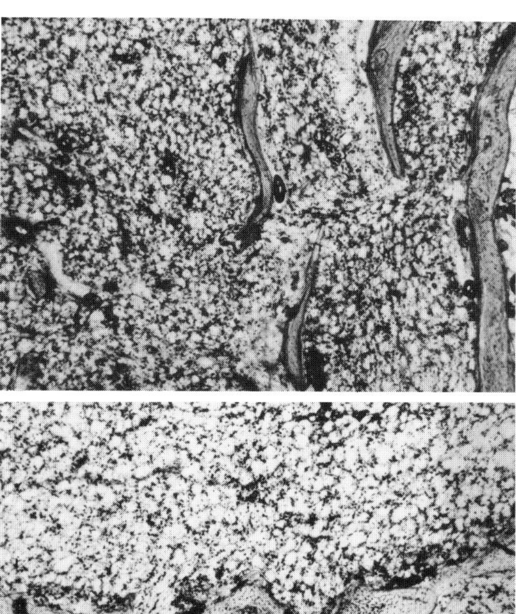

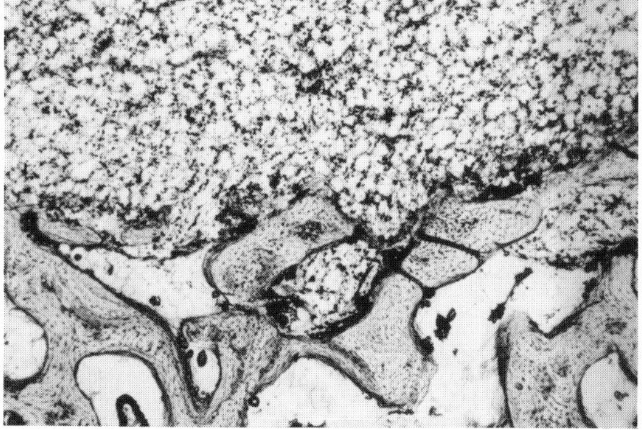

Abb. 10: Einschluß der Spongiosa in den Knochenzement (obere Bildhälfte) sowie langstreckiger direkter Kontakt zwischen Knochenzement und spongiosierter Kortikalis. Knochenzement schwarz gepunktet (Kontrastmittel).
Dünnschlifftechnik, Toluidinblau-Reaktion, 6× bzw. 60×.

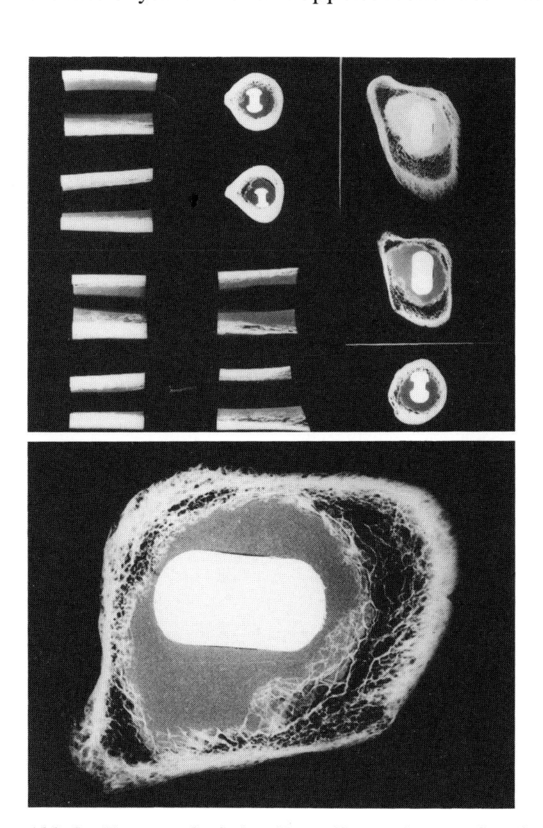

Abb. 9: Röntgenologische Darstellung einer aufgearbeiteten Hüftgelenksendoprothese in 5 Ebenen.

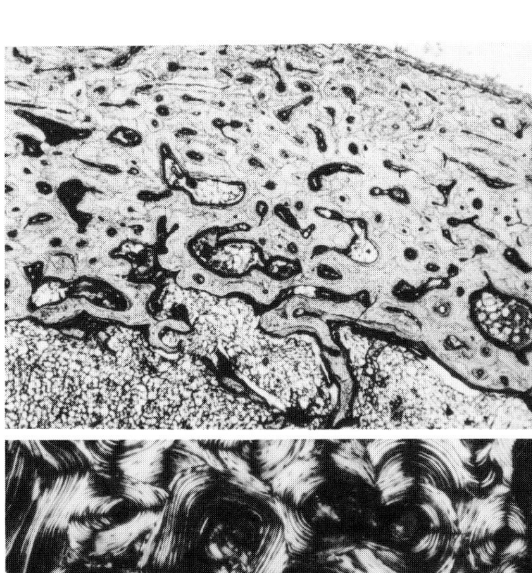

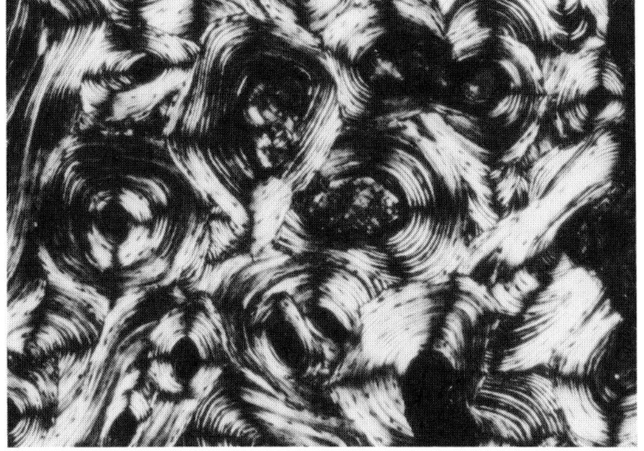

Abb. 11: Beziehung zwischen Kortikalis und Knochenzement nach 3jähriger Hüftgelenksendoprothesen-Implantation. Große Resorptionszonen in den zementfernen Regionen. Osteonen-Struktur erhalten (untere Bildhälfte). ▷
Dünnschlifftechnik, Toluidinblau-Reaktion 2,4× bzw. 180×.

von feingranulärer Struktur. In den Biopsiepräparaten läßt sich das Ausmaß der Spongiosierung der Kortikalis nicht beurteilen.

In den vorläufig erstellten Schliffpräparaten von Endoprothesen unter Erhalt des eingebrachten Knochenzementes finden sich überraschend in längeren Strecken, die z.T. 20% der Zirkumferenz ausmachen, direkte Kontakte zwischen Knochenzement und Knochen. In diesen Abschnitten ist keine Bindegewebsbildung zu beobachten. Liegt eine Bindegewebsproliferation vor, so finden sich immer histiozytäre Zellen mit Einschluß von Röntgenkontrastmittelresten (Abb. 9–11).

2.3. *Veränderungen der Knochen/Zementgrenze im Bereich des Kniegelenkes*

Nach Implantation von Kniegelenksendoprothesen sieht man gleichartige Phänomene wie für die Pfanne und die Femurdiaphyse beschrieben. Auch hier läßt sich bei quantitativer Auswertung keine Progredienz der Bindegewebsproliferation bzw. Mineralisationsstörung in Beziehung zur Implantationsdauer beobachten. Eine Besonderheit bietet lediglich die Bildung von lokalen Mikrosequestern innerhalb des Zementes. Dies entsteht durch das Hineinragen von Knochentrabekeln in den Knochenzement. Diese werden sicher bereits in der Frühphase nekrotisch und können aufgrund einer fehlenden Vaskularisation nicht durch Osteoklasten abgeräumt werden, so daß sie weitgehend areaktiv im Zement verbleiben.

2.4. *Veränderungen der Knochen/Zementgrenze bei Femurkappenendoprothese*

Die Beobachtungen an festsitzenden Femurkopfkappen sind von uns an anderer Stelle ausführlich mitgeteilt worden (Delling et al., 1984). Interessant ist besonders die morphologische Struktur am Scheitel der Femurkopfkappe im Vergleich zu den Veränderungen an den Kappenrändern. Bei festsitzender Kappe beobachtet man am Scheitel eine schmale Bindegewebsmembran, eine lokale Mineralisationsstörung mit verbreitertem Osteoid sowie Histiozyten. An den Rändern wird die Bindegewebsmembran breiter und es sind immer Fremdkörperriesenzellen in granulomartiger Anordnung zu beobachten. Der gravierendste Befund tritt jedoch an der tiefer gelegenen Spongiosa auf. Hier kommt es zur Entwicklung schwerster lokaler Inaktivitätsatrophien mit einer Verschmälerung der Trabekel. Das Ergebnis ist ein hochgradiger Verlust an Knochenmasse, der dann zu Mikrofrakturen führt und möglicherweise eine Lokkerung einleitet (Abb. 12 und 13). Bei gelockerten Endoprothesen treten dann Nekrosezonen neben osteosklerotischen Herden auf.

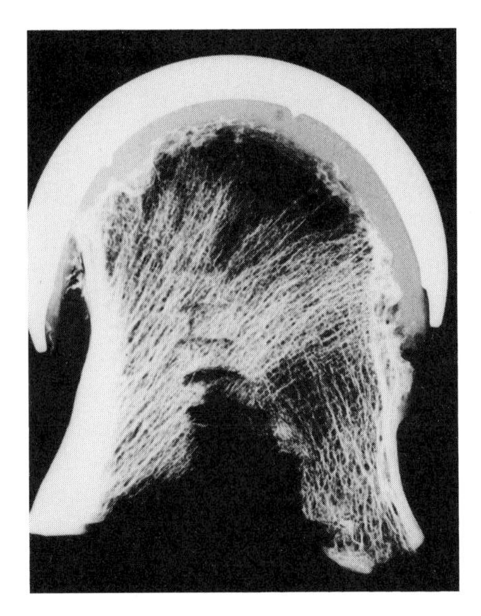

Abb. 12: Röntgenologische Darstellung eines Schnittpräparates aus einem Femurkopfrest mit Kappenendoprothese. Schmale zirkulär verlaufende Trabekel unmittelbar unter dem Knochenzement. Daneben ausgeprägte Rarefizierung der Spongiosa.

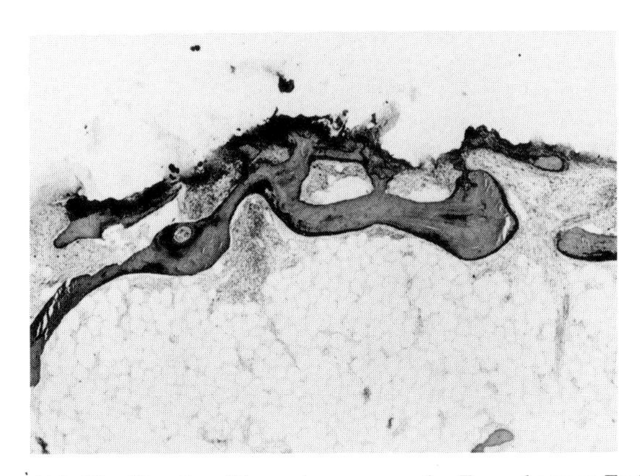

Abb. 13: Knochen/Zementgrenze nach Femurkappen-Endoprothese. Oberflächlich Riesenzellen sowie eine Bindegewebsmembran. Am Knochen breite osteoide Säume (Stabilisationsphase nach 2,5jähriger Implantation, Entfernung wegen Lockerung der Hüftpfanne).
Goldner, unentkalkt, 60×.

Diskussion

Die eigenen bisher durchgeführten Untersuchungen zur Problematik der Reaktionen des Knochengewebes auf Knochenzement basieren auf menschlichem Material mit unterschiedlicher mechanischer Belastung. Die Gewinnung von Biopsiematerial gerade aus festsitzenden Endoprothesenteilen hat neue Einblicke ermöglicht. Dabei lassen sich die generellen Phänomene in Übereinstimmung mit den experimentellen Untersuchungen sowie Beobachtungen anderer Autoren bringen. Aus dem relativ umfangreichen und vielfältigen Material ergeben sich folgende Besonderheiten:

Die von WILLERT und PULS (1972) gewählte Einteilung der Knochenreaktion auf die Implantation von Knochenzement ist reproduzierbar und für die Beurteilung hilfreich. Besonders die Initialphase zeigt ein sehr gleichförmiges Bild (BIEHL et al., 1974; LINDNER und ROMANUS, 1976; LINDNER, 1982; LINTNER, 1983). Die Reparationsphase scheint nach unseren Ergebnissen nur wenige Monate zu betragen. Die Zeit bis zum Abschluß oder zur Wiederherstellung eines konstant ablaufenden turnovers und der Abschluß der Bindegewebsentwicklung scheint bereits nach Monaten und nicht erst nach 1–2 Jahren erreicht zu sein.

Überraschenderweise ergibt sich bei einmal festsitzender mit Zement implantierter Endoprothese keine Zunahme der Bindegewebsproliferation und der Osteoidsaumbreite in Beziehung zur Implantationsdauer. Dieser Befund konnte anhand quantitativer Auswertungen objektiviert werden. Dabei war schon in den vergangenen Jahren aufgefallen, daß das menschliche Auge über keine subjektiven Merkmalserkennungen verfügt, um das morphologische Bild einer 10 Jahre implantierten Endoprothese von einer 2 Jahre implantierten Endoprothese zu unterscheiden. Auffällig ist bei der Betrachtung der Langzeitveränderungen, daß sehr große Riesenzellen zwischen Knochenzement und Bindegewebe auftreten, die durchaus in der Lage sind, in Spalträume des Zementes einzudringen. Nach unserem bisherigen (und sicher nur vorläufigen) Eindruck sind diese Spaltbildungen trichterförmig, so daß die Möglichkeit einer Resorption des Knochenzementes durch Riesenzellen bzw. osteoklastenähnliche Zellen durchaus möglich erscheint. Weiteres Indiz dafür ist die Ablagerung von Röntgenkontrastmittelresten im angrenzenden Bindegewebe. Dieser Befund müßte als Freisetzung und damit Resorption von Zement erklärt werden. Das freiwerdende Röntgenkontrastmittel wird dann von den mononukleären Histiozyten im angrenzenden Granulationsgewebe aufgenommen. Ob das Röntgenkontrastmittel einen besonderen Faktor darstellt, der die Entwicklung von Riesenzellen begünstigt, muß abgewartet werden (RUDIGIER et al., 1976). In der Femurdiaphyse, bei der ein direkter Knochenzementkontakt nachweisbar ist, sind in der Umgebung keine Röntgenkontrastmittelablagerungen zu beobachten. Immer dort, wo Histiozyten auch viel Kontrastmaterial speichern, besteht eine erhebliche Bindegewebsproliferation mit einer Destruktion des angrenzenden Knochengewebes. Auch die auftretende Mineralisationsstörung zeigt keine Progredienz mit zunehmender Implantationsdauer. Sie weist anscheinend regionale Unterschiede auf. Die Kortikalis bzw. Spongiosa des Femurs ist anscheinend stärker betroffen. Dies kann einmal von der Menge des eingebrachten Knochenzementes und einer lokalen toxischen Schädigung abhängen, zum anderen jedoch auch von der Ausgangssituation des endostalen bzw. kortikalen Knochenumbaues bei Implantation der Endoprothese. Da an der Zement zugekehrten Seite praktisch keine Osteoblasten auftreten, muß ein direkt toxischer Effekt auf die Osteoblasten angenommen werden. Dafür verantwortliche Substanzen wurden von BÖSCH et al. (1980, 1982) aufgezeigt und in ihrer Bedeutung diskutiert.

Bei unterschiedlicher statischer Belastung (Hüftgelenksendoprothese, Kniegelenksendoprothese, Femurkappenprothese) ergeben sich gleichartige histologische Veränderungen und Reaktionen des Knochengewebes (CSERHATI et al., 1979). Mechanische Komponenten bewirken darüber hinaus Mikrosequestrierungen des Knochens, das Auftreten von Abriebmaterial mit der Induktion von Fremdkörperriesenzellen bis hin zur völligen Nekrose des Knochengewebes. Diese Entwicklungen sind unabhängig vom verwendeten Material und damit auch vom Knochenzement. Eigene Untersuchungen an zementlosen Endoprothesen weisen darauf hin, daß auch hier ausgedehnte Bindegewebsmembranen zwischen Implantat und Knochengewebe auftreten können (DELLING et al., 1983). Die Entwicklung von Fremdkörperriesenzellen und histiozytären Zellen fehlt dagegen bzw. ist in einem wesentlich geringeren Prozentsatz entwickelt. Erst bei mechanischer Lockerung und dem Auftreten von Arrosionsprodukten treten ähnliche Phänomene mit histiozytären Granulomen und Fremdkörperriesenzellen auf. Damit scheint das morphologische Substrat mit Riesenzellen zwischen Bindegewebsmembran und Knochenzement sowie die Entwicklung von histiozytären Granulomen spezifisch für die bisher verwendeten Knochenzemente zu sein. Eine wesentliche Rolle käme nach den eigenen Beobachtungen dem Röntgenkontrastmittel zu. Ein zeitlich limitierender Faktor für den Erhalt der Funktion einer Endoprothese, der sich in einer Progredienz der Veränderungen mit zunehmender Implantationsdauer an der Zement-Knochen-Grenze abzeichnen würde, ergibt sich aus den eigenen Untersuchungen nicht.

Zusammenfassung

Die eigenen Erfahrungen der Reaktion des Knochengewebes auf Knochenzement werden berichtet. Die Untersuchungen basieren auf 75 Biopsien aus festsitzenden Endoprothesenteilen (Hüftpfanne, Femurschaft, proximale Tibia), 40 festsitzenden Femurkappenprothesen sowie Untersuchungen an Hüftgelenksendoprothesen von 10 Autopsiefällen unter Erhalt des Knochenzementes in Beziehung zum angrenzenden Knochengewebe. Alle Schnittpräparate wurden nach unentkalkter Präparation angefertigt. Das Autopsiematerial wurde anhand von 100 μ dicken Schliffpräparaten untersucht. Die Ergebnisse bei gelockerten Endoprothesen nach Verwendung von Knochenzement werden ausgeklammert. Zur Objektivierung der morphologischen Phänomene wird eine quantitative Auswertung der Bindegewebsproliferation sowie der Osteoidsaumbreite vorgenommen. Für die derzeit verwendeten Knochenzemente in der klinischen Routine sind die Entwicklung von Riesenzellen sowie Histiozyten mit einer damit verbundenen Bindegewebsproliferation charakteristisch. Ein direkter Knochen-Zement-Kontakt tritt an der Hüftpfanne nur in einem kleinen Prozentsatz auf. Wahrscheinlich ist dieser direkte Kontakt im Femurschaft höher als bisher von uns selbst vermutet wurde. In den Autopsiepräparaten ergeben sich bis zu 20% direkter Knochen-Zement-Kontakt. Die Ergebnisse sind an weiterem Material zu überprüfen. Unabhängig von der Implantationsdauer tritt eine lokale Mineralisationsstörung auf. Die Pathogenese ist unklar. Verantwortlich sind möglicherweise zusätzlich im Zement enthaltene Stoffe. Ein limitierender Faktor für den festen Sitz einer Endoprothese ist an der unmittelbaren Grenzschicht nicht zu erkennen. Weiter entfernt gelegene Phänomene, d.h. Änderungen der endostalen Umbauaktivität in der Umgebung der Endoprothese mit dem Aufbau mechanisch unzureichend belastbarer Strukturen bedürfen einer weiteren intensiven Bearbeitung.

Literatur

Biehl, G., Harms, J., Hansen, U.: Experimentelle Untersuchungen über die Wärmeentwicklung im Knochen bei der Polymerisation von Knochenzement. Arch. orthop. Unfall-Chir. *78,* 62, 1974.

Bösch, P., Kristen, H., Zweymüller, K.: An analysis of 119 loosenings in total hip endoprotheses. Arch. Orthop. Traumat. Surg. *96,* 83, 1980.

Bösch, P., Harms, H., Lintner, F.: Nachweis des Katalysatorbestandteiles Dimethylparatoluidin im Knochenzement, auch nach mehrjähriger Implantation. Arch. Toxicol. *51,* 157, 1982.

Charnley, J.: The reaction of bone to self-curing acrylic cement. J. Bone Jt. Surg. *52-B,* 340, 1970.

Charnley, J.: The alloarthroplasty of the hip. Springer, Berlin/Heidelberg/New York 1979.

Cserhati, M.D., Oliveira, L.G., Jacob, H.A.C., Schreiber, A.: Histomorphological investigations of coxa femoral ends following double-cub arthroplasty according to Freeman. Arch. Orthop. Traumat. Surg. *94,* 233, 1979.

Delling, G., Engelbrecht, E.: Morphologische Veränderungen an der Knochen-Zementgrenze nach mehrjähriger Endoprothesenimplantation. Acta Med. Austriaca Suppl.20, *7,* 16, 1980.

Delling, G., Reichelt, A., Engelbrecht, E.: Knochen- und Grenzschichtveränderungen nach Implantation von Double-Cup-Arthroplastiken. Z. Orthop. *122,* 770, 1984.

Delling, G., Krumme, H., Engelbrecht, E., Heise, U., Kotz, R.: Reaction of bone tissue after longterm implantation of total joint arthroplasty - a morphological study. In: Kotz, R. (Ed.): Proceedings, 2nd International Workshop of the Design and Application of Tumor Prostheses for Bone and Joint Reconstruction. Egermann, Wien 1983.

Draenert, K., Rudigier, J.: Histomorphologie des Knochen-Zement-Kontaktes, Chirurg *49,* 276, 1978.

Lindner, L., Romanus, M.: Acute Local Tissue Effects of Polymerizing Acrylic Bone Cement. Clin. Orthop. *115,* 303, 1976.

Lindner, L.: The tissue response to bone cement. In: Williams, D.F. (Ed.): Biocompatibility of Orthopedec Implants, Vol. II. CRC Press, Inc. Boca Raton, Florida 1982.

Lintner, F., Bösch, P., Brand, G.: Histologische Untersuchungen über Umbauvorgänge an der Zement-Knochengrenze bei Endoprothesen nach 3- bis 10-jähriger Implantation. Path. Res. Pract. *173,* 376, 1982.

Lintner, F.: Die Ossifikationsstörung an der Knochenzement-Knochengrenze. Acta Chir. Austriaca Suppl. 48, 1983.

Rudigier, J., Draenert, K., Grünert, A., Ritter, G., Krieg, H.: Biologische Effekte von Bariumsulfat als Röntgenkontrastmittelbeimengung in Knochenzementen. Arch. orthop. Unfall-Chir. *86,* 279, 1976.

Semlitsch, M., Willert, H.-G.: Gewebsveränderungen im Bereiche metallischer Hüftgelenke. VI. Internationales Symposium für Mikrochemie. Gebrüder Sulzer AG, Winthertur, Schweiz, 1970.

Willert, H.-G., Ludwig, J., Semlitsch, M.: Reaction of bone to methacrylate after hip arthroplasty. J. Bone Jt. Surg. *56A,* 1368, 1974.

Willert, H.-G., Puls, P.: Die Reaktion des Knochens auf Knochenzement bei der Allo-Arthroplastik der Hüfte. Arch. Orthop. Unfall-Chir. *72,* 33, 1972.

Willert, H.-G., Semlitsch, M.: Problems associated with the cement anchorage of artificial joints. In: Schaldach, M., Hohmann, D. (Eds.): Engineering in Medicine, Vol. 2, Advances in Artificial Hip and Knee Joint Technology. Springer, Berlin/Heidelberg/New York 1976, pp. 325–346.

Diskussion

Rudigier: Sie haben jetzt mehr als früher auch den direkten Kontakt zwischen Knochen und Zement demonstriert. Sie haben dazu Bilder mehr aus dem trochentären als aus dem kortikalen Schaftbereich gezeigt. Haben Sie im Schaftbereich diese Osteoidsäume nicht gesehen oder nur weniger gesehen und kommen sie mehr im spongiösen Bereich des Trochanters vor?

Delling: Ich habe dazu keine exakten Zahlen. Wenn ich meinen Eindruck referieren darf, dann ist es so, daß der direkte Kontakt an der Corticalis mehr ist als an der Spongiosa.

Rudigier: Und haben Sie in diesen Bereichen dann auch die Osteoidsäume?

Delling: Nein, sie scheinen dort weniger zu sein. Da habe ich nur den einen Fall. Deshalb möchte ich vorsichtig sein.

Rudigier: Das deckt sich mit meinen Ergebnissen am Hund, da habe ich im Bereich der Diaphyse, wenn die Zementplombe den ganzen Femur ausfüllte, im diaphysären Bereich keine Osteoidsäume gefunden und im metaphysären Bereich am Übergang zur Spongiosa, sowohl am Knie wie auch an der Hüfte findet man praktisch identische Bilder mit verkalktem Knochen in der Mitte, mit Osteoidsäumen, die in Bindegewebe übergehen. Ich meine, vom Tierexperiment aus gesehen, daß das ein Phänomen der Spongiosa ist.

Henssge: Wie dick sind Ihre Schliffe und was haben Sie für eine Einbett-Technik?

Delling: Die Schliffe wechseln in ihrer Dicke, die Sägeschnitte sind etwa 100 μ dick, sie sind oberflächengefärbt und sie sind eingebettet mit einem Medium der Firma Kulzer: Technovit VP 460.

HAHN: Bei dünneren Schnitten würde Ihre Aussage sicherer sein, weil die Hintereinanderprojektion Artefakte macht.

DELLING: Natürlich, je dünner der Schnitt ist, umso genauer kann man sagen, was los ist, und die Beurteilung der Osteoidsäume wird dann besser, weil sonst Überlagerungsprobleme hinzukommen.

HAHN: Mit dem direkten Zement-/Knochenkontakt müssen wir dann gründlich umlernen, weil das für unser bisheriges Wissen eher sensationell ist. Man müßte das Augenmerk darauf richten, unter welchen Umständen ein solcher Zustand im Implantatlager besteht, denn es muß eine biomechanische Ruhe herrschen, die dem Knochen diese Möglichkeit gibt. Ist die Bindegewebsschicht nun gut oder schlecht? Harms und Mäusle haben für Fremdkörper die Aussage gemacht, daß die Dicke der Bindegewebsmembran umgekehrt proportional zur Verträglichkeit des Materials ist und die hier gezeigten Ergebnisse scheinen dem zu widersprechen. Es sind wohl andere Kriterien, die die Bindegewebsschicht kennzeichnen als ein steady state, der über viele Jahre aufrechterhalten werden kann.

WILLERT: Wir haben ja die Osteoidsäume schon vor fünfzehn Jahren gesehen und für Prof. Uehlinger waren das immer Umbauvorgänge, wenn Osteoid zu sehen war. Aber wir sehen ja auch, daß die Endoprothesen wandern. Sie können 1–2 cm in den Knochen hineinwandern, und trotzdem sind sie fest verankert und die Patienten haben auch keine Beschwerden. Unter einer solchen Wanderung muß ja auch eine Knochenmodellierung stattfinden. Ist es nicht vielleicht an den Stellen, die Sie zeigten, doch ein Ausdruck der Knochenmodellierung?

DELLING: Nein, ganz bestimmt nicht. Es ist ein grundsätzlicher Unterschied. Es gibt zwei Bilder: das eine wäre neugebildeter Knochen mit der Umbaueinheit Knochen und die Grenzschicht besteht aus Osteoid und insofern hat sich Uehlinger geirrt, denn zum anderen liegt hier eine erhaltene Matrixsynthese vor bei fehlender Mineralisation mit sehr breitem Osteoid, ohne daß wir funktionsfähige Osteoblasten haben. Dieses liegt – und da bin ich mit Herrn Lindner einer Meinung – bei diesen Prothesen vor. Der Beweis muß nur noch erbracht werden, daß z.B. die Kollagenfasern so laufen, daß eine Umbaueinheit vorhanden ist, die dort einmal entstanden ist. Interessant ist nämlich, daß die Matrixsynthese wahrscheinlich eben doch in Richtung des Zementes erfolgt und ich glaube auch, ich habe Bilder gesehen, bei denen eine Mineralisation in Richtung Zement hin erfolgt. In welchen Anteilen das der Fall ist, bleibt die Frage, aber die Mineralisation als solche ist hier gestört.

[1] Institut für Pathologische Anatomie der Universität Wien (Vorstand: Prof. Dr. J. H. HOLZNER)
[2] Orthopädische Universitätsklinik Wien (Vorstand: Prof. Dr. R. KOTZ)

Gewebeschäden durch PMMA-Knochenzement

F. LINTNER[1], P. BÖSCH[2], G. BRAND[2]

Einleitung

Bei der Einbringung von Knochenzement als absolut körperfremde Substanz ist die Biokompatibilität das ausschlaggebende Moment.

Naturgemäß müßten sich somit Effekte, ausgelöst durch das eingebrachte Fremdmaterial an der Grenzschicht zu bzw. in den Zellgeweben niederschlagen. Da widersprüchliche Ansichten über gewebsschädigende Eigenschaften des Knochenzementes bestehen [1, 4, 5, 6, 8, 9, 10, 11, 12, 13, 14, 15, 16, 17, 18], wurde in einer Langzeit-Reihenuntersuchung sowohl das Knochenzementbett als auch Gelenkskapseln zementierter und nicht zementierter gelockerter Endoprothesen im Vergleich zu Gelenkskapseln von Arthrosepatienten histologisch untersucht, überdies das Kapselgewebe der gelockerten Endoprothesen chemisch

Tab. 1: Aufstellung der zementierten und nichtzementierten totalen Endoprothesen und deren Nekroseraten.

	Prothesenart	Prothesenliegezeit in Jahren	Prothesenanzahl	Regeneratkapsel	
				Nekroseanzahl	Prozentsatz
zementiert	MÜLLER-CHARNLEY	0–2	8	6	75
		2–4	13	10	76,66
		4–6	22	17	77.27
		6–8	20	16	80
		8–10	8	6	75
	Gesamt		71	55	77
	Knie - TEP	0–2	2	1	
		2–4	4	4	
		4–6	5	3	
	Gesamt		11	8	73
	WEBER - HUGGLER	0–2	1	1	
		2–4	–	–	
		4–6	3	3	
		6–8	1	1	
		8–10	2	2	
	Gesamt		7	7	100
	McKEE	0–2	–	–	
		2–4	–	–	
		4–6	1	1	
		6–8	2	2	
		8–10	1	1	
		10–12	1	1	
	Gesamt		5	5	100
	Keramik/Keramik/ Metall-Hüft-TEP	0–2	1	1	
	Gesamt		1	1	100
nichtzementiert	Keramik/Polyäthylen/Metall-Hüft-TEP	0–2	2	–	
	Kermikcup/Keramikpfanne	0–2	4	–	
		2–4	3	–	
	Metall/Polyäthylen/Hüft-TEP	0–2	2	–	
	Gesamt		11		

qualitativ auf das Vorkommen der Startersubstanz Di-methyl-paratoluidin geprüft, da aus früheren Untersuchungen bekannt war, daß sich diese Substanz auch nach Jahren noch im Knochenzement nachweisen läßt [1].

Material und Methodik

Das histologische Untersuchungsgut umfaßt:

I 92 feste Knochenzement-Verbindungen nach Reoperation, die Prothesenliegezeit bis zur Reoperation betrug zwischen 2 und 12 Jahren.

II 21 feste Hüft- und Knieendoprothesen nach Obduktion mit einer Prothesenliegezeit von 7 Monaten bis 12 Jahren.

III 95 Gelenkskapseln verschiedener zementierter und 11 nicht zementierter Endoprothesen nach Reoperation im Vergleich zu 492 Gelenkskapseln bei Arthrose (Tab. 1).

Das chemische Untersuchungsgut umfaßt: 10 Gelenkskapseln zementierter Prothesen nach Reoperation.

Die *histologische Untersuchung* stützt sich auf die Methylmethacrylat-Einbettung, Hartschnitt-Technik und Färbe-Technik nach Goldner, Kossa und Toluidinblau (I, II) sowie der fluoreszenzoptischen Betrachtung nach Tetracyclin-Doppelmarkierung (I) im ungefärbten Schnitt sowie der Paraffineinbettung und HE-Färbung (III).

Die *chemische Untersuchung* wurde am eingefrorenen Gelenkskapselmaterial nach Homogenisierung und Alkoholextraktion gaschromatographisch vorgenommen.

Histologisches Untersuchungsergebnis

In der Untersuchungsreihe I und II zeigen sich an der Zementknochengrenze breite, saumartige, kappen- und buchtenförmige osteoide Säume (Abb. 1), die keinen osteoblastären Besatz aufweisen, immer an der dem Zement zugerichteten Seite liegen und das Auftreten atypisch granulärer Verkalkungen zeigen und überdies unregelmäßig gelagerte kollagene Fasern im polarisierten Licht erkennen lassen (Abb. 2). Die diffuse Tetracyclin-Markierung (I) zeigt keine Ausbildung von Doppelbanden. Eine Häufung der Mineralisationsdefekte ist im Bereich «lockerer» Zementstrukturen nachzuweisen, morphologisch nehmen die Mineralisationsdefekte mit der Dauer der Liegezeit zu. Von der Knochenzementgrenze entfernt liegende Knochentrabekel zeigen diese Veränderungen nicht.

Die *Histologie des Kapselgewebes* (III) weist Nekrosen im Bereich der Methacrylatperlen nach (Abb. 3), keine Beziehung zwischen der Menge doppelbrechender Abriebteilchen und Nekrosezonen,

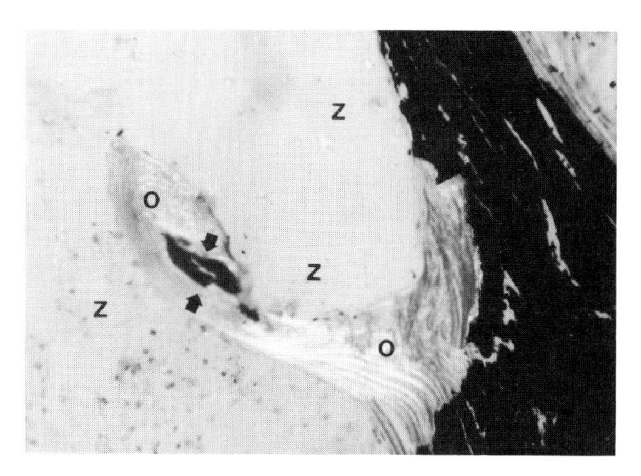

Abb. 2: Knochenbälkchen von der Zement(Z)-Knochengrenze (Gruppe I) nach 10 Jahren Prothesenliegezeit. Starke Reduktion des vollmineralisierten Knochenbälkchens (Pfeile), breites Osteoid (O) mit z. T. unregelmäßiger Fasertextur.
Kossa unentkalkt, polarisiertes Licht, 145×.

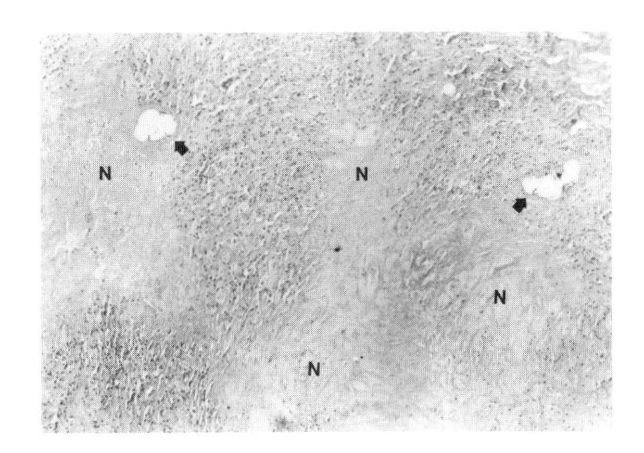

Abb. 3: Gelenkskapselgewebe mit dichter Makrophageninfiltration. PMMA-Perlkonglomerat (Pfeile) im Bereichvon Nekrosezonen (N).
HE 23×.

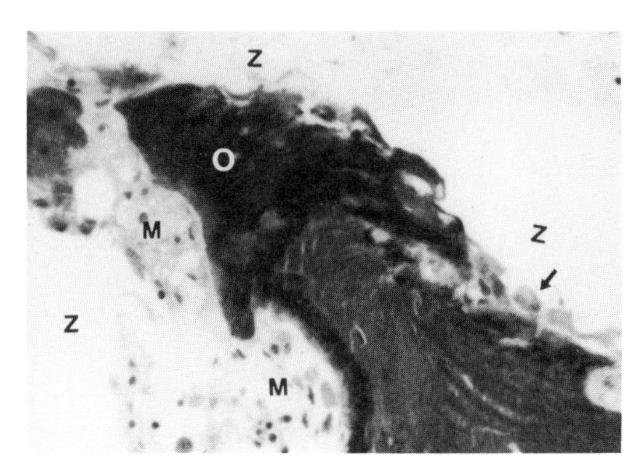

Abb. 1: In den Zement hineinragendes Knochenbälkchen an der Knochen-Zement(Z)-Grenze (Gruppe II) nach 8 Jahren Prothesenliegezeit.
Breite Osteoidkappe (O). Interponierte Bindegewebsmembran (M). Fremdkörperriesenzellen (Pfeil).
Goldner unentkalkt, 145×.

Tab. 2: Vergleich der Nekrosearten.

Gelenkskapseln von 492 Arthrosepatienten	14,83%
Regeneratkapseln von 95 zementierten TEP	73:100,00%
Regeneratkapseln von 11 nichtzementierten Total- bzw. Cup-Endoprothesen	0,00%

eine fehlende Signifikanz (x^2-Test) von Nekroseraten innerhalb von zwei Jahresgruppen verschiedener zementierter Prothesenarten sowie keine Kapselnekrosen bei zementlosen Endoprothesen (Tab. 1).

Eine hohe Signifikanz der Nekroseraten wird im Vergleich Arthrosekapseln (14,83%) und Regeneratkapseln zementierter Prothesen (73:100%) gefunden (Tab. 2).

Chemische Untersuchungsergebnisse

In 2 von 10 Gelenkskapseln (20%) konnte qualitativ Paratoluidin - ein Teil des Zementstartersystems - als niedermolekulare Substanz nachgewiesen werden (Abb. 4).

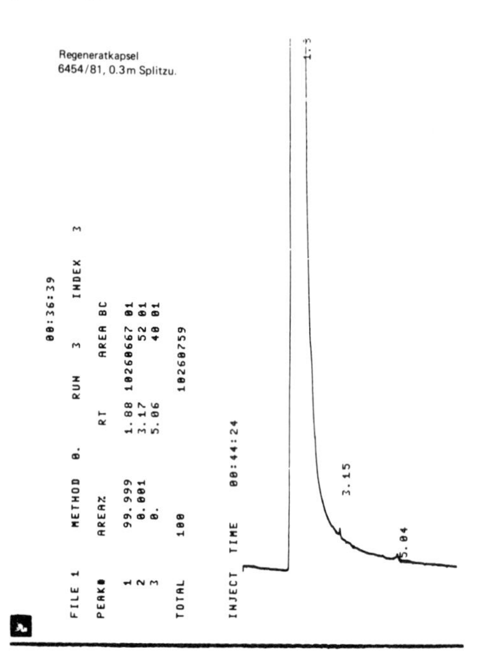

Abb. 4: Gaschromatogramm eines methanolischen Regeneratkapseleluates.
Der Peak bei 1,3 Minuten entspricht dem Lösungsmittel Methanol, der kleine Peak bei 5,04 Minuten dem Paratoluidin.

Diskussion

Die erstmals ausführlich von LINTNER [9, 10] aufgezeigten Mineralisationsdefekte des Knochens an der Zementgrenze stehen im Einklang zu Untersuchungen von DELLING [3], jedoch im Gegensatz zu DRAENERT [4] und SCHNEIDER [14] sowie WILLERT [16] und CHARNLEY [2], die den PMMA-Zement als biologisch taugliches Material beschreiben und bündige Zementkontakte aufzeigen.

Die spezielle scheibenförmige Aufarbeitungsmethodik innerhalb des Obduktionsgutes (II) kann die Belastungsunabhängigkeit der gezeigten Veränderungen beweisen.

Die histologischen Bilder gleichen jenen wie bei Osteomalazie und können durch die Fluoreszenzmarkierung als Mineralisationsstörung erhärtet werden [9, 10].

Die Veränderungen sprechen für eine toxische Langzeitwirkung oder später einsetzenden toxischen Schaden, wobei das im Zement noch nach Jahren nachweisbare Paratoluidin [1] verantwortlich gemacht wird.

Die histologische Untersuchung des Kapselgewebes weist Nekrosen im Bereich von PMMA-Perlen («Nekrosezentren») nach [8, 11], wobei keine Korrelation zwischen der doppelbrechenden Abriebspeicherung und dem Auftreten von Nekrosen gefunden werden kann [8].

Aufgrund statistischer Auswertungen wird einerseits auf eine biologische Gleichwertigkeit der abgeriebenen Teilchen geschlossen, andererseits wird angenommen, daß die errechnete Gleichwertigkeit der Nekroseraten durch den plötzlichen Einstrom vor allem von staubförmigen PMMA-Teilchen bei Lockerung einer Prothese bedingt ist, wobei nicht nur die Menge, sondern auch ein toxischer Einfluß von Bedeutung sein könnte. Diese Annahme wird auch durch den chemisch qualitativen Nachweis von Paratoluidin im Kapselgewebe, als auch durch fehlende Nekrosen bei nicht zementierten Prothesen gestützt [11].

Auch den Aussagen von L. LINDER [7] nach soll der Abrieb des alloarthroplastischen Gelenksersatzes keine Rolle bei der beginnenden Lockerung spielen. LINDER ist sich jedoch über die Rolle des Zementabriebes bei der beginnenden Prothesenlockerung nicht im klaren.

Im Vergleich zu den untersuchten Kapseln bei Arthrose wird die untergeordnete Rolle der Kapselfibrose und Vernarbung mit der in der Literatur angenommenen Lymphgefäßverödung [18] demonstriert.

Schlußfolgerung

Die Untersuchung beweist Mineralisationsdefekte im Sinne der Mineralisationsstörung des Knochens an der Grenze zum autopolymerisierenden Polymethylmethacrylatzement.

Aufgrund der feingeweblichen und chemischen Untersuchung des Gelenkskapselgewebes und der statistischen Auswertung muß bei den derzeitigen verwendeten Materialien bei alloarthroplastischem Gelenkersatz die Hypothese von WILLERT [18] in Frage gestellt werden, der meint, daß es durch die Kulmination des Prothesenabriebes unter Einbeziehung der Speicherkapazität des Prothesenlagerbettes zur Lockerung kommt. Vielmehr muß gefolgert werden, daß es durch die Störung der Mineralisation an der Knochenzementgrenze zu einem Stabilitätsverlust des Implantates mit anschließender Zementzerrüttung kommt, wobei große Mengen von überwiegend staubförmigen PMMA-Partikeln in den Gelenkskapselraum eingespült werden, die durch ihre Menge und Toxizität zur Nekrose führen, was letztlich in den Circulus vitiosus der Teilchenfreisetzung und Teilchenspeicherung mündet und zur manifesten Lockerung einer Prothese führt.

Literatur

1 BÖSCH, P., HARMS, H., LINTNER, F.: Nachweis des toxischen Katalysatorbestandteiles Di-methyl-paratoluidin im Knochenzement, auch nach mehrjähriger Implantation. Arch. Toxicol. *51,* 157, 1982.
2 CHARNLEY, J.: The reaction of bone to self-curing acrylic cement. J. Bone Jt. Surg. *52-B,* 340, 1970.
3 DELLING, G., KRUMME, H., ENGELBRECHT, E., HEISE, K., KOTZ, R.: Reaction of bone tissue after longterm implantation of total joint arthroplasty. A morphological study. 2nd International workshop of the design and application of tumor prostheses for bone and joint reconstruction. Egermann, Wien 1983, pp37-39.
4 DRAENERT, K., RUDIGIER, J.: Histomorphologie des Knochen-Zement-Kontaktes. Chir. *49,* 276, 1978.
5 HULLIGER, L.: Untersuchungen über die Wirkung von Kunstharzen (Palacos und Ostamer) in Gewebekulturen. Arch. Orthop. Unfall-Chir. *54,* 581, 1962.
6 LEAK, E.S., WRIGHT, M.J., GRISTINA, A.G.: Comparative study of the adherence of alveolar and peritoneal macrophages, and of blood monocytes to methylmethacrylate, polyethylene, steinless steel, and vitallium. J. Reticuloendoth. Soc. *20* (5), 403, 1981.
7 LINDNER, L., LINDENBERG, L., CARLSSON, A.: Aseptic loosening of hip prostheses. Clin. Orthop. Rel. Res. *175,* 93, 1983.
8 LINTNER, F., BÖSCH, P., BRAND, G.: Histologische Befunde bei der Endoprothesenlockerung. Congressus Orthopaedicus Hungaricus VI. Abstractband, 1980, S.15-16.
9 LINTNER, F., BÖSCH, P., BRAND, G.: Histologische Untersuchungen über Umbauvorgänge an der Zement-Knochengrenze bei Endoprothesen nach 3-10jähriger Implantation. Pathology Prac. Res. *173,* 376, 1982.
10 LINTNER, F.: Die Ossifikationsstörung an der Knochenzement-Knochengrenze. Acta Chir. Austr. Suppl. 48, 1983.
11 LINTNER, F., BÖSCH, P., BRAND, G., KNAHR, K.: Vergleichende Untersuchungen zur Nekrosebereitschaft des Kapselgewebes bei Arthrose und endoprothetischem Gelenksersatz. Z. Orthop. *122,* 686, 1984.
12 NICASTRO, J.F., SHOGI, H., ROVERE, G.D., GRISTINA, A.G: Effects of methylmethacrylate on S. aureus growth and rabitt alveolar macrophage phagocytosis and glucose metabolism. Surg. Forum *26,* 501, 1975.
13 PEDLEY, G.M., PEDLEY, R.B.: An experimental study of the tissue response to acrylic cement particles. J. Bone Jt. Surg. *62-B,* 259, 1980.
14 SCHNEIDER, R.: Die Totalprothese der Hüfte. Huber, Bern/Stuttgart/Wien 1982.
15 SWANSON, S., FREEMAN, M.A.R.: Die wissenschaftlichen Grundlagen des Gelenkersatzes. Springer, Berlin/Heidelberg/New York 1979.
16 WILLERT, H.-G., PULS, P.: Die Reaktion des Knochens auf Knochenzement bei der Allo-Arthroplastik der Hüfte. Arch. Orthop. Unfall-Chir. *72,* 33, 1972.
17 WILLERT, H.-G.: Die quantitative Bestimmung der Abgabe von monomerem Methylmethacrylat verschiedener Knochenzemente an das umgebende Gewebe während der Polymerisation. Sonderdruck der Battelle Information Nr. 18, 1974.
18 WILLERT, H.-G., SEMLITSCH, M.: Kapselreaktionen auf Kunststoff- und Metallabrieb bei Gelenkendoprothesen. Techn. Rundschau, Sulzer 2, 1975.

Diskussion

POLSTER: Ich habe nicht in Erinnerung, welche Mengen Paratoluidin erforderlich sind, um eine toxische Wirkung zu erzielen. Deshalb jetzt meine Frage: sind die Mengen von Abriebpartikeln, wenn man sie analysieren würde, denn überhaupt in der Lage, solche Nekrosen zu machen?

LINTNER: Das kann ich Ihnen nicht beantworten. Unsere Vorstellung war jetzt nicht, zu prüfen, wieviel Teilchen oder wieviel Paratoluidin da drinnen ist, sondern wir wollten nur wissen, ist Toluidin drinnen und das konnten wir also beweisen.

BUCHHORN: Ich kann Ihre Untersuchungen des Nachweises von Paratoluidin bestätigen. Wir sind mit dem Nachweis der Pyrolyse-Gaschromatographie-Massenspektrographie zur Zeit soweit, daß wir das nicht nur qualitativ, sondern auch quantitativ feststellen können und wir arbeiten eine größere Serie von Analysen jetzt auf. Das Gewebe wird mittels Gefrierschnitt-Technik portioniert.

WILLERT: Da Sie mich mehrfach angesprochen haben und meine Untersuchungsergebnisse in Zweifel gezogen haben, möchte ich doch einiges beantworten: Ich glaube nicht, daß Ihre Vorstellung so grundsätzlich anders ist als die unserige. Ich glaube vielmehr, daß Ihre Befunde unsere Untersuchungen und Überlegungen bestätigen. Ganz abgesehen davon, daß Ihres ja auch ein ganz anderes Material ist. Sie haben «nicht gelockerte Prothesen» aus dem Sektionssaal, deshalb werden Sie solche ausgeprägten Reaktionen nicht sehen, wie wir sie bei den gelockerten Endoprothesen aus dem Operationssaal sehen. Zur Identifikation der Knochenzementpartikel durch Sudanfärbung: wenn ich nicht sicher bin, daß sich in dem Gewebe Knochenzement findet, dann werde ich auch die positive Sudanfärbung an irgendwelchen Partikeln nicht als Knochenzement ansprechen. In allen Fällen, wo wir die Knochenzementpartikel mit Sudanfärbung dargestellt haben, handelt es sich nur um eine supplementäre Technik, um zu zeigen, daß sich wirklich in diesen Löchern und Aussparungen Knochenzementfragmente befunden haben und ich würde sagen, die Morphologie eines Polyäthylenabriebpartikels ist so grundverschieden von der Morphologie des Knochenzementpartikels, daß man die größeren Teilchen schon deshalb unterscheiden kann, zum anderen sagen wir auch nie, daß Knochenzement in Fremdkörpergranulationsgeweben anwesend ist, wenn nicht gleichzeitig Röntgenkontrastmittel da ist. Also insoweit möchte ich unsere eigenen Untersuchungen verteidigen. Dann haben Sie weiterhin gesagt, daß die Korrelation bei Ihnen fehlt zwischen Nekrosen und z.B. doppelbrechendem Polyäthylen. Diese Korrelation ist dort, wo wir sie beschrieben haben und wo wir sie abgebildet haben, immer vorhanden gewesen und wir haben z.B. durch die doppelbrechenden Partikel in einer Nekrosenzone die Zellen noch identifizieren können, wo sie drin lagen. Bei unserem Material, wie wir es veröffentlicht und beschrieben haben, ist diese Korrelation vorhanden.

Zu einigen Ihrer Schnitte möchte ich noch hinzufügen, daß sie so aussahen, als hyalinisiere das Gewebe und wir haben versucht, die Hyalinisierung als eine grobe Narbenbildung von der direkten Nekrose zu unterscheiden.

LINTNER: Sie haben in Ihren Arbeiten die Sudanfärbung eigentlich als Standardfärbung dafür angesehen und sie wird ja auch überall heute noch fälschlicherweise zitiert als gängiger Nachweis des PMMA. Es geht jetzt nicht um die großen Teilchen, sondern es geht um die kleinen staubförmigen Partikel, die es gibt, und die ausschließlich in Makrophagen gespeichert werden. Um die geht es.

[1] Abteilung Orthopädie der Medizinischen Fakultät an der RWTH Aachen
[2] Abteilung Pathologie der Medizinischen Fakultät an der RWTH Aachen
[3] Institut für Kernchemie der Universität zu Köln

Wechselwirkungen zwischen den Röntgenkontrastmitteln der Knochenzemente und den Lagergeweben und Körperflüssigkeiten

F. Löer[1], J. Zilkens[1], R. Michel[3], K. H. Bigalke[2]

Bei 44 Patienten mit zementierten Hüftgelenk-Totalendoprothesen aus Kobalt-Chrom-Legierungen wurden anläßlich von Reoperationen Gewebeproben der Hüftgelenkersatzkapsel und aus der fasziennahen Region, etwa 3–5 cm vom Implantat entfernt, entnommen. Die Gewebeproben wurden mit Hilfe der instrumentellen Neutronenaktivierungsanlanalyse (INAA) untersucht. Die INAA erlaubt eine Multielementbestimmung, wobei gleichzeitig in den Geweben die Konzentrationen von Legierungsbestandteilen der Endoprothesen und von Metallen aus den Röntgenkontrastmitteln der Knochenzemente nachgewiesen werden. Dabei werden in einer Analyse simultan bis zu 18 Elementkonzentrationen bestimmt. Die INAA zeichnet sich bei einem relativ aufwendigen Verfahren durch eine hohe Empfindlichkeit in Verbindung mit sehr geringen Blindwerten aus, die bei der Untersuchung von Spurenelementgehalten biologischer Gewebe erforderlich ist (Hofmann et al., 1982). Die Elementkonzentrationen der durch Implantate belasteten Gewebe wurden verglichen mit den Gewebekonzentrationen bei einem Kollektiv von 26 Patienten, denen vor Einsetzen einer TEP entsprechende Gewebeproben entnommen worden waren.

Die Analysenergebnisse zeigten in den Ersatzkapseln der TEP-Träger ausgeprägte Veränderungen der Elementgehalte (Abb. 1a). So waren die Hauptlegierungsbestandteile der Metallimplantate – nämlich Kobalt und Chrom um jeweils bis zu 3 Zehnerpotenzen angereichert. Die maximalen Belastungen mit den zementspezifischen Metallen sind jedoch noch höher und zwar über 10^4fach für Zirkon und Barium und 10^6fach für Hafnium. Zur Untersuchung von bariumhaltigen Geweben standen nur Proben von 7 Patienten zur Verfügung, so daß auch angesichts des Nachweises erheblicher Anreicherungen eine statistische Aussage über die Signifikanz der Bariumanreicherungen nicht getroffen werden kann. Da die Elemente Zirkon, Hafnium und Barium nur als akzidentelle Spurenelemente in den Geweben der Kontrollgruppe vorhanden sind, ist ihre Konzentration so gering, daß sie unterhalb der Erfassungsgrenze der INAA liegt, d.h. im Bereich von ng/g Trockengewicht (ppb). Aus diesem Grunde erfolgte die statistische Auswertung der Gewebebelastung bei den Implantatträgern unter der Annahme, daß die Erfassungsgrenze der Analysenmethode den Mittelwert der Gewebekonzentration der Kontrollgruppe bildet. Die absoluten Werte der Maximalbelastungen betrugen bei den mit Zirkondioxid versorgten Patienten Gehalte bis zu 10 mg/g Trockengewicht Zirkon und 0,4 mg/g Hafnium. Bei Barium wurde eine maximale Belastung von 1,5 mg/g gefunden. Das Element Hafnium wurde in allen zirkondioxidhaltigen Zementen nachgewiesen, obwohl es in den bisherigen Herstellerangaben nicht genannt wird. Auffällig war dabei eine strenge Korrelation der jeweiligen Zirkon- und Hafniumgehalte mit einem Korrelationskoeffizienten von 0,99 für Kapselgewebe und 0,95 für Gewebe der Faszienregion. Dieser Befund spricht dafür, daß beide Elemente sich im biologischen Milieu ähnlich verhalten.

Die maximalen Belastungen der Gewebe des Faszienbereiches waren etwa eine Zehnerpotenz niedriger als die des Kapselbereiches (Abb. 1b).

Aus Aliquots der zur Multielementanalyse verwendeten Gewebeanteile wurden außerdem histologische Präparate angefertigt, um abzuklären, in welcher Form die nachgewiesenen Elemente in den Geweben vorliegen, ob sie beispielsweise noch in Zementbröckchen eingeschlossen sind oder ob sie frei im Gewebe anzutreffen sind. Weil aber durch die übliche Einbettungstechnik das Methacrylat aus den Schnitten herausgelöst wird, nahmen wir eine modifizierte Einbettungstechnik unter Verwendung von Zedernöl als Intermedium vor. Einzelheiten dieses Einbettungsverfahrens wurden an anderer Stelle mitgeteilt (Löer, 1983; Löer et al., 1983). In Übereinstimmung mit früheren Mitteilungen anderer Autoren sahen wir in einkernigen großen Makrophagen, die meist als Schaumzellen ausgebildet waren, wenig braunes körniges Pigment, das sich in der Berliner-Blaureaktion als eisenpositiv erwies. In den gleichen Zellen wurden braun-schwarze, feinkörnig im Zytoplasma verteilt liegende Pigmente nachgewiesen, die eisennegativ waren. Die elektronenoptische Darstel-

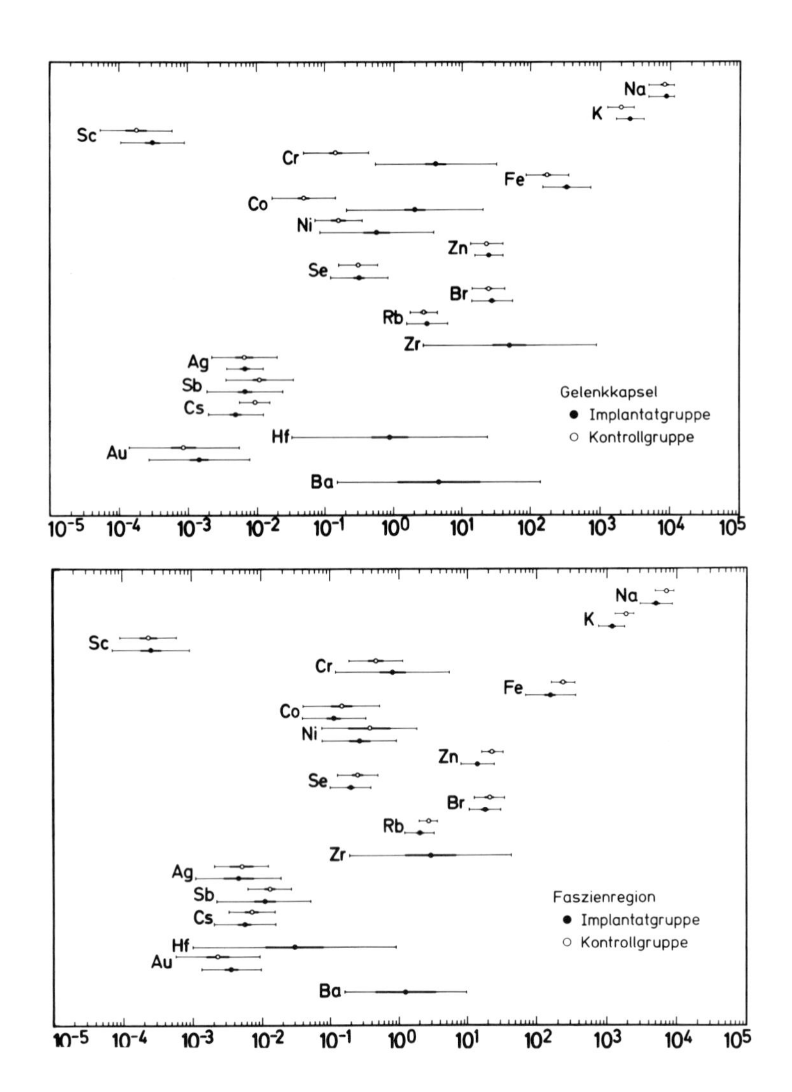

Abb. 1a und b: Vergleich der Mittelwerte und Varianzen von Spurenelementgehalten in Hüftkapselgewebe (a) und Gewebe der Faszienregion (b) von Patienten vor Einsatz von Totalendoprothesen mit Gewebeproben nach Explantation zementfixierter Totalendoprothesen aus Kobalt-Chrom-Legierungen.

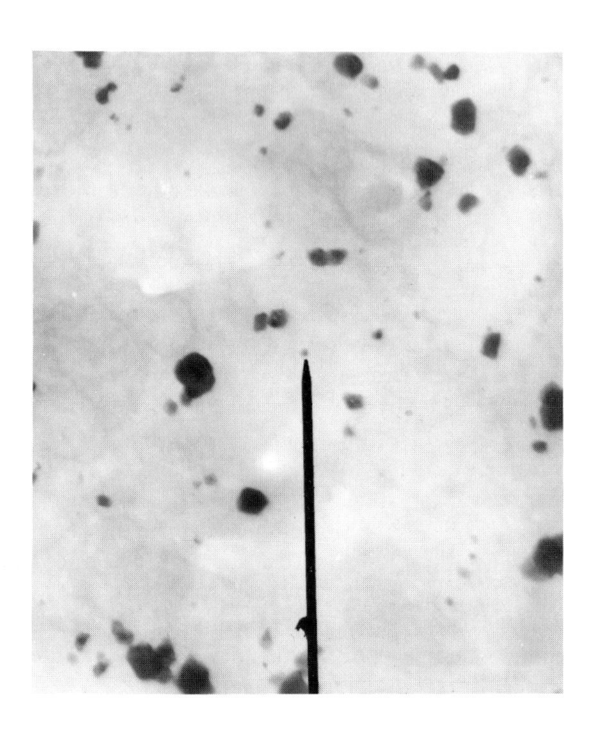

lung der Histiozyten zeigte, daß sie reichlich feinkörnige Metallpartikel speichern, während die interzelluläre Substanz frei von solchen Partikeln erscheint (Abb. 2). Es wurden von diesen Metallteilchen Mikroanalysen mit der Röntgenelektronenstrahlmikrosonde und dem **L**aser-**M**ikrosonden-**M**assen-**A**nalysator (LAMMA) durchgeführt. Die dabei gewonnenen Massenspektren weisen darauf hin, daß diese Partikel zum großen Teil aus Zirkon und Hafnium bestehen (Abb. 3). Wenn auch die Ergebnisse mit dem LAMMA nur als semiquantitativ gewertet werden dürfen und keine Aussagen über die Verbindungen, in denen die Metalle vorliegen, erlaubt, kann doch festgestellt werden, daß bei der Fremdkörperbelastung der umgebenden Gewebe mit Metallen von zementfi-

◁ Abb. 2: Elektronenoptische Darstellung von Metallpartikeln in Histiozyten der Hüftgelenkkapsel bei zementfixierten TEP aus Kobalt-Chrom-Legierungen (35000fach). Der zur Mikroanalyse vorgesehene Bereich wird auf der Spitze der Sonde zentriert.

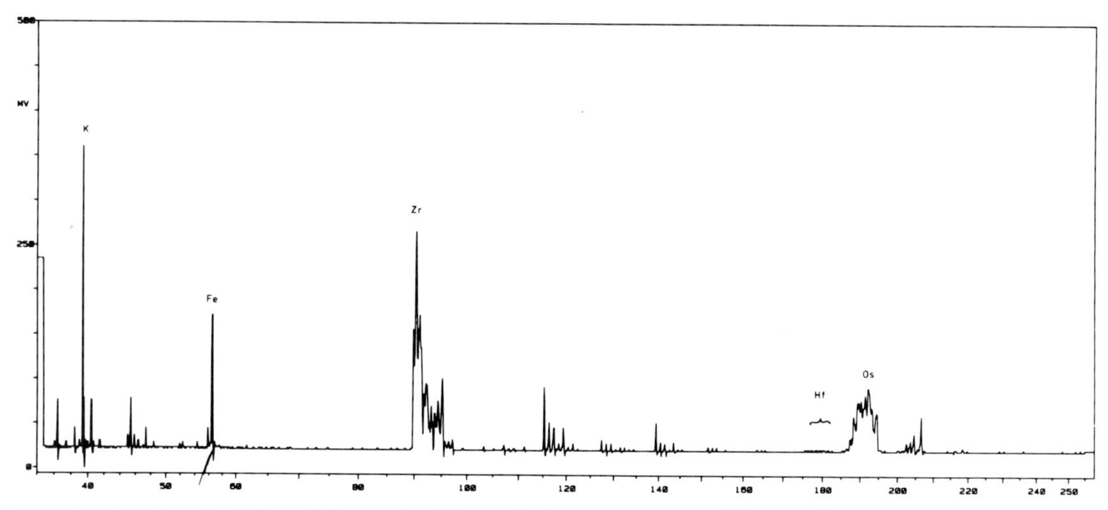

Abb. 3: Beispiel eines durch Laser-Mikrosonden-Massen-Analysator gewonnenen Massenspektrums zur Bestimmung des Elementgehaltes eines definierten Gewebezylinders, welches eine deutliche Belastung mit Korrosionsprodukten der Knochenzemente zeigt.

xierten Endoprothesen dem Zirkon eine besondere Bedeutung zukommt.

Ein weiterer Befund, der Aufschluß über das Freisetzungsverhalten der Kontrastmittel liefert, ergab sich bei der Untersuchung von Kontaktgewebe einer Refobacin-Palacos® R-Kette, die bei einem Patienten mit Osteomyelitis nach 6 Wochen entnommen wurden. In diesen Geweben waren die Konzentrationen mit 155 µg Zirkon/g und 3,5 µg Hafnium/g sogar höher als die Mittelwerte der Gehalte, die nach Langzeitimplantation von TEP in den Ersatzkapseln gefunden wurden (Zr 50×: 18 ng/g, Hf 0,89×: 27 µg/g Trockengewicht).

Die histologische Untersuchung von Aliquots dieser Gewebe zeigten keinerlei Zementteilchen, so daß auf eine Freisetzung der Kontrastmittel aus den Kugeln selbst geschlossen werden muß.

Wir führten überdies eine prospektive Studie durch, um eine mögliche Sensibilisierung des Organismus gegen die Röntgenkontrastmittel der Zemente nachzuweisen oder auszuschließen. Bei 106 Patienten wurden vor Implantation einer Hüftgelenk-TEP und zwischen 7 und 42, im Mittel nach 20,3 Monaten postoperative Epikutantests durchgeführt mit den Bestandteilen der implantierten Knochenzemente AKZ (n=9), Sulfix®-6 (n=78) und Refobacin®-Palacos® R (n = 19). Neben den Röntgenkontrastmitteln wurden auch die Antibiotika und Plättchen des auspolimerisierten Kunststoffes getestet. Bei keinem Patienten konnte eine Sensibilisierung des Organismus nachgewiesen werden.

In Zusammenfassung können wir feststellen, daß die Metalle der Röntgenkontrastmittel aus den Zementen freigesetzt werden. Sie belasten als metallische Partikel die von Willert et al. (1978) beschriebenen Speicherungs- und Abtransportmechanismen der Kapselgewebe. Eine biochemische Beeinträchtigung der Lagergewebe durch lösliche Verbindungen der metallischen Röntgenkontrastmittel halten wir nach Studium der klinischen Eigenschaften derselben und der toxikologischen Literatur für unwahrscheinlich (s.a. Löer, 1983).

Literatur

Hofmann, J., Wiehl, N., Michel, R., Löer, F., Zilkens, J.: Neutron Activation Studies of the In-Body Corrosion of Hip Joint Prostheses of Co-Cr-Alloys. J. Radioanal. Chem. *70,* 85, 1982.

Löer, F., Zilkens, J., Michel, R., Freisem-Broda, G., Bigalke, K.H.: Gewebebelastung mit körperfremden Spurenelementen durch Röntgenkontrastmittel der Knochenelemente. Z. Orthop. *121,* 255, 1983.

Löer, F.: Belastungen des Implantatlagers durch Abrieb- und Korrosionsprodukte zementfixierter Hüftgelenktotalendoprothesen aus Kobalt-Basis-Legierungen. Habilitationsschrift, RWTH Aachen 1983.

Willert, H.-G., Semlitsch, M., Buchhorn, G., Kriete, U.: Materialverschleiß und Gewebereaktion bei künstlichen Gelenken. Orthopäde *7,* 62, 1978.

Diskussion

Pietsch: Rechtfertigt Ihr Befund den Einsatz von Röntgenkontrastmitteln, also z.B. Zirkondioxyd, oder würden Sie sagen, aufgrund Ihres Befundes ist es besser, auf ein Röntgenkontrastmittel zu verzichten und dann auch keine Metallosen zu bekommen.

Löer: Ich habe mir dazu noch keine abschließende Meinung gebildet. Ich meine, daß aus klinischer Sicht die Röntgenkontrastmittel unverzichtbar sind. Vielleicht könnte man in Zukunft eine Form finden, die nicht so belastend ist. Ich möchte die Ergebnisse zwar mitteilen, aber sehr vorsichtig interpretiert wissen.

Pietsch: Würden Sie aus Ihren Untersuchungen schließen, daß Bariumsulfat als Kontrastmittel günstiger ist als Zirkondioxyd?

LÖER: Wir hatten nur 7 Proben mit Bariumsulfat zur Verfügung und da war auch eine hohe Belastung nachgewiesen. Aber entscheidend ist an sich weniger die Belastung mit Partikeln, sondern die Bildung löslicher Salze und wir haben uns große Mühe gegeben, in den elektrochemischen Atlanten nachzuschauen, wie der lösliche Anteil ist, weil wir den für toxikologisch so bedeutsam halten. Von der Löslichkeit gesehen müßte Zirkondioxyd und Barium in gleicher Weise wenig bedenklich sein.

Auditorium: Bariumsulfat ist doch immerhin ein Salz mit einem hohen Löslichkeitsprodukt. Zirkondioxyd ist eine ganz andere Verbindung. Bariumsulfat ist schwer löslich, aber nicht unlöslich. Da gibt es Untersuchungen in der Literatur, daß Bariumionen durchaus frei werden, wenn auch in geringer Menge. Das ist im Grunde genommen nicht vergleichbar. Das sind zwei verschiedene Kontrastmittel, die hier verwendet werden.

LÖER: Es gibt eine große Literaturzusammenstellung von Pourbaix, wo die Löslichkeitsprodukte pH-abhängig dargestellt werden. Es ist natürlich klar, daß Bariumsulfat hochtoxisch ist, wenn es dissoziiert, aber der anzunehmende Dissoziationsanteil ist gering und nur etwas größer als beim Zirkondioxyd. Vom Zirkon weiß man zu wenig aus der Toxikologie. Wir haben auch im Zusammenhang mit anderen Metallen, mit Kobalt, Chrom und Nickel die toxikologische Literatur studiert, aber wir können einfach zwischen unseren Befunden und der Toxikologie noch schlecht eine Relation herstellen.

FROHBERG: Über Zirkondioxyd im PMMA hier speziell im Palacos: Es sind tierexperimentelle Langzeituntersuchungen durchgeführt worden in den USA, in denen Palacosplomben Ratten über Lebenszeit implantiert worden sind, die Tiere sind kontinuierlich klinisch-chemisch untersucht worden, hinterher sind die Tiere chemisch und analytisch untersucht worden und histologisch. Es sind keinerlei Hinweise weder für eine lokale Gewebsschädigung in Umgebung des Femurs, wo die Implantationen gemacht worden sind, zweitens sind keine systemisch-toxische Defekte bemerkt worden. Toxikologisch ist Zirkoniumdioxyd in dieser Anwendung klinisch nicht als bedenklich zu betrachten.

LÖER: Wir haben uns z. B. gefragt, weshalb das nativ nach der Implantation entnommene Gewebestück aus der Fascienregion so stark mit Partikeln oder löslichen Produkten belastet wird. An sich ist doch nicht zu erwarten, daß der Abtransport anders erfolgt als über die regulären lymphozytären und perivaskulären Bahnen. Das war völlig irregulär, aber es war nicht von der Hand zu weisen. Es war signifikant nachweisbar für alle Metalle und auch für die Röntgenkontrastmittel. Wir haben da einige Befunde, zu denen wir keine Erklärung wissen.

Chirurgische Klinik und Poliklinik, Abt. für Unfallchirurgie, Universität Mainz

Der Einfluß von Röntgenkontrastmitteln in Knochenzementen auf Bindegewebe und Knochenstruktur

J. RUDIGIER, R. RECK, H.-J. WALDE, J. DEGREIF

Klinische Beobachtungen

Bei Reoperationen von gelockerten Hüftendoprothesen, die mit Hilfe kaltpolimerisierender Acrylatkunststoffe im Knochenlager verankert wurden, werden nicht selten neben anderen Gewebsveränderungen große zystische Höhlenbildungen beobachtet, die im Femurschaftbereich die Knochenkortikalis bis zu ihrer Perforation aufbrauchen können [8]. Bei der Reoperation eines solchen Falles zeigte sich z. B. ein der übrigen Kortikalis aufsitzender und gut abgrenzbarer Tumor, der mit nekrotischem Knochen und Knochenmark ausgefüllt und am Zystenrand durch eine chronisch granulierende und fibrosierende Entzündung mit Histiozyten und fremdkörperphagozytierenden Riesenzellen umgeben ist. Derartige Veränderungen waren in unserem Krankengut ausgedehnter und häufiger nach Verwendung bariumsulfathaltiger Knochenzemente anzutreffen.

Wenngleich mechanische Faktoren die wichtigste Rolle bei den Lockerungsvorgängen spielen dürften, so stellt sich bei diesen Beobachtungen doch die Frage nach dem Einfluß, den Röntgenkontrastmittel, die den Zementen beigegeben wurden, auf das Knochenlager und das Bindegewebe der Gewebskapsel ausüben. Verwendet werden $BaSO_4$ (beispielsweise bei CMW-Bone Cement), welches auf Bruchflächen von Prüfkörpern rasterelektronenmikroskopisch fein verteilt zwischen den Polymerperlen in der Zementmatrix zu erkennen ist oder ZrO_2 (z. B. Palacos® R), welches in größeren blumenkohlartigen Partikeln mit größerer Verteilung zwischen den Polymerperlen sichtbar wird [5].

Experimentelle Untersuchungen am Bindegewebe

a) *Verwendetes Granulommodell*

Neben den Knochenveränderungen findet man bei Reoperationen die Hüftgelenkskapsel durchsetzt mit Fremdkörpergranulomen, für deren Entstehung neben Abriebprodukten auch Zementpartikel, die bei Zerrüttungsvorgängen frei werden, in Frage kommen. Da bei Reoperationen unklar bleibt, welcher Anteil an den Bindegewebsveränderungen den eigentlichen Zementpartikeln und welcher Anteil den teils eingeschlossenen, teils bei der Zerrüttung frei werdenden Röntgenkontrastmitteln zukommt, führten wir systematische Untersuchungen an einem bekannten Granulommodell der Ratte durch [1, 3].

Dieses besteht aus einem PVC-Rohr, in dessen Mitte die zu testende Substanz in Watte gelagert eingebracht wird. Die beiden Rohrenden werden mit Polyester-Polyurethanschwämmchen abgestopft. Danach folgt die Implantation in die Rückenhaut der Ratte. Nach 12 Wochen hat sich in den der Testsubstanz anliegenden Schwämmchen ein definiertes Granulationsgewebe ausgebildet, welches einer biochemischen und histologisch-histometrischen Aufarbeitung unterzogen wird.

b) *Ergebnisse*

War $BaSO_4$ in Dosierungen von 10–100 mg implantiert worden, so konnte man zwischen dem Schwämmchengerüst viele pigmentspeichernde Granulozyten und Makrophagen identifizieren. Demgegenüber war das ZrO_2, welches in 3 Versuchsgruppen mit 10, 50 und 100 mg implantiert worden war, meist extrazellulär in größeren Pigmenthaufen nachzuweisen. Granulomatöse Entzündungssäume zeigten sich bei beiden Substanzen.

Bei der biochemischen Untersuchung waren die Kollagengehalte, welche die durch den Fremdkörperreiz ausgelöste Proliferationsleistung des Bindegewebes ausdrücken, dosisabhängig erhöht sowohl bei $BaSO_4$ als auch bei ZrO_2 (enthaltenden) Implantaten.

Eine ebenfalls dosisabhängige Steigerung der Proteingehalte, die charakteristisch sind für akute exsudativ entzündliche Prozesse, zeigte sich in linearer Weise nur in den ZrO_2-Gruppen. Bei $BaSO_4$ waren in der 100-mg-Gruppe die Proteingehalte zwar ebenfalls höher als in der Kontrollgruppe, jedoch deutlich niedriger als in den Gruppen mit 10 und 50 mg. Das gleiche Bild zeigte sich im Verhalten der DNS-Konzentration, die als direktes Maß für die Zellzahl in den Schwämmchen anzusehen ist. Da die als Antwort auf einen Fremdkörperreiz erfolgte Steigerung der Zellzahlen vor allem Fibroblasten und Granulozyten betreffen, zeigte deren quantitatives Verhalten bei der histo-morphometrischen Auswertung das gleiche Bild [1, 3].

c) *Schlußfolgerung*

Diese Befunde sprechen dafür, daß in dem Granulommodell durch beide Kontrastmittel in Abhängigkeit von der implantierten Menge zum einen eine noch akute Entzündung, zum zweiten eine vermehrte Zellproliferation als Ausdruck eines Überganges in eine chronische Entzündung vorlag. Für den Abfall der Protein- und DNS-Gehalte sowie der Zellzahlen in der Gruppe mit den höchsten $BaSO_4$-Konzentrationen kann als Erklärung eine mögliche toxische Wirkung frei werdender Bariumionen dienen, durch welche der als Antwort auf die Fremdkörperimplantation ausgelöste Proliferationsreiz gehemmt oder unterdrückt wird.

Eine solche hemmende Wirkung war auch zu beobachten, wenn Zementabriebprodukte auspolymerisierter Zemente mit und ohne die beiden Kontrastmittel ($BaSO_4$ und ZrO_2) implantiert worden waren. Die Protein- und Kollagengehalte zeigten hierbei keine signifikante Abweichung (Varianzanalyse mit anschließendem Test nach SCHEFFÉE) gegenüber den Kontrollgruppen, jedoch waren bereits bei den Zementimplantaten ohne Kontrastmittelzusätze niedrigere DNS-Gehalte und Zellzahlen (Fibrozyten, Granulozyten) festzustellen. Diese Tendenz verstärkte sich, wenn den Zementen $BaSO_4$ oder ZrO_2 in handelsüblicher Konzentration beigegeben war. Auch dieses Verhalten spricht für eine Proliferationshemmung der getesteten Substanzen (bei $BaSO_4$ ausgeprägter als bei ZrO_2).

Experimentelle Untersuchungen an Knochengewebe

Hinsichtlich der Knochenreaktion auf Kontrastmittelzusätze zu Knochenzement hatten frühere eigene Untersuchungen, bei denen Kaninchen in eine Femurmarkhöhle kontrastmittelfreier CMW-Bone Cement und in die Gegenseite $BaSO_4$-haltiger Zement (3fach übliche $BaSO_4$-Menge) eingefüllt worden war, Anhaltspunkte dafür ergeben, daß auf der kontrastmittelhaltigen Seite der primäre Implantationsschaden der Knochenrinde ausgeprägter und die Knochenstrukturen unruhiger waren, als auf der Seite mit kontrastmittelfreien Zementimplantaten [4].

a) *Methodik*

Um diese von der subjektiven Erfahrung des Betrachters abhängigen histo-morphologischen Beobachtungen zu objektivieren, wurden in weiteren Versuchsserien mit Zementen, die handelsübliche Mengen der Kontrastmittel $BaSO_4$ oder ZrO_2 enthielten, vergleichende histo-morphometrische Bestimmungen der Knochenumbauzonen durchgeführt [2, 7]. Dies gelang am eindeutigsten mit Hilfe mikroradiographischer Querschnitte (Sägemikrotom 1600 Firma Leitz, 80–100 μ Dicke) im diaphysären und metaphysären Bereich der unentkalkt in Epoxidharzen eingebetteten Kaninchenfemora. Die Schnitte wurden mit Hilfe eines Mikroradiographiegerätes (der Firma Hewlett and Packard) auf High-Resolution Filmplatten der Firma Kodak geröntgt. Die Umbauzonen werden bei dieser Methode wegen ihrer geringeren Mineralisierung dunkler und damit deutlicher abgrenzbar gegenüber der übrigen Knochenstruktur abgebildet, wie der Vergleich eines Mikroradiogrammes mit der fluoreszenzmikroskopischen Betrachtung des gleichen Abschnittes zeigt. Mit Hilfe eines elektronischen Histomorphometrigerätes (Videoplan der Firma Kontron Meßgeräte GmbH) wurden auf den fertigen Mikroradiogrammen die Flächenanteile des dunklen und damit weniger mineralisierten Knochens in der Knochenrinde bestimmt und mit entsprechenden Mikroradiogrammen der Gegenseite, deren Markhöhle mit kontrastmittelfreiem Zement gefüllt war, verglichen.

b) *Ergebnisse*

Eine periostale Reaktion wurde gesondert erfaßt. Die Knochenumbauzonen waren in verschiedenen Bereichen der Knochenrinde nachweisbar. Sie waren am deutlichsten im unteren diaphysären Bereich und betrafen in Frühstadien meist das mittlere, nach einigen Monaten eher das innere Rindendrittel. Im allgemeinen waren ganze Abschnitte homogen betroffen, seltener und eher nach mehreren Monaten wurden Felder einzelner neugebildeter Osteone beobachtet. Bei längerer Zementimplantation fielen außerdem neu gebildete Knochenabschnitte in unmittelbar an die Zementplombe angrenzenden Knochenbezirken auf.

Im Seitenvergleich war bei nahezu allen Tieren der prozentuale Anteil der Knochenumbauzonen an der Knochenrinde auf der Femurseite niedriger, in die kontrastmittelhaltiger Zement implantiert wurde. Dies traf sowohl für Palacos® R mit handelsüblichem ZrO_2-Zusatz im Vergleich zu kontrastmittelfreiem Palacos® R wie auch für CMW-Bone Cement mit und ohne Zusatz der handelsüblichen $BaSO_4$-Menge zu. Die Unterschiede waren bei Palacos® R mit ZrO_2 in der Regel geringer als bei $BaSO_4$-haltigem CMW-Bone Cement. Das Ausmaß der Unterschiede und die Größe der Umbauzone variierte von Tier zu Tier. Sie konnten jedoch zu allen untersuchten Zeitpunkten nach der Implantation eindeutig nachgewiesen werden. Auch im direkten Vergleich in einer weiteren Versuchsserie, bei welcher die eine Femurmarkhöhle mit ZrO_2-haltigem Palacos® R und die Gegenseite mit $BaSO_4$-haltigem CMW-Bone Cement aufgefüllt war, zeigte sich, daß die bariumsulfathaltige Zementplombe von einer Knochenrinde mit niedrigeren Umbauraten umgeben war. Selbst 32 Monate nach der Implantation waren diese Unterschiede vorhanden. Dabei waren in bereits blasser gewordenen älteren Umbauzonen zusätzlich deutlich ausgeprägte jüngere Knochenneubildungen zu registrieren.

Außer diesen histo-morphologischen Unterschieden konnten keine weiteren Strukturbesonderheiten einer Kontrastmittelwirkung zugeordnet werden. Dies betrifft sowohl eine periostale Reaktion, die häufig fehlte, bei anderen Tieren mal auf der einen, mal auf der anderen Seite kräftig ausgeprägt war, als auch die Beobachtung eines teilweisen Unterganges der Knochenrinde mit Sequestrierung der inneren Grenzlamellen und einem Neuaufbau der Rinde über eine heftige periostale Knochenneubildung. Auch diese eindrucksvollen Veränderungen traten unabhängig vom Kontrastmittelzusatz des Zementes und nur in Einzelfällen auf.

Als Kontrollspezies wurden gleichartige Untersuchungen an Beagle-Hunden durchgeführt. Diese hierbei gewonnenen Befunde waren grundsätzlich gleichartig wie bei den Kaninchen, lediglich die Auswertung war etwas erschwert, da die Knochenumbauzonen vielfach weniger homogen vorlagen, sondern durch weiter auseinanderliegende einzelne neugebildete Osteone gekennzeichnet waren.

c) *Schlußfolgerung*

Als Erklärung für die histo-morphologischen Unterschiede kommt eine hemmende Wirkung der Kontrastmittel auf die Knochengewebsneubildung, insbesondere bei Verwendung von $BaSO_4$ in Frage. Eine zweite Erklärung könnte darin bestehen, daß der Primärschaden nach der Implantation bei $BaSO_4$-haltigen Implantaten nicht im gleichen Umfang durch neugebildeten Knochen repariert wurde, sondern daß größere abgebaute Rindenbezirke in sekundäre Markräume in der inneren Knochenrinde zum Zementimplantat hin umgewandelt wurden. Auch hier müßte eine gewebshemmende Wirkung vor allem des $BaSO_4$ angenommen werden [6].

Literatur

1 Degreif, J.: Gewebsreaktionen von radiopaken Beimengungen des Knochenzementes. Inaugural Diss., Mainz 1981.
2 Jowsey, J., Kelly, P.J., Lawrence, R.B., Bianco, A.J., Scholz, D.A., Gershon-Cohen, J.: Quantitative Microradiographic Studies of Normal and Osteoporotic Bone. J. Bone Jt. Surg. *47A,* 785, 1965.
3 Paulini, K., Körner, B., Beneke, G., Endres, R.: A quantitative study of the growth of connective tissue Investigations on implantet polyester-polyurethane-sponges. Conn. Tiss. Res. *2,* 257, 1974.
4 Rudigier, J., Draenert, K., Grünert, A., Ritter, G., Krieg, H.: Biologische Effekte von Bariumsulfat als Röntgenkontrastmittelbeimengung in Knochenzementen. Arch. Orthop. Unfallchir. *86,* 279, 1976.
5 Rudigier, J., Richter, IE: Vergleichende Rasterelektronenmikroskopische Untersuchungen von Knochenzementen mit unterschiedlichen Kontrastmittelbeimengungen. Unfallchirurgie *3,* 233, 1977.
6 Rudigier, J., Reck, R., Ritter, G.: Reaktion der Knochenstruktur auf Röntgenkontrastmittel in Knochenzementen. Hefte zur Unfallheilkunde, Heft 174, 109, 1985.
7 Stürmer, K.M.: Mikroradiographie des Knochens, Technik, Aussagekraft und Planimetrie. Hefte zur Unfallheilkunde, Heft 148. Springer, Berlin/Heidelberg/New York 1980, p. 247.
8 Willert, H.-G., Puls, P.: Die Reaktion des Knochens auf Knochenzement bei der Allo-Arthroplastik der Hüfte. Arch. Orthop. Unfallchir. *72,* 33, 1972.

[1] Chirurgische Klinik, Kantonsspital Chur, Schweiz
[2] Orthopaedic Research Laboratory, University of California, Davis, USA
[3] Orthopädische Klinik, Kantonsspital Chur, Schweiz

Blutversorgungsstörungen im Femur nach dem Einzementieren von Endoprothesen - Eine Studie an Hunden

U. K. Lüthi[1], H. A. Paul[2], W. L. Bargar[2], A. H. Huggler[3]

Einleitung und Problemstellung

Aseptische Schaftlockerungen nach Einzementieren von Hüftprothesen sind eine allgemein bekannte Komplikation. In der Literatur werden sie mit einer Häufigkeit von 2–24% beschrieben [1]. Die Ursache kann entweder im verwendeten Material oder aber in der biologischen Reaktion des Knochenlagers liegen. Meistens wird klinisch in der Grenzzone zwischen Zement und Knochen eine fibröse Bindegewebsmembran gefunden, die als röntgenologische Aufhellungszone imponiert [2]. Dieses Phänomen wurde entweder mechanischen Effekten zugeordnet [5], oder der chirurgischen Technik [16], thermischen Nekrosen [3], toxischen Wirkungen der freigesetzten Monomere [8] und der Unterbrechung der Blutversorgung [2, 17, 19]. Tiermodelle zur Untersuchung der Durchblutungssituation wurden 1975 durch Lindwer [12] und 1979 durch Rhinelander [17] publiziert. Während Lindwer annahm, daß die beobachteten Umbau-und Lockerungsvorgänge in der Grenzschicht Zement-Knochen nur wenig von der gestörten Zirkulation abhingen, fand Rhinelander in seinen Untersuchungen noch Zirkulationsstörungen 1 Jahr nach dem Einzementieren eines Steinmannnagels in Hundefemora.

Beim folgenden Tierexperiment, in dem totale Hüftprothesen an Hunden einzementiert wurden, untersuchten wir deren Effekt auf die Durchblutung des Femurknochens. Die Zirkulation wurde mit der Disulfin-Blau-Technik [6] dargestellt.

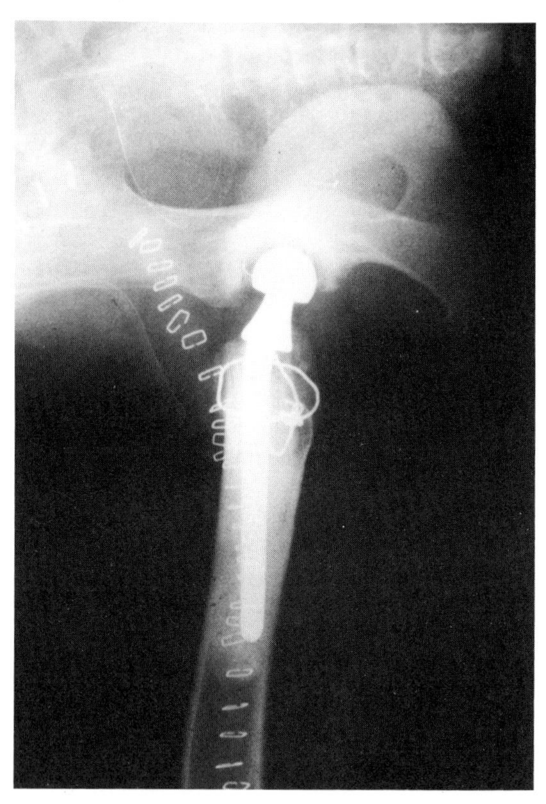

Abb. 1: Postoperatives Röntgenbild eines Hundes mit einzementierter Totalendoprothese. Die Drahtcerclage fixiert die abgelösten Rotatorenmuskeln.

Methoden

An 3 Hunden zwischen 23–27 kg wurden als Implantate Richards II-Hundeprothesen eingesetzt (Abb. 1). Die von Leighton [10] 1979 beschriebene Technik hat man leicht modifiziert und dem Vorgehen beim menschlichen Hüftgelenksersatz angepaßt [14]. Durch einen kranio-lateralen Hautschnitt legte man das Hüftgelenk frei. Nach der Schenkelhalsosteotomie, etwa ½ cm proximal des Trochanter minor, wurde der medulläre Kanal mit einer Raspel ausgeräumt und zum Schluß mit pulsierendem Druck mit Kochsalzlösung ausgespült. Vor dem Einbringen einer distalen Zementplombe wurde der Femurkanal mit Surgicel getrocknet, um eine Blutstillung zu erreichen. Etwa 1–2 cm distal des Schaftendes der Prothese plazierte man die PMMA-Plombe. Nachdem diese ausgehärtet war, folgte die Zementapplikation mittels Druck durch eine Zementspritze. Dabei ist darauf geachtet worden, daß der distale Femurkanal durch einen Ventilationsschlauch entlüftet war.

Dann hat man die Prothese eingepreßt und bis zum Trocknen des PMMA in Position gehalten. Der eine Hund wurde nach 2 Stunden nach dem Implantieren der Prothese getötet, der zweite 8 Wochen postoperativ. Beim dritten Hund hat man lediglich die Osteotomie durchgeführt und anschließend die Markraumhöhle ausgeräumt und 2 Wochen später das Tier getötet. Den nicht operierten Femur verwendete man als Kontrolle. 10 Minuten vor Versuchsende wurde den Tieren der Farbstoff Disulfin-Blau in einer Kurzinfusion über 5 Minuten verabreicht (6,2%ige Lösung; 2,5 ml/kg). Anschließend euthanasierte man das Tier mit Barbiturat, die Knochen wurden sofort mit flüssigem Stickstoff tiefgefroren, um eine weitere Diffusion des blauen Farbstoffes zu verhindern. Nach dem Entfernen der Implantate fertigte man auf verschiedenen Höhen Querschnitte an. Nicht gefärbte Knochenareale bedeuten keine Perfusion zum Zeitpunkt der Farbstoffapplikation. Blau gefärbter Knochen repräsentiert die durchbluteten Gebiete.

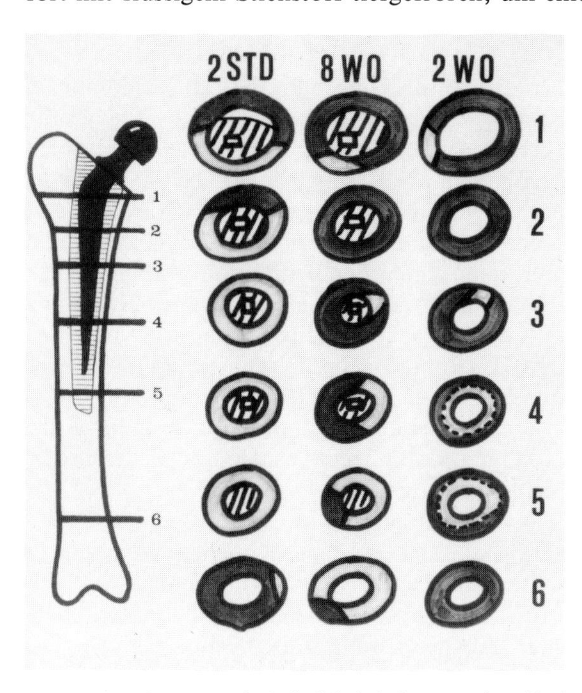

Abb.2: Links ist schematisch die Schnitthöhe angegeben. Rechts ist der Verlauf der Durchblutungsstörung auf den Querschnitten eingezeichnet. Dunkle Farbe bedeutet blaugefärbten, d.h. durchbluteten Knochen. Halbdunkel sind die nicht blaugefärbten Gebiete angegeben, welche einen Zirkulationsausfall repräsentieren. Die PMMA-Füllung ist schraffiert.

Resultate

Die Kontroll-Femora zeigten durchwegs gute Blaufärbung. Serien-Querschnitte wurden entsprechend der Abbildung 2 durch die Femora gelegt und deren Durchblutung ausgewertet. Die Zirkulationsdefekte waren am ausgeprägtesten 2 Stunden nach dem Einzementieren der Prothesen. Das Periost war überall gefärbt, der unmittelbar darunterliegende Knochen zeigte jedoch ausgedehnte, nicht perfundierte Zonen.

Auf den Querschnitten 2 Stunden nach Einzementieren der Schaftprothese fanden wir folgende Resultate:

Schnitthöhe 1: Ungefärbter kortikaler Knochen in der direkten Nachbarschaft des PMMA im Calcar-Bereich. Der laterale spongiöse Knochen dagegen ist blaugefärbt. Die nicht gefärbte Zone nimmt gegen distal zu.

Schnitthöhe 3: Hier ist der gesamte medulläre Kanal mit Zement gefüllt. Die kortikale Blutversorgung ist auf der ganzen Zirkumferenz nicht vorhanden, d.h. der Knochen ist nicht blau gefärbt.

Schnitthöhe 5: Keine Zirkulation im gesamten Kortex, wo der medulläre Kanal gänzlich durch die Zementplombe ausgefüllt ist. Erst im distalen metaphysären Bereich gibt es wieder blau gefärbten spongiösen Knochen.

8 Wochen postoperativ wies der Knochen von außen her gesehen eine gute Blaufärbung auf und zeigte

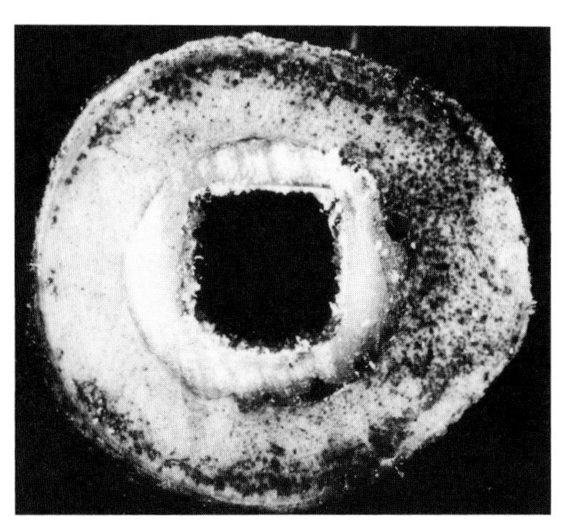

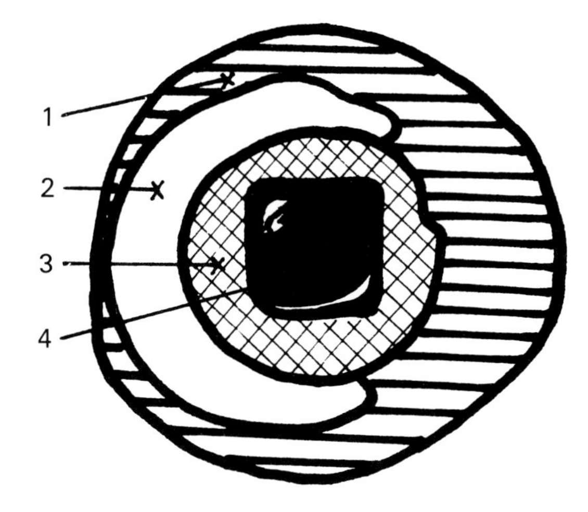

Abb.3 und 4: 8 Wochen postoperativ ist der Querschnitt Nr.4 gezeigt. Rechts ist schematisch die Farbverteilung nachgezeichnet. 1 = blaugefärbter Knochen; 2 = nicht gefärbte Zirkulationsstörung; 3 = PMMA; 4 = zentrales Loch nach Entfernen des Prothesenstammes.

starke periostale Knochenneubildungen. Auf den Querschnitten traten jedoch ausgedehnte Areale ohne Perfusion hervor; dies vor allem distal des Eintrittes der A. nutritia. Die Defekte waren auf den Schnitten 3–6 zunehmend und erfaßten auf der Zementplombenhöhe (Schnitt 5) etwa ¾ des Kortex in der ganzen Dicke (Abb. 3 und 4).

Die Kontrolle 2 Wochen nach Osteotomie und Kanalausräumung ergab 2 verschiedene Defektzonen. Unmittelbar im Anschluß an die Osteotomie (Schnitt 1) stellt sich eine große Zone ohne Blaufärbung dar, die etwa 2 cm nach distal reicht. Hier wurde durch das Markraum-Ausräumen auch der endostale Knochen geraspelt (Schnitt 2). Dann folgt ein Gebiet mit guter Durchblutung (Schnitt 3). Unterhalb des knöchernen Durchtrittes der A. nutritia beginnt ein Zirkulationsdefekt, der die innere Hälfte des Kortex betrifft (Schnitt 4). Ganz distal (Schnitt 6) ist der Kortex wieder normal durchblutet.

Diskussion

Unsere Resultate entsprachen denen von Harms [7], der Hundetibiae mit PMMA füllte und nach 2 Wochen totale Avaskularität beobachtete. Auch Rhinelander [17] hat 1 Woche nach Einzementieren von Steinmannägeln in Hundefemora diese ohne Durchblutung vorgefunden. In beiden Experimenten wurde Mikropaque zur Darstellung der Gefäße verwendet. Das zirkulierende Blut wird dabei durch eine Lösung von Kontrastmitteln ersetzt, wobei diese mit konstantem Druck infundiert wird. Zusätzlich geht der Mikropaque-Applikation eine Vasodilatation und evtl. Heparinisierung voraus. Da bei der Disulfin-Blau-Technik nur eine geringe Farbmenge dem Kreislauf zugegeben wird, erachten wir diese als physiologischer und die Resultate daher als genauer.

Wie erwartet, waren die Zirkulationsausfälle postoperativ in der ersten Phase am größten. Überrascht waren wir dagegen von der Tatsache, daß diese Defekte den ganzen diaphysären Knochen erfaßten. Das Periost blieb in allen Fällen blaugefärbt. Die endostale Blutversorgung aus dem Markraum ist durch die Zementfüllung jedoch unterbunden; aber auch der transkortikale Fluß von der periostalen Seite scheint durch veränderte Druckverhältnisse verunmöglicht.

Das Muster der Zirkulationsstörungen, welches wir nach der Osteotomie und dem Kanalausräumen fanden, ist vergleichbar mit anderen Studien [9, 15]. Die Tatsache, daß im proximalen Diaphysenbereich nach 2 Wochen kaum mehr Durchblutungsstörungen zu sehen waren, läßt vermuten, daß hier die Erholung vom Trauma rascher möglich ist, weil ein anderes Versorgungsmuster besteht als weiter distal. Dies wird auch dadurch bestätigt, daß 8 Wochen nach dem Einzementieren der Prothese die ausgedehntesten Perfusionsausfälle distal des knöchernen Durchtrittes der A. nutritia in den Markraum zu finden waren. Der intramedulläre Zement behindert aber nicht nur rein mechanisch die transkortikale Perfusion. Da die Zirkulationsstörungen nach Einzementieren der Prothese viel ausgedehnter waren als jene nach Marknagelungen, scheint ein zementspezifischer Effekt wahrscheinlich zu sein.

Sowohl die operative intramedulläre Zerstörung als auch der Druck auf die endostale Knochenoberfläche sind in beiden Verfahren etwa gleich. In Frage könnte dabei vor allem die Hitzeentwicklung des PMMA bei der Polymerisation kommen. Diese Wärme wird in der Umgebung der Zementplombe am ausgeprägtesten sein, da die Plombe die größte PMMA-Masse aufweist und hier keine Wärmeableitung über ein Metall möglich ist. Die toxische Wirkung der PMMA-Polymerisation ist dagegen erst später zu erwarten [11]. Die Zementapplikation im Femurkanal unter Benützung von großem Druck (pressurization; [1, 13]), um eine bessere Verzahnung im Knochenlager zu erreichen, kann zu biologischen Nachteilen führen. Eine tiefgreifende Durchflechtung von Zement mit den Knochenbälkchen könnte die Revaskularisation behindern und dadurch die Ausbildung der Bindegewebsmembran in der Grenzschicht begünstigen.

Die lang dauernden und ausgedehnten Perfusionsausfälle an der Zement-Knochen-Grenzschicht könnten auch die Freisetzung und die weitere Diffusion von Antibiotika aus dem PMMA in das umgebende Knochengewebe stark beeinträchtigen. Die Tatsache, daß sich bei gleicher Anwendung von PMMA in der Regel bei 80–90% der implantierten Totalendoprothesen auf lange Sicht kaum klinische Probleme ergeben, jedoch in manchen Fällen aseptische Lockerungsprozesse auftreten, ist schwer zu verstehen. Möglicherweise werden die Durchblutungsausfälle und deren Folgen bei normalen anatomischen Verhältnissen vom Femurknochen eben noch toleriert. Sobald jedoch etwas ungünstigere Versorgungsvarianten vorhanden sind, ist mit Komplikationen zu rechnen.

Klinisch wird die Bedeutung der beschriebenen Perfusionsstörungen darin gesehen, daß Knochenareale, welche eine Zeit lang von der Zirkulation ausgeschlossen waren, von lebenden Knochen her umgebaut werden [4]. Dieses Remodelling mit temporärer Porose könnte zu verminderter Festigkeit mit Lockerung der Prothese führen.

Literatur

1 Amstutz, H.C., Markolf, K.L., McNeice, G.M., Gruen, T.A.: Loosening of total hip components: Cause and Prevention. Proc. of the 4th Open Scientific Meeting of the Hip Society. Mosby, St. Louis 1976.

2 Charnley, J.: The reaction of bone to self-curing acrylic cement. A longterm histiological study. J. Bone Jt. Surg. *52B* (12), 340, 1970.
3 Feith, R.: Side Effects of Acrylic Cement Implanted into Bone. Acta Orthop. Scand. Suppl. 161, 1975.
4 Gautier, E., Cordey, J., Lüthi, U., Mathys, R., Rahn, B. A., Perren, S.M.: Kortikalisporose nach Plattenfixation - Streßprotektion oder Zirkulationsdefekt? Acta Med. Austrica Suppl. *30,* 21, 1984.
5 Gruen, T.A., McNeice, G.M., Amstutz, H.C.: Modes of Failure of Cemented Stem-type Femoral Components. Clin. Orthop. & Rel. Res. *141,* 6/79, 1978.
6 Gunst, M.A.: Interface with Bone Blood Supply through Plating of Intact Bone. In: Uhthoff, H. (Ed.): Current Concepts of Internal Fixation of Fractures. 1980, pp.268–277.
7 Harms, J., DeBerg, P., Mausle, E.: Die arterielle und venöse Revaskularisation des langen Röhrenknochens. Orthop. Praxis *6/XII,* 632, 1976.
8 Jefferiss, C.D., Lee, A., Ling, R.: Thermal aspects of selfcuring poly methyl methacrylate. J. Bone Jt. Surg. *57B,* 511, 1975.
9 Kessler, S.B., Moor, R., Rahn, B.A., Perren, S.M.: Vergleich der Markierungsstoffe zur Knochengefäßdarstellung in den Mikrogefäßen des Kaninchen-Mesenteriums. Acta Med. Austriaca Suppl. *30,* 12, 1984.
10 Leighton, R.L.: The Richards II Canine Total Hip Prosthesis. J. Amer. Anim. Hosp. Assn. *15* (1-2), 73, 1979.
11 Linder, J.: Reaction of Bone to the Acute Chemical Trauma of Bone Cement. J. Bone Jt. Surg. *59A,* 82, 1977.
12 Lindwer, J., Vanderhoof, A.: The Influence of Acrylic Cement on the Femur of the Dog. Acta Orthop. Scand. *46,* 656, 1975.
13 Oh, I., Bourne, R.B., Harris, W.H.: The femoral Cement Compactor. J. Bone Jt. Surg. *65-A* (9), 1335, 1983.
14 Paul, H.A., Bargar, W.L.: An Animal Model for Revision of Total Hip Arthroplasty after calcar resorption. Annual Meeting of the ACVS, Las Vegas 1983.
15 Pfister, U., Rahn, B.A., Perren, S.M., Weller, S.: Vaskularität und Knochenumbau nach Marknagelung langer Röhrenknochen. Acta Traum. *9,* 191, 1979.
16 Reckling, F.W., Asher, M.A., Dillon, W.L.: A longitudinal study of the radiolucent line at the bone-cement interface following total joint replacement procedures. J. Bone Jt. Surg. *59A,* 355. 1977.
17 Rhinelander, F.W., Nelson, C.L., Stewart, R.D., Stewart, C.L.: Experimental Reaming of the Proximal Femur and Acrylic Cement Implantation. Clin. Orthop. & Rel. Res. *141,* 74, 1979.
18 Taoka, H., Kinoshita, J., Morimoto, H. et al.: Temperature in the interface between bone and acrylic bone cement. Tokushima J. Exp. Med. *27,* 89, 1980.
19 Willert, H.-G., Ludwig, J., Semlitsch, M.: Reaction of bone to methacrylate after hip arthroplasty. A long-term gross, light microscopic, and scanning electron microscopic study. J. Bone Jt. Surg. *56A,* 1368. 1974.

Diskussion

Rudigier: Der Vortrag entsprach in vielem auch meinen aus Tierexperimenten gewonnenen Vorstellungen. Ich fand es nur ein bißchen mutig zu sagen, daß der Hauptfaktor für diese Minderdurchblutung oder Unterbrechung der Blutversorgung der Hitzeschaden sein soll. Sie füllen den ganzen Knochen mit Zement aus, damit ist die innere Durchblutung in den zentralen Markraumgefäßen ausgeschaltet. Es ist außerdem bekannt, daß der Knochen als Substanz ein sehr schlechter Wärmeleiter ist, so daß der sogenannte Hitzeschaden eher nur in ganz kleinen Bezirken zutreffen könnte. Er überschreitet nicht mehrere mm der Knochenzementgrenze, weil der Knochen die Hitze einfach nicht weitergibt, so daß ich es am ehesten so interpretieren würde, daß die Verlegung des Markraumes diese Durchblutungsstörungen provoziert. Dafür spricht auch, daß in der Nähe der Vasa nutricia noch ganz gut vaskularisierter Knochen war und daß auf der Gegenseite dann der größte Bezirk lag.

Lüthi: Wie ich es am Anfang betont habe, meinen wir, daß eine Kombination verschiedener Mechanismen für die Durchblutungsstörungen verantwortlich ist. Bezüglich der Hitzefolgen verglichen wir die Resultate mit andern Versuchen. Nach Marknagelungen sehen wir die Durchblutungsausfälle von ungefähr der Hälfte des Cortex. Dagegen fanden wir bei zementierten Femura z.T. den ganzen Cortex von der Durchblutung ausgeschlossen. Bei beiden Vorgängen wird jedoch der endostale Knochen von der Durchblutung ausgeschaltet, entweder durch Aushöhlen mit der Raspel oder mit der Markraumfräse.

Rudigier: Der Marknagel schließt aber das Endost nicht so komplett ab wie es der Knochenzement kann. Der Marknagel hat ja drei Lamellen, die anliegen und zwischendurch sind durchaus ...

Lüthi: Interessanterweise sind auch dort Durchblutungsstörungen zirkulär. Man kann dort nicht beurteilen, wo genau der Marknagel in Kontakt mit dem Knochen war.

Rudigier: Ich wollte nur sagen, so komplett ist die Verlegung der Markhöhle nicht beim Marknagel.

Lüthi: Das sicherlich nicht.

Mittelmeier: Es sind in der Arbeitsgruppe Schweiberer, Unfallchirurgie Homburg, sehr eingehende Untersuchungen mit Mikroangiographien nach Marknagelung gemacht worden und es gibt dann später bei Perren in Davos eine entsprechende Studie. Dabei zeigte sich, daß das sogenannte «reaming», das Auffräsen des Markraumes zur Devaskularisierung der inneren ⅔ der Kortikalis führt, obwohl man dort wahrscheinlich keine Hitzeschädigung hat, und man sieht dann erst im Verlauf der nächsten vier bis sechs Wochen eine langsame Wiederzunahme der Durchblutung. Temporär haben wir dort sicherlich eine avaskuläre Nekrose. Der Zement macht sicherlich deswegen die größere Schädigung, weil er viel invasiver an den Knochen anschließt als der Marknagel und die Blutzufuhr zum Knochen zerstört.

Lüthi: Der Zement liegt auf der gesamten Länge dem Knochen endostal an. Die hauptsächlichen späteren Durchblutungsstörungen finden wir jedoch im distalen Abschnitt in der Region der Zementplombe, wo wir wegen der größten Zementmasse auch den größten Schaden von der Hitze erwarten würden.

Mittelmeier: Mein früherer Mitarbeiter Harms hat Untersuchungen bei Zement mittels Mikroangiographie gemacht und kam auch zu der Auffassung, daß in den metaphysären Zonen die periostale und in der Spongiosa vorhandene Durchblutung wesentlich besser in der Lage ist, das ganze zu kompensieren, als in der Diaphyse. Das erklärt eigentlich sehr leicht Ihre Untersuchungen, daß im distalen Schaftbereich, wo keine Spongiosa verbleibt, die Kompensation der Durchblutung viel schlechter möglich ist.

[1] Institut für Pathologische Anatomie der Universität Wien (Vorstand: Prof. Dr. J. H. Holzner)
[2] Orthopädische Universitätsklinik Wien (Vorstand: Prof. Dr. R. Kotz)

Das Tierexperiment zur Beurteilung der Verträglichkeit von Knochenzement

F. Lintner[1], P. Bösch[2]

Einleitung

Bei der Einbringung von Knochenzement spielt die Verträglichkeit mit dem lebenden Gewebe die entscheidende Rolle. Die gängigen Knochenzemente beruhen auf der Polymerisation von Monomeren mit Starter- und Beschleuniger-System auf Benzoylperoxyd- und Paratoluidinbasis [4].

Ein anderes System bedient sich des Tributylboran-Systems (TBB) zur Aktivierung der Polymerisation [8] und enthält somit nicht das Anilinderivat Dimethylparatoluidin.

Da das in den herkömmlichen Zementen verwendete Paratoluidin als toxische und wachstumshemmende Substanz beschrieben wird [1, 5] und überdies eine kanzerogene Wirkung aufweisen soll [12] und mit der Störung der Mineralisation des Knochens an der Zementgrenze [9, 10] in Zusammenhang gebracht wird, war eine vergleichende Langzeituntersuchung notwendig, welche zusätzlich eine biomechanische Einwirkung ausschließen sollte.

Material und Methodik

Der Zementvergleich wurde in zwei Untersuchungsgruppen durchgeführt:

Gruppe I

10 Schafe wurden beidseitig mit Hüfttotalendoprothesen versorgt. Die Implantationszeit betrug zwischen 1 und 19 Monaten. Während des Beobachtungszeitraumes wurden Mehrfachmarkierungen mit fluoreszierenden Farbstoffen durchgeführt. Der Schaft wurde aus Protasul®-10 mit Biolox®-(Keramik)kopf gefertigt und mit PMMA-Knochenzement Sulfix®-6 zementiert. Die Pfanne wurde zementlos verankert (Typ Endler).

Gruppe II

20 ausgewachsenen Kaninchen wurde abwechselnd im linken oder rechten Femur in Trochanterhöhe ein 5 mm im Durchmesser haltendes Loch gebohrt, ein weiteres gleich großes im distalen Drittel. Nach Spülung wurde durch die proximale Bohrung einerseits Sulfix®-6 (Firma Sulzer), andererseits der MMA-TBB-Bonemite-Zement (Firma Mochida Pharmaceutical Co., Ltd.) unter Druck bis zum distalen Zementaustritt eingespritzt. Während des Beobachtungszeitraumes wurden Tetrazyklin-Mehrfachmarkierungen durchgeführt.

Die Implantationszeit betrug zwischen 3 und 25 Monaten.

Die Präparate beider Gruppen wurden unmittelbar nach Tötung abgefleischt, röntgenisiert, in regelmäßigen Abständen in quere Scheiben zerschnitten und in 70%igem Alkohol fixiert und in Methylmethacrylat eingebettet. Bei der Einbettung löst sich der Knochenzement, wobei die Metallkomponente (Gruppe I) ohne Zerstörung der Struktur entfernt werden konnte.

Die anschließende Weiterverarbeitung erfolgte durch Anfertigung 3–5 μ dicker gefärbter und 40 μ ungefärbter Schnitte am Hartschnittmikrotom der Firma Jung. Die Färbungen entsprachen der Methodik nach Goldner, Kossa und Toluidinblau.

Histologisches Untersuchungsergebnis

Gruppe I

Im 6. Monat zeigen sich die von Lintner et al. [9, 10] beschriebenen Mineralisationsdefekte (Abb. 1) ausschließlich an der dem Zement zugerichteten Seite, welche eine deutliche Häufung an «lockeren» Zementstrukturen aufweisen.

Eine mengenmäßige Zunahme zwischen dem 6. und 19. Monat Implantatliegezeit ist nicht nachzuweisen.

Gruppe II

In beiden Untersuchungsreihen (linker Femur Sulfix®-6, rechter Femur MMA-TBB) ist nach 12 Monaten das Remodelling abgeschlossen. Es findet sich eine in sich nicht geschlossene ringförmige Knochentrabekelformierung um das Implantat, wobei in der Sulfix®-Gruppe kleinbuchtige und scharfkantige Einsenkungen am Knochen nachzuweisen sind, während der MMA-TBB-Zement eine weitgehend glatte Struktur zeichnet.

In beiden Gruppen läßt sich zwischen Implantat und Knochen eine zumeist sehr schmale bindegewebige Membran mit mehrkernigen Riesenzellen und auch z. T. Riesenzellhaufen nachweisen. Sehr selten

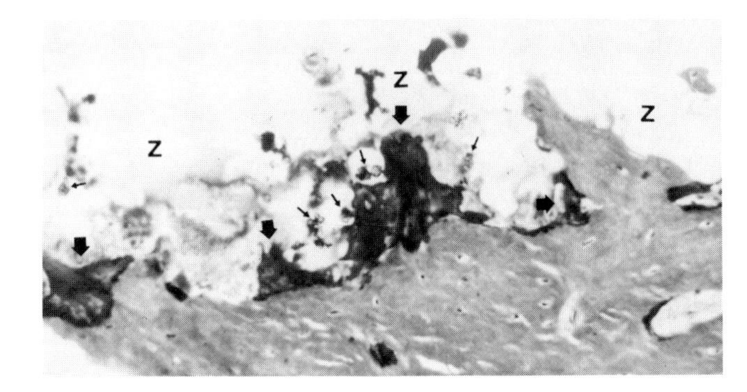

Abb. 1: Knochenbälkchen an der Zement(Z)-Grenze nach zehn Monaten Prothesenliegezeit (Gruppe I). Gegen den Zement gerichtete Osteoidkappe (große Pfeile).
Abdrücke der Polymerperlen mit Kontrastmittelniederschlägen (kleine Pfeile).
Goldner unentkalkt, 150×.

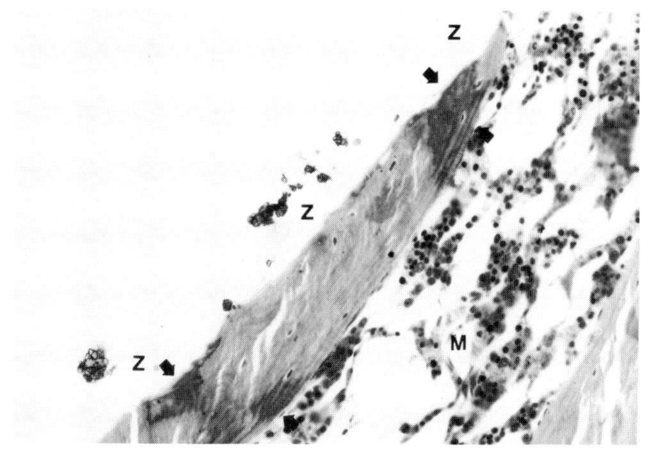

Abb. 2: Knochenbälkchen an der Zement(Z)-Grenze nach 25 Monaten Zementimplantation (Sulfix®-Gruppe II).
Osteoidzonen (Pfeile). Kein aktiver Osteoblastenbesatz. Der Mineralisationsdefekt nimmt stellenweise die gesamte Bälkchenbreite ein.
Reguläre Markstruktur (M).
Goldner unentkalkt, 150×.

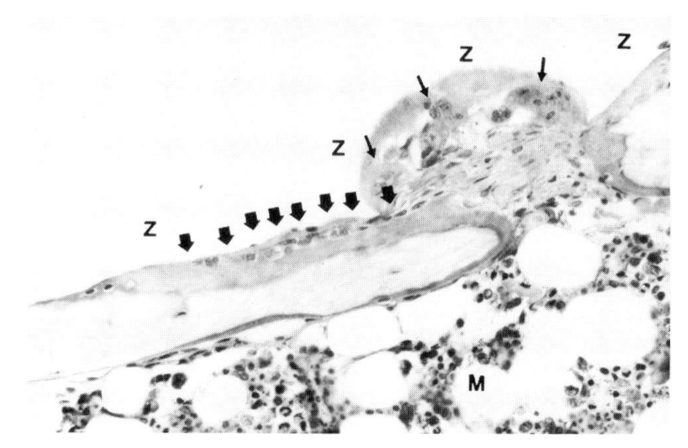

Abb. 3: Knochenbälkchen an der Zement(Z)-Grenze nach 25 Monaten Zementimplantation (MMA-TBB-Gruppe II).
Aktives Osteoid mit Osteoblasten (dicke Pfeile).
Mehrkernige Fremdkörperriesenzellen (dünne Pfeile).
Reguläre Markstruktur (M).
Toluidinblau unentkalkt, 150×.

sieht man noch in beiden Gruppen aktive osteoide Säume, welche jedoch in der Sulfix®-Gruppe von auffallend dürren, langgezogenen und weit auseinanderliegenden Osteoblasten bedeckt werden.

Im 15. Monat finden sich im Gegensatz zur MMA-TBB-Gruppe ausschließlich unmittelbar im Zementkontaktbereich osteoide Zonen und Kappen, welche nicht von aktiven Osteoblasten bedeckt werden und sich auch im 25. Monat finden, wobei sie stellenweise die gesamte Trabekelbreite (Abb. 2) einnehmen und vorwiegend an lockeren Zementstrukturen auftreten.

Eine mengenmäßige Zunahme zwischen dem 15. und 25. Monat ist morphologisch nicht feststellbar.

Diese typischen Mineralisationsdefekte sind noch nach 25 Monaten Liegezeit nachweisbar. Im Gegenteil dazu zeigen sich an der MMA-TBB-Zementgrenze auch nach 25 Monaten aktive zytoplasmareiche Osteoblastensäume mit regelrecht gelagertem und verkalkendem Osteoid (Abb. 3).

Diskussion

Die Versuchsanordnung beweist die erstmals ausführlich von LINTNER et al. [9, 10] aufgezeigte Störung der Mineralisation an der Zementgrenze zum Methylmethacrylat-Knochenzement mit herkömmlichem Startersystem. Die Untersuchungen stehen damit im Einklang mit morphologischen Befunden von Delling et al. [6] und im Gegensatz zu Willert et al. [13], Draenert et al. [7], Charnley [3] und Schneider [11], die feste Knochenzementkontakte mit regulärer Mineralisation beschreiben.

Die Belastung ist als Ursache dieser Veränderungen infolge der segmentförmigen Aufarbeitung (Gruppe I) sowie der unbelasteten Zementplombe (Gruppe II) auszuschließen.

Der MMA-TBB-Zement verursacht im Gegensatz zum Methylmethacrylat-Zement mit herkömmlichem Startersystem eine deutlich homogene und glattere Struktur, welche sich an den Knochentrabekeln niederschlägt.

Mineralisationsdefekte werden bei Verwendung des MMA-TBB-Zementes nicht gefunden, im Gegenteil sind noch nach 25 Monaten reguläre Anbausäume nachzuweisen. Als auslösende niedermolekulare Substanz muß daher das Dimethylparatoluidin [2] angeschuldigt werden.

Schlussfolgerung

1. An der Knochenzementgrenze kommt es bei Verwendung von Polymethylmethacrylat-Knochenzement mit herkömmlichem Startersystem zu Mineralisationsdefekten.

2. Die Mineralisationsdefekte zeigen sich bei den Schafen im 6., bei den Kaninchen im 15. Untersuchungsmonat und erfahren bis zur Beendigung des Untersuchungszeitraumes keine mengenmäßige Zunahme.

3. Die Belastung kann als Ursache der Mineralisationsstörung ausgeschlossen werden.

4. In der MMA-TBB-Gruppe lassen sich auch nach 25 Monaten *keine* Mineralisationsdefekte nachweisen.

5. Die Knochenzementstruktur verläuft bei MMA-TBB-Zement glatter, geschwungener und bündiger.

6. Lockere Strukturen des Polymethylmethacrylat-Zementes mit herkömmlichem Startersystem scheinen die Freisetzung von niedermolekularen Substanzen zu begünstigen, wobei als auslösende Ursache der Mineralisationsstörung das Paratoluidin in Frage kommen muß.

7. Der Wirkungsmechanismus der angeschuldigten Substanz zur Genese der Mineralisationsdefekte bleibt weiterhin unklar, sie dürfte aber in einer Störung der Osteoblastenfunktion liegen.

Literatur

1 Batterton, J., Winters, K., Van Baalen, Ch.: Anilines: Selective toxity to blue-green algae. Science *199,* 1068, 1978.
2 Bösch, P., Harms, H., Lintner, F.: Nachweis des toxischen Katalysatorbestandteiles Dimethylparatoluidin im Knochenzement, auch nach mehrjähriger Implantation. Arch. Toxicol. *51,* 157, 1982.
3 Charnley, J.: The reaction of bone to self-curing acrylic cement. J. Bone Jt. Surg. *52-B,* 340, 1970.
4 Charnley, J.: Acrylic cement for fixation of total hip prostheses. In: Nas Ser Eftekhar: Principles of total hip arthroplasty. Mosby, St. Louis 1978.
5 De Feo, F. G., Fitzgerald, T. J., Doull, J.: Toxicity, methemoglobin-producing ability, and partition coefficients of para aniline derivatives. Pharmacologist *15,* (2), 227, 1973.
6 Delling, G., Krumme, H., Engelbrecht, E., Heise, U., Kotz, R.: Reaction of bone tissue after longterm implantation of total joint arthroplasty. A morphological study. 2nd International workshop on the design and application of tumor prostheses for bone and joint reconstruction. Egermann, Wien 1983, pp. 37–39.
7 Draenert, K., Rudigier, J.: Histomorphologie des Knochen-Zement-Kontaktes. Chir. *49,* 276, 1978.
8 Iida, M., Furuya, K., Kawachi, S., Masuhara, E., Tarumi, J.: New improved bone cement (MMA-TBB). Clin. Orthop. *100,* 279, 1974.
9 Lintner, F., Bösch, P., Brand, G.: Histologische Untersuchungen über Umbauvorgänge an der Zement-Knochengrenze bei Endoprothesen nach 3-10jähriger Implantation. Pathology, Prac. Res. *173,* 376, 1982.
10 Lintner, F.: Die Ossifikationsstörung an der Knochenzement-Knochengrenze. Acta Chir. Austr. Suppl. 48, 1983.
11 Schneider, R.: Die Totalprothese der Hüfte. Huber, Bern/Stuttgart/Wien 1982.
12 Weisburger, E., Russfield, A. B., Homburger, F., Weisburger, J. H., Boger, E., Van Dongen, C. G., Chu, K. C.: Testing of twentyone environmental aromatic amines or derivates for long-term toxicity or carcinogenicity. J. Env. Path. Tox. *2,* 325, 1978.
13 Willert, H. G., Puls, P.: Die Reaktion des Knochens auf Knochenzement bei der Allo-Arthroplastik der Hüfte. Arch. Orthop. Unfallchir. *72,* 33, 1972.

Diskussion

Mittelmeier: Ich glaube, daß Ihre Untersuchungen bezüglich des herkömmlichen Zementes sehr interessant sind, indem Sie diese osteoiden Grenzzonen aufzeigen. Mich hat nur gewundert, daß Sie bei dem zweiten Zement in den histologischen Befunden eine völlig andere Färbetechnik verwenden – anscheinend eine Giemsafärbung – die uns keinen richtigen Vergleich erlaubt. Andererseits kann ich mir nicht vorstellen, daß bei dem anderen Zement eine Substitution des Zementes durch die neuen Anbauzonen erfolgt.

Lintner: Herr Mittelmeier, ich habe durchaus auch Paratoloidinblau gefärbte Präparate und habe sie gestern gezeigt. Die Resultate sind durchaus vergleichbar. Wenn man sehr viel Knochenhistologie macht, gewinnt man auch aus sehr wenigen Bildern und histologischen Schnitten einen Eindruck, daß wirklich Unterschiede bestehen.

Delling: Herr Lintner, es ist ja so, daß natürlich Osteoid auf eine Mineralisationsstörung hinweist. Aber es gäbe ja zwei Wege, wie dieses Osteoid entstehen kann. Entweder, der neu gebildete Knochen mineralisiert nicht, das zweite wäre, daß dort Mineral herausgelöst wird und wir haben alle noch nicht den Beweis angetreten, daß das nicht so erfolgt, und wir haben kein Muster zur nächsten Zementlinie hin, wir haben nicht den Verlauf der Kollagenfasern im Vergleich zum mineralisierten Knochen analysiert.

Lintner: Zu dem einen Punkt, der Halisterese: ich habe mich sehr viel mit Chemikern unterhalten, die der Auffassung sind, daß die Bindung des Kalziums im Hydroxylapatit so stark ist, daß es in diesem Ausmaß nicht zu einer Halisterese kommen könnte.

WILLERT: Herr Lintner, Sie haben in der ersten Serie das unverkalkte Osteoid gezeigt, und haben das als Schaden durch das Paratoloidin interpretiert. In der zweiten Serie haben Sie auch unverkalktes Osteoid gezeigt mit Osteoblasten. In der ersten Serie waren die Osteoblasten verhungert, in der zweiten waren die Osteoblasten aktiv. Im Grunde genommen, morphologisch, sind doch das die gleichen Bilder gewesen. Quantitativ waren die Relationen vielleicht unterschiedlich, bei der zweiten Serie sah man einen offensichtlich stattfindenden Knochenanbau mit unverkalktem Osteoid. Wenn man Ihre Ergebnisse aber so interpretiert, hieße das, man dürfe Knochenzement mit dem Paratoluidin-Startersystem überhaupt nicht mehr nehmen.

LINTNER: Das ist meine Überzeugung und das ist auch meine Meinung.

WILLERT: Ich weiß nicht, ob die Ergebnisse eindeutig sind, um eine so weitreichende Schlußfolgerung schon zu ziehen.

LINTNER: Für mich als Morphologen sind die Veränderungen eindeutig, ich stimme aber auch mit Prof. Delling überein, daß noch viele Untersuchungen in dieser Hinsicht gemacht werden müssen.

DELLING: Erstensmal wäre es ja interessant zu wissen: Wie groß ist das Ausmaß dieser Mineralisationsstörung im Verhältnis zur gesamten Grenzfläche und zum anderen ist dieses Osteoid wirklich etwas Negatives?

LINTNER: Ich glaube schon, daß es etwas Negatives ist und zwar deswegen, weil die Verbindung zwischen dem Knochen und dem Zement eigentlich eine sehr geringe Verbindung gegenüber dem Markraum ist. Wenn die noch tragenden Pfeiler sich auch reduzieren, kommt es zu einem Verlust der Stabilität.

DELLING: Aber ob es mineralisiert ist oder nicht, spielt doch für den Zusammenschluß keine Rolle.

LINTNER: Vielleicht nicht für den Zusammenschluß, aber doch für die Stabilität ganz sicher.

WILLERT: Zur Stabilität möchte ich eine Frage anschließen: wie erklärt es sich, daß die einzementierten Prothesen 10 oder gar 15 Jahre funktionieren. Wenn ihr Mechanismus des unverkalkten Osteoids zutrifft - das muß ja ein genereller Mechanismus sein - wie kann man dann nach so langer Laufzeit eine intakte Knochenzementgrenze vorfinden?

LINTNER: Die individuellen Unterschiede sind sehr groß und die Veränderungen treten spät auf. Wenn die Patienten eine hohe Umbaurate des Knochens aufweisen, der ja aus vielen Gründen bestehen kann, dann werden diese Veränderungen vielleicht viel früher auftreten als bei einem, der überhaupt keinen Umbau hat.

[1] Abt. Unfall- und Wiederherstellungschirurgie der Freien Universität Berlin, Klinikum Steglitz, Berlin
[2] Bundesanstalt für Materialprüfung, Berlin
[3] Institut für Tierzucht und -ernährung der Freien Universität Berlin, Berlin

Experimentelle Testmöglichkeiten der Morphologie und der Mechanik der Knochenzementgrenze

F. Hahn[1], R. Rahmanzadeh[1], G. Fuhrmann[2], K. Maenner[3]

Über die Entwicklung des neuen biokeramischen Knochenzementes und seine verbesserten Eigenschaften im Elastizitätsmodul sowie in der abgesenkten Polymerisationstemperatur wurde mehrfach berichtet [1, 2, 3, 5, 6]. Die Zusammensetzung ist in Tabelle 1 wiedergegeben. Die Ergebnisse der eigenen Tierexperimente wurden mehrfach mitgeteilt [9, 10, 11, 12, 13, 14, 16, 17]. Es soll der Versuch unternommen werden, über die speziellen Testergebnisse dieses neuen Knochenzementes hinaus kritisch den Aussagewert der eigenen tierexperimentellen Versuchsanordnungen zu werten.

Tab. 1: Zusammensetzung des bioaktiven Knochenzementes Palavital®

Substanz	Gewichtsprozent
PMMA-Pulver	25–30
Glasfasern (Länge etwa 3 mm, «silanisiert»)	10
Glaskeramikpartikel (Durchmesser: 80–100 μm)	65–70
Benzoylperoxid	als Starter
2-Methylparatoluidine	als Starter
Verhältnis Pulver : Flüssigkeit (Monomer) (bei Palacos® R 10 : 5)	10 : 4

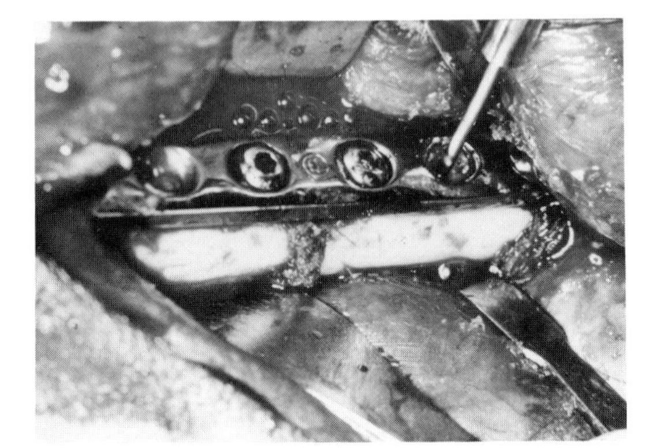

Abb. 1

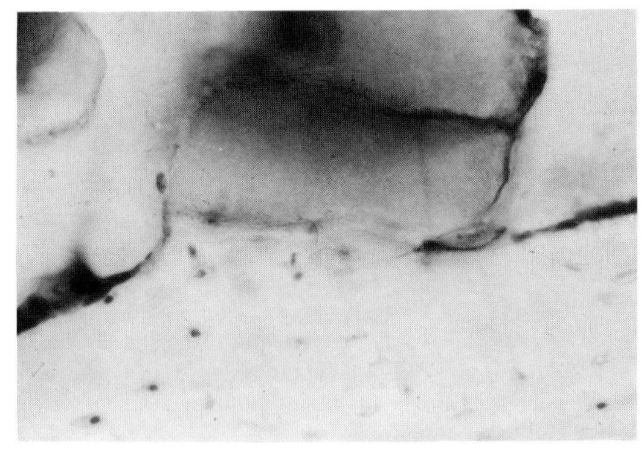

Abb. 2

Verbundosteosynthese am Hundefemur

In einer ersten Versuchsserie wurde mit dem Modell der Verbundosteosynthese am Femurschaft von 18 Beaglehunden im direkten Seitenvergleich zu Palacos® R getestet (Abb. 1). Sowohl im klinischen Verlauf, als auch den Röntgenverlaufskontrollen, als auch bei grob mechanischer Prüfung der Autopsie-Femurpräparate schnitten die beiden verschiedenen Zementsorten etwa gleichwertig ab. Histologisch fand sich bei dem neuen biokeramischen Knochenzement regelmäßig aber vereinzelt das Phänomen des direkten bindegewebsfreien Verbundes eines an der Oberfläche liegenden Glaskeramikpartikels mit dem Knochen (Abb. 2). Diese Verbundstellen wurden quantitativ mikromorphometrisch ausgewertet. Sie blieben deutlich unterhalb 5% der gesamten Knochen/Zementoberfläche. Außer der Beschränkung des Verbundes auf die spongiösen Knochenbereiche fand sich keine Regel für dieses Phänomen (Abb. 3).

Zug- und Scherkräfte an der Knochenzementgrenze (Schafsfemur)

Ähnlich der mechanischen Prüfung von Implant/Knochengrenzen [4] wurden Versuchsanordnungen zur Prüfung der Zug- und Scherkräfte an der Knochenzementgrenze entwickelt [8, 9]. Auf plangefrästen Kortikalisflächen wurden halbkugelförmige Zementproben aufgebracht (Abb. 4). Bei dieser Ver-

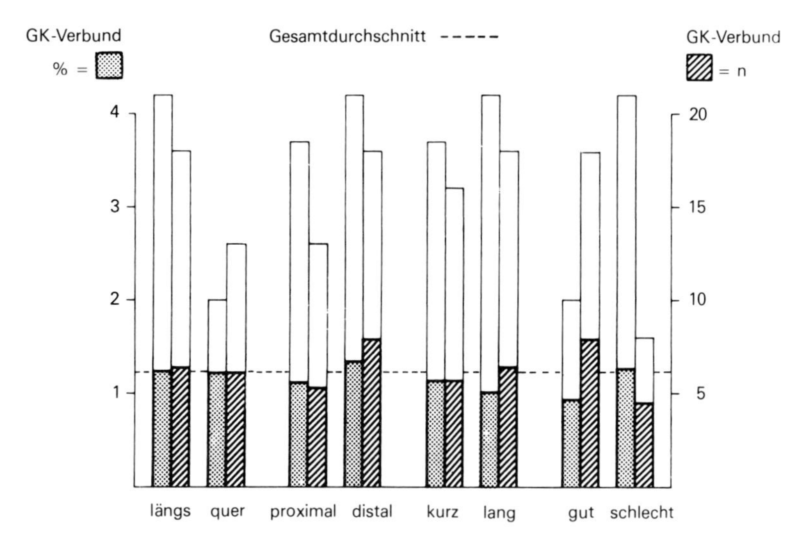

Abb. 3: Quantitative Auswertung des Glaskeramik-Verbundes. Korrelation zur Topographie und zur klinischen Bewertung.

suchsserie wurde als dritte Zementsorte Sulfix-6® mitgetestet. In genormten Löchern (4,5-mm-Durchmesser) wurden kleine Knochenzementzylinder für die Ausstoßversuche eingebracht (Abb. 5). Nach 8 bzw. 16wöchiger Einheilung wurden die Knochenzementproben in der Materialprüfmaschine abgezogen bzw. ausgestoßen. Die Ergebnisse waren signifikant für die Einheilungszeit (1,4 N/mm² nach 8 Wochen, 2,9 N/mm² nach 16 Wochen) jedoch nicht signifikant unterschiedlich für die verschiedenen Zementsorten (Abb. 6). Die Scherkräfte waren 3mal so groß, die Verhältnisse aber entsprechend den Normalkräften.

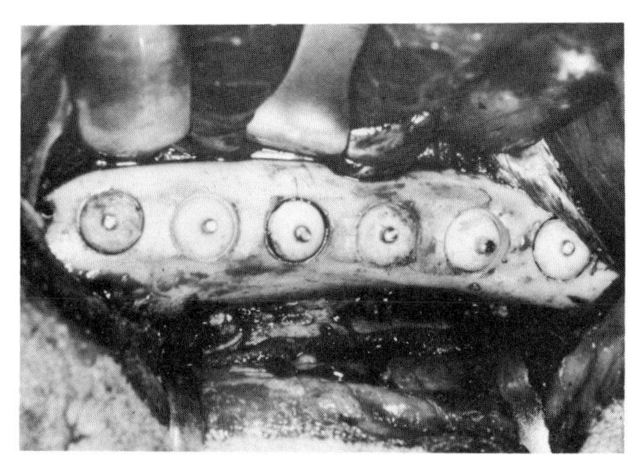

Abb. 4

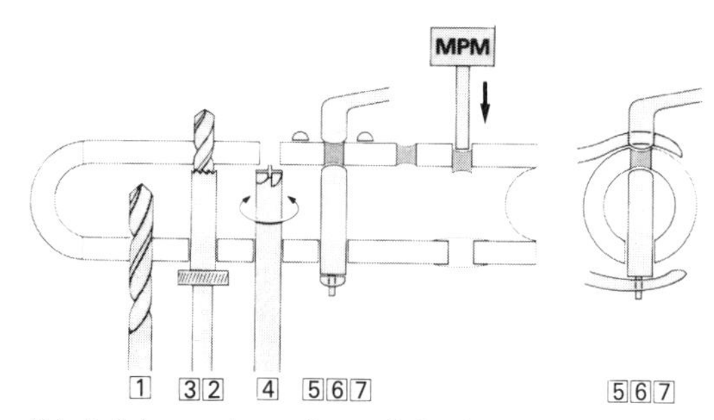

Abb. 5: Schema: Ausstoßversuch (push-out-test).

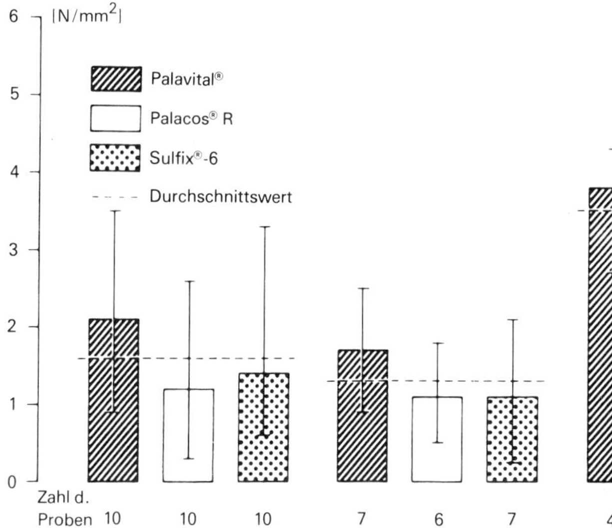
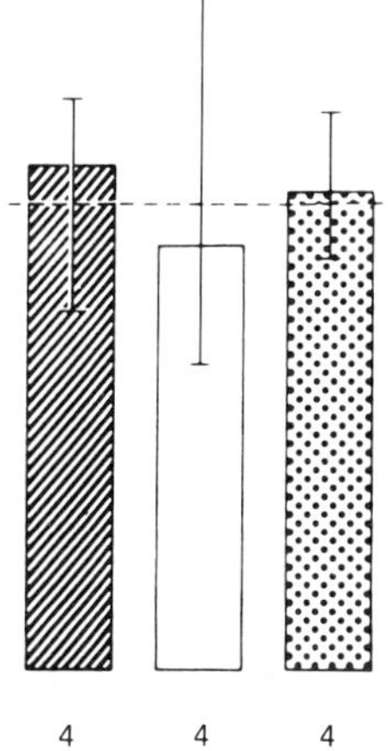

Abb. 6: Abzugsversuch («Pull-out»-Test).

Diskussion

Die Verbundosteosynthese als Testmöglichkeit für den Knochenzement stellt einen zu groben Globaltest dar, als daß feinere Unterschiede zwischen verschiedenen Zementsorten sich in den Ergebnissen niederschlagen könnten. Die schlechteren Versuchsergebnisse werden auch nicht durch die Art des Zementes verursacht, sondern durch die bekannten Durchblutungsstörungen des defektnahen Kortikalisknochens. Die mikromorphometrische quantitative Auswertung mit der geringen Ausbeute an Knochenverbundstellen steht in guter Korrelation zu dem globalen Vergleichstest mit nicht signifikanten Unterschieden zwischen den beiden Zementsorten. Die zweite Versuchsanordnung war von der Überzeugung getragen, daß die präzise Messung der Haftkräfte an der Knochenzementgrenze einen wichtigen Basiswert für die Beurteilung dieses Implantates darstellt [8, 11, 14, 15]. Die Normierungsprobleme sind beim weich einzubringenden Knochenzement größer als bei sonstigen harten Implantatmaterialien. Die Anforderung an Präzision und Reproduzierbarkeit erscheint jedoch mit der vorgeschlagenen Versuchsanordnung erfüllt. Die Messung der normalen Zugkräfte erscheint dabei wichtiger als die für Artefakte anfälligen Scherkräfte. Jedoch konnte die histologische Nachkontrolle der Abzugspräparate nicht alle störenden Gewebseffekte an den Rändern ausschließen. Die Arbeitshypothese, daß die biologische Wertigkeit der Einheilung eines Implantates und die mechanische Verfestigung der Implant/Knochengrenze sich proportional verhalten, harrt noch einer schlüssigen Erklärung. In bezug auf die Knochen-Zementgrenze liegen die eigenen Ergebnisse auf dieser Linie, wenn man sich damit abfindet, daß Knochenzement nach wie vor ein brauchbares, aber nicht das optimale Biomaterial ist.

Literatur

1 Ege, W., Gross, A., Broemer, H., Deutscher, K., Blencke, B., Hennig, W.: The mechanical and thermal properties of Bioactive Bone Cement, Trans. 10th Ann. Int. Biomat. Symp., San Antonio, Texas 2–133, 1978.

2 Bluethgen, W., Broemer, H., Deutscher, K.: DEAS 2501683 (patent application) submitted 17. I. 1975, disclosed 29. VII. 1976, published 5. IV. 1979.

3 Strunz, V., Gross, U.M., Maenner, K., Zuehlke, H., Deutscher, K., Broemer, H., Ege, W.: Gewebsreaktionen auf bioaktiven Knochenzement. Dt. Zahnärztliche Z. *35,* 49, 1980.

4 Strunz, K., Maenner, U.M., Gross, A., Hirsch, K., Deutscher, K., Broemer, H.: The mechanical strengh of the bond between bone and implants of glass-ceramic with apatite, Dental Implants. Hanser, München 1980, pp. 27–34.

5 Strunz, V., Hahn, F., Zühlke, H., Gross, U.M., Maenner, K., Deutscher, K., Brömer, H., Ege, W.: Bioaktiver Knochenzement im Tierversuch. Z. Orthop. *118,* 659, 1980.

6 Fuchs, G.A.: Langzeitbeobachtungen an bioaktiviertem Knochenzement bei der Fixation von Gelenkimplantaten. Z. Orthop. 120, 1982.

7 Hahn, F., Strunz, V., Gross, U.M., Maenner, K.: Tierexperimentelle Erprobung eines neuen biokeramischen Knochenzementes. Zbl. Chir. *107/2,* 1982.

8 Hahn, F., Strunz, V., Boese-Landgraf, J.: Quantitative-measurement of the adhesive power of bone cement on the bone surface. In: Lee, A. J. C. et al. (Eds.): Clinical Aplications of Biomaterials. Wiley Ltd. 1982, pp. 95–100.

9 Hahn, F.: Tierexperimentelle und biokeramische Untersuchungen von Verbundosteosynthesen unter besonderer Berücksichtigung eines neuen biokeramischen Knochenzementes. Habilitationsschrift, Berlin 1982.

10 Hahn, F., Gross, U., Strunz, V., Maenner, K.: Il Nuovo cemento d'osso Palavital®. Prova in vivo in femora di cana sul modello «fissatione interne composta». In: Ceramurgia, Anno XII, numero speciale 5. CIMTEC: 147, 1982.

11 Hahn, F., Strunz, V., Boese-Landgraf, J., Fuhrmann, G., Maenner, K.: Potere adesive cemento d'osso sulla superficie ossea. Studio sperimentale su animali (femore di pecora). In: Ceramurgia, Anno XII, numero speciale 5. CIMTEC: 147, 1982.

12 Hahn, F., Strunz, V., Maenner, K., Gross, U.M.: Animal experimental «compound osteosynthesis» with palavital. Histology and morphometry of the bone-cement border In: Moyen, B. (Ed.): Second International Symposium on Internal Fixation of Fractures, 16.–18. Sept., Lyon 1982, p. 175.

13 Hahn, F., Gross, U.M., Strunz, V., Maenner, K.: The new bone cement Palavital®: In-vivo-test in the «compound-internal-fixation» model in dog femur. In: Vincenzini, P. (Ed.): Ceramics in Surgerey. Elsevier Scientific Publishing Company, Amsterdam 1983, pp. 307–318.

14 Hahn, F., Strunz, V., Boese-Landgraf, J., Fuhrmann, G., Maenner, K.: The adhesive power of bone cement on the bone surface. Animal experimental study (femur of the sheep) In: Vincentini, P. (Ed.): Ceramics in Surgery. Elsevier Scientific Publishing Company, Amsterdam 1983, pp. 331–340.

15 Hahn, F., Strunz, V., Gross, U.M., Maenner, K., Fuhrmann, G.: Possibilities for experimental testing of bone cement border (Poster-Präsentation) Symposion: «Implant stimulated interface reactions». European Society for Biomaterials, Berlin, 18.–19.2.1983.

16 Hahn, F., Faensen, M., Gross, U.M., Strunz, V.: Ein neuer biokeramischer Knochenzement – experimentelle Prüfung In: Rettig, H. (Hrsg.): Kongressband der 21. Jahrestagung der Dt. Ges. für Plastische- und Wiederherstellungschirurgie in Gießen 1983. Springer Berlin/Hamburg/New York 1984 (im Druck).

17 Hahn, F., Strunz, V., Boese-Landgraf, J., Fuhrmann, G. In: Noveau ciment d'os bioceramique. Etude experimentales. Colloque Europeen: Corrosion et Degradation des Biomateriaux. Straßburgh Conseil d'Europe, 7 mars 1984.

Diskussion

EYERER: Wie haben Sie es realisieren können, daß diese bioaktiven Partikel, die Sie ja in den PMMA-Zement einbringen müssen, tatsächlich mit ihrer freien Oberfläche nach außen weisen?

HAHN: Das ist das Grundproblem dieses Zementes. Wir haben uns oft darüber unterhalten müssen und es spiegelt sich in den Ergebnissen wider. Man mußte mit Überschuß arbeiten, also 70 Gewichtsprozente zugeben in den Zement, um eine statistische Zahl von Partikeln an die Oberfläche zu bringen. Wir sind bei Beginn der Versuche davon ausgegangen, daß es mehr Partikel an der Oberfläche seien und waren über die Ergebnisse enttäuscht. Es kam noch hinzu, daß bei einem Bindungsverhältnis von 1 zu 10 schon sehr viele Partikel an der Oberfläche sind, aber ein großer Teil dieser Partikel ist möglicherweise - und das ist im Mikroskop nicht genau zu analysieren - von der Zementgrundsubstanz so überdeckt gewesen, daß er mit dem Knochen nicht reagieren konnte. Qualitativ ist es bewiesen, daß es geht, aber die Technologie, daß es auch zu einem wesentlichen Effekt kommt, ist in unseren Versuchen nicht eingetreten.

PLITZ: Sie haben erwähnt, daß Sie Ihre Versuche praxisgerecht durchführen wollten und wenn ich die Mengen betrachte, die Sie verwenden für die einzelnen Packungen, glauben Sie dann nicht, daß Sie mit der Temperaturentwicklung erheblich unter dem bleiben können, einfach von der Menge her, oder haben Sie Überlegungen angestellt, daß das doch noch einigermaßen praxisgerecht wird.

HAHN: Die Frage der Temperaturentwicklung haben wir bei diesem Zement etwas zurückgestellt, weil seine Polymerisationstemperatur 10° niedriger als bei Palacos und sowieso als günstig zu bezeichnen ist. Natürlich wird die Temperatur bei kleinen Proben noch günstiger. Bei so kleinen Proben lassen sich auch keine Messungen machen, die Auskunft über die effektive Temperatur geben würden. Wir haben beim Hundeversuch den ganzen Markraum ausgefüllt und dabei histologisch keine Nekrosen gesehen, jedenfalls nicht in dem Maße wie bei Palacos.

SEMLITSCH: Herr Hahn, darf ich an den Vortrag von Herrn Streicher erinnern. Dabei wurde der Fließverlauf von vier unterschiedlich gefärbten Knochenzementen gezeigt. Könnten Sie sich vorstellen, daß die unterste Schicht, die als erste ausgepreßt wird, und die sich an die Knochenwand anlegt, mit den Keramik- und Faseranteilen angereichert ist und die nachstoßende Zementzone ohne Beigabe erfolgt. Dann hätten Sie praktisch einen «Igeleffekt».

HAHN: Über diese Technologie wird weiter nachgedacht. Ich möchte da vielleicht auf den Vortrag von Herrn Ege (Möglichkeiten der Knochenzementverbesserung) hinweisen. Eine eindeutige Verbesserungsmöglichkeit für diese Partikel kenne ich jetzt im Moment nicht. Ihr Vorschlag wäre eine Idee.

Orthopädische Universitäts-Klinik Wien (Vorstand: Univ.-Prof. Dr. med. R. KOTZ)

Die unterschiedlichen Veränderungen am Calcar femoris bei zementierten und zementfreien Hüft-Endoprothesen

R. EYB

Calcarveränderungen nach Hüft-TEP Implantation werden häufig beschrieben. Es handelt sich dabei um Analysen von zementierten Prothesentypen, wobei fast durchwegs nur Resorptionen beobachtet werden. Sklerose und Aufbau wird nur einmal als Kuriosum erwähnt [1]. Die am häufigsten vertretene Theorie sieht die Ursache für die Resorptionen als mechanisches Problem. Als resorptionsfördernd werden Varus-Position, Kragen-Aufsitz am Calcar, zu dünne Zementschicht am Calcar, unter anderem auch steile Pfannen, große Pfannen, großer Abstand zwischen beiden Prothesenteilen und die Prothesentype angegeben [2, 3, 6, 7, 9]. Andere Theorien sehen die Ursache vor allem in der Menge des Abriebes [10, 11], oder in der Unterbrechung der Blutversorgung durch das Absetzen des Schenkelhalses [4].

Auf jeden Fall kommt es zu einer rasch zunehmenden Calcar-Resorption bei Schaftlockerungen.

Material und Methode

In der vorliegenden Untersuchung werden Calcar-Veränderungen zementierter Hüft-TEP mit einem zementfrei implantierten Modell verglichen. Dabei werden die Veränderungen der Schnittfläche des Calcar femoris beobachtet, da in diesem Bereich wie in einem Kapselrecessus oder «Schlammfang» am ehesten die unterschiedliche Wirkung der Abrieb-Partikel zu erwarten ist.

Es werden nur die röntgenologischen Veränderungen 1 Jahr postop. verglichen, außerdem werden nur Prothesen zur Untersuchung herangezogen, die in ihrem Lager unverändert fest geblieben sind.

Die Auswahl der Hüft-TEP erfolgte zufällig (106 zementierte TEP aus den Jahren 1978 und 1979, 195 zementfreie TEP aus den Jahren 1980 und 1981).

Bei den zementierten Hüft-TEP handelt es sich um die Modelle MÜLLER-Normalschaft und MÜLLER-Langschaft. Beides sind Modelle mit Kragenaufsitz am Calcar femoris. Als Pfannen wurden immer Polyäthylen-Modelle verwendet. Bei den zementierten TEP artikulieren ein Protasul®-Kopf gegen Polyäthylen.

Das zementfrei implantierte Schaftmodell ZWEYMÜLLER [12] besteht aus einem Titan-Schaft, der als Geradschaft konzipiert ist. Es wird der Markraum des Femur schlitzförmig eröffnet und der Schaft meta-diaphysär verankert, wobei es zu keinem Aufsitz des Kragens an der Resektionsfläche kommt. (Ein neues Modell wurde inzwischen ohne Kragen konzipiert.) Bei der zementfrei implantierten Pfanne Modell ENDLER [5] handelt es sich um eine Polyäthylen-Schraubpfanne. Es artikuliert eine Keramik-Kugel gegen Polyäthylen.

Ergebnisse

Die Veränderungen an der Schnittfläche des Calcar femoris wurden unterteilt in Aufbau-Vorgänge und Abbau-Vorgänge (s. Tab. 1). Zu einem wesentlich höheren Prozentsatz kommt es bei zementierten TEP zu Abbau-Vorgängen als bei zementfreien TEP.

Dieses Ergebnis ist nach dem x^2 Test mit $p<0.01$ signifikant.

Bei zementierten TEP wird häufig zu Beginn eine Spongiosierung an der Schnittfläche gefunden, wobei vorerst der scharfe Calcarsporn erhalten bleibt (Abb. 1). Die Spongiosierung geht bald in eine Lyse über und der Calcar schmilzt vom medialen Teil des Zementköchers weg, so daß der Prothesenstiel medial nur mehr von Zement gehalten wird (Abb. 2).

Tab. 1

Zementfreie Hüft-TEP	n = 195		
Calcar femoris	n		
unverändert	59		30,1%
Sklerose	74	Aufbau	64,6%
Sklerose und Aufbau	52		
Spongiosierung	6	Abbau	5,1%
Resorption	4		
Zementierte Hüft-TEP	n = 106		
Calcar femoris	n		
unverändert	31		29,2%
Sklerose	3	Aufbau	6,6%
Sklerose und Aufbau	4		
Spongiosierung	37	Abbau	64,2%
Resorption	31		

Abb. 1: Spongiosierung an der Calcar-Schnittfläche, einige Millimeter in die Tiefe reichend bei noch erhaltener Kontur des Calcar.

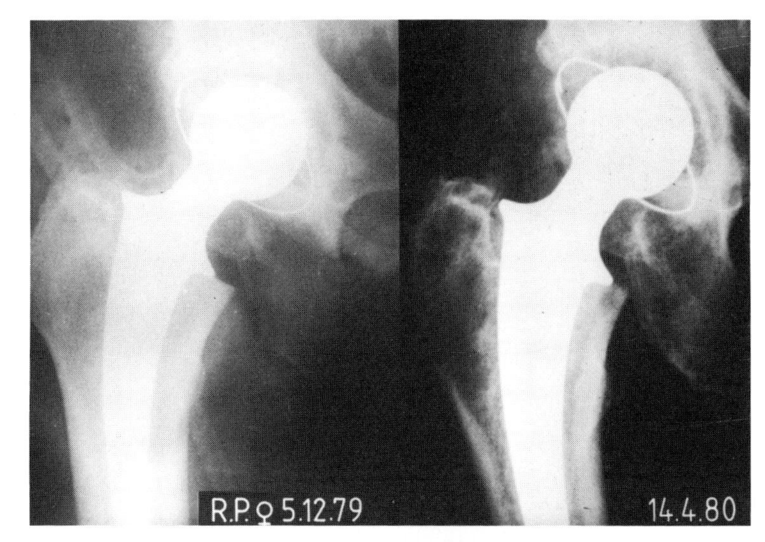

Abb. 2: Calcar-Lyse in ihrer Frühform. Bei unverändertem Sitz des Prothesenstiels fehlt die mediale Kontur des Calcar.

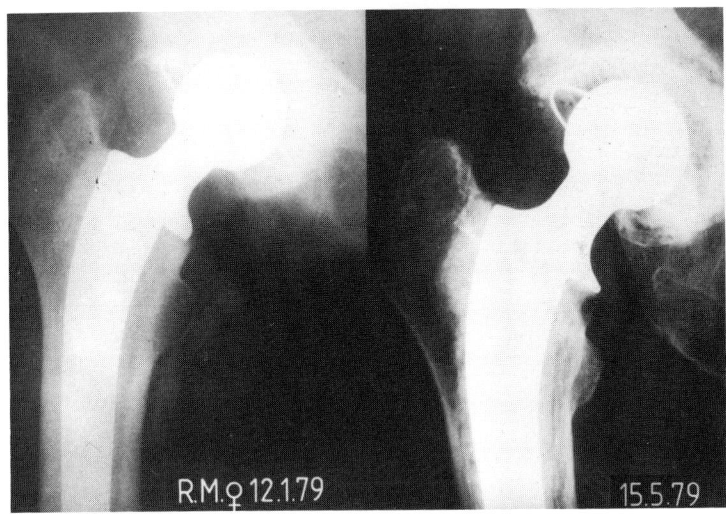

Bei zementfreien TEP erkennt man nach einigen Monaten einen sklerosierten Abschluß an der Schnittfläche, der Calcar femoris adaptiert sich an die geänderte Bio-Mechanik insofern, als der scharfe Calcarsporn sich rundet. Dabei kommt es zu keiner Lyse. Der Kontakt zwischen medialem Schenkelhalsstumpf und Prothese bleibt unverändert (Abb. 3). In mehreren Fällen kann man sogar einen prothesennahen Knochen-Aufbau erkennen (Abb. 4). Spongiosierungen von der Schnittfläche des Calcar femoris zum Trochanter minor treten häufig auf. Sie sind ebenfalls als Ausdruck der neuen mechanischen Situation zu werten, zeigen nach etwa 6 Monaten ein stationäres Zustandsbild und gehen nicht in Lysen über. Dies zeigen auch Röntgenkontrollen mit längerem postoperativen Intervall (Abb. 5).

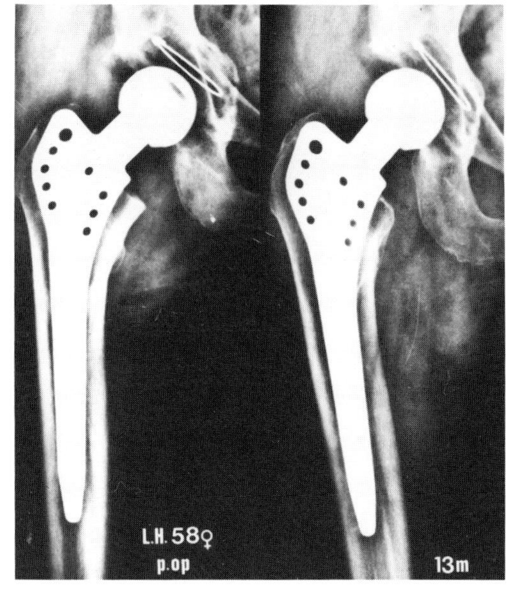

Abb. 3: Gerundeter Calcar und sklerosierter Abschluß an der Schnittfläche ohne Anzeichen einer Lyse bei zementfreier Prothese.

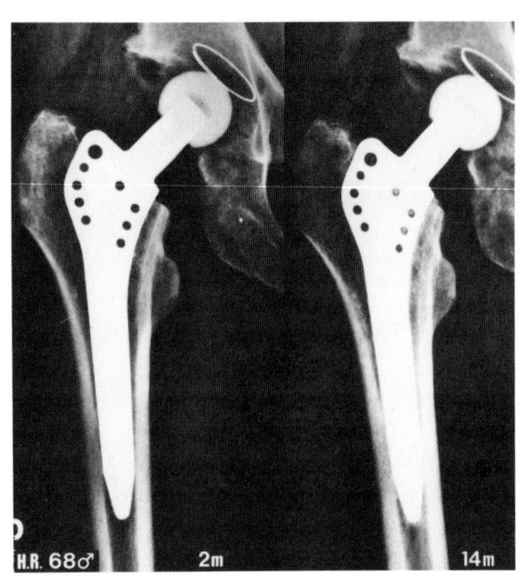

Abb.4: Aufbau am Calcar femoris und verstärkte Sklerosierung des Schenkelhals-Stumpfes. Der Prothesenstiel ist nicht in den Femurschaft nachgesunken.

gaben von BLACKER zurückgegriffen, der einen Schwund am Calcar femoris von 3mm als physiologischen Grenzwert annimmt [1]. Diese Unterteilung wurde in der vorliegenden Untersuchung nicht angewendet, sondern schon ein geringerer Schwund als 3mm als Resorption bezeichnet. Dies erklärt den relativ hohen Prozentsatz an Resorptionen. Allerdings konnten auch keine ausgedehnten Resorptionen gefunden werden, da es sich um eine relativ kurzzeitige postoperative Untersuchung handelt und Prothesen mit Lockerungsverdacht exkludiert wurden. Es fällt aber auf, daß mit der Dauer der Nachuntersuchungszeit die Anzahl und auch der Schweregrad der Resorptionen zunehmen, was für eine Dauerbeschädigung des Implantatlagers spricht (Tab.2).

Histologische Untersuchungen zeigen beim Vergleich zementierter TEP zu zementfreien TEP bei ersteren Nekrosen im Bereich des Kapsel-Regenerates. Die Menge des Abriebes differiert nicht schwerwiegend [8]. Daraus kann geschlossen werden, daß sich

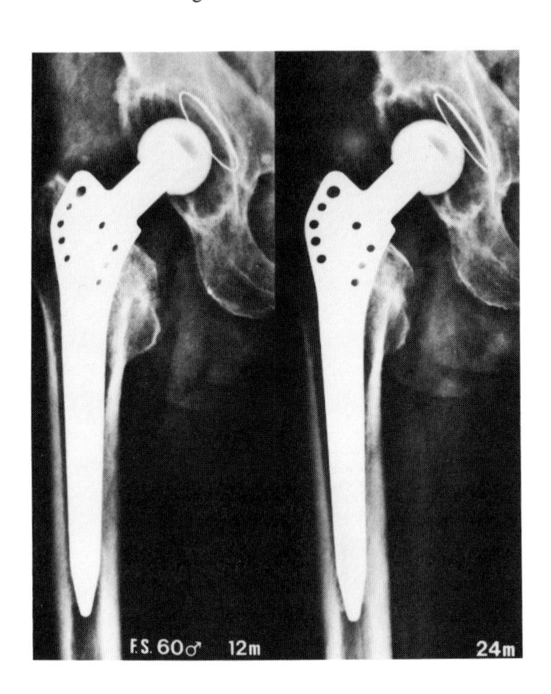

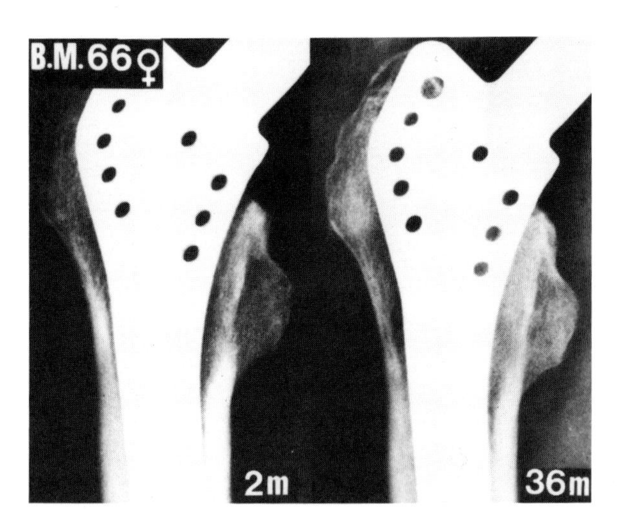

Abb.5: Zustand des Calcar femoris nach 2 und 3 Jahren postoperativ. Es zeigt sich links ein stationäres Zustandsbild zwischen 1 und 2 Jahren, rechts im Ausschnitt eine Rundung des Calcar mit Sklerosierung.

Diskussion

Bei den vorliegenden Ergebnissen handelt es sich um Frühergebnisse nach Hüft-TEP Implantation. Die Nachuntersuchungszeit der meisten Autoren erstreckt sich über längere Zeiträume. Zum Großteil werden nur Resorptionen beschrieben, da sie leichter zu quantifizieren sind [1, 2, 4, 7, 9]. Die Schnittfläche des Calcar wird außer acht gelassen und es werden nur die mechanisch bedingten Spongiosierungen des gesamten Schenkelhalsstumpfes erwähnt [6]. In der Beschreibung der Resorptionen wird meist auf die An-

Tab.2: Nachuntersuchungszeit und Calcar-Resorption.

Autor	Nachuntersuchungszeit	Resorptionen
BOCCO	1 Jahr und 8 Jahre	8,2% und 47,1%
GRISS	1-3,5 und 4-7 Jahre	10% und 53%
HIERTON	3 Jahre	37%
SARMIENTO	4 Jahre	13%
CUPIC	11 Jahre	57%
BLACKER	10 Jahre	70%

der Abrieb bei zementfreien und zementierten TEP unterschiedlich verhält. Somit scheint nicht nur die mechanische Verankerung der TEP eine Rolle bei Calcarveränderungen zu spielen, sondern auch das Vorhandensein von Knochen-Zementpartikeln im Abrieb, die die typischen Calcar-Lysen bei zementierten TEP bewirken.

Literatur

1 BLACKER, G.J., CHARNLEY, J.: Changes in the Upper Femur After Low Friction Arthroplasty. Clin. Orthop. *137,* 15, 1978.
2 BOCCO, F., LANGAN, P., CHARNLEY, J.: Changes in the Calcar Femoris in Relation to Cement Technology in Total Hip Replacement. Clin. Orthop. *128,* 287, 1977.
3 CARLSSON, A.S., GENTZ, C.F., LINDER, L.: Localized Bone Resorption in the Femur in Mechanical Failure of Cemented Total Hip Arthroplasties. Acta Orthop. Scand. *54,* 394, 1983.
4 CUPIC, Z.: Long-term Follow-up of Charnley Arthroplasty of the Hip. Clin. Orthop. *141,* 28, 1978.
5 ENDLER, M.: Theoretisch-experimentelle Grundlagen und erste klinische Erfahrungen mit einer neuen zementfreien Polyäthylenschraubpfanne beim Hüftgelenksersatz. Acta chir. Austriaca, Suppl.45, 1982.
6 GRISS, P., HEIMKE, G., WERNER, E., BLEICHER, J., JENTSCHURA, G.: Was bedeutet die Resorption des Calcar femoris nach der Totalendoprothesen-Operation der Hüfte? Arch. Orthop. Traumat. Surg. *92,* 225, 1978.
7 HIERTON, C., BLOMGREN, G., LINDGREN, U.: Factors Associated with Calcar Resorption in cemented Total Hip Prostheses. Acta Orthop. Scand. *54,* 584, 1983.
8 LINTNER, F., BÖSCH, P., BRAND, G., KNAHR, K.: Vergleichende Untersuchungen zur Nekrosebereitschaft des Kapselgewebes bei Arthrose und endoprothetischem Gelenkersatz. Zeitschrift f. Orthop. *122,* 686, 1984.
9 SARMIENTO, A., TURNER, M.T., LATTA, L.L., ENG, P., TARR, R.R.: Factors Contributing to Lysis of the Femoral Neck in Total Hip Arthroplasty. Clin. Orthop. *128,* 287, 1978.
10 WILLERT, H.G., SEMLITSCH, M., BUCHHORN, G., KRIETE, U.: Materialverschleiß und Gewebereaktion bei künstlichen Gelenken (Histopathologie, Biokompatibilität, biologische und klinische Probleme). Der Orthopäde *7,* 62, 1978.
11 WILLERT, H.G., SEMLITSCH, M.: Zur Morphologie der Knochenreaktion auf Gelenkimplantate und deren Verschleißprodukte. Grenzschichtprobleme der Verankerung von Implantaten unter besonderer Berücksichtigung von Endoprothesen. Thieme, Stuttgart/New York 1980.
12 ZWEYMÜLLER, K., SEMLITSCH, M.: Concept and Material Properties of a Cementless Hip Prosthesis System with Al_2O_3 Ceramic Ball Heads and Wrought Ti-6 Al 4V Stems. Arch. Orthop. Traumat. Surg. *100,* 229, 1982.

Diskussion

PLITZ: Ich möchte nicht die alte Diskussion um Kragen oder Nichtkragen eröffnen, aber ist es denn in diesem Fall hier wirklich möglich, zwischen zwei völlig verschiedenen Modellen einmal mit und einmal ohne Kragen zu vergleichen und dann auf den Knochenzement zu schließen? Ich habe die Sorge, daß man da die Biomechanik zu sehr vernachlässigt.

EYB: Es wurden an unserer Klinik auch Modelle mit Kragen zementfrei implantiert, auch hier sieht man die Spongiosierung im Bereich des Schenkelhalsstumpfes und eine Sklerosierung an der Schnittfläche. Ich glaube, da sind zwei unterschiedliche Dinge: das eine ist die Biomechanik, in unserem Fall ein als Geradschaft konzipierter Stamm. Der bewirkt die Spongiosierung im Bereich des Schenkelhalsstumpfes und das andere ist die Lyse und Resorption im Bereich der Schnittfläche, die wir bei keinem zementfreien Modell gesehen haben, aber bei allen zementierten, ganz gleich, ob das nun ein Langschaft oder Normalschaft mit oder ohne Kragen war.

Es nehmen auch nicht alle Lysen diesen schicksalhaften Verlauf, wie es Prof. Willert gestern gezeigt hat, viele dieser Lysen gehen langsam vor sich und die Prothesen bleiben in ihrer Festigkeit bestehen. Die Lysen nehmen nur mit der postoperativen Zeit zu.

HENSSGE: Ich halte Ihre Untersuchungen nicht für aussagekräftig und die Schlußfolgerungen überzeugen mich nicht. Sie vergleichen ganz verschiedene Modelle und Sie lasten die Resorption dem Vorhandensein von Knochenzement an. Ich glaube, das kann man nur, wenn man zementierte und nichtzementierte, im übrigen aber gleiche Prothesen miteinander vergleicht. Das haben Sie aber nicht gemacht.

EYB: Sie können schwer ein zementfreies Implantat einzementieren und dann die beiden Dinge miteinander vergleichen.

HENSSGE: Es gibt ja die Möglichkeiten, Prothesen mit einer Kuvertüre, wo der Knochen einwachsen soll, und eine solche zementiert zu verwenden. Wenn man schon diese Fragestellung, wie Sie sie sich vorgenommen haben, beantworten will, dann muß man im Versuchsansatz etwas korrekter vorgehen.

MITTELMEIER: Wir müssen, glaube ich, zwei Ursachen für den sogenannten Calcarschwund unterscheiden. Das eine ist die Inaktivitätsatrophie des Calcar, die vor allem bei tiefsitzender Verankerung eintritt. Diese Umbauvorgänge gehen im Verlauf von ein bis zwei Jahren vor sich. Wir sehen dasselbe auch bei zementfreien Prothesen, wenn deren Verankerung tief unten im Schaft erfolgt, z.B. sehr häufig bei den Lord-Prothesen. Davon müssen wir aber unterscheiden die Zerstörung des Calcars durch Fremdkörpergranulationen, die wir vor allen Dingen in den späteren Jahren sehen. Dabei handelt es sich um Granulationen, die auf die Abriebprodukte bei Metall-/Polyäthylen-Zementprothesen zurückzuführen sind.

EYB: Dem stimme ich völlig zu, nur glaube ich, daß zwei unterschiedliche Mechanismen eine Rolle spielen. Auf der einen Seite die Mechanik, die zu einer Atrophie des gesamten Calcar führt und auf der anderen Seite der Abrieb, der die unterschiedlichen Zustände im Bereich der Schnittfläche bewirkt. Hier zeigen fast alle zementfreien Prothesen eine Sklerosierung und Abdeckelung an der Calcar-Schnittfläche.

RUSSE: Ich würde die Osteolyse eher durch den Polyäthylenabrieb verursacht sehen. Sie vergleichen in der einen Serie eine Metallpolyäthylen-, in der anderen eine Keramik-Polyäthylenpaarung. Wir wissen, daß bei letzterer der Abrieb wesentlich geringer ist.

Wir wissen auch aus Langzeitergebnissen, daß durch den Polyäthylenabrieb Osteolysen entstehen. Aus diesen Gründen würde ich die Ursache nicht im Zement sehen.

WILLERT: Wir haben den Polyäthylenabrieb im Röntgenbild gemessen und haben einen signifikanten Zusammenhang gefunden zwischen starkem Polyäthylenabrieb und Calcarresorption.

SEMLITSCH: Man macht Herrn Eyb den Vorwurf, verschiedene Modelle miteinander zu vergleichen. Herr Mittelmeier verwendet das gleiche Prothesenmaterial mit und ohne Zement. Frage: Sieht man dabei einen Unterschied?

MITTELMEIER: Wir sehen den Unterschied, den ich schon dargelegt habe. Bei der zementfreien Prothese schwindet der Calcar nicht so – jedenfalls nicht bei dem Typ, den ich verwende – offenbar, weil dort eine höhere Streßbelastung vorliegt als es bei der zementierten Prothese der Fall ist. Das ist Atrophie. Was aber die Zerstörungen durch Fremdkörper angeht, da sehen wir in unserem Material noch keine wesentliche innerhalb unserer zehnjährigen Beobachtungszeit, weil eben – korrekten Einbau vorausgesetzt –

der Abrieb bei der Keramik/Keramik-Paarung sehr gering ist und bei Keramik/Polyäthylen auch so gering, daß wir in den Zeiträumen, die wir überblicken, das noch nicht so beobachten.

Eyb: Ich will Herrn Russe noch antworten: die Abriebmenge ist nach den Untersuchungen von Bösch und Lintner bei den beiden Prothesen in etwa gleich. Es ist nicht nur die Menge des Abriebes, sondern es ist sicherlich auch die Art des Abriebes, die eine Rolle spielt.

Orthopädische Klinik «Friedrichsheim» der Universität Frankfurt/M., Frankfurt/M.
(Direktor: Prof. Dr. med. W. HEIPERTZ)

Embolien aus dem Knochenmarkskanal nach Einsetzen von intramedullären Femurkopfendoprothesen mit Polymethylmethacrylat

L. ZICHNER

Einleitung

Intraoperative Kreislaufkomplikationen treten bei der Allo-Arthroplastik-Operation unter Verwendung von Knochenzement auf. Diese Komplikationen werden ursächlich auf die Operationstechnik und die Benutzung von Polymethylmethacrylat zurückgeführt, deren Folge eine Fettembolie in die Lungen sein soll.

MAXIMOW (1898) wies nach ausgedehnten Frakturen bei Kaninchen auf die Möglichkeit von Knochenmarkembolien in die Lungen hin. KARLEN (1942) fand sie bei Obduktion nach Tod in Krampfanfällen (als Folge von Wirbelfrakturen?), TIERNEY (1952) nach Frakturen der langen Röhrenknochen.

Auch nach Herzmassage mit Rippenserienfrakturen sind Knochenmarkembolien von YAMADA und FUKUNAGA (1969) aufgezeigt worden.

Patientengut

Um die klinische Relevanz der intraoperativen Kreislaufkomplikationen einzuschätzen, habe ich 1970 an der Chirurgischen Universitätsklinik B des Kantonspitals Zürich (ZICHNER, 1972) die Krankengeschichten von 246 Patienten durchgesehen, denen in der Zeit zwischen 1962 und 1969 eine Thompson-Prothese als Femurkopfendoprothese implantiert worden war.

Klinische Ergebnisse

Wir konnten feststellen, daß intraoperative Komplikationen als Kreislaufreaktionen, und zwar als Blutdruckabfall sowie als Herzrhythmusstörungen, auftraten, welche zum Zeitpunkt des Einbringens des Knochenzementes bzw. des Einschlagens der Prothese einsetzten. Dieser Blutdruckabfall fand sich in über der Hälfte unserer Fälle, überwiegend betrug er das geringe Ausmaß von 20 mmHg systolisch, selten konnten auch Abfälle bis zu 60 mmHg beobachtet werden. In 10 Fällen trat sogar eine Puls- und Blutdrucklosigkeit auf, welche bei 7 Patienten reversibel war. 3 Patienten verstarben entweder in tabula oder Stunden bzw. wenige Tage nach dem operativen Eingriff.

Operationsbedingt durch großen Blutverlust oder durch lange Dauer des Eingriffs oder narkosebedingt waren diese Zwischenfälle nicht, da sie unabhängig von der Narkoseart auftraten. In der Regel normalisierten sich die Blutdruckwerte unter Volumensubstitution nach 3–5 Minuten wieder. Auffallend war, daß in dieser Zeit der Blutdrucksenkung kaum eine Pulsbeschleunigung eintrat, auch eine Steigerung der Atemfrequenz fehlte allgemein.

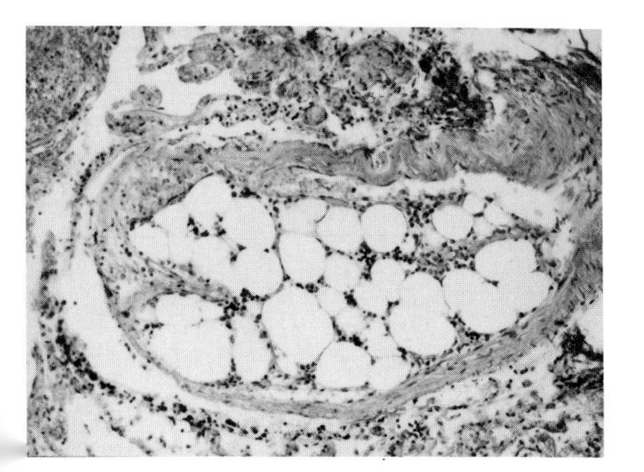

Abb. 1: Knochenmarkembolien nach Einsetzen einer Thompson-Prothese in allen großen und größeren Lungenarterien des Schnitts. 72jährige Frau. Maßstab 64:1.

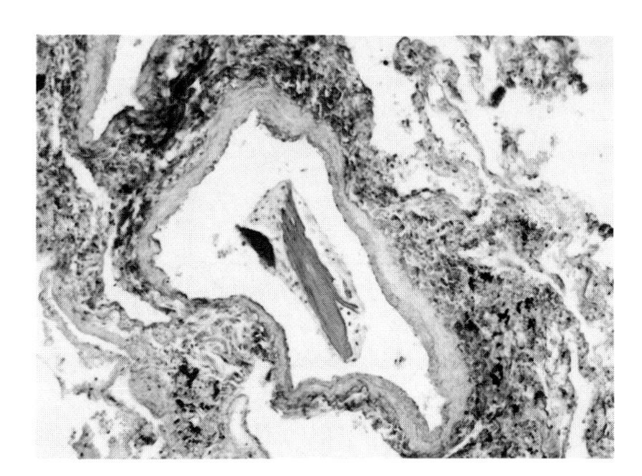

Abb. 2: Spongiosa- und Knochenmarkembolie in einer Lungenarterie nach Einsetzen einer Thompson-Prothese. 65jährige Frau. Maßstab 64:1.

Sektionsgut

In den Jahren 1966–1969 wurden am Pathologischen Institut der Universität Zürich 39 Patienten aus diesem Patientenkollektiv autopsiert.

3 weitere Gruppen wurden zum Vergleich parallel in die Untersuchung einbezogen. Somit bestand das Sektionsgut aus 4 Gruppen:

1. Gruppe nach Implantation von Thompson-Prothesen,
2. Gruppe
   a) nach Oberschenkelhalsnagelung mit dem Mc Laughlin-Nagel,
   b) nach Küntscher-Marknagelung,
3. Gruppe nach Frakturen (ohne operativen Eingriff und
4. Gruppe nach extrathorakaler Herzmassage mit konsekutiven Rippen-, Rippenserien- und Brustbeinfrakturen. Die Anzahl der Fälle in den einzelnen Gruppen, ihre Altersverteilung und die Überlebenszeit nach Operation oder Trauma sind in Tabelle 1 enthalten.

Es gelangten somit 92 Sektionspräparate von Patienten im Alter von 19–94 Jahren zur Untersuchung. In einer Vorprüfung wurde auf die routinemäßig hergestellten histologischen Lungenschnitte der Jahre 1966–1968 zurückgegriffen. Bei den 1969 vorgenommenen gezielten Untersuchungen wurden nach Formalinfixierung Großschnitte des rechten Lungenunterlappens angefertigt und überprüft.

Grundsätzlich wird zwischen der Fettembolie, der Knochenmarkembolie und der Spongiosasplitterembolie unterschieden. Wir bezeichnen als Fettembolie die Verschleppung von zellfreiem Neutralfett in die Lungenarterien und Kapillaren, als Knochenmarkembolie die Verschleppung von Fettzellverbänden mit blutbildenden Zellen im Retikulumzellverband, als Knochensplitterembolie die Verschleppung von spongiösen Knochenfragmenten, zumeist eingebettet in Knochenmark.

Ergebnisse

Die Autopsien der 39 Patienten, die im weiteren Verlauf nach einer Hüftarthroplastik verstarben, ergaben, daß sie an nicht unbeträchtlichen organischen, hauptsächlich altersbedingten Vorschäden litten. Gleichzeitig fanden sich in 16 Fällen Knochenmarkembolien in den Lungenarterien, 5mal davon mit Spongiosafragmenten. 5mal fand sich ausschließlich eine Fettembolie, 3mal schweren Grades und 2mal in milder Form (Tab. 2). 18 Lungenkleinschnitte zeigen keine embolischen Verschlüsse der Lungenarterien oder -kapillaren. Die Knochenmark- und Spongiosaembolien sind begleitet von einer teils schwersten Fettembolie, wenn der Operationszeitpunkt nicht länger als 6 Wochen zurückliegt.

Verantwortlich für die Nachweisbarkeit von Embolien ist der Zeitpunt des Todes nach dem operativen Eingriff (Tab. 3). Bei einem Intervall von maximal

Tab. 1: Anzahl der untersuchten Fälle, aufgegliedert nach Gruppen mit gleichem Trauma oder Eingriff, mit Alters- und Intervallangabe zwischen Eingriff und Tod. In Klammern die Anzahl der Lungengroßschnittuntersuchungen.

Gruppe	Anzahl	Alter Grenzwerte Jahre	Mittleres Alter Jahre	Überlebenszeit Grenzwerte	Mittlere Überlebenszeit Jahre
1. Thompson-Prothese	39 (6)	53–90	80,2	1 Std.–8 Jahre	0,6
2. a) McLaughlin-Nagel	7 (3)	61–92	78,0	5 Tg.–10 Monate	0,2
b) Küntscher-Nagel	27 (3)	19–94	66,04	1 Tg.–2 Jahre	0,36
3. Frakturen	9 (7)	26–89	53,4	1 Tg.–6 Monate	0,1
4 Extrathorakale Herzmassage	10 (3)	45–78	64,9	–	–

Tab. 2: Ergebnisse in Zahlen mit Aufschlüsselung der Embolieanteile.

Gruppe	total	Spongiosa-E			KM-E total	- Fett	Fett-E +++	+	leer	Summe
		+KM +Fett	-KM +Fett	-KM -Fett						
1	5	4	–	1	11	1	3	2	18	39
2a)	2	1	–	1	–	–	–	–	5	7
2b)	3	1	1	1	6	1	4	2	12	27
3	1	–	–	1	4	–	1	–	3	9
4	–	–	–	–	6	–	2	–	2	10

Tab. 3: Anzahl der Fehlanzeigen bei einer Differenz des Unfall- bzw. Operationstages zum Todeseintritt in Tagen bzw. Monaten. In Klammern die Gesamtzahl der jeweiligen Fälle.

Gruppe	1 Tag	7 Tage	14 Tage	1 Monat	2 Monate	6 Monate	>6 Monate
1	- (3)	1 (10)	2 (15)	3 (19)	5 (25)	12 (31)	18 (39)
2a)	- (-)	1 (1)	1 (3)	3 (4)	4 (5)	4 (6)	5 (7)
2b)	- (2)	- (6)	- (7)	3 (14)	5 (18)	8 (22)	12 (27)
3	- (3)	- (4)	- (5)	2 (7)	2 (7)	4 (9)	4 (9)
4	2 (10)	-	-	-	-	-	-

24 Stunden finden sich regelmäßig Knochenmark- bzw. auch Spongiosaembolien, bei einem Intervall bis zu 8 Tagen ist erst ein Fall ohne Fett- oder Knochenmarkembolien nachweisbar.

Bis zu einem halben Jahr danach zeigen 12 von 31 keine Restzustände nach Knochenmarksembolie.

In den Gruppen 2–4 fanden sich vergleichbare Ergebnisse. Es fällt inbesondere auf, daß Prothesenimplantationsoperationen, Küntschermarknagelungen und Frakturen der langen Röhrenknochen auch prozentual annähernd sich identisch verhalten. Aus den Ergebnissen ersieht man, daß nach operativen und unfallbedingten Knochenmark-Kanalverletzungen am häufigsten Fett-Tropfenembolien in die Lungenarterien und -kapillaren auftreten (50%). Mit Abstand folgen die Knochenmark- (36%) und dann die Spongiosaembolien (12,6%). Die Spongiosaembolien waren in der Regel von Fettembolien begleitet. In 5 Fällen von Embolien von Gewebsverbänden fehlte die begleitende Fettembolie. Das war dann der Fall, wenn das embolisierende Trauma länger als 6 Wochen zurückgelegen hat (Tab. 4).

Folgen für die Lungenzirkulation und Schicksal der Embolie: Sind die Knochenmark- und Spongiosapartikel auf dem Blutwege in die Lunge gelangt, führen sie zur Ausschaltung der abhängigen Kapillaren aus der pulmonalen Mikrozirkulation. Zum anderen verursachen sie im zuführenden Gebiet eine Stase und können zu Aufpfropfthrombosen führen. Dies führt nicht zwangsläufig zu Infarzierungen, da der Bronchialkreislauf diese Lungengebiete zirkulatorisch übernehmen kann. Respiratorisch sind sie jedoch in bezug auf die Sauerstoffaufnahme und Kohlensäureabgabe Totraumgebiete (Uehlinger, 1968).

Die Embolien aus dem Knochenmarkkanal können im Laufe der Zeit in den Arterien aufgelöst werden oder organisiert werden. Ersteres ist wohl häufiger der Fall.

Diskussion

Zu einer chemisch-toxischen Wirkung des Knochenzementes können wir keine Stellung beziehen, doch wird sie von anderer Seite ernsthaft diskutiert (Homsey et al. 1969). Dustmann et al. (1972) vermuten, daß die Monomere bzw. ihre freiwerdenden Amine eine Entemulgierung der Fette im Blut bewirken. Diese soll zum Zusammenfließen größerer Fettpartikel führen, welche das Substrat einer Fettembolie bilden. Der große Anteil von festen Embolieformen, besonders der Knochenmarkzellverbände, aber auch der Spongiosabälkchen in unseren Präparaten ist jedoch sicher nicht einer chemisch-toxischen Wirkung der Restmonomere zuzuschreiben.

Einwirkungen auf das Skelett, die zu einer Zerstörung und Verdrängung des Knochenmarkes führen, sei es durch physische Gewalt oder durch iatrogentherapeutische Eingriffe, wie Operationen am Knochen, führen in erheblichem Umfang zur *Freisetzung* von Knochenmark- und Fett*embolien*. Dies wird umso verständlicher, wenn man bedenkt, daß die Patienten wegen ihres hohen Alters eine teils hochgradige Osteoporose aufweisen.

Vergegenwärtigt man sich, daß bei Knochenoperationen in der Markhöhle ein Druckanstieg bis zu 40 mmHg stattfindet (Wehner, 1966), abwechselnd mit einem Unterdruck bis zu -120 mmHg beim Zurückziehen der eingeführten Hilfsmittel, so gibt das

Tab. 4: Prozentuale Anteile der einzelnen Emboliefomen. In Klammern die absolute Zahl der Fälle.

Gruppe	Summe der Fälle	Fett-E	KM-E	Spongiosa-E	leer
1	100% (39)	48,7% (19)	38,46% (15)	12,82% (5)	46,15% (18)
2a)	100% (7)	14,3% (1)	14,30% (1)	28,60% (2)	71,40% (5)
2b)	100% (27)	48,2% (13)	25,92% (7)	11,11% (3)	44,44% (12)
3	100% (9)	55,5% (5)	44,44% (4)	11,11% (1)	33,33% (3)
4	100% (10)	80,0% (8)	60,00% (6)	-	20,00% (2)

eine Erklärung für das Zustandekommen der Embolie. Durch den Unter- wie Überdruck werden die Gefäße eröffnet, durch den Überdruck größere Markvolumina komprimiert und verdrängt und in die eröffneten Gefäße eingepreßt. Da das Knochenmark schon physiologischerweise zellige Elemente in das Gefäßsystem ausschwemmt, ist unter gesteigertem Druck, der (nach YOUNGH und GRIFFITH, 1950) nicht zum Gefäßkollaps führt, sondern vielmehr die Embolisation fördert, das Eindringen von Zellverbänden vor allem im Schock möglich und wohl häufig der Fall.

Und ein weiterer mechanischer Faktor ist denkbar.

Nach dem Einbringen des Acrylats kann es durch die Hitzeentwicklung zur Ausdehnung der miteingebrachten Luft und zu einem Druckanstieg im proximalen Femurschaft kommen, welcher neuerlich zu einer Materialeinschwemmung führen kann.

Es stellt sich daher die Frage, wie die Gesamtheit der Embolien vermindert werden kann.

In Frage kommen:

1. Das Anlegen eines «Ventil»-Bohrloches oder Verwendung eines Drainagesystemes im distalen Knochenabschnitt. Die dadurch bedingte Herabsetzung von Druck und Druckwechseln in der Knochenmarkhöhle könnte sicherlich das Auftreten einer Knochenmark- und Fettembolie verringern.
2. Das rascheste Beheben eines Schockzustandes bzw. das Vermeiden eines solchen. Dadurch wird der Sog des Kreislaufes aus der Peripherie herabgesetzt.

Dementsprechend haben wir nach Volumengabe vor Einbringen des Knochenzementes und des Protheseteiles keine Abfälle des Blutdruckes bzw. Auftreten von Herzrhythmusstörungen mehr gesehen.

Zusammenfassung

In einer klinisch retrospektiven Untersuchung und einer autoptischen Überprüfung wurde der Fernwirkung des operativen Eingriffes einer Endoprothesenoperation auf Lunge und Kreislauf nachgegangen.

Die Überprüfung der Krankengeschichten von 246 Patienten zeigte, daß intraoperative Komplikationen als Kreislaufreaktion und zwar als Blutdruckabfall sowie als Herzrhythmusstörung auftreten. Diese ereignen sich zum Zeitpunkt des Einbringens des Knochenzementes bzw. des Einschlagens der Prothese. Über die Hälfte der Fälle zeigte einen solchen Blutdruckabfall geringen bis mittleren Ausmaßes, in 10 Fällen trat Puls- und Blutdrucklosigkeit auf; 3 Patienten verstarben. Die Autopsie dieser und 39 anderer Patienten, die im weiteren Verlauf nach Hüftarthroplastik verstarben, zeigten neben altersbedingten Vorschäden gleichzeitig Zeichen einer Fett- und Knochenmarkembolie unterschiedlicher Ausprägung in die Lunge. Daneben fanden sich kleine Spongiosafragmente. Diese führten, auch durch aufpfropfende Thrombosierung zu einer Vergrößerung des Totraumgebietes.

Es ist daher mit Sicherheit die direkte Embolisierung aus dem Knochenmarkskanal u.a. verantwortlich für Sofort- oder Spätkomplikationen nach Endoprothesenoperationen zu machen.

Literatur

1 DUSTMANN, H.O., SCHULITZ, K.P., KOCH, H.: Fettembolie nach Anwendung von Knochenzement bei Hüftgelenkersatz. Tierexperimentelle Untersuchung. Arch. orthop. Unfall-Chir. *72,* 114, 1972.

2 HOMSEY, C.A., TULLOS, H.S., ANDERSON, S., FERRANTI, N.O.: Paper presented at Orthop. Research Society Meeting, New York 1969.

3 MAXIMOW, A.: Zur Lehre von den Parenchymzellen - Embolie der Lungenarterie. Virchows Arch. path. Anat. *151,* 297, 1898.

4 TIERNEY, R.B.H.: Bone marrow embolism. J. clin. Path. *5,* 63, 1952.

5 UEHLINGER, E.: Die pathologische Anatomie des hämorrhagischen Lungeninfarkts. Beitr. Klin, Erforsch. Tuberk. *137,* 245, 1968.

6 WEHNER, W., MORGENSTERN, C., ZEUMER, G.: Das Verhalten des intramedullären Drucks bei Markbohrung und -nagelung. Zbl. Chir. *91,* 209, 1966.

7 YAMADA, E.Y., FUKUNAGA, F.H.: Komplikationen der äußeren Herzmassage. 13. Meeting Amer. Coll. Phys., Hawaii 1969.

8 YOUNGH, J.S., GRIFFITH, D.: The dynamics of parenchymatous embolism in relation to the dissemination of malignant tumors. J. Path. Bact. *62,* 293, 1950.

9 ZICHNER, L.: Zur Bedeutung der Spongiosa- und Knochenmarksembolie in die Lunge. Langenbecks Arch. klin. Chir. *326,* 367, 1970.

10 ZICHNER, L.: Embolien aus dem Knochenmarkkanal als Ursache von Sofort- und Spätkomplikationen nach Einsetzen von intramedullären Femurkopfendoprothesen mit Polymethylmethacrylat. Helv. chir. Acta *39,* 717, 1972.

Diskussion

LINTNER: Ich speichere seit mehreren Jahren Lungen von zumeist Unfallpatienten, aber auch von Totalendoprothesenträgern und ich glaube diese Embolien sind unvergleichlich häufiger als wir alle glauben.

PLITZ: Sie haben doch gezeigt, daß auch bei Marknagelungen Embolien auftreten und ich gehe davon aus, daß die Marknagelung ohne Zement stattfindet. Können Sie erklären, wie Sie die Wirkung spezifisch des Zementes erklären?

ZICHNER: Die Knochenmarksembolie ist das wesentliche; der Zement hat nichts mit diesen Vorgängen zu tun.

PLITZ: Man kann also davon ausgehen, daß die Dinge bei zementlosen Implantationen genauso vor sich gehen?

ZICHNER: Bei zementlosen Implantationen kommt es natürlich zu einem ähnlichen Vorgang, nur das Ausmaß wird nicht so groß sein, weil bei einer zementlosen Implantation - wenn man so will - eine Entlüftung durch den proximalen Femuranteil nach außen vorliegt. Diese Form der Entlüftung gibt es bei der Implantation der Prothese mit Zement allenfalls für den Vorgang des Zementeingebens, da wir dabei in der Regel eine Redondrainage oder ähnliches verwenden. Aber wenn die Prothese eingeschoben wird, ist ja der Schlauch gezogen und damit kommt es dann zu der entsprechenden Drucksteigerung im Markkanal und auch zu der Verschleppung des entsprechenden Gewebsanteils.

SEIDEL: Habe ich Sie richtig verstanden, daß Sie Ihre Kreislaufmessungen retrospektiv vorgenommen haben anhand von Krankenakten. 2. Wie wurden die Kreislaufparameter aufgezeichnet, Blutdruckmessung manuell oder über ein Element? 3. Hatten Sie vor der Implantation des Zementes ein steady state des Kreislaufes festgestellt?

ZICHNER: Diese Untersuchungen sind retrospektiv angestellt worden. Die Messung der Kreislaufkomponenten erfolgte unterschiedlich. Sie wurden z.T. manuell gemessen und zum anderen Teil über Monitore fortlaufend geschrieben. Die Zuordnung der Meßpunkte wurde nach den Zeitprotokollen angegeben.

MITTELMEIER: In den meisten Operationstechniken wird eine regelrechte Ausräumung des Markraumes vom Fett eigentlich nicht beschrieben. Es wird die Eröffnung des Markraumes beschrieben und das anschließende Fräsen. Ich verwende seit Jahren eine etwa 25 cm lange flexible Curette, einen scharfen Löffel, und räume damit den Markraum regelmäßig aus und spüle ihn aus. Wir hatten in der Anfangszeit eine tödliche Fettembolie gesehen und das war der Anlaß dazu, diese Curettage zu machen. Seit wir so verfahren, haben wir nie mehr eine klinische Erscheinung, geschweige denn einen Todesfall aufgrund einer Fettembolie gesehen.

ZICHNER: Nachdem diese Beobachtungen bekannt geworden sind, geben wir kurz vor der Implantation dem Anästhesisten einen Hinweis. Dann wird durch Volumengabe verhindert, daß diese Blutdruckabfälle eintreten. Diese Untersuchungen sind aber zu dem Zeitpunkt 1970 gemacht worden, als noch allseits dieser Blutdruckabfall beobachtet wurde. Das einzige Problem, das heute noch auftreten kann, ist z. B. bei der Implantation von Knieendoprothesen, die ja in Blutleere oder Blutsperre durchgeführt werden, daß es, wenn dann die Blutsperre geöffnet wird, zur Ausschwemmung des Fettes kommt, das sich bis dahin in den Gefäßen angesammelt hatte und in einem solchen Fall haben wir auch vor drei/vier Jahren einen Todesfall gesehen.

Chirurgische Klinik Dr. Rinecker, München (Leiter: Dr. Dr. med. habil. H. Rinecker)

MMA-Toxizität versus Implantationsembolie: Klinische Untersuchungen

H. Rinecker, K. Höllenriegel

Seit den ersten Hüftgelenkimplantationen mit Knochenzement wird in der Literatur von selten hyper-, meist hypotensiven Kreislaufreaktionen bei Zementeinpressung berichtet. Die Häufigkeit eines letalen Verlaufs dieses Knochenzement-Implantations-Syndroms scheint zwischen nur 0,02% und mehrmals berichteten 1,3% zu schwanken. Posttraumatische Hüftgelenkimplantationen nach medialen Schenkelhalsfrakturen sind risikoreicher. Unklar bleibt, ob die Abnahme der Häufigkeit kasuistischer Berichte in den letzten Jahren auf ein nachlassendes Interesse an einem bekannten Syndrom zurückzuführen ist, oder auf die Wirksamkeit diverser empfohlener Prophylaxemaßnahmen. Höhere Knochenzementimplantationsvolumina, wie sie bei sich häufenden Implantatwechseloperationen eingesetzt werden, verleihen dem Knochenzement-Implantations-Syndrom eine neuerliche Aktualität.

Zwei der zahlreichen pathogenetischen Hypothesen zu dem Syndrom können sich auf experimentelle oder klinische Daten stützen (Abb. 1).

Eggert und andere Autoren nehmen kardiozirkulatorisch-toxische Effekte von Knochenzementsubstanzen an. Während der intrakorporalen Polymerisation des Zementes kommt es zu einer systemischen Aufnahme von bis 300 Milligramm Methylmetacrylatmonomer wie auch der herstellertypischen Katalysatorsubstanzen Hydrochinon, Dibenzoylperoxyd und Dimethyl-p-toluidin. Im Tierversuch ließen sich mit im linken Vorhof injizierten Methylmetacrylat von mehreren Untersuchern überwiegend vasodilatorische, teilweise jedoch mittels Kontraktilitätsindices des Myocards als kardiodepressiv identifizierte Blutdruckabfälle auslösen. Allerdings ist nach gaschromatographischen Daten die pulmonale Elimination des Monomers bereits bei einer Passage extrem hoch; die Dosierungen der berichteten Experimente standen somit in keiner sinnvollen Korrelation zur arteriellen Konzentration unter klinischen Bedingungen.

Intoxikationshypothese (Eggert, Phillips et al.)
Methylmethacrylat → Cardiodepression oder Vasodilatation
Emboliehypothese (Modig, Schlag et al.)
Markraumeinpressung → disseminierte Lungenembolie

Abb. 1: Hypothesen zum Knochenzement-Implantations-Syndrom.

Wie von Modig, Schlag und anderen berichtet, darf andererseits das Auftreten einer disseminierten Lungenembolie bei der Knochenzementeinpressung in den Intramedullarraum als gesichert gelten. Das Einpressen am Acetabulum und Femur löst Intramedullardrücke bis weit über 1000 mmHg aus, es kommt zur am Menschen vielfach nachgewiesenen venösen Fettintravasation, zur histologisch demonstrablen Ablagerung von Markzellen und Spongiosabälkchen in der Lunge. Eingepreßte Gewebsthrombokinase führt zu einer mit der Implantation korrelierten Gerinnungsaktivierung mit pulmonaler Aggregation Chrom51 markierter Thrombozyten wie Jod125 markierten Fibrinogens. Die ungeklärte klinische Frage war, ob diese Implantationsembolie zur Begründung des klinischen Syndroms quantitativ ausreicht.

Theoretisch sollte die Verifikation/Falsifikation dieses Hypothesenpaares durch intraoperative Beobachtung des Herz-Minuten-Volumens, der Gefäßwiderstände, arteriellen Sauerstoffpartialdrucke und dergleichen leicht gelingen (Abb. 2). In der Praxis sind beim nicht letalen Verlauf die pathophysiologischen Veränderungen, wie dieses Dia an den Beispielen des arteriellen Mitteldruck – wie Sauerstoffpartialdruckverlaufes bei Zementimplantation zeigt, äußerst kurzzeitig. Es war vordem nicht möglich gewesen, Messungen des Herz-Minuten-Volumens, der Vorhof- und arteriellen Drücke simultan mit hinreichender Meßfrequenz vorzunehmen, um auch rechnerisch aus mehreren Parametern abgeleitete Werte

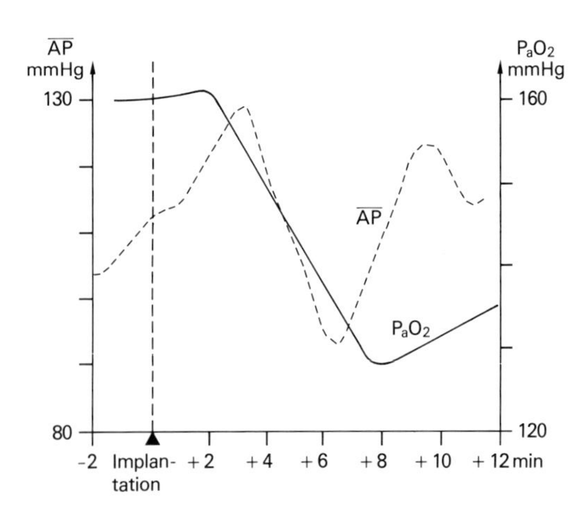

Abb. 2: Fallbeispiel kurzzeitiger Implantationsreaktionen.

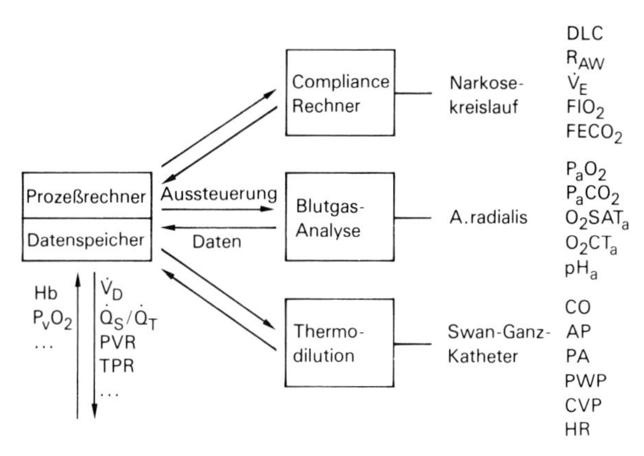

Abb. 3: Schema der intraoperativen Meßanlage.

wie zum Beispiel die Gefäßwiderstände mit hierfür genügender zeitlicher Auflösungsfähigkeit zu erfassen.

Durch Adaptation von Standardmeßgeräten an eine automatisierte digitale Datenspeicherung wie auch Steuerung der Meßgeräte durch einen Prozeßrechner konnten wir die Meßintervalle auf 10 bis maximal 240 Sekunden senken (Abb. 3). Die intraoperativ bei 30 Implantationen am Menschen eingesetzte Anlage ermöglichte es erstmals, sämtliche interessanten kardiopulmonalen Parameter zum Implantationszeitpunkt quasi fortlaufend zu erfassen.

Die andernorts ausführlich beschriebene Meßanlage besteht aus 3 jeweils mit dem Prozeßrechner verkoppelten Meßplätzen: Ein Compliancerechner sowie O_2- und CO_2-Meßgeräte sind im Kreislauf der Intubationsnarkose eingeschaltet. Ein Blutgasanalysator wird vom Rechner alle 240 Sekunden aktiviert, das arterielle Blut on-line aus der Radialis abgesogen. Ein Swan-Ganz-Katheter versorgt einen Thermodilutions-Herzkreislaufmeßplatz, der Rechner steuert automatisch die Kälteinjektionen und die Füllung des Wedgeballons. Die auf Floppy Discs gespeicherten Daten werden unter Zufügung von Einzelwerten für venöse Blutgase, Hämoglobin und dergleichen postoperativ nach Standardformeln aufbereitet, um auch multifaktorielle Größen fortlaufend darstellen zu können.

Eine Monomerintoxikation sollte nach herrschender Meinung entweder eine Vasodilatation oder aber eine Kardiodepression auslösen. Das Herz-Minuten-Volumen der Patienten änderte sich in der kritischen Periode nach Knochenzementimplantation jedoch, wie diese Tabelle zeigt, nicht (Abb. 4). Herzfrequenz, Einzelschlagvolumen, sowie die Verläufe der links- wie rechtsventrikulären Schlagarbeit demonstrierten ebenfalls keine Kardiodepressionen. Der Strömungswiderstand im großen Kreislauf wies im gleichen Zeitraum keine Abfälle, sondern Anstiege auf. Eine Vasodilatation oder eine Kardiodepression kann somit im zeitlichen Zusammenhang mit den Im-

~	Imp 1	+ 160 sec	+ 540 sec	Imp 2	+ 160 sec	+ 540 sec
CO l/min	5,08	5,15	5,35	5,26	5,35	5,63
TPR dyn · sec · cm^{-5}	1510	1767*	1671	1262	1433*	1256
* = $p < 0,005$; n = 15						

Abb. 4: Verhalten Herzminutenvolumen, peripherer Gefäßwiderstand.

~	Imp 1	+ 160 sec	+ 540 sec	Imp 2	+ 160 sec	+ 540 sec
DLC ml/cm H_2O	23,3	21,1*	22,0	24,1	21,5**	25,3
P_aO_2 mmHg	180	166*	167	168	161*	161
* = $p < 0,005$; ** = $p > 0,01$; n = 15						

Abb. 5: Verhalten totale Compliance der Lunge, arterieller Sauerstoffpartialdruck.

~	Imp 1	+ 160 sec	+ 540 sec	Imp 2	+ 160 sec	+ 540 sec
$\overline{PA}$ mmHg	21,0	25,4*	25,3	19,9	25,2*	22,1
PVR dyn · sec · cm^{-5}	140	220*	172	150	177**	157
* = $p < 0,005$; ** = $p < 0,01$; n = 15						

Abb. 6: Verhalten Pulmonalarteriendruck, pulmonaler Gefäßwiderstand.

plantationen nicht nachgewiesen werden. Es gelang nicht, die Intoxikationshypothese zu verifizieren.

Dagegen zeigte sich post implantationem eine Erniedrigung der totalen Compliance der Lunge um 17% mit Signifikanzniveaus im Wilcoxson-Test für gepaarte Meßwerte besser 0,005 bei der azetabulären Implantation, von 0,01 bei der folgenden Femurschaftimplantation (Abb. 5). Die Complianceverringerung dauert 6 Minuten. Auch der arterielle Sauerstoffpartialdruck fiel mit gleichen Signifikanzniveaus um 7% ab (Abb. 6). Die Pulmonalarterien-Mitteldrücke stiegen signifikant bis maximal 192% der Ausgangswerte an. Aus dem über das Herz-Minuten-Volumen Gesagten geht hervor, daß diese Pulmonalarteriendruckanstiege nicht durch eine höhere Herzleistung, sondern durch eine Erhöhung des pulmonalen Gefäßwiderstandes zustandegekommen sein müssen. Erwartungsgemäß war der Anstieg des pulmonalen Gefäßwiderstandes mit im Mittel 33% binnen 140 Sekunden nach Implantation signifikant. Wie die Abbildung 7 zeigt, begannen die Anstiege bereits während des Auffräsens des Acetabulum, nicht erst bei dem Knochenzement-Körperkontakt, der hier als Implantationszeitpunkt markiert ist.

Bei Hüftprothesenimplantationen innerhalb 48 Stunden nach medialen Schenkelhalsfrakturen (Abb. 8) wiesen die Patienten ähnliche relative Veränderungen aller Meßwerte auf, aufgepfropft jedoch auf von vorneherein höhere pulmonale Gefäßwider-

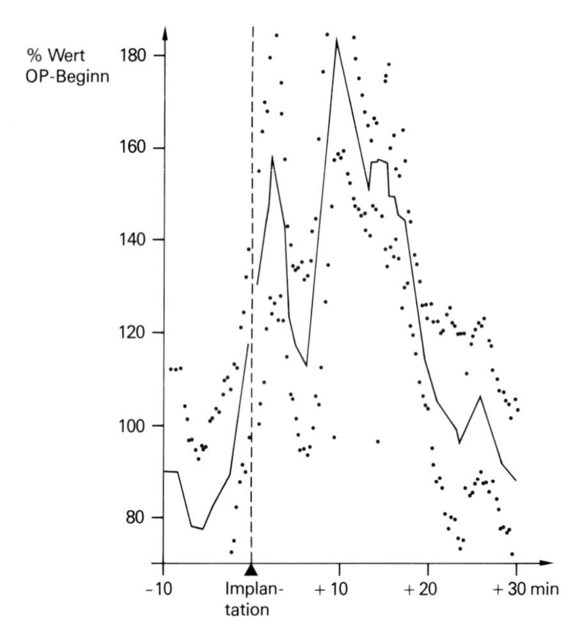

Abb.7: Extremverläufe pulmonaler Gefäßwiderstand.

	Coxarthrose		Fraktur	
	Ausgangswert	post-Imp.	Ausgangswert	post-Imp.
PVR dyn · sec · cm^{-5}	116	168	216	302
CVP mmHg	14	14	10	13
RVSWI · mmHg	1,9	1,7	1,4	1,6

Abb.8: Abweichungen posttraumatischer Patienten.

stände von im Mittel 216 dyn · sec · cm^{-5} gegenüber nur 116 bei Coxarthrosepatienten. Hieraus ergeben sich post-Implantationswerte von 168 bei Coxarthrose, jedoch bereits 302 dyn · sec · cm^{-5} bei Frakturen. Die resultierende Rechtsherzbelastung war dementsprechend höher: Bei Frakturpatienten kommt es zu 32%igen Anstiegen des zentralen Venendrucks. Die Schlagarbeit des rechten Herzens zeigt im Gegensatz zu der elektiven Implantation steigende Tendenz.

Die gemessenen Parameter scheinen auf eine klinische Relevanz der Implantationslungenembolie hinzuweisen. Die Meßergebnisse lassen zusammen mit kasuistischen Beobachtungen von Modig die Annahme zu, daß bei massiveren Verlaufsformen der Implantationsembolie eine akute Rechtsherzdekompensation eintreten kann, die durch den resultierenden Abfall des linksatrialen Druckes bei Verlegung der Lungenstrombahn wie auch möglicherweise durch intrakardiale Ventrikeltamponadeeffekte zum arteriellen Druckverfall führt.

Diese Überlegungen lassen es sinnvoll erscheinen, Prophylaxemaßnahmen gegen das Knochenzement-Implantations-Syndrom auf eine Dämpfung der Implantationsembolie hin auszurichten (Abb.9). Wir

Frühzeitige Zementimplantation
Intramedulläre Saugdrainage
Dextran-Hämodilution
späte, gefilterte Transfusionen
präoperative Heparinisierung
verzögerte posttraumatische Endoprothesenimplantation

Abb.9: Empfohlene Prophylaxemaßnahmen.

empfehlen, Knochenzement ohne Rücksicht auf eine etwaige Monomerinkorporation frühzeitig bei noch niedriger Viskosität langsam, und somit mit nur geringen Intramedullardruckanstiegen einzupressen. Der Intramedullarraum muß während der Einpressung konsequent via Saugdrainage druckentlastet werden. Vor den Implantationen ist eine Hämodilution mittels Dextran-Plasma-Expander durchzuführen, wodurch spezifisch durch Interferenz am Faktor 8 die pulmonale Thrombozytenaggregation gehemmt wird. Transfusionen sind nur post implantationem und dann nur mit Mikroaggregatfilter vorzunehmen. Die Patienten werden präoperativ mit 5000 Einheiten subkutan heparinisiert, die Dosierung kann ausreichen, die durch die eingepresste Gewebsthrombokinase in Gang gekommene Gerinnungskaskade am Faktor 10 zu verlangsamen, die Thrombozytenaggregation zu dämpfen und die 5-Hydroxytryptamin-Freisetzung aus aggregierten Thrombozyten in der Lunge zu blockieren. Schließlich ist die Sofortversorgung medialer Schenkelhalsfrakturen mittels Endoprothese aufgrund der stattgehabten Frakturfettembolie nicht anzustreben, sondern erst nach 72 Stunden anzusetzen.

Bei 400 Hüftgelenktotalendoprothesen – Wechseloperationen mit teilweise bis zu doppelter Knochenzementdosierung eingeschlossen – haben wir seither keine Implantationszwischenfälle mehr erlebt.

Literatur beim Verfasser.

Diskussion

Blencke: Weder in Ihrem noch im vorhergehenden Vortrag wurde erwähnt, welches Narkoseverfahren benutzt wurde. Wenn ich mich recht erinnere, gibt es Zusammenhänge mit der Kombination Fluothan mit Polymethylmetacrylat. Das stimmt mit unserer klinischen Erfahrung überein; mit der Zunahme der Regionalanästhesie sind die Kreislaufprobleme geringer geworden.

Rinecker: Die Patienten erhielten Neurolept-Analgesien. Sie wurden maschinell beatmet, es wurden keine Regionalanästhesien durchgeführt. Es gibt Publikationen, nach denen kein Zusammenhang zwischen Halothangaben und der Auswirkung der damals allerdings nur klinisch beobachteten Blutdruckabfälle besteht.

Zichner: Wir hatten bei unseren Operationen unterschiedliche Narkoseformen: Regionalanästhesien und Intubationsnarkosen; bei diesen waren noch unterschiedliche Narkosemittel zur Anwendung gekommen.

WARDER: Was ist Ihre Stellungnahme zu einer Markraumsperre?

RINECKER: Wir haben in dieser Serie Markraumsperren nicht angewandt, wahrscheinlich ist dies aufgrund der vorliegenden Werte nicht so entscheidend. Theoretisch könnte eine Auswirkung gegeben sein. Sicherlich ist die konsequente Saugentlastung des Femurs eine gute Prophylaxe: Bei unserer Serie waren die Reaktionen bei der azetabulären Einpressung stärker als bei der Femurimplantation.

HAHN: In Ihren Empfehlungen ist indirekt ein erweitertes Monitoring enthalten und zuletzt empfehlen Sie die verzögerte Versorgung der Schenkelhalsfraktur. So wünschenswert das aufgrund Ihrer Ergebnisse erscheint, würde man sehr vielen alten Patienten einen Bärendienst erweisen, wenn man sie nicht gleich operiert. Es ist anzustreben bei diesen Risikofällen, sie zwar rasch zu operieren, aber routinemäßig einen Pulmonalis-Katheter zu legen. Damit sind dann die Aussteuerungsmöglichkeiten besser.

RINECKER: Das machen wir nicht, weil der Katheter keine therapeutische Maßnahme auslöst und bei diesen alten Patienten mit oft ungewöhnlichen Kreislaufwerten es sehr schwierig ist, klinisch nach nur einzeitigen Messungen eine Normalität «anzutherapieren». Ich habe gesagt: binnen 72 Stunden, ich möchte also keiner Spätoperation des medialen Schenkelhalsbruches das Wort reden. Aber wahrscheinlich steigt das Risiko nach einer durchgemachten Fettembolie, gerade bei massiv dislozierten medialen Schenkelhalsfrakturen bei weniger als 48 Stunden Operationsintervall sehr stark an, so daß man hier einen Kompromiß zwischen baldmöglichster Operation und sofortiger Operation eingehen sollte.

SEMLITSCH: In Ihren Empfehlungen sagten Sie auch: frühzeitige Zementimplantation. Könnten Sie das etwas erläutern? Heißt das, den Zement flüssig eingießen?

RINECKER: Nein, wir verwenden Palacos®R und implantieren sofort, wenn der Zement an befeuchteten Handschuhen nicht mehr klebt. Frühzeitige Zementimplantation; ich glaube, man kann das so formulieren: man soll eine hastige Implantation mit dann sehr hoch ansteigenden Intramedullardrücken - es gibt Arbeiten, daß diese bis zu 3000 mmHg gehen - unter allen Umständen vermeiden. Dies ist wohl die Gefahr, wenn es schon etwas pressiert.

RUDIGIER: Ich wollte darauf hinweisen, daß wohl ein Dilemma besteht einerseits bei den Leuten, die sich mit dem Kreislauf befassen und wünschen, daß man den Zement möglichst früh einbringt, wenn die Viskosität noch niedrig ist, und andererseits den Morphologen, die gerne eine innige Verzahnung des Zementes mit dem Knochenlager haben wollen und daher fordern, die Implantation möglichst spät vorzunehmen und möglichst auch mit etwas Druck. Man muß im Einzelfall etwas Fingerspitzengefühl aufwenden, um den richtigen Mittelweg zu finden.

RINECKER: Da widersprechen sich sicherlich die Erfordernisse der lokalen und systemischen Reaktionen.

Orthopädische Klinik und Poliklinik der Westfälischen Wilhelms-Universität Münster
(Direktor: Prof. Dr. med. H. H. MATTHIASS)

Erregerspektrum bei Infektionen nach Totalendoprothesen

A. HÄRLE

Für eine gezielte Antibiotika-Therapie ist die Kenntnis der die Infektion verursachenden Bakterien und ihrer Resistenzlage Voraussetzung. Im Einzelfall ist dieser Forderung nicht immer zu entsprechen, da von der Probenentnahme bis zum Eintreffen des mikrobiologischen Ergebnisses meist mehrere Tage verstreichen. Es gilt daher seit rund 2 Jahrzehnten, daß in der Zwischenzeit ein Breitbandantibiotikum eingesetzt werden soll (Tab. 1). Diese sog. «richtige Antibiotikaanwendung» führte aber, wie in den letzten Jahren deutlich wurde, zumindest bei frischen Wundinfektionen nach orthopädisch-traumatologischen Operationen auf einen Irrweg. Die z.Z. zur Verfügung stehenden Breitband-Antibiotika haben nämlich nur eine sehr eingeschränkte Aktivität gegen den Staphylococcus aureus, der aber bei rund ⅔ aller Fälle der für die Infektion verantwortliche Keim ist.

Tab. 1: Auswahlverfahren für Antibiotika vor dem Eintreffen der mikrobiologischen Befunde.

1) Erregernachweis
2) Resistenzbestimmung
3) Auswahl des geeigneten Antibiotikums

Bis zum Eintreffen des Ergebnisses kann/soll ein Breitbandantibiotikum eingesetzt werden.

Tab. 2: Bakteriologische Untersuchungsergebnisse bei infizierten Totalendoprothesen (nach LICHTI und WEBER).

Staphylococcus albus	16
Staphylococcus aureus	11
Streptococcus haemolyticus	1
E. coli	2
Staphylococcus albus und Candida albicans	1
Staphylococcus aureus und albus	2
Staphylococcus aureus und Pseudomonas aeruginosa	1
Staphylococcus aureus und Streptococcus	2
Staphylococcus aureus und E. coli	1
Staphylococcus aureus und albus und E. coli	1
Sterile Kulturen	6

Hinsichtlich der bakteriologischen Ergebnisse bei Infektionen in der Gelenkendoprothetik liegen bisher sehr unterschiedliche Befunde vor, wobei LICHTI [6] besonders auf die Bedeutung des Staphylococcus albus hinwies (Tab. 2) und ihn als häufigsten Erreger herausstellte. In der amerikanischen Literatur [5, 8, 9] wurde im letzten Jahrzehnt gramnegativen Bakterien wie Proteus, E. coli und Pseudomonas eine große ätiologische Bedeutung bei Infektionen in der Endoprothetik zugemessen. Erst in den letzten Jahren kamen vermehrt Berichte über Anaerobier-Infektionen nach Totalendoprothesen [2, 10]. Da die Unterschiede in den Literaturangaben [1] so große Diskrepanzen aufweisen, dürfte es sinnvoll sein, einige Klarstellungen bzw. Standardbedingungen für die bakteriologische Probeentnahme in der Klinik herauszustellen. Ob in einer Statistik Fistelabstriche, intraoperative Abstriche oder beide gemeinsam verwertet werden, hat erhebliche Bedeutung für die Häufigkeitszahlen. MACKOWIAK berichtete 1978 [7], daß nur in rund 44% Fistelabstriche und intraoperative Probeentnahmen einen identischen Befund erbrachten. In der Tabelle 3 ist ein entsprechendes klinisches Fallbeispiel dargestellt; die beiden präoperativen Abstriche stimmen nur teilweise mit den intraoperativen überein, enthalten aber zwei wichtige Keimarten nicht, die für Infektionen bei diesen Patienten von

Tab. 3: Vergleich von prä- und intraoperativen Keimabstrichen.

		Aerob	Anaerob
Präoperativ:	Abstrich I	Acinetobacter, Pseudomonas aerug.	Bacteroides
	Abstrich II	Providentia Stuartii	
Intraoperativ:	Abstrich I	Pseudomonas-Gr., Serratia-Gr.	
	Abstrich II	Pseudomonas-Gr., Serratia-Gr.	
	Abstrich III	Hämolys. Streptokokken, Pseudomonas-Gr.	
	Abstrich IV	Kein Keim-Wachstum	

ausschlaggebender Bedeutung waren, nämlich die Streptokokken und Serratia-Keime.

Aus diesem Beispiel ergibt sich, daß bei bakteriologischen Sammelstatistiken es nicht genügt, nur die Häufigkeitsangaben zu machen; für die Aussagekraft ist von entscheidender Bedeutung, wann, wie und mit welchem Instrumentarium die Probenentnahmen durchgeführt worden sind. So sind Anaerobier mit einem Wattebausch im trockenen Glasröhrchen praktisch nicht nachweisbar, eine Methode, die immer noch sehr häufig angewandt wird. Der sog. *sterile Eiter* kann zum einen darin seine Ursache haben; es gibt aber noch andere Gründe für negative Abstrichergebnisse bei eindeutiger bakterieller Infektion; so die gleichzeitige Antibiotika-Medikation oder das Desinfizieren der Fistelöffnung vor der Abstrichentnahme und das Fehlen eines Transportmediums. In der Tabelle 4 sind die für eine bakteriologische Probeentnahme wichtigen Vorbedingungen zusammengestellt, ohne die unserer Auffassung nach aussagekräftige und vergleichbare Ergebnisse nicht zu erzielen sind. Zum Nachweis von Anaerobiern ist oft das Einsenden von entzündeten Gewebspartikeln hilfreich, wenn nicht spezielle Anaerobiergefäße verwendet werden. Wichtig und bisher leider zu selten geübt ist auch das Einsenden mehrerer Proben, damit aus den Ergebnissen eine Bestätigung der einzelnen Bakterienbefunde resultiert (Tab. 3). Dabei ist zu berücksichtigen, daß aus einem Abstrich selten mehr als 2-3 Keimarten isoliert werden können und deswegen mit einem Abstrich bei Mischinfektionen das gesamte Erregerspektrum kaum erfaßt werden kann.

Tab. 4: Empfehlungen zur bakteriologischen Probenentnahme.

1) Abstrich-Material muß ohne vorherige Einwirkung von Antibiotika und Antiseptika gewonnen werden,
2) die größte klinische Aussagekraft haben intraoperative Abstriche aus der Wundtiefe und Punktionsmaterial,
3) es sind immer mehrere Abstriche zur mikrobiologischen Diagnostik einzusenden,
4) das Abstrichmaterial sollte verschlossen in ein Transport-Medium und umgehend zur mikrobiologischen Diagnostik gebracht werden,
5) der mikrobiologische Befund muß vom Kliniker umgehend kritisch und fachmännisch gewürdigt werden.

In unserer nachfolgenden Zusammenstellung wurden die intraoperativ bei der ersten Revisionsoperation gewonnenen Bakterienbefunde erfaßt. Lagen keine derartigen positiven Ergebnisse vor, wurden bei 3 Patienten der erste positive Befund (Hämatomentleerung oder Punktion) in die Statistik einbezogen. Dies ist besonders für Fälle mit sich änderndem Keimspektrum von Bedeutung, weil dann in unsere Statistik nur der erste Keimnachweis Eingang fand. In dem in der Tabelle 5 aufgeführten Beispiel war aus der Fistel Staph. aureus nachweisbar; bei der Revisionsoperation rund ½ Jahr später konnte jedoch nur ein Keim der Proteus-Gruppe gefunden werden, der dann in unserer Zusammenstellung Berücksichtigung fand. Es ist aber davon auszugehen, daß er nicht der für die Infektion primär ätiologisch verantwortliche Keim war, sondern sekundär die Fistel besiedelt hat.

Obwohl es auch unsere Intention war, die primär für Infektion nach Kunstgelenken verantwortlichen Keime herauszustellen, haben wir uns an die Erfassung der intraoperativ gefundenen Keime gehalten, da es schließlich auch darum geht, das zum Zeitpunkt der Revisionsoperation vorliegende Keimspektrum zu behandeln. Die Studie umfaßt 88 Patienten, die seit 1970 wegen Infektionen nach Endoprothesen im Schulter-, Ellenbogen-, Hüft- und Kniegelenk in unsere Behandlung kamen. Wir haben den Gesamtzeitraum in zwei Hälften unterteilt, wobei das erste Intervall von 1970–1977 reicht und das zweite Intervall von 1978–1984; während des zweiten Zeitraums wurden für die Abstrichentnahmen routinemäßig Transportmedien verwendet, während zuvor nur trockene Wattetupfer zur Anwendung gekommen waren.

Bei den insgesamt 90 Behandlungsfällen war der klar dominierende Keim Staphylococcus aureus mit einer Häufigkeit von 63,1% (Tab. 6). An 2. Stelle fand sich für den Gesamtzeitraum Staphylococcus albus mit 16,7%, gefolgt von den Pseudomonaden. Beide Keimarten fanden sich auffällig häufig in Mischin-

Tab. 5. Entwicklung einer Mischinfektion, Hüft-TEP: 1.3.1969.

	30.1. 71	TEP ex + Spül-D. 17.2. 71	10.3. 71	25.3. 71	16.4. 71	7.5. 71
Staphylococcus aureus	●					
Proteus-Gruppe		●		●		●
Pseudomonas			●	●		
E. coli					●	
Enterokokken						●

Tab. 6: Bakteriologische Befunde bei infizierten Totalendoprothesen.

	n = 90		KK = 6			
	Monoinfektionen n = 66		Mischinfektionen n = 18		Gesamt n = 84	
Staphylococcus aureus	42	63,6%	11	61,1%	53	63,1%
Staphylococcus albus	6	9,1%	8	44,4%	7	16,7%
Pseudomonas	5	7,6%	4	22,2%	9	10,7%
Proteus	3	4,5%	0	-	3	3,6%
Enterokokken	-	-	2	11,1%	2	2,4%
Streptokokken	2	3,0%	2	11,1%	4	5,8%
Anaerobier	3	4,5%	4	22,2%	7	8,3%
Escheria coli	3	4,5%	2	11,1%	5	6,0%
Enterobacter	2	3,0%	2	11,1%	4	4,8%
Sporenbildner	1	1,5%	1	5,6%	2	4,4%
Mycobact. TBC	1	1,5%	-	-	1	1,2%
Pneumokokken	-	-	1	5,6%	1	1,3%

Tab. 7: Bakteriologische Befunde bei infizierten Hüft-Endoprothesen.

	n = 74		KK = 6			
	Monoinfektionen n = 54		Mischinfektionen n = 14		Gesamt n = 68	
Staphylococcus aureus	31	57,4%	10	71,4%	41	60,3%
Staphylococcus albus	4	7,4%	4	28,6%	8	11,8%
Pseudomonas	5	9,5%	4	28,6%	9	13,2%
Proteus	3	5,6%	0	-	3	4,4%
Enterokokken	-	-	2	14,2%	2	2,9%
Streptokokken	2	3,7%	1	7,1%	3	4,4%
Anaerobier	2	3,7%	2	14,3%	4	5,9%
Escheria coli	3	5,6%	0	-	3	4,4%
Enterobacter	2	3,7%	0	-	2	2,9%
Sporenbildner	1	1,9%	1	7,1%	2	2,9%
Mycobact. TBC	1	1,9%	-	-	1	1,5%

Tab. 8: Bakteriologische Befunde bei infizierten Knie-Endoprothesen.

	Monoinfektionen n = 11		Mischinfektionen n = 3		Gesamt n = 14	
Staphylococcus aureus	9	81,8%	2	66,7%	11	78,6%
Staphylococcus albus	1	9,1%	1	33,3%	2	14,3%
Streptokokken	-	-	1	33,3%	1	7,1%
Anaerobier	1	9,1%	-	-	1	7,1%
Escheria coli	-	-	2	66,7%	2	14,3%
Enterobacter	-	-	1	33,3%	1	7,1%
Pneumokokken	-	-	1	33,3%	1	7,1%

fektionen, insbesondere im ersten Behandlungsintervall. Die Gruppe der Anaerobier wies mit 8,3% die viertgrößte Häufigkeit auf; dabei ist noch zu berücksichtigen, daß diese Keimart erst hauptsächlich unter Verwendung der Transportmedien im 2. Behandlungsabschnitt zum Nachweis kam.

Insgesamt war ein relativ großes Erregerspektrum festzustellen, das 12 Erreger umfaßte, wobei allerdings nur 4 eine größere Inzidenz aufwiesen.

Beim Vergleich von Hüft- gegen Knieendoprothesen ist auffällig, daß in der Kniegelenksregion wesentlich weniger Keime zum Nachweis kamen (Tab. 7 und 8). Der Anteil des Staphylococcus aureus war in diesem Kollektiv noch größer und betrug 78,6%, was aber unter Berücksichtigung der geringen Fallzahl nicht als eindeutig unterschiedlich anzusehen ist. Während Staphylococcus albus auch bei den Knieendoprothesen die 2. Stelle einnahm, waren hier

Tab. 9: Bakteriologische Befunde bei infizierten Totalendoprothesen, Zeitraum 1969–1977.

	n = 28		KK = 3			
	Monoinfektionen n = 21		Mischinfektionen n = 4		Gesamt n = 25	
Staphylococcus aureus	9	42,9%	2	50,0%	11	44,0%
Staphylococcus albus	4	19,0%	2	50,0%	6	24,0%
Pseudomonas	2	9,5%	2	50,0%	4	16,0%
Proteus	2	9,5%	–	–	2	8,0%
Enterokokken	–	–	1	25,0%	1	4,0%
Streptokokken	1	4,8%	–	–	1	4,0%
Anaerobier	1	4,8%	–	–	1	4,0%
Escheria coli	2	9,5%	1	25,0%	3	12,0%
Enterobacter	1	4,8%	1	25,0%	2	8,0%
Sporenbildner	1	4,8%	–	–	1	4,0%

Tab. 10: Bakteriologische Befunde bei infizierten Totalendoprothesen, Zeitraum 1978–1984.

	n = 62		KK = 3			
	Monoinfektionen n = 45		Mischinfektionen n = 14		Gesamt n = 59	
Staphylococcus aureus	33	73,3%	9	64,3%	42	71,2%
Staphylococcus albus	2	4,4%	3	21,4%	5	8,5%
Pseudomonas	3	6,7%	2	14,3%	5	8,5%
Proteus	1	2,2%	–	–	1	1,7%
Enterokokken	–	–	1	7,1%	1	1,7%
Streptokokken	1	2,2%	2	14,3%	3	5,1%
Anaerobier	2	4,4%	4	28,6%	6	10,2%
Escheria coli	1	2,2%	1	7,1%	2	3,4%
Enterobacter	1	2,2%	1	7,1%	2	3,4%
Sporenbildner	–	–	1	7,1%	1	1,7%
Mycobact. TBC	1	2,2%	–	–	1	1,7%
Pneumokokken	–	–	1	7,1%	1	1,7%

Pseudomonas- und Proteus-Keime überhaupt nicht nachweisbar. An 3. Stelle lagen hier Escheria-coli-Keime gefolgt von den Anaerobiern und der Enterobacter-Gruppe.

Vergleicht man die Keimnachweise aus den beiden Untersuchungsintervallen, so werden hier einige Unterschiede deutlich (Tab. 9 und 10). So ist der Staphylococcus-aureus-Anteil im 1. Intervall mit 44% deutlich geringer als im Zeitraum nach 1978 mit der entsprechenden Häufigkeitszahl von 71,2%. Dagegen ist Staphylococcus albus im 1. Zeitraum mit 24% rund doppelt so häufig nachweisbar wie im 2., wo der entsprechende Wert 8,5% betrug. Auch beim Pseudomonas findet sich ein rund doppelt so häufiges Vorkommen in der 1. Hälfte unseres Untersuchungszeitraumes mit 16% gegenüber 8,5%. Bei den Anaerobiern beträgt dagegen die Nachweisquote im 2. Intervall mit 10,2% rund das 2½fache im Vergleich zur Zeit vor 1977. Da im 2. Abschnitt des Untersuchungszeitraumes hinsichtlich der bakteriologischen Diagnostik den erforderlichen Vorbedingungen mehr entsprochen wurde, sind die in diesem Zeitraum gewonnenen Ergebnisse aussagekräftiger und dürften den wirklichen Verhältnissen mehr entsprechen.

Vergleicht man die bakteriologischen Befunde von infizierten Totalendoprothesen aus dem 2. Untersuchungsabschnitt mit dem Keimspektrum von postoperativen Infektionen nach orthopädisch-traumatologischen Operationen ebenfalls im Zeitraum von 1977–1982, so sind viele Ähnlichkeiten festzustellen (Tab. 11). In beiden Kollektiven finden sich rund in 25% Mischinfektionen; der Staphylococcus aureus liegt dann in beiden Untersuchungsserien mit großem Abstand an der Spitze mit 71 bzw. 73% Häufigkeit gefolgt von Pseudomonas mit 9,5 und 14% Nachweishäufigkeit. Proteus, Escheria coli, Staphylococcus albus und Enterokokken liegen bei den Allgemeininfektionen vor den Anaerobiern, die hier nur 3,6% ausmachen, während im vergleichbaren Zeitraum bei den Endoprothesen letztere in 10,2% kultivierbar waren.

Für den primären Infektionserreger haben diese Sammelstatistiken nur eine eingeschränkte Aussagekraft, da bei länger anhaltender Fisteleiterung, meh-

Tab. 11: Bakteriologische Befunde bei orthopädisch-traumatologischen Operationen.

	Monoinfektionen n = 136		Mischinfektionen n = 40		Gesamt n = 176	
Staphylococcus aureus	95	69,9%	34	85,0%	129	73,3%
Staphylococcus epidermidis	4	2,9%	6	15,0%	10	5,7%
Pseudomonas	11	8,1%	15	37,5%	26	14,8%
Proteus	7	5,1%	4	10,0%	11	6,3%
Escheria coli	5	3,7	7	17,5%	12	6,8%
Enterokokken	2	1,5%	7	17,5%	9	5,1%
Hämolys. Streptokokken	2	1,5%	1	2,5%	3	1,7%
B-Streptokokken	1	0,8%	3	7,5%	4	2,3%
Vergrün Streptokokken	–	–	1	2,5%	1	0,6%
Enterobacter/Klebs.	2	1,5%	5	12,5%	7	4,0%
Pneumokokken	–	–	1	2,5%	1	0,6%
Salmon. typhimur.	1	0,7%	–	–	1	0,6%
Salmon. panama	1	0,7	–	–	1	0,6%
Mycobact. TBC	1	0,7%	–	–	1	0,6%
Peptokokken	1	0,7%	1	2,5%	2	1,1%
Bacteroides	1	0,7%	1	2,5%	2	1,1%
Fusobacterium	–	–	1	2,5%	1	0,6%
Clostridium perfr.	1	0,7	–	–	1	0,6%
Hefen	1	0,7%	–	–	1	0,6%
Diphtheroid. Stäbchen	–	–	1	2,5%	1	0,6%

reren Operationsverfahren, die oft in verschiedenen Häusern ausgeführt wurden, es in einem größeren Anteil zu Mischinfektionen und dem Phänomen des *Keimwechsels* kommen kann. Oft ist es dann nicht mehr möglich, den für die Infektion primär verantwortlichen Keim ausfindig zu machen. Es fällt schwer, bei der Vielzahl von bakteriologischen Befundergebnissen (30–100) noch den Überblick zu behalten. Erst die zeitliche Aufgliederung und Zuordnung zu Operationsverfahren vermag hier etwas Klarheit schaffen, wie wir anhand von 2 Behandlungsbeispielen darstellen wollen.

Fallbeispiel 1

14 Tage nach einer Hüfttotalendoprothese kam es zu einer Hämatomentleerung; die Keimnachweise am 3.2.1969 und intraoperativ am 11.2.1969 waren negativ. Während der Spüldrainagenbehandlung traten dann Pseudomonas, Escheria coli und Proteus auf, die dann in wechselnder Häufigkeit und Zusammenstellung über ein Jahr zum Nachweis kamen (Tab. 12). Retrospektiv ist bei diesem Behandlungsfall davon auszugehen, daß primär ein steriles Hämatom vorlag und es erst durch die Behandlungsmaßnahme Spüldrainage zur Mischinfektion kam, die

Tab. 12. Entwicklung einer Mischinfektion, Hüft-TEP: 24.1.1969.

	Hämatom-Entleerung	Hämatom-Ausräumung + Spül-D.					TEP-Entfernung + Spül-Drainage			
	3.2. 69	13.2. 69	3.3. 69	31.3. 69	22.4. 69	22.7. 70	30.7. 70	21.8. 70	17.9. 70	25.9. 70
Kein Keimnachweis	●	●								
E. coli			●		●	●	●	●	●	
Pseudomonas				●	●			●	●	●
Proteus					●					

Tab. 13. Keim-Sequenz einer infizierten Hüft-Total-Endoprothese.

	Jan. 74	Feb. 74				Juni 74		Juli 74				Aug. 74					Sept. 74		Okt. 74				
Staphylococcus aureus	●	●	●			●	●	●	●	●	●												
Staphylococcus albus								●					●			●		●					
Pseudomonas				●	●										●	●		●	●		●		●
E.coli								●				●						●					
Enterokokken														●	●	●				●	●	●	●
Streptokokken															●								
Enterobacter																					●	●	
Proteus																				●			●

dann auch durch die Entfernung der Endoprothese nicht beherrscht werden konnte. Derartige Keimwechsel und Mischinfektionen kamen bei Spüldrainagebehandlung sehr häufig zur Beobachtung und waren für uns der Grund, seit 1977 die geschlossene, lokalantibiotische Therapie mit Septopal durchzuführen [3].

Fallbeispiel 2

Beim 2. Patienten kam es fünf Wochen nach der Hüfttotalendoprothesenimplantation zu einer Abszeßbildung und anhaltender Infektion, in deren Verlauf insgesamt 8 verschiedene Bakterienarten kultiviert werden konnten (Tab. 13). Wie die zeitliche Zuordnung ergibt, war zunächst nur Staphylococcus aureus nachweisbar. Im 2. Monat der Infektion konnte dann auch Pseudomonas kultiviert werden. In der weiteren Folgezeit tauchten nun eine Vielzahl von Bakterien auf, während der primär verantwortliche Staphylococcus aureus nicht mehr kultivierbar war. Dieser Keimwechsel ist unter anderem auf die verabreichten Antibiotika und die lokalen Behandlungsmaßnahmen zurückzuführen. Mischinfektionen treten fast immer auf, wenn eine monatelange Fisteleiterung besteht und vor allem, wenn unter derartigen Verhältnissen Allgemein- oder Lokalantibiotika verabreicht werden.

Welche Bedeutung Drainageleitungen auf die bakterielle Kontamination von Wundhöhlen haben, soll kurz an 2 klinischen Studien, die jeweils rund 100 Drainagen umfaßten, herausgestellt werden. In der ersten Serie wurden Glasflaschen mit täglichem Wechsel eingesetzt, während in der Sterilovac®-Serie der Saugflaschenwechsel völlig entfiel. Aus Tabelle 14 ist zu erkennen, daß der einmalige Saugflaschenwechsel zu einer erheblichen Erhöhung der Keimnachweisquote im Wundsekret des 2. Tages führte, was in der Sterilovac®-Gruppe nicht zu beobachten war. Auch der Keimnachweis aus den am 2. postoperativen Tag gezogenen Redon-Drainenden war bei

Tab. 14. Keim-Nachweise in verschiedenen Wund-Drainage-Systemen.

	Glas-Flaschen			Sterilovac-System		
	II	III	IV	II	III	IV
Staphylococcus aureus	–	2	7	–	–	6
B-Streptokokken	–	–	–	–	–	2
E.coli	–	1	4	–	–	1
Enterokokken	–	2	4	–	–	–
Proteus	–	–	1	–	–	1
Staph. epidermidis	1	1	–	–	–	–
Pseudomonas	–	1	–	–	–	–
Achromobacter	–	1	–	–	–	–
Hefen	1	6	1	–	–	–
Gesamt	2	14	17	0	0	10
Gesamte Nachweise	42			10		
Bakterien-Untersuchungen	309			324		

der Drainageart mit Saugflaschen rund doppelt so häufig wie in der Sterilovac®-Serie [4]. Besonders wichtig erscheint uns aber, daß die durch den Saugflaschenwechsel und damit drainagebedingte Kontamination hauptsächlich Bakterien umfaßte, die zur Darmflora gehören und auch bei Spüldrainagen und bei den halboffenen Saugsystemen, wie sie in den Vereinigten Staaten verwendet werden, zum Nachweis kamen [11].

Beim Vergleich der unterschiedlichen Bakterienspektren nach Infektionen bei Totalendoprothesen müssen die Umgebungsbedingungen einer kritischen Würdigung unterzogen werden. Es handelt sich schließlich nicht nur um einen akademischen Streit bei der Frage, welche Keime bei Totalendoprothesen ätiologisch verantwortlich sind, da die Antibiotikaauswahl natürlich dem Keimspektrum entsprechen sollte. Andererseits ist zu erwägen, ob durch Veränderung der Pflegebedingungen, insbesondere während des Drainagezeitraumes, und durch eine konsequente Behandlung von Wundheilungsstörungen wie Serom- und Hämatombildungen nicht vielen Patienten dieser schicksalshafte Verlauf erspart werden könnte.

Literatur

1 BUCHHOLZ, H.W.: Tiefe Infektionen nach alloplastischem Hüftgelenksersatz. Langenb. Arch. Chir. *332,* 547, 1973.

2 CARLSSON, A.S., LIDGREN, L., LINDBERG, L.: Prophylactic antibiotics against early and late deep infections after total hip replacements. Acta orthop. scand. *48,* 405, 1977.

3 HÄRLE, A., SCHILLING, W., SCHULTE, W.: Die Behandlung von Infektionen bei Hüfttotalendoprothesen. In: Kerschbaumer und Bauer (Hrsg.): Koxarthrose. Medizin. Literar. Verlag 1984, S.512.

4 HÄRLE, A.: Wunddrainage. Hyg. und Med. *7,* 1982.

5 INSALL, J.N., THOMPSON, F.M., BRAUSE, B.D.: Two-stage reimplantation for the salvage of infected total knee arthroplasty. J. Bone Jt. Surg. *65A,* 1087, 1983.

6 LIECHTI, R., WEBER, B.G.: Beitrag zur Prophylaxe der operativen Infektionen. Unsere Erfahrungen nach vierjähriger Durchführung präventiver Impfung mit Staphylokokkenvaccine. Chirurg *44,* 269, 1973.

7 MACKOWIAK, P.A., JONES, S., SMITH, J.W.: Diagnostic value of sinus-tract cultures in chronic osteomyelitis. JAMA *239,* 2772, 1978.

8 RAND, J.A., BRYAN, R.S.: Reimplantation for the salvage of an infected total knee arthroplasty. J. Bone Jt.Surg. *65A,* 1081, 1983.

9 SALVATI, E.A., INSALL, J.N.: The management of sepsis in total knee replacement. In: Savastano, A.A. (Ed.): Total Knee Replacement. Appleton-Century-Crofts, New York 1980, p.49.

10 TAYLOR, A.G., FINCHAM, W.J., GOLDING, M.A., COOK, J.: Infection of total hip prostheses by Peptococcus magnus: an immunofluorescence and ELISA study of tow cases. Jour. clin. pathol. *32,* 61, 1979.

Diskussion

GARTENMANN: Ich möchte Herrn Härle fragen, ob er festgestellt hat, daß diese Patienten, bei denen ein Infekt ausbricht, ein vergrößertes Erregerspektrum an der Haut aufweisen?

HÄRLE: Das ist bei uns nicht untersucht worden. Wir hatten 1972 Paralleluntersuchungen von der Operationshaut gemacht und eigentlich keine große Übereinstimmung gefunden zwischen den präoperativ gefundenen Keimen und dann denen bei Wundkontaminationen nachweisbaren Keimen, das heißt, alles weist darauf hin, daß die Keime, die die Infektion hervorrufen, aus der Luft des Operationssaales kommen und nicht aus der direkten Umgebung. Bei der 1978 zusammen mit der DGOT durchgeführten Untersuchung, wo ein Keimsammlungsgerät 20 cm neben die Wunde gelegt wurde, konnten wir bei einer eitrigen Osteomyelitis den Keim nicht aus der Luft nachweisen, das heißt, daß Hautkontaminationen, wenn nicht grobe Fehler bei der Operation stattfinden, wohl nur in einem kleinen Prozentsatz für die Infektion verantwortlich sind. Die zweite große Gefahr: kommt es zur Wundheilungsstörung, zum Hämatom oder Serom, ist die Gefahr der retrograden Infektion und Kontamination sehr hoch.

WOLTER: Es gibt Untersuchungen, daß 50% aller Hämatome und Serome auch ohne Drainagen Bakterien enthalten, die angezüchtet werden können, aber klinisch unauffällig sind, das steht etwas im Gegensatz zu Ihren Ausführungen.

HÄRLE: Aus einem Serom muß keine Infektion werden. Es kommt insbesondere darauf an, wie tief das Hämatom bzw. Serom liegt. Liegt es in oberflächlichen Schichten, dann wird es nach großer Wahrscheinlichkeit ohne weitere Maßnahmen heilen. Ich würde allerdings empfehlen, daß man aus der offenen Situation eine geschlossene macht, indem man eine Drainage möglichst schnell legt und nicht mit dem unsterilen Umgebungsareal in Kontakt kommen läßt. Wenn ein Hämatom bis zur Prothese reicht, ist die Gefahr relativ groß.

LINDBERG: Ich bin erstaunt, daß Sie nicht mehr Anaerobier finden. Wir haben in unserem Material (Orthopädische Universitätsklinik Lund) etwa ⅓ Anaerobier.

HÄRLE: Ich glaube, daß hier eine unterschiedliche Keimnachweismethode eine Rolle spielt. Unsere Untersuchung umfaßt 1970 bis 1982; seit wir seit 1978 eine Kulturette verwenden, habe ich drei Anaerobier bei den Hüften und einen an der Schulter beobachtet. Ich glaube, daß die Anaerobier hier eine Rolle spielen, die größer ist, als allgemein berücksichtigt. Andererseits muß ich sagen, daß Angaben aus Rochester, daß bei bis zu 25% der chronischen Osteomyelitis Anaerobier im Spiele sind, für mich im Moment nicht ganz glaubhaft sind.

Fa. E.Merck AG, Abt. Med. Mikrobiologie, Darmstadt

Vergleichende Beurteilung der Wirksamkeit verschiedener Antibiotika bei der infizierten Totalendoprothese

E. DINGELDEIN

Eine tiefe Infektion ist eine schwerwiegende Komplikation in der Alloarthroplastik. In den 60er und frühen 70er Jahren lag die Zahl der postoperativen Infektionen um oder über 10% [1]. Die Befolgung strikter Hygiene-Maßnahmen im Operationsraum, die Einführung der Reinraumtechnik, die Anwendung einer perioperativen systemischen Antibiotikaprophylaxe und die Zumischung von Antibiotika zum Knochenzement waren erfolgreiche Maßnahmen, um die Infektionsquote drastisch zu senken. Sie liegt heute unter 1% [2, 3]. In einer klinischen randomisierten Studie hat sich gezeigt, daß Gentamicinhaltiger Knochenzement mindestens so wirksam ist wie eine systemische Antibiotikaprophylaxe [4].

BUCHHOLZ und ENGELBRECHT [5] berichteten erstmals über die Zumischung von Antibiotika zum Knochenzement. Von 1969–1971 benutzten sie Penicillin und Erythromycin und konnten die Infektionsrate von 7,5 auf 4,1% senken. Eine deutlich bessere Wirkung hatte die Zumischung von Gentamicin zu Palacos® R in einer Dosierung von 0,5 g pro 40 g Polymer. Die Infektionsrate konnte drastisch weiter auf 0,75% gesenkt werden.

Darüberhinaus wurde es erstmals durch die Anwendung von Gentamicin-haltigem Knochenzement möglich, infizierte Endoprothesen erfolgreich auszutauschen [6, 7].

Dennoch stellte sich uns die Frage, welchen Stellenwert besitzt die Aktivität von Gentamicin im Vergleich zu anderen Antibiotika bei relevanten Erregern? Um diese Frage zu beantworten, mußte zunächst geklärt werden, welche Bakterien bei der tiefen Infektion einer Alloarthroplastik von Bedeutung sind.

Eine optimale bakteriologische Diagnostik ist eine wesentliche Voraussetzung für die sichere Auffindung der ursächlichen Erreger [8]. Die Proben müssen vom Infektionsherd entnommen sein. Intraoperative Gewebeproben oder Aspirate der Gelenkflüssigkeit sind geeignet, Fistelsekret gibt hingegen keinen sicheren Hinweis auf den tatsächlichen Infektionserreger. Der rasche Transport in geeigneten Transportgefäßen ist eine weitere wichtige Voraussetzung. Transportmedium oder CO_2-enthaltende Röhrchen, die auch empfindlichen anaeroben Erregern eine Chance zum Überleben lassen, sind wesentlich. Das Material sollte unmittelbar vom OP ins bakteriologische Labor geschickt werden und hier muß sichergestellt sein, daß eine Anzüchtung unter aeroben und anaeroben Bedingungen erfolgt. In zahlreichen Veröffentlichungen wurde über das Vorkommen tiefer Infektionen und die Mikroorganismen, die sie verursachen, berichtet.

5 repräsentative Studien wurden analysiert [6, 7, 9, 10, 11], 3 davon erfüllen auch die Anforderungen, die für eine sichere Erfassung der anaeroben Erreger Voraussetzung sind.

Der überwiegende Anteil (bis zu ¾) der Erreger gehört zu den Gram-positiven Keimen und von diesen wiederum kommt den Staphylokokken eine wesentliche Rolle zu, in erster Linie S. aureus, dessen Anteil bei 20–30% liegt. Aber auch Koagulase-negative Staphylokokken (bis zu 20%) sind von Bedeutung. Streptokokken, anaerobe Kokken und anaerobe Stäbchenbakterien werden ebenfalls ziemlich häufig isoliert. Ihr Anteil liegt bei jeweils etwa 10%. Schwerwiegend für den Patienten und auch relativ häufig im Erregerspektrum sind Gram-negative Erreger, die im Mittel zu 20% isoliert wurden. Von besonderer Bedeutung sind Pseudomonas-Arten und Escherichia coli.

Gram-negative anaerobe Erreger, wie Bacteroides spielen keine Rolle.

Die nachfolgenden Ergebnisse vergleichen die Wirksamkeit verschiedener Antibiotika gegenüber Mikroorganismen, die aus Knocheninfektionen isoliert wurden. In die eigenen Untersuchungen wurden S. aureus und Koagulase-negative Staphylokokken, weiterhin Streptokokken und Gram-negative aerobe Stäbchenbakterien einbezogen. Der Übersicht halber wurden bei den Streptokokken nur die am häufigsten isolierten D-Streptokokken oder Enterokokken und bei den Gram-negativen Stäbchenbakterien nur Pseudomonas und Escherichia coli dargestellt.

Gegenüber Staphylococcus aureus wurden 20 verschiedene Antibiotika geprüft. Als Bewertungsgrößen wurden herangezogen:

das geometrische Mittel der minimalen Hemmkonzentration, gemessen im Röhrchenverdünnungstest, die minimale Hemmkonzentration, mit der 90% aller Erreger erfaßt wurden und das geometrische Mittel der minimalen bakteriziden Konzentration, die wir für die Bewertung der Wirksamkeit eines Antibiotikums im Knochenzement ebenfalls für wesentlich erachten.

Wir testeten 220 S.-aureus-Stämme. Die 5 wirksamsten Substanzen waren Clindamycin, Dicloxacillin, Cephalothin, Cefazedon und Gentamicin. 90% aller Stämme wurden bei 0,25/0,5/2 und 8 µg/ml gehemmt. Die Cephalosporine der 1. Generation sind deutlich wirksamer als die neueren, als deren Vertreter Cefotaxim mituntersucht wurde und deren Stärke eindeutig im Gram-negativen Bereich liegt. Gentamicin ist um den Faktor 2 wirksamer als Tobramycin. Bei der Betrachtung der minimalen bakteriziden Konzentrationen liegt Gentamicin am günstigsten, gefolgt von Clindamycin, Tobramycin und Dicloxacillin (Tab. 1).

Ähnliche Ergebnisse wie bei Staphylococcus aureus finden sich auch bei Koagulase-negativen Staphylokokken. Die wirksamsten Antibiotika sind die Cephalosporine der ersten und zweiten Generation sowie Clindamycin und Gentamicin. Die minimalen Hemmkonzentrationen, mit denen 90% der Keime gehemmt wurden, liegen für diese Antibiotika zwischen 0,25 und 8 µg/ml. Die mittlere bakterizide Konzentration liegt eindeutig am günstigsten für Gentamicin und Cephalothin (Tab. 2). In dieser wichtigen Gruppe der Staphylokokken gehört Gentamicin zu den 5 wirksamsten Antibiotika, wenn die minimalen Hemmkonzentrationen berücksichtigt werden und es ist von den hier untersuchten das wirksamste bakterizide Antibiotikum.

Die wirksamsten Antibiotika gegen Enterokokken sind die Breitspektrumpenicilline Ampicillin und Mezlocillin. Auch Vancomycin zeigt eine gute Wirksamkeit gefolgt von Doxycyclin, Erythromycin und Penicillin. Üblicherweise – bezogen auf die im Serum

Tab. 1: Wirksamkeit verschiedener Antibiotika gegen Staphylococcus aureus (n = 220).

Antibiotikum	MHK µg/ml geometrische Mittel	MHK µg/ml 90%	MBK µg/ml geometrische Mittel
Penicillin G	6,5	128,0	42,2
Dicloxacillin	0,2	0,5	4,8
Methicillin	3,1	8,0	35,0
Mezlocillin	16,9	256,0	142,5
Cephalothin	0,5	2,0	12,2
Cefazedon	0,5	2,0	16,9
Cefazolin	0,7	2,0	17,6
Cephamandol	1,0	4,0	13,0
Cefotaxim	3,1	8,0	50,1
Gentamicin	0,5	8,0	1,2
Tobramycin	1,1	16,0	3,2
Amikacin	3,2	16,0	18,1
Neomycin	2,2	128,0	6,1
Clindamycin	0,2	0,25	3,1
Erythromycin	1,7	256,0	19,4
Bacitracin	31,2	128,0	71,2
Vancomycin	1,0	2,0	18,2
Fusidinsäure	1,7	32,0	14,2
Doxycyclin	1,0	16,0	18,6
Fosfomycin	4,3	16,0	-

Tab. 2: Wirksamkeit verschiedener Antibiotika gegen Koagulase-negative Staphylokokken (n = 50).

Antibiotikum	MHK µg/ml geometrische Mittel	MHK µg/ml 90%	MBK µg/ml geometrische Mittel
Penicillin G	6,8	128,0	32,0
Dicloxacillin	0,7	4,0	5,8
Methicillin	6,1	64,0	26,8
Mezlocillin	7,4	256,0	51,3
Cephalothin	0,2	1,0	1,0
Cefazedon	0,4	2,0	4,1
Cefazolin	0,4	2,0	1,9
Cephamandol	0,5	2,0	3,2
Cefotaxim	1,2	8,0	9,8
Gentamicin	0,5	8,0	1,0
Tobramycin	0,9	64,0	2,5
Amikacin	1,0	8,0	11,1
Neomycin	0,6	32,0	5,5
Clindamycin	0,3	0,25	3,7
Erythromycin	1,0	256,0	20,8
Bacitracin	51,6	128,0	171,5
Vancomycin	1,6	2,0	7,8
Fusidinsäure	0,9	32,0	14,9
Doxycyclin	0,7	8,0	40,7

Tab. 3: Wirksamkeit verschiedener Antibiotika gegen Streptokokken der Gruppe D (n = 30).

Antibiotikum	MHK µg/ml geometrische Mittel	MHK µg/ml 90%	MBK µg/ml geometrische Mittel
Penicillin G	4,5	8,0	74,0
Ampicillin	1,2	2,0	57,0
Mezlocillin	1,9	4,0	9,6
Cephalothin	37,0	64,0	171,0
Cefazedon	18,5	32,0	142,0
Cefazolin	35,7	64,0	182,0
Cefamandol	51,4	64,0	165,0
Cefotaxim	238,0	256,0	246,0
Gentamicin	8,3	16,0	16,6
Tobramycin	24,8	32,0	154,0
Amikacin	177,0	256,0	>256,0
Neomycin	198,0	256,0	>256,0
Clindamycin	15,4	128,0	>256,0
Erythromycin	3,7	16,0	64,0
Vancomycin	1,4	2,0	171,0
Fusidinsäure	17,9	32,0	>256,0
Doxycyclin	3,0	16,0	115,0

Tab. 4: Wirksamkeit verschiedener Antibiotika gegen Pseudomonas (n = 50).

Antibiotikum	MHK µg/ml geometrische Mittel	MHK µg/ml 90%	MBK µg/ml geometrische Mittel
Azlocillin	13,7	32,0	210,8
Cefotaxim	36,3	128,0	151,2
Gentamicin	0,6	2,0	2,14
Tobramycin	0,6	1,0	1,0
Amikacin	1,3	2,0	5,1
Neomycin	3,7	16,0	18,1
Colistin	4,8	8,0	32,5

Tab. 5: Wirksamkeit verschiedener Antibiotika gegen Escherichia coli (n = 50).

Antibiotikum	MHK µg/ml geometrische Mittel	MHK µg/ml 90%	MBK µg/ml geometrische Mittel
Ampicillin	13,2	256,0	18,4
Mezlocillin	8,7	256,0	10,3
Cephalothin	26,0	128,0	34,8
Cefazedon	10,8	64,0	20,8
Cefazolin	6,8	64,0	11,0
Cefamandol	3,3	64,0	4,1
Cefotaxim	0,25	1,0	0,3
Gentamicin	2,4	16,0	3,7
Tobramycin	4,2	32,0	7,9
Amikacin	6,3	16,0	11,2
Neomycin	11,6	128,0	16,7
Colistin	6,7	16,0	10,9
Doxycyclin	3,3	32,0	42,8

erreichbaren Konzentrationen - ist Gentamicin unwirksam gegen Streptokokken. Mit den lokalen hohen Konzentrationen können jedoch auch Enterokokken erfaßt werden. Bei der Betrachtung der minimalen bakteriziden Konzentrationen folgt Gentamicin nach Mezlocillin an 2. Stelle (Tab. 3). Gentamicin und Tobramycin gehören immer noch zu den wirksamsten Antibiotika gegen Pseudomonas. Bezogen auf die mittlere bakterizide Konzentration ist Tobramycin um den Faktor 2 wirksamer als Gentamicin. Das bezieht sich jedoch ausschließlich auf Pseudomonas (Tab. 4).

Eine überaus gute Wirksamkeit im Gram-negativen Bereich zeigen die neuen Cephalosporine, hier am Beispiel des Cefotaxim bei E. coli. Mittlere minimale Hemm- und bakterizide Konzentrationen liegen am günstigsten für Cefotaxim gefolgt von Gentamicin (Tab. 5).

Eigene Untersuchungen zur Wirksamkeit verschiedener Antibiotika gegen die bei tiefen Infektionen bedeutenden anaeroben Peptokokken und Peptostreptokokken sowie die Gram-positiven Stäbchenbakterien - vorwiegend Propionibacterium - liegen noch nicht vor.

Untersuchungen von KAYSER [12] haben jedoch gezeigt, daß die mittlere MHK gegen Propionibakterien noch unter 4 µg/ml liegt, also in dem Bereich, der üblicherweise als empfindlich eingestuft wird. Die hohen lokalen Konzentrationen nach Zementimplantation dürften auch noch gegen Peptokokken und Peptostreptokokken wirksam sein.

Wenn man die antibakterielle Aktivität und zwar sowohl die Hemmwirkung als auch die bakterizide Wirkung bei den wesentlichen Erregerspezies tiefer Infektionen vergleichend beurteilt, ergibt sich, daß Gentamicin das am breitesten wirksame Antibiotikum ist. Bei einzelnen Spezies zeigen zwar andere Antibiotika eine etwas günstigere Hemmwirkung wie z. B. Clindamycin bei S. aureus oder Cefotaxim bei E. coli. Die letztgenannten Antibiotika haben jedoch Wirkungslücken bei anderen wesentlichen Spezies. Außerdem fehlt häufig eine ausreichende bakterizide Aktivität.

Lassen Sie mich noch einmal auf meine Einführung zurückkommen:

BUCHHOLZ verwendet die Kombination Gentamicin-Palacos® R bereits seit 1972. Erst im Laufe späterer gezielter Untersuchungen wurde deutlich, daß er damit eine äußerst günstige Kombination gewählt hat, nämlich einen Knochenzement mit einer sehr guten Freisetzungskinetik und ein Antibiotikum mit einer breiten Wirksamkeit gegen die ursächlichen Erreger.

Literatur

1 WALENKAMP, G.: Gentamicin-PMMA-beads, a clinical pharmacokinetic and toxicological study. Proefschrift, Nijmegen 1983.

2 LIDWELL, O.M., LOWBURY, E.J.L., WHYTE, W., BLOWERS, R., STANLEY, S.J., LOWE, D.: Effect of ultra-clean air in operating rooms on deep sepsis in the joint after total hip or knee replacement: a randomized study. Br. Med. J. *284,* 10, 1982.

3 BUCHHOLZ, H.W.: Prophylactic use of antibiotic-loaded cement: long term results. In: Marti, R.K. (Ed.): Progress in cemented total hip surgery and revision. Proceedings of a symposium held at Amsterdam. Excerpta Medica, Amsterdam/Geneva/Hong Kong/Princeton/Tokyo 1983, pp. 36–42.

4 JOSEFSSON, G., LINDBERG, L., WIKLANDER, B.: Systemic antibiotics and Gentamicin-containing bone cement in the prophylaxis of postoperative infections in total hip arthroplasty. Clin. Orthop. and Related Research *159,* 194, 1981.

5 BUCHHOLZ, H.W., ENGELBRECHT, H.: Über die Depotwirkung einiger Antibiotika bei Vermischung mit dem Kunstharz Palacos. Chirurg *41,* 511, 1970.

6 BUCHHOLZ, H.W., ELSON, R.A., ENGELBRECHT, E., LODENKÄMPER, H., RÖTTGER, J., SIEGEL, A.: Management of deep infection of total hip replacement. J. Bone and Joint Surg. *63-B,* 342, 1981.

7 CARLSSON, A.S., JOSEFSSON, G., LINDBERG, L.: Revision with gentamicin-impregnated cement for deep infections in total hip arthroplasties. J. Bone and Joint Surg. *60-A,* 1059, 1978.

8 Kamme, C., Lindberg, L.: Aerobic and anaerobic bacteria in deep infections after total hip arthroplasty. Differential diagnosis between infectious and non-infectious loosening. Clin. Orthop. and Rel. Research *154,* 201, 1981.
9 Fitzgerald, R.H., Nolan, D.R., Ilstrup, D.M., Van Scoy, R.E., Washington, J.A., Coventry, M.B.: Deep wound sepsis following total hip arthroplasty. J. Bone and Joint Surg. 59-A, 847, 1977.
10 Müller, K.H.: Exogene Osteomyelitis von Becken und unteren Gliedmaßen. Springer, Berlin 1981.
11 Hunter, G.A.: The results of reinsertion of a total hip prosthesis after sepsis. J. Bone and Joint Surg. *61-B,* 422, 1979.
12 Kayser, F.H., Novak, J., Wüst, J.: Bacterial aspects of deep wound sepsis after total hip arthroplasty. In: Marti, R.K. (Ed.): Progress in cemented total hip surgery and revision. Proceedings of a symposium held in Amsterdam. Excerpta Medica, Amsterdam/Geneva/Hong Kong/Princeton/Tokyo 1983, pp.7-17.

Diskussion

Bösch: Gilt das Gesagte nur für die Lokaltherapie oder auch für eine systemische Therapie bei einer Infektion?

Dingeldein: Wenn Sie das auf Gentamicin beziehen, ist die Erregerempfindlichkeit gleich, nur haben Sie bei der lokalen Therapie den wesentlichen Vorteil, daß Sie sehr viel höhere Konzentrationen erreichen können als bei einer parenteralen Therapie. Die Erregerempfindlichkeit wurde im Röhrchen gemessen. Die Abstufung der Empfindlichkeit, die ich dargestellt habe, ist eine allgemeine und gilt natürlich für die lokale Therapie genauso wie für die systemische Therapie. Ein weiterer Vorteil der lokalen Anwendung - darauf bin ich bisher noch nicht eingegangen - liegt darin, daß man, wenn die Empfindlichkeit der Erreger bekannt ist, sehr gezielt durch gleichzeitige parenterale Gabe, z. B. durch Kombination eines Betalactamantibiotikums mit einem Aminoglykosidantibiotikum eine synergistische Wirkung hervorruft. Das heißt, Sie können von zwei Seiten angreifen.

Härle: Leider gibt es außer den Untersuchungen von Herrn Kayser keine klaren Angaben über die MAK-Werte der Anaerobier. Ich habe zwei Fälle mit Streptokokken, die unter maximaler lokaler Therapie nicht ansprachen, das heißt bei Septopal und Gentamicin-Palacos-Anwendung. Wir haben dann mit Ampicillin behandelt - und dann im dritten Anlauf Erfolg gehabt. So habe ich also meine Zweifel, ob dies repräsentativ für alle Streptokokken gilt.

Dingeldein: Ich will auch keineswegs sagen, daß Gentamicin das Mittel der Wahl gegen Streptokokken oder Propionibakterien ist. Es ist natürlich auch nicht das Mittel der Wahl gegen Enterokokken. Aber wenn Sie die Erreger, die in Frage kommen, in Ihrer gesamten Breite beurteilen und sich dann die Wirksamkeit ansehen, dann kommt eben für Gentamicin ein recht gutes Bild dabei heraus. Es ist aber nicht das erste Mittel der Wahl bei der systemischen Therapie anaerober Infektionen.

Wahlig: Es gibt Publikationen aus Schweden, die darauf hinweisen, daß Endoprothesenwechseloperationen bei anaerobem Infekt erfolgreich mit Gentamicin-Palacos durchgeführt wurden. Zur Anmerkung von Herrn Bösch: man muß eben wissen, daß die Aussage «sensibel oder resistent» für einen bestimmten Erreger eine relative Aussage ist. Normalerweise orientiert man sich an den Konzentrationen, die man im Serum erreichen kann und die davon abgeleiteten Konzentrationen in den Organen. In unserem Fall hier, wo es um die lokale Anwendung geht, muß man ganz andere Maßstäbe anlegen.

Fa. E. Merck AG, Abt. Med. Mikrobiologie, Darmstadt

Über die Freisetzungskinetik von Antibiotika aus Knochenzementen - Ergebnisse vergleichender Untersuchungen in vitro und in vivo

H. WAHLIG

Die Bedeutung antibiotikumhaltiger Knochenzemente für die lokale Prophylaxe und Therapie von Knocheninfektionen im Zusammenhang mit Endoprothesen-Operationen ist durch zahlreiche klinische Studien belegt [1–3, 5, 6, 9]. Die Eignung einer Knochenzement-Antibiotikum-Kombination ist jedoch an bestimmte Voraussetzungen gebunden, die sowohl den Zement, als auch die zu verwendenden Antibiotika betreffen [7].

Ein zur Mischung mit einem Knochenzement geeignetes *Antibiotikum* sollte folgende bakteriologischen und physiko-chemischen Eigenschaften besitzen:

- gute Freisetzungskinetik,
- geringe Beeinflussung der mechanischen Eigenschaften des Zementes,
- breites antibakterielles Spektrum mit guter Wirkung gegen Gram-positive und Gram-negative Erreger, wie sie üblicherweise an Knocheninfektionen beteiligt sind,
- bakterizider Wirkungstyp,
- hohe spezifische antibakterielle Wirkung,
- geringe Rate primär resistenter Keime,
- geringe Resistenzentwicklung unter der Therapie,
- geringe Proteinbindung,
- geringe Sensibilisierungspotenz,
- gute Wasserlöslichkeit,
- chemische Stabilität,
- Hitzestabilität.

Zweifellos gibt es kein «ideales» Antibiotikum, das in optimaler Weise alle genannten Eigenschaften besitzen würde. Auch sind die verschiedenen Anforderungen von unterschiedlichem Gewicht. Wegen der Schwere der Krankheitsprozesse, der diagnostischen Probleme und dem Auftreten von Mischinfektionen sind jedoch ein breites antibakterielles Spektrum und die bakterizide Wirksamkeit in niedrigen Konzentrationen von ausschlaggebender Bedeutung. Bei kritischer Wertung aller Vor- und Nachteile scheinen sich einige Vertreter der Gruppe der Aminoglykosid-Antibiotika für die Mischung mit Knochenzementen am besten zu eignen.

In bezug auf den *Knochenzement* erscheint die Situation einheitlicher und einfacher. Alle z. Z. in Anwendung befindlichen Zemente sind sich chemisch sehr ähnlich und haben vergleichbare biomechanische Eigenschaften. Die einzig deutlichen Unterschiede liegen in der verschiedenartigen Handhabbarkeit und unterschiedlichen Viskosität. Um so erstaunlicher sind Ergebnisse experimenteller Untersuchungen, die deutliche Unterschiede im Freisetzungs-Verhalten von Knochenzementen für verschiedene Antibiotika erkennen lassen.

In eigenen Untersuchungen konnte gezeigt werden, daß relevante, reproduzierbare Ergebnisse zur Freisetzungskinetik nur bei Anwendung standardisierter, quantitativer Untersuchungsverfahren zu erhalten sind. Bei in-vitro-Versuchen hat sich die Elu-

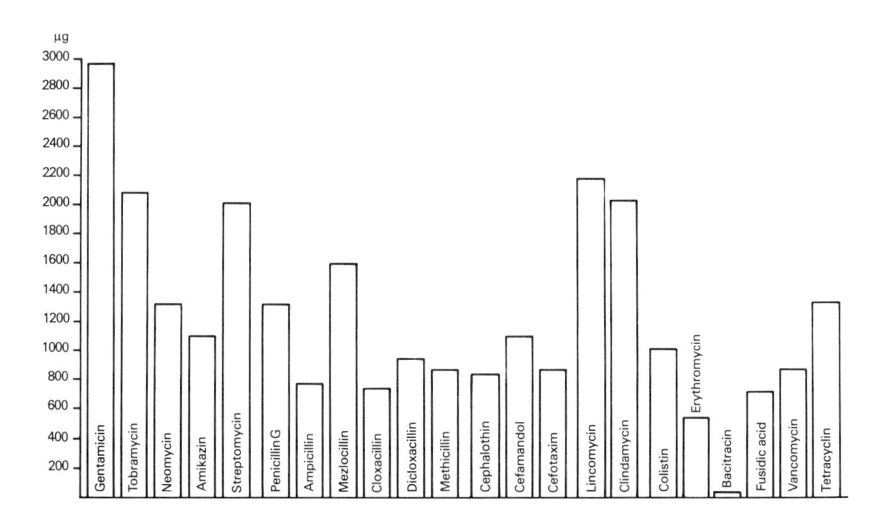

Abb. 1: Gesamtfreisetzung 22 verschiedener Antibiotika über 10 Tage aus Palacos®R Knochenzement, (0,5 g aktive Substanz pro 1 Beutel (40 g) Polymerpulver).

tion zylindrischer Prüfkörper mit Standardmaßen in Phosphatpuffer, pH 7,4, oder gepooltem Humanserum, bei 37 °C mit täglichem Wechsel der Elutionsflüssigkeit und mikrobiologischer Bestimmung der Antibiotikum-Aktivitäten bewährt [7, 8].

Unsere Ergebnisse zeigen, daß Gentamicin, wie andere Antibiotika, auf dem Wege einer Diffusion aus dem ausgehärteten Knochenzement freigesetzt wird und daß diese Diffusion über Jahre anhält. Im wässrigen Milieu beginnt die Freisetzung sofort; zwischen Phosphatpuffer und Humanserum als Elutionsflüssigkeiten bestehen keine Unterschiede.

Beim Vergleich der Freisetzung 22 verschiedener Antibiotika aus Palacos®R (Abb. 1) zeigten Gentamicin, Tobramycin und Streptomycin einen protrahierten Freisetzungsverlauf und hohe Elutionswerte, während andere Aminoglykosid-Antibiotika wie Neomycin oder Amikacin und alle β-Lactam-Antibiotika deutlich schlechter freigesetzt wurden. Auch Lincomycin und Clindamycin hatten eine gute Freisetzung. Die Elution der restlichen Antibiotika war dagegen gering.

Da Gentamicin von allen geprüften Antibiotika die beste Freisetzung zeigte, untersuchten wir seine Diffusion aus 11 verschiedenen Knochenzementen. Hierbei wurden die größten Gentamicinmengen aus Palacos®R freigesetzt (Abb. 2).

Auch ein Vergleich der Freisetzung verschiedener Antibiotika aus 5 vorgefertigten Antibiotikum-Zementmischungen macht die erheblichen Unterschiede in der Elution verschiedener Antibiotika aus unterschiedlichen Knochenzementen deutlich (Tab. 1).

Die Ergebnisse dieser Untersuchungen lassen erkennen, daß nicht jeder Knochenzement und nicht jedes Antibiotikum gleichermaßen gut für eine Kombination geeignet sind. Außer dem wichtigsten Parameter, der Freisetzungskinetik, seien noch einige andere Faktoren genannt, die bei der Mischung von Antibiotika und Knochenzementen von Bedeutung sind und stärker beachtet werden sollten:

Jede Zumischung eines Fremdstoffes wie Röntgenkontrastmittel oder Antibiotika führt zu einer Verringerung der mechanischen Stabilität der Ze-

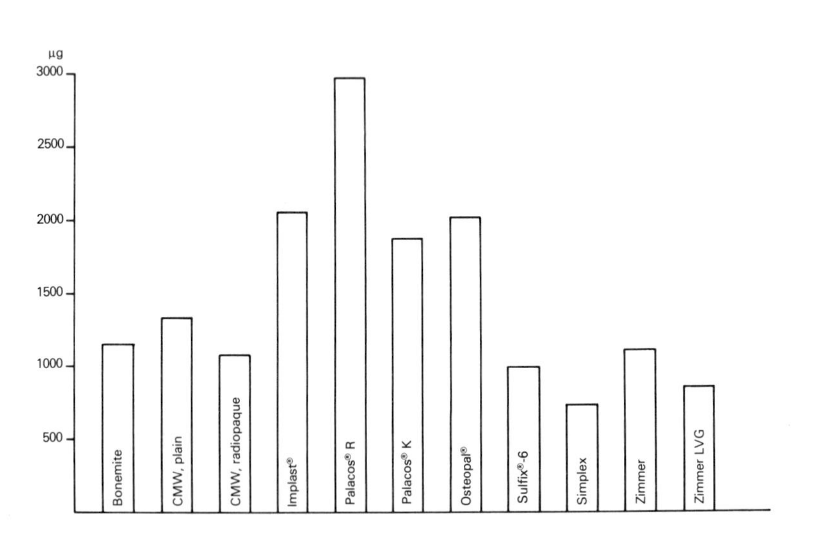

Abb. 2: Gesamtfreisetzung von Gentamicin über 10 Tage aus 11 verschiedenen Knochenzementen, (0,5 g Gentamicin-Base pro 1 Beutel (40 g) Polymerpulver).

Tab. 1: Freisetzung verschiedener Antibiotika aus vorgefertigten Knochenzement-Mischungen.

Präparat		Freisetzung in µg/ml/Tag										
		1	2	3	4	5	6	7	8	9	10	1–10
Refobacin®-Palacos®R	Gentamicin 0,5 g[1]	118,0	14,4	6,4	4,4	3,9	3,5	3,0	2,8	2,4	2,1	161.0[3]
Osteopal® G	Gentamicin 1,0 g[1]	112,0	10,5	5,5	4,0	3,3	2,4	2,1	1,7	1,8	1,5	144,8
Implast®	Gentamicin-Sulfat 1,0 g[2]	74,0	3,9	2,5	1,8	1,4	1,2	1,3	1,1	1,1	0,9	89,1
Nebacetin®-Sulfix®-6	Neomycin 0,86 g[1] +	61,7	6,0	3,1	2,5	1,5	0,7	0,7	0,7	0,8	0,4	78,1
	Bacitracin 55000 IU	3,3	0,2	0	0	0	0	0	0	0	0	3,5
AKZ®	Colistin 0,24 g[1] +	< 5,0	0	0	0	0	0	0	0	0	0	
	Erythromycin 0,5 g	10,7	1,2	0,6	0,4	0,1	0	0	0	0	0	13,0

[1] aktive Substanz pro 1 Beutel (40 g) Polymerpulver,
[2] entsprechend 0,62 g Gentamicin-Base,
[3] Mittelwert aus 6 Chargen.

mentmatrix [4]. Da darüberhinaus die Technik des Anrührens und Implantierens des Zementes, sowie Einschlüsse von Blut oder Gewebedebris den Zement eher noch ausgeprägter zu schwächen vermögen [4], ist es von größter Bedeutung, nicht nur die Zementier-Technik zu verbessern, sondern alle Einflüsse zu vermeiden, die zu einer Reduktion der Stabilität des Zementes beitragen können. Dies bedeutet aber, daß auch der Anteil der Fremdstoffe im Zement und damit auch der der Antibiotika so gering wie möglich gehalten werden muß. Soweit es die Antibiotika betrifft, beeinflußt womöglich noch mehr als der Zusatz selbst, die Art und Weise, in der die Zumischung geschieht, die mechanische Stabilität des Knochenzementes.

Um Sterilitätsprobleme zu vermeiden, werden die Antibiotika meist einfach in das Polymerpulver geschüttet; eine sorgfältige, genügend lange Vermischung, möglichst unter Verwendung von Mörser und Pistill, unterbleibt sehr oft. Verschiedene Antibiotika-Pulver sind hygroskopisch und klumpen leicht. Andere sind von unterschiedlicher oder recht großer Partikelgröße. Manchmal werden verschiedene Antibiotika gleichzeitig in den Zement eingemischt, ohne auf mögliche gegenseitige Beeinflussung in der Mischung selbst oder während der Freisetzung zu achten. Teilweise werden bis zu 8 g Antibiotika einem Beutel (etwa 40 g) Polymerpulver zugesetzt. In manchen Fällen wurden sogar Antibiotikumlösungen untergemischt.

Alle diese Variablen sollten sehr sorgfältig beachtet werden, denn sie stehen einer homogenen Verteilung der Antibiotika im Zement entgegen und führen zu einer Schwächung der Matrix.

Da sich die Mischung von Gentamicin mit Palacos® R in jeder Hinsicht als eine sehr günstige Kombination erwies, wurden mit diesem Produkt umfangreiche pharmakokinetische Untersuchungen, zuerst bei Tieren, dann bei Patienten durchgeführt. Im Rahmen klinischer Studien wurden folgende Ergebnisse ermittelt:

Bei einer Gruppe von 15 Patienten, denen unter Verwendung von Refobacin®-Palacos®R totale Hüftendoprothesen implantiert wurden, konnten im *Serum* nur äußerst geringe Gentamicinkonzentrationen gemessen werden, die in keinem Fall 1,5 µg/ml überstiegen (Tab. 2).

Auch im *Urin* dieser Patienten waren die Antibiotikummengen gering (Tab. 3). Allerdings war Gentamicin noch für mehrere Monate in Spuren nachweisbar; ein Beweis für die kontinuierliche Freisetzung.

Im *Wundsekret* der selben Patienten fanden sich dagegen sehr hohe Gentamicinkonzentrationen, die weit über der MHK und MBK der meisten ursächlichen Erreger lagen (Tab. 4). Da das Wundsekret unmittelbar dem Operationsgebiet entstammte, ist die darin gemessene Gentamicinkonzentration ein Hinweis auf die Antibiotikumspiegel am Infektionsort.

Bei 18 Patienten war es möglich, innerhalb eines Zeitraumes von 4 Tagen und 69 Monaten nach Einsetzen der Totalen-Hüftendoprothese, Gentamicinkonzentrationen in Gewebeproben zu analysieren, die aus der Umgebung der Zementimplantate stammten. Auch in diesem Untersuchungsmaterial, insbe-

Tab. 2: Gentamicin-Konzentrationen im Serum (µg/ml) von Patienten.

Refobacin®-Palacos®R	Zeit nach der Operation				
	0,5 Stunden	2–3 Stunden	6–8 Stunden	20–28 Stunden	2–6 Tage*
n	15	15	15	15	15
$\bar{X}$	0,70	0,50	0,25	0,06	0–Sp.
SA	0,31	0,22	0,12	0,01	
Bereich	0,34–1,45	0,15–1,05	0,08–0,49	0,05–0,09	

* 0 = keine Antibiotikum-Aktivität in der Probe, Sp. = Spur: <0,05 µg/ml.

Tab. 3: Gentamicin-Konzentrationen im Urin (µg/ml) von Patienten.

Refobacin®-Palacos®R	Zeit nach der Operation				
	Tag 0*	Tag 1	Tag 2	Tage 3–6	Tage 7–16
n	14	15	13	14	10
$\bar{X}$	17,15	11,72	3,59	2,93	0,92
SA	9,59	8,68	1,92	1,36	0,85
Bereich	1,1–35,6	1,2–31,2	1,0–9,0	1,3–5,6	0,06–3,1

* 0 = Operationstag

Tab. 4: Gentamicin-Konzentrationen im Wundsekret (µg/ml) von Patienten.

Refobacin®-Palacos®R (0,5 g/40 g)	Drain 1		Drain 2		Drain 3	
	Tag 0	Tag 1	Tag 0	Tag 1	Tag 0	Tag 1
n	13	14	13	15	11	14
$\bar{\bar{X}}$	46,82	12,56	35,18	9,56	7,69	1,54
SA	27,65	8,54	24,75	9,23	5,96	1,92
Bereich	8,8–99,9	0,1–31,7	0,6–87,6	0,6–32,3	0,6–20,1	0,1–6,8
Gesamtausscheidung (mg)	9,42	0,80	5,39	0,93	0,90	0,05

Drain 1: tief, Drain 2: subfaszial, Drain 3: subkutan, Tag 0: Operationstag.

Tab. 5: Gentamicin-Konzentrationen in Gewebeproben (µg/g Feuchtgewicht) von Patienten.

Patient	Zeit nach TEP-Implantation (Monate)	Gentamicin-Menge pro 40 g Polymer-pulver (g)	Bindegewebe	Spongiosa	Kortikalis
V. AE.	4 (Tage)	0,5	14–19 (Hämatom)	14–23	1,3–1,6
H. OE.	6	0,5	8–26	7	0,8
N. E.	6	0,5	–	37–39	0
R. A.	6	0,5	13	6–22	–
S. M.	6	0,5	–	–	1,4
K. J.	6	0,5	–	17	2,0–3,4
S. A.	7	0,5	–	10–18	0,3
S. F.	11	0,5	36	23	0,2
F. E.	11	0,5	18	–	0
R. M.	12	0,5	24	8–12	0
E. E.	12	2,0	11–21	3–11	0,9
R. H.	16	0,5	17,4	3,3	–
F. B.	24	0,5	33	9	–
F. E.	23	0,5	16	–	1,7
H. G.	36	0,5	12–17	–	–
H. G.	42	1,0	4	0,4	0
E. K.	55	0,5	23,2	–	2,0
S. A.	69	2,0	5,4–6,6	6,6	0

sondere aber in dem dem Knochenzement unmittelbar benachbarten Bindegewebe, konnten über den gesamten Zeitraum beachtlich hohe Gentamicinkonzentrationen nachgewiesen werden (Tab. 5).

Alle pharmakokinetischen Daten, sowohl aus den Tierversuchen als auch aus den klinischen Studien, zeigen den deutlichen Unterschied zwischen der lokalen Gentamicin-Anwendung mittels Knochenzement und der Injektionsbehandlung. Während bei parenteraler Gabe im Serum und Urin hohe, im Gewebe dagegen relativ niedrige Gentamicinspiegel resultieren, sind die Antibiotikumkonzentrationen nach Implantation von Gentamicin-Palacos®R im Serum und Urin extrem niedrig. Im Gewebe dagegen – unmittelbar am Ort der Implantation und damit der Infektion – waren lang andauernde, hohe Gentamicinkonzentrationen nachweisbar (Tab. 6).

Tab. 6: Vergleich der Gentamicinspiegel nach parenteraler Applikation und Implantation von Refobacin®-Palacos® R in Körperflüssigkeiten und Geweben von Patienten.

	Mittlere Gentamicin-Spitzenkonzentrationen (µg/ml bzw. g)	
	1×80 mg i.m.	Refobacin®-Palacos® R
Serum	3-5	0,7
Urin	80-200	17
Wundsekret	0,4	47
Bindegewebe		17 (8-36)
Spongiosa	0,6 (<0,25-1,9)	11 (3-39)
Kortikalis	<0,25 (0-0,6)	1 (0-3,4)

Schlußfolgerungen

- Nicht jedes Antibiotikum und nicht jeder Knochenzement ist hinsichtlich der Freisetzung des Antibiotikums gleichermaßen für eine Kombination geeignet.
- Alle einem Zement zugemischten Fremdstoffe führen zu einer Reduktion der mechanischen Festigkeit der Matrix.
- Die Menge zugemischter Antibiotika sollte deshalb so groß wie nötig, aber so gering wie möglich sein. Dies bedeutet, daß nur ein Antibiotikum verwendet werden sollte, welches nicht nur in geringen Konzentrationen hoch aktiv ist, sondern auch in großen Mengen aus dem Zement freigesetzt wird.
- Der für eine Kombination mit einem Antibiotikum zu verwendende Zement muß eine gute Freisetzung des Antibiotikums gewährleisten.
- Die Mischungseigenschaften und die Freisetzungskinetik verschiedener Antibiotika sowie die Freisetzungseigenschaften unterschiedlicher Knochenzemente sind nicht durch Analogieschlüsse vorhersagbar. Da ungünstige gegenseitige Beeinflussungen bei der Kombination von Antibiotika mit Knochenzementen denkbar sind, diese aber unbedingt vermieden werden müssen, ist es außerordentlich wichtig, jede neue Kombination in relevanten experimentellen Untersuchungen auf ihre Eignung zu prüfen, ehe sie beim Patienten angewandt wird.

Literatur

1 Buchholz, H.W., Elson, R.A., Engelbrecht, E., Lodenkämper, H., Röttger, J., Siegel, A.: Management of deep infection of total hip replacement. J. Bone Jt. Surg. *63-B,* 342, 1981.

2 Carlsson, A.S., Josefsson, G., Lindberg, L.: Revision with gentamicin cement for deep infections in total hip arthroplasties. J. Bone Jt. Surg. *60-A,* 1059, 1978.

3 Josefsson, G.: Gentamicin-impregnated Bone Cement in Total Hip Replacement, Prevention and Treatment of Deep Infection. Thesis. University of Lund, Sweden 1980.

4 Lee, A.J.C., Ling, R.S.M., Vangala, S.S.: Some clinical relevant variables affecting the mechanical behaviour of bone cement. Arch. Orthop. Traumat. Surgery 92, 1, 1978.

5 Lindberg, L., Carlsson, A., Josefsson, G.: Exchange of Infected Total Hip Replacements Using Refobacin-Palacos. In: Burri, G., Rüter, A. (Hrsg.): Aktuelle Probleme in Chirurgie und Orthopädie, Vol. 12. Huber, Bern/Stuttgart/Wien 1979, S. 214–217.

6 Thierse, T.: Erfahrungen mit Refobacin-Palacos im Hinblick auf die tiefen Spätinfektionen nach Hüftendoprothesen-Operation. Z. Orthop. Chirurgie *116,* 847, 1978.

7 Wahlig, H., Dingeldein, E.: Antibiotics and Bone Cements. Experimental and Clinical Long-Term Observations. Acta Orthop. Scand. *51,* 49, 1980.

8 Wahlig, H., Hameister, W., Grieben, A.: Über die Freisetzung von Gentamycin aus Polymethylmethacrylat. I. Experimentelle Untersuchungen in vitro. Langenbecks Arch. klin. Chir. *331,* 169, 1972.

9 Wannske, M., Tscherne, H.: Ergebnisse prophylaktischer Anwendung von Refobacin-Palacos bei der Implantation von Endoprothesen des Hüftgelenks in Hannover. In: Burri, C., Rüter, A. (Hrsg.): Aktuelle Probleme in Chirurgie und Orthopädie, Vol. 12, Huber, Bern/Stuttgart/Wien 1979, S. 201–205.

Diskussion

Härle: Können Sie bitte noch einmal dazu Stellung nehmen, wieviel Antibiotika prozentual in den ersten Wochen aus dem Knochenzement freigesetzt werden und über das ganze Jahr, vielleicht in bezug zur klinischen Anwendung.

Wahlig: In der Tat liegen die größten freigesetzten Mengen in den ersten Tagen oder während der ersten Wochen. In der Fünfjahresstudie wurde natürlich eine kontinuierliche Freisetzung festgestellt. Die Mengen, die dann aber im Laufe des zweiten Halbjahres und nach fünf Jahren freigesetzt werden, sind außerordentlich gering. Interessant ist, daß die Antibiotika tatsächlich nur aus den äußersten Schichten der Knochenzemente freigesetzt werden, Schichten, die bei unseren Testzylindern etwa 2 bis 3 mm betrugen. Wir haben diese Testzylinder nach fünf Jahren aufgearbeitet, indem wir sie in Scheibchen zersägten, auflösten und analysierten und wir konnten tatsächlich im Zentrum unserer Prüfkörper, das beruht auf der guten Stabilität des Gentamicins, den vollen Gentamicingehalt nachweisen. Aus den Randbezirken war das Gentamicin herausdiffundiert.

Seidel: Kann es sein, daß aufgrund der sehr geringen Serumkonzentrationen sich im Laufe der Zeit im Körper Gentamicin resistente Bakerien entwickeln?

Wahlig: Es gibt sehr gute Untersuchungen, die in den letzten Jahren auf zwei internationalen Symposien mitgeteilt wurden, die beweisen, daß solche sogenannten subinhibitorischen Konzentrationen, die Sie ja ansprechen, nicht zu einer Resistenzsteigerung oder überhaupt zu einer Resistenzausbildung bei Bakterien führen. Im Gegenteil, man kann sogar nachweisen, daß die subinhibitorischen Konzentrationen noch immer wirksam sind, sie hemmen z.T. die Stoffwechselprozesse der Bakterien. Man kann sogar im Tierversuch noch therapeutische Wirkungen mit diesen subinhibitorischen Konzentrationen nachweisen. Es kommt noch ein Faktor hinzu: um eine Resistenz zu erzeugen oder um zu erreichen, daß resistente Keime, die natürlich immer in einer größeren Keimpopulation in wenigen Individuen vorhanden sind, klinisch überhaupt von Bedeutung sind, bedarf es nicht einer kontinuierlichen, geringen Konzentration, sondern es bedarf wechselnder Konzentrationen, wie man sie bei der parenteralen Gabe hat. Nur so können Sie erreichen, daß diese wenigen resistenten Keime selektiert werden und klinisch zur Bedeutung kommen.

PLITZ: Sie haben gezeigt, daß die Freisetzungskinetik doch sehr große Unterschiede aufweist, obwohl die chemische Zusammensetzung der verschiedenen Zemente sehr ähnlich ist. Gibt es denn irgendwelche Hypothesen oder theoretischen Modelle, warum die Freisetzungskinetik so unterschiedlich ist?

WAHLIG: Es gibt den Hinweis, daß das Verhältnis von Polymer zu Kopolymer eine Rolle spielen könnte. Wir konnten nämlich zeigen, daß bei verschiedenen Typen von Palacos - wie wir sie vor Jahren einmal, als wir uns um diese Frage kümmerten, von der Firma Kulzer hergestellt bekamen - ein ganzes Spektrum von Freisetzungen zu beobachten war: von sehr schlecht bis sehr gut. Wir haben ja einen neuen Knochenzement Palacos®E flow - oder auch Osteopal, wie er hier genannt wurde - einen «low viscosity»-Zement, der auch etwas schlechter freisetzt als Palacos®R und bei dem man adäquate Freisetzungen erhält, wenn man gegenüber dem Palacos®R die Antibiotikumkonzentration verdoppelt.

PLITZ: Gibt es Hinweise darauf, daß sich die Konzentration oberflächlich unterschiedlich verhält oder gibt es Hinweise darauf, daß eine unterschiedliche Verteilung während des Aushärtungsprozesses abläuft?

WAHLIG: Das konnten wir nie nachweisen. Wir haben nicht nur alte Prüfzylinder, sondern auch neue, wie beschrieben aufgearbeitet, wir fanden eigentlich immer eine recht gute Verteilung in diesen Zylindern, vorausgesetzt - und das möchte ich sehr betonen - daß das Antibiotikum homogen im Zement verteilt war. Das können Sie dann erreichen, wenn Sie eine gute Mischung haben, wie sie meistens bei der maschinellen Herstellung gegeben ist. Wir finden enorme Unterschiede bei der Handmischung.

S. HIERHOLZER: Haben Sie Untersuchungen zum Resistenzverhalten der Körperflora, z.B. der Darmflora gemacht?

WAHLIG: Für die gesamte Flora natürlich nicht. Es wurden einzelne grampositive und gramnegative Teststämme als Repräsentanten ausgewählt.

S. HIERHOLZER: Es ist aber bekannt, daß gerade in der Darmflora sehr wesentliche, resistente Keime entstehen können, die dann für den Hospitalismus relevant sein könnten.

WAHLIG: Ja, aber sie müssen immer bedenken, daß diese Untersuchung, auf die Sie sich beziehen, von enteralen oder parenteralen Behandlungen stammen. Ich möchte noch einmal sagen, daß ein ständiger Konzentrationswechsel mit seinen Konzentrationsspitzen und Konzentrationsminima sehr förderlich für die Selektion resistenter Stämme sein kann.

S. HIERHOLZER: Im Grunde aber sind doch diese subinhibitorischen Konzentrationen vorhanden.

WAHLIG: Es geht nicht so sehr um die subinhibitorischen Konzentrationen, sondern nur um die Schwankungen, weil dabei immer die empfindlichen Keime abgetötet und die resistenten gefördert werden. Nach der Implantation von Gentamicin-Palacos liegen im Serum ohnehin niedrige Konzentrationen vor, die sehr schnell abnehmen und schon nach wenigen Stunden oder wenigen Tagen gibt es überhaupt keinen Nachweis für Gentamicin mehr. Es ist ein kontinuierlicher Konzentrationsabfall und nicht wie bei üblicher Behandlung ein Auf und Ab der Konzentrationen.

MITTELMEIER: Gibt es Statistiken, in denen gezeigt wurde, daß im konventionellen Op.-Bereich oder unter Reinluftbedingungen die Infektionsquote bei Verwendung von Gentamicin-Palacos im Vergleich zur Verwendung von Palacos ohne Gentamicin deutlich gesenkt werden konnte und wie groß ist dieser Unterschied?

WAHLIG: Es gibt solche Studien, aber ich möchte Prof. Lindberg nicht vorgreifen, der darüber berichten wird.

Endo-Klinik Hamburg, Hamburg

Antibiotika und Knochenzement - die lokaltherapeutische Bedeutung

G. v. Foerster, H. W. Buchholz, H. Lodenkämper†, U. Lodenkämper

Die Infektion am Knochen bleibt eine äußerst ernste Komplikation. Durch aufwendige prophylaktische Maßnahmen konnten allgemein die Infektionsraten nach operativen Eingriffen am Knochen gesenkt werden, aber die ungeheure Verbreitung gerade der Endoprothetik führt zu einer Erhöhung der absoluten Zahl der Infektionsfälle. Die Idee, bei der Implantation von Endoprothesen dem Zement Antibiotika beizumischen, um prophylaktisch einen Infektionsschutz am Ort des Geschehens zu haben, hat in der Folge zu einem neuen Behandlungsprinzip geführt [1].

Die prophylaktische Anwendung von Antibiotikazement führte zu einer deutlichen Senkung der Infektionsrate. Nach dieser Entwicklung war es logisch, das Prinzip der Antibiotikazementanwendung auf die Behandlung der tiefen Infektion zu übertragen (Tab. 1).

Theoretische Grundlagen

In-vitro- und In-vivo-Versuche zeigten, daß Palacos® R wohl aufgrund seiner chemischen Struktur das günstigste Ausscheidungsverhalten verschiedener Knochenzemente nach Beimischung von Antibiotika zeigte. Weitere Untersuchungen ergaben, daß eine ganze Liste verschiedener Antibiotika alleine und auch in Kombination die Voraussetzung zur wirksamen Ausscheidung aus dem Zement erfüllen (Tab. 2). Dem Gentamicin kommt dabei eine besondere Bedeutung zu. Durch seine langanhaltende wirksame Ausscheidung, allein oder auch in Kombination mit anderen Antibiotika, führt es zu hoher Effektivität [6]. Voraussetzung für die Verwendung von antibiotikabeladenem Zement im therapeutischen Bereich ist eine präoperative Keim- und Resistenzbestimmung durch den Bakteriologen, danach die Wahl der Antibiotika-Kombination. Inzwischen haben sich die folgenden Antibiotika-Kombinationen als die am häufigsten verwendeten herausgestellt (Tab. 2a und b). Die wirksame Bekämpfung von Problemkeimen, wie Pseudomonas, Proteus, Klebsiella, Enterokokken, bestimmten Staph.-aureus-Stämmen, Mischinfektionen und Anaerobiern macht die Verwendung solcher Kombinationen unumgänglich. Antibiotikazement findet also Anwendung einmal im prophylaktischen Bereich (Endoprothetik) und in allen Fällen von Osteomyelitis sowie auch bei hartnäckigen Weichteilinfektionen. Die Indikationen sind also

1. prophylaktisch beim Fixationszement von Endoprothesen;
2. therapeutisch in Form von Kugeln und Ketten bei posttraumatischen Osteitiden, nach infizierten Osteosynthesen, in Kombination mit anderen Maßnahmen, wie z. B. Fixateur externe und Spongiosaplastik; Abb. 1, 2, 3;
3. zur Herdsanierung und Vorbereitung von Knochen- und Spongiosaplastiken; Abb. 4;

Tab. 1: Deep infection in total hip arthroplasty (THR) performed 1968 to 1975 at the St. Georg Hospital. Hamburg. Follow-up completed December, 1983.

		1968	1969	1970	1971	1972	1973	1974	1975
Primary osteoarthritis THR:	Number of operations	295	332	564	532	304	188	177	173
	Deep infections (%)	7.5	6.6	4.4	3.2	1.3	1.0	1.7	0.6
Secondary osteoarthritis THR:	Number of operations	127	236	281	303	179	212	171	142
	Deep infections (%)	2.4	3.8	5.7	1.6	2.2	0.5	0.6	4.9
Rheumatic disease THR:	Number of operations	67	97	113	95	26	31	31	18
	Deep infections (%)	6.0	11.3	2.6	2.1	7.7	3.2	3.2	0.0
Total	Number of operations	489	665	958	930	512	431	379	333
	Number of deep infections	29	42	44	24	10	4	5	8
	%	5.9	6.3	4.6	2.6	1.9	0.9	1.3	2.4

1968/1969 plain cement,
1970/1971 Erythromycin or Penicillin in cement,
Since 1972 0.5 g gentamicin-loaded Palacos® R cement.

Tab. 2: Antibiotikakombinationen.

a) Bewährte Antibiotikakombinationen als Beimischung zum Palacos® R zur Behandlung Gentamicin mäßig sensibler bzw. resistenter Staphylokokken als Erreger der Osteomyelitis.

3 g Lincomycin 1 g Gentamicin 40 g Palacos® R	Ausscheidungsdauer in vitro 110 Wochen
3 g Cefamendol 1 g Gentamicin 40 g Palacos® R	Ausscheidungsdauer in vitro 66 Wochen
2 g Refosporin 1 g Gentamicin 40 g Palacos® R	Ausscheidungsdauer in vitro 110 Wochen
3 g Cefuromix 1 g Gentamicin 40 g Palacos® R	Ausscheidungsdauer in vitro 34 Wochen

b) Bewährte Antibiotikakombinationen als Beimischung zum Palacos® R zur Behandlung von Mischinfektionen bei chronischer Osteomyelitis.

Enterokokken + Enterobacteriaceae	1 g Gentamicin 2 g Mezlocillin 1 g Sisomycin	Ausscheidungsdauer in vitro 52 Wochen
Enterokokken + Enterobacteriaceae	1 g Gentamicin 2 g Urfamycin	Ausscheidungsdauer in vitro 52 Wochen
Pseudomonas + Staphylokokken	1 g Gentamicin 2 g Lincomycin 1 g Amikacin	Ausscheidungsdauer in vitro 110 Wochen
aerob.-anaerobe Mischinfektionen	3 g Cefotaxim 1 g Gentamicin	Ausscheidungsdauer in vitro 33 Wochen
aerob.-anaerobe Mischinfektionen	3 g Cefotaxim 1 g Amikacin	Ausscheidungsdauer in vitro 33 Wochen

c) Bewährte Antibiotikakombinationen als Beimischung zum Palacos® R zur Behandlung von gramnegativen Keimen als Erreger der Osteomyelitis.

Erregerspektrum	Antibiotika-kombinationen	Ausscheidungsdauer i.v.
Enterobacteriaceae	3 g Cefotaxim 1 g Gentamicin	34 Wochen
Enterobacteriaceae	3 g Cefoperazon 1 g Gentamicin	34 Wochen
Enterobacteriaceae	2 g Urfamycin 1 g Gentamicin	110 Wochen
Enterobacteriaceae	2 g Nebacetin® 2 g Cefoperazon	52 Wochen
Enterobacteriaceae	2 g Nebacetin® 2 g Gentamicin	110 Wochen
Pseudomonas-Gruppe	1 g Gentamicin 1 g Amikacin bzw. Sisomycin 2 g Cefotaxim bzw. Cefoperazon	110 Wochen

Tab. 2a: Antibiotikakombination, Lincomycin + Gentamicin.

Indikation	– Staphylococcus aureus z. B. beim 1. Wechsel
Konzentration	z. B. 3 g + 1 g auf 40 g Refobacin®-Palacos® R (wichtig Verhältnis 3 : 1)

Tab. 2b: Antibiotikakombination, Cefazedon + Gentamicin.

Indikation	– Streptokokken der serol. Gr. B – Peptokokken und anaerobe Corynebakterien – bei mikroskopischem und klinischem-Verdacht ohne bakteriellen Keimnachweis
Konzentration	z. B. 3 g + 1 g auf 40 g Refobacin®-Palacos® R (wichtig Verhältnis 3 : 1)

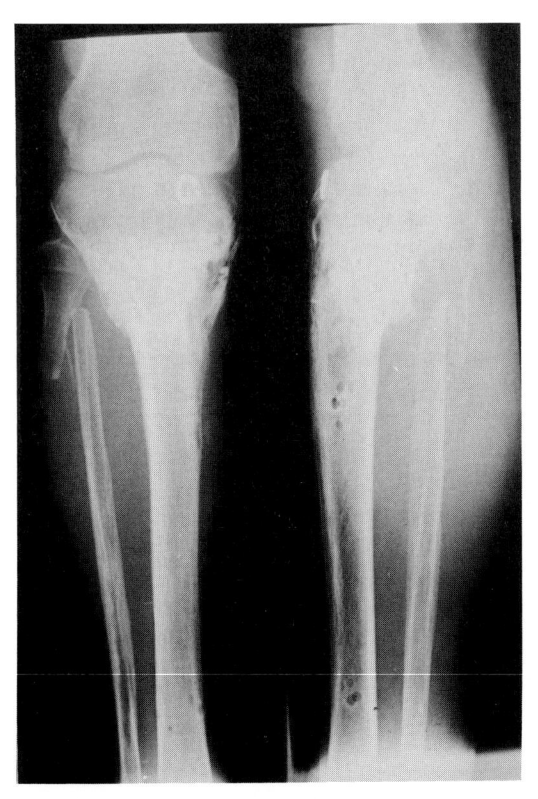

Abb. 2: Beruhigung der Infektion und belastbare knöcherne Konsolidierung.

Abb. 1: Offene Unterschenkelfraktur mit nachfolgender Osteosynthese, Infektion und Pseudarthrose. Versorgung mit Antibiotikazementplombe und Fixateur externe.

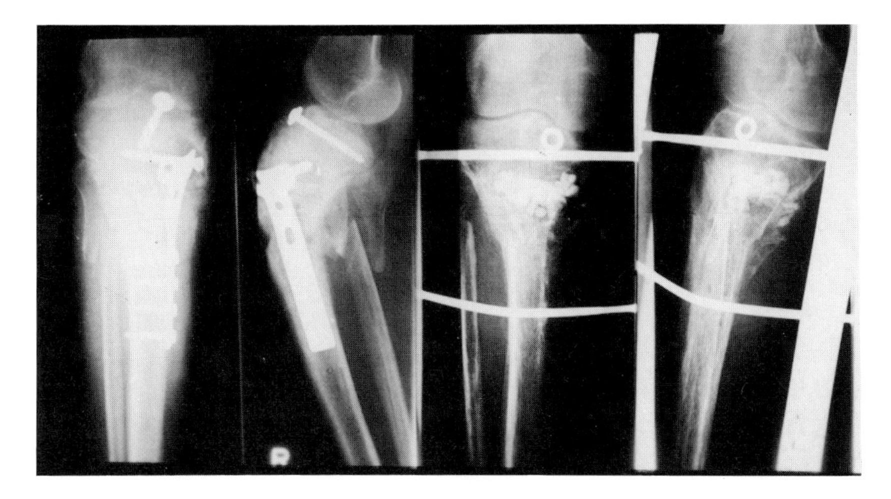

Abb. 3: Offene Unterschenkelfraktur. Verplattung und Spongiosaplastik, tiefe Infektion. Behandlung mit Antibiotikazement-Plombe und Fixateur externe. Beruhigung der Infektion und knöcherne Konsolidierung.

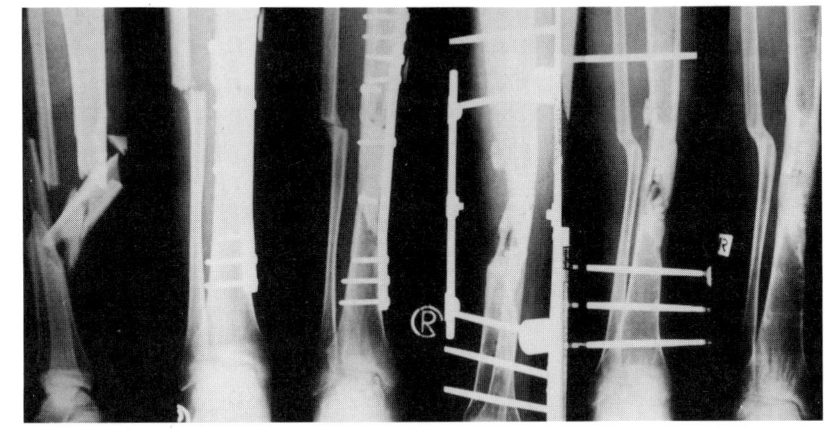

Abb. 4: Antibiotikazement-Plombe nach infizierter Osteosynthese zur Herdsanierung.

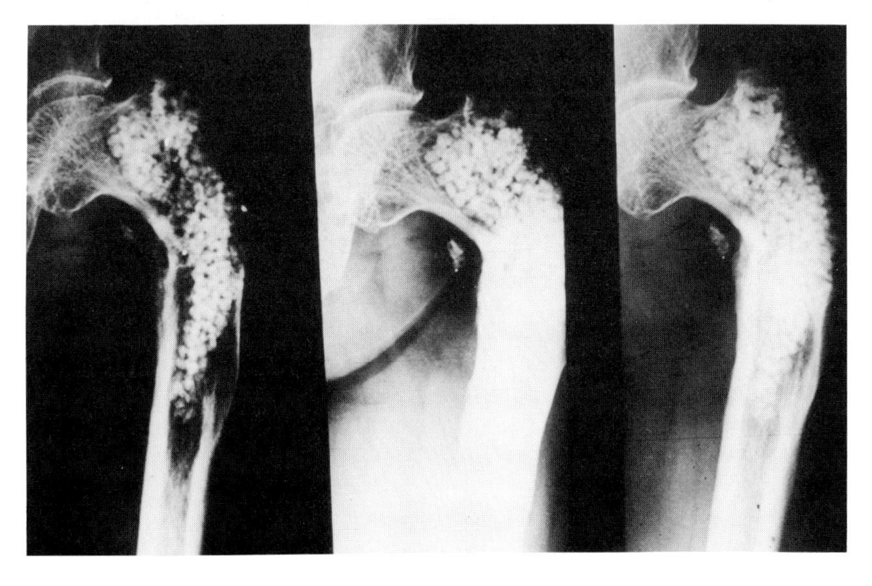

4. Sterilisierung eines infizierten Implantatlagers temporär bis zur eventuellen Re-Implantation; Abb. 5, 6;
5. im Zement bei Austauschoperationen infizierter Implantate; Abb. 7;
6. zur Ummantelung von Spezialprothesen bei großen Knochendefekten; Abb. 8.

Krankengut

In der prophylaktischen Anwendung von Antibiotikazement überblicken wir seit 1969 etwa 20000 Gelenkersatzoperationen; 16000 Hüften, etwa 4000 Knie.

Im therapeutischen Anwendungsbereich stützt

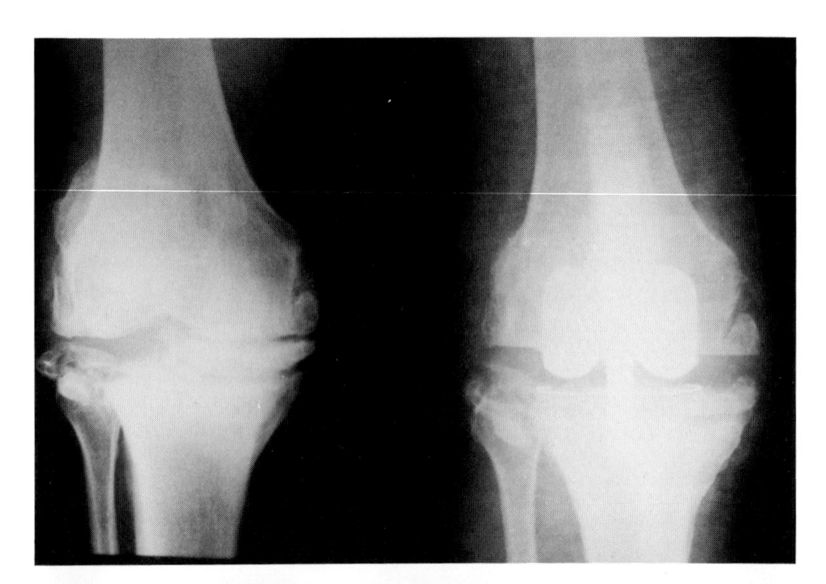

Abb.5: Versorgung des Kniegelenkes mit einer Kniegelenksendoprothese bei Gonarthrose mit nachfolgender tiefer Infektion.

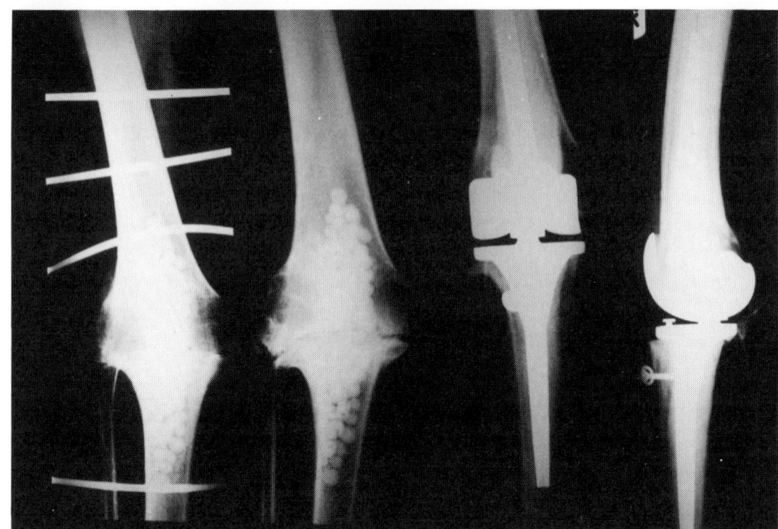

Abb.6: Arthrodese mit Antibiotikazement-Plombe und Fixateur externe. Knöcherne Konsolidierung. Spätere Remobilisierung mit totaler Kniegelenksrotationsendoprothese.

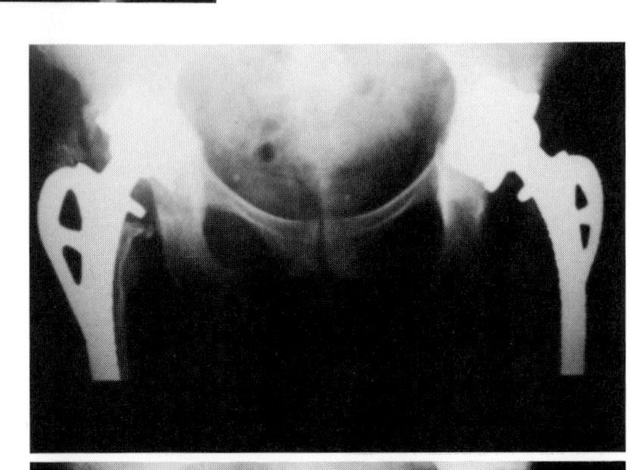

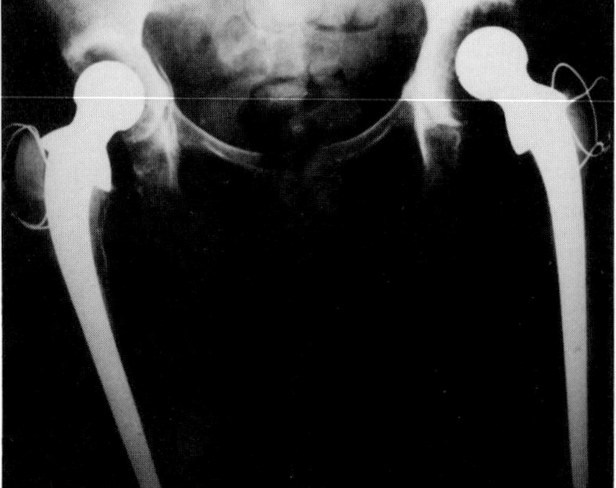

Abb.7: Tiefe Infektion von 2 zementfreien Hüftgelenken. Austausch der beiden Hüftgelenke gegen einzementierte Prothesen unter Zusatz von Antibiotika zum Zement.

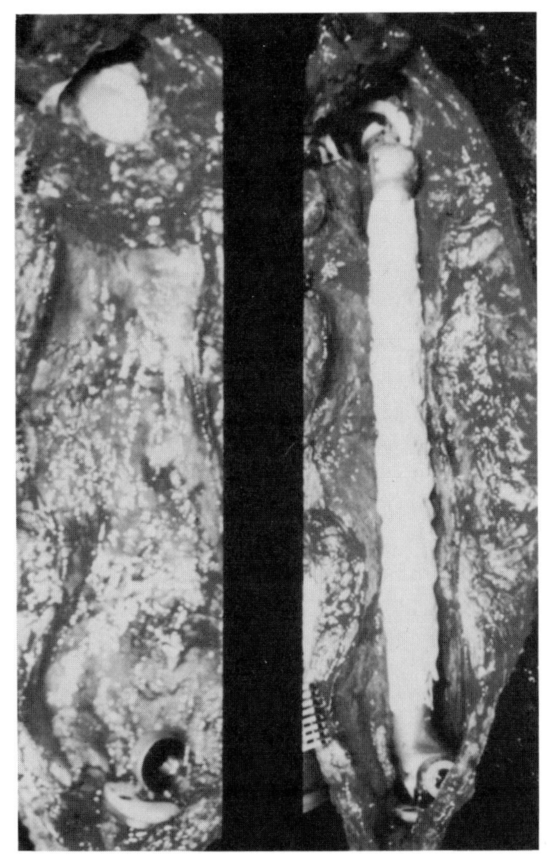

Abb.:8: Antibiotikazement-Ummantelung einer totalen Femurendoprothese bei tiefer Infektion.

Tabelle 3: Infecting organisms in THR.

Total follow-up 1972 to 1981	n=869	(100%)
Mixed organisms	n=124	(14%)
Single organisms	n=593	(69%)
No organism isolated	n=152	(17%)
Organisms in single cultures	%	
Staphylococcus aureus	236	32
Staphylococcus species	100	14
Corynebacterium (anaerobic)	65	9
Pseudomonas Group	50	7
Peptococcus Group	50	7
Streptococcus haemolyticus	20	3
Klebsiella Group	17	2
Streptococcus Group D	12	1
Escherichia coli	12	1
Proteus Group	8	<1
Mycobacterium tuberculosis	2	<1
Corynebacterium (aerobic)	8	<1
Serratia	5	<1
Citrobacter	1	<1
Candida albicans	3	<1
Streptococcus Group B	1	<1
Yersinia	1	<1
Variants (unidentified)	2	<1

sich unsere Erfahrung auf die Behandlung von 1223 tiefen Infektionen am künstlichen Hüftgelenk bis 1982. 318 waren eigene Infektionen, 905 von anderen Krankenhäusern überwiesen. Zur Überprüfung der Effektivität dieses Behandlungsprinzips wurden die Wechseloperationen von 1972–1981 untersucht. Dieser Zeitraum wurde gewählt, weil seit 1972 die Methode routinemäßig angewendet wurde und nach 1981 noch mindestens eine Beobachtungszeit von 2 Jahren verstreichen sollte. Das Untersuchungsjahr ist 1983. In dieser Periode wurden 869 einzeitige Hüftgelenkswechsel bei tiefen Infektionen durchgeführt, davon 147 eigene und 712 aus anderen Krankenhäusern [2]. Die Tabelle 3 zeigt, daß ⅓ der Infektionen durch Staph. aureus hervorgerufen wurde, gefolgt von Staphylokokkenspecies; Mischinfektionen treten in 14% auf.

Nach dem gleichen Prinzip der Anwendung von Antibiotikazement wurden in der Zeit von 1971–1978 etwa 200 Osteomyelitisfälle behandelt und 1979 nachuntersucht [3].

Tab. 4: Rezidivrate nach infizierten Hüftendoprothesen von 1972–1981 (n = 869) (konventionelle Statistik).

	Rezidivfrei	1 Rezidiv	2 Rezidive	3 und mehr Rezidive	Girdlestone	Exartikulation
n	673	112	24	7	38	15
%	77,4	12,9	2,8	0,8	4,4	1,7
	785 (90,3%) (Rezidivfrei + 1 Rezidiv)					
	809 (93,1%) (Rezidivfrei bis 2 Rezidive)					

Nachkontrolljahr 1983

Ergebnisse

Von 869 operierten infizierten Hüftgelenken konnten nach einzeitigem Hüftgelenkswechsel 673, also 77,4%, zur Ausheilung gebracht werden. Durch eine weitere Wechseloperation konnte die Rate auf etwa 90% gesteigert werden (Tab.4); 4,4% Girdlestone und 1,7% Exartikulationen. *Gut* wurden die bezeichnet, die keine Zeichen einer Infektion mehr hatten nach einer Mindestbeobachtungszeit von 2 Jahren, keine mechanische oder sonstige Lockerung aufwiesen und eine ausreichende Funktion hatten; alle anderen wurden als *schlecht* bezeichnet. Diese Ergebnisse seien als Beispiel verstanden, die der nachuntersuchten Osteomyelitisfälle sind analog.

Diskussion

Die Anwendung von Antibiotikazement im Bereich von Infektionen am Knochen sowie auch im Bereich der Weichteile stellt eine erfolgreiche Methode in der Behandlung dieses schweren Krankheitsbildes dar. Wichtig war die Frage nach negativ schädigenden Auswirkungen dieser Methode für den Patienten. In dem großen Krankengut, das wir überblicken, sind bisher keine ototoxischen oder nephrotoxischen Komplikationen aufgetreten. Es konnten keine allergischen Reaktionen beobachtet werden. Resistenzentwicklungen von Keimen durch diese Behandlung wurden gelegentlich gefunden. Es ist bekannt, daß die physikalischen Eigenschaften des Zementes durch die Beimengung von Antibiotika in Pulverform von etwa 1 g pro 40 g reduziert werden, z. B. das Elastizitätsmodul um etwa 4% [4, 5]. Die Beimischung von Antibiotikalösungen führt zu einer Nichtverwendbarkeit schon bei geringen Mengen.

Eine Untersuchung von Lockerungen bei Prothesenkomponenten hat gezeigt, daß die Lockerungs-

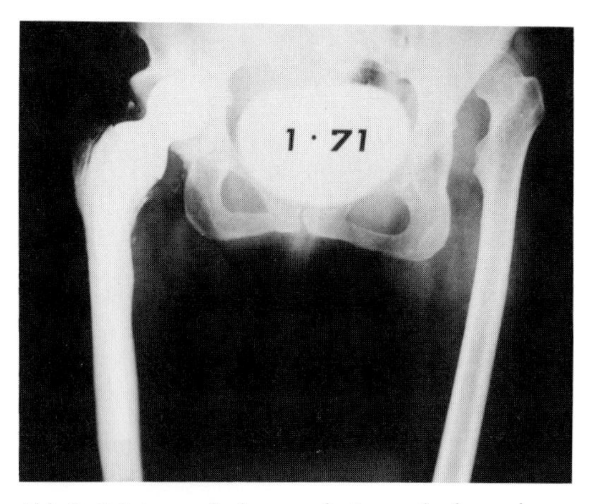

Abb.9: Röntgenaufnahme nach Auswechselung eines rechten Hüftgelenkes wegen tiefer Infektion mit Antibiotikazement, Januar 1971.

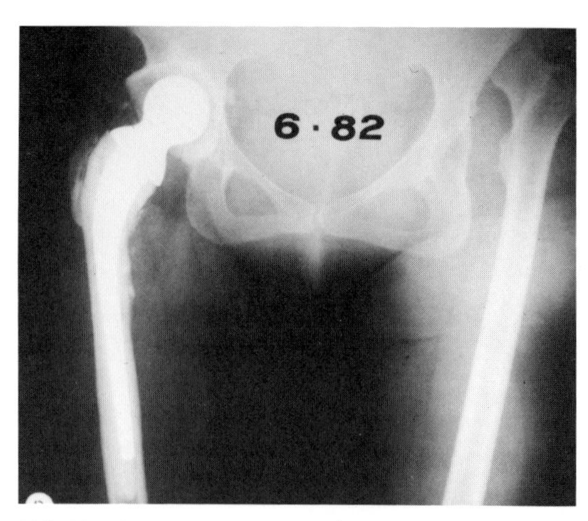

Abb.10: Dieselbe Patientin, Kontrollaufnahme im Juni 1982.

rate nach Prothesenwechseln nicht eindeutig höher ist, also selbst Zugaben von 3–4 g Antibiotika zeigen keinen wesentlichen Einfluß auf die Stabilität der Prothese bzw. auf ihre Überlebenszeit (Abb.9 und 10). Wir glauben, daß die Überlebenszeit der Prothese wesentlich von ihrer Form und der subtilen Implantationstechnik durch den Operateur beeinflußt wird. Bei der Behandlung der tiefen Infektion hat die Sanierung des Infektes Priorität.

Die guten Ergebnisse dieses Behandlungsprinzips führen wir auf die hohen lokalen Antibiotikawirkspiegel und besonders auf ihre langanhaltende Dauer zurück. Es bietet sich die Möglichkeit, nach individueller Keimaustestung vorzugehen und so die operativen Maßnahmen wirksam zu unterstützen. Die Verwendung verschiedener Antibiotika und Kombinationen erweitert das Wirkungsspektrum und verbessert die Ergebnisse bei Problemkeimen. Antibiotikazement hat in der Prophylaxe die Infektionsraten deutlich gesenkt. Die therapeutische Anwendung hat zu einer Verbesserung der Erfolge in der Behandlung der tiefen Infektion am Knochen geführt. Daher kommt nach unserer Auffassung dieser Methode ein hoher Stellenwert zu.

Literatur

1 Buchholz, H.W., Engelbrecht, H.: Über die Depotwirkung einiger Antibiotica bei Vermischung mit dem Kunstharz Palacos. Chirurg *40,* 511, 1970.

2 Buchholz, H.W.: Management of deep infection of total hip replacement. J. Bone Jt. Surg. Br. *63,* 1981.

3 v. Foerster, G., Buchholz, H.W. et al.: Behandlung der Osteomyelitis mit Antibiotikazement. Chirurg *53,* 1982.

4 Lautenschläger, E.P., Marshall, G.W.: Mechanical Strength of Acrylic Bone Cements Impregnated with Antibiotics. J. Biomed. Mater. Res. *10,* 837, 1976.

5 Lee, A.J.C., Ling, R.S.M., Vangala, S.S.: Some clinically relevant variables affecting themechanical behaviour of the bone cement. Arch. Orthop. Traum. Surg. *92,* 1, 1978.

6 Lodenkämper, H.†, Trompa, K., Lodenkämper, U.: Über die Ausscheidung von Antibiotika aus dem Knochenzement Palacos R. Z. Orthop. *120* (6), 801, 1982.

Diskussion

WALENKAMP: Könnten Ihre Resultate nicht wesentlich besser sein, wenn sie die purulente Infektion in zwei Sitzungen behandelten und nur die «low grade infection» in einer Sitzung? Jeder 4. Patient aus Ihrer Präsentation braucht mehr als eine Revision, das halte ich für zuviel.

VON FOERSTER: Es ist sicherlich so, daß durch zweizeitige Eingriffe auch gute Ergebnisse erzielt werden können. Das ist unzweifelhaft. Es ist aber nicht einzusehen, warum 100 Patienten zweimal operiert werden sollen, wenn ich bei 80 mit einer einzigen auskomme und es sind nur sehr wenige Patienten, die nachoperiert werden müssen. Dieses ist bei dem Klientel, das ja überwiegend aus älteren Patienten besteht, von großer Bedeutung.

WALENKAMP: Bei zweizeitigem Vorgehen haben Sie nach der ersten Revision eine Erfolgsquote von 90%.

VON FOERSTER: Dann haben Sie aber immer noch keine Implantation vorgenommen und um 10% mehr Erfolg zu haben, müßten Sie 80% mehr als bei unserem Vorgehen zum zweiten Male operieren.

H. G. K. SCHMIDT: Sehen Sie Probleme darin, daß Sie verschiedene Antibiotika selbst zumischen und die Formkörper selbst fertigen? Untersuchungen anderer hatten ja gezeigt, daß Form, Größe und Oberflächenstruktur für die Freisetzung des Antibiotikums von wesentlicher Bedeutung sind. Sehen Sie Probleme bei der Entfernung Ihrer selbstgefertigten, nicht auf Draht aufgezogenen Formkörper?

VON FOERSTER: Mit der Entfernung der selbstgefertigten Kugeln haben wir relativ wenig Probleme, weil wir sie, wenn sie nicht als temporäre Maßnahme gedacht sind, bei Ausheilung erst gar nicht entfernen, sondern sie liegenlassen. Die Frage der Oberfläche ist immer wieder diskutiert worden. Die Kugeln sind ja entstanden aus massiven Plomben unter dem Gesichtspunkt, eine größere freisetzende Oberfläche zu erreichen. Zur Frage der Mischung und Antibiotikakombination muß man sagen, daß das Vorgehen sicherlich problematisch ist. Ich habe betont, daß es auf das Mischungsverhältnis ankommt, denn es kann passieren, daß bei bestimmten Mischungsverhältnissen antagonistische Wirkungen eintreten, wenn Sie aber das Mischungsverhältnis – wie hier angegeben – einhalten, erhalten Sie eine synergistische und potenzierende Wirkung. Es ist letztendlich nicht 100% sicher, ob nicht auch bei diesen Kombinationen das Gentamicin unter Umständen die Wirksubstanz bleibt und durch die Kombination eine Katalysatorwirkung in irgendeiner Form entsteht.

WAHLIG: Ich möchte nur kurz anmerken, daß ich dieses Vorgehen nicht kritiklos tolerieren kann.

HÄRLE: Es ist unbestritten, daß Sie mit den präoperativen Abstrichen kein relevantes Erregerspektrum nachweisen können. Wonach richten Sie nun Ihre Antibiotikaauswahl? In etwa 1/3 der Fälle stimmt die präoperative Diagnostik nicht. Setzen Sie deswegen immer breite Kombinationen ein oder wonach wählen Sie das Antibiotikum aus? Zum zweiten: ich habe schon oft gehört, daß das Antibiotikum bis zu Jahren freigesetzt werde, ich frage mich nur, von wo wird es nachgeliefert, wenn es ständig freigesetzt wird.

VON FOERSTER: Die Nachlieferung kommt aus dem Zement. Wie Herr Wahlig berichtete, werden im Kern der Proben nach vielen Jahren noch Antibiotika gefunden und ich weiß nicht, ob diese Grenze abrupt oder fließend ist, daß zunächst aus den oberen Schichten und dann langsam tiefergehend das Antibiotikum nachgeliefert wird. Zur Frage der Keimbestimmung:

Hierbei legen wir allergrößten Wert darauf, die Keime wirklich vorher zu bestimmen und wir gehen so weit, daß wir bis hin zur Eröffnung und Probeexzision aus dem Gelenk gehen, wenn wir den Keim nicht bestimmen können, aber tatsächlich eine Infektion vorliegt. Wir punktieren alle Patienten und wenn sie Fisteln haben, wird unabhängig und an einem anderen Tag ein Hüftgelenkpunktat entnommen und ein Fistelabstrich gemacht. Bei dieser Art der lokalen Behandlung ist es dringend erforderlich, daß der Keim präoperativ bestimmt ist, um die Antibiotika danach auszurichten. Bei der systemischen Therapie können Sie die Keime intraoperativ gewinnen, mit einem Breitbandantibiotikum beginnen und hinterher spezielle Maßnahmen ergreifen.

MITTELMEIER: Wie hoch war die Infektionsrate in dem von Ihnen gezeigten prophylaktischen Krankengut im Vergleich zur Verwendung des Zementes ohne Beigabe von Gentamicin? Sind die Kollektive vergleichbar oder ist vielleicht eine sehr niedrige Infektionsquote auf eine bei Ihnen verwendete Reinraumkabine zurückzuführen?

VON FOERSTER: Sowohl im Krankenhaus St. Georg, als auch in der Endoklinik haben wir keine Reinraumkabine, wenn wir das berücksichtigen, muß man sagen, kommt sicherlich der wesentliche Anteil an der Senkung der Infektionsrate durch die Beimengung von Gentamicin. Ich möchte einräumen, daß ein Teil dieser Senkungsrate durch andere Maßnahmen und auch durch mehr und mehr Erfahrung zustande gekommen ist. Den von Ihnen gewünschten Vergleich kann ich nicht anführen, da wir seit 1972 ausschließlich Gentamicin-Palacos prophylaktisch verwenden. Unsere Infektionsrate schwankt zwischen 0,5% und 1%. Gelegentlich haben wir in den letzten Jahren gentamicinresistente Keime nachgewiesen, ob eine signifikante Zunahme vorliegt, kann ich nicht sagen.

Department of Orthopaedic Surgery, Centralhospital, Kristianstad, Sweden

Klinische Aspekte der Antibiotikabeigabe zu Knochenzementen

L. LINDBERG

Die wichtigsten Verwendungsgebiete des Antibiotikazementes sind heute (1) die Prophylaxe gegen postoperative Infektionen nach totalen Hüft- und Kniegelenkarthroplastiken, (2) totale Gelenkplastiken in Fällen von septischen Arthritiden und von infizierten Mooreplastiken, (3) und selbstverständlich die Austauschoperationen bei den infizierten totalen Hüftgelenkendoprothesen. Bemerkenswert ist, daß die Ergebnisse bei Austauschoperationen der infizierten, totalen Knieendoprothesen keineswegs so gut sind wie bei den totalen Hüftendoprothesen.

Welche klinischen Ergebnisse kann man denn auf diesen 3 Gebieten mit dem Antibiotikazement erreichen? Ich werde versuchen, das mit den Ergebnissen von 3 Untersuchungen von unserer südschwedischen Forschungsgruppe zu erläutern (JOSEFSSON, LINDBERG und WIKLANDER, 1981; TÖRHOLM, CARLSSON, JOSEFSSON, LINDBERG, 1984; CARLSSON, JOSEFSSON und LINDBERG, 1978).

Während der Jahre 1976–1978 wurde in Schweden eine prospektive, kontrollierte, multizentrische Untersuchung durchgeführt (JOSEFSSON et al., 1981). In dieser Untersuchung wurde die allgemein anerkannte prophylaktische Wirkung des systemischen Antibiotikums gegen postoperative Infektionen bei totalen Hüftgelenkplastiken gegen die fragliche Wirkung des Gentamicinzementes geprüft. 1633 totale Hüftgelenkplastiken wurden randomisiert und zu den zwei Versuchsgruppen geführt: 812 Patienten zu der Antibiotikagruppe, die mit «plain» Zement und systemischer Antibiotikaprophylaxe operiert wurden, 821 Patienten zu der Gentamicingruppe, in der kein systemisches Antibiotikum gegeben wurde. In der Antibiotikagruppe fanden wir 13 (1,6%) tiefe Infektionen und in der Gentamicinzementgruppe 3 (0,4%).

Unsere Schlußfolgerung war, daß die prophylaktische Wirkung des Gentamicinzementes wenigstens so gut war wie die des systemischen Antibiotikums. Gegenwärtig läuft eine Nachuntersuchung desselben Patientenmaterials nach einer Beobachtungszeit von mehr als 5 Jahren und die vorläufigen Ergebnisse dieser Untersuchung stimmen gut überein mit den ersten Ergebnissen.

Während der Jahre 1974–1977 wurden von unserer Forschungsgruppe 70 Austauschoperationen bei infizierten Totalhüftendoprothesen mit Gentamicinzement gemacht (CARLSSON et al., 1978). Heilung wurde erreicht in 57 der total 70 Infektionen nach einer Austauschoperation.

In 7 von den 13 Fällen mit bleibenden Infektionen wurde noch eine zweite Austauschoperation mit Hilfe der Gentamicinzementkugeln gemacht (HOVELIUS und JOSEFSSON, 1979). Sämtliche 7 heilten und das endgültige Resultat gilt folglich 64 von den 70 Fällen (91%) als geheilt mit Totalprothese und guter Funktion der Hüfte (CARLSSON et al., 1980).

Nach diesen guten Ergebnissen war es eine natürliche Folge, Totalhüftendoprothesen auch bei anderen Typen von Hüftgelenkinfektionen zu machen. Z.B. bei hämatogenen Arthritiden, postoperativen Infektionen nach Schenkelhalsnagelung, Mooreplastiken usw. Sämtlich Fälle, bei denen man früher Totalplastiken entweder überhaupt nicht oder nur viele Jahre nach der vermutlichen Heilung der Infektion zu machen wagte. Unser Material besteht aus 24 Fällen. 12 Fälle mit aktiven Infektionen bei der Operation und 12 Fälle, in denen die Infektionen vermutlich geheilt oder ruhend waren. Primäre Wundheilung wurde in sämtlichen Fällen erreicht und nach einer Beobachtungszeit von 20–95 Monaten (Durchschnitt 62 Monate) scheinen noch sämtliche 24 Infektionen geheilt zu sein (TÖRHOLM et al., 1984).

Zuletzt die wichtige Frage der Nebenwirkungen. Die Nebenwirkungen, die man erwarten kann, sind toxische, allergische, mechanische und bakteriologische. In Schweden haben wir jetzt die Erfahrung von vielen tausenden Operationen mit Gentamicinknochenzement. Etwa 1500 wurden seit 1974 von unserer Forschungsgruppe operiert. Das Risiko der toxischen und allergischen Nebenwirkungen muß sehr niedrig sein, da kein Fall bei uns bis jetzt gemeldet wurde. Ich habe auch keinen bewiesenen Fall in der Literatur gefunden.

Als Nebenprodukt unserer Prophylaxeuntersuchungen, in denen wir randomisiert mit/ohne Antibiotikum im Zement 1633 Totalhüftendoprothesen operierten, fanden wir keinen Unterschied der mechanischen Lockerungsrate in den beiden Gruppen.

Wir haben auch keinen Fall von bakteriologischer Resistenzentwicklung gesehen, nicht einmal in den Fällen, in welchen die Infektion nicht verheilte.

Die Ergebnisse, die ich hier gezeigt habe, stimmen genau überein mit den klinischen Erfahrungen von sämtlichen anderen Forschungsgruppen, die seit 15

Jahren mit Antibiotikazement gearbeitet haben. Wir können folglich feststellen, daß Antibiotikazement jetzt eine sehr wichtige und unentbehrliche Waffe gegen die orthopädischen Infektionen ist.

Literatur

Josefsson, G., Lindberg, L., Wiklander, B.: Systemic antibiotics and gentamicin-containing bone cement in the prophylaxis of postoperative infection of total hip replacement. Clin. Orthop. *159,* 194, 1981.

Törholm, C., Carlsson, Å.S., Josefsson, G., Lindberg, L.: Total hip replacement with gentamicin bone-cement after septic arthritis. In: Treatment of orthopaedic infections. Thesis Univ. of Lund, Sweden, 1984.

Carlsson, Å.S., Josefsson, G., Lindberg, L.: Revision with gentamicin-impregnated bone cement for deep infection in total hip arthroplasties. J. Bone Jt. Surg. *60-A,* 1057, 1978.

Hovelius, L., Josefsson, G.: An alternative method for exchange operations of infected arthroplasty. Acta Orthop. Scand. *50,* 93, 1979.

Carlsson, Å.S., Josefsson, G., Lindberg, L.: Function of fifty-seven septic, revised and healed total hip arthroplasties. Acta Orthop. Scand. *51,* 937, 1980.

Diskussion

Lindberg: Ich möchte Herrn Mittelmeier auf die zuvor gestellte Frage antworten: wir haben eine englisch/schwedische Studie durchgeführt, die sich mit dem Einfluß der Operationsboxen befaßte. Es hat sich ergeben, daß ein Einfluß durch diese Operationsboxen bei der Verwendung von gentamicinhaltigem und normalem Zement nur sehr schwer demonstriert werden kann. In einer randomisierten Studie wurden 8000 Totalendoprothesen der Hüfte und des Knies erfaßt und diese Patienten während zwei Jahren verfolgt, d.h. wir haben eine Erfahrung von 16000 Patientenjahren. Es ist nicht gelungen, einen Einfluß nachzuweisen. Die Infektionsrate mit Gentamicinzement und systemischer Prophylaxe ist sehr gering, in gleicher Weise sehr gering in der Box, und zum Nachweis eines statistisch signifikanten Unterschiedes braucht man möglicherweise 20000 Patienten. Es gibt möglicherweise den Hinweis, daß ein gewisser Einfluß vorliegt, das ist aber statistisch nicht signifikant.

Mittelmeier: Welche Antibiotika haben Sie bei systemischer Anwendung benutzt?

Lindberg: Cloxacillin.

Mittelmeier: In Homburg haben wir im konventionellen Op. ohne Verwendung einer perioperativen Antibiotika-Prophylaxe und bei der Verwendung von zementfreien und zementierten Prothesen in einem Vergleichskollektiv über genau zwei Jahre eine Infektionsquote (frühe und späte Infektionen zusammengefaßt) von 3,8% ermittelt. Wir haben dann eine systemische antibiotische Prophylaxe von etwa 4 Tagen mit Mandokef durchgeführt und es ist uns gelungen, unter sonst gleichen Verhältnissen, die Infektionsquote auf 0,8% zu senken. Das waren nur 3 infizierte Hüften unter 384 und hier konnten wir durch Saug-Spüldrainage und Wechsel des Antibiotikums noch 2 Hüften retten. Wir haben in diesem zweijährigen Zeitraum nur eine einzige Prothese wegen anhaltender Infektion entfernen müssen, was 0,3% entspricht.

Härle: Wie haben Sie Ihre Austauschoperationen durchgeführt? Waren das zuerst einzeitige Operationen und dann zweizeitig oder machen Sie das grundsätzlich zweizeitig?

Lindberg: Von diesen 70 Eingriffen waren 18 zweizeitig. Heutzutage führe ich einen zweizeitigen Wechsel durch mit Gentamicinkugeln. Die Prothese wird entfernt, es werden Abstriche gemacht und nach drei Wochen erfolgt eine neue Prothesenimplantation mit gentamicinhaltigem Zement und selbstverständlich geben wir auch sofort systemisch Antibiotika und wechseln es nach einigen Tagen, wenn das Antibiogramm erstellt ist. Ich gebe zu, daß wir dem Patienten zwei Eingriffe zumuten, aber wir haben den einzeitigen Eingriff einige Jahre ausprobiert, doch ein Vergleich steht noch aus.

Von Foerster: Die Hälfte der Infektionen entstehen ja in den ersten zwei Jahren und die andere Hälfte Infektionen in den etwa folgenden acht Jahren. Das hat natürlich Bedeutung für lokale oder systemische Prophylaxe, da wir wissen, daß die lokale Prophylaxe sehr viel länger anhält. Das führt doch zu einer langfristigeren Senkung der Infektionsrate.

Perner: Wann sehen Sie primär die Indikation für einen zweizeitigen Eingriff?

Lindberg: Es sind drei Krankenhäuser in dieser Studie zusammengefaßt, von denen zwei zunächst nicht die Technik des einzeitigen Prothesenwechsels durchführten, aber nach einem Jahr haben sich die beiden anderen Häuser dem einzeitigen Wechsel angeschlossen und das aufgrund der guten Ergebnisse des einzeitigen Wechsels. Als wir nach weiteren Jahren lang anhaltende Infekte mit großen Knochendestruktionen und gramnegativen Keimen beobachteten, sind wir zum zweizeitigen Eingriff mit Gentamicinzementkugeln zurückgekehrt. Dieses Vorgehen wollen wir einige Jahre lang verfolgen.

Walenkamp: Können Sie mir zustimmen, daß Austauschoperationen mit einer zementfreien Endoprothese gefährlich sind, weil prä- und intraoperativ niemand die Unterscheidung treffen kann zwischen low-grade infection und aseptischer Lockerung? Es gibt eine steigende Anzahl von Wechseloperationen mit zementfreien Endoprothesen und ich befürchte, daß sich dort Probleme einstellen werden.

Lindberg: Auch ich denke, daß die Infektionsraten höher werden, wenn man nicht Gentamicinzement benutzt.

Mittelmeier: Wir haben in Homburg 15 infizierte vorher einzementierte Endoprothesen ausgetauscht gegen die zementfreie Keramiktragrippenprothese, bei 6 Prothesen mit einem kurzfristigen Intervall nach Girdlestone und bei 9 Fällen direkt im Stadium der Eiterung. Wir haben antibiotisch abgedeckt, alle Fälle sind bisher ohne Infektion dauerhaft ausgeheilt.

Orthopädische Universitätsklinik Balgrist, Zürich (Direktor: Prof. Dr. med. A. Schreiber)

Klinische Langzeitstudie über die Antibiotika-Beimischung zum Knochenzement (Nachkontrolle der Balgrist-Fälle)

A. Lanaras, Y. Suezawa, A. Schreiber

Mischungen des Polymethylmethacrylates mit Antibiotika haben eine antibiotische Wirksamkeit, die ihnen infektions-prophylaktische Bedeutung bei Alloarthroplastiken zukommen läßt, sofern sie nicht die Materialeigenschaften nachteilig verändern. Die antibiotische Wirksamkeit im ausgehärteten Palacos® R behalten nach bisherigen Studien alle Penicilline sowie Streptomycin, Erycin und Gentamicin. Die physikalischen Eigenschaften des Polymethylmethacrylats werden durch das Untermischen von Antibiotika nur unwesentlich beeinflußt, so daß die Lebensdauer der einzementierten Totalendoprothesen nicht verkürzt wird. Für die klinische Anwendung ist aus diesen Antibiotika nun die Auswahl eines Präparates zu treffen, das zur Infektionsprophylaxe routinemäßig dem Palacos® R zugesetzt werden kann.

Es wird vor allem über das Verhalten des Knochenlagers und des Periostes nach Implantation der Endoprothese mit Antibiotika-Zement berichtet. Der Untersuchung liegen die klinischen, radiologischen, labormäßigen und z. T. histologischen Befunde von insgesamt 194 Patienten der Orthopädischen Universitätsklinik Balgrist zugrunde. Darunter finden sich 125 Patienten mit Prothesenwechsel und 69 Patienten mit primärer Implantation einer Endoprothese bei Status nach intertrochanterer Osteotomie.

Von 1968–1976 verwendeten wir Palacos® R (1 Portion), die intraoperativ mit Gentamicin (20 mg) gemischt wurde, und zwar bei 67 aller Nachkontrollen. Bei weiteren 111 Patienten im Zeitraum von 1977–1983 kam Sulfix®-6 (1 Portion) mit intraoperativer Beimengung von Nebacetin® (1 g) zur Anwendung, und in der Übergangszeit von 1976–1977 war es Sulfix®-6 mit Gentamicin (20 mg) bei 11 Patienten.

Die radiologische Untersuchung gestaltete sich folgendermaßen: Unmittelbar nach dem Eingriff wird jeweils die operierte Hüfte, zentriert auf den Femurkopf mit einer Fokusdistanz von 0,8 m, geröntgt; Beckenübersichtsaufnahmen folgen in der Regel dem Eingriff nach 4 Wochen, 3 Monaten, 1 Jahr und dann jeweils in jährlichen Abständen, jetzt selbstverständlich auf die Symphyse zentriert.

Wir haben bei allen erfaßten Patienten nach subjektiven Beschwerden gefragt, die Hüftgelenksbeweglichkeit und Gehfähigkeit als Bewertungsfaktoren für das klinische Resultat, den Sitz und die Stellung der Endoprothese, den Zustand des Knochenzementes (vor allem seine Verteilung und Ausbreitung), Aufhellungszonen im Knochen-Knochenzement-Prothesen-Übergang, das Verhalten des Knochenlagers (vor allem Atrophie, Sklerosierung und Spongiosierung sowie Periostreaktionen) als wichtigste Röntgenbefunde überprüft.

Das klinische Resultat ist bei 72 Patienten als sehr gut, bei 79 Patienten als gut, beziehungsweise als befriedigend und bei 43 Patienten als unbefriedigend oder schlecht zu bezeichnen.

Beim Vergleich des prä- und postoperativen Verlaufs wurde eine strenge Differenzierung der verschiedenen ossären Veränderungen infolge vorangegangener Operationen oder des zugrunde gelegten Eingriffs (z. B. Fenestration des Femurschaftes, Deperiostierung, Trochanterosteotomie, chronische Infekte, usw.) zu eindeutig postoperativ aufgetretenen Veränderungen des Knochenlagers durchgeführt.

3 Patienten – ausschließlich bei Status nach Prothesenwechsel mit Sulfix®-6 und Gentamicin – wiesen verdächtige Veränderungen, d. h. eine Periostreaktion und Spongiosierung des Knochenlagers, auf. In allen 3 Fällen war das klinische Resultat als gut bis befriedigend zu bezeichnen. Laborhinweise für einen Infekt fehlten.

Ich möchte gern die Dias dieser Röntgenbilder zeigen (Abb. 1a–c):

1. P 202459, N. B. weiblich, 1912:

Status nach primärer Implantation einer Totalendoprothese am linken Hüftgelenk vor 9 Jahren. In der Zwischenzeit beschwerdefrei. Wegen Lockerung wurde ein Prothesenwechsel mit Sulfix®-6 und Gentamicin durchgeführt. 4 Wochen postoperativ eine periostale Reaktion im distalen und medialen Abschnitt des Femurs. Keine speziellen Angaben der Patientin bezüglich Schmerzzunahme. Dieselben radiologischen Veränderungen können auch 4 Monate später beobachtet werden, wobei sich die Periostreaktion zu einer Spongiosierung der gesamten distalen Kortikalis entwickelt hat. Klinisch und labormäßig keine Anhaltspunkte für Infekt. Die Patientin wurde jetzt

Abb. 1a

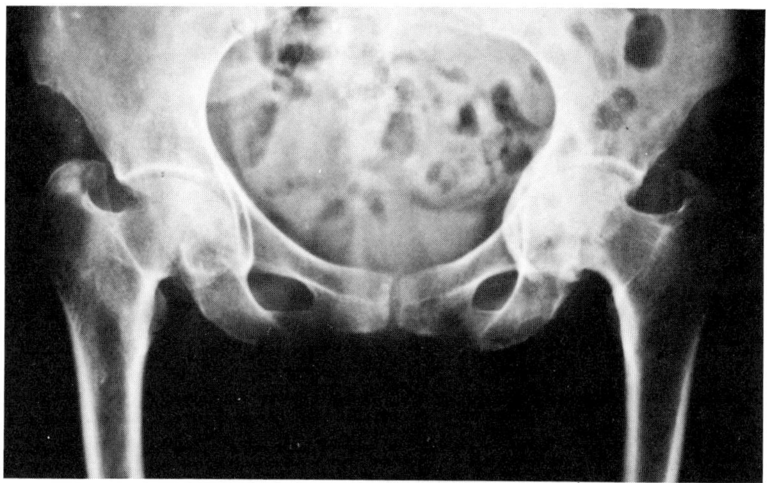

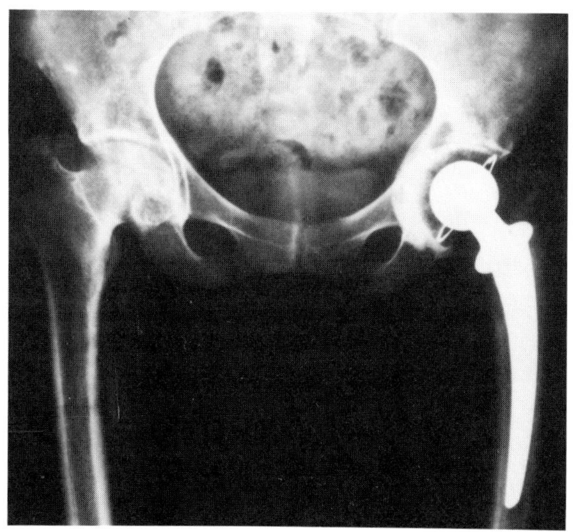

Abb. 1b

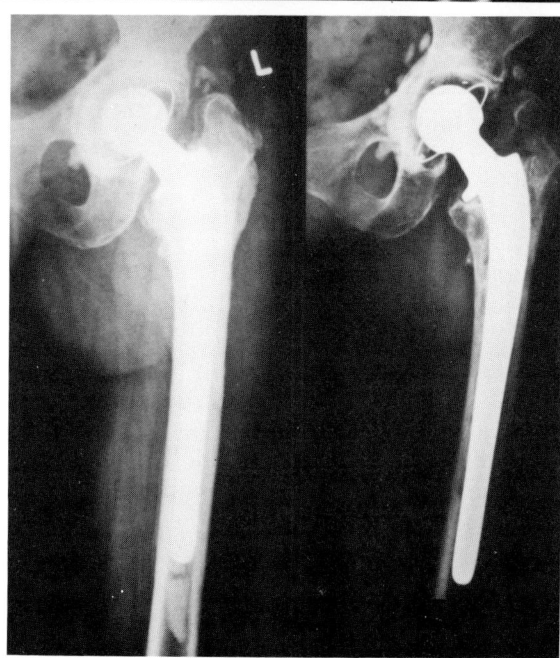

Abb. 1c

telefonisch kontaktiert: sie sei beschwerdefrei und wolle nicht zur Kontrolle kommen.

2. P 120640, S.H. weiblich, 1907 (Abb. 2a–c):

Status nach Totalendoprothese (Metall-Metall) am linken Hüftgelenk. Wegen schmerzhafter Lockerung wurde diese Metall-Metall-Prothese gegen eine Polyäthylen-Protasul®-Langschaftprothese unter Verwendung von Sulfix®-6 und Gentamicin ausgewechselt. Die Röntgenkontrolle 4 Wochen postoperativ zeigte eine Periostreaktion im distalen und medialen Abschnitt des Femurs, die einige Wochen später wieder verschwand.

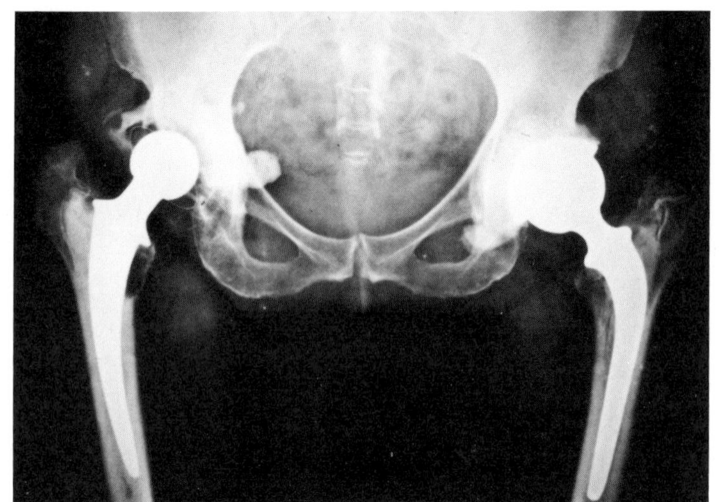

Abb. 2a

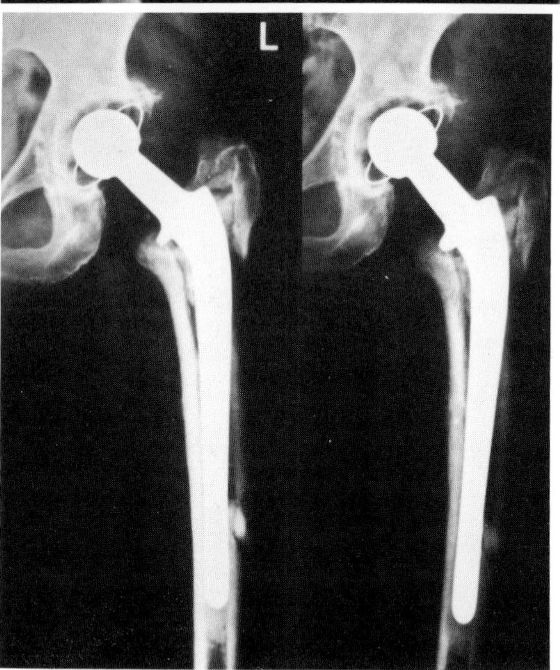

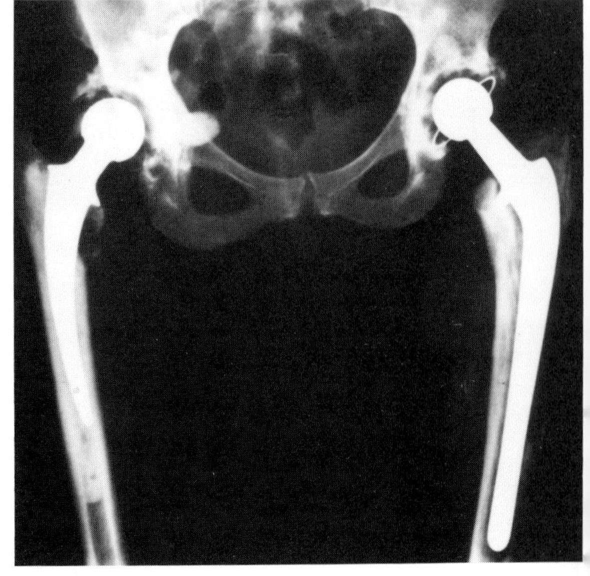

Abb. 2c

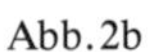

Abb. 2b

3. P 162548, G.R. männlich, 1903 (Abb. 3a–d):

Status nach Prothesenwechsel mit Sulfix®-6 und Gentamicin 1976. Auch hier läßt sich eine Periostreaktion im Bereich des lateralen proximalen Abschnittes des Femurs mit Spongiosierung der Kortikalis feststellen, die auf dem Röntgenbild 1 Jahr postoperativ nicht mehr vorhanden ist.

Bei allen 3 Patienten also derartige ossäre Veränderungen im Röntgenbild 4 Wochen postoperativ. Da das operationstechnische Vorgehen beim Prothesenwechsel an der Klinik mehr oder weniger standardisiert ist, entfallen praktisch vom Operateur verursachte Veränderungen am Knochenlager oder müßten sonst häufiger anzutreffen sein. Der schleichende Infekt kann selbstverständlich nicht ganz ausgeschlossen werden. Jedoch fanden sich bei den 3 Patienten keine pathologischen Befunde, weder klinisch noch labormäßig. Aus diesen Gründen nehmen wir an, daß Periostreaktion und Spongiosierung am ehesten mit dem Antibiotika-Knochenzement im Zusammenhang stehen.

Weitere Veränderungen – z.B. ausgeprägte Aufhellungszonen zwischen Zement und Knochenlager (mehr als 4 mm) – waren in einigen Fällen zu konstatieren, bei denen klinisch, labormäßig und bakteriologisch ein Infekt ausgewiesen wurde. Einen Zementbruch hatten wir bei keinem der 194 Fälle zu vermerken.

Zusammenfassend darf ausgesagt werden:

- Klinisch stumme Periostreaktionen mit oder ohne Spongiosierung im Bereiche des Femurschaftes in Höhe der Schaftprothese wurden 4–12 Wochen postoperativ bei 3 von 194 Fällen beobachtet.

Abb. 3a

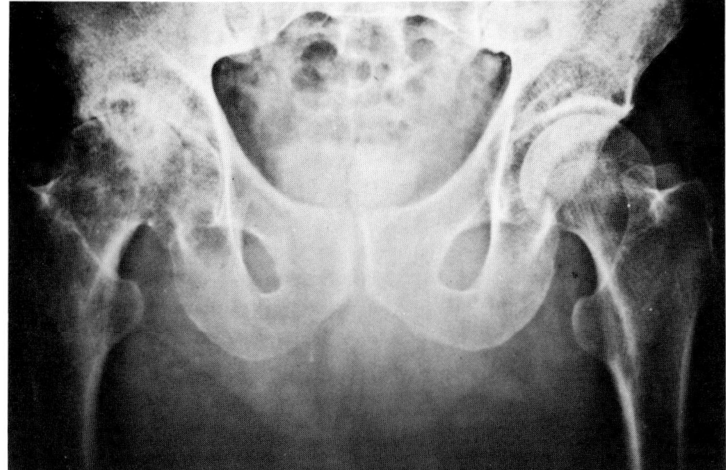

Abb. 3b

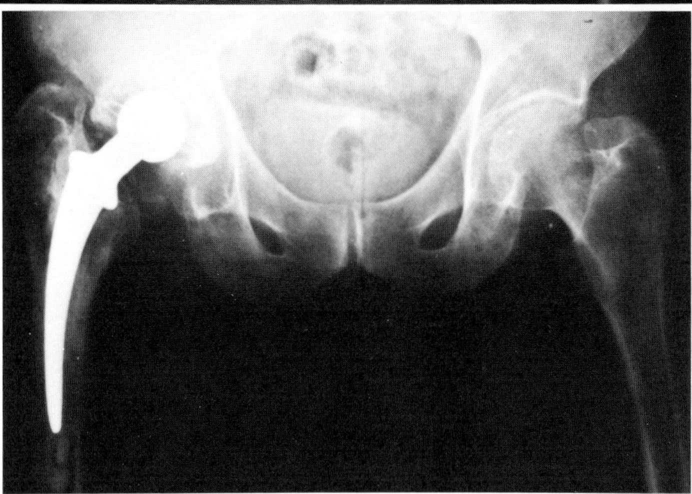

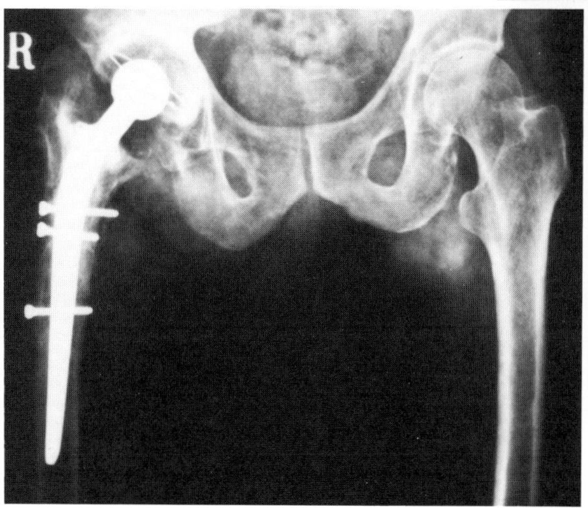

Abb. 3c

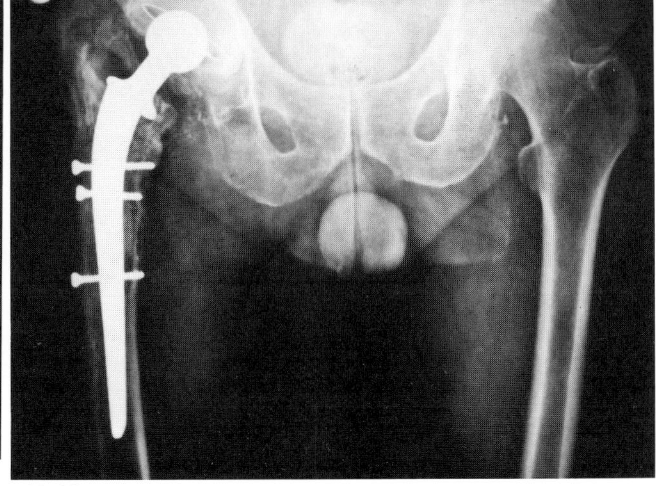

Abb. 3d

- Bei allen diesen 3 Patienten konnten wir dafür keine eindeutige Ursache – iatrogen oder infektiös – feststellen. Es ist deshalb wohl anzunehmen, daß diese Veränderungen im Zusammenhang mit der Sulfix®-6 und Gentamicin-Beimischung stehen.
- Weitere Nachteile des Antibiotika-Knochenzements – z. B. frühzeitige Lockerung, Zementbruch usw. – sind in der untersuchten Serie nicht zutage getreten.

Diskussion

POLSTER: Die von Ihnen gezeigten periostalen Reaktionen sind doch größter Wahrscheinlichkeit nach Versuche des Knochens, die normale Hämodynamik wieder herzustellen, wobei eine Gefäßversorgung durch den Markraum entgegen unseren Erfahrungen von der Marknagelung wie letztens berichtet, nicht festzustellen war. Diese Spongiosierung, die wir oft sehen nach Verlegung des Markraumes, muß nicht unbedingt nur eine mechanische Ursache oder Folge sein, sondern ist meiner Meinung nach der Versuch der Rekanalisierung, also ein hämodynamisches Problem. In der Hinsicht also glaube ich nicht, daß es etwas mit dem Gentamicin zu tun hat und es muß auch keine Infektion sein.

LANARAS: Das kann selbstverständlich auch ein hämodynamisches Problem sein, aber labormäßig und histologisch haben wir keinen Anhalt gefunden und haben das als eine Periostreaktion auf den Zement interpretiert.

Abteilung für Unfall-, Wiederherstellungs- und Handchirurgie (Leiter: Prof. Dr. D. WOLTER)
Allgemeines Krankenhaus St. Georg, Hamburg

Klinische Erfahrungen mit langliegenden antibiotika-haltigen Knochenzementkugeln bei Knocheninfektionen

CH. EGGERS, D. WOLTER, H. U. SCHMIDT

Seit BUCHHOLZ und GARTMANN die Beimischung eines Antibiotikums zum Knochenzement als Infektionsprophylaxe und zur operativen Behandlung der schleichenden tiefen Infektionen bei totalen Endoprothesen 1972 angegeben haben, hat die lokale Therapie von Knochen- und Weichteilinfektionen nach diesem Prinzip eine weite Verbreitung gefunden. Therapeutische Mißerfolge in der Anfangsphase sind nicht ausgeblieben, da entscheidende chirurgische Prinzipien mißachtet wurden. Bei der Anwendung als massive Zement-Antibiotika-Plombe wird beispielsweise beim Hereinpressen des Zementes in den Defekt die Infektion in peripherere Bereiche weitergetrieben. Zusätzlich kommt es noch zu einer nicht unerheblichen Hitzeschädigung des schon durch die Infektion schwer beeinträchtigten Gewebes. Den Durchbruch der Methode brachte die Verwendung von extrakorporal-polymerisiertem, mit Antibiotikum angereichertem Knochenzement in Kugelform [1, 4].

WAHLIG konnte nachweisen, daß eine rasche Abgabe des Antibiotikums aus dem Zement innerhalb der ersten 2 Wochen erfolgt. Dabei zeigt der Kurvenverlauf bei verschiedenen Zementen signifikante Unterschiede. Die gleichmäßigste Abgabe ist bei Gentamicin-Palacos® R zu beobachten [5].

Diese und ähnliche Beobachtungen haben bei den meisten klinischen Anwendern dazu geführt, daß derartige antibiotikabeladene Knochenzementkugeln nach einem Zeitraum von 2–3 Wochen entfernt werden.

Exakte in-vivo- und in-vitro-Untersuchungen über das Langzeitverhalten und die Langzeitabgabe eines Antibiotikums aus dem Knochenzement liegen nicht vor. Die vorhandenen Ergebnisse lassen DINGELDEIN zu dem Schluß kommen, daß die Gentamicin-Freisetzung aus PMMA mit zunehmender Implantationsdauer absinkt und irgendwann unter die minimale Hemmkonzentration der meisten klinisch wichtigen Erreger abnimmt [2]. Der genaue Zeitpunkt, wo dieser Grenzwert unterschritten wird, kann jedoch nicht benannt werden. Er wird mit mehreren Wochen bis Monaten angegeben und hängt von vielen lokalen Faktoren ab.

v. FOERSTER und MEYER gaben 1981 an, daß sie bei Knocheninfektionen antibiotikahaltige PMMA-Kugeln im Körper belassen [3]. Lediglich bei Rezidiveingriffen werden diese Kugeln gegen neue ausgewechselt. Die Autoren verwenden dabei unterschiedliche Antibiotika zur Beimischung entsprechend dem bakteriologischen Ergebnis. Aus dem Antibiotikazement werden intraoperativ vom Operateur selbst manuell kleine Kugeln hergestellt. Mit diesen Kugeln erfolgt die Auffüllung der Infekthöhle. Den Vorteil der selbst hergestellten Antibiotika-Zement-Kugeln sehen die Autoren besonders in der keimspezifischen Antibiotikazugabe, wobei auch mehrere Antibiotika dem Zement beigefügt werden können.

Da wir in unserer Abteilung in den letzten Jahren mehrere Patienten mit derartigen langliegenden PMMA-Kugeln behandelten, haben wir diese Heilungsverläufe überprüft.

Krankengut

In dem Zeitraum von Januar 1979–Dezember 1983 wurden an der Abteilung für Unfallchirurgie des Allgemeinen Krankenhauses St. Georg 54 Patienten mit Knocheninfekten behandelt, bei denen antibiotikahaltige Knochenzementkugeln schon implantiert waren oder bei denen wir zur lokalen antibiotischen Therapie derartige antibiotikahaltige PMMA-Kugeln einbrachten.

Bei 12 Patienten fand sich eine Implantatdauer zwischen 1 und 13 Jahren. Bei 11 Patienten fand sich ein florider Infekt mit Fistelung. In den meisten Fällen konnte der Infekt vom floriden in den blanden Zustand nur dadurch überführt werden, daß die Langzeit-PMMA-Kugeln radikal entfernt wurden. In der Regel schloß sich eine offene Wundbehandlung an, teilweise in der Kombination mit Spüldrainagen, Spongiosaplastik und weichteilplastischen Verfahren.

Zwei typische Fallbeispiele seien im folgenden dargestellt:

1. Fallbeispiel

Ausgedehnte posttraumatische Osteitis im Bereich des Unterschenkels nach drittgradig offener Zwei-Etagen-Fraktur, Polytrauma am 20.12.1977:

a) Osteosynthese des Unterschenkels am 20.12.1977 durch Fixateur extern;
b) Wechsel des Fixateur extern, Antibiotika-PMMA-Kugeln am 17.4.1978, Spongiosaplastik;
c) Revision am 22.6.1978 wegen floriden Infektes, Entfernung der alten PMMA-Antibiotika-Kugeln und Einlegen von neuen Kugeln;
d) Entfernung des Fixateurs – 21.2.1979;
e) Refraktur und erneute Anlage des Fixateurs am 19.4.1979;
f) Entfernung des Fixateur extern am 10.1.1980 nach sicherem knöchernen Durchbau;

Tab. 1: Kasuistik.

	Diagnose	Infektdauer Jahre	Implantationsdauer der Gentamycin-PMMA-Kugeln Jahre	Verlauf	Bakteriologisch	Jetziger Zustand
1. M.C., 44jährig männlich	OS-Osteitis nach Marknagelung	23	10	nach 10 Jahren Infektrezidiv	Staphilococcus aureus	reizlos, fistelfrei nach PMMA-Kugel-Entfernung
2. L.F., 38jährig männlich	US-Osteitis	6	5	rezidive Fisteln bei liegenden PMMA-Kugeln	Staphilococcus aureus und epidermis	reizlos, fistelfrei nach PMMA-Kugel-Entfernung
3. C.H., 37jährig männlich	US-Osteitis	5	2½	Fistelung trotz PMMA-Ketten	Streptokokken Staphilococcus aureus Pseudomonas aeruginosa	reizlos, fistelfrei nach PMMA-Kugel-Entfernung
4. E.S., 73jährig männlich	US-Osteitis	9	6	rezidive Fisteln trotz Kugel-austausch	E.coli Pseudomonas Streptokokken	reizlos, fistelfrei nach PMMA-Kugel Entfernung
5. K.E., 39jährig weiblich	OS-Osteitis	4	3	Infektrezidiv, 2 Jahre nach Implantation	Staphilococcus aureus	fistelfrei nach PMMA-Kugel-Entfernung und Spongiosa
6. St.L., 75jährig weiblich	OS-Osteitis	69	13	Rezidiv nach 10 Jahren	Staphilococcus aureus und epidermis	geringe Fistelung nach Entfernung der massiven Zementplombe
7. H.E., 50jährig männlich	OS-Osteitis	4	2	rezidive Fistel	Staphilococcus aureus	deutliche Abnahme der Sekretion nach PMMA-Kugel-Entfernung
8 M.E., 35jährig männlich	Tibialiskopf-osteitis	8	5	knöchern durchgebrochen, Patient lehnt Entfernung der Kugeln ab	Staphilococcus aureus	Fistel bei liegenden PMMA-Kugeln
9. S.B., 46jährig männlich	US-Osteitis	24	12	nach 8 Jahren Infektrezidiv	Staphilococcus aureus	Fistel bei liegenden PMMA-Kugeln
10. M.G., 59jährig männlich	OS-Osteitis	38	2	Infektrezidiv nach 2 Jahren	Staphilococcus aureus B.proteus	Fistel bei liegenden PMMA-Kugeln
11. v.W.S., 49jährig männlich	US-Osteitis	42	1	rezidive Fisteln trotz Wechsel	Staphilococcus aureus B.proteus	weiterbestehende Fisteln
12. M.W., 79jährig weiblich	OS-Osteitis	4	3½	rezidivfrei	Staphilococcus aureus	reizlos bei liegenden Kugeln

g) wegen weiterbestehender Fistelung Sequestrotomie, Entfernung aller PMMA-Kugeln, weite Eröffnung des Markraumes und offene Wundbehandlung am 13.10.1980;
rasches Abklingen der Infektionszeichen, fistelfreie Abheilung bis heute.

Die bakteriologische Testung ergab einen Keimwechsel von Streptokokken zu Staphylokokken und weiter zu Pseudomonas.

2. Fallbeispiel

Posttraumatische Unterschenkelosteitis nach Marknagelosteosynthese am 27.8. 1971:

a) Marknagelreosteosynthese am 12.12.1971;
b) 3.5.1973 - Ausbildung eines Infektes mit Fistel im Bereich der knöchern konsolidierten Fraktur, Entfernung des Marknagels, Spüldrainage;
c) Refobacin-PMMA-Kugeln am 14.5.1974;
d) Teilaustausch der Refobacin-Palacos-Kugeln am 9.7.1974;
e) Austausch der Antibiotika-PMMA-Kugeln am 17.4.1975;
f) Austausch der Antibiotika-PMMA-Kugeln am 9.10.1979;
g) radikale Ausräumung des Antibiotika-Palacos am 15.1.1980, Offenlassen der Knochenwunde, reizloses Abheilen des Weichteilmantels und aller bis dahin bestehenden permanenten Fisteln.

Der Patient ist bis zum heutigen Tage fistelfrei bei reizlosen und geschlossenen Hautverhältnissen.

Während des Zeitraumes von 1971–1980 fand ein Keimwechsel von Coli über Pseudomonas zu vergrünenden Streptokokken statt.

Die Kasuistik der 12 von uns versorgten Patienten ist der Tabelle 1 zu entnehmen. Hervorzuheben ist, daß auch mehrfaches Auswechseln von antibiotikahaltigen PMMA-Kugeln oder -Ketten in diesen Fällen nicht zu einem bleibenden therapeutischen Ergebnis geführt haben. Auf der anderen Seite muß jedoch festgehalten werden, daß bei einigen Patienten mehrjährige rezidivfreie Zeiträume beobachtet werden konnten.

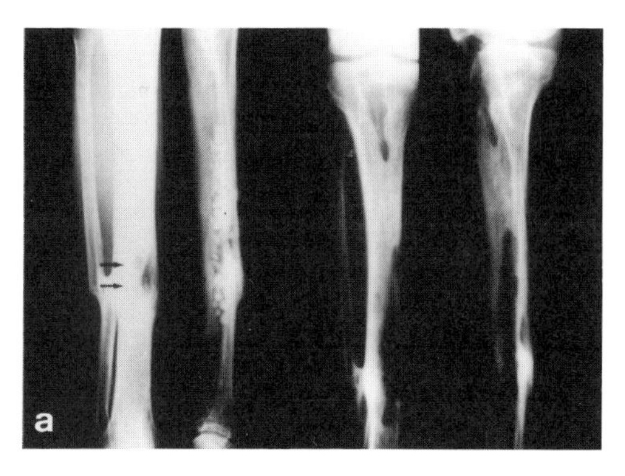

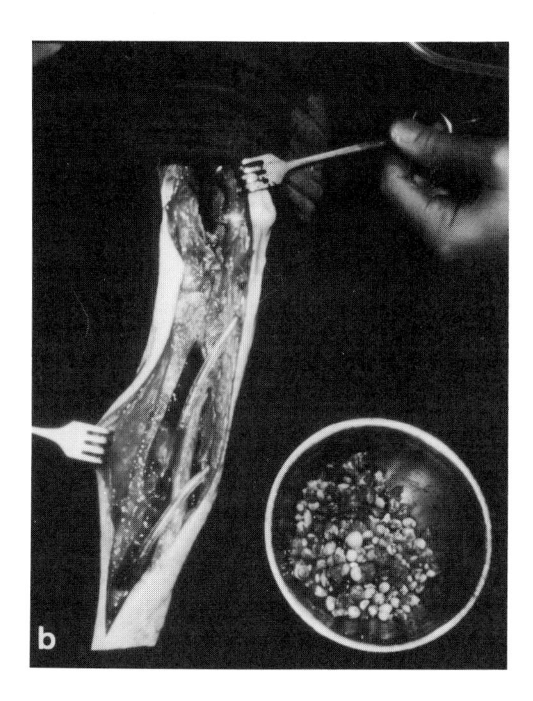

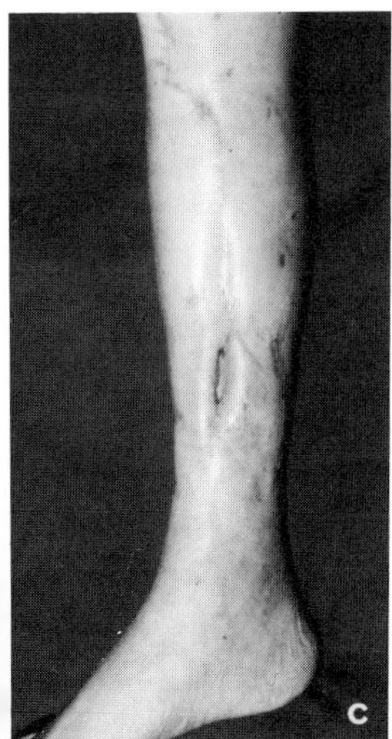

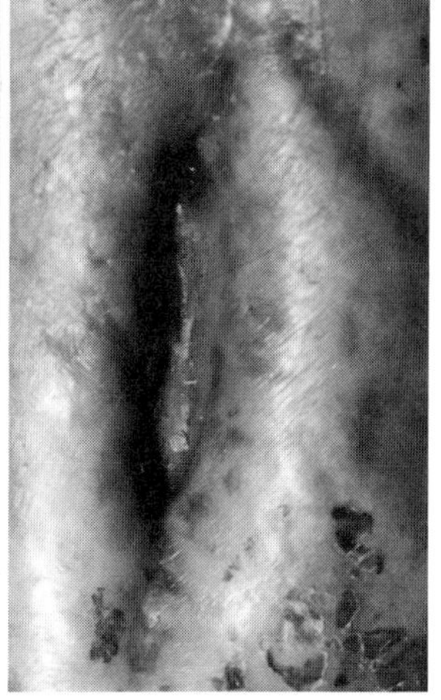

Abb. 1a: Zustand nach Marknagelung einer Unterschenkelfraktur.

linke Seite: Zustand nach Markphlegmone und Auffüllen des Markraumes mit Gentamycin-PMMA-Kugeln. Persistierende Fistelung trotz mehrfachem Austausch der Kugeln im Verlauf von 6 Jahren.

rechte Seite: Zustand nach langstreckiger Fensterung des Markraumes und vollständiger Ausräumung der Kugeln.

Abb. 1b: Intraoperativer Situs mit eröffnetem Markraum und entfernten PMMA-Kugeln.

Abb. 1c: Vollständiges Verschwinden der Entzündungserscheinungen und Fisteln nach 8 Wochen. Epithelialisierung der offen behandelten Knochenwunde.

Diskussion

Die lokale Antibiotikatherapie von Knochen- und Weichteilinfektionen mit antibiotikahaltigen PMMA-Kugeln hat ihren festen Platz in der Therapie dieser Erkrankungen gefunden. Sie gilt als unterstützende oder vorbereitende Maßnahme für chirurgisches Vorgehen. Aufgrund des Verlaufes der Antibiotikaabgabe aus PMMA-Kugeln wird von den meisten Anwendern eine Implantationszeit von 2–3 Wochen angegeben. Ausgehend von Erfahrungen aus der endoprothetischen Chirurgie haben v. FOERSTER und MEYER eine Langzeitimplantation antibiotikahaltiger Zementkugeln durchgeführt und empfohlen. Es ist bekannt, daß auch nach Wochen und Monaten eine therapeutische Antibiotikakonzentration in dem die PMMA-Kugeln direkt umgebenden Gewebe nachgewiesen werden konnte. Aufgrund unserer Erfahrungen liegt jedoch der Schluß nahe, daß nach einigen Monaten die Hemmkonzentration des Antibiotikums soweit abgesunken ist, daß kein entscheidender therapeutischer Effekt mehr erzielt wird. Die Kunststoffkugeln sind dann lediglich ein den Infekt unterhaltender Fremdkörper.

Ist aufgrund eines Infektrezidivs bei langliegenden PMMA-Kugeln eine Revision notwendig, steht der Operateur häufig vor einer schwierigen Situation. Die Kugeln sind in der Zwischenzeit von Knochengewebe umwachsen. Da nach unseren Erfahrungen eine radikale Entfernung notwendig ist, führt dies, je nach Ausdehnung und Anzahl der PMMA-Kugeln, zu einem nicht unbeträchtlichen Eingriff sowie zu einer Schwächung des Knochens in diesem Bereich.

Zusammenfassung

Bei 12 von 54 Patienten mit Knocheninfektionen und Behandlung durch Antibiotika-PMMA-Kugeln fand sich eine Implantationsdauer zwischen 1 und 13 Jahren. Bei den meisten Patienten mit langliegenden PMMA-Kugeln kam es zu Infektrezidiven. Ein Abklingen des Infektes konnte nur durch radikale Entfernung aller PMMA-Kugeln erreicht werden. Die Langzeitimplantation von antibiotikahaltigem Knochenzement sollte daher nur in besonders gelagerten Krankheitsfällen, z. B. in der Endoprothetik, durchgeführt werden.

Literatur

1 BUCHHOLZ, H. W., GARTMANN, H.-D.: Infektionsprophylaxe und operative Behandlung der schleichenden tiefen Infektion bei der totalen Endoprothese. Chirurg *43,* 446, 1972.

2 DINGELDEIN, E.: Spektrum und Empfindlichkeit bakterieller Erreger unter der Behandlung von Knocheninfektionen mit Gentamycin-Polymethylmetacrylat. In: Burri, C., Rüter, A. (Hrsg.): Lokale Behandlung chirurgischer Infektionen. 11. Reisensburger Workshop zur klin. Unfallchirurgie. Huber, Bern/Stuttgart/Wien 1979.

3 v. FOERSTER, G., MEYER, W.: Behandlung der Osteitis mit Antibiotika-Zement. Wissenschaftl. Sitzung aus Anlaß des 70. Geburtstages von W. Buchholz – Januar 1981. Tagungsband der Endo-Klinik, Hamburg.

4 KLEMM, K.: Indikation und Technik zur Einlage von Gentamycin-PMMA-Kugeln bei Knochen- und Weichteilinfektionen. In: Burri, C., Rüter, A. (Hrsg.): Lokale Behandlung chirurgischer Infektionen. 11. Reisensburger Workshop zur klin. Unfallchirurgie. Huber, Bern/Stuttgart/Wien 1979.

5 WAHLIG, H.: Experimentelle Grundlagen für die Anwendung von antibiotikahaltigem Polymethylmetacrylat. In: Burri, C., Rüter, A. (Hrsg.): Lokale Behandlung chirurgischer Infektionen. 11. Reisensburger Workshop zur klin. Unfallchirurgie. Huber, Bern/Stuttgart/Wien 1979.

Diskussion

WAHLIG: In den von Ihnen gezeigten Fällen handelt es sich bei diesen Knochenzementkugeln nicht um maschinell gefertigte Knochenzementkugeln und ich möchte hierzu bemerken, daß sich experimentell sehr gut nachweisen läßt, daß die Freisetzung aus solchen selbstgedrehten Kugeln um ein Vielfaches schlechter ist als aus den maschinell hergestellten Knochenzementkugeln. Auch beim Vergleich der Freisetzung aus Knochenzement und den Septopalketten bestehen große Unterschiede. Wir finden nämlich bei den Septopalkugeln noch nach 80 Tagen 10 µg freigesetzt aus einer einzigen Kugel. Das ist weit mehr als man aus vergleichbaren Kugeln, die von Hand aus Gentamicin-Palacos® R gedreht wurden, erreicht.

VON FOERSTER: Ich glaube, man kann anhand der von Ihnen vorgestellten 11 Fälle nicht die Behauptung aufstellen, es ginge nicht. Sie müssen doch diese 11 Fälle, die Sie gesehen haben, in bezug zu irgendetwas setzen. Wir haben in den Jahren 1972 bis heute etwa 500 Osteomyelitisfälle in dieser Weise behandelt und haben natürlich auch solche Fälle, wo wir die Plombe entweder später herausholen oder auch zweimal wechseln mußten, das ist aber doch die kleinere Gruppe und ich möchte dazu bemerken, daß es sich bei unseren Fällen, weil wir keine Akutklinik sind, in der Regel immer um chronische Osteomyelitiden bzw. schon Langzeitbehandelte gehandelt hat.

WOLTER: Diese 11 Fälle wurden als Kasuistik gezeigt und ich habe auf Ihre Arbeit aus dem Jahre 1981 zurückgegriffen, die Sie anläßlich des Symposiums für Herrn Buchholz veröffentlicht haben. Dort sprachen Sie davon, daß Sie 46 Fälle nachuntersucht haben mit relativ gutem Ergebnis. Deshalb müßte ich Sie heute noch einmal fragen, wie die Ergebnisse Ihrer Nachuntersuchung sind. Ich kann die gezeigten 11 Fälle nicht zu denen in bezug setzen, die wir operiert haben, sondern das sind Fälle, die uns zugewiesen wurden und diese Fälle sollte man in Ihre Nachuntersuchung mit einbeziehen.

VON FOERSTER: In der Arbeit von 1981 waren 57 Fälle enthalten, die alle nachuntersucht worden waren und das Kollektiv hat sich zwischenzeitlich auf 100 erhöht, das hat aber keine Veränderung der Ergebnisse erbracht.

WOLTER: Ich meine aber, daß wir heute durch die Möglichkeiten der muskelplastischen und mikrochirurgischen Verfahren und durch die Kurzzeitimplantation gute chirurgische und therapeutische Möglichkeiten an der Hand haben, um Langzeitimplantationen zu vermeiden und sozusagen die Heilungskräfte des Körpers selbst zu favorisieren, um so von Langzeitfremdkörperimplantaten wegzukommen.

VON FOERSTER: Die langzeitliegenden Implantate sind ja nur für solche Fälle vorgesehen, wo nach der Implantation dieser Palacoskugeln absolute Ruhe eintritt und wenn das so bleibt, dann sehen wir keinen zwingenden Grund, in einem beruhigten Stadium, was sich auch röntgenologisch zeigen läßt, einzugreifen, und erneut zu operieren.

Berufsgenossenschaftliches Unfallkrankenhaus Hamburg (Ärztlicher Direktor: Dr. W. ZIMMER)

Anwendung und Erfahrungen mit Gentamycin-PMMA-Ketten bei 500 Osteitis-Fällen aus 7 Jahren

H. G. K. SCHMIDT

Das Therapiekonzept bei akuten und chronischen Osteitiden hat sich im letzten Jahrzehnt in seinen Grundzügen vereinheitlicht. Es besteht kein Zweifel mehr, daß Knocheninfektionen nur dann saniert werden können, wenn einerseits Stabilität geschaffen ist, andererseits alle avitalen Knochenbezirke radikal beseitigt werden; ebenso besteht übereinstimmend die Auffassung, daß Knochendefekte am günstigsten mit Spongiosa aufgefüllt werden. Die bakterielle Sanierung wird hingegen z.Z. durch 3 verschiedene Methoden erreicht: Spül-Saug-Drainage, Gentamycin-PMMA-Kugelkette, Taurolin-Gel.

Unser Konzept bei chronischen, posttraumatischen Osteitiden sei kurz folgendermaßen skizziert: Wir bevorzugen mehrzeitiges Vorgehen, wobei die erste Operation der Knocheninfektsanierung vorbehalten ist, während in der oder den folgenden Operationen Knochendefekte durch autologe Spongiosa aufgefüllt, Haut/Weichteildefekte durch entsprechende plastische Maßnahmen beseitigt werden. In der ersten - hinsichtlich der Infektion entscheidenden Operation werden drei Einzelschritte kombiniert:

- Schaffung mechanischer Ruhe durch stabile Osteosynthese,
- radikale Sequestrektomie aller avitalen Knochen- und Weichteilstrukturen unter Vitalfärbung mit Disulphine blue,
- Infektsanierung durch Einbringen von Gentamycin-PMMA-Kugelketten = Septopal®.

Dazu einige kurze Erläuterungen:

Als Osteosynthese werden an der unteren Extremität bevorzugt äußere Montagen angewendet: Am Unterschenkel seit 1981 überwiegend als V-förmige dreidimensionale Fixateuranordnung, wobei die Schanzschen Schrauben unter Schonung der peronealen Muskulatur von ventral und medial eingebracht werden. Stabilität verleihende, liegende Platten werden - falls möglich - belassen. In besonderen Fällen - meist am Oberschenkel - steigen wir nach anfänglicher Stabilisierung mit Fixateur externe auf Plattenosteosynthese um. Die Sequestrektomie unter Vitalfärbung mit Disulphine blue hat unseres Erachtens unter allen Umständen radikal zu erfolgen, weil im floriden Infekt mit der Revitalisierung von avitalen Fragmenten nicht gerechnet werden darf und andererseits belassene Knochen- oder Weichteilsequester die Infektsanierung verhindern, den Erfolg der Knochentransplantation gefährden oder zunichte machen und damit die knöcherne Ausheilung verunmöglichen. Da auch nach radikaler Sequestrektomie bei stabilisierten Knochenverhältnissen intraoperativ im Operationsgebiet keine Sterilität erzielt werden dürfte, verwenden wir seit 1976 zur langfristigen Infektsanierung Septopalkugelketten. Wegen der schnellen Abnahme der Gentamycinkonzentration in der Kugelumgebung müssen Knochendefekte vollständig mit Kugeln aufgefüllt werden. Darüber hinaus erweisen sich die Kugelketten in den Knochendefekten als günstige Platzhalter, wodurch das spätere Einbringen von Spongiosa wesentlich erleichtert ist. Bestehende oder entstehende Hautdefekte werden am Ende der ersten sanierenden Operation durch Epigard® verschlossen. Nach Beseitigen der floriden Infektion verwenden wir auch während der folgenden Operationen regelmäßig Septopal® - entweder, weil größere Knochendefekte schrittweise aufgefüllt werden, wobei Septopal® zwischenzeitlich als Platzhalter des Restdefektes wirkt, oder zum Schutz des Spongiosatransplantates vor Super- oder Reinfektion. Dabei werden die Ketten durch die Haut hinausgeleitet und ab 2. postoperativen Tag schrittweise gezogen.

Während des Zeitraumes vom 1.6.1976–31.5.1983 haben wir in unserer Spezialstation für posttraumatische Osteitis 501 Patienten nach den eben skizzierten Behandlungsrichtlinien therapiert. Die anatomische Zuordnung der Knocheninfektionen zeigt das von anderen Infektstatistiken bekannte Verteilungsmuster mit überwiegender Beteiligung des Un-

Tab. 1: Lokalisation von 501 Knocheninfektionen, Behandlungszeitraum 1.6.1976–31.5.1983.

	abs.	%
Unterschenkel	271	54,1
Oberschenkel	103	20,5
Knie, OSG	38	7,6
Thorax, Becken, Hüftgelenk	32	6,4
obere Extremitäten	31	6,2
Fuß	26	5,2
	501	100,0

Tab. 2: Aufschlüsselung der stabilen Infektsituationen bei Behandlungsbeginn im BUK-Hamburg (prozentual auf 501 Knocheninfektionen bezogen).

	abs.	%
Sequestrierung, stabil	162	32,3
Plattenlagerinfekt	34	6,8
Kronensequester	19	3,8
	215	42,9

Tab. 3: Aufschlüsselung der instabilen Infektsituationen bei Behandlungsbeginn im BUK-Hamburg (prozentual auf 501 Knocheninfektionen bezogen).

	abs.	%
infizierte Pseud- und Defektpseudarthrosen	121	24,1
Sequestrierung, instabil	111	22,1
Gelenkinfektionen	48	9,6
infizierte Prothese	6	1,2
	286	57,1

terschenkels (Tab. 1). Da das therapeutische Vorgehen nicht nur von der Lokalisation, sondern auch von der Art und Ausdehnung der Knocheninfektion, von der Infektdauer und von den Begleitumständen abhängt – dabei insbesondere davon, ob Instabilität oder Stabilität besteht, sei die Vielfalt der zur Behandlung kommenden Infektsituationen tabellarisch dargestellt (Tab. 2 und 3).

42,9% der Osteitiden wiesen mit Therapiebeginn Stabilität auf; 57,1% waren instabil. Als infizierte Pseudarthrose bezeichnen wir nur all diejenigen instabilen infizierten Schaftsituationen, bei denen die Infektion durchgehend länger als 6 Monate bestanden hatte. Instabile, infizierte Situationen mit einer Infektdauer unter 6 Monaten bezeichnen wir als instabile sequestrierende Osteitis. Unter Berücksichtigung der Ausgangssituation sind in den Tabellen 4 und 5 die Behandlungsergebnisse dieses 7-Jahreszeitraumes dargestellt. 12 Patienten stehen noch in Behandlung, bei 3 Patienten ist der weitere Verlauf unbekannt, so daß die Auswertung auf insgesamt 486 Patienten bezogen werden muß. Bei 459 oder 94,4% der Patienten waren zum Zeitpunkt der Berichterstattung die Osteitiden klinisch stabil, fistelfrei und die Belastung erfolgte ohne Gehapparate.

13 Patienten waren nach erfolgloser Osteitistherapie amputiert, 11 weitere wiesen noch Fistelungen auf, während bei 3 Patienten keine Knochenstabilität und keine Fistelfreiheit erzielt werden konnte.

Unsere Erfahrungen mit Septopal® bei der Sanierung dieser Knocheninfektionen lassen sich folgendermaßen zusammenfassend darstellen:

1. Gentamycin-PMMA-Kugeln und -Ketten sind hervorragend geeignet, Re- und Superinfektionen zu verhindern, wenn die Knocheninfektion chirurgisch therapiert ist. Septopal® ersetzt die Spül-Saug-Drainage. Wir haben seit 1976 keine derartigen Drainagen mehr implantiert.

2. Während massive Gentamycin-PMMA-Plomben bei Knocheninfektionen als Fremdkörper wirken

Tab. 4: Behandlungsergebnisse stabile Infektsituationen (215 Fälle, abzüglich 1 Patient noch in Behandlung; 1 Patient weiterer Verlauf unbekannt).

	Fallzahl	saniert	amputiert	stabil, Fistel	instabil, Fistel
Sequestrierung, stabil	160	152	1	7	–
Plattenlagerinfekt	34	34	–	–	–
Kronensequester	19	19	–	–	–
	213	205 = 96,2%	1 = 0,5%	7 = 3,3%	–

Tab. 5: Behandlungsergebnisse instabile Infektsituationen (286 Fälle, abzüglich 11 Patienten noch in Behandlung; 2 Patienten weiterer Verlauf unbekannt).

	Fallzahl	saniert	amputiert	stabil, Fistel	instabil, Fistel
infizierte Pseud- und Defektpseudarthrosen	109	101	6	–	2
Sequestrierung, instabil	110	102	6	2	–
Gelenkinfektionen	48	46	–	2	–
infizierte Prothese	6	5	–	–	1
	273	254 = 93,0%	12 = 4,4%	4 = 1,5%	3 = 1,1%

können und häufiger auch sterile Fistelungen erzeugen, haben wir derartige Reaktionen auf Septopalkugeln oder Ketten nicht beobachtet. Anfangs - als die Ketten noch nicht zur Verfügung standen - haben wir bei mehreren Patienten einzelne Kugeln permanent implantiert. Außerdem verbleiben bei manchen Patienten Kettenteile, weil diese eingeklemmt liegen und ohne größere neuerliche Knochenzerstörung nicht entfernt werden können. Obwohl wir bislang - auch nach 5 Jahren Nachbeobachtungszeit - keine negativen Auswirkungen dieser belassenen Kugeln gesehen haben, streben wir jetzt trotzdem regelmäßig die komplette Kettenentfernung an.

3. Septopal® wird vom Gewebe reaktionslos toleriert. Die Kugelketten werden derart rasch von Bindegewebe eingescheidet, daß sie ab 2. postoperativen Tag durch Anziehen gelockert werden sollten, wenn die Ketten durch die Haut hinausgeleitet liegen. Sanierte Knochenhöhlen, die mit Septopal® ausgefüllt sind, zeigen zum Zeitpunkt der zweiten Operation - 4-6 Wochen später - saubere Granulationen bis eng an die Kugeln heran, aus denen oft kein Keimnachweis mehr gelingt.

4. Auch bei mehrfacher Anwendung von Septopal® bei ein und demselben Patienten kommt es - wenn die Knocheninfektion chirurgisch saniert ist - nur selten zum Keimwechsel, während wir in letzter Zeit häufiger beobachten müssen, daß sich Gentamycinresistenz einstellt, ohne daß es zu Therapieversagern kommt.

Die klinische Wirksamkeit *von* Septopal® - trotz bakteriologisch nachgewiesener Gentamycinresistenz - erklärt sich unseres Erachtens daraus, daß bakteriologisch Plättchen mit 10 mcg Gentamycin getestet werden, während klinisch wesentlich höhere Konzentrationen entstehen, wie die Untersuchung des Wundsekretes ergibt.

Wir haben 1976/1977 bei 42 Patienten die klinischen Ergebnisse mit den Antibiogrammen und der minimalen Hemmkonzentration der intraoperativ isolierten Erreger verglichen. Bakteriologisch ergaben sich dabei in 26,2% der Fälle Gentamycin-resistente Bakterienstämme. Sowohl die postoperative Wundheilungsrate, als auch die Behandlungsergebnisse 1 und 5 Jahre nach erstmaliger Anwendung von Septopal® zeigte keinerlei Abhängigkeit von der Gentamycinempfindlichkeit. Bei 3 vorgenommenen Amputationen war intraoperativ 1mal kein Keimnachweis gelungen, während 2mal Gentamycinempfindliche Keime nachgewiesen worden waren. Primäre Wundheilung sahen wir hingegen bei Nachweis von Pseudomonas aeruginosa mit einer minimalen Hemmkonzentration gegen Gentamycin von über 128 mcg/ml. Somit liegt die Schlußfolgerung nahe, daß bei Anwendung von Septopal® der bakteriellen Resistenz geringere Bedeutung zukommt.

5. Stellt sich trotz Stabilisierung, trotz radikaler Sequestrektomie und ausreichend erscheinender Blutzirkulation keine Infektsanierung ein und beobachtet man, daß liegende Septopalketten von einem grauen Film umgeben sind oder kommt es neuerlich zu einer fötiden Sekretion, reicht es nicht aus, die Ketten zu wechseln, sondern es ist erneutes radikales Debridement bzw. eine entsprechende Sequestrektomie erforderlich, weil die erste offensichtlich nicht ausreichend radikal war.

6. Die alleinige Anwendung von Septopal® zur Therapie von Knocheninfektionen ist nicht nur erfolglos, sondern stellt einen Behandlungsfehler dar. Gravierende Fehler der chirurgischen Therapie wie Hämatome, belassene Sequester, Instabilität, lokale Zirkulationsstörungen werden durch Septopal® nicht kompensiert, sondern führen unausweichlich zum Rezidiv. Ebenso unterhält trotz intermittierender oder dauernder Septopalbehandlung im Infekt belassenes internes Osteosynthesematerial häufig Fistelungen, obwohl trotzdem Knochenstabilität zu erzielen ist.

7. Weiterbestehende Fistelungen können in seltenen Ausnahmefällen auch dadurch unterhalten sein, daß echte Überempfindlichkeitsreaktionen gegen Gentamycin oder auch gegen Palacos bestehen. Wir vermuten dies bei 2 Fällen.

Zusammenfassend läßt sich hervorheben, daß die Therapie von posttraumatischen Osteitiden in aller Regel mehrzeitig chirurgisch vorgenommen werden muß. Gentamycin-PMMA-Kugelketten stellen dabei ein erfolgreiches, risikoarmes Hilfsmittel dar, das auch dann klinisch zum Erfolg führen kann, wenn bakteriologisch resistente Bakterienstämme nachgewiesen sind.

Literatur

1 Blömer, J., Tscherne, H., Golz, N., Muhr, G.: Ätiologie, Therapie und Ergebnisse bei 69 infizierten Pseudarthrosen. Unfallchirurgie *5,* 171, 1979.

2 Burri, C.: Posttraumatische Osteitis. Aktuelle Probleme in Chirurgie und Orthopädie 18. Huber, Bern/Stuttgart/Wien 1974.

3 Dingeldein, E.: Spektrum und Empfindlichkeit bakterieller Erreger unter der Behandlung von Knocheninfektionen mit Gentamycin-Polymethylmethacrylat. Aktuelle Probleme in Chirurgie und Orthopädie 12. Huber, Bern/Stuttgart/Wien 1979.

4 Eitel, F., Schweiberer, L.: Knochentransplantation bei Pseudarthrosen. Z. Orthop. *120,* 540, 1982.

5 Friedrich, B.: Biomechanische Gesichtspunkte bei infizierten Frakturen. Hefte Unf. Heilkunde *138,* 156, 1982.

6 Jenny, G., Taglang, G.: Klinische Erfahrungen bei Anwendung von Gentamycin-PMMA-Kugeln und -Ketten in 134 Fällen von Knochen- und Weichteilinfektionen in Straßburg. Aktuelle Probleme in Chirurgie und Orthopädie 12. Huber, Bern/Stuttgart/Wien 1979.

7 Klemm, K.: Die Behandlung chronischer Knocheninfektionen mit Gentamycin-PMMA-Kugeln. Unfallchirurgie, Sonderh. 20, 1976.

8 KLEMM, K.: Indikation, Technik und Ergebnisse bei Anwendung des Fixateur externe bei infizierten Frakturen und infizierten Pseudarthrosen. Langenbecks Arch. Chir. *358,* 119, 1982.

9 MEINHARDT, U., PFISTER, U.: Behandlung von Infektpseudarthrosen des Unterschenkelschaftes. Zbl. Chir. *100,* 68, 1975.

10 MÜLLER, K.H.: Indikationen, Komplikationen und Ergebnisse in der Behandlung infizierter Femur-Pseudarthrosen. Arch. Orthop. Traumat. Surg. *94,* 299, 1979.

11 MÜLLER, K.H.: Exogene Osteomyelitis von Becken und unteren Gliedmassen. Springer, Berlin/Heidelberg/New York 1981.

12 REHN, J.: Grundsätze der Behandlung der akuten posttraumatischen und postoperativen Knochen- und Weichteilinfektion unter besonderer Berücksichtigung der Osteosynthese frischer Frakturen. Unf.med. Tagg. d. BG. *31,* 159, 1977.

13 SCHMELZEISEN, H., WELLER, S., HIEBER, W., AMMANN, ECKE, H., HIERHOLZER, G., HÖRSTER, G., KRISCHAK, G., LESZEZYNSKI, O., SCHULITZ, K.P., SOEDER, H., VITT, K.D.: Infektpseudarthrose des Tibiaschaftes, Klinische Studie an 252 Fällen (Deutsche Sektion der AO), akt. traumatol. *9,* 57, 1979.

14 SCHMIDT, H.G.K., EXNER, G., LEFFRINGHAUSEN, W.: Behandlungsprinzipien infizierter Pseudarthrosen an Ober- und Unterschenkel unter Verwendung von Septopal. Z. Orthop. *120,* 597, 1982.

15 Spier, W., BURRI, C.: Behandlungsmaßnahmen bei chronischer Knocheninfektion. Chirurg *48,* 12, 1977.

16 TEMPEST, M.N.: Intravenöse Farbstoffinjektion zur klinischen Beurteilung der Lebensfähigkeit von Geweben. Chir. Praxis *3,* 265, 1961.

17 VÉCSEI, V., KLEMM, K., JENNY, G.: Die Behandlung infizierter Pseudarthrosen mit Fixateur externe und Gentamycin-PMMA-Kugeln/Ketten. Hefte zur Unfallheilkunde *157,* 321, 1982.

18 WAHLIG, H.: Experimentelle Grundlagen für die Anwendung von antibiotikahaltigen Polymethylmethacrylat. Aktuelle Probleme in Chirurgie und Orthopädie 12. Huber, Bern/Stuttgart/Wien 1979.

19 WAHLIG, H., DINGELDEIN, E., BERGMANN, R., REUSS, K.: Experimentelle und pharmakokinetische Untersuchungen mit Gentamycin-PMMA-Kugeln. Zbl. Chir. *104,* 923, 1979.

20 WEISE, K., WELLER, S.: Indikationsstellung und Anwendung der PMMA-Kugelkette bei der chronischen Osteitis. akt. traumatol. *10,* 57, 1980.

21 WINTER, I., GROHER, W.: Septische Pseudarthrosen an Röhrenknochen und Möglichkeiten der Wiederherstellung. 15. Jahrestagung der Deutschen Gesellschaft für Plastische und Wiederherstellungschirurgie, 1977, Murnau. Springer, Berlin/Heidelberg/New York 1980.

22 WOLTER, D., BURRI, C., SPIER, W.: Die autologe Spongiosaplastik als entscheidender therapeutischer Schritt bei infizierten Defektpseudarthrosen und infizierten Defekten. 15. Jahrestagung der Deutschen Gesellschaft für Plastische und Wiederherstellungschirurgie, 1977, Murnau. Springer, Berlin/Heidelberg/New York 1980.

Diskussion

HÄRLE: Sie sagten, Sie hätten in zwei Fällen Unverträglichkeitsreaktionen nachgewiesen. Gegen Palacos, gegen Gentamicin oder gegen beides?

SCHMIDT: Wir haben die Allergie vermutet, nicht nachgewiesen. Eine Gentamicin-Überempfindlichkeit bestand nicht, eine Testung der übrigen Substanzen von Septopal steht noch aus. Die nachgewiesenen Keime waren Gentamicin-empfindlich.

HÄRLE: Das ist ja kein Beweis, daß es eine Allergie ist.

SCHMIDT: Ich wüßte aber in diesen beiden Fällen keine andere Erklärung.

LINDBERG: Ich möchte hier bei dem Gebrauch dieser Ketten etwas unterstreichen. Diese Operationen sind oftmals sehr großräumig und schwierig und müssen sehr gut geplant sein. In Schweden bemühen wir uns, diese sehr komplizierten Fälle in wenigen Hospitälern zu konzentrieren. Man erhält sicherlich nicht so gute Operationserfolge, wenn man die Operation nur selten durchführt.

SCHMIDT: Dies kann ich nur bestätigen. Von unseren Behandlungsfällen ist der ganz überwiegende Anteil zugewiesen. Durch eine derartige Konzentration schwieriger Behandlungsfälle in einer Spezialabteilung ist es auch möglich, gute funktionelle Ergebnisse zu erzielen, d.h. auch bei besonders ungünstigen Ausgangsbefunden meist noch Befriedigendes zu erreichen.

HÄRLE: Ich wollte noch einmal zu der radikalen Resektion des nekrotischen Knochens fragen. Sie haben einen Fall gezeigt, wo nach Spongiosaplastik ein recht brüchiger Knochen entstanden ist mit dünner Verbindungsstrecke. Wie oft haben Sie in Ihrem Krankengut Refrakturen gesehen?

SCHMIDT: Das angesprochene Problem erscheint auch uns wesentlich. Zur Vermeidung derartiger Refrakturen fertigen wir regelmäßig nach Entfernen des Osteosynthesematerials teilentlastende Gehapparate, in denen anfangs mit 10 kg belastet wird. Je nach zunehmender Knochenstabilität wird die Belastung im Apparat in den folgenden Monaten schrittweise gesteigert. Wir haben spezielle Modelle für den Unter- und Oberschenkel entwickelt.

Prozentual haben wir unsere Fälle in dieser Hinsicht noch nicht ausgewertet. Wenn ich schätzen sollte, würde ich vermuten, daß es bei 5–10% der Fälle zu Refrakturen kommt. Eine wesentliche Ursache liegt darin, daß in unserem Fallgut eine hohe Zahl chronischer Alkoholiker enthalten ist, die leider oft unerlaubterweise voll belasten, wenn erst Teilbelastung erlaubt ist.

Berufsgenossenschaftliche Unfallklinik Duisburg-Buchholz (Direktor: Prof. Dr. G. Hierholzer)

Kritische Anmerkungen zur lokalen und prophylaktischen Antibiotikaanwendung

S. Hierholzer, G. Hierholzer

Zur Prophylaxe postoperativer Infektionen werden heute u.a. Antibiotika verwendet. Sie werden perioperativ, parenteral oder auch lokal - und hier vorwiegend nur noch Gentamicin als Beimengung zu Polymethylmethacrylat angewendet [1, 7]. Der Wunsch zur vorbeugenden Maßnahme ist seitens der Kliniker nur zu verständlich, da bekanntlich z. B. gerade die Infektion nach Gelenkprothesenoperationen weiterhin ein Behandlungsproblem ist. Dagegen warnen Mikrobiologen und Hygieniker vor der Antibiotika-Prophylaxe, wenn zur Reduzierung postoperativer Infektionsraten alternative Wege zur Verfügung stehen. Bei jeder Antibiotika-Anwendung ist nämlich mit der Bildung resistenter Keimstämme zu rechnen, die zum Selektionsdruck der Problemkeime und damit zur Ausweitung des Hospitalismus führt [4, 10]. Das Problem der objektiven Bewertung der zahlreichen Studien mit positiven Ergebnissen der Antibiotika-Prophylaxe besteht darin, daß nicht selten die anderen Faktoren zur Infektionsprophylaxe unberücksichtigt bleiben. Bekanntlich wird die Infektionsrate u.a. auch beeinflußt durch traumatisierendes Operieren mit Ausbildung von Gewebsnekrosen und Hämatomen, lange Operationszeiten oder nicht strenge Beobachtung der Maßnahmen zur Asepsis.

Faktoren, die die postoperative Infektionsrate beeinflussen

Ischämische und durchblutungsbedingte Nekrosen, belebte Erreger, unbelebte Fremdkörper und chemische Reize sowie chemisch-toxische Noxen (Tab. 1) können Zellen und Gewebe schädigen und zu

Tab. 1: Faktoren, die die postoperative Infektionsrate beeinflussen.

1. Ausmaß der Gewebeschädigung
   a) traumatisch
   b) iatrogen (Operationsdauer, Operationstechnik)
2. Ausmaß der bakteriellen Kontamination
3. Zeitpunkt der Operation
4. Dauer der präoperativen Hospitalisierung
5. Begleitende Risikofaktoren
   (Adipositas, Diabetes mellitus, chronische Organinsuffizienz, Alter, verminderte Infektabwehr)

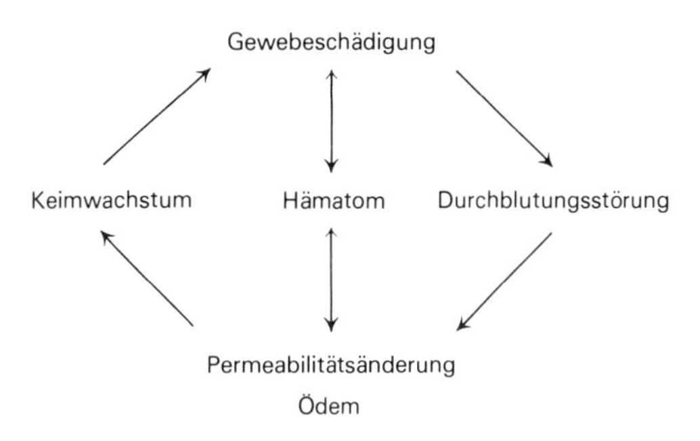

Abb. 1: Circulus vitiosus der pathogenetischen Frakturen, die zur posttraumatischen Knocheninfektion führen können.

Veränderungen führen, die mit dem Untergang lebender Materie einhergehen. Alle Faktoren sind für sich allein geeignet, eine Entzündung auszulösen, die in Gegenwart von pathogenen Erregern zur Manifestation einer Infektion führen können. Wird eine einzelne Maßnahme zur Verhütung einer Infektion, in diesem Falle diejenige zur Keimreduktion mit Antibiotika, auf ihre Wirksamkeit hin betrachtet, so sind dabei auch die anderen Faktoren zu berücksichtigen. Aus allen Faktoren kann sich ein Circulus vitiosus der pathogenetischen Faktoren für die postoperative Infektion ergeben (Abb. 1). Für die Prognose von Bedeutung sind Ausmaß der Strukturschädigung, Anzahl und Virulenz der Erreger, die Qualität des Gewebes als «Nährboden» für das Keimwachstum sowie auch ein aerobes oder anaerobes Milieu zu beachten.

Wechselbeziehung zwischen Antibiotika/Chemotherapeutika und Mikroorganismen

Die antibakterielle Wirkung der zur Infektionsprophylaxe verwendeten Antibiotika hängt in vivo zunächst von den Substanzeigenschaften ab. Sie bestimmen mit Wirkungsmechanismus und Wirkungs-

Tab. 2: Faktoren, die die antibakterielle Wirkung der Antibiotika bestimmen.

Antibakterielle Aktivität	Wirkungsmechanismus Wirkungstyp
Gewebekonzentration	Pharmakokinetik Toxizität Nebenwirkungen

Tab. 3: Wirkungsmechanismus und Wirkungstyp der 3 wichtigsten Wirkstoffgruppen mit antibakterieller Aktivität und ihre Anwendbarkeit bei verschiedenen Entzündungsformen.

Wirkungsmechanismus	Wirkstoffe	Wirkungstyp	Entzündungsform
1. Hemmung der bakteriellen Zellwandsynthese	β-Lactam-Antibiotika (Penicilline, Cephalosporine) Fosfomycin (Vancomycin) lokal: Bacitracin	degenerativ, bakterizid	akut
2. Hemmung der bakteriellen Proteinsynthese	Aminoglykosid-Antibiotika Lincomycin, Clindamycin, Fusidinsäure	degenerativ, bakterizid bakteriostatisch	akut und chronisch
3. Interaktion mit der bakteriellen Zytoplasma-Membran	Polypeptid-Antibiotika (Polymyxine, Colistin) Polyen-Antibiotika (Amphothericin, Nystatin)	absolut bakterizid	akut und chronisch

typ die antibakterielle Aktivität eines Antibiotikums. Zum anderen wird die antibakterielle Wirkung in vivo durch die im Gewebe erreichbaren Konzentrationen beeinflußt, die mit den pharmakokinetischen Eigenschaften der Substanz korrelieren. Sie werden begrenzt durch Toxizität und Nebenwirkungen (Tab. 2) [10].

Wirkungsmechanismus, Wirkungstyp (Tab. 3): Unterschiedliche Angriffspunkte an Bakterienstrukturen führen zu unterschiedlichen Wirkungsmechanismen. Die sehr wichtige Gruppe der Penicilline und Cephalosporine blockiert die Zellwandsynthese der Bakterien. Dadurch kommt es bei der Zellteilung zur herabgesetzten Festigkeit der Zellwand mit konsekutivem Bakterientod. Substanzen mit einem derartigen Wirkungsmechanismus werden besonders bei einer sich schnell vermehrenden Keimpopulation effektiv sein. Ihr Wirkungstyp ist dann als bakterizid zu bezeichnen. Von klinischer Relevanz ist in diesem Zusammenhang weiterhin die Gruppe der Aminoglykoside, die die Protheinsynthese der Bakterien hemmen. Da die Wirkung dieser Gruppe lediglich an eine gewisse Stoffwechselaktivität gebunden ist, können neben proliferierenden auch weitgehend ruhende Erreger geschädigt werden. Ihr Wirkungstyp kann sowohl bakterizid als auch bakteriostatisch sein [3].

Pharmakokinetik (Tab. 2): Die in einem Organismus erreichbaren Konzentrationen eines Wirkstoffes werden durch Resorption, Verteilung, Biotransformation, Metabolisierung und Eliminierung sowie durch Toxizität und Nebenwirkungen einer Substanz begrenzt und können gewebespezifisch sein. Gewebeverletzungen führen zur Störung der Vaskularisation, es müssen sich daraus nicht vorhersagbare Änderungen der Gewebekonzentrationen ergeben. Dieses trifft in besonderem Maße für das Knochengewebe zu [10].

Bakterielle Resistenz und Selektionsdruck (Tab. 4): Das wichtigste Argument gegen eine Antibiotikaanwendung ohne gesicherte Wirksamkeit ist die Tatsache, daß jede Anwendung dieser Substanzen zur Ausbildung resistenter Keimstämme führen kann. Damit wird über den Selektionsdruck das Problem «Hospitalismus» verstärkt. Für die Antibiotika-Resistenz bakterieller Krankheitserreger spielt dabei der Gehalt an Plasmiden eine überragende Rolle. Es handelt sich hierbei um DNA-Moleküle, die über unterschiedliche Mechanismen von Spender- und Empfängerbakterien übertragen werden können. Bei der Konjugation entsteht z.B. nach engem Bakterienkontakt eine vollständige Plasmidkopie, so daß nun sowohl Spender- als auch Empfängerbak-

Tab. 4: Mechanismus, biochemisches Substrat und Häufigkeit der Resistenzentstehung und ihrer -form in Bakterien nach Antibiotikakontakt.

	Resistenzform		
Resistenzentstehung	1. natürliche	2.a primäre b sekundäre	3. infektiöse
Mechanismus	Arttypisch, ursprünglich vorhanden	Mutation a) vor b) während Therapie	Übertragung der Resistenzplasmide
Biochemisches Substrat in Bakterien	–	Bakterien-Zellstruktur-Änderungen	Induktion der Enzymproduktion
Häufigkeit in %	–	20–30	70–80

terien Träger von Resistenz-Plasmiden (R-Faktoren) sind (Tab. 4). Dieser Vorgang trifft auf gramnegative Bakterien zu und ist nicht artspezifisch. Über den Selektionsdruck kommt es nun zur Auslese und Verbreitung resistenter Stämme. Bereits 24 Stunden nach Antibiotika-Applikation können R-Faktoren tragende, multiresistente Keime der Klebsiella-Enterobacter-Gruppe sowie resistente Pseudomonas-Stämme in der Darmflora des Patienten überwiegen [10]. Hierin besteht nun für den so behandelten Patienten wie auch für andere Personen ein Reservoir pathogener Keime. Es handelt sich dabei keineswegs um rein theoretische Ausführungen, wie der kritischen Analyse der Studien mit Befürwortung der Antibiotikaprophylaxe zu entnehmen ist. So wird z. B. teilweise auf die Zunahme multipel resistenter gramnegativer Keime im Bereich von Intensivstationen, in Wundabstrichen oder im Harn hingewiesen (Literaturzusammenfassung bei [13]). Dagegen sind Angaben über entsprechende Untersuchungen nach Implantation von antibiotikahaltigem Knochenzement ausgesprochen rar. Dieses verwundert, da sich die entsprechenden Antibiotika nicht nur lokal, sondern auch im Serum und Harn nachweisen lassen [12].

Infektionsprophylaxe mit Antibiotika bei aseptischen traumatologischen oder auch orthopädischen Operationen?

In der Traumatologie und operativen Orthopädie ist zwischen Verletzungen bzw. Eingriffen ohne und mit akzidenteller Keiminokulation zu unterscheiden, wobei der Großteil aller Eingriffe aseptische Operationen sind. Ziel aller chirurgischen und begleitenden Maßnahmen muß die möglichst niedrige postoperative Infektionsrate sein. Diese hängt u. a. ab von der Anzahl der über Schmierinfektion oder Operationsraumluft in die Wunde gelangten Keime. Alle Maßnahmen, die diese Keime reduzieren, tragen zur Infektionsverhütung bei. Eine dieser Maßnahmen wird in der perioperativen parenteralen Antibiotika-Applikation gesehen (z. B. [6]). Es wird auch über sehr beträchtliche Reduktionen der Infektionsraten nach künstlichem Hüftgelenkersatz durch Verwendung von gentamicinhaltigem Knochenzement berichtet (z. B. [1, 7]). Hiermit ist allerdings die Notwendigkeit zur häufigen Antibiotika-Anwendung mit dem Verdacht der damit verbundenen Selektion multipler resistenter Keime verbunden. Demgegenüber erscheint es konsequenter, durch strikte Maßnahmen zur Asepsis z. B. die Luftkeimzahl im Operationssaal zu reduzieren [14]. Daß hiermit die postoperative Infektionsrate zu senken ist, wird nicht mehr angezweifelt [6, 16]. Die Tabelle 5 gibt hierzu Beispiele aus der Literatur. Diese Ergebnisse beschreiben eindrucksvoll die Möglichkeiten der Asepsis bei der Infektionsbekämpfung. Die Praktikabilität ergibt sich aus eigenen Untersuchungen: Die Luftkeimzahlen in Operationssälen lassen sich mit moderner Klimatechnik und strenger Disziplin denjenigen unter Reinraumbedingungen annähern (Tab. 6). Daher ist die Frage berechtigt, ob Antibiotika – systemisch oder lokal angewendet – als Ersatz für unzureichende Asepsis, nicht mehr zeitgerechter Raumlufttechnik im Operationssaal, Desinfektionsmittel oder Antiseptika noch verwendet werden dürfen (Tab. 7).

Tab. 5: Infektionsrate nach Totalprothesen-Operationen mit unterschiedlichen Prophylaxeverfahren.

Operationssaal	Infektionsrate (%) Antibiotika i. v.	Placebo bzw. keine Antibiotika	Gentamicin-PMMA
Konventionell			
nach Hill [6]	0,7	5,2	
nach Weber [16]		5,6	
nach Josefsson [7]	1,6		0,4
Sterile Box			
nach Hill [6]	1,3	0,8	
nach Weber [16]		0,6	

Tab. 6: Luftkeimbelastung bei unterschiedlicher Klimatechnik im Operationssaal.

Raumlufttechnik im Operationssaal	Luftkeimzahl n/m^3
Konventionell	>150
Zentrierte Luftzufuhr, 20–40facher Luftwechsel, Atemluftabsaugung	5–25
Laminar Air Flow	<1–2

Tab. 7: Maßnahmen zur Reduzierung der postoperativen Infektionsrate.

Befund	Maßnahme
Aseptischer Befund	Einhaltung der Asepsis
Bakterielle Kontamination	Operations- und chemotherapeutische Dekontamination zur Infektions-Prophylaxe
Infektion	Operations- und Chemotherapie (Antibiotika)

Lokale Antibiotika-Therapie bei der Knochen- oder Gelenkinfektion?

Es besteht kein Zweifel darüber, daß bei akuten oder chronischen Knochen- bzw. Gelenkinfektionen die chirurgische Therapie die erste Stellung im Ge-

Tab. 8: Gebrauchskonzentrationen, minimale bakterizide Konzentrationen, zellverträgliche Grenzkonzentrationen der lokal angewendeten Antibiotika und Antiseptika.

	Substanz	Gebrauchskonzentration	Minimale bakterizide Konzentration	Zellverträgliche Grenzkonzentration
Antibiotika	Gentamycin	200 μg/ml	10 μg/ml	400 μg/ml, 2 Stunden
	Polybactrim®	0,2%	0,1%	2%
Antiseptika	Avitracid®	50%	30%, 1 Minute	0,16%, 1 Stunde
	PVP-Jod	1%	1%, 1 Minute	0,05%, bis 1 Stunde
	Substanz «G»	0,2%	0,1%, 5–10 Minuten	0,2%, 30 Minuten
	Taurolin®	1–4%	0,3–0,5 mg/ml	unbekannt

samtbehandlungsplan einnimmt: Nekrosen und Sequester müssen konsequent entfernt und Stabilität herbeigeführt werden. Lokale Maßnahmen bereiten das Transplantatlager für die Spongiosaplastik vor, wenn das Ausmaß der Infektion eine primäre Spongiosaplastik nicht zuläßt. Zur Keimreduktion bieten sich Antiseptika an (u.a. PVP-Jod bei purulenten Befunden, polymeres Biguanid, Taurolin®) (Tab. 8) [9]. Häufig wird auch gentamicinhaltiger Knochenzement in Kugel-Ketten-Form oder in der Gelenkprothetik wegen der langanhaltenden Wirkstoff-Freisetzung in die Umgebung empfohlen. Die Gewebetoxizität der Substanz ist offensichtlich sehr niedrig. Für dieses Vorgehen sind ausführliche Grundlagen und klinische Untersuchungen für die sehr positive Wirksamkeit erstellt worden [1, 5, 8, 15]. Andererseits ist allen Befürwortern dieser Methode bekannt, daß vergleichbare Ergebnisse ohne lokale Anwendung von Gentamicin zu erzielen sind [2]. Die letzteren Autoren scheuen die lokale Anwendung eines derzeit noch hochwirksamen Antibiotikums mit weitem gramnegativen Spektrum für die Notsituation, denn es heißt in der neueren Literatur bereits von dieser Substanz: «Primär resistente gramnegative Stäbchen selten, in letzter Zeit häufiger» (vor allem im Hospitalmilieu) [11]. Dieses ist der Grund, weshalb wir auch bei der eingetretenen Infektion auf Alternativen zurückgreifen (Tab. 8).

Literatur

1 Buchholz, H.W., Gartmann, H.D.: Infektionsprophylaxe und operative Behandlung der schleichenden tiefen Infektion bei der totalen Endoprothese. Chirurg *43,* 446, 1972.
2 Burri, C. (Hrsg.): Posttraumatische Osteitis, Huber, Bern/Stuttgart/Wien 1979.
3 Cottier, H.: Eigenschaften von Infektionserregern. In: Cottier, H.: Pathogenese. Springer, Berlin/Heidelberg/New York 1980, S. 1676.
4 Daschner, F.: Antibiotikaprophylaxe – sinnvoll oder sinnlos. Dtsch. Med. Wschr. *106,* 1150, 1981.
5 Dingeldein, E.: Spektrum und Empfindlichkeit bakterieller Erreger unter der Behandlung von Knocheninfektionen mit Gentamycin-Polymethylmethacrylat. Aktuelle Probleme in Chirurgie und Orthopädie 12, 1979, S. 113–120.
6 Hill, C., Flamant, R., Mazas, F., Evrad, J.: Prophylactic Cefazolin versus Placebo in total hip replacement. Lancet 795, 1981.
7 Josefsson, G., Lindberg, L., Wiklander, B.: Systemic antibiotics and Gentamicincontaining bone cement in the prophylaxis of postoperative infections in total hip arthroplasty. Clin. Orth. Rel. Res. *159,* 194, 1981.
8 Klemm, K.: Indikation und Technik zur Einlage von Gentamycin-PMMA-Kugeln bei Knochen- und Weichteilinfektionen. Gentamycin-PMMA-Kugeln bei Knochen- und Weichteilinfektionen – Ergebnise. Aktuelle Probleme in Chirurgie und Orthopädie 12, 1979, S. 121–132.
9 Lob, G., Burri, C.: Lokale Chemotherapie der Osteitis mit Taurolin-Gel 4%. Fortschritte der Medizin *101,* 88, 1983.
10 Naumann, P.: Antibiotikaprophylaxe in der Traumatologie. Unfallheilk. *82,* 270, 1979.
11 Simon, C., Stille, W.: Antibiotikatherapie. Schattauer, Stuttgart/New York 1982, S. 124.
12 Soto-Hall, R., Saenz, L., Tavernetti, R., Caband, H.E.: Tobramycin in bone cement. An in-depoth analysis of wound, Serum, and urin concentrations in patients undergoing total hip revision arthroplasty. Clin. Orth. Rel. Res. *175,* 60, 1983.
13 Stolle, D., Naumann, P., Kremer, K., Loose, D.A.: Antibiotikaprophylaxe in der Traumatologie, Hefte 2, Unfallheilk. 143. Springer, Berlin/Heidelberg/New York 1980.
14 Thomas, G.: Luftkeimzahlmessungen als Indikator der Reinheit von Operationseinrichtungen. In: Hierholzer, G., Ludolph, E.F.: Hygieneanforderungen an Operationsabteilungen. Springer, Berlin/Heidelberg 1982, S. 31–46.
15 Wahlig, H.: Experimentelle Grundlagen für die Anwendung von antibiotikahaltigem Polymethymethacrylat. Aktuelle Probleme in Chirurgie und Orthopädie 12, 1979, S. 103–112.
16 Weber, B.G.: Der Einfluß der Klimatechnik auf die Chirurgie. Swiss med. *1,* 12, 1979.

Diskussion

Gartenmann: Mit diesen von Ihnen aufgezeigten Zahlen kann man Aufmerksamkeit gewinnen. Es gibt aber eine Publikation neueren Datums aus den Vereinigten Staaten von Herrn Salvati, wo bei horizontal laminar air flow mit Keimzahl 1–2 Infektionsraten von 23% auftreten. Es ist daher sehr wichtig mitzuteilen, welche Richtung ein laminar air flow haben muß. (JBJS, 64-A/4, 525–535, 1982.)

Hierholzer: Das ist richtig, aber wir sind uns doch hier einig, daß mit einer Infektionsrate von 23% nicht zu rechnen ist, wenn nicht besondere Zustände herrschen, wie z.B. bei sehr ausgedehnten, offenen Frakturen. Ich glaube also nicht, daß man diese Statistik als Gegenbeweis dafür anführen kann, daß die Reduzierung der Luftkeimrate von keiner Relevanz sei.

HÄRLE: Hinsichtlich der Luftkeimzahl wäre interessant zu wissen, welche Methode angewandt wurde. Es gibt unterschiedliche Bestimmungen, wo z.T. nur 1% oder 2% der tatsächlichen Keime nachgewiesen werden und es ist sicher so, daß die Reinlufttechnik nicht dazu führen kann, daß es zu keiner Kontamination der Wunde mehr kommt. Andererseits verwundert mich ein ganz klein wenig Ihre Aversion gegen Antibiotika, weil andere Stoffe wie PVP Jod und Taurolin doch mindestens genauso toxisch, wenn nicht toxischer als Gentamicin lokal sind.

HIERHOLZER: Diese beiden Substanzen wurden nicht als Alternativen für die intraoperative Dekontamination empfohlen. PVP-Jod mit seiner bekanntermaßen sehr hohen Gewebetoxizität ist nur indiziert bei sehr purulenten Situationen, in denen durch ein Wunddébridement eine Säuberung nicht herbeigeführt werden kann. Die Toxizität von Taurolin ist nicht erwiesen. Die antiseptisch wirksame Substanz im Taurolin kommt aus dem Intermediärstoffwechsel. In der Konzentration von 1% bis 4% wurde keine Toxizität nachgewiesen.

LIST: Angesichts der vergleichenden Untersuchungen zur lokalen und systemischen Antibiotika-Anwendung (siehe auch Vortrag LINDBERG, S.234) und der kritischen Anmerkungen zur lokalen Antibiotika-Anwendung ergibt sich aber noch eine prinzipielle Frage: Wir wissen seit den Untersuchungen von Schweiberer und anderen, daß die Blutversorgung der inneren ⅔ der Kortikalis von der Markhöhle her erfolgt. Wir haben gestern die schönen Bilder von Herrn Lüthi gesehen, in denen uns Ausmaß und Dauer der Vaskularisationsstörungen nach dem Einzementieren von Endoprothesen in Röhrenknochen demonstriert wurden. Kann unter diesen Voraussetzungen die systemische Therapie überhaupt therapeutisch effektive Gewebskonzentrationen an der Grenze zwischen Knochen und Knochenzement bewirken?

HIERHOLZER: Das Wort sollte nicht für die systemische perioperative Infektionsprophylaxe mit Antibiotika gesprochen werden. Diese Beispiele aus der Literatur wurden nur gebracht, um zu zeigen, mit welchen Mitteln welche Infektionsraten zu erzielen sind. Sie haben mit Ihrem Einwand mit Sicherheit ein Problem angeschnitten, das in unserer Klinik ja sehr weitgehend bearbeitet worden ist.

FROHBERG: Zur Toxizität von Gentamicin oder anderen Antibiotika: bei lokaler Anwendung bezüglich Gentamicin haben Wahlig und Dingeldein ausführliche Untersuchungen gemacht und nachgewiesen, daß 1. die Blutspiegel, die erreicht werden, nur innerhalb von Stunden vergleichbar sind mit Werten nach systemischer Gabe und sonst sind sie so gering, daß eine systemische Schädigung 1. des Akustikus und 2. der Niere - das sind die Hauptzielorgane - ausgeschlossen sind. Ich würde Sie also wirklich bitten, doch hier stark zu trennen zwischen der Möglichkeit, höhere Konzentrationen von Gentamicin und der dabei bekannten möglichen Zahl der Akustikusschädigungen nach systemischer Anwendung einerseits, scharf zu trennen von der lokalen Anwendung in Form von Gentamicin-Palacos, einerseits als Knochenzement mit 0,5 g pro 40 g oder andererseits in Form von Kugeln und Ketten. Es ist ausgeschlossen, aufgrund der Konzentrationen, daß eine systemisch-toxische Wirkung eintritt.

HIERHOLZER: Ich habe über Nebenwirkungen und Toxizität nicht berichtet, sondern lediglich auf das Problem hingewiesen, das mit der Resistenzbildung entstehen kann. Mir sind die Untersuchungen über die Gewebefreundlichkeit des Gentamicin-PMMA bei lokaler Anwendung von Kallenberger, Wahlig und Dingeldein bekannt. Ich wollte nur auf die Problematik aufmerksam machen, die entsteht, wenn eine so wichtige Substanz in unserem Behandlungsplan für Notfälle wegen Entwicklung resistenter Mutanten entfällt.

[1] Abt. Orthopädische Chirurgie, Akademisch Krankenhaus Maastricht, Maastricht, die Niederlande
[2] Abt. Klinische Pharmacie, St. Radboud Universitätskrankenhaus Nijmegen, die Niederlande
[3] A.B.L. Laboratorium, postbox 232, Assen, die Niederlande
[4] Abt. HNO-Heilkunde, St. Radboud Universitätskrankenhaus, Nijmegen, die Niederlande

Untersuchung auf Nebenwirkungen von Gentamycin nach Implantation von Gentamycin-haltigem PMMA in Form der Kugel-Ketten

G.H.I.M. Walenkamp[1], T.B. Vree[2], P.J.M. Guelen[3], B. Jongman-Nix[3], P.L.M. Huygen[4]

Die Behandlung von Osteomyelitis ist früher mit vielen lokalen Antibiotika- und Antiseptikamischungen versucht worden. Lokale Therapie mit Gentamicinhaltigen PMMA-Kugeln ist sehr wirksam, da es eine Akkumulation gibt von Gentamicin um die Kugeln in den ersten Tagen nach der Implantation. Die Akkumulation, die zu einem sehr hohen lokalen Überschreiten der meisten MIC-Werte der Bakterien führt, ist die Folge des Diffusionsprozesses, der Gentamicin vom inneren der Kugeln auswechselt gegen das Wasser aus dem Hämatom. Trotz hohen lokalen Gentamicin-Konzentrationen sind nur sehr niedrige Gentamicin-Serum-Konzentrationen meßbar in den Septopalbehandlungen. Die Sperre zwischen Blut und Knochen, die im Falle von systemischer Antibiotikabehandlung nachteilig wirksam ist, wirkt im Falle dieser lokalen Antibiotikatherapie jedoch zum Vorteil: Sie schützt nun den Organismus gegen die Nebenwirkungen des Antibiotikums. Ist der Infektionsprozeß lokal beschränkt, benötigt man auch keine systemische Antibiotikatherapie.

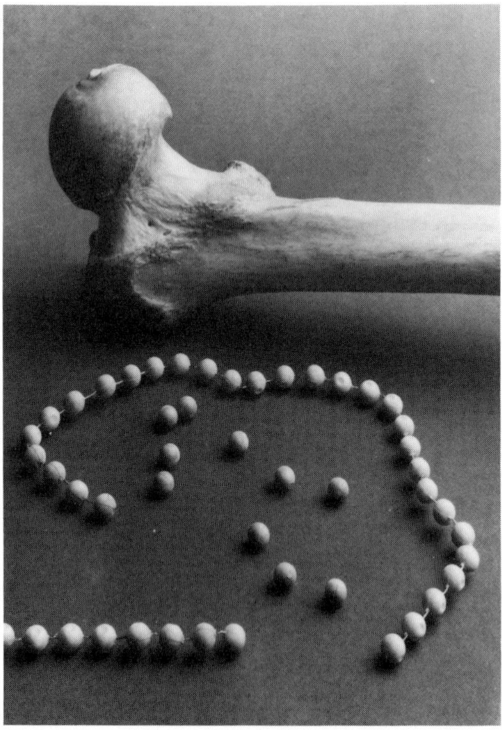

Da bekannt war, daß die systemische Belastung mit Gentamicin bei Septopal®-Behandlung minimal ist, ist die Nephro- und Ototoxizität als unwahrscheinlich gedeutet, auch weil serumkreatinine Messungen keine Störungen zeigten [1, 2]. Wir wollten diese Messungen mit sensiblen Parametern wiederholen, weil bekannt ist, daß eine kontinuierliche Gentamicintherapie mehr toxisch ist als intermittierende Therapie [3]. Auch wir hatten die Meinung, daß die pharmakokinetischen Untersuchungen wie vorher ausgeführt verfeinert werden könnten, da immer die Gentamicin-Urinkonzentration berechnet wurde, statt der Exkretionsgeschwindigkeit, die ja unabhängig vom Urinflow ist.

Wir untersuchten bei 5 orthopädischen Patienten die pharmakokinetischen- und die Gentamicinbedingten-Toxizitätsaspekte.

Abb. 1: Gentamicin-PMMA-Kugeln (Septopal®) als einzelne Kugeln oder als Ketten verschiedener Länge.

Pharmakokinetische Untersuchungen

5 Patienten[1] wurden mit 48–360 Gentamicin-Kugeln behandelt, während 9–14 Tagen (Tab. 1). Wäh-

Tab. 1

Patient	Alter	Geschlecht	Indikation	Anzahl Kugeln	Dauer-Therapie Tage
1	28	weiblich	Osteomyelitis	48	14
2	25	männlich	Osteomyelitis	90	14
3	33	männlich	Osteomyelitis	49	10
4	21	männlich	Osteomyelitis	90	9
5	67	männlich	THP rev.	360	14

[1] Patienten von der Orthopädischen Abteilung St. Radboud Krankenhaus, Universität von Nijmegen (Haupt damals: Prof. Dr. Th. J. G. van Rens †), Niederlanden.

rend der ganzen Behandlung wurden häufig Blut-und Urin-Proben genommen, insgesamt etwa 1200 Proben. In jeder Probe wird bestimmt: Kreatininkonzentration, Gentamicinkonzentration, β-2-Mikroglobulinkonzentration und (nur im Urin): **A**lanine-, **A**mino-**P**eptidasekonzentration (AAP).

Berechnet werden von Kreatinin, Gentamicin und β-2-Mikroglobulin die Exkretionsgeschwindigkeit (renal excretion rate). Die untere Grenze von den Gentamicinbestimmungen wird mit der sensiblen Radio-Immun-Assay Methode 0,15 μg/ml gemessen. Wenn nicht meßbar, wurden die Gentamicinserum-Konzentrationen von der Gentamicin-Exkretionsgeschwindigkeit ausgerechnet.

Bei den 4 Osteomyelitis Patienten mit 48–90 Kugeln – vergleichbar in Alter, Indikation, Lage der Ketten, usw. fanden wir folgendes (Abb. 1):

Serum-Gentamicin-Konzentration: war nicht meßbar. Berechnung aus Urinwerten zeigte Konzentrationen im Serum von 0,03–0,10 μg/ml. Während der ganzen Behandlung war diese Konzentration konstant.

Urin-Exkretionsgeschwindigkeit Gentamicin: 1–2 Tage nach der Implantation der Ketten wird eine konstant bleibende Exkretionsgeschwindigkeit von 3–10 μg/Minute erreicht.

Totale Menge ausgeschiedenen Gentamicins: Nach der Therapie von 9–14 Tagen sind insgesamt 20–40% der implantierten Menge Gentamicin ausgeschieden.

«In-vivo»-Halbwertzeit: Wir berechneten die benötigte Zeit, in der die Hälfte des anwesenden Gentamicin in den Kugeln im Urin exkretiert wird. Wir fanden bei diesen 4 Patienten ein t½ von 6–10 Tagen, statt der 3,3 Tage, die Wahlig «in vitro» fand [4].

Der 5. Patient war älter: 67 Jahre, er hat eine präoperativ leicht gestörte Nierenfunktion und ihm wurden nach Extraktion einer Totalen-Hüftprothese 360 Kugeln implantiert. Alle gefundenen Werte waren etwas höher, teils durch die höhere Gentamicindosis, teils durch die schon präoperativ leicht gestörte Nierenfunktion, teils durch die Lage der Ketten in den Weichteilen. Wir massen ein Plateauwert der Serum-Gentamicinkonzentration von 0,4 μg/ml mit einer Exkretionsgeschwindigkeit von Gentamicin 50 μg/Minute. Die Alanine-Amino-Peptidase war im Urin nur bei diesem Patient nachweisbar, aber stieg nicht während der Behandlung und war selbst schon präoperativ nachweisbar. Die totale Menge des ausgeschiedenen Gentamicin war bei diesem Patient viel höher als bei den Osteomyelitispatienten: 70% mit einer t½ = 5,7 Tage.

Nephrotoxische Untersuchungen

Wie oben gezeigt, verursacht eine Septopal®-Behandlung eine konstante Ausscheidung von Gentamicin während der ganzen Behandlung. Der Effekt der Gentamicinpassage in der Niere kann gemessen werden mit β-2-Mikroglobulin. Es ist ein Protein, das Lichamseigen ist und wie Gentamicin im proximalen Tubulus aktiv resorbiert wird. Darum ist es ein Parameter für das Geschehen im proximalen Tubulus. Im Vorstudium ist die Relation zwischen Gentamicindosen und β-2-Mikroglobulin-Exkretionsgeschwindigkeit, als auch zwischen verschiedenen Traumen und der β-2-Mikroglobulin-Exkretionsgeschwindigkeit geklärt [5, 6, 7, 8].

Bei allen 5 Patienten sahen wir eine erhöhte Exkretionsgeschwindigkeit von β-2-Mikroglobulin durch das Operationstrauma. Durch die konstante Gentamicinbehandlung mit Septopal® wurde jedoch kein meßbarer Einfluß gefunden auf die proximale Tubulus, ausgedrückt als Parameter in β-2-Mikroglobulin. Die Gentamicinbehandlung verursachte keine Verminderung der Resorptionskapazität des Tubulus. Dieses ist der Platz, an dem die Toxizität des Gentamicins anfängt (Abb. 2).

Auch die glomeruläre Funktion ist kontrolliert worden, da in weiter geförderter Toxizität sekundär an eine Tubulusdysfunktion auch die glomeruläre Funktion zerstört werden kann. Die glomeruläre Filtrationsratio von Kreatinin war auch während der ganzen Behandlung ungestört bei allen 5 Patienten.

Ototoxische Untersuchungen

Die cochleäre Funktion wurde bei allen 5 Patienten kontrolliert vor, während und nach der Septopalbehandlung. Die Messungen geschahen mit einem Tonaudiogramm. Während der Behandlung war keine signifikante Veränderung der Tonschwellen meßbar.

Bei 3 der Patienten war es möglich, die vestibuläre Funktion zu kontrollieren. Die Kontrolle geschah durch kalorische Reizung des Gleichgewichts, der Nystagmus wurde elektronisch gemessen und mit dem Computer analysiert. Messungen vor, während und nach der Behandlung zeigten auch keinen Einfluß der Behandlung mit Gentamicin auf das vestibuläre Organ.

Zusammenfassung

Behandlung mit Gentamicin-PMMA-Kugeln ist eine wesentlich leichtere Belastung für den Patient. Nicht nur durch manche praktische und chirurgische Vorteile, vielmehr auch durch die Tatsache, daß keine systemischen antibiotischen Belastungen des Körpers nötig sind für die Behandlung des lokalen Infek-

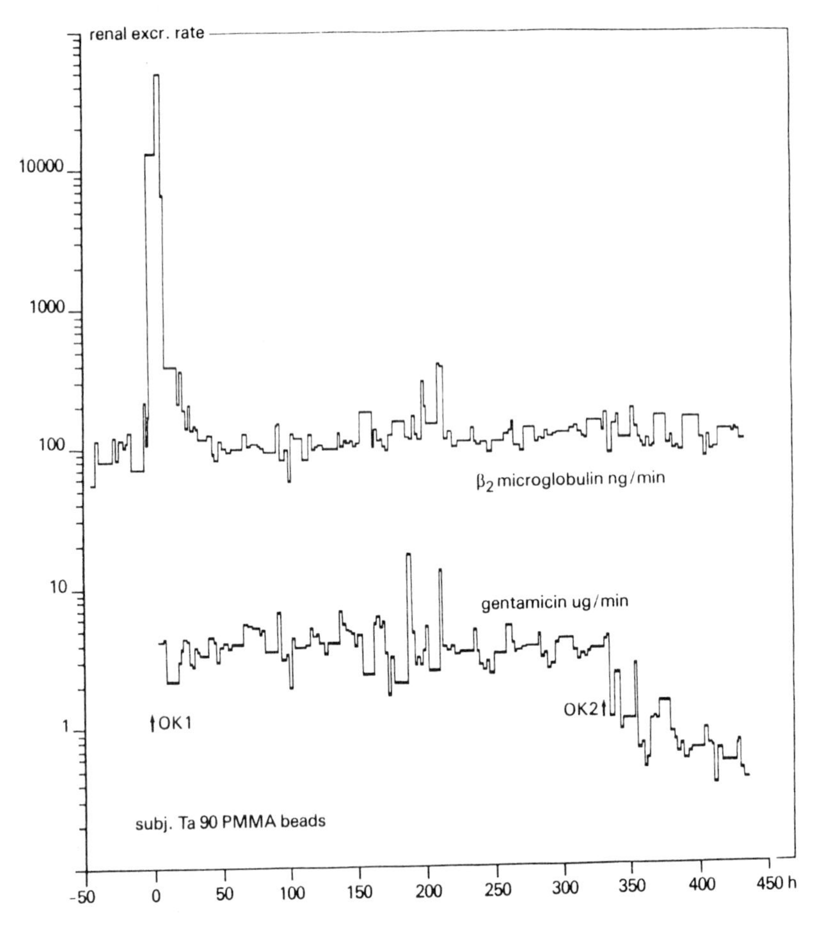

Abb. 2: Beispiel eines Patienten, bei ihm wurden zum Zeitpunkt «OK1» 90 Gentamicin-PMMA-Kugeln implantiert, nach Débridement der osteomyelitische Herde. Die untere Kurve gibt die Gentamicin-Exkretionsgeschwindigkeit an. Beachte, daß während der ganzen Therapie (350 Stunden) eine konstante renale Exkretion sichtbar ist. Nach Entfernung der Ketten (OK2) wird das noch anwesende Gentamicin langsam abgegeben. Die obere Kurve zeigt die renale Exkretionsgeschwindigkeit von β-2-Mikroglobulin. Die Zunahme am Punkt OK1 ist verursacht durch das Operationstrauma. Die konstante Gentamicinbehandlung selbst gibt keine Reaktion: die Fluktuationen sind im normalen Bereich (100±60 ng/Minuten).

tionsprozesses. Die geringe systemische Belastung war das Subjekt dieses Studiums und zeigte die folgenden pharmakokinetischen und toxikologischen Resultate:

- die Serum-Gentamicinkonzentrationen sind konform, frühere Untersuchungen immer weniger als 0,5 μg/ml, meistens aber (unter 100 Kugeln) unter 0,1 μg/ml;
- die Exkretion von Gentamicin ist konstant während der ganzen Behandlung von etwa 2 Wochen, mit einem Plateauwert von etwa 3–40 μg/Minute;
- der «In-vivo»-Halbwert ist nach 6–10 Tagen; nach der Behandlung ist 20–70% renal ausgeschieden;
- Septopal®-Kugeln sind pharmakokinetisch optimale «slow-release»-Träger: sie geben das Gentamicin wirklich verzögert in einer optimalen Dosis ab;
- Renal ist kein toxischer Einfluß meßbar auf Tubulus oder Glomerulus, trotz sehr sensiblem Parameter;
- Keiner Änderung des Gehörs oder des Gleichgewichts wurden während der Gentamicin-Kugel-Behandlung verursacht.

Literatur

1 Wahlig, H., Dingeldein, E., Bergmann, R., Reuss, K.: The release of gentamicin from polymethylmethacrylate beads. J. Bone Jt. Surg. *60-B,* 270, 1978.

2 Jenny, G., Kempf, J., Jaeger, J. H., Konsbuck, A.: Utilisation de billes de ciment acrylique à la gentamycine dans le traitement de l'infection osseuse. Rev. Chir. Orthop. *63,* 491, 1977.

3 Reiner, N. E., Bloxham, D. D., Thompson, W. L.: Nephrotoxicity of gentamicin and tobramicin given once daily or continuously in dogs. J. Antimicrobiol. Chemother. *4,* (suppl. A), 85, 1978.

4 Wahlig, H. Experimentelle Grundlagen für die Anwendung von antibiotikahaltigem Polymethylacrylat. In: Burri, C., Rüter, A.: Lokalbehandlung chirurgischer Infektionen. Aktuelle Probleme in Chirurgie und Orthopädie. 12, Huber, Bern/Stuttgart/Wien 1979, p. 103.

5 Vree, T. B., Guelen, P. J. M., Jongman-Nix, B., Walenkamp, G. H. I. M.: The relationship between the renal clearance of creatinine and the apparent renal clearance of beta-2-microglobulin in patients with normal and impaired kidney function. Clin. Chim. Acta *114,* 93, 1981.

6 Walenkamp, G. H. I. M., Vree, T. B., Guelen, P. J. M., Jongman-Nix, B.: Interaction between the renal excretion rates of beta-2-Microglobulin and gentamicin in man. Clin. Chim. Acta *127,* 229, 1983.

7 Walenkamp, G. H. I. M., Vree, T. B., Guelen, P. J. M., Jongman-Nix, B.: The effect of surgery on the renal excretion of beta-2-microglobulin. Clin. Chim. Acta *129,* 27, 1983.

8 Walenkamp, G. H. I. M.: Gentamicin-PMMA-beads. A clinical, pharmacokinetic and toxicological study. Thesis, Nijmegen 1983.

Abteilung für Orthopädie und orthopädische Chirurgie des allgemeinen, öffentlichen Krankenhauses der Stadt St. Pölten, Österreich (Leiter: Prim. Dr. HUBERT HÄCKEL)

Kann es bei Verwendung von Gentamycin-Palacos zum Auftreten toxischer Gentamycinspiegel im Serum kommen? Drug Monitoring mit dem Enzym-Immuno-Assay

H. P. MARKOWSKI, R. WIDHALM, R. PARZER

Fragestellung

An der orthopädischen Abteilung des Schwerpunktkrankenhauses St. Pölten wird bei Gelenksersatzoperationen aus Gründen der Infektprophylaxe routinemäßig Gentamicin-Palacos® R Knochenzement zur Verankerung der Implantate verwendet.

Die Anästhesisten dieses Krankenhauses, die im Zuge der postoperativen Überwachung der Patienten gelegentlich mit der Problematik einer postoperativen Niereninsuffizienz konfrontiert sind, haben die Frage aufgeworfen, ob der Gentamicinanteil des Knochenzementes als nephrotoxischer Kofaktor bei der Entstehung einer postoperativen Niereninsuffizienz eine Rolle spielen könnte.

Um eine Klärung herbeiführen zu können, wurden Gentamicinspiegelbestimmungen im Serum mit dem Enzym-Immuno-Assay durchgeführt.

Methode

Da in den Monaten Juni und Juli 1982 dem Krankenhauslaboratorium die entsprechenden Apparate und Reagentiensätze dieser enzymatisch-immunologisch-photometrischen Methode der Konzentrationsbestimmung von der Firma Merck zur Erprobung zur Verfügung standen, konnte die Möglichkeit der Gentamicin-Spiegelbestimmung während dieser Zeit genützt werden.

Es wurden daraufhin bei insgesamt 20 Ersatzoperationen großer Gelenke während der ersten 10 postoperativen Tage täglich die Gentamicinkonzentrationen im Serum gemessen. Es handelte sich um 1 Kniegelenks- und 19 Hüftgelenkstotalersatzoperationen. Als künstliches Kniegelenk wurde das Modell nach SHEEHAN verwendet, wobei die Zementmenge etwa 2½ Päckchen Gentamicin-Palacos® R betrug. Die verwendeten, künstlichen Hüftgelenke waren großteils konventionelle Langschaftmodelle, immer kombiniert mit Polyäthylenpfanne. Beide Gelenkskomponenten wurden in durchschnittlich 1½ Päckchen Gentamicin-Palacos® R einzementiert. Eine Zementpackung enthält 0,5 g Gentamicin.

Perioperativ erfolgte 3 Tage lang eine systemische β-Laktam-Antibiotika-Prophylaxe, überwiegend in einer Kombination von Oxacillin und Penicillin G. Systemische Gaben von Gentamicin oder anderen Aminoglykosiden kamen in keinem Fall zur Anwendung.

Ergebnisse

Für Erwachsene gibt die Firma Merck folgende Konzentrationsbereiche an:
Subtherapeutischer Bereich: weniger als 4 Mikrogramm Gentamicin pro ml Serum,
Therapeutischer Bereich: 4–10 Mikrogramm/ml,
Toxischer Bereich: mehr als 10 Mikrogramm/ml.

Der Testbereich des Enzym-Immuno-Assay lag zwischen 1 und 16 Mikrogramm/ml.

Bei allen postoperativen Gentamicin-Spiegelbestimmungen der genannten 20 Patienten während der ersten 10 postoperativen Tage wurden ausschließlich Werte zwichen 0 und kleiner als 1 Mikrogramm/ml gemessen. Sämtliche Werte lagen also unterhalb des Testbereiches.

Die präoperative Nierenfunktion lag bei 15 der 20 Patienten im Normbereich und war bei 5 Patienten leicht eingeschränkt. Der höchste, gemessene, präoperative Wert betrug für das Kreatinin 1,2 mg% und für den Harnstoff-Stickstoff 36 mg%. In den ersten postoperativen Tagen kam es in 7 Fällen zu einem Anstieg der Nierenparameter in den pathologischen Bereich. Eine 80jährige Patientin verstarb am 8. postoperativen Tag an einer Pneumonie. Präterminal war das Kreatinin auf 2,2 mg% und der BUN auf 65 mg% angestiegen. Bei den übrigen sechs Fällen betrug der höchste Wert für das Kreatinin 1,9 mg% und für den BUN 40 mg%. Bei den Abschlußkontrollen der Laborbefunde wurden dann aber bei allen Patienten mit Ausnahme des Todesfalles normale Nierenparameter gemessen bzw. keine Verschlechterung gegenüber den präoperativen Ausgangswerten festgestellt.

Auch in den Fällen mit der erwähnten Erhöhung des Kreatinins und des BUN blieben die gemessenen

Gentamicinspiegel immer unterhalb des Testbereiches.

Schlußfolgerung

Aufgrund der Ergebnisse dieser Untersuchung kann folgende Schlußfolgerung getroffen werden:

Eine Nephro- oder Ototoxizität des Gentamicinanteils im Gentamicin-Palacos®R-Knochenzement ist zumindest bei Nierengesunden auszuschließen.

Auch bei Patienten, die an einer mäßiggradigen Niereninsuffizienz leiden, ist aufgrund der gemessenen, extrem niedrigen Serumkonzentrationen eine toxische Wirkung des Gentamicins äußerst unwahrscheinlich.

Ob es bei höhergradigen Niereninsuffizienzen zu einer so starken Kumulation von freigesetztem Gentamicin kommen kann, daß sich die Konzentration im Serum von kleiner als 1 auf größer als 10 Mikrogramm pro ml erhöht, kann aufgrund dieser Untersuchung nicht mit Sicherheit ausgeschlossen werden, darf aber bezweifelt werden.

Zusammenfassung

Um zu untersuchen, ob der bei Gelenksersatzoperationen routinemäßig verwendete Gentamicin-Palacos®R als nephrotoxischer Kofaktor bei der Entstehung einer postoperativen Niereninsuffizienz eine Rolle spielen könnte, wurden bei 20 Hüft- bzw. Kniegelenksersatzoperationen während der ersten zehn postoperativen Tage täglich die Gentamicinkonzentrationen im Serum gemessen. In allen Fällen wurden ausschließlich Werte gemessen, die unterhalb des Testbereiches der verwendeten Methode (Enzym-Immuno-Assay) und damit weit unterhalb des toxischen Bereiches lagen.

Literatur

Buchholz, H.W., Gartmann, H.D.: Infektionsprophylaxe und operative Behandlung der schleichenden, tiefen Infektion bei der totalen Endoprothese. Chirurg *43,* 446, 1972.

Walenkamp, G.H., Vree, T.B.: Treatment of a patient with impaired renal function with Gentamicin-PMMA-beads. Arch. Orthop. Traumat. Surg. *99,* 137, 1981.

Diskussion

Walenkamp: Sie sprechen über Gentamicinkette bei Nierenfunktionsstörungen. Wir behandelten eine Patientin ohne Nierenfunktion mit 150 Septopal®-Kugeln. Wir konnten messen, daß es keine Akkumulation von Gentamicin im Serum gibt. Die Gentamicin-Konzentration im Serum hatte einen etwas höheren Plateauwert von 3–4 µg/ml. Das ist etwas höher als bei normaler Nierenfunktion, der Wert blieb konstant (siehe Walenkamp und Vree, Arch. Orthop. Traumat. Surg. 99, p. 137, 1981). Wir haben noch andere Patienten behandelt mit mehr oder weniger gestörter Nierenfunktion, es gibt dort keine Änderungen (Walenkamp, Thesis, 1983).

Gartenmann: Es ist doch aus der Literatur bekannt, daß die Ototoxizität nicht unbedingt mit der Serumhöhe in Zusammenhang steht. Ist das nach wie vor noch richtig? Oder hat man neuere Erkenntnisse?

Wahlig: Man muß die Ototoxizität doch mit den Serumspiegeln in Zusammenhang bringen, das wurde durch tierexperimentelle Untersuchungen ganz klar bewiesen.

Orthopädische Klinik Bremen-Lesum (Chefarzt: Professor Dr. J. Dreyer†)

Fehlschläge nach der Verwendung von Nebacetin®-Sulfix®-6

J. Dreyer†, J. Piscol, H. G. Zechel

In klinischen Erfahrungsberichten werden herkömmlicherweise überwiegend nur positive Behandlungsergebnisse dargestellt. Wir hingegen müssen über geradezu katastrophale Mißerfolge referieren, mit denen eine Serie von Alloarthroplastiken mit gleichzeitiger Applikation von Nebacetin®-Sulfix®-6 behaftet war.

Retrospektiv ist im einzelnen zu berichten, daß an unserer Klinik im Jahre 1981 in einem Zeitraum von 3 Monaten bei insgesamt 66 Endoprothesen-Operationen der Knochenzement Nebacetin®-Sulfix®-6 verwendet wurde. Wie der Tabelle 1 zu entnehmen ist, handelte es sich bei den implantierten Hüft- und Kniegelenks-Endoprothesen ausschließlich um Modelle, deren Biomaterialien, Werkstoffpaarungen und Formgebungen langjährig schon dem Stadium der Erprobung entwachsen sind und die nach gegenwärtigem Wissensstand als bewährt gelten. Identische Voraussetzungen schienen auch für den Knochenzement Nebacetin®-Sulfix®-6 gegeben, indem auch uns dieses Biomaterial von der Hersteller-Firma als experimentell abgesichert sowie klinisch mehrjährig erprobt offeriert worden war.

Umso unerklärlicher war daher zunächst die Tatsache, daß zahlreiche Patienten dieser Serie postoperativ entweder gar nicht erst schmerzfrei wurden oder aber nach einem beschwerdefreien Intervall dann innerhalb von Wochen bis Monaten eine progrediente Schmerzsymptomatik entwickelten.

Diese unbefriedigenden Behandlungsergebnisse waren vor allem auch unklar, weil die Operationstechniken klinikintern völlig geläufig und erwiesenermaßen einwandfrei waren, die Wunden per primam verheilten und zufälligerweise eine klinikeigene Kontrollgruppe von 10 Personen mit einwandfreien Operationsergebnissen existierte. Von einer einzigen Abweichung abgesehen, waren die Patienten der Kontrollgruppe im gleichen Zeitraum und unter völlig identischen Bedingungen ebenfalls mit einer Alloarthroplastik versorgt worden. Postoperativ boten sie keine Auffälligkeiten der Heilverläufe und blieben bis jetzt beschwerdefrei. Die einzige Abweichung hat darin bestanden, daß ihnen statt Nebacetin®-Sulfix®-6 entweder Sulfix®-6 oder Refobacin®-Palacos® R implantiert worden war.

Tab. 1: Verwendete Endoprothesen, n = 66.

Müller - GERADschaft	29
Müller - BOGENschaft	24
Müller - LANGschaft	3
GSB-Knie	4
SKI Interplanta	1
SCHLITTEN St. Georg	1

Trotz konservativen Behandlungsversuchen mußte in der Folgezeit bei bisher 19 der 66 Patienten ein kompletter Endoprothesen-Austausch erfolgen, verteilt auf eine Zeitspanne zwischen 1½ und 8 Monaten nach dem vorausgegangenen Eingriff.

Im Nachhinein ist zu belegen, daß sämtliche Patienten, bei denen eine Reoperation durchgeführt werden mußte, vorausgehend einen fast einheitlichen Symptomkomplex geboten hatten. Bezüglich dessen einzelner Komponenten bestanden individuell allerdings gewisse Unterschiede:

Subjektiv waren ausnahmslos Belastungsschmerzen und evtl. auch Ruheschmerzen vorhanden, oftmals in Kombination mit einem Instabilitätsgefühl. - *Objektiv* waren die Weichteile zumeist unauffällig, die Gelenkbewegungen jedoch stark schmerzhaft. - *Labortechnisch* dominierte eine BSG-Beschleunigung; nicht aber bestanden eine Leukozytose oder Blutbildveränderungen im Sinne einer Infektanämie. - *Röntgenologisch* fanden sich immer Resorptionssäume an der Knochen-Zement-Grenze, weiterhin häufig eine lokale Osteoporose mit Spongiosierung der Kompakta und in mehreren Fällen periostale Auflagerungen am Femurschaft.

Insgesamt ähnelten diese präoperativen Befunde also dem Bild einer tiefen, schleichenden Infektion im Sinne von Buchholz.

Daß alle 19 Nachoperationen instabile Langzeit-Implantate ergaben, sei nur der Vollständigkeit halber erwähnt. Mehrheitlich waren beide Prothesenpartner gelockert, vereinzelt betraf die Auslockerung - zumindest makroskopisch - nur eine Prothesenkomponente.

Als Ursache der Instabilitäten konnten bakterielle Infektionen mit einer Ausnahme beweiskräftig ausgeschlossen werden. Denn weder fand sich ein Keimwachstum in präoperativ vorgenommenen Gelenkpunktionen noch in den Abstrichen aus den Operationssiten. Außerdem fehlten in den histologischen Präparaten die richtungsweisenden Merkmale einer bakteriellen Entzündung. Hinsichtlich der bakteriologischen und mykologischen Untersuchungen ist besonders hervorzuheben, daß bei mehreren Nachoperationen ein auswärtiger Bakteriologe noch im Operationssaal Flüssigkeits-, Gewebs- und Zementproben in entsprechende Transport- bzw. Nährmedien überführte. Damit blieb die sog. Milieukette intakt, eine wichtige Voraussetzung für Untersuchungen auf anaerobe Keime.

Da die eingetretenen Früh-Auslockerungen der Endoprothesen durch die Nachoperationen zunächst nicht erklärt werden konnten, wurden in Erweiterung der Kooperation mit der Orthopädischen Universitätsklinik Göttingen (Direktor: Professor Dr. H.-G. WILLERT) daraufhin umfassende Nachuntersuchungen vorgenommen. Diese erstreckten sich auf solche Patienten, die einerseits zu unserem Kollektiv der «Nebacetin®-Sulfix®-6-Träger» zählten, andererseits sich aber nicht aufgrund von anhaltenden oder erneut aufgetretenen Schmerzen erneut vorgestellt hatten. Zahlenmäßig umfaßte diese Nachuntersuchungsreihe 20 der restlichen 47 Patienten. Ihre Auswahl erfolgte mittels Losverfahren. Bei keinem Patienten lag die Operation länger als 10 Monate zurück.

Untersucht und ausgewertet wurden für jeden einzelnen dieser Patienten zahlreiche Parameter wie sämtliche Medikationen, alle Daten zur Vorgeschichte und Klinik, die gesamten Laborwerte, der Operationsverlauf, die Röntgenbilder und das subjektive und objektive Operationsergebnis.

Innerhalb dieser Studie erwiesen sich die radiologischen Kontroll-Befunde als besonders aussagekräftig. Verteilt auf nahezu sämtliche in unserem Gesamtkollektiv verwendeten Endoprothesen-Modelle (Tab. 2) ergaben die Röntgenkontrollen eine Anhäufung teils suspekter, teils sicherer Merkmale für eine Prothesenlockerung. So fanden sich bei den 20 Nachuntersuchten im einzelnen:

Tab. 2: Endoprothesen-Modelle der Nachuntersuchungen, n = 20.

Müller-GERADschaft	11
Müller-BOGENschaft	6
Müller-LANGschaft	2
GSB-Knie	1

Resorptionssäume an der Knochen-Zement-Grenze in 100%, lokale Osteoporosen in 45%, Periostauflagerungen am Femurschaft in 33%, Markraum-Abdeckelungen am Femurschaft in 20% und eine Dislokation des Endoprothesenschaftes in 20%.

Diese radiologisch dokumentierten Fehlschläge korrelierten konsequenterweise auch mit den klinischen Befunden: Über quälende Dauerschmerzen klagten 4 der 20 Patienten und 8 weitere boten schmerzbedingt eine deutliche Einschränkung der Gehleistungen. Bemerkenswerterweise war die Beweglichkeit in den operierten Gelenken im Durchschnitt aber stets besser als präoperativ. Labortechnisch bestand zum Zeitpunkt der Nachuntersuchung bei 17 der 20 eine durchschnittlich mittelgradig beschleunigte BSG.

Indem die systematisch kontrollierten Patienten willkürlich aus unserem Restkollektiv von 47 bisher nicht Reoperierten ausgewählt worden waren, ergeben unsere Erfahrungen mit dem Knochenzement Nebacetin®-Sulfix®-6 eine erschreckende Bilanz. Denn kein Argument spricht gegen die Annahme, daß bei den restlichen 27 Patienten die Prozentsätze an radiologischen Auffälligkeiten und anhaltender Schmerzsymptomatik etwa geringer sind als in der Gruppe der Nachuntersuchten. Gestützt wird diese Überlegung durch die Tatsache, daß uns von 3 dieser 27 Patienten mittlerweile eine komplette Implantat-Auslockerung bekannt geworden ist.

Bezüglich der Pathogenese der bereits eingetretenen oder noch drohenden Früh-Auslockerungen verdanken wir Herrn WILLERT, Göttingen, entscheidende Hinweise. Nach seinen Angaben fanden sich in dem Material, das bei 10 Austausch-Operationen gewonnen wurde, in der Mehrzahl der Fälle histologisch auffälligerweise eine ausgesprochene Eosinophilie, Leukozytose und Nekrosehäufigkeit, jeweils am stärksten ausgeprägt in den Gewebsstrukturen der Knochen-Zement-Grenze. In diesen histopathologischen Indizien für ein allergisches Geschehen mit lokalen Entzündungsreaktionen sehen wir inzwischen die unbestreitbare Erklärung für die übrigens nicht nur von uns beobachteten Fehlschläge nach der Verwendung von Nebacetin®-Sulfix®-6.

Diskussion

WILLERT: Das von mir untersuchte Gewebe der bereits angesprochenen Schadensfall-Analyse über Implantatlockerungen nach der Verwendung von Nebacetin®-Sulfix®-6 war hinsichtlich seiner Herkunft und Lokalisation bei der Reoperation des künstlichen Gelenkes durch einen Erhebungsbogen genau beschrieben. Nach Fixierung in 4%iger Formalinlösung erfolgte die Paraffineinbettung und Anfertigung von Dünnschnitten (etwa 5 μ). Es wurden Routine- und Spezialfärbungen angewandt.

Eine Übersicht zu der histologischen Untersuchung gibt die Tabelle mit folgenden Angaben: Die Dauer zwischen Implantation eines künstlichen Gelenkes mit dem fraglichen Zement und der Probennahme anläßlich der Reoperation; die Lokalisation der Gewebsentnahme (Kapsel und/oder Knochenzementgrenze ≙ KZG); das Vorliegen/Fehlen (+ bis +++/–) von Eosinophilie, Nekrose, Entzündungsreaktionen; Ergebnisse der bakteriologischen Untersuchungen (nein ≙ keine Bakteriologie durchgeführt, ja ≙ Bakteriologie über Aerobier/Anaerobier liegt vor, – ≙ kein Wachstum).

Tabelle: Ergebnisse der histologischen und bakteriologischen Untersuchungen von Schadensfällen nach der Verwendung von Nebacetin®-Sulfix®-6.

Untersuchungs-nummer, Dauer	Gewebe				Bakteriologie	Diagnose und Beurteilung
	Herkunft des Gewebes	Eosino-phile	Nekrose	Entzündungs-reaktion		
35/81	Kapsel	-	+	+	nein	Einheilungsvorgänge,
54 Tage	KZG Femur	-	+	(+)		«Reparationsphase»
36/81	Kapsel	-	+	+++	nein	Entzündliche Reaktion
87 Tage						
52/81	Kapsel	-	+	(+)	ja	Subakut, eitrige Entzündung,
34 Tage	KZG Femur	++	-	+++	-	mögliche allergische Reaktion
53/81	Kapsel	-	+	+	ja	Chronische entzündliche
138 Tage	KZG Pfanne	-	-	++	-	Reaktion
	KZG Femur	-	-	++		
54/81	Kapsel	+	++	+	ja	Entzündliche Reaktion
135 Tage	KZG Pfanne	+	+	++	-	
	KZG Femur	+	-	++		
55/81	Kapsel	++	+	++	ja	Subakute Entzündung,
96 Tage	KZG Femur	+++	-	+++	-	Verdacht auf allergische
	KZG Pfanne	+++	-	+++		Reaktion
56/81	Kapsel	++	-	++	nein	Chronische Entzündung,
131 Tage	Knochen	-	+	+		mögliche allergische Reaktion,
						«Reparationsphase»
57/81	Kapsel	+	+	++	ja	Chronische Entzündung,
Knie	KZG Femur + Tibia	+++	-	++	-	Verdacht auf allergische
174 Tage	Knochen	+	-	+		Reaktion
74/81	Kapsel	-	+++	(+)	nein	Chronische Entzündung,
Knie	KZG Tibia + Femur	++	+	++		mögliche allergische Reaktion,
124 Tage						«Reparationsphase»
75/81	KZG Femur	-	+	(+)	nein	«Reparationsphase»
213 Tage						

Histologische Befunde

Im Verlaufe des «Einheilungsvorganges» während einiger Wochen bis Monate nach der Implantation ist auch eine gewisse entzündliche Reaktion des umgebenden Gewebes mit granulozytärer und Rundzellinfiltration sowie exsudativen Vorgängen durchaus ein «normaler», ja sogar physiologischer Befund. Diese «Einheilungsvorgänge» spielen sich sowohl in der neugebildeten Gelenkkapsel als auch an der Knochen/Zementgrenze ab. Derartige Heilungsvorgänge der Reparationsphase fanden sich im Implantatlager der Fälle 35/81, 56/81, 74/81, 75/81.

In 7 der 10 Fälle (52/81–57/81 und 74/81) gehen jedoch die entzündlichen Reaktionen im Gewebe der Endoprothesenumgebung erheblich über das tolerierbare Maß hinaus, so daß man hier nicht mehr von einem bloßen Einheilungsvorgang sondern von einem Entzündungsprozeß im engeren Sinne sprechen muß. Die Entzündung hat hier, nach dem Zellgehalt (Lymphozyten und Plasmazellen) zu urteilen, subakuten oder bereits chronischen Charakter. Bei den Fällen 52/81 bis 55/81 und 74/81 fiel außerdem auf, daß die entzündliche Reaktion an der Knochen/Zementgrenze wesentlich stärker ausgeprägt, also deutlich intensiver war als in der Kapsel. Dies läßt auf eine offensichtlich intensivere Gewebeirritation in unmittelbarer Umgebung des Knochenzementes schließen und legt die Vermutung nahe, daß die, die entzündliche Reaktion auslösende Noxe vom Knochenzement ausging. In den meisten der zu beurteilenden Fälle (52/81, 54/81, 55/81, 56/81, 57/81, 74/81) fiel eine ausgesprochene Eosinophilie, Lymphozytose und Nekrosebereitschaft des Gewebes auf. Diese Besonderheiten, in erster Linie die Eosinophilie, werden als Charakteristikum einer allergischen Reaktion angesehen (Goetzl, E. J., 1981).

Da das allergische Geschehen mit einer lokalen Entzündungsreaktion einhergeht, können auch im Implantatlager und seiner Umgebung die Folgen einer Entzündung auftreten. Die Veränderungen und Störungen, welche bei den zu beurteilenden Fällen zur Reoperation geführt haben, sind mit einer allergisch-entzündlichen Reaktion durchaus vereinbar.

Im Prinzip kann auch eine bakteriell bedingte Entzündung die gleichen Veränderungen und Störungen hervorrufen. Bei den hier zu beurteilenden Reaktionen haben jedoch mikrobiologische Untersuchungen (in den Fällen 52/81 bis 55/81 und 57/81) beispielhaft und eindeutig ergeben, daß in der in Mitleidenschaft gezogenen Region keine pathogenen Keime vorhanden waren und somit die Entzündung als «abakteriell» zu bezeichnen ist, wie dies für eine allergische Entzündung zu fordern ist.

Orthopädische Klinik und Rehabilitationszentrum der Diakonie «Lichtenau», Hessisch Lichtenau
(Ärztlicher Direktor: Prof. Dr. B.-A. Blencke)

Erfahrungen mit nebacetinhaltigem Knochenzement

B.-A. Blencke

Niedrig-visköse Zemente werden insbesondere bei der Verwendung von Endoprothesen mit kleinen Krümmungsradien bzw. unregelmäßig gestalteten Oberflächen empfohlen.

Mit der Einführung der Schalenprothesen als Gelenkflächenersatz für das Hüftgelenk und der GT-Kniegelenksschlittenprothese in der 2. Jahreshälfte 1978 in unser Operationsprogramm entschlossen wir uns, für diese Operationen den Knochenzement Nebacetin®-Sulfix®-6 zu verwenden. Für alle anderen Gelenkersatzoperationen wurde der bis dahin ausschließlich verwendete Knochenzement Refobacin®-Palacos® R weiter benutzt.

Der Knochenzement Nebacetin®-Sulfix®-6 war schon einige Jahre im Handel. Hinsichtlich der Beimischung des Antibiotikums Nebacetin® (Bacitracin und Neomycin) waren keine negativen Ergebnisse mitgeteilt worden. Es waren eher ermutigende Aussagen gemacht worden (Gartenmann).

Die Statistik unserer Operationsergebnisse zeigte, daß bei beiden Operationsverfahren (Schalenprothesen und GT-Kniegelenkssystem) die Zahl der Implantatlockerungen die Zahlen überstieg, die wir bis dahin bei jahrelangen Erfahrungen mit Hüft- und Kniegelenkstotalendoprothesen sowie mono- und bikondylären Schlittenprothesen hatten beobachten können.

Es fiel ferner auf, daß die funktionellen Ergebnisse der Schalenprothesen nicht befriedigend waren und daß die Patienten postop. relativ lange über Beschwerden im Operationsgebiet klagten.

Das gleiche war auch bei GT-Kniegelenksendoprothesen festzustellen. Hier imponierten auch deutliche Reizerscheinungen mit Schwellung und Rötung. Wir haben diese Beobachtungen zunächst auf die verwendeten Prothesentypen bzw. das Operationsverfahren bezogen, mit dem uns ja spezielle Erfahrungen bis dahin fehlten. In dieser Annahme glaubten wir uns bestärkt durch die Veröffentlichungen, z. B. von Holz und Head, die bei Schalenprothesen über Lockerungen zwischen 25 und 34% berichteten.

Persönliche Mitteilungen ergaben aber, daß andere Anwender des GT-Kniegelenkssystems derartige Reaktionen nicht feststellten und daß die Ergebnisse unserer Klinik von den Ergebnissen der meisten anderen Kliniken negativ abstachen. Lediglich in einer Klinik wurden auch stärkere Reizerscheinungen und Lockerungen beobachtet, wo – wie bei uns – Nebacetin®-Sulfix®-6 für diese Operationen verwendet worden war. Die Suche nach den Ursachen der beobachteten Reizerscheinungen und der erhobenen Lockerungsrate bei den beiden Operationsverfahren führte uns dann schließlich zu der Annahme, daß der nebacetinhaltige Knochenzement zumindest für einige unserer Probleme verantwortlich sei. Dies insbesondere deswegen, weil bei Operationen, die unverändert mit Refobacin®-Palacos® R vorgenommen wurden (Knie- und Hüftgelenkstotalendoprothesen und monokondyläre Schlittenprothesen), keine derartigen Reaktionen zu beobachten waren. Auch bei den Fällen, bei denen Refobacin®-Palacos® R zur Implantation von GT-Schlittenprothesen verwendet worden war, fanden wir weder Reizerscheinungen noch eine erhöhte Lockerungsrate.

Leider ist aber doch ein zu langer Zeitraum vergangen, bis wir uns relativ sicher waren, daß der verwendete Zement und nicht andere Faktoren für die Fehlschläge verantwortlich sein könnte.

Klinische Befunde

Die operierten Kniegelenke wirkten gereizt, gerötet und überwärmt. Die Bewegungen waren relativ lange schmerzhaft. Es kam aber lediglich in einem Fall zur Fistelbildung und danach zum Keimnachweis. In allen anderen Fällen wurde weder bei der Punktion noch bei der Reoperation ein Keimnachweis erbracht. Die BSG n. W. war beschleunigt in mittlerem Ausmaß. Sonstige Parameter wurden nicht regelmäßig kontrolliert und es ist keine Aussage über eine erhöhte Zahl von Eosinophilen usw. möglich.

Röntgenologisch waren bei den Schalenprothesen paraartikuläre Verknöcherungen in grösserem Ausmaß festzustellen, die wir wie andere Autoren auf den anterioren Zugang zurückführten.

Die resorptiven Veränderungen am Rand der Hüftkopfschale erschienen uns auch retrospektiv nicht auffällig im Vergleich zu den Veröffentlichungen über die Problematik der Schalenprothesen allgemein. Das gleiche gilt für den Resorptionssaum um die dünne Polyäthylen-Acetabulumschale. Wir beabsichtigen aber dieser Frage nachzugehen.

Bei dem GT-Kniegelenkssystem waren ebenfalls

breite Resorptionssäume mit Lockerungen festzustellen. Periartikuläre Verknöcherungen wurden nicht beobachtet.

Der intraoperative Befund zeigte bei den Schalenprothesen neben einer massiven Kapselverdickung eine Verschmächtigung und Verkürzung des Schenkelhalses, die Hüftkopfreste waren aufgebraucht. In einigen Fällen fand sich eine Fraktur der Restknochenbälkchen innerhalb der Hüftkopfschale etwa 1 cm distal der proximalen Zementknochengrenze.

Bei den Knie-Schlittenprothesen waren die Implantatlager ebenfalls stark resorbiert. Der Zement war versprödet, leicht porös und wies fast immer schwarze Einschlüsse auf.

Ein Zementanteil wurde daraufhin an die Herstellerfirma zur Prüfung eingesandt. In einem ausführlichen Prüfbericht wurde mitgeteilt, daß eine Erklärung für die Einschlüsse nicht gegeben werden könne. Anmischfehler im Operationssaal seien wahrscheinlich.

In einigen Fällen haben wir die Zement-Knochen-Grenze und den darunter liegenden Knochen untersucht, hierbei fanden sich ausgeprägte Fremdkörperreaktionen mit zahlreichen Fremdkörperriesenzellen und vielen Makrophagen, die ein sehr lockeres Stroma aufwiesen und Granula enthielten.

Statistische Auswertung

In der Orthopädischen Klinik Hessisch Lichtenau wurden vom Oktober 1978 bis zum Dezember 1982 63 Schalenprothesen für das Hüftgelenk bei 56 Patienten implantiert.

Bei 56 Operationen wurde wegen seiner niedrigen Viskosität Nebacetin®-Sulfix®-6 benutzt. Nur bei 7 Operationen haben wir Refobacin®-Palacos®R verwendet. Im Frühjahr 1982 haben wir alle Patienten bis auf eine in der DDR wohnhafte Patientin nachuntersucht. Bis zu dem Zeitpunkt der Nachuntersuchung konnten 12 Prothesenlockerungen festgestellt werden. Es handelte sich ausschließlich um Implantationen, die mit Nebacetin®-Sulfix®-6 erfolgt waren. Bis zum 31.03.1984 wurden 3 weitere Lockerungen beobachtet. Bezogen auf die Zahl der lebenden Patienten entspricht dies einer Lockerungsrate von 28,8% bei einer Verweildauer von 11–63 Monaten bis zum Zeitpunkt der festgestellten Lockerung.

Von den im Jahre 1978 implantierten Prothesen lockerten sich 67% bis 1983. Von den Implantationen aus dem Jahre 1979 32% und von den Implantationen aus 1980 20% während 12% der 1981 implantierten Prothesen gelockert waren.

Tab. 1: Schalenprothesen (Stand 31.3.1984)

	Operation/Jahr	Refobacin®-Palacos®R	Nebacetin®-Sulfix®-6	Lockerungen bei Nebacetin®-Sulfix®-6
1978	9	2	7 (1 Unfalltod)	4 (67%)
1979	22	2	20 (1 tödliche Embolie bei 2. Operation)	6 (33%)
1980	21	–	21 (1 tödliche Embolie)	4 (20%)
1981	10	2	8	1 (12%)
1982	1	1	–	–
1983	–	–	–	–
	63	7	56	15 (28% bezogen auf die Lebenden)

Tab. 2: GT-Kniegelenkssystem (Stand 31.03.1984)

	Operation/ Jahr	Refobacin®-Palacos®R	Lockerung	Sulfix®-6	Lockerung	Nebacetin®-Sulfix®-6	Lockerung	Bonemite
1978	9	3	1	4	2	2	2	–
1979	11	10	1	–	–	1	–	–
1980	17	–	–	–	–	17	3	–
1981	7	1	–	–	–	4	1 Fistel	2
1982	8	5	–	–	–	–	–	3
1983	5	5	–	–	–	–	–	–
1984	2	2	–	–	–	–	–	–
	59	26	2	4	2	24	5	5

Die wenigen mit Refobacin®-Palacos®R vorgenommenen Implantationen zeigten bisher keine Lockerungen.

Das GT-Kniegelenkssystem wenden wir in unserer Klinik seit Oktober 1978 an. Es wurden bisher 59 derartige Operationen durchgeführt. Hiervon wurden 33 Operationen mit den niedrigviskösen Zementen Sulfix®-6 (4 Fälle), Nebacetin®-Sulfix®-6 (24 Fälle) und Bonemite (5 Fälle) vorgenommen. 26 Implantationen führten wir mit Refobacin®-Palacos®R durch.

Nach der Implantation mit Nebacetin®-Sulfix®-6 wurden 5 Lockerungen (20,8%) beobachtet und außerdem eine Fistelbildung, die nach mehrfacher Revision im Jahre 1981 bis heute saniert werden konnte.

Die Lockerungen wurden nach einer durchschnittlichen Verweildauer von 19,8 Monaten (2–39 Monate) diagnostiziert.

Von den 26 Operationen, die mit Refobacin®-Palacos®R vorgenommen worden waren, wurde bisher in 2 Fällen eine Lockerung beobachtet (7,7%) nach jeweils 37 Monaten.

Außerdem waren noch zwei Lockerungen nach einer Implantation mit Sulfix®-6 festzustellen, hier nach 27 bzw. 28 Monaten.

Die statistische Auswertung läßt uns annehmen, daß der verwendete nebacetinhaltige Knochenzement für die deutlich erhöhte Lockerungsquote bei den beiden beschriebenen Operationsverfahren verantwortlich ist. Wir glauben, daß alle anderen Faktoren, die sorgfältig geprüft wurden und die für eine erhöhte Lockerungsrate theoretisch verantwortlich sein könnten, auszuschließen waren.

Der verwendete nebacetinhaltige Knochenzement unterscheidet sich hinsichtlich seiner thermischen und mechanischen und schließlich auch seiner Verarbeitungseigenschaften nicht wesentlich von den anderen verwendeten Zementen. Wir glauben, daß dem Antibiotikazusatz besondere Beachtung geschenkt werden muß.

Nebacetin® (Neomycin und Bacitracin) sind in dem industriell hergestellten Zement in vergleichsweise hoher Dosierung (2,6 g Nebacetin® auf etwa 44 g Polymethylmetacrylat) enthalten. Refobacin®-Palacos®R enthält 0,5 g Gentamicin auf 40 g Polymethylmetacrylat und der Knochenzement AKZ® enthält 0,75 g Erythromycin und Colistin auf ebenfalls 40 g Polymethylmetacrylat.

Es ist uns bisher nicht möglich, darüber Aussagen zu machen, ob toxische Einwirkungen des Antibiotikums (Neomycin und Bacitracin) allein oder in Kombination mit dem Polymethylmetacrylat auf das Implantatlager vorliegen oder ob immunologische Reaktionen anzunehmen sind, wofür die Untersuchungen von Willert et al. zu sprechen scheinen.

Wenn auch der Zement Nebacetin®-Sulfix®-6 seit dem August 1981 aus dem Handel gezogen wurde, so scheint es doch wichtig, den aufgeworfenen Fragen nachzugehen, da zum einen weiterhin noch in einigen Kliniken Nebacetin® dem Polymethylmetacrylat-Knochenzement in unterschiedlichen Dosierungen beigemischt wird und weil zum anderen sich die Frage stellt, ob nicht zementbedingte Lockerungen auch in anderen Kliniken aufgetreten sind und nicht als solche erkannt wurden, sondern die Lockerungen anderen Faktoren, wie z.B. dem verwendeten Prothesenmodell, zugeordnet wurden und werden.

Literatur

Buck, S., Lee, A.J.C.: Med. orthop. Techn. *96,* 6, 1976.

Debrunner, H.U.: Arch. orthop. Unfall-Chir. *78,* 309, 1974.

Gartenmann, W.: Vortrag I. Internat. Kongr. üb. Prothesentechnik u. funktionelle Rehabilitation, Wien 1973.

Gartenmann, W.: In: Gschwend, N., Debrunner, H.U. (Hrsg.) Total Hip Prosthesis. Huber, Bern/Stuttgart/Wien 1976, S.121.

Head, W.C.: Wagner surface replacement arthroplasty of the hip. J. Bone Jt. Surg. *63-A,* 420, 1981.

Holz, U.: Erfahrungen mit dem alloplastischen Gelenkflächenersatz am Hüftgelenk. Zeitschr. f. Orthop. *118,* 681, 1980.

Hübner, L.: Persönliche Mitteilung.

Ungethüm, M., Hinterberger, J.: Die Normierung von Implantatwerkstoffen am Beispiel «Knochenzemente». Zeitschr. f. Orthopädie *116,* 303, 1978.

Einflüsse des Nebacetins® auf das Implantatlager

W. Gartenmann

Seit 1975 werden am Kreisspital Pfäffikon etwa 70 Endoprothesen inkl. Wechseloperationen im Jahr implantiert. Bis zum Frühjahr 1981 wurde dabei ausschließlich Nebacetinhaltiges Sulfix®-6A als antibiotikahaltiger Knochenzement verwendet. Bis Ende 1980 kam es zu keinen nennenswerten Komplikationen; die Infektions- und Frühlockerungsrate bewegte sich im Rahmen von je etwa 1%. Als Prothesenmodell wurde ausschließlich das Müller-Standardmodell - zu Beginn noch aus Protasul®-2, später aus Protasul®-10 - benutzt. Der Spitalaufenthalt unserer Patienten beträgt durchschnittlich 12 Tage. Es wird eine Teilentlastung an zwei Krückstöcken für mindestens 6 Wochen vorgeschrieben. Im Frühling 1981 vernahm ich, daß an zwei Kliniken, eine davon in Frankreich, die andere in Deutschland, Komplikationen aufgetreten seien, die evtl. auf den Knochenzement, bzw. auf das zugemischte Antibiotikum zurückzuführen seien. Ich konnte zusammen mit dem Operateur der französischen Klinik 10 Patienten nachuntersuchen und befragen und war an einer Austauschoperation dabei. Bei den untersuchten Fällen in Frankreich zeigten sich folgende klinische und röntgenologische Befunde:

die Patienten klagten bei Bewegungen über anhaltende Schmerzen im Oberschenkel, es bestand eine anhaltende und deutliche Erhöhung der Blutsenkungsgeschwindigkeit über sechs Wochen hinaus. Im Röntgenbild waren die bekannten Veränderungen der Knochenatrophie im Schaftbereich mit Spongiosierung der Kortikalis, Saumbildung um Prothesenschaft und periostale Reaktionen im Sinne einer Knochenneubildung im Schaftbereich ersichtlich.

In sechs Fällen mußten in Frankreich Reoperationen durchgeführt werden, in keinem Fall konnte eine Infektion festgestellt werden. Über histologische Untersuchungen berichtet Herr Prof. Willert in einem vorhergehenden Kapitel. Es wurde zusätzlich in Paris auch eine zytologische Untersuchung durchgeführt, es wurden an diesem Material keine Besonderheiten und keine spezielle zelluläre Reaktion festgestellt. Auffallend war allerdings die Anhäufung der Eosinophilen. Bei der Durchsicht konnte festgestellt werden, daß sowohl bei der Klinik in Deutschland, bei Herrn Prof. Dreyer, wie auch in Frankreich ein einziger Zusammenhang festzustellen war, daß nämlich in beiden Häusern anscheinend die Frühbelastung der Hüfttotalprothesen ab dem 1. oder 2. Tag postoperativ nicht verboten ist. Wir kennen auch von früher her schon das Problem der Frühlockerung und es bleibt neben den möglichen allergischen Faktoren doch auch das mechanische Problem nach wie vor zu diskutieren. Ein weiterer Faktor ist, daß man während 7 Jahren in über 15000 Fällen - soviele Doppelpackungen Nebacetinhaltigem Sulfix®-6 wurden allein in der Schweiz und in Frankreich verkauft - überhaupt keine Rückmeldungen über diese Komplikationen erhielt, sie tauchten erst 1981 auf. Es stellt sich daher die Frage, ob nicht im Fabrikationsprozeß evtl. etwas geändert worden ist. Bis heute wissen wir einfach nicht, welches das ursächliche Agens für diese Komplikationen ist.

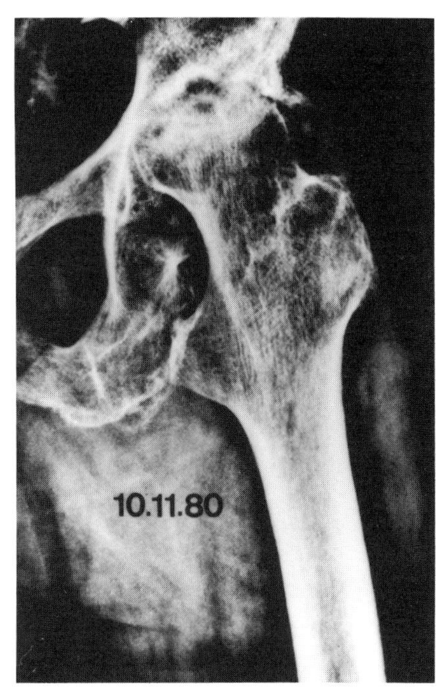

Abb. 1

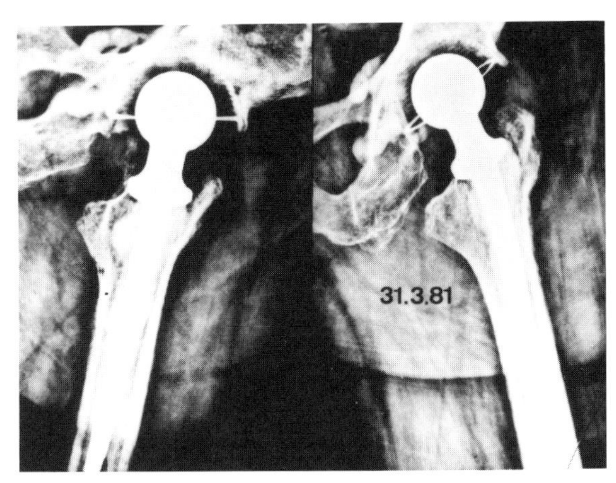

Abb. 2

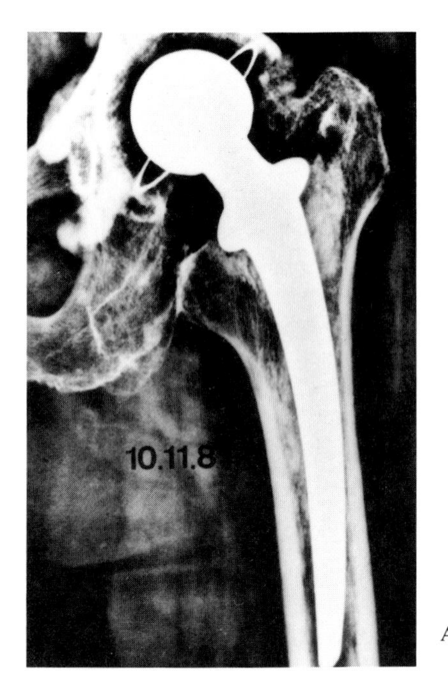

Abb. 3

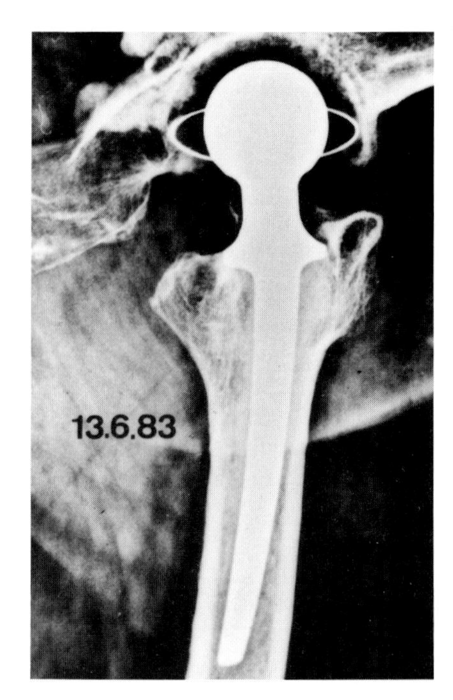

Abb. 4

Aus dem eigenen Krankengut soll ein Beispiel aufgezeigt werden.

Fallbeispiel (Abb. 1)

Bei einer 75jährigen Patientin erfolgte eine Implantation einer Hüfttotalendoprothese Typ Müller-Standard mit Sulfix®-6A im Januar 1981. Im weiteren Verlauf stellten sich eine Saumbildung in der Diaphyse sowie eine Auflockerung der Kortikalis - sichtbar in der a.p. und axialen Aufnahme (3 Monate postop.) - dar. Die Patientin durfte nun nicht belasten und erhielt Schmerzmittel, es wurden keine weiteren Maßnahmen ergriffen. Im Juni war bereits ein deutlicher Rückgang dieses Geschehens zu verzeichnen, im November 1981 wurde die Patientin beschwerdefrei und sie ist es auch heute noch. Ich habe zwei weitere Patienten, die gleiche Erscheinungen aufwiesen und durch lange Entlastung beschwerdefrei wurden.

Diskussion

BUCHHORN: Sie sprechen bei den beobachteten 10 Fällen in Frankreich nicht von Nebacetin®-Sulfix®-6 sondern von Sulfix®-6A. Ist das richtig? Wir wissen, daß ein Unterschied zwischen diesen beiden Produkten in der Menge des beigegebenen Antibiotikums besteht. Das Nebacitin®-Sulfix®-6 hat einen höheren Anteil Antibiotikum, nämlich 2,6 gegenüber 2 g beim Sulfix®-6A.

GARTENMANN: Das ist richtig, aber trotzdem haben wir die Veränderungen in Frankreich feststellen müssen.

BUCHHORN: Darf ich zu den von Ihnen gezeigten Röntgenbildern noch etwas fragen? Ich hatte den Eindruck, die Prothese sei zumindest um mm eingesunken, täuscht das oder können Sie das auch bestätigen?

GARTENMANN: Ich würde auch meinen, daß ein gewisses Einsenken und dadurch eingetretenes Verfestigen der Prothese eingetreten ist.

DREYER: Herr Gartenmann, es klang bei Ihnen an, daß möglicherweise die Frühbelastung daran schuld sei, daß wir eine derartige Häufung von Lockerungen vorfinden. Interessant ist doch aber, daß wir nicht nur Hüftendoprothesen, sondern auch Kniegelenksendoprothesen operiert haben. Weiterhin decken sich unsere Erfahrungen mit denen des Herrn Brinkmann und ich glaube nicht, daß die Patienten mit Kniealloarthroplastiken, die Herr Brinkmann behandelt - und von meiner Klinik weiß ich es sehr wohl - das Gelenk am 1. und 2. Tag etwa schon belasteten. Diese Fragestellung müßte hier also ausgeklammert werden.

GARTENMANN: Dieses ist nur ein Indiz, das ich als einzige Übereinstimmung fand. Dazu wäre noch zu sagen, daß auch Herr Brinkmann einen Unterschied gemacht hat zwischen seinen Knie- und Hüftprothesen. Dazu müßte man evtl. noch Herrn Brinkmann hören.

BRINKMANN: Bei den Hüftprothesen habe ich derartige Veränderungen nicht gesehen, während bei den Knieprothesen und vor allen Dingen bei den GT-Schlittenprothesen, die wenigstens vier Wochen, in der Regel aber sechs Wochen entlasteten, habe ich sehr regelmäßig Säume gesehen.

Orthopädisches Krankenhaus, Schloß Werneck (Ärztl. Direktor: Prof. Dr. med. L. HÜBNER), Traumatologische Abteilung (Ltd. Arzt: Dr. med. W. SEIWERT)

Nachuntersuchungsergebnisse 1979-1982 mit Nebacetin®-Sulfix®-6 implantierter Hüft- und Knieprothesen

W. SEIWERT

Ende 1981 wurde der lange Jahre bewährte Knochenzement Nebacetin®-Sulfix®-6 aus dem Handel gezogen. Als Grund wurden von der Herstellerfirma ungeklärte Knochenreaktionen, die nach Verwendung des Knochenzementes «Nebacetin®-Sulfix®-6» bei Hüft- und Kniegelenksendoprothetik aufgetreten waren, angeführt.

Wir selbst haben lange Jahre diesen Knochenzement verwendet, ohne daß uns nachteilige Folgen aufgefallen wären. Allerdings mußten auch wir im Jahre 1981 feststellen, daß ohne erklärbare Ursache in unserem Krankengut zunächst vom klinischen, später auch vom röntgenologischen Bild her, Verläufe auftraten, die wir uns nicht erklären konnten. An einen Zusammenhang mit dem verwendeten Knochenzement «Nebacetin®-Sulfix®-6» dachten wir damals nicht, da dieser zwar regelmäßig, aber nur bei bestimmter Indikation zur Anwendung kam.

Der jetzt von uns gewählte Überprüfungszeitraum mit Nebacetin®-Sulfix®-6 eingesetzter Endoprothesen von 1979–1982 ist willkürlich gewählt. Das Jahr 1982 wurde mit einbezogen, da wir auch nach Herausziehen des Nebacetin®-Sulfix®-6 aus dem Handel in einigen Fällen Sulfix®-6 verwendeten, welchem Nebacetin® beigemischt wurde. Dieses Vorgehen wurde uns zum damaligen Zeitpunkt als ungefährlich von Vertretern der Herstellerfirma empfohlen.

Von 1979–1982 wurden insgesamt 94 Hüft- und Knieprothesen unter Verwendung von Nebacetin®-Sulfix®-6 bzw. Sulfix®-6 mit Beimischung von Nebacetin® durchgeführt. Hierbei handelte es sich um 46 erstimplantierte Hüftprothesen, 29 Hüft-Austauschprothesen (Tab. 1) und 19 Knieprothesen (Tab. 2).

Tab. 1: Hüftprothesen (Nebacetin®-Sulfix®-6), 1979–1982.

	Erstimplantation	Austausch-Operation
1979	14	10
1980	13	9
1981	13	6
1982	6	4
Gesamt	46	29

Tab. 2: Knieprothesen (Nebacetin®-Sulfix®-6), 1979–1982.

1979	10
1980	3
1981	5
1982	1
Gesamt	19

Diese Zahl beinhaltet 17 Fälle, in denen Nebacetin® dem Sulfix®-6 beigemischt wurde.

Eine Eingrenzung der nachkontrollierten Patientenzahl erfolgte insofern, daß in die Auswertung folgende Fälle nicht mit einbezogen wurden:

1. Fälle, in denen Nebacetin®-Sulfix®-6 bei Austausch-Operationen zum Einsatz kam.
2. Patienten mit bakteriellen Hüftgelenkserkrankungen.
3. Tumorpatienten.
4. Patienten, bei denen Voroperationen am entsprechenden Gelenk durchgeführt worden waren.
5. Patienten, von denen keine ambulanten Unterlagen über Nachuntersuchungen vorliegen.

Hierdurch reduzierte sich die Zahl der nachuntersuchten Hüftprothesen auf 37, die der Knieprothesen auf 16 (Tab. 3). Der Nachuntersuchungszeitraum schwankte zwischen 3 Monaten und 4 Jahren, im Mittel etwa 13 Monate bei Hüftprothesen und etwa 22 Monate bei Knieprothesen. Nachuntersucht wurde sowohl im Hinblick auf klinische Beschwerden, als auch im Hinblick auf röntgen-morphologische Veränderungen.

Tab. 3: Nachkontrolle (Nebacetin®-Sulfix®-6), 1979–1982.

	Hüftprothesen	Knieprothesen
1979	12	9
1980	11	2
1981	10	4
1982	4	1
Gesamt	37	16

Hierbei konnte bezüglich der Hüftprothesen folgendes festgestellt werden (Tab. 4):

Tab. 4: Nachuntersuchung Hüftprothesen (Nebacetin®-Sulfix®-6), Einzelergebnisse.

	1979 n = 12	1980 n = 11	1981 n = 10	1982 n = 4
Lockerungen (einschließlich Verdacht)	∅	2	2	1
Röntgenologisch periostale Reaktion	1	1	3	2
Gesamt	1	3	5	3
Austausch-Operationen	∅	1	2	1

Aus dem Jahre 1979 ließ sich nur 1 Fall mit einer periostalen Reaktion im Röntgenbild eruieren, der klinisch beschwerdefrei war.

Aus dem Jahre 1980 fanden sich 2 Lockerungen und 1 Patient mit periostaler Reaktion, klinisch ebenfalls beschwerdefrei. Eine Austausch-Operation wurde bisher durchgeführt, eine steht noch an.

Im Jahre 1981 kommt es dann bei einer Zahl von 10 Nachuntersuchten in 2 Fällen zu Lockerungen und in 3 Fällen zu periostalen Reaktionen mit klinisch gleichartigem Beschwerde-Bild. Bisher wurden 2 Austausch-Operationen notwendig.

Aus dem Jahre 1982, in dem Sulfix®-6 mit Nebacetin®-Beimischung verwandt wurde, resultieren 1 Lockerungsfall und 2 Fälle mit periostaler Reaktion im Röntgen-Bild; eine Austausch-Operation ist bisher erfolgt.

Bei den Knieprothesen bietet sich ein ähnliches Bild (Tab. 5):

Tab. 5: Nachuntersuchung Knieprothesen (Nebacetin®-Sulfix®-6), Einzelergebnisse.

	1979 n = 9	1980 n = 2	1981 n = 4	1982 n = 1
Lockerungen (einschließlich Verdacht)	∅	1 (traumatisch)	4	∅
Röntgenologisch periostale Reaktion	∅	∅	∅	∅
Gesamt	∅	1	4	∅
Austausch-Operationen	∅	1	2	∅

Hier sind 1979 und 1980 Lockerungen bzw. röntgenologisch sichtbare Reaktionen nicht festzustellen. Der eine in die Nachuntersuchung einbezogene Austausch muß als Traumafolge angesehen werden.

Im Jahre 1981 kommt es dann bei 4 implantierten Kniegelenken zu 4 Lockerungen auf dem Boden schwerster Knochenzerstörungen mit 2 pathologischen Frakturen, wobei bisher 2 Austausch-Operationen mit Spezial-Prothesen notwendig wurden. Eine Austausch-Operation steht noch an, 1 Patient wurde mit Schienen-Hülsenapparat versorgt.

Faßt man die Zahl der unter Verwendung von Nebacetin®-Sulfix®-6 mit Knie- und Hüftprothesen versorgten Patienten zusammen, so läßt sich für 1981 vom klinischen und röntgenologischen Befund her eine Komplikationsrate von 65%, für 1982 von 60% feststellen (Tab. 6).

Tab. 6: Lockerungen und Röntgenreaktionen, 1979–1983 in %.

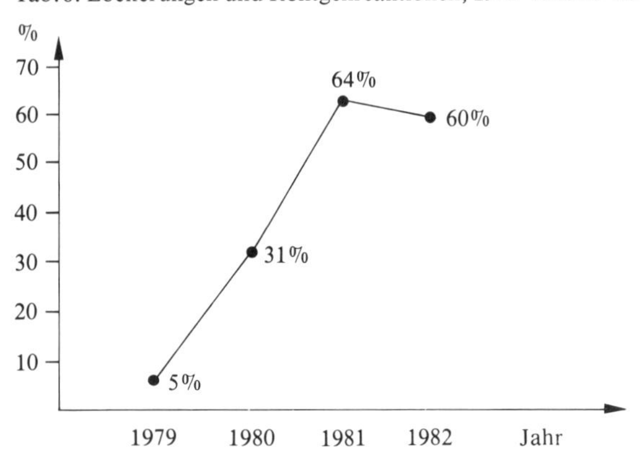

Auf die klinische Symptomatik bei Lockerungen bzw. bei lockerungsverdächtigen Fällen aus dem Jahre 1981 und 1982 möchte ich nur kurz eingehen, da diese in den vorangegangenen Beiträgen ausführlich dargestellt wurde.

Auffallend ist das fehlende oder nur kurze beschwerdefreie Intervall nach Implantation der Endoprothese. Hierbei handelt es sich in der Mehrzahl der Fälle um starke belastungsabhängige Beschwerden bzw. um eine Belastungsinsuffizienz der betroffenen Gliedmaße. In den Fällen, in denen eine Austausch-Operation notwendig wurde, wurden präoperativ sämtliche Entzündungsparameter bestimmt. Die BKS war allenfalls mittelgradig erhöht. Das Blutbild war in allen Fällen ohne pathologische Veränderung. Die Bestimmung der Anti-Titer gegen Streptokokken, Staphylokokken und Coli war stets negativ. In der histologischen Beurteilung der eingesandten Operations-Präparate wurde in allen Fällen eine Fremdkörperreaktion sowie eine unspezifische Entzündung beschrieben. In keinem Fall konnte eine Osteomyelitis diagnostiziert werden.

Das röntgenologische Bild zeigt zwei Varianten:

Im einen Falle kommt es lediglich zu einer streifigen Strukturveränderung der Kortikalis im Sinne einer lokalen Osteoporose, ohne daß periostale Reaktionen oder auch eindeutige Saumbildungen zwischen Knochen und Zement nachweisbar wären.

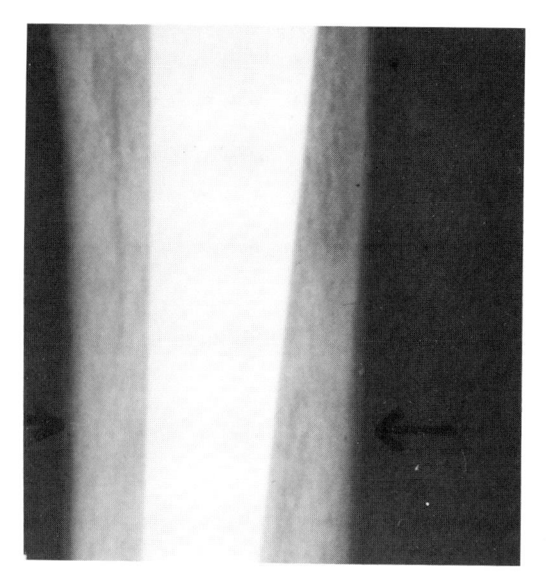

Abb.1: Pat. B.f., Detailaufnahme 6 Monate p.o.

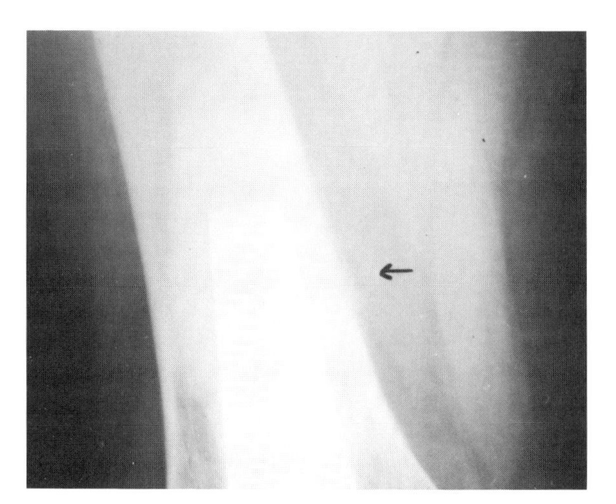

Abb.2: Pat.W.M., Detailaufnahme rechter Oberschenkelschaft, 8 Monate p.o.

Dennoch wurde auch in diesen Fällen autoptisch bei Nachoperation eine Lockerung des Zementköchers im Femurschaft gefunden.

Im anderen Falle werden mehr oder weniger ausgeprägte periostale Säume an der Kortikalis sichtbar (Abb.1), die aber auch bis zum völligen Knochenumbau (Abb.2 und 3) und zur pathologischen Fraktur führten.

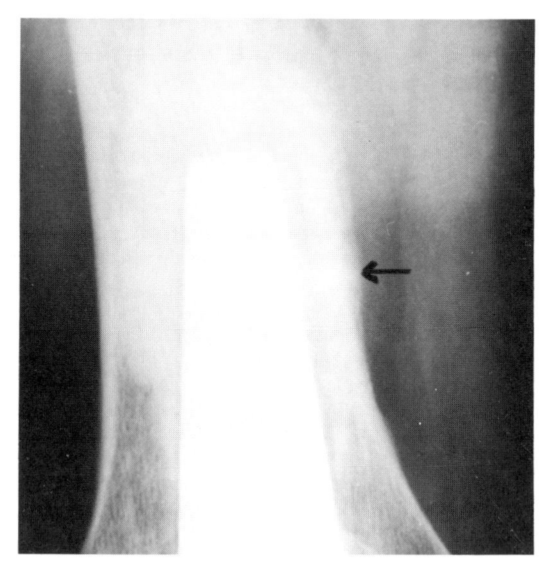

Abb.3: Pat.W.M., 9 Monate p.o.

Folgendes ist festzustellen:

Unsere Nachuntersuchungen haben für das Jahr 1981 und 1982 bei Verwendung von Nebacetin®-Sulfix®-6 eine signifikant höhere Komplikationsrate in der Hüft- und Knieendoprothetik ergeben. Dies gilt für die Verwendung des firmenseitig gelieferten Nebacetin®-Sulfix®-6 als auch für Sulfix®-6, dem Nebacetin® beigemischt wurde. In allen Fällen dieser zementinduzierten Beschwerden war das klinische Bild beinahe gleichartig. Vom röntgenologischen Bild her ließen sich zwei Varianten unterscheiden.

Die Lockerungsrate lag signifikant über der der Vorjahre, wobei septische Lockerungen ausgeschlossen werden konnten. Die in den histologischen Befunden aufgeführten entzündlichen Reaktionen sind wahrscheinlich als allergisch bedingt einzustufen. Selbst wenn es, wie die Herstellerfirma mitteilt, trotz Einschaltung vieler Fachleute und Laboratorien noch nicht gelungen ist, die erwünschte Aufklärung über die Ursache der beschriebenen Reaktionen zu erhalten, muß u.E. ein Zusammenhang der klinisch und röntgenologisch nachweisbaren Komplikationen mit der Verwendung von Nebacetin®-Sulfix®-6 als gegeben angesehen werden.

Diskussion

BAUER: Ich gehöre der Med.-Wiss. Abt. der Fa. Byk Gulden Pharmazeutika, Konstanz an, die das hier besprochene Präparat Nebacetin®-Sulfix®-6 in der BRD bis zu dem von uns veranlaßten Lieferstop vertrieben hat.

Mit Ihnen bin ich über die Diskussionsbeiträge, die wir gehört haben, betroffen.

Erstens sieht auch die Pharmazeutische Industrie hinter jedem Fall immer ein menschliches Schicksal, zum anderen aber war uns bisher lediglich der von Herrn Prof. Dreyer geschilderte Fall in Bremen bekannt – nicht auch die in dieser Sitzung vorgestellten Mißerfolge. Das finden wir bedauerlich.

Im Fall von Herrn Prof. Dreyer hat unsere Firma umgehend reagiert: Ein Mitarbeiter unseres Hauses ist zusammen mit Herrn Dr. Semlitsch von Fa. Sulzer AG zunächst zu Herrn Prof. Willert und zusammen mit diesem nach Bremen gefahren. Aus diesem Treffen resultiert die teilweise in Kurzform von Herrn Prof. Willert vorgetragene Schadensanalyse. Sie ist im gemeinsamen Auftrag entstanden.

Wir haben uns auf die «Problem-Charge» von Herrn Prof. Dreyer konzentriert; diese Charge war leicht zu verfolgen, da Byk Gulden vorher fast ein Vierteljahr Nebacetin®-Sulfix®-6 nicht liefern konnte. Diese Charge enthielt 922 OP und wurde praktisch völlig ausgeliefert. Aufgrund unserer *Mitteilung über Nebacetin®-Sulfix®-6* erhielten wir 305 OP zurück, so daß wir davon ausgehen können, daß 617 OP verbraucht worden sind.

Mit den Rückstellmustern und mit den Retouren wurden an vielen externen und internen Laboratorien intensive Untersuchungen angestellt. Ergebnis: Keine Abweichung von den eng gesetzten Normen.

Im August 1981 besuchte ich 8 Kliniken, die besonders viel Nebacetin®-Sulfix®-6 bezogen hatten und sprach mit den Orthopäd. Chefärzten nach Anmeldung und Nennung unseres Problems. Ich legte dazu eine entsprechende Röntgenaufnahme vor. Nach unseren Unterlagen waren von diesen 8 Kliniken 243 OP verwendet worden.

Es wurde mir in *keiner* Klinik ein entsprechender Fall genannt.

In der gesamten Folgezeit erhielten wir keine einzige Nachricht von Nebenwirkungen unseres Nebacetin®-Sulfix®-6.

Am 22.2.1984 haben wir eine Briefaktion gestartet, und um Rückmeldung von möglichen intra- und postoperativen Problemen gebeten. Bis heute liegen uns Mitteilungen von 182 in der Zeit vom 1.3.1981 bis 31.8.1981 durchgeführten Operationen vor. Genannt wurden 3 postoperative Mißerfolge. Allerdings lagen nach der Mitteilung des behandelnden Arztes *2 Operationsmißerfolge vor* der oben genannten Zeit. In einem Fall ist nach Mitteilung der Röntgenbefund unauffällig; es liegt jedoch Schmerz vor.

Die Aufklärung der für uns nach wie vor rätselhaften Knochenreaktionen ist für uns von äußerster Wichtigkeit. Wir möchten Sie dabei um Hilfe bitten. Es ist dies unsere Aufgabe, die wir sehr ernst nehmen: Wir möchten Ihnen als Orthopäden das bestmögliche Pharmakon anbieten zur Behandlung und Heilung Ihrer Patienten.

Diskussionsredner: Dr.rer.nat. Wolfgang Bauer, Fa. Byk Gulden Pharmazeutika, D-7750 Konstanz.

V. Klinisches Langzeitverhalten des Knochenzementes

Klinik Wilhelm Schulthess, Zürich

Sind Langzeitergebnisse zementierter Hüftgelenksprothesen wirklich so schlecht?

A. Kentsch, N. Gschwend

Der totalprothetische Hüftgelenksersatz gehört immer noch zu den zentralsten Themen der aktuellen Orthopädie. Er ist sozusagen zum Symbol des Fortschritts geworden und hat die Orthopädie unter allen klinischen Fächern zu einer der ersten Garanten des Machbaren gemacht.

Gemäß dem französischen Sprichwort «Das Beste ist der Feind des Guten» bemühen wir uns Unvollkommenes zu verbessern und voraussehbar zu machen, was noch im Dunkeln steht.

Dabei geraten persönliches Prestige-Denken und Wissenschaft immer wieder miteinander in Konflikt und nicht selten wird Veränderung bereits als Fortschritt verbucht, obwohl letztlich nur die Zeit als unerbittlicher Richter ein gültiges Urteil abgeben kann.

Ich glaube, jeder kann in seinem eigenen Krankengut Beweise dafür finden.

Wir jedenfalls brauchen nicht lange zu suchen!

Vielleicht etwas vorschnell wurde 1968 von einer bewährten Prothese, die der von Charnley sehr ähnlich war auf eine andere gewechselt, die sich für manchen Patienten durch vorzeitige Lockerung und Prothesenbruch als schädlich erwies.

Aus solchen Fehlern lernt man und wir hoffen, daß das, was wir heute als echten Fortschritt vorgestellt bekommen, tatsächlich ein Schritt vorwärts ist.

Dies sollte uns jedoch nicht daran hindern, skeptisch gegenüber allen Dogmen zu bleiben.

In der Vergangenheit haben wir den Sturz vieler Dogmen miterlebt, Dogmen die mit dem Einsatz des größtmöglichen persönlichen Prestiges verkündet wurden und die fielen, weil man diesen oder jenen Faktor nicht in Rechnung gestellt hatte, der erst mit der Zeit in Erscheinung trat.

Angesichts dessen müssen wir diejenigen enttäuschen, die vom Titel des Vortrages her erwarten, wir könnten ihnen sagen, ob zementlose Prothesen besser sind als die konventionellen Methoden und welche Prothese in welchem Alter und bei welcher Form der Destruktion zu verwenden sei.

Die Absicht ist lediglich, unsere Erfahrungen die wir mit verschiedenen Methoden gemacht haben darzustellen und eine Standortbestimmung vorzunehmen.

Zwischen den Jahren 1965–1981 wurden in der Klinik Wilhelm Schulthess 2174 Totalprothesen eingesetzt und 230 Prothesenwechsel vorgenommen, was einer Rate von 10,6% entspricht. 7 Jahre nach Erstoperation mußte der erste Prothesenwechsel vorgenommen werden, was genau den Resultaten aus Bern entspricht, wo Müller ebenfalls nach 7 Jahren die erste Wechseloperation hatte. Die Anzahl von Erst- und Wechseloperationen hat in beiden Kliniken seither in etwa linear parallel zugenommen. Dies steht in einem gewissen Gegensatz zu Morscher, der eher eine exponentielle Zunahme der Austauschoperationen erwartet.

Obwohl die operative Behandlung der chronischen Polyarthritis zu den Schwerpunkten unserer Klinik gehört, bleibt die Zahl der implantierten Hüftprothesen bei rheumatoider Arthritis deutlich unter der 10%-Grenze. Dies, weil die Hüfte eben nicht zu den vorrangigsten Prädilektionsstellen im Befallsmuster der chronischen Polyarthritis zählt. Äußerst interessant ist dabei, daß die Anzahl der Austauschoperationen bei pcP mit 7,7% unter den 8,4% Wechseloperationen bei Arthrose liegt. Den Grund dafür sehen wir in der intensiven polyartikulären Schmerzsymptomatik, welche verhindert, daß etwaige Hüftschmerzen nach Prothesenimplantation imperativen Charakter erhalten. Ferner ist die allgemeine Mobilität zumeist dermaßen verringert, daß es eben nicht zu einer exzessiven Belastung der operierten Hüfte kommt, was sich natürlich auf die Dauerhaftigkeit günstig auswirkt.

Die Langzeitergebnisse wurden im Oktober 1983 anhand einer persönlichen Statistik überprüft. Es wurden 450 Fälle nachkontrolliert, die zwischen 1965–1975 *ausschließlich* von Gschwend operiert worden sind. Bei den verwendeten Prothesentypen handelt es sich um:

1. Setzholzprothese MEM,
2. Gebogenes Modell MEM,
3. HDP-Pfanne,
4. Polyester-Pfanne.

Die Prothesen wurden bestmöglich nach der von MÜLLER angegebenen Technik implantiert.

Die Beobachtungszeit reichte von 8–18 Jahren. Im Durchschnitt waren es 12 Jahre. 40,2% der Patienten waren bereits verstorben.

Den verbleibenden 261 Patienten waren 354 Hüftgelenke eingesetzt worden. Es sind also 35% doppelseitig operiert worden. Knapp 89% hatten eine degenerative Coxarthrose und in 11% handelte es sich um eine polyarthritische Destruktion. Die Patienten mit degenerativer Coxarthrose waren im Schnitt 62 Jahre und diejenigen mit Polyarthritis durchschnittlich 46 Jahre alt.

Es wurden an 11% aller Patienten dieses Kollektivs Austauschoperationen durchgeführt.

Die Auswertung erfolgte mittels eines Fragebogens, der den Patienten zugeschickt wurde, damit sie ohne Beeinflussung durch die Anwesenheit des Arztes ihr Urteil abgeben konnten.

Dieser Fragebogen wurde von 97% der Patienten beantwortet und zurückgeschickt, was für derartige Studien einen außergewöhnlichen Prozentsatz darstellt.

Bei der persönlichen Beurteilung waren 96,2% mit dem Langzeitresultat zufrieden. 82% verspürten keinen oder nur einen leichten gelegentlichen Schmerz. Die Beweglichkeit wurde von 60% als gut und von knapp 22% als ausreichend bezeichnet. 83% benutzten keinen oder nur 1 Stock als Gehhilfe, was vor dem Hintergrund des inzwischen erheblich fortgeschrittenen Lebensalters noch zusätzlich an Bedeutung gewinnt.

Betrachten wir diese Spätergebnisse und berücksichtigen wir, daß der größte Teil der Fehlschläge in direktem Zusammenhang steht mit einem ungünstigen Design des Femurprothesenschaftes oder einem Werkstoff wie Polyester, der zu stärkeren Fremdkörperreaktionen führte und daß die Zementiertechnik in mancherlei Hinsicht zu wünschen übrig ließ, so ist man erstaunt über den sehr hohen Anteil der zufriedenen Patienten. Auch ist der Prozentsatz der Wechseloperationen nicht unbedingt alarmierend, wenn wir auch mit Sicherheit annehmen können, daß eine nicht unbedeutende weitere Anzahl von Prothesen *objektive* Zeichen einer beginnenden oder ausgebildeten Lockerung aufweisen, bei denen die Patienten ihren Zustand heute aber noch als zu gut betrachten, um eine Operation in Erwägung zu ziehen.

Ohne uns zahlenmäßig fixieren zu wollen, scheinen die Aussichten für eine wesentliche Verbesserung der Langzeitergebnisse mit Geradschaftsprothesen aus druckfestem Protasul®-10 oder Titan, der neuen Werkstoffkombination Keramik-HDP und der neuen Zementiertechnik so günstig, daß jede Methode die auf Zement verzichtet, sehr hohe Ansprüche befriedigen muß. Wenn Autoren von zementfreien Prothesen erklären, die Überlegenheit ihrer Methode gründe sich auf die Verwendbarkeit bei jüngeren Patienten und die leichteren Rückzugsmöglichkeiten im Falle eines Fehlschlags, so ist dem entgegenzuhalten, daß ein leichter Rückzug – das gilt ja ebenso für die Schalenprothesen – dann nie günstiger ist, wenn er viel früher angetreten werden muß! Auch wird dabei gern vergessen, daß der resistente junge Knochen natürlich bessere Dauerergebnisse erwarten läßt.

Eine wesentliche Voraussetzung für eine möglichst sichere vergleichende prospektive Bewertung von zementierten und unzementierten Prothesen schien uns nur die bestmögliche Homogenisierung des Krankengutes zu sein. Wir haben deshalb in den letzten Jahren vier parallele Serien von verschiedenen Implantaten bzw. deren Kombinationen gestartet.

Hierbei wurden von verschiedenen Operateuren in alternierender Reihenfolge zementierte und nicht-zementierte Komponenten miteinander kombiniert sowie völlig zementfreie Prothesen eingesetzt.

So können zementierte MÜLLER-Pfannen mit nicht-zementierten ENDLER-Pfannen (in wenigen Fällen auch die nicht-zementierte SCHWÄGERL-Pfanne) auf der einen Seite und die zementierte WEBER-Geradschaftsprothese bzw. der nicht-zementierte ZWEYMÜLLER-Schaft (beide mit Keramik-Kopf) auf der andern Seite miteinander verglichen werden.

Die kontinuierliche Auswertung erfolgt anhand von standardisierten Kontrollschemen im Rahmen einer multizentrischen Studie.

Das Alter der Patienten lag zum Zeitpunkt der Operation zwischen 18 und 82 Jahren, durchschnittlich waren es 62 Jahre. Der Beobachtungszeitraum schwankte zwischen 6 Monaten bis zu 2 Jahren, durchschnittlich waren es 15 Monate.

Es sollen im folgenden zwei Gruppen miteinander verglichen werden:

Die Kombination ENDLER-Pfanne mit zementiertem Geradschaft bildet die Gruppe A

und

die Kombination ENDLER-Pfanne mit zementlosem ZWEYMÜLLER-Schaft bildet die Gruppe B.

In Gruppe A gelangten 73 Hüften und in Gruppe B 97 Hüften zur Auswertung.

Schmerz:

Schmerz	Gruppe A, n = 73		Gruppe B, n = 97	
0	67	98,6%	80	91,8%
leicht	5		9	
mäßig	1		6	
stark	0		2	

Die Patienten in Gruppe B mit einer symptomatischen Hüfte berichten in regelmäßiger Gleichförmigkeit über ziehende diffuse Spannungsbeschwerden bzw. Schmerzen im Femurbereich, welche mit ansteigender Belastung intensiver werden.

Bedenkt man, daß Gehfähigkeit und die Verwendung von Gehhilfen in direktem Zusammenhang mit den Beschwerden stehen, so muß der nachfolgende Vergleich beider Gruppen ebenfalls etwas nachdenklich stimmen.

Gehfähigkeit	Gruppe A, n = 73		Gruppe B, n = 97	
unbegrenzt	52	91,8%	62	86,6%
1 km	15		22	
>100 m	5		13	
<100 m	1		0	

Stockhilfe	Gruppe A, n = 73		Gruppe B, n = 97	
0	63	97,3%	70	95,9%
1 Stock	8		25	
2 Stöcke	2		4	

Keine signifikanten Unterschiede gab es beim erreichten Bewegungsausmaß zu verzeichnen. Dieser war bei 90% der Patienten in beiden Gruppen so gut, daß sie beim Strümpfeanziehen keine Schwierigkeiten hatten.

Austausch-Operationen

In der Zwischenzeit wurden zwei zementlose Prothesenschäfte wegen starker Schmerzen gegen zementierte Prothesen ausgetauscht. Eine Patientin ist für den Eingriff vorgemerkt und eine weitere ist noch unentschlossen.

Dies entspricht in etwa der Rate von Reinterventionen über die auch Autoren anderer zementfreier Prothesenschäfte berichten.

Komplikationen

Bei zwei Patienten mit ENDLER-Pfanne kam es zu Femoralisparesen, wobei sich eine vollständig zurückgebildet hat und der Verlauf der zweiten noch abzuwarten bleibt.

Nach Implantation eines ZWEYMÜLLER-Schaftes kam es zu einer fraglich residuellen Fibularisparese als Ausdruck einer Ischiadicus-Schädigung sowie zu zwei proximalen Femurfrakturen, die nach Plattenosteosynthese problemlos konsolidierten.

Es ist nun sicherlich noch zu früh, um vergleichende Schlußfolgerungen zu ziehen.

Es steht aber fest, daß die bisherigen Ergebnisse auf der zementfreien Pfannenseite außergewöhnlich gut sind. Dies ist nicht gleich eindeutig auf der Femurseite, wo Patienten, die auf der einen Seite eine symptomlose zementierte Geradschaftprothese und auf der andern Seite eine zementlose ZWEYMÜLLER-Prothese haben und hier über länger dauernde und unter Umständen erst nach 1 Jahr oder mehr ganz ausklingende Beschwerden im Bereich des Oberschenkels klagen. Ist es die doch nicht ganz so gute primäre Stabilität? Sind es unphysiologische Druckverhältnisse oder die Umbauvorgänge mit Verdichtung der Kortikalis im Schaftbereich die erst nach 1–2 Jahren zum Abschluß kommt? Ist es im einen oder anderen Fall die möglicherweise technisch nicht absolut perfekte Implantation des Schaftes?

Dies sind Fragen, auf die auch wir vorläufig keine Antwort wissen. Wir glauben jedoch sagen zu können, daß die zementierte Hüfttotalprothese bei optimaler aktueller Implantationstechnik sowohl in ihren Früh- als auch in ihren Langzeitergebnissen von der zementfreien Prothese im Femurbereich nur schwer zu schlagen sein wird.

Diskussion

MITTELMEIER: Es ist sicher so, daß wir zum heutigen Zeitpunkt die verschiedenen Systeme noch nicht gut vergleichen können, weil die zementierbare Technik gegenüber der neuen Generation zementfreier Prothesen älter ist und sich deswegen natürlich auch auf längere Ergebnisse berufen kann. Auf der anderen Seite ist es so, daß wir heute doch schon sehr umfangreiche Statistiken haben über die zementierbare Ära; ich erinnere hier an die multizentrische Studie von Griss et al. der ersten zehn Jahre, in der vorwiegend oder fast ausschließlich einzementierte Prothesen erfaßt wurden, und ich glaube, es gibt keine solidere Statistik als diese. Dort ist festgestellt worden, daß wir doch 30% Totalfehler hatten, die revisionsbedürftig waren. Darunter waren noch sehr viele Infektionen, 4,6%, das hat sich inzwischen gebessert. Dann waren darunter auch 6% sehr schwere Ossifikationen; aber die aseptischen Lockerungsquoten lagen bei 19,6%. In der Anfangszeit der zementfreien Prothese hatten wir sicherlich auch sehr viel Probleme. Ich hatte mit dem Stieltyp I 20% Lockerungen. Wir hatten nach 7 Jahren mit dem Stieltyp II nur 4,8% Lockerungen, bei der Pfanne 0,9% und jetzt nach neun Jahren haben wir bei der Pfanne 0,8% und beim Stiel ist der Betrag auf 3,2% gesunken. Es ist sicher so, daß wir mit der zementfreien Prothese keine 100%ige Primär-Stabilisierung schaffen können, wie sie der Zement macht. Die Frage ist nur die Langzeit. Die Zeiträume, die hier genannt worden sind, sind eigentlich immer noch mittelfristige Zeiten. Wir haben eben auch Patienten im Alter von 13, 16 und 20 Jahren mit stark zerstörten Hüften und da erhebt sich die Frage, was können wir ihnen guten Gewissens anbieten mit der Aussicht, daß es vielleicht lebenslang hält. In England gibt es eine sehr gute Studie von Dobbs über zementierte Totalendoprothesen welche prospektiv die 50%-Verlustquote bei 34 Jahren ansetzt und ich kann mir vorstellen, daß wir mit zementfreien Schraubpfannen und möglicherweise noch verbesserten mikrostrukturierten Stielen deutlich bessere Langzeit-Ergebnisse bekommen.

GRISS: Wir haben in unserer Studie erarbeitet, daß ungefähr 2,5% der implantierten Prothesen pro Jahr wieder herausfallen und diese Betrachtung geht bis zu 10 Jahren wobei anzunehmen ist, daß es nach diesen 10 Jahren noch etwas ansteigt.

KENTSCH: Es ist immer schwer, Äpfel mit Birnen zu vergleichen und so entsprechend eine Nachuntersuchung mit einer prospektiven Studie. Der Sinn dieses Vortrages war es, eine Standortbestimmung vorzunehmen und festzustellen, über welche Möglichkeiten wir verfügen. Wir haben die Möglichkeit der verbesserten Zementiertechnik und die Resultate kurz oder mittelfristig gesehen sind gut. Wovor wir warnen möchten ist, daß Abteilungen, die sich auf zementfreie Systeme umstellen, mit einer gewissen Euphorie jedem Patienten eine zementfreie Prothese implantieren, ohne sich auf die guten Möglichkeiten der zementierten Prothesen zu besinnen. Es ist z. B. nicht sinnvoll, einer 75jährigen Polyarthritikerin eine zementfreie Prothese einzusetzen.

ENGELBRECHT: Unsere Nachuntersuchungen über einen Zeitraum von 9 bis 16 Jahren basiert auf der Methode der Überlebens-/Datenanalyse und ich möchte vorschlagen, daß alle Nachuntersuchungen nach dieser Methode durchgeführt werden, da dadurch wesentlich bessere Vergleichsmöglichkeiten zu erwarten sind. Es läßt sich heute nach einem Jahrzehnt eine Ausfallrate dokumentieren, die zwischen 5% und 10% liegt. Der Jahrgang 1971 liegt deutlich unter 10%.

GRISS: In unserer multizentrischen Studie waren etwa 1000 Prothesen der Endoklinik dabei.

Das Langzeitverhalten von Knochenzement in vivo

U. Maronna

Einleitung

Wird in der Knochenchirurgie - bei Endoprothetik und Tumorchirurgie - rasch eine ausreichende initiale Stabilität gefordert, kommt Knochenzement zur Anwendung. Die längste und größte Erfahrung mit diesem Material haben wir mit der Verankerung von Endoprothesen. Aber auch als Stabilisator frakturierter oder von einer Fraktur bedrohter Knochen spielt er in der Tumorchirurgie bei der Verbundosteosynthese eine Rolle. Anwendung findet der Zement als temporärer Platzhalter auch in der Behandlung semimaligner Tumoren.

1. Endoprothetik

Nur wenn eine Endoprothese stabil in den Knochen eingebaut ist, bleibt sie dauerhaft verankert. Dabei spielt die Prothesenform eine Rolle, aber auch die möglichst formschlüssige Implantation derselben in den Knochen. Bei der Verwendung von Knochenzement ist die exakte Einbettung theoretisch immer möglich. Über den Zement gelingt eine großflächige Verzahnung im Implantatlager. Der Zement ist dabei der Kraftträger zwischen Metall bzw. Polyäthylen und Knochen. Liegt im Schaftbereich die Prothese unmittelbar dem Knochen an, so kann die Kraftüberleitung durch direkten Metall-Knochenkontakt erfolgen. Bei der geschwungenen Standardprothese erreicht man den engen Kontakt immer in einer engen Markhöhle. Der Verlauf hat gezeigt, daß solche Schäfte besonders lange stabil verankert bleiben (Abb. 1).

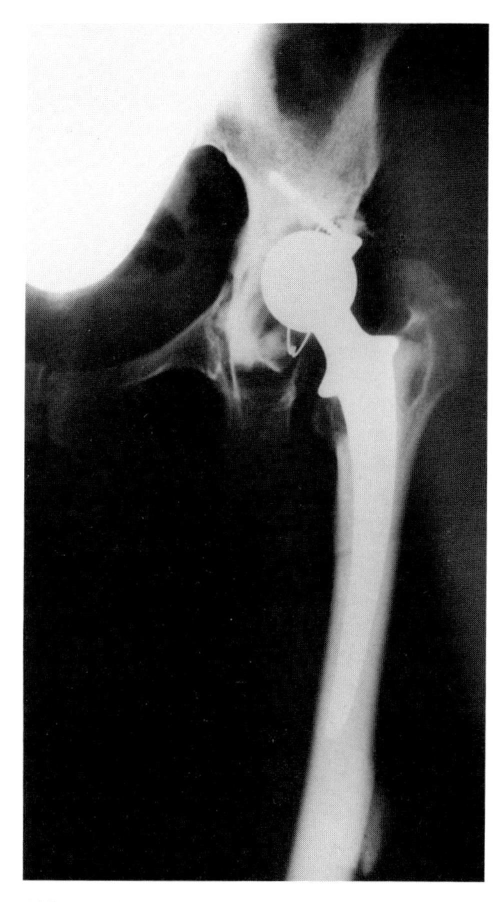

Abb. 1: Stabiler Prothesensitz in enger Femurmarkhöhle 11 Jahre nach Implantation.

Bei weiten Femurmarkhöhlen ist eine gute primäre Stabilität nur zu erreichen durch eine völlige Ummantelung des Stieles mit Knochenzement, der über die Prothesenspitze hinausreichen muß. Dabei ist wichtig, daß der Zement fest in die spongiösen Räume eingepreßt wird, um eine großflächige Verzahnung zu erreichen (Charnley). Luft-, Blut- oder Flüssigkeitsbeimengungen sowie beim portionsweisen Einfüllen des Zementes entstehende Spalten stören die Homogenität des Zementes und beeinträchtigen seine mechanische Festigkeit. Auch sind Füllücken zwischen Zement und Knochen immer Zonen mangelhafter Stabilität.

Eine Schichtdicke des Zementes von 3 mm wird als die günstigste angesehen (Kwak et al.). Dünnere Schichten sind weniger gut elastisch verformbar und zerrütten aufgrund der unterschiedlichen Elastizität zwischen Prothese und Zement. Eine stärkere Zementdicke, wie sie für große Höhlen - sei es in der Femurmarkhöhle oder in der Pfanne - erforderlich wird, birgt Unsicherheiten für die Verankerung des Zementes im Knochen. Die in einem dicken Zementblock bei der Polymerisation entstehende Wärme ist größer (Debrunner) und kann Knochennekrosen in der Umgebung verursachen. Außerdem ist die Volumenschwindung beim Polymerisationsvorgang größer, die Retraktionsstrecke des Zementes vermehrt. Der mit Blut und Nekroseteilen angefüllte Spalt der Grenzschicht ist verbreitert. Der Volumenverlust ist bei guter Wärmeableitung geringer. Aus einer kräftigen Zementschicht ist jedoch die Wärmeableitung ebenfalls verzögert. Nach der Aushärtung nimmt der Zement durch Wasseraufnahme wieder an Volumen

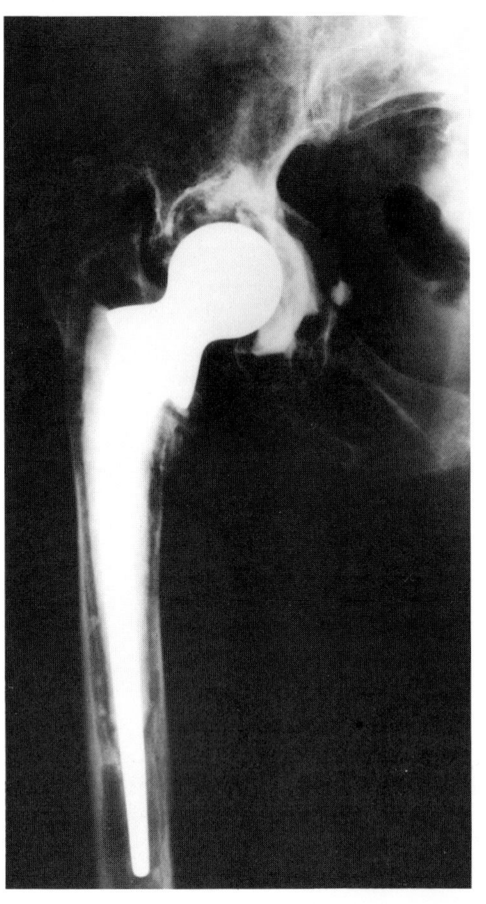

◁ Abb. 2: Absinken der Prothese mit dem gelockerten Zementköcher im Femur 6 Jahre nach Implantation.

zu und wird dadurch poröser. Die Dauerschwingfestigkeit wird herabgesetzt. Alle diese Faktoren beeinträchtigen die stabile Verankerung des Zementköchers und können zur Lockerung führen.

Unter der Belastung kann es zu Relativbewegungen des steiferen Implantates gegen den elastisch verformbaren Knochen kommen. Stabilität ist gegeben, solange sich an der Grenzschicht Knochenabbau und -anbau die Waage halten. Relativbewegungen führen zum Ungleichgewicht mit Überwiegen des Knochenabbaus. Vermehrt auftretende Abriebpartikel induzieren die Ausbildung eines aggressiven Granulationsgewebes zwischen Zement und Knochen (WILLERT und PULS). Mechanische (Relativbewegung) und biologische Mechanismen (Knochenabbau durch Granulationsgewebe) führen zu zunehmender Lockerung. Aufgrund des Lösungsvorganges kann der Zementköcher mit der festhaftenden Prothese in der Femurmarkhöhle nach distal absinken. Unter Umständen kann er sich in der Markhöhle neu verklemmen und wieder eine vorübergehende Stabilität erreichen (Prinzip der Gradschaftprothese). Die Lockerung des gesamten Köchers erkennt man an

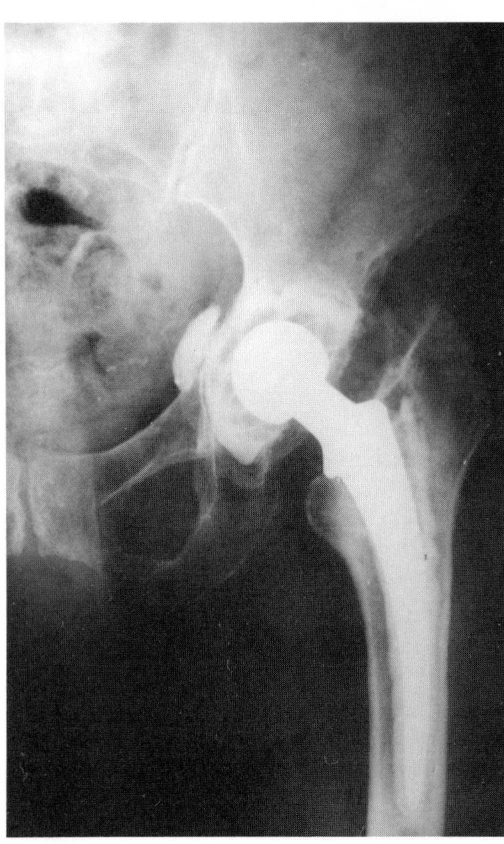

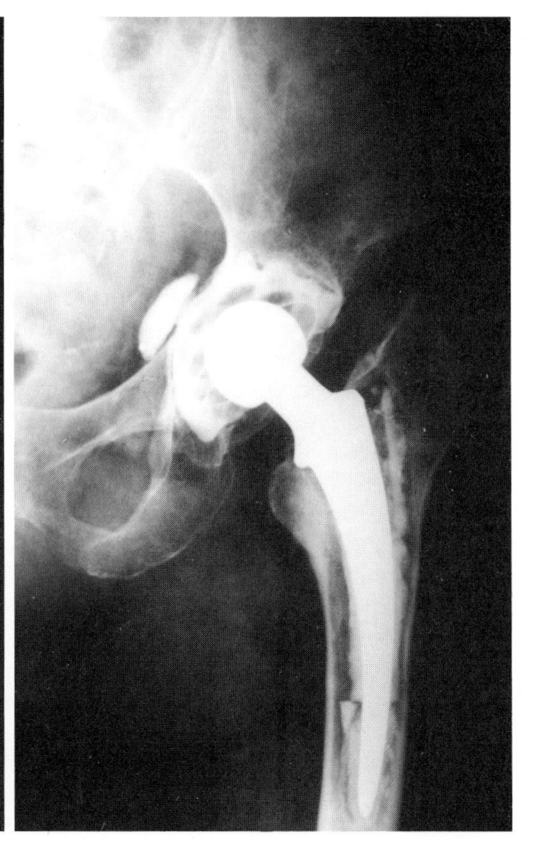

einem durchgehenden Saum um das ganze Implantat (Abb.2). Für die Entfernung solcher Gelenke ist diese Situation sehr günstig, da in der Regel die Prothese mitsamt dem ganzen Zementköcher in toto herausgenommen werden kann.

Eine zweite Form der Schaftlockerung zeigt sich bei zunehmender Zementzerrüttung. Diese beginnt meist medial in Höhe des Calcar. Der gebrochene Zement läßt Bewegungen des Prothesenstieles zu, was sich in einer zunehmenden Varusstellung der Prothese und in einer Spaltbildung zwischen Zement und Metall darstellt (Abb.3). Der untere Prothesenteil sitzt dabei mit seinem Zementköcher noch fest im Knochen. Das in der Grenzschicht vermehrt vorhandene Granulationsgewebe baut den Knochen an der medialen Kortikalis immer weiter ab. In einer solchen Situation kann es zum Prothesenstielbruch kommen, unter Umständen mit gleichzeitigem Femurschaftbruch (Abb.4).

Auch für die stabile Verankerung der Pfanne gelten diese Prinzipien. Die gleichmäßige Ummantelung des Implantates durch Knochenzement ist technisch einfacher zu erreichen (NELSON). Dabei kommt es besonders darauf an, daß die Pfanne in der druckaufnehmenden Zone im Pfannendach eine solide Verankerung zeigt. Die früher geforderte Freilegung der Spongiosa zur besseren Aufnahme des Knochenzementes und damit inniger Verzahnung ist heute weitgehend verlassen worden. Die gewachsene Sklerosezone soll beim Fräsen der Pfanne gerade angefrischt werden. Die Verankerungszapfen sollen nicht zu groß geraten, um die tragende Fläche nicht zu reduzieren. Große Zementschichten auf schlechtem Implantatlager, wie es zum Beispiel bei der Protrusio gefunden wird, begünstigen eine Lockerung, bei der der Zement mit dem Pfannengrund in das Becken eindringen kann (Abb.5). Auch an der Pfanne kann es zur völligen Zerrüttung des Zementes kommen. Immer findet sich zwischen Implantat und Knochen das von WILLERT beschriebene Granulationsgewebe mit massiven Abriebprodukten und Zementpartikeln, welches zu einer ausgedehnten Osteolyse im knöchernen Becken führen kann (Abb.6).

Voraussetzung für eine sichere Haftung der Prothese ist ein gutes knöchernes Implantatlager, d.h. ein möglichst wenig veränderter Knochen. Durch Präparation werden spongiöse Knochenteile freigelegt. Nach Untersuchungen von KOELBEL ist die Zugfestigkeit einer Zement-Knochenverbindung in gesunder Spongiosa besser als in sklerotischem Knochen. In letzterem ist die Verankerung jedoch wieder besser als in schlechter, rarefizierter Spongiosa. Für

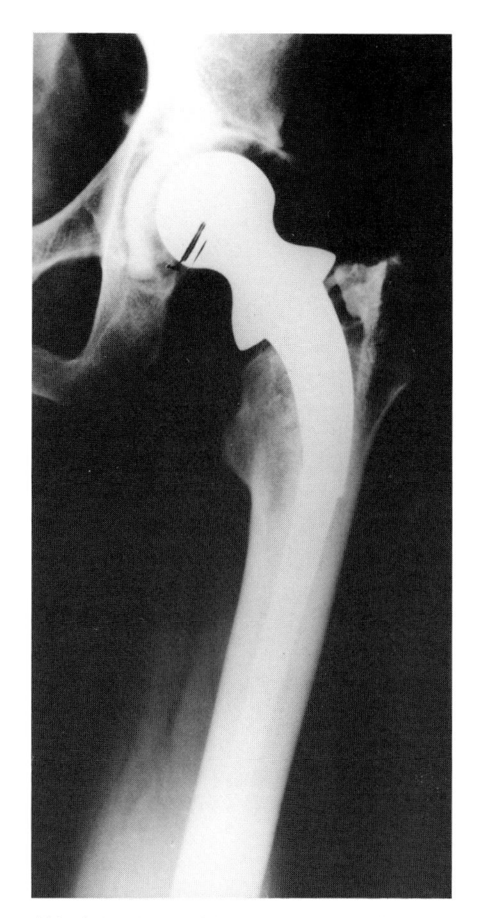

Abb.4: Prothesenstielbruch bei nur proximal gelockertem Schaft.

die Haltbarkeit einer Prothese bedeutet das, daß bei einer Erstimplantation der Knochenzement in eine gesunde Spongiosa einfließen und sich dort fest verzahnen kann. Eine verminderte primäre Haftung können wir nach diesen Untersuchungen beim porotischen Knochen erwarten, wie er z.B. beim Rheumatiker angetroffen wird.

Bei Re-Operationen ist Spongiosa kaum noch zu finden. Das Kunstgelenk muß dann in einen mehr oder weniger stark sklerosierten Knochen einzementiert werden. In der glatten Oberfläche eines solchen Knochens ist die Verankerung weniger gut. Mit zunehmender Zahl an Re-Operationen steigt die Lockerungsrate (Abb.7).

Abb.3: Zunehmende Varusfehlstellung des Prothesenschaftes in zerrüttetem Zementköcher. Breiter lateraler Saum als Ausdruck der Transversalbewegung.

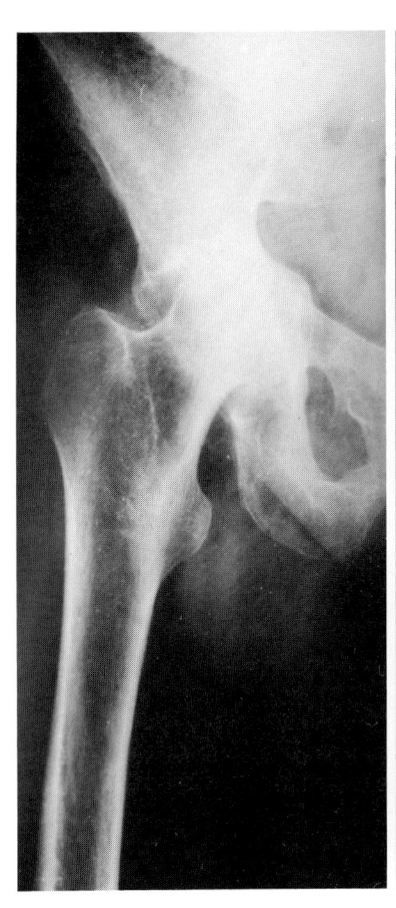
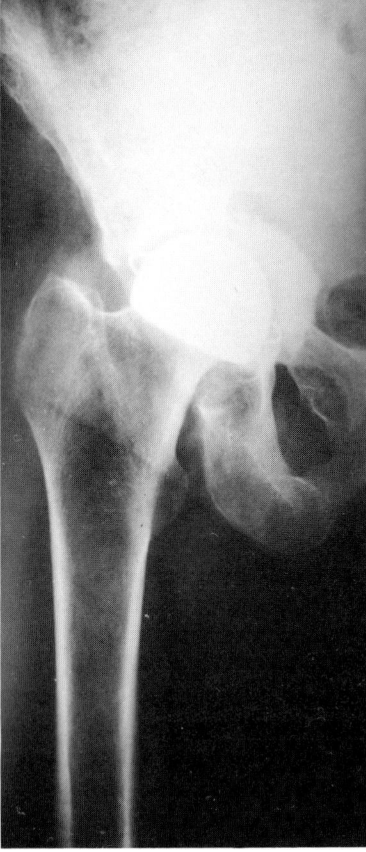
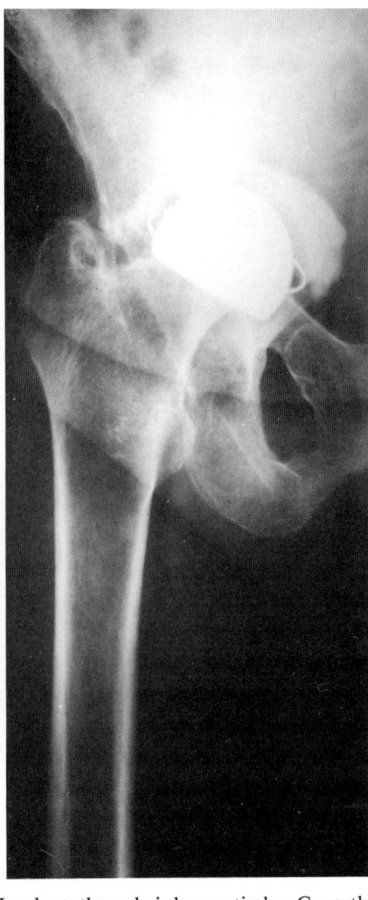

Abb.5: Protrusion des Zementes ins Becken bei dicker Zementschicht und schlechtem Implantatlager bei rheumatischer Coxarthritis.

2. Verbundosteosynthese

Anders liegen die Verhältnisse bei der Verbundosteosynthese. Überwiegend bei Metastasen, die zur Fraktur geführt haben oder eine solche befürchten lassen, stabilisieren wir den Knochen - meist sind es Röhrenknochen - mit einem Verbund aus Zementplombe und Plattenosteosynthese. Der erkrankte Knochenanteil wird exzidiert. Als Platzhalter dient Knochenzement. Eine solche Montage soll rasch Stabilität und Belastungsfähigkeit bringen (Abb.8). Bei dem vorliegenden Grundleiden ist eine lange Haltbarkeit meist nicht gefordert, da die Patienten nach einem relativ kurzen Zeitraum ihrem Primärleiden erliegen. Lockerungen dieses Verbundsystems treten nur durch Fortschreiten des Tumorwachstums auf. Bei stabiler Osteosynthese durch Platte und Schrau-

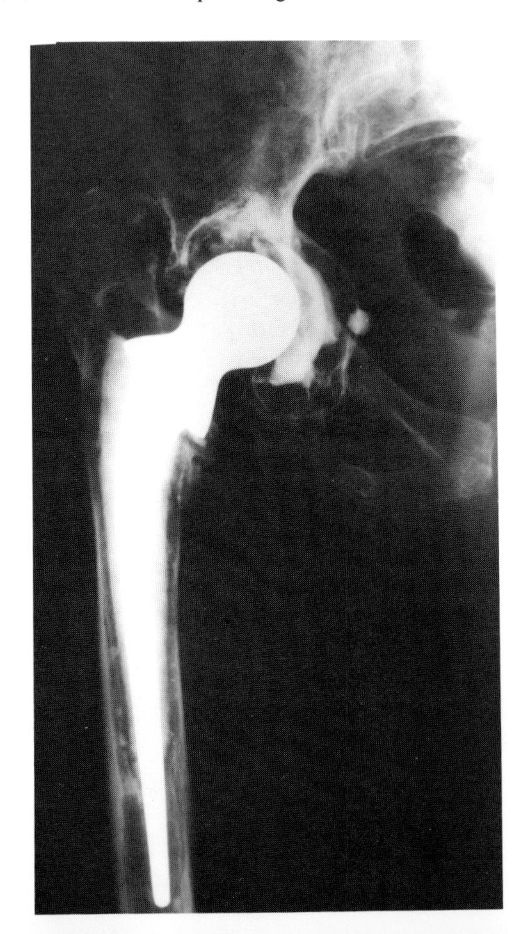

Abb.6: Ausgedehnte Osteolyse der knöchernen Pfanne bei Prothesenlockerung.

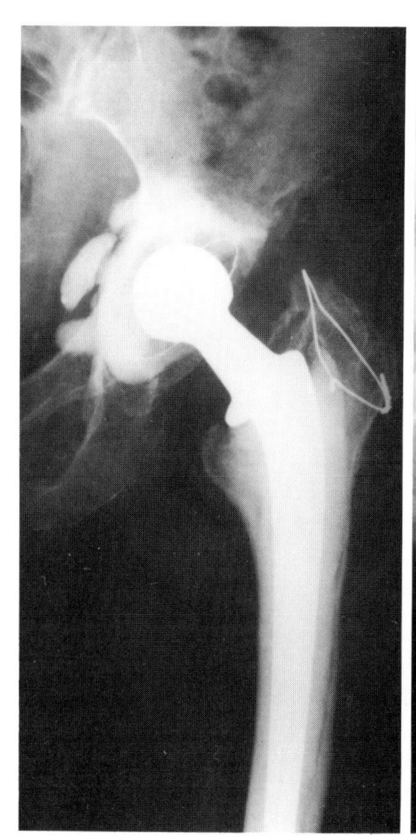
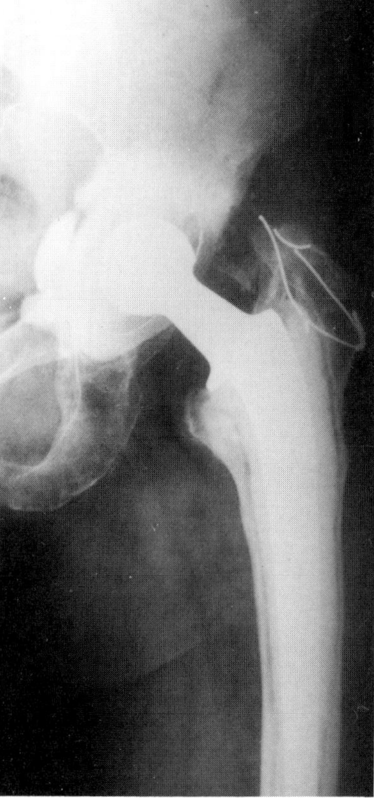
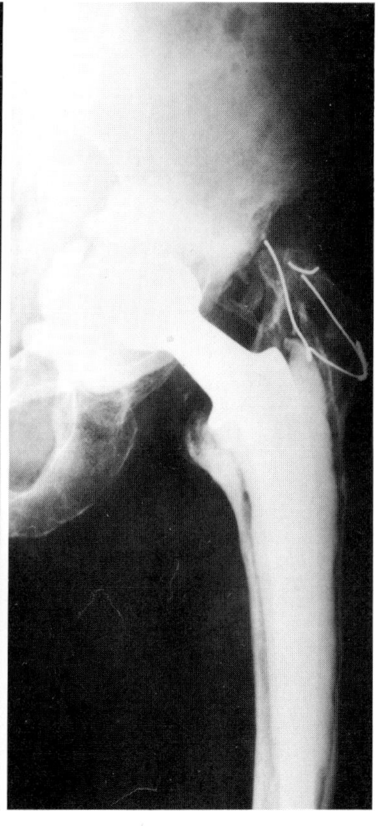

Abb. 7: Sklerosierte und sehr dünne Femurkortikalis nach 2maligem Schaftwechsel. Erneute Lockerung.

ben kommt es zwischen Zement und Röhrenknochen zu keiner Relativbewegung. Zementbedingte Lockerungen haben wir nicht gesehen.

3. Zementplomben

Ein weiterer Anwendungsbereich für Knochenzement ist die temporäre Plombierung semimaligner Tumoren bzw. Tumoren von fraglicher Dignität (Willert und Enderle, Strube). Es handelt sich meist um ausgedehnte Tumoren im meta- bis epiphysären Bereich langer Röhrenknochen. Nach sorgfältiger Tumorausräumung durch Curettage wird die entstandene Höhle mit Knochenzement ausgefüllt (Abb. 9). Bei Verdacht auf Instabilität kann der Verbund Knochen/Zement zusätzlich mit einer Platte

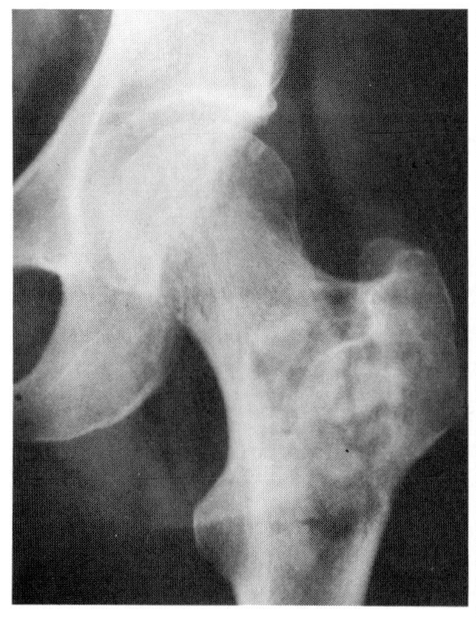
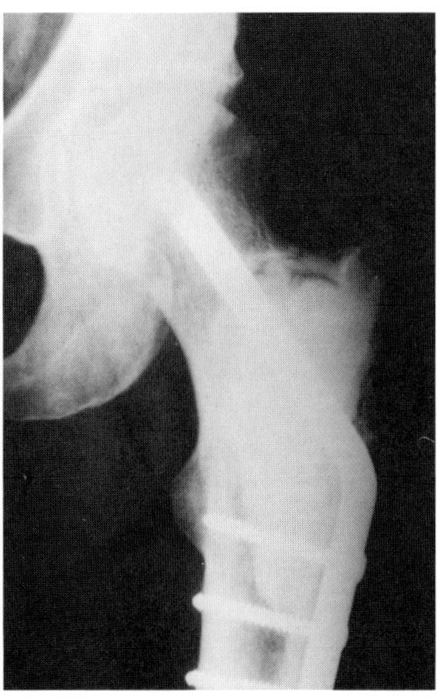

Abb. 8: Metastase eines endokrinen Tumors. Nach Ausräumung und Zementauffüllung zusätzliche Stabilisierung mittels Winkelplatte.

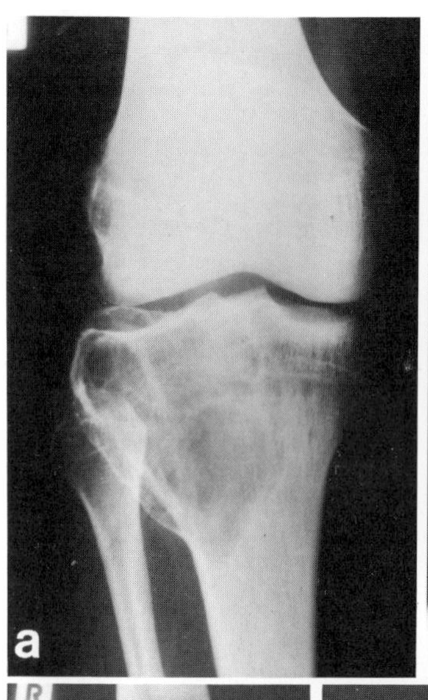
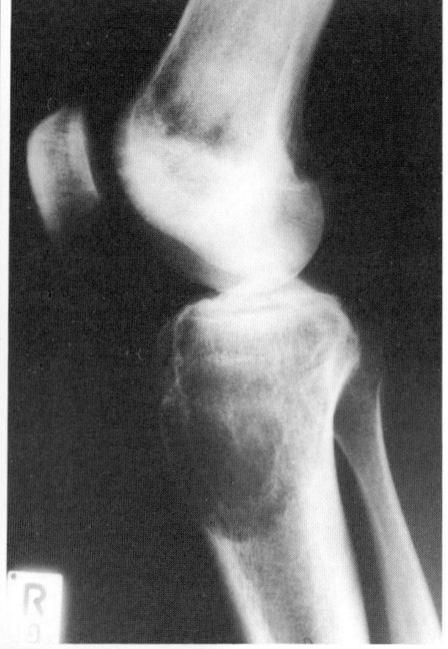
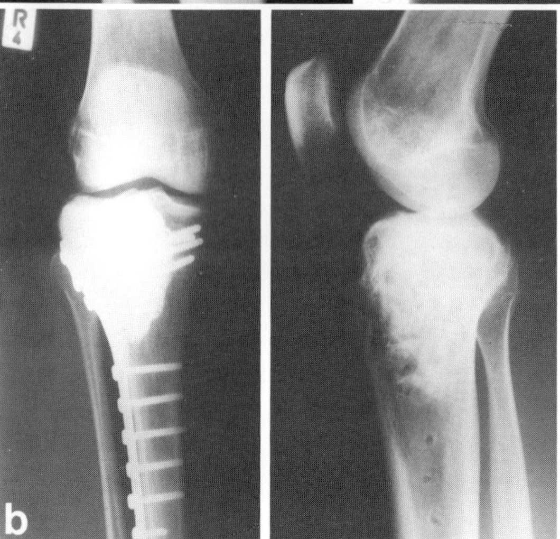

Abb.9a: Riesenzelltumor des Schienbeinkopfes.

Abb.9b: Nach Ausräumen temporäre Zementplombe. Nach 1 Jahr Rezidivfreiheit Auffüllen mit Spongiosa.

und Schrauben fixiert werden. Postoperativ ist eine optimale Stabilität gegeben. Die Gelenkfunktion bleibt erhalten. Ohne Zeitdruck kann der histologische Befund abgewartet werden. Neben der Stabilisierung erwarten wir von der Zementplombe einen zytotoxischen Effekt, der evtl. verbliebene Tumorzellen abtöten soll. Dieser Effekt wird der entstehenden Polymerisationswärme der großen Zementmasse und dem Austreten von zelltoxischem Monomer zugeschrieben. Das weitere Procedere richtet sich nach der Diagnose. Maligne Tumoren erfordern eine radikale Resektion. Bei semimalignen Tumoren – meist handelt es sich um Riesenzelltumoren – aber auch bei gutartigen Geschwülsten wie beispielsweise einer aneurysmatischen Knochenzyste wird die Zementplombe unter Röntgenkontrolle für mindestens ein Jahr belassen. Kommt es in dieser Zeit nicht zur Ausbildung eines Rezidivs, wird der Knochenzement entfernt, die Höhle nachcurettiert und dann mit Spongiosa aufgefüllt. Bei der Zemententfernung treten keine Schwierigkeiten auf, da sich zwischen Knochen und Zementplombe eine deutliche Demarkationsschicht ausbildet, die die Trennung beider Komponenten erleichtert. Im Röntgenbild ist dieser Spalt als deutlicher Aufhellungssaum erkennbar.

Das Verhalten des Knochenzementes in vivo ist abhängig von seiner Verankerung im Knochen. Gerade in der Endoprothetik, wo wir eine möglichst dauerhafte Fixierung wünschen, kommt es durch Veränderungen des Knochens oder des Zementes zu einem Versagen des Systems. Neben mechanischen Faktoren wie Prothesenform und Implantationstechnik ist unter der täglichen Belastung die verwendete Zementmenge, die durch Alterung bedingte Zementzerrüttung, aber auch die Qualität des Knochenlagers für den Zeitpunkt der Lockerung von Bedeutung.

Zusammenfassung

Es wird auf drei Anwendungsbereiche des Knochenzementes eingegangen:
1. Endoprothetik,
2. Verbundosteosynthese,
3. Plombierung bei semimalignen Tumoren.

Das Verhalten des Knochenzementes in der Endoprothetik wird bestimmt von aufnehmenden Knochenlager, von der Schichtdicke des Zementes und von der Zementzerrüttung. Trotz großer Zementmengen haben wir bei den letztgenannten Maßnahmen zementbedingte Lockerungen nicht gesehen. In diesen Fällen dient der Zement lediglich als Platzhalter und wird nach relativ kurzer Zeit wieder entfernt; er erfährt aufgrund des Primärleidens keine große Belastung.

Literatur

CHARNLEY, J.: A biomechanical analysis of the use of cement to anchor the femoral head prosthesis. J. Bone Jt. Surg. *47-B,* 354, 1965.

DEBRUNNER, H.U.: Die Erwärmung von Knochenzement bei der Polymerisation. Arch. Orthop. Unfall-Chir. *78,* 309, 1974.

DEBRUNNER, H.U.: Die Volumenveränderungen von Knochenzementen während der Härtung. Arch. Orthop. Unfall-Chir. *81,* 37, 1975.

KOELBEL, R., BOENICK, U.: Mechanische Eigenschaften der Verbindung zwischen spongiösem Knochen mit Polymethylmethacrylat bei statischer Belastung. Arch. Orthop. Unfall-Chir. *73,* 89, 1972.

KOELBEL, R.: Mechanische Eigenschaften einer Verbindung von spongiösem Knochen und Polymethylmethacrylat bei periodischer Belastung. Arch. Orthop. Unfall-Chir. *80,* 31, 1974.

KWAK, B.M. et al.: An investigation of the effect of cement thickness on an implant by finite element stress analysis. Int. Orthop. (SICOT) *2,* 315, 1979.

NELSON, C.L. et al.: Device and method for controlling cement thickness. Clin. Orthop. *151,* 160, 1980.

STRUBE, H.-D.: Kunststoffzement in der Behandlung maligner Knochentumoren. Fortschr. Med. *20,* 946, 1982.

WILLERT, H.-G., PULS, P.: Die Reaktion des Knochens auf Knochenzement bei der Allo-Arthroplastik der Hüfte. Arch. Orthop. Unfall-Chir. *72,* 33, 1972.

WILLERT, H.-G., ENDERLE, A.: Temporäre Zementplombe bei Knochentumoren fraglicher Dignität. Z. Orthop. *117,* 224, 1979.

Staatl. Orthopädische Klinik München, München (Direktor: Prof. Dr. B. Rosemeyer)

Knochenzement beim Oberflächenersatz des Hüftgelenkes

W. Pförringer, B. Rosemeyer, G. Wasmer, K. Draenert

Bei der Verankerung von alloarthroplastischem Hüftgelenksersatz mit Knochenzement spielt die Grenze zwischen Knochen und Knochenzement sowie zwischen Knochenzement und Alloarthroplastik eine wesentliche Rolle für die Haltbarkeit des Implantats und für die Prognose der endoprothetischen Versorgung.

Zur Untersuchung dieser Grenzschichten haben wir Tierversuche durchgeführt, bei denen wir einen Oberflächenersatz des Hüftgelenkes mit durch PMMA fixierten Schalenprothesen vornahmen. Veröffentlichungen über tierexperimentielle Arbeiten mit Oberflächenersatz des Hüftgelenkes liegen nur wenige vor (Hedley et al. (1979), Mendes (1974) und von Draenert und Hofmann (1978) sowie Pförringer et al. (1981) und Pförringer et al. (1982).

Das an sich alte Konzept des Oberflächenersatzes zur Versorgung arthrotisch veränderter Gelenkflächen wurde von verschiedenen Autoren wie Wagner (1978) oder Freeman (1978) mit den nach ihnen benannten Schalenprothesen neu belebt.

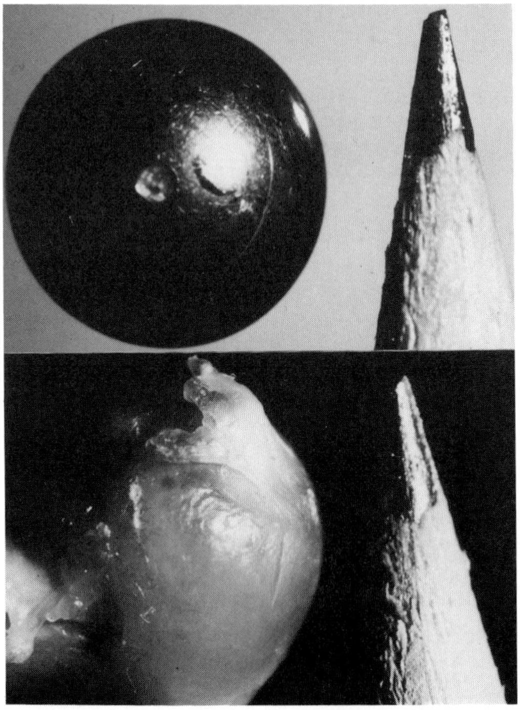

Abb. 1: Veranschaulichung der Größenverhältnisse von Hüftkopf und Schalenprothese beim Kaninchen im Tierexperiment.

Bei der Versorgung von Hüftgelenken mit Schalenprothesen treten im Bereich des koxalen Femurendes nicht selten die bekannten Komplikationen wie Lockerung der Schale, avaskuläre Nekrose des Femurkopfes unter der Schale, oder Spontanfraktur des Femurhalses auf.

Die Anwendung der Hüftgelenks-Schalenendoprothesen hat deshalb eine deutliche Einschränkung erfahren, auch wenn bis in die jüngste Zeit teilweise gute Ergebnisse berichtet werden (Dustmann und Godolias, 1984).

Das Problem der Lockerung von Implantaten ist sowohl ein Problem der Biomechanik wie auch ein Problem der Grenzschicht zwischen Knochen und Knochenzement (Abb. 2).

In Tierversuchen haben wir das Problem dieser Grenzschicht untersucht.

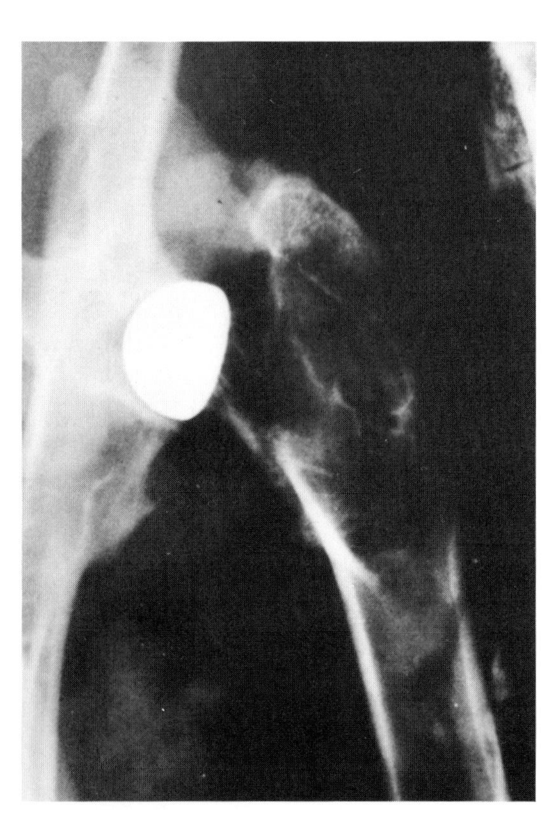

Abb. 2: Röntgenologische Kontrolle der Kaninchenhüfte mit Oberflächenersatz, 200 Tage nach Cup-Implantation. Die Prothese paßt gut ins Acetabulum. Normale anatomische Position der Hüfte. Keine sichtbaren röntgenologischen Zeichen der Lockerung oder einer Nekrose des Schenkelhalses.

Material und Methodik

Bei 25 durchschnittlich 12 Monate alten, weiblichen Kaninchen wurden Schalenendoprothesen am linken Hüftgelenk implantiert. Die rechte Hüfte diente als Kontrolle. Die Schalen bestanden aus rostfreiem, poliertem Edelstahl und wurden aus Stahlkugeln von 10 mm Durchmesser hergestellt. In der Mitte der Schale war ein Loch gebohrt, wie dies bei den Original-WAGNER-Cups der Fall ist. Die Innenseite der Schale war rauh, um eine größere Oberfläche für die Anhaftung des Knochenzements zu erhalten.

Angesichts der Größe der Implantate (Abb. 1) spielt eine etwaige Kontraktion des Knochenzements beim Aushärten unter der Kappe keine Rolle.

Die Kaninchen wurden von einem dorsalen Zugang operiert.

Die Hüfte wurde luxiert und der Femurkopf mit einer Spezialfräse entknorpelt bis blutiger, spongiöser Knochen auftrat und die Schale mit gutem Sitz aufgebracht werden konnte. Bei der Fixierung mit Knochenzement wurde die Schale mit hohem Druck auf den gefrästen Femurkopf gepresst, so daß der noch flüssige Knochenzement (Refobacin®-Palacos® R) durch das Loch in der Schalenmitte austrat. Es blieb nur eine dünne Schicht Zement zwischen Schale und Femurkopf. Das Acetabulum wurde nicht ersetzt. Es erfolgte keine postoperative Fixation der operierten Extremität, aber wir beobachteten, daß die Tiere die operierte Hüfte etwa 2 Wochen schonten. Der korrekte Schalensitz wurde postoperativ röntgenologisch kontrolliert.

Komplikationen

Nachdem wir 2 Kaninchen durch eine postoperative Infektion verloren, begannen wir eine Tetrazyklin-Behandlung durchzuführen. Es wurde über 4 Wochen Tetrazyklin injiziert (1 mg/kg Körpergewicht/Woche). Dabei traten keine Infektionen mehr auf. Außerdem wurde mit dieser Behandlung eine fluoreszenzmikroskopische Untersuchung ermöglicht.

Weitere Komplikationen waren eine avaskuläre Nekrose des Femurhalses, welche zu einer Fraktur führte sowie 2 Fälle mit einer kompletten Lockerung der Schale, in Kombination mit einer völligen Hüftluxation. Nach Ausschluß dieser Fälle blieben 20 Tiere für die weitere Untersuchung.

Methodik

Die Kaninchen wurden zwischen 30 und 200 Tagen postop. getötet. Die Hüftgelenke wurden geröntgt und dann entnommen. Die durchschnittliche Beobachtungszeit betrug 5 Monate.

Gleich nach der Exzision wurden die Femurköpfe samt der daraufbefindlichen Stahlschale mit einer wassergekühlten Diamantscheibe in 2 Hälften geschnitten. Es wurden Oberflächenvergrößerungsaufnahmen angefertigt. Nach Entfernen der Stahlkappenhälfte wurden mit verschiedenen Techniken histologische Schnitte gemacht, wobei besonders darauf geachtet wurde, daß die Grenzschicht zwischen Knochen und Knochenzement intakt blieb, so daß diese Zone sorgfältig untersucht werden konnte.

Ergebnisse

Die Untersuchungen zeigen nach 30 Tagen eine unterschiedliche Stärke der kortikalen Knochenschicht unter dem Zement. In diesem frühen Stadium war eine reaktive und reparative Entzündung innerhalb der Markhöhlen zu sehen. Es war aber kein fibröses Gewebe an der Grenzschicht zwischen Knochen und Zement sowie keine intraossäre Nekrose zu beobachten. Es bestanden keine Veränderungen der Knochenkalzifikation sowie keine freien Räume aufgrund von Nekrosen oder mechanischer Lockerung. Vereinzelt bedeckten Osteoblasten den Knochen (Abb. 3).

Nach 60 Tagen fand sich unterhalb des Zements ebenfalls ein verschieden starker kortikaler Knochen, begleitet von einer leichten Osteoblastenaktivität, aber in deutlich geringerem Ausmaß als nach 30 Tagen. Eine Osteoporose, Osteonekrose oder Entzündungen waren nicht zu finden. Es bestanden keine sichtbaren Zeichen einer Kontaktverminderung zwischen Knochen und Knochenzement.

Die 90-Tage-Ergebnisse waren ähnlich. Vergrößerungsaufnahmen zeigen einen engen Verbund zwischen Schale, Zement und Knochen (Abb. 4).

Die Fluoreszenzmikroskopie zeigte die Tetrazyklinmarkierungen am Femurkopf und Femurhals. Direkt unter der Metallschale und dem Zement fehlten diese Markierungen. Wir glauben, daß der Grund dafür darin liegt, daß das Tetrazyklin nur während der ersten 4 Wochen postoperativ gegeben wurde. Es ist anzunehmen, daß unter dem Zement eine Knochenneubildung stattgefunden hat. Der Knochenstoffwechsel unter der Schale scheint ungestört und auch histologisch fanden sich keine Nekrosezeichen. Es fand sich keine Membran zwischen Knochen und Zement (Abb. 5).

Die Ergebnisse nach 120 und 200 Tagen zeigen keine Unterschiede und sind makroskopisch ohne Besonderheit. Die Verbindung zwischen Zement und Schale war in allen Fällen fest. Mikroskopisch bestanden zwischen Knochen und Knochenzement keine Bindegewebsinterpositionen. Entzündungen, Nekrosen und andere Zeichen eines gestörten Knochenstoffwechsels waren nicht zu finden.

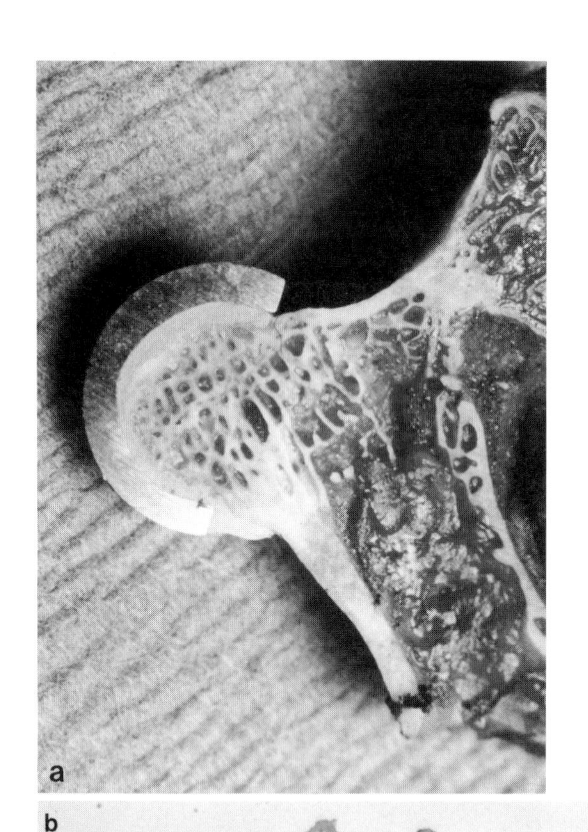

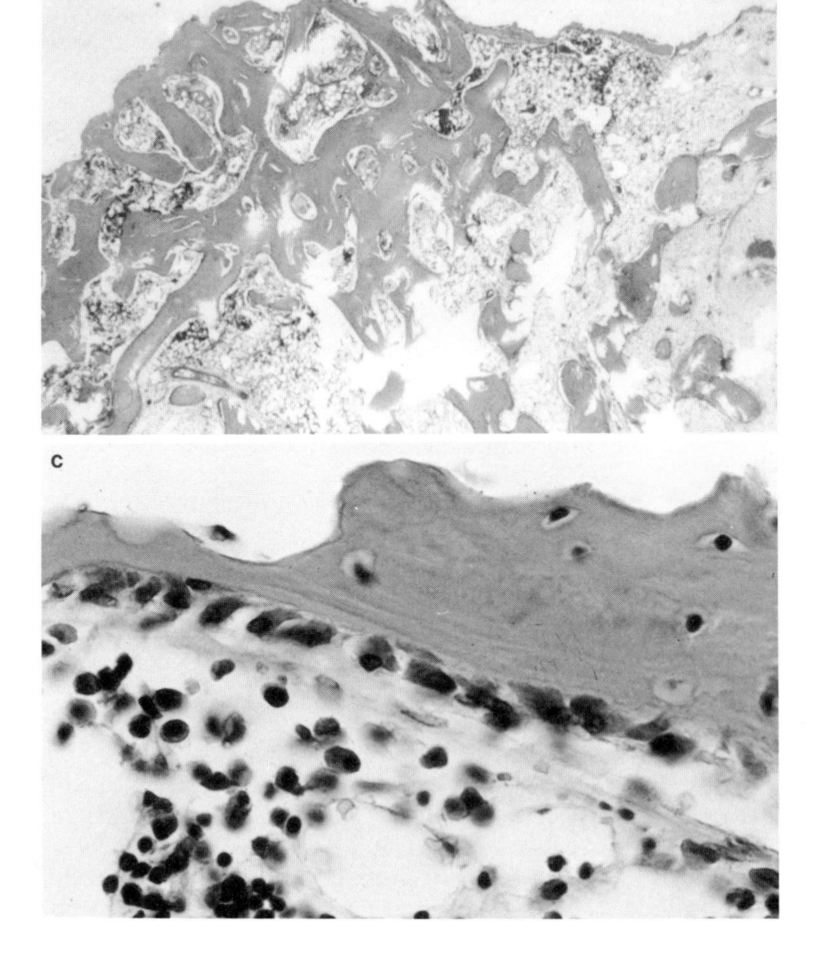

Abb. 3:

a) Vergrößerungsaufnahme des frisch geschnittenen Hüftkopfs. Guter Kontakt zwischen Knochen und Knochenzement.
b) Schnitt (HE) nach 30 Tagen. Reaktive und reparative Entzündung der Markhöhlen. Normale Struktur der Spongiosa ohne Auflagerung von fibrösem Gewebe, keine Nekrosezeichen.
c) Histologischer Schnitt (HE, 36×) des Femurkopfes nach 90 Tagen. Cup und Zement entfernt. Osteoblastenaktivität. Keinerlei bindegewebige Membran.

Abb. 4:

a) Schnitt durch die Hüfte, 120 Tage nach Implantation. Makroskopisch keine Zeichen der Lockerung.
b) Stärkere Vergrößerung, 90 Tage nach Implantation. Enger Kontakt zwischen Knochen und Knochenzement. Schwärzliche Abriebpartikel vom Schneidevorgang.

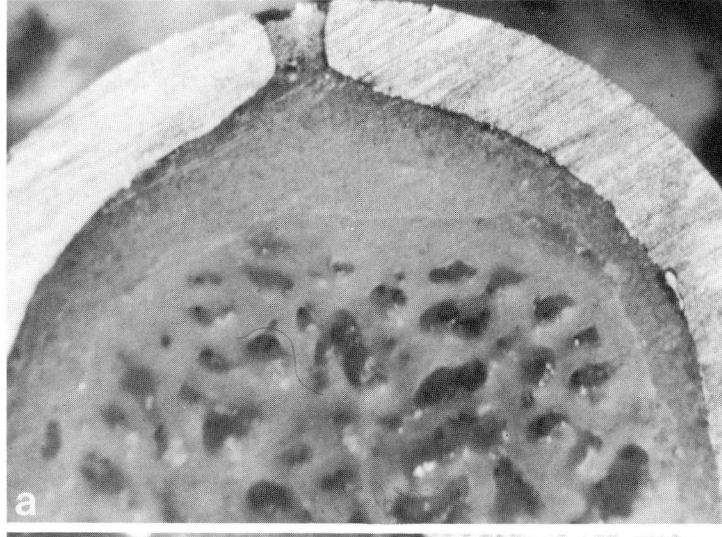

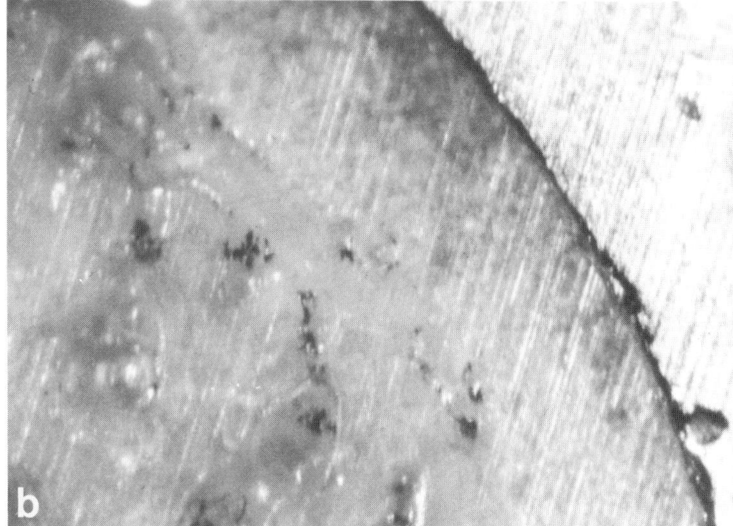

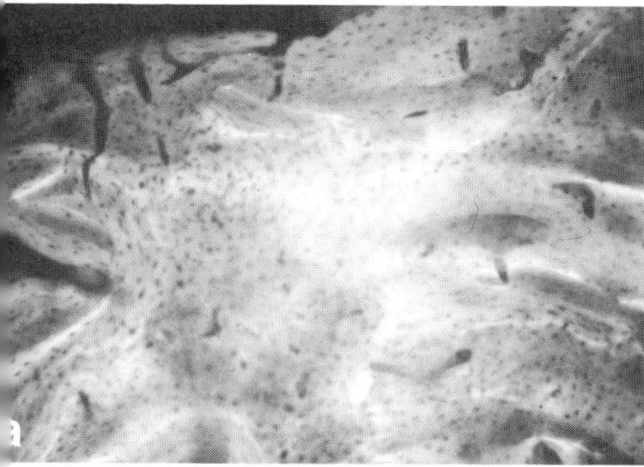

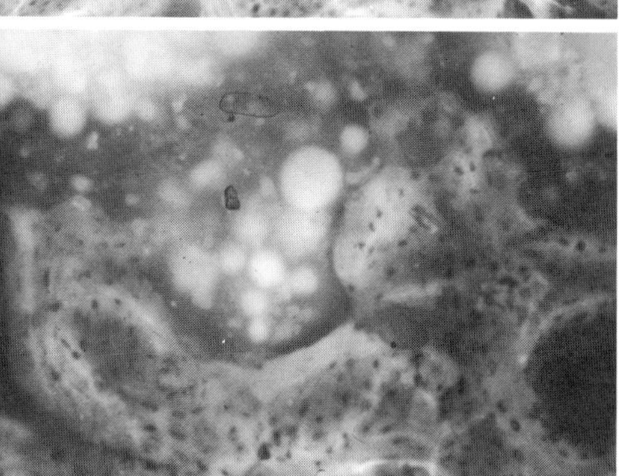

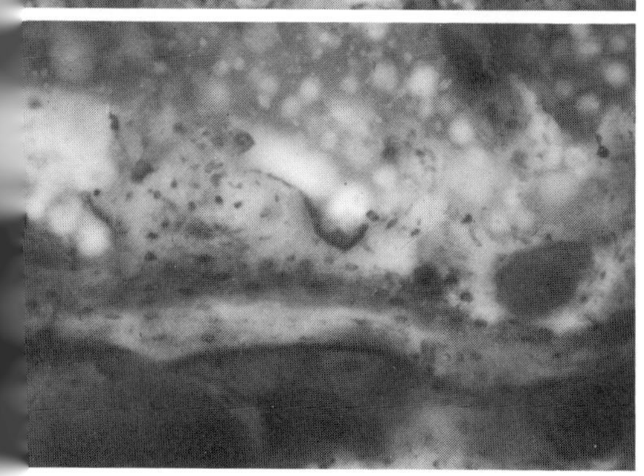

Abb. 5:

a) Die gelben Schichten der Tetracyclinmarkierung zeigen das Knochenwachstum unter dem Cup (Präparat nach 120 Tagen). Die Markierung wird nicht direkt unterhalb des Knochenzements gefunden, was darauf zurückzuführen sein dürfte, daß nur während der ersten 4 Wochen nach der Operation Tetracyclin verabreicht wurde.
b) und c) Starke Vergrößerung von Schnitten am Interface Knochen-Knochenzement. Der Knochenzement ist in verschieden großen Kügelchen am oberen Bildrand gelegen dargestellt. Es zeigt sich offensichtlich keine Membraninterposition zwischen Knochen und Knochenzement. Neu gebildeter Knochen findet sich in engem Kontakt zur unregelmäßigen Struktur der Zementschicht gewachsen. Keine Zeichen einer avaskulären Nekrose.

Bindegewebe wurde immer nur dann gefunden, wenn bereits anfänglich kein vollständiger Kontakt zwischen Knochen und Zement bestand, z. B. in Hüften, in denen der Knochenzement Luftblasen aufwies, die sich bis zur Oberfläche des spongiösen Knochens erstreckten (Abb. 6).

Anderweitig wurde Bindegewebe nur gefunden, wenn die Schalen sich postoperativ gelockert hatten. Hüften, die nach der Exzision makroskopisch keine Lockerungszeichen aufwiesen, zeigten auch mikroskopisch keine Insuffizienz der Kontaktzone zwischen Knochen und Knochenzement.

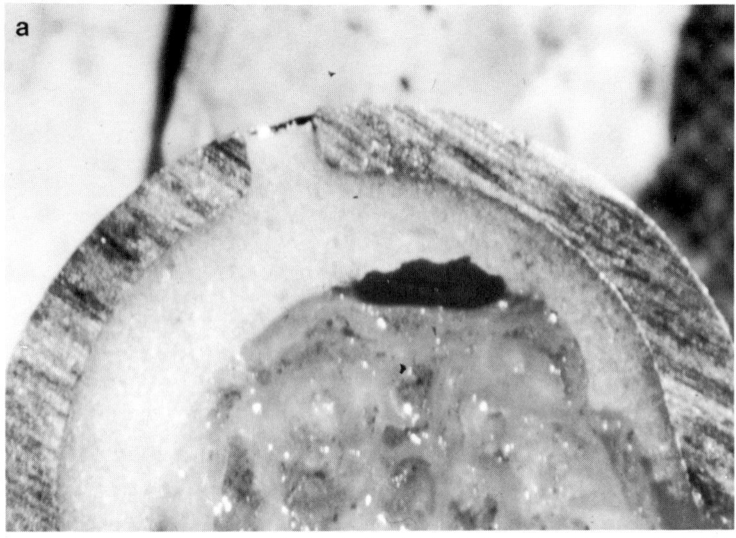

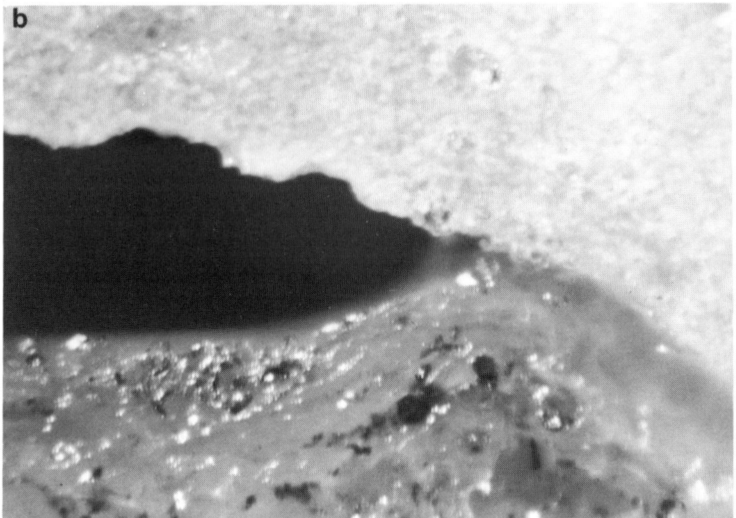

Abb.6:

a) Querschnitt durch einen Hüftkopf, 200 Tage nach Implantation der Schalenprothese. Es zeigt sich eine große Luftblase zwischen Zement und Femurkopf (Vergrößerung 9,5×).

b) Unter stärkerer Vergrößerung zeigt sich im Bereich der Luftblase eine dicke Bindegewebsschicht, die an der Knochenoberfläche aufliegt und auf die Ausdehnung der Luftblase beschränkt bleibt. Die dunklen Punkte in den Knochenhöhlen stammen vom Abrieb durch den Schneideprozeß.

Diskussion

Die koxalen Femurenden zeigten nach Oberflächenersatz zunächst eine unterschiedliche Gewebsreaktion. Das Zentrum der Reaktion lag mehr in der Mitte des Kopfes als an der Grenzschicht zum Zement. Die Veränderungen nahmen mit zunehmender zeitlicher Distanz zur Operation ab. Die Fluoreszenzmarkierung zeigte, daß der Knochen unter der Schale nach der ersten Zeit der reaktiven Entzündung normal wächst und sich vom Rest der Hüfte nicht unterscheidet. Die Vitalität des Femurkopfrestes bleibt erhalten. An der Zement/Knochengrenze findet ein Knochenwachstum unterschiedlichen Ausmaßes

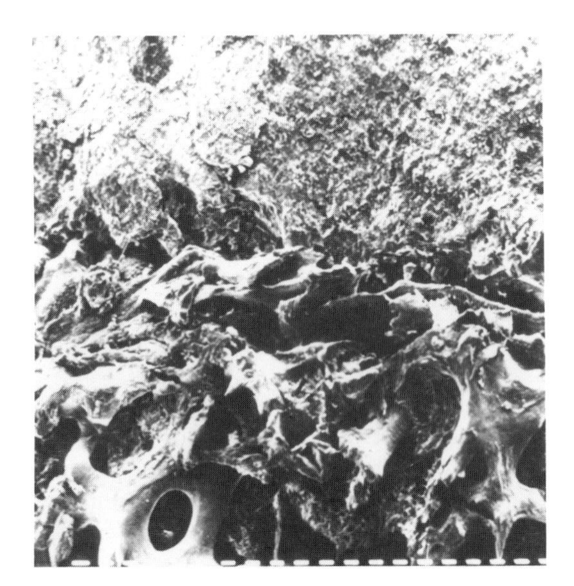

◁ Abb.7: Im elektronenmikroskopischen Schnitt der Grenzschicht zwischen Knochen und Knochenzement am menschlichen Präparat (2 Jahre post op.), zeigt sich der enge, interponatfreie Kontakt zwischen spongiösem Knochen und Knochenzement.

statt. Wir gewannen den Eindruck, daß dieses Wachstum mit zunehmender Zeitdauer nach der Schalenimplantation abnimmt.

Es scheint wichtig zu sein, daß intraoperativ die Oberfläche des Femurkopfes weitgehend geglättet wird, bevor die Schale aufgebracht wird. Alle Aushöhlungen, seien sie auf dem Boden avaskulärer Nekrosen oder aufgrund degenerativer Veränderungen entstanden, sind zu entfernen, bis vitaler spongiöser Knochen gefunden wird. Es ist offensichtlich, daß präoperativ geschädigte Bereiche des Femurkopfes oder -halses eine verminderte Überlebenschance haben.

Die knöchernen Strukturen des Femurkopfes tolerierten den Knochenzement während der ganzen Beobachtungszeit.

Eine Veränderung der Trabekelstruktur wurde nicht beobachtet. Die spongiösen Trabekel adaptierten sich sogar an die Oberflächenunebenheiten der Zementschicht. Die von DRAENERT und HOFMANN (1979) angegebene Verstärkung des spongiösen Knochens unter dem Oberflächenersatz war ebenfalls zu beobachten.

Im Gegensatz zu HEDLEY et al. (1979) fanden wir keinerlei Membranbildung zwischen Knochenzement und Knochen. Wir glauben, daß eine Membranbildung bedeutungslos sein kann, wenn die Dicke nicht stärker als 1 oder 2 Zellen ist. Eine Membranbildung größeren Ausmaßes ist unserer Erfahrung nach immer ein Zeichen der Schalenlockerung oder des insuffizienten Kontaktes zwischen Knochen und Knochenzement von Anfang an.

MENDES (1974) berichtete bei seinen Versuchen von einer hohen Rate an aseptischen Nekrosen. Wie HEDLEY glauben wir, daß dies an verschiedenen, zumeist methodischen Gründen gelegen haben mag. Allerdings wurden unsere Versuche an normal vaskularisierten Femurköpfen durchgeführt und sind deshalb nicht ohne weiteres übertragbar. Es wird aber klar, daß der Präparation der Grenzschicht des Knochens große Bedeutung zukommt und daß aller nekrotisch oder degenerativ veränderter Knochen entfernt werden muß. Weitere Informationen könnten tierexperimentielle Studien bei degenerativ veränderten Hüftgelenken erbringen.

Weiter eingeschränkt wird die Übertragbarkeit durch die unterschiedliche Biomechanik zwischen der menschlichen und der Kaninchenhüfte. Außerdem weisen neuere Untersuchungen von SCHREIBER et al. (1984), die aufgrund der unbefriedigenden klinischen Resultate nach Implantation von Doppelschalen-Hüfttotalendoprothesen nach FREEMAN durchgeführt wurden, darauf hin, daß die Gründe für eine Schalenlockerung auch in der Biomechanik des Oberflächenersatzes mit Metallschalen liegen dürften.

Zur Klärung, ob die Veränderungen, die nach der Implantation von Doppelschalen-Endoprothesen nach FREEMAN gefunden wurden, auch nach der Implantation von WAGNER-Cups auftreten, wäre wohl eine noch längere Beobachtungsdauer als wir sie in unserem Tierexperiment gewählt hatten, erforderlich gewesen.

Es konnte aber gezeigt werden, daß eine interponatfreie Verbindung zwischen Knochen und Knochenzement erreichbar ist. Das Verhalten dieser Verbindung unter biomechanisch günstigeren Voraussetzungen, wie dies nach der Implantation von Schaftprothesen der Fall ist, müßte in weiteren Untersuchungen geklärt werden.

Literatur

DRAENERT, K., HOFMANN, H.: The reinforcement of cancellous bone under the cup. Symposion on orthopaedic surgery: The hip (39). München, Verlag Art and Science, Neubiberg 1978.

DUSTMANN, H.O., GODOLIAS, G.: Erfahrungen mit der Hüftgelenksschalenendoprothese nach Wagner. Z. Orthop. *122,* 106, 1984.

FREEMAN, M.A.R.: Total surface replacement hip arthroplasty. Clin. Orthop. *134,* 2, 1978.

FREEMAN, M.A.R., CAMERON, H.U., BROWN, G.C.: Cemented double cup arthroplasty of the hip: a five year experience with the ICLH prostheses. Clin. Orthop. *134,* 45, 1978.

HEDLEY, A.K., CLARKE, I.C., BLOEBAUM, R.D., MORELAND, J., GRUEN, T., COSTER, I., AMSTUTZ, H.C.: Viability and cement-fixation of the femoral head in canine hip surface replacement. The hip. The C.V. Mosby & Co., St. Louis 1979.

MENDES, D.G.: Total surface hip replacement in the dog: a prelaminary study of local tissue reaction. Clin. Orthop. *100,* 256, 1970.

PFÖRRINGER, W., ROSEMEYER, B., BASSERMANN, R., LÖPPERT, M.: Surface replacement of the hip. Arch. Orthop. Traumat. Surg. *98,* 85, 1981.

PFÖRRINGER, W., ROSEMEYER, B., BASSERMANN, R., DRAENERT, K.: Hüftkopfnekrose und Wagner-Kappe – tierexperimentelle Untersuchungen. Orthop. Praxis *18,* 883, 1982.

SCHREIBER, A., JACOBS, H.A.C., ZÜLLIG, R.: Doppelschalen-Hüfttotalendoprothesen nach Freeman. Z. Orthop. *122,* 62, 1984.

WAGNER, H.: Surface replacement arthroplasty of the hip. Clin. Orthop. *134,* 102, 1978.

Diskussion

FUCHS: Bei den 200-Tage-Versuchen kommt es nach Ihrer Aussage zu einem innigen Verbund zwischen Palacoszement und Knochen. Zur Vermeidung von Mißverständnissen möchte ich darauf hinweisen, daß zwar vielerorts ein direkter Kontakt zwischen Zement und Knochen ohne Interposition von Weichgeweben beschrieben wurde. Der Ausdruck «Verbund» sollte jedoch den «bioaktiven» Werkstoffen vorbehalten bleiben.

BÖSCH: Wie von Lintner gezeigt wurde, sind beim Kaninchen vor dem 10. postoperativen Monat keine entscheidenden Veränderungen zu erwarten. Ab diesem Zeitpunkt kommt es zu der beschriebenen Demineralisation. Beim Menschen tritt dieses etwa nach zwölf Monaten, beim Schaf zwischen 7. und 10. Monat auf. Deshalb kann man meiner Meinung nach von diesen Kurzzeituntersuchungen – 200 Tage sind knapp weniger als sieben Monate – keine Aussage gewinnen.

BUCHHORN: Aufgrund eigener Untersuchungen muß ich sehr vor der Verwendung von Knochenzement bei inwandig glatten Kappenprothesen warnen. Wir wissen alle, daß der Knochenzement eine Volumenschrumpfung bei der Polymerisation erleidet. Das ist für den Knochen in diesem Anwendungsfall ganz positiv, aber man muß sich auch vorstellen, daß der Zement von der Schalenprothese abrückt und besonders bei solchen Typen, die keine besonders rauhe Innenfläche haben – es gibt jetzt solche mit Perlstruktur – ist eine Scheuerbewegung zwischen Metall und Knochenzement nachweisbar.

WASMER: Wir haben diese Beobachtung nicht gemacht. Bei unseren Versuchen war ein enger Kontakt zwischen der Schale und dem Zement sowie zwischen Zement und dem Knochengewebe vorhanden.

ENDERLE: Worin sehen Sie die Ursache, daß Sie und auch Herr Draenert im Gegensatz zu seinen früheren Untersuchungen bei Kaninchen – was Herr Draenert schon einige Male veröffentlicht hat – am menschlichen Material keine Membran gefunden haben? Ist das ein kaninchenbedingtes Spezifikum oder liegt das an der Aufarbeitung des Materials?

WASMER: Ich glaube, daß es im wesentlichen nicht an der Aufarbeitung des Materials, sondern auch an der Operationstechnik liegt. Es sind gut vaskularisierte, sehr kleine Köpfe von relativ jungen Tieren, auf die eine dünne Schicht Zement und der Mini-Cup aufgebracht wurde. Neben der guten Kopfvitalität dürften die Größenverhältnisse eine Rolle gespielt haben.

ENDERLE: Sie haben auch menschliches Material demonstriert. Nur habe ich darin keinen Beweis sehen können, daß in dieser Auflichtaufnahme eine Membran vorhanden sein soll.

WASMER: Es gibt hiervon auch histologische Schnitte und auch elektronenmikroskopische Analysen, die unsere Aussage untermauern.

DELLING: Wie definieren Sie in Ihren Tierversuchen normales Wachstum – nur weil dort im Gewebe Tetrazyklin eingelagert wird?

WASMER: Daß hier Knochenneubildung stattgefunden hat, daß Osteoblastenaktivität vorhanden war, daß neuer kortikaler Knochen gebildet wurde, der sich verstärkt hat, ist für uns Anzeichen normalen Knochenwachstums.

DELLING: Da ist also eine Anbauaktivität, aber ob das normal oder reduziert ist, das kann man aus Ihren Daten überhaupt nicht ersehen und zum 2. müßte ich bemerken, daß diese Ergebnisse nicht auf den Menschen übertragbar sind. Wir haben 40 Wagnerkappen untersucht, die einen festen Sitz hatten, die wegen Pfannenlockerung entfernt worden waren und wir fanden, was auch Cherati aus Zürich beschrieben hat, sie haben alle an jeder Stelle eine bindegewebige Membran und es tritt im Gegensatz zum Tierexperiment eine sehr dramatische Komplikation ein, es kommt zur lokalen, schweren Osteoporose, die sich im Laufe von Monaten entwickelt und dadurch zur Fraktur führt und wahrscheinlich auch zur Nekrose.

FUCHS: Ich habe diese Versuche auch mit verschiedenen Knochenzementen durchgeführt, mit Palacos, bioaktiviertem Zement und auch mit beschichteten Implantaten. Ich habe, außer bei den beschichteten Implantaten, bei allen ein Weichgewebeinterpositum gefunden, wie auch teilweise lokale, aber auch totale Hüftkopfnekrosen.

Klinikum der Philipps-Universität Marburg, Zentrum Operative Medizin II, Klinik für Orthopädie
(Leiter: Prof. Dr. med. P. GRISS)

Verwendung von Knochenzement in der Wirbelsäulen-Chirurgie - Indikation, Technik und eigene Erfahrungen

P. GRISS

1. Einleitung

Die Anwendung von selbsthärtendem Methyl-Metacrylat-Knochenzement in der Wirbelsäulenchirurgie geht auf IDELBERGER (1955) und CLEVELAND (1955) zurück. Unabhängig voneinander haben der Erste die Stabilisierung der Wirbelsäule durch Umgießen der Dornfortsätze mit selbsthärtendem Palavit vorgeschlagen, der Zweite dagegen empfahl den Ausguß des Bandscheibenraumes mit selbsthärtendem PMMA nach lumbalen Bandscheibenoperationen (PMMA-Platzhalter). Basierend auf diesen Erstmitteilungen haben in den letzten 30 Jahren zahlreiche Neurochirurgen, Traumatologen und Orthopäden ein Spektrum von Anwendungsmöglichkeiten für PMMA-Knochenzement bei Wirbelsäulenoperationen erarbeitet. Es liegt in der Natur des Neuen, daß auf dem Experimentierfeld der stabilisierenden Wirbelsäulenchirurgie zunächst bezüglich Operationstechnik, Indikation und Ausmaß der Zementanwendung sowie in der Improvisation seiner Kombination mit anderen Implantaten jeder Autor seine eigenen Vorstellungen hatte. Auch heute noch sind manche Anwendungen umstritten, andere gelten als verlassen, standardisierte Techniken für klar umrissene Indikationen gibt es noch kaum. Im Folgenden versuchen wir deshalb das Bekannte zu ordnen, Bewährtes hervorzuheben, Überholtes zu markieren, Kontroverses zu diskutieren und eine Richtung für die Zukunft aufzuzeigen. Anhand von Fallbeispielen aus dem eigenen Krankengut schließlich wollen wir unseren Standpunkt markieren.

2. Spektrum und Techniken der Knochenzementanwendung bei Wirbelsäulenoperationen (Literaturanalyse)

In den Tabellen 1 und 2 sind die Anwendungsmöglichkeiten und -techniken kurz formuliert.

Tab. 1: Bisherige Anwendungen von Knochenzement in der Wirbelsäulenchirurgie.

1. Zur Abstützung und oder Defektfüllung von primären und metastatischen Wirbeltumoren,
2. zur Überbrückung und «Spondylodese» von instabilen Wirbelsäulensegmenten (bei PcP, Fraktur, Tumor nach Laminektomie bei Spondylitis, bei lumbosacralen Instabilitäten),
3. zur Auffüllung des Discus intervertebralis nach Bandscheibenausräumung (HWS und LWS),
4. als zusätzliches Fixationsmaterial von HARRINGTON-Haken oder Wirbelkörperschrauben bei Osteoporose oder Osteopenie in der Skoliologie und operativen Wirbelsäulen-Traumatologie.

Tab. 2: Anwendungsarten des Knochenzementes in der Wirbelsäulenchirurgie.

1. als Zementplombe allein (Umgießen der Dornfortsätze; Füllung von Wirbelkörperhöhlen und des ausgeräumten Discus intervertebralis,
2. als Verbundwerkstoff zusammen mit Kunststoffgeweben (sog. laminierte Prothese)
   mit Cerclagen und Kirschnerdrähten verstärkt
   zum Umgießen von HARRINGTON- bzw. LUQUE-Stäben
   und in Zusammenhang mit Wirbelkörperdistanzhaltern, ventralen Platten oder dem VDS-Instrumentar.

2.1. *Knochenzement bei primär malignen und metastatischen Wirbeltumoren*

Den breitesten Raum nehmen zunächst jene Indikationen ein, die PMMA zur Abstützung von mehreren Wirbelsäulensegmenten bei Wirbeldestruktionen durch primäre und häufiger sekundäre bösartige Wirbeltumoren bzw. von Instabilitäten nach Entlastungslaminektomie verwenden. Allgemein stellt sich die Indikation zur Dekompression und Stabilisierung bei Wirbelmetastasen, wenn Lähmungserscheinungen auftreten (inkomplette Paraparese), eine Radiotherapie entweder ohne Erfolg blieb oder nach Natur des Tumors nicht erfolgversprechend ist, der Primärtumor noch unbekannt ist, oder das Ausmaß der Destruktion eine Instabilität der Wirbelsäule erzeugt (BLACK, 1979). Die alleinige Entlastungslaminektomie ohne Stabilisierung hat zwar in 24–49% der Fälle mit inkompletter Paraparese die Gehfähigkeit von Patienten mit Wirbelmetastasen erhalten können (LAUSBERG, 1967; HALL et al., 1973; POSNER, 1977), die potentielle Destabilisierung der operierten Segmente veranlaßten die Mehrzahl der neueren Autoren allerdings, Dekompression und Stabilisierung als Palliativeingriff möglichst in einer Sit-

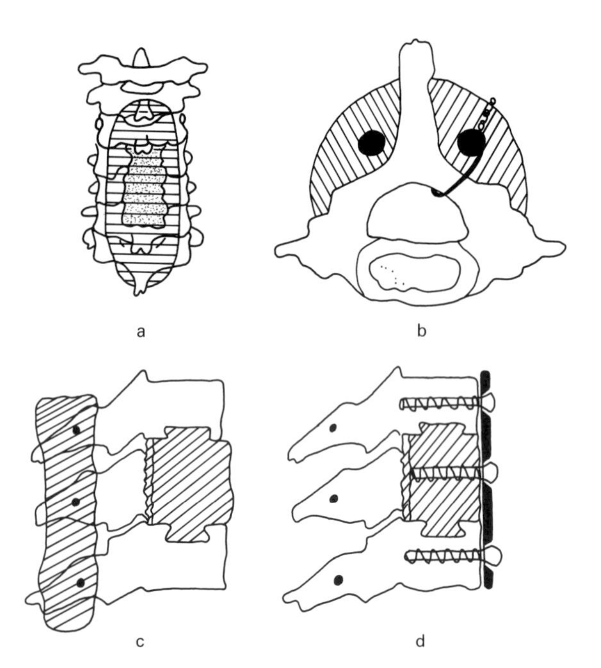

Abb. 1: Graphik möglicher Anwendungen für die PMMA-Spondylodese (dargestellt an der HWS).

a) dorsal «PMMA-Spondylodese» nach Dekompression,
b) dorsale Spondylodese mit PMMA und Stäben sowie «segmental wires» nach LUQUE,
c) ventrale und dorsale PMMA-Spondylodese nach Wirbelkörperresektion ohne und
d) mit zusätzlicher Sicherung durch ventrale Osteosynthese.

zung durchzuführen (LAUSBERG und PIA, 1970; LOUIS et al., 1976; KINZL und BURRI, 1982; ONIMUS und BERTIN, 1982; SCHOLL et al., 1982. DUNN (1977) hat die verschiedenen Stabilisierungsmöglichkeiten mit Knochenzement (dorsal, ventral, dorsal und ventral) für die Tumoren der Halswirbelsäule übersichtlich zusammengefaßt. Prinzipiell werden jedoch die gleichen Methoden auch für die BWS und LWS angewandt (Abb. 1). Bei rein dorsaler Stabilisierung werden nach Darstellung von Gelenken, Bögen und Dornfortsätzen die zu verblockenden Wirbel durch Drähte um Bögen und Dornfortsätze sowie quer in die Dornfortsatzwurzel eingebrachte Kirschnerdrähte miteinander verdrahtet und der gesamte Verbund mit PMMA umgossen (MÜLLER, 1963; SCOVILLE et al., 1967; SILVERSTEIN, 1971; ARCQ und DÖRR, 1974; BOWERS et al., 1974; ARCQ, 1975; DUNN, 1976; KEGGI et al., 1976a, b; UNANDER-SCHARIN et al., 1978; CLARK und KEGGI, 1980; HANSEBOUT et al., 1980; KAWABATA et al., 1980).

HEIPERTZ und SCHMITT (1973) sowie HEIPERTZ et al. (1974) empfehlen die dorsale Stabilisierung der BWS oder LWS mit 2 HARRINGTON-Stäben und umgießen diese Montage mit PMMA. Diese Kombination ist so stabil, daß die genannten Autoren auf eine zusätzliche Abstützung der ventralen Destruktion verzichten. HEIDA et al. 1974 sowie OPPEL und BROCK (1981) benützen einen Verbund aus Dacrongeflecht, welches mit PMMA-Monomer getränkt um die frei-

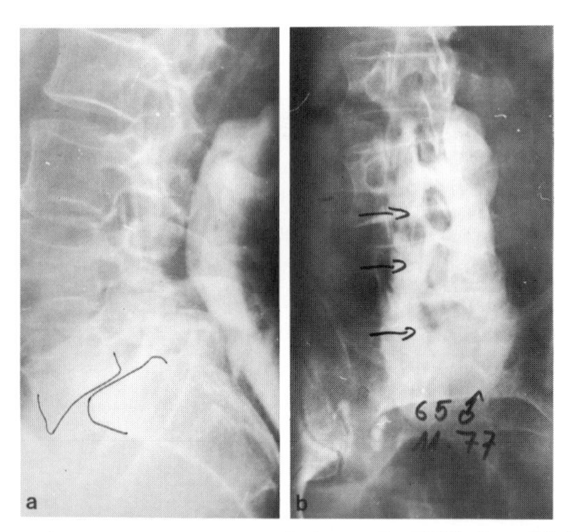

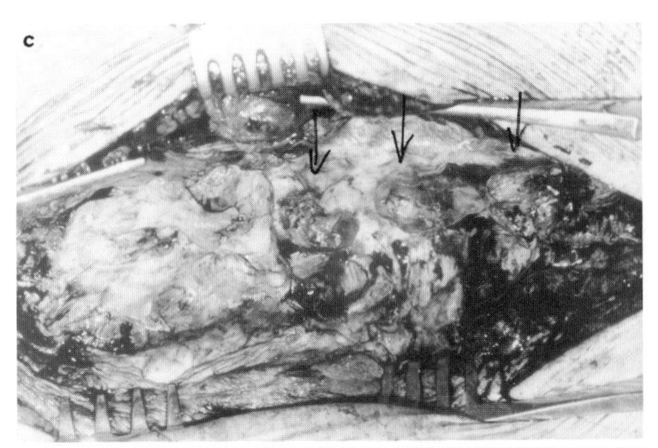

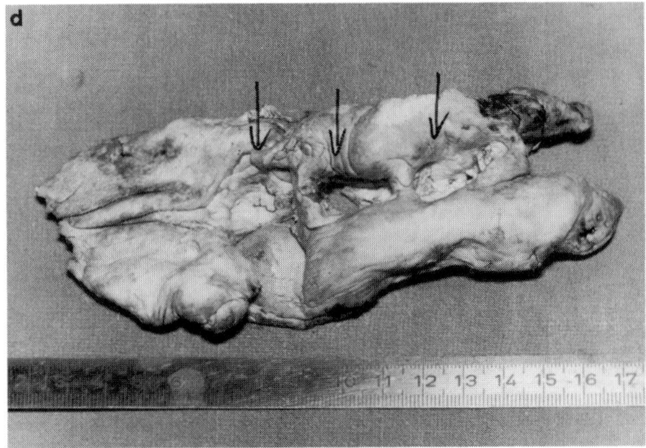

Abb. 2a und b: Röntgenaufnahmen der LWS eines 65jährigen Mannes, bei dem wegen Instabilitätsschmerzen bei Spondylolisthesis 2. Grades auswärts eine dorsale lumbosakrale «Spondylodese mit PMMA» ohne zusätzliche Eigenspongiosa durchgeführt wurde. Reoperation wegen anhaltender Schmerzen 1 Jahr später. Op-Situs (c) nach Entfernung der völlig gelockerten «PMMA-Spondylodesemasse (d). Pfeile weisen auf vollständig fibrös umgewandelte Dornfortsätze, derbes weißes Bindegewebe ohne direkten Knochenkontakt als Implantatlager.

gelegten Dornfortsätze gelegt und mit Palacos®R umgossen wird zur Stabilisierung von Defekten an Hals-, Brust- und Lendenwirbelsäule. HOPPENSTEIN (1972) empfiehlt die Kombination PMMA und Stahlnetz, HERMODSSON und UNANDER-SCHARIN (1973) schließlich schlagen die Kombination PMMA und Glasfasergeflecht für die dorsale interspinale «Spondylodese» als Palliativeingriff bei Wirbelmetastasen vor.

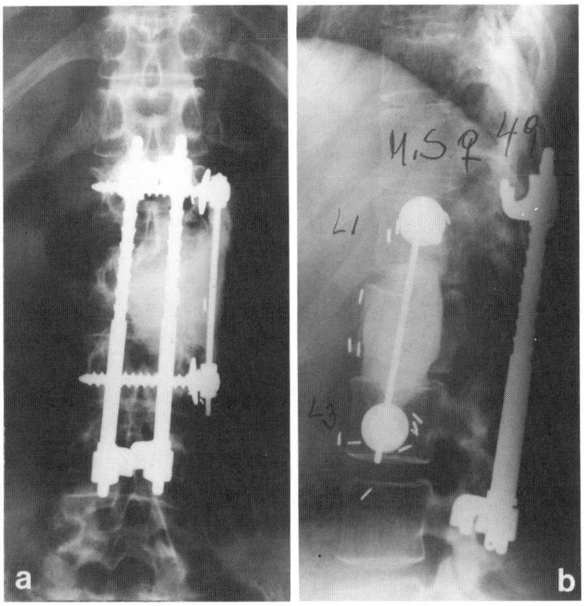

Abb. 3a und b: 49jährige Patientin, Morbus Waldenström, Destruktion mit beginnender Paraparese L ½. Ventrale Ausräumung und Stabilisierung von L1–L3 mit PMMA und VDS-Instrumentar. 6 Monate später Rezidiv der Paraparese. Jetzt Laminektomie L1, Dekompression und Stabilisierung mit HARRINGTON-Doppelstabmontage D12–L4. Tod 2 Jahre später ohne neurologische Symptome.

Biomechanische Untersuchungen zu diesem Thema haben zeigen können, daß PMMA im Verbund mit Drähten und/oder Kirschnerstiften oder anderen Verstärkungen für die dorsale Wirbelsäulenfusion der alleinigen Umgießung der Dornfortsätze mit PMMA an Festigkeit wesentlich überlegen sind (PANJABI et al., 1977; TAITSMAN und SAHA, 1977; SAHA und KRAAY, 1979). WILTSE et al. (1957), SCHLEGEL (1969) sowie WILLERT und SCHREIBER (1969) konnten jedoch bereits sehr früh teils aufgrund experimenteller Daten, teils aufgrund klinischer und pathoanatomischer Untersuchungen nachweisen, daß die dorsale Palacosspondylodese an sich keine zuverlässige, längerdauernde Stabilität ergeben kann, da einerseits zwischen «Knochenzement» und Knochen keine echte Verbindung entsteht, andererseits das wesentliche Verbindungsglied zwischen Zementverbund und hinteren Wirbelstrukturen, der Dornfortsatz, durch das Umgießen mit PMMA von seiner Blutversorgung abgeschnitten wird. Innerhalb weniger Monate kommt es zur Dornfortsatznekrose und so zur «Entkoppelung der PMMA-Spondylodese» mit erneuter Instabilität (Abb. 2). DUNN (1976) u.a. berichten über klinische Fehlschläge (Entkoppelungen) der dorsalen PMMA-Spondylodese, HOPPENSTEIN (1972) empfahl deshalb bereits zu einem frühen Zeitpunkt die zusätzliche laterale echte Spondylodese mit Eigenspongiosa (Primärbelastbarkeit durch PMMA-Verbund, Dauerbelastbarkeit durch Eigenspongiosa-Spondylodese).

Da jedoch die Mehrzahl der primären und sekundären Wirbeltumoren, die eine Stabilisierung erfor-

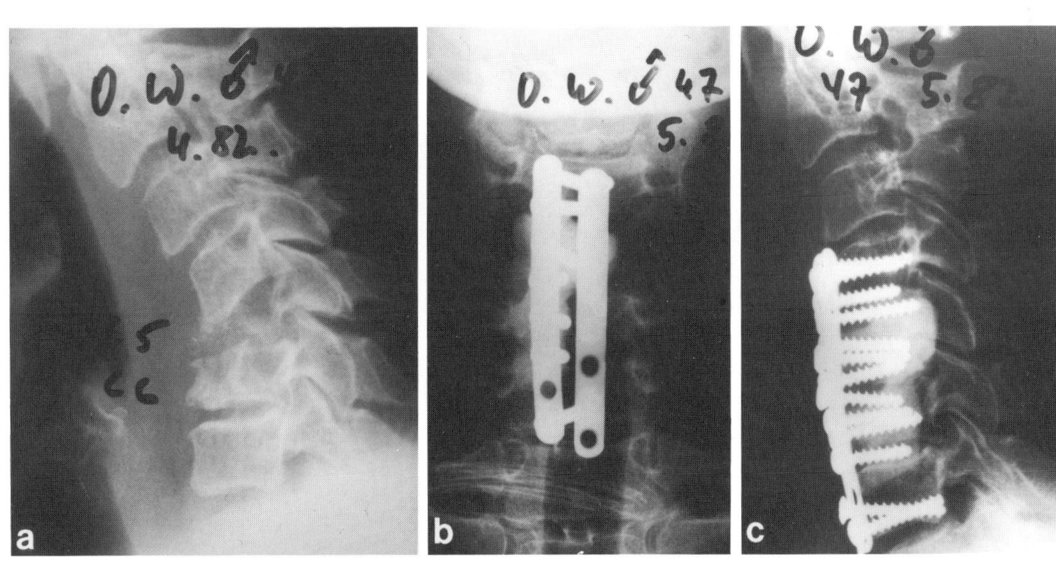

Abb. 4: 47jähriger Mann, Zungengrund-Karzinom. Metastase C5 mit Instabilität, pathologischer Kyphose der HWS (a) und Zeichen der Rückenmarkskompression. Ausräumung von C5 und von C6 (teilweise), Stabilisierung mit 2 AO-Platten von C4–C7 und Palacos (b und c). Exitus 8 Monate später ohne neurologische Ausfälle.

dern, im Wirbelkörper, d.h. ventral situiert sind, muß jede Form der dorsalen Spondylodese allein in besonderem Maße als palliativ angesehen werden. Unter dem Eindruck der Erfolge der klinischen Onkologie einerseits und verbesserter Operationsmethoden andererseits, setzt sich deshalb in den letzten Jahren für bestimmte metastatische Wirbeltumore (Mamma-Ca, Myelom, Prostata-Ca, maligne Lymphome) ein radikales kombiniert ventral-dorsales oder rein ventrales Vorgehen durch. Knochenzement wird auch hier palliativ zur dorsalen Überbrükkung bei ventraler Ausräumung und Knochenspananlagerung (LAUSBERG und SERVET, 1981) empfohlen. Häufiger jedoch wird die dorsale Dekompression mit Spananlagerung und, oder Stabilisierung durch Drähte (HWS) oder HARRINGTON-Stäbe (BWS und LWS) in Zusammenhang mit ventraler Ausräumung und PMMA-Auffüllung sowie ventraler Osteosynthese mit Platten, Schrauben oder ventral eingebrachten HARRINGTON-Stäben (Abb. 3) oder alleine ein ventrales Vorgehen zur Behandlung metastatischer oder primär maligner Wirbelkörpertumoren empfohlen (Abb. 4) (LAUSBERG und PIA, 1970; CROSS et al., 1971; RAYCROFT et al., 1972; JOMIN et al., 1973; SALZER et al., 1973; GUNN et al., 1974; SALZER et al., 1977; KOTZ und SUNDER-PLASSMANN, 1978; NAGASHIMA et al., 1979; SCHIERHOLZ, 1979; MUHR, 1980; CIAPETTA et al., 1981; HARRINGTON, 1981; MUHR und TSCHERNE, 1981; LESOIN et al., 1982; BOLAND et al., 1982; MUHR und TSCHERNE, 1982; SCHOLL et al., 1982; CHADDUCK und BOOP, 1983). Über Wirbelsektion mit nachfolgender Füllung des Defektes mit einer speziell entwickelten Wirbeldistanzschraube und Knochenzement-Umgießung berichteten schließlich SENNING et al., 1962; CIUGUDEAU und IMMENKAMP, 1974; POLSTER und BRINKMANN (1977) sowie KINZL und BURRI (1982).

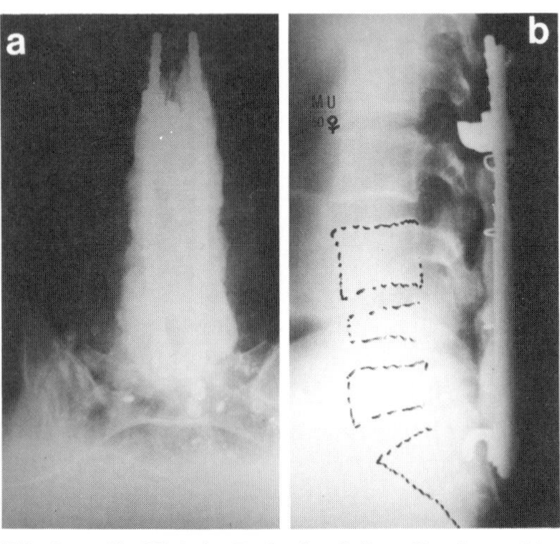

Abb. 5a und b: 50jährige Patientin, Collum-Karzinom, Metastase L4 und L5 mit Höhenminderung. Laminektomie L4 und L5, HARRINGTON-Doppelstab-Spondylodese + Palacos-Umgießung. Überlebenszeit 2 Jahre ohne Paraparese.

Alle bisher beschriebenen Maßnahmen haben jedoch bei Patienten mit primär malignem oder metastatischem Tumorbefall einzelner Wirbelsäulenabschnitte palliativen Charakter mehr oder weniger gelungener Radikalität. Schmerz und Instabilität mit

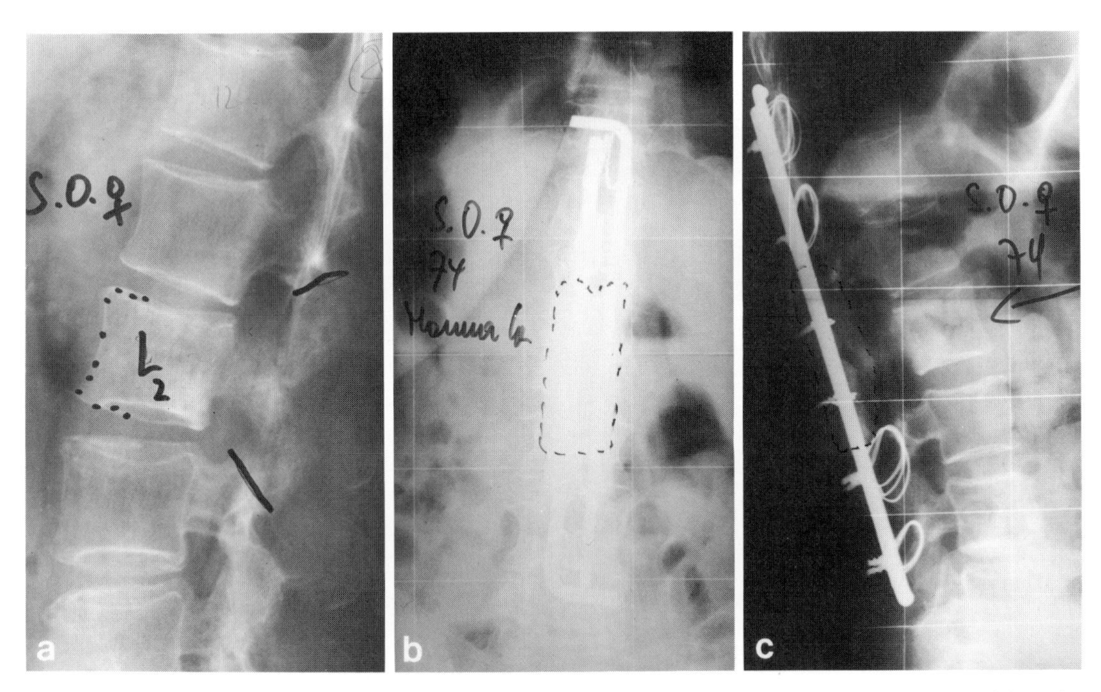

Abb. 6a–c: 74jährige Patientin, Mamma-Karzinom, Metastase L2 unter Beteiligung der hinteren Strukturen (a), inkomplette Paraparese. Dekompression L1–L3, LUQUE-Doppelstabmontage mit sublaminärer Fixierung D12–L4 und Palacosstabilisierung (b und c), sofortige Mobilisierung, Gehfähigkeit wieder erlangt.

beginnender oder nur wenige Stunden alter kompletter Paraparese bei gutem Allgemeinzustand und solitärem Befall eines oder zweier benachbarter Wirbelkörper grenzen die Indikation für einen Palliativeingriff an der Wirbelsäule ab. Metastasen von Mamma- und Prostata- sowie manchen Schilddrüsen-Karzinomen, solitäre Destruktionen bei Myelom und malignem Lymphom scheinen nach größeren Statistiken besonders geeignet für die palliative PMMA-Spondylodese in einer der genannten Formen zu sein. Ziel ist die möglichst lange Erhaltung der Gehfähigkeit und somit schmerzarme Selbständigkeit des Patienten. Ventrale oder kombiniert ventral-dorsale Operationsverfahren mit möglichster lokaler Radikalität sind deshalb rein dorsalen nur auf Zeit abstützenden PMMA-Verbund-Spondylodesen im Einzelfall vorzuziehen. Bei rein dorsaler Abstützung sind Kombinationen von PMMA mit HARRINGTON-Stäben oder mit dem neu entwickelten LUQUE-Doppelstab-System (Abb. 5 und 6) allen anderen älteren Verfahren vorzuziehen. Es ist selbstverständlich, daß die operative Behandlung je nach Lage des Einzelfalles mit einer Radiatio bzw. intern-onkologischer Begleittherapie zu kombinieren ist. Die Strahlentherapie hat nach Untersuchungen von EFTEKHAR und THURSTON (1975) jedenfalls auf den Knochenzement keinen die Festigkeit oder den Polymerisationsgrad beeinflussenden nachteiligen Effekt.

2.2. *Knochenzement in der Wirbelsäulentraumatologie*

KNIGHT (1967) und PFEIFFER (1968) haben offenbar ziemlich gleichzeitig und unabhängig voneinander die Sofortstabilität einer dorsalen PMMA-Drahtverbundspondylodese bei der Behandlung instabiler Wirbelfrakturen erkannt. Der Erste empfahl es für die Halswirbelsäule, Letzterer für die Brust- und Lendenwirbelsäule. ZÖCH und WEBER (1972) berichten über 13 instabile Wirbelkörperfrakturen mit Paraparese, die durch Dekompression von dorsal und Stabilisierung mittels PMMA und Platten sowie Schrauben behandelt worden sind. Auch diese Autoren heben wie die Erstgenannten die Möglichkeit der gipsfreien Behandlung bei Sofortmobilisation hervor. Besonders empfohlen wird jedoch die C1–C3-Spondylodese durch Verdrahtung und Palacosumgießung für angeborene atlanto-axiale Instabilitäten und die Dens-Frakturen (ALSHARIF, 1969; NAGASHIMA, 1970; KELLEY et al., 1972; SUNDARESAN et al., 1981; SIX und KELLEY, 1981; GIROUX et al., 1982). Weitere Autoren (KAUFMANN, 1971; SPENCE, 1973; BERNHANG et al., 1978; PENKERT und FLIEDNER, 1982) berichten über z. T. unverständlich langstreckige dorsale Palacosdrahtspondylodesen zur Behandlung von HWS-Frakturen auch tieferer Segmente. JUNGHANNS (1970) schließlich schlägt die Aufrichtung und Auffüllung zertrümmerter Wirbelkörper an der Halswirbelsäule mit PMMA-Zement von ventral her vor; SCHÜRMANN et al. (1977) hingegen wollen diese Technik nur für Ausnahmefälle angewendet sehen.

Die in der Wirbeltraumatologie bisher beschriebenen Anwendungen von Knochenzement haben keine allgemeine Zustimmung gefunden. EISMONT und BOHLMANN (1981) berichten beispielsweise über 5 Fälle, bei denen wegen Infekt und mangelnder Stabilität PMMA- und Drahtmontagen, an der Halswirbelsäule dorsal zur Überbrückung einer Fraktur ursprünglich eingebracht, wieder entfernt werden mußten, ohne daß es zu einer Heilung der Fraktur gekommen ist. Sie raten von dieser Methode ab und empfehlen dagegen die klassische dorsale 2-Segment-Spondylodese mit Knochentransplantat bzw. die Behandlung von Halswirbelsäulen-Frakturen konservativ mit dem Halo-Mieder ohne Operation. Die ventralen Aufrichtungs- und Spananlagerungsverfahren bei Luxationsfrakturen der Halswirbelsäule sind gleichfalls inzwischen standardisiert und in ihrem Erfolg ausreichend belegt, so daß auch auf die Anwendung von Knochenzement für die ventralen Eingriffe in der Wirbelsäulentraumatologie verzichtet werden kann. Entscheidend nachteilig ist insgesamt der große Fremdkörper, welcher dazu noch nicht einmal dauerhafte Stabilität ergibt, die für die dorsalen PMMA-Abstützungen häufig viel zu lang gewählten Überbrückungen, die offenbar bei schlechter Weichteildeckung gehäuften Wunddehiszenzen und Defekte und der Zwang zur Entfernung des PMMA nach Heilung der Fraktur bei Patienten mit langer Lebenserwartung. Vergleichbar bessere Stabilisierungen mit Eigenspongiosa, Draht und Schraube oder Platte ergeben ausgezeichnete Ergebnisse bei guter Primärbelastbarkeit und wenn richtig appliziert auch kurzer Versteifungsstrecke. BÖHLER (1982) hat hier in einer Stellungnahme zur Arbeit von PENKERT und FLIEDNER (1981) die Therapiemaßstäbe für PMMA-Spondylodesen in der Halswirbelsäulen-Traumatologie zurechtgerückt. Gleiches gilt für die von PFEIFER (1968) sowie von ZÖCH und WEBER (1972) angegebenen dorsalen Palacosverblockungen bei Wirbelsäulenfrakturen mit und ohne Dekompression im BWS- und LWS-Bereich. Hier haben die Platten von ROY-CAMILLE, HARRINGTON oder LUQUE-Doppelstabmontagen, die verschiedenen Fixateurmethoden, sowie das VDS-Instrumentar für ventrale Osteosynthesen zusammen mit Eigenknochentransplantaten wesentliche Verbesserungen ergeben, so daß auf Knochenzement bei dieser Indikation praktisch verzichtet werden kann.

2.3. *Knochenzement bei entzündlichen und degenerativen Wirbelsäulen-Erkrankungen*

Die Spondylodese gilt sowohl bei bakteriellen Spondylitiden als auch bei entzündlichen Erkrankungen des rheumatischen Formenkreises (pcP) als ein Weg zur Schmerzbefreiung und lokalen Heilung. KNIGHT (1959) hat wohl als erster PMMA für die Occiput-C3-Spondylodese bei atlanto-axialer Instabilität durch pcP angewandt. BRATTSTRÖM und GRANHOLM (1973, 1976) haben diese Methode dann neuerlich zur dorsalen Abstützung vom Hinterhaupt nach C3 mit Drähten und PMMA bei C1–C2-Instabilität infolge rheumatoider Arthritis des atlanto-axialen Gelenkes beschrieben und Ergebnisse bei 28 Patienten mitgeteilt. BRYAN et al. (1982) haben dann aber herausgestellt, daß die Occiput-C3-Spondylodese mit Drähten und PMMA alleine nicht zur dauerhaften Versteifung der Region ausreicht, sondern daß zusätzlich eine Spondylodese posterolateral mit Eigenspongiosa (PMMA + Draht oder Metallnetz über Dornfortsätze: Sofortstabilität; Eigenspongiosa über laterale Strukturen: Dauerstabilität) erforderlich ist. Die Methode stellt in dieser Kombination die ideale Therapie dar. Sie vermeidet lange äußere Ruhigstellung (in Gips oder Halo-cast) bei oft schwierigen Hautverhältnissen (Pergamenthaut bei pcP) und Osteoporose (Pseudarthrosegefahr) und erlaubt schnelle Mobilisierung bei unmittelbarer Schmerzbefreiung. Im Gegensatz hierzu sind die Indikationen zur dorsalen PMMA-Spondylodese bei Spondylitis tuberculosa (PFEIFER, 1967) sowie Tierversuche zur gleichen Problematik (MOON und OK, 1980) nicht als sinnvolle Verbesserung der ventralen Ausräumung und Eigenspongiosaeinlagerung anzusehen und sollten nach derzeitigem Stand des Wissens möglichst nicht weiter verfolgt werden. Gleiches gilt selbstverständlich in noch stärkerem Maße auch für unspezifische Spondylitiden.

Die Anwendung von PMMA als Platzhalter und interkorporell eingebracht auch als Mittel zur Blockierung eines Bandscheibenraumes nach Nukleotomie ist gleichfalls vorgeschlagen worden. CLEVELAND (1955) hat PMMA von dorsal in den Bandscheibenraum nach lumbaler Nukleotomie eingespritzt, HAMBY und GLASER (1959) berichteten dann jedoch, daß ihre Ergebnisse mit dieser Methode bei 14 Patienten nicht besser waren als nach alleiniger Nukleotomie und daß dieses Verfahren in einem Falle sogar infolge Verlagerung des PMMA peridural zur Reoperation geführt habe. Diese Anwendung wurde danach in der Literatur auch nicht weiter verfolgt. Erst GROTE et al. (1970) haben ab 1968 diese Möglichkeit wieder für die Auffüllung der Halsbandscheibe nach ventraler Diskektomie alternativ zu den Verfahren von CLOWARD und ROBINSON angesehen und über gute Ergebnisse bei 104 Patienten berichtet. CANTU (1974) hat dann diese Methode ohne Nennung der Erstautoren noch einmal inauguriert. ROOSEN (1979, 1982) sowie ROOSEN et al. (1978) lieferten schließlich den experimentellen Beweis, daß bei sparsamem Einbringen des Zementes in den ausgeräumten Halsbandscheibenraum um diesen herum im Laufe der Zeit eine knöcherne spontane Fusion des operierten Segmentes erfolgt. Kürzlich publizierte klinische Langzeitergebnisse bestätigen dies und empfehlen die ventral interkorporelle PMMA-Spondylodese als brauchbare Alternative zur Spondylodese mit Knochenspan an der Halswirbelsäule (GROTE und ROOSEN, 1981; ROOSEN und GROTE, 1981). Die von GROTE beschriebene PMMA-Verzapfung in den angrenzenden Deckplatten des ausgeräumten Segmentes erwies sich auch im mechanischen Test am Halswirbelsäulenpräparat als relativ stabil (SCHULITZ und WINKELMANN, 1981), GOYMANN et al. (1981) waren bisher auch die einzigen, welche über 3 Lockerungen derart eingebrachter Palacosplomben berichtet haben. Es scheint sich hier also eine Alternativlösung für die technisch aufwendigere CLOWARD-Spondylodese an der Halswirbelsäule zu etablieren.

Abschließend kann berichtet werden, daß Knochenzement auch in der operativen Skoliosebehandlung zur Absicherung des HARRINGTON-Hakens bei Patienten mit Osteogenesis imperfecta oder Osteopenie anderer Ursache angegeben worden ist (WAUCH, 1971; HERRON und DAWSON, 1977). Wir selbst verwenden PMMA, um die gefürchtete Schraubenwanderung bei der ventralen Derotationsspondylodese (VDS-ZIELKE) im porotischen Wirbelkörper zu verhindern. Nach Vorbohren des Schraubenloches wird unter Druck mit einer Spritze flüssiger PMMA-Brei in die WK-Spongiosa gepreßt, in den dann polymerisierenden Knochenzement wird die VDS-Schraube eingedreht.

3. Eigene Erfahrungen

An unserer Klinik wurde Knochenzement von der im Vorkapitel genannten Notlösung abgesehen nur bei Notfalleingriffen an 16 Patienten mit sekundären Wirbeltumoren angewendet. Voraussetzung war hier

Tab. 3: PMMA-Anwendungen bei sekundären Wirbeltumoren (eigene Erfahrungen n = 16)

1. Wirbelkörperresektion mit PMMA-Defektfüllung und ventraler Plattenosteosynthese (HWS) bzw. VDS-Montage (BWS und LWS)
   n = 7 (3 × HWS; 4 × BWS und LWS)
2. Laminektomie mit HARRINGTON-Doppelstabspondylodese und LUQUE-Cerclagen oder Original-LUQUE-Doppelstabmontage mit dorsaler PMMA-Umgießung
   n = 9 (BWS und LWS)

vor allem der metastatische Befall nur eines oder zweier benachbarter Wirbel mit klinisch und neurologisch eindeutig zuzuordnender inkompletter Paraparese. Die Tabelle 3 beschreibt die von uns gewählten Operationsmethoden. An der Halswirbelsäule haben wir von C4 bis C7 stets einen ventralen Zugang mit möglichst kompletter Resektion der befallenen Wirbelkörper und ventraler Dekompression des Myelon mit anschließender Palacosfüllung des Defektes und Überbrückung der Instabilität mit 2 kleinen AO-Platten durchgeführt, wobei die Platten jeweils in einem gesunden Wirbel ober- und unterhalb der Läsion mit Schrauben fixiert wurden (Abb.4). Wichtig ist hier, daß die Schrauben auch die myelonnahe Kortikalis fassen um genügend Stabilität zu erreichen. Die Patienten können dann am Tage nach der Operation mit einer weichen Halskrawatte mobilisiert werden. An Brust- und Lendenwirbelsäule (D5–L5) bevorzugen wir bei monosegmentalem Befall gleichfalls die Wirbelkörperresektion und Stabilisierung mit Palacos und einer VDS-Montage (laterale ventrale Zuggurtung (Abb.3). Auch diese Patienten können ohne Gips oder Korsett schnell mobilisiert werden.

Bei Befall von mehr als einem einander angrenzenden Wirbel sowie bei Verdacht auf periduralem Tumorwachstum (u.U. über das befallene Segment nach oben oder unten hinausgehend) bevorzugen wir an BWS und LWS die großzügige dorsale Dekompression und Stabilisierung mit 2 HARRINGTON-Stäben unter Einbeziehung von 2 Segmenten ober- bzw. unterhalb der Laminektomie. Die HARRINGTON-Stäbe werden mit Hilfe von sublaminär durchgeführten LUQUE-Cerclagen zusätzlich stabilisiert und die ganze Montage dann mit PMMA umgossen (Abb.5). Neuerdings benutzen wir die Original-LUQUE-Methode mit 2 L-Stäben und segmentaler Drahtfixierung sowie Palacosumgießung, wenn die Distraktion bei noch erhaltener Wirbelkörperhöhe ventral nicht notwendig ist (Abb.6). In der Tabelle 4 sind unsere klinischen Ergebnisse zusammengefaßt. Bei 15 der 16 Patienten konnten durch einen der beschriebenen Eingriffe die inkomplette Paraparese vollständig oder teilweise zur Rückbildung gebracht werden. Der palliative Charakter der Operation wird allerdings darin deutlich, daß mit Ausnahme von 6 Patienten bis zum Tode doch wieder Wirbelsäulenbeschwerden mit neurologischer Beteiligung in wechselndem Ausmaße bis hin zur Paraparese auftraten. Immerhin blieben 6 der 16 Patienten bis zum Tode vonseiten des alten Wirbelsäulenherdes beschwerdefrei und gehfähig (= 37% der Fälle).

4. Schlußbetrachtung

Da der «Knochenzement» in seiner derzeit vorliegenden Zusammensetzung keine direkte und dauerhafte Verbindung mit dem Knochen einzugehen vermag, halten wir seinen Einsatz an der Wirbelsäule nur für begrenzt gerechtfertigt. Gute Indikationen ergeben sich bei malignen primären oder sekundären Wirbelgeschwülsten, wenn der Charakter der Dekompression und Stabilisierung palliativ d.h. zeitlich begrenzt ist und wenn der Eingriff nicht kurativ beendet werden kann. Begründbar ist sein Einsatz auch immer dann, wenn die erreichbare Sofortstabilität durch gleichzeitig mitangelegter Eigenspongiosa in einer dauerhaften Spondylodese mit körpereigenem Material resultiert. Allerdings sind klinische Indikationen für diese Kombination nur bei den hohen HWS-Instabilitäten durch die pcP oder vielleicht ausnahmsweise bei Frakturen an der osteoporotischen Wirbelsäule sinnvoll. Es ist unabdingbar wesentlich, daß die Verwendung von PMMA an der Wirbelsäule nur im Zusammenhang mit einer stabilen Osteosynthese (HARRINGTON, LUQUE, transpedunkuläre Schrauben und Platte, Fixateur) erfolgt.

Tab.4: Ergebnisse im Detail.

Primär-Tumor		Paraparese inkomplett	Paraparese postoperativ			Überlebenszeit postoperativ
			gebessert	geheilt	unverändert	
Mamma CA:	6	6	3	3	–	9 Monate (3–24 Monate)
Intestinal CA:	3	3	1	1	1	3 Monate (1–6 Monate)
Plasmocytom und malignes Lymphom:	3	3	1	2	–	13 Monate (6–24 Monate)
malignes Melanom:	2	2	–	2	–	8 Monate (6–10 Monate)
Zungengrund-CA:	1	1	–	1	–	8 Monate
Collum-CA:	1	1	–	1	–	24 Monate
			5	10	1	

Wenn man alle zitierten Anwendungen des PMMA an der Wirbelsäule zusammensieht, bleiben nur wenige sinnvolle Anwendungen bei Wirbelgeschwülsten, selten bei Instabilitäten der Halswirbelsäule und noch seltener als Adjunkt zur Fixierung von Implantaten am Wirbel bei Skolioseoperationen übrig. Wenn irgend möglich, sollte eine stabile Osteosynthese mit Eigenknochentransplantat der «PMMA-Spondylodese» vorgezogen werden.

Literatur

Arcq, M., Dörr, W.M.: La fusion vertebrale postérieure a l'aide du ciment acrylique dans le traitement des tumeurs du rachis. Acta Orthop. belg. *40,* 210, 1974.

Arcq, M.: Palliativoperationen zur Behandlung von Knochenmetastasen. Z. Orthop. *113,* 51, 1975.

Alsharif, H.: Methyl methacrylate spinal fusion. Its use in spontaneous atlantoaxial subluxation in children. Egypt. Orthop. J. *4,* 11, 1969.

Bernhang, A.M., Rosen, H., Leivy, D.: Internal methyl-methycrylate splint provides rapid mobilisation in treatment of grossly instabile fracture of cervical spine. Orthop. Rev. *7,* 25, 1978.

Black, P.: Spinal metastasis: Current status and recommended guidelines for management. Neurosurgery *5,* 726, 1979.

Böhler, J.: Möglichkeiten der operativen Behandlung von Halswirbelsäulenverletzungen unter Berücksichtigung der temporären dorsalen Versteifung mit Palacos. Unfallheilk. *85,* 356, 1982.

Boland, P.J., Lane, J.M., Sundaresan, N.: Metastatic disease of the spine. Clin. Orthop. *169,* 95, 1982.

Bowers, D.K., Thrasher, D.L.: The use of methylmethacrylate for extensive internal bracing of the cervical spine in metastatic disease. West Virginia Med. J. *70,* 106, 1974.

Brattström, H., Granholm, L.: Chirurgie der Halswirbelsäule bei Patienten mit rheumatoider Arthritis. Orthopäde *2,* 118, 1973.

Brattström, H., Granholm, L.: Atlanto-axial fusion in rheumatoid arthritis. A new method of fixation with wire and bone cement. Acta Orthop. Scand. *47,* 619, 1976.

Bryan, W.J., Inglis, A.E., Sculco, T.P., Ranawat, C.S.: Methylmethacrylate stabilisation for enhancement of posterior cervical arthrodesis in rheumatoid arthritis. J. Bone Jt. Surg. *64A,* 1045, 1982.

Cantu, R.C.: Anterior spinal fusion using methyl methacrylate (Acrylic). Int. Surg. *59,* 110, 1974.

Chadduck, W.M., Boop, W.C.: Acrylic stabilisation of the cervical spine for neoplastic disease: Evolution of a technique for vertebral body replacement. Neurosurgery *13,* 23, 1983.

Ciappetta, P., Delfini, R., Cantore, G.P.: Acrylic posthesis of the fifth cervical vertebra in cervical chordoma. Case report and review of the literature. Clin. Neurol. Neurosurg. *83,* 35, 1981.

Ciugudeau, C., Immenkamp, M.: Operative Behandlungsmöglichkeiten bei Wirbeltumoren. Münch. Med. Wschr. *116,* 1967, 1974.

Clark, R., Keggi, K.J.: Stabilisation of the cervical spine using methylmethycrylate. Orthop. Transactions *4,* 41, 1980.

Cleveland, D.A.: The use of methyl-acrylic for spinal stabilisation after disc operations. A preliminary report. Marquette med. Rev. *20,* 62, 1955; zit. nach Hamby et al. J. Neurosurg. *16,* 311, 1959.

Cross, G.O., White, H.L., White, L.P.: Acrylic prosthesis of the fifth cervical vertebra in multiple myeloma. J. Neurosurg. *35,* 112, 1971.

Dunn, E.J.: The role of methylmethacrylate in the stabilisation and replacement of tumors of the cervical spine. Spine *2,* 15, 1977.

Eftekhar, N.S., Thurston, C.W.: Effect of irradiation on acrylic cement with special reference to fixation of pathalogical fractures. J. Biomech. *8,* 53, 1975.

Eismont, F.J., Bohlman, H.H.: Posterior methylmethacrylate fixation of cervical trauma. Spine *6,* 347, 1981.

Giroux, J.-C., Duprat, G., Bouvier, G.: Le traitement des fractures-luxations de la colonne cervicale superieure avec fils d'acier et methyl-methacrylate. Union Med. Canada *112,* 1, 1983.

Goymann, V., Thümler, P., Haasters, J.: Cloward-Robinson-Palacosplombe. Z. Orthop. *119,* 734, 1981.

Grote, W., Roosen, C.: Indikationen und Technik der cervicalen ventralen Wirbelkörperfusion mit Knochenzement. Z. Orthop. *119,* 728, 1981.

Grote, W., Bettag, W., Wüllenweber, R.: Indikation, Technik und Ergebnisse cervicaler Fusionen. Acta Neurochir. *22,* 1, 1970.

Gunn, D.R., Tupper, J.W., Mullen, M.P.: Decompression and immediate stabilisation of the spine in Patients suffering from malignant disease. J. Bone Jt. Surg. *56,* 1767, 1974.

Hall, A.J., Mac Kay, N.N.S.: The results of laminectomy for compression of the cord or cauda equina by extradural malignant tumor. J. Bone Jt. Surg. *55–B,* 497, 1973.

Hamby, W.B., Glaser, H.T.: Replacement of spinal intervertebral discs with locally polymerizing methylmethacrylate. Experimental study of effects upon tissues and report of a small clinical series. J. Neurosurg. *16,* 311, 1959.

Hansebout, R.R., Blomquist, G.A.: Acrylic spinal fusion. A 20 year clinical series and technical note. J. Neurosurg. *53,* 606, 1980.

Harrington, K.D.: The use of methylmethacrylate for vertebral body replacement and anterior stabilization of pathological fracture-dislocations of the spine due to metastatic malignant disease. J. Bone Jt. Surg. *63–A,* 36, 1981.

Hejda, N., Umbach, W., Janusch, H.: Stabilisierung der Wirbelsäule durch laminierte Kunststoffprothesen. Dtsch. med. Wschr. *99,* 1001, 1974.

Heipertz, W., Schmitt, E.: Operative Stabilisierung der Brust- und Lendenwirbelsäule bei malignen Tumoren. Z. Orthop. *111,* 817, 1973.

Heipertz, W., Fohler, N., Schmitt, E.: Stabilisierung der Wirbelsäule durch Spondylodese bei Tumoren. Z. Orthop. *112,* 851, 1974.

Hermodsson, S., Unander-Scharin, L.: Palliative surgery in epidural malignant tumor. Acta Orthop. Scand. *54,* 768, 1983.

Herron, L.D., Dawson, E.G.: Methylmethacrylate an adjunct in spinal instrumentation. J. Bone Jt. Surg. *59,* 866, 1977.

Hoppenstein, R.: Immediate spinal stabilisation using an acrylic prosthesis. Preliminary report. Bull. Hosp. Joint Dis. *33,* 66, 1972.

Idelberger, K.: Palavit in der operativen Orthopädie. Verh. dtsch. Orthop. Ges. 42, Kongr. Z. Orthop. *86,* 354, 1955.

Jomin, M., Andreussi, L., Bouasakao, N., Delandsheer, J.M.: Intérêt de l'utilisation combinée de la voie antérieure et de prothèse acrylique dans les affections neurochirurgicales du rachis et de la moelle cervicale. Neurochirurgie *19,* 595, 1973.

Junghanns, H.: Verblockungsoperation bei Frakturen der Halswirbelkörper. Mschr. Unfallheilk. *73,* 443, 1970.

Kaufman, E.A.: Use of autopolymerising acrylic (methylmethacrylate) in cervico-thoraco-lumbar spine fusion. Acta Neurol. Lat. Amer. *17,* 344, 1971.

Kawabata, M., Sugiyama, M., Suzuki, T., Kumako, K.: The role of metal and bone cement fixation in the management of malignant lesions of the vertebral column. Int. Orthop. *4,* 177, 1980.

KEGGI, K., SOUTHWICK, W.O., KELLY, D.J.: Stabilisation of the spine using methyl-methacrylate. J. Bone Jt. Surg. *58–A,* 738, 1976.

KEGGI, K.J., KELLY, D.J., WEIL, V.H.: Die Verwendung von Methylmethacrylat in der Wirbelsäulenchirurgie. Orthop. Praxis *12,* 478, 1976.

KELLY, D.L., ALEXANDER, E., DAVIS, C.H., SMITH, J.M.: Acrylic fixation of atlanto-axial dislocation. J. Neurosurg. *36,* 336, 1972.

KINZL, L., BURRI, C.: Wirbeltumoren. Chirurg *53,* 286, 1982.

KNIGHT, G.: Paraspinal acrylic inlays in the treatment of cervical and lumbal spondylosis and other conditions. Lance *2,* 147, 1959.

KNIGHT, G.: Acrylic inlay for instability of the cervical spine. J. Bone Jt. Surg. *49–B,* 384, 1967.

KOTZ, R., SUNDER-PLASSMANN, M.: Ventrale Stabilisierung bei Metastasen der Hals- und oberen Brustwirbelsäule. Orthop. Praxis *14,* 510, 1978.

LAUSBERG, G.: Therapie und Prognose maligner Wirbeltumoren. Münch. Med. Wschr. *109,* 122, 1967.

LAUSBERG, G., PIA, H.W.: Stabilizing procedures of the cervical spine. Excerpta Medica *242,* 365, 1970.

LAUSBERG, G., SERVET, A.: Wirbelkörperersatz bei Tumoren der Halswirbelsäule. Z. Orthop. *119,* 654, 1981.

LESOIN, F., BOUASAKAO, N., KRIVOSIC, J., DUPONT, A., JOMIN, M.: Use of acrylic prosthesis for a giant cell tumor of the cervical spine. Surg. Neurol. *17,* 358, 1982.

LOUIS, R., CASANOVA, J., BAFFERT, M.: Technique chirurgicale des tumeurs du rachis. Re. Chir. Orthop. *62,* 57, 1976.

MOON, M.-S., OK, J.-Y.: The effect of posterior spinal fixation with bone cement upon vertebral growth in dogs. Int. Orthop. *4,* 13, 1980.

MÜLLER, M.E.: Kunstharze in der Knochenchirurgie. Helv. Chir. Acta *30,* 121, 1963.

MUHR, G.: Wirbeltumoren. Langenbeck's Arch. Chir. *352,* 461, 1980.

MUHR, G., TSCHERNE, H.: Operative Behandlung bei Knochenmetastasen. Chirurg *52,* 16, 1981.

MUHR, G., TSCHERNE, H.: Pathologische Frakturen der Halswirbelsäule. Orthopäde *11,* 77, 1982.

NAGASHIMA, C.: Atlanto-axial dislocation due to agenesis of the os odontoideum or odontoid. J. Neurosurg. *33,* 270, 1970.

NAGASHIMA, C.: Surgical treatment of irreductible atlanto-axial dislocation with spinal cord compression. J. Neurosurg. *38,* 374, 1973.

NAGASHIMA, C., IWASAKI, T., OKADA, K., SAKAGUCHI, A.: Reconstruction of the atlas and axis with wire and acrylic after metastatic destruction. Case report. J. Neurosurg. *50,* 668, 1979.

ONIMUS, M., BERTIN, D.: Stabilisation chirurgicale des fractures metastatiques du rachis. Revue Chir. Orthop. *68,* 368, 1982.

OPPEL, F., BROCK, M.: Die dorsale Stabilisierung der Halswirbelsäule durch die laminierte Endoprothese. Z. Orthop. *119,* 727, 1981.

PANJABI, M.M., HOPPER, W., WHITE, A.H., KEGGI, K.J.: Posterior spine stabilisation with methyl-methacrylate. Biomechanical testing of surgical spezimen. Spine *2,* 241, 1977.

PENKERT, G., FLIEDNER, E.: Möglichkeiten der operativen Behandlung von Halswirbelsäulenverletzungen unter Berücksichtigung der temporären dorsalen Versteifung mit Palacos. Unfallheilk. *84,* 432, 1981.

PFEIFER, R.: Fusion der Wirbelsäule mit dem Autopolymerisat Palacos. Arch. Orthop. Unfall-Chir. *62,* 250, 1967.

PFEIFER, R.: Verriegelung tuberkulös erkrankter Wirbel mit dem schnell härtenden Kunstharz «Palacos». Praxis Pneumonologie *21,* 696, 1967.

PFEIFER, R. Ein neues Verfahren der Behandlung frischer Wirbelbrüche unter Anwendung eines Kunstharzes. Z. Orthop. *105,* 122, 1968.

POLSTER, J., BRINKMANN, P.: Ein Wirbelkörperimplantat zur Verwendung bei Palliativoperationen an der Wirbelsäule. Z. Orthop. *115,* 118, 1977.

POSNER, J.B.: Management of central nervous system metastasis. Sem. Oncol. *4,* 81, 1977.

RAYCROFT, J.F., HACKMAN, R.P., ALBRIGHT, J.A., SOUTHWICK, W.O.: Surgery of malignant tumors of the cervical spine. J. Bone Jt. Surg. *54–A,* 1794, 1972.

ROOSEN, K.: Experimentelle klinische und radiologische Langzeituntersuchungen zum Ersatz cervicaler Bandscheiben durch Knochenzement (Polymethylmethacrylat). Habilitationsschrift Essen 1979.

ROOSEN, K.: Knochenzement als Ersatz cervikaler Bandscheiben. Fortschr. Med. *100,* 2120, 1982.

ROOSEN, K., GROTE, W.: Neurologische und radiologische Langzeitergebnisse nach ventraler Spondylodese mit PMMA bei cervikalen Bandscheibenerkrankungen. Z. Orthop. *119,* 731, 1981.

ROOSEN, K., GROTE, W., LIESEGANG, J., LINKE, U.: Epidural temperature changes during anterior cervical interbody fusion with polymethylmethacrylat. Adv. Neurosurg. *5,* 373, 1978.

SAHA, J.S., KRAAY, M.: Bending properties of wire reinforced bone cement for application in spine fixation. J. Biomed. Mater. Res. *13,* 443, 1979.

SALZER, M., SALZER, G., DENK, H., BRENNER, H.: Operative Behandlung solitärer Metastasen der Brust- und Lendenwirbelsäule. Arch. Orthop. Unfall-Chir. *75,* 249, 1973.

SALZER, M., BÖSCH, P., HAEBEL, H.: Die totale Wirbelkörperresektion. Arch. Orthop. Unfall-Chir. *90,* 147, 1977.

SHIERHOLZ, U.: Special Problems and Indications of the palliative osteosynthesis of the cervical vertebra. Arch. Orthop. Traumat. Surg. *94,* 249, 1979.

SCHLEGEL, K.F.: Die operative Behandlung von Knochentumoren im Bereich der Wirbelsäule. Beitr. Orthop. *16,* 790, 1969.

SCHOLL, R., DOLANC, B., MORSCHER, E.: Pathologische Faktoren bei Tumoren der Wirbelsäule. Orthopäde *11,* 136, 1982.

SCHUERMANN, K., REULEN, H.J., BUSCH, G.: Rekonstruktive und stabilisierende Maßnahmen bei Wirbelkörperverletzungen. Unfallheilk. *132,* 336, 1977.

SCHULITZ, K.P., WINKELMANN, W.: Biomechanische Untersuchungen zur Festigkeit der durch Knochezement stabilisierten Halswirbelsäule. Z. Orthop. *119,* 717, 1981.

SCOVILLE, W.B., PALMER, A.H., SAMRA, K., CHONG, G.: The use of acrylic plastic for vertebral replacement of fixation in metastatic disease of the spine. Technical note. J. Neurosurg. *27,* 274, 1967.

SENNING, A., WEBER, G., YASARGIL, M.G.: Zur operativen Behandlung von Tumoren der Wirbelsäule. Schweiz. Med. Wschr. *92,* 1574, 1962.

SILVERSTEIN, E.: Stabilisation of spinal instability from metastatic carcinoma with surgical simplex. J. Bone Jt. Surg. *53–B,* 158, 1971.

SIX, E., KELLY, D.L.: Technique for C1, C2, and C3 fixation in case of odontoid fracture. Neurosurg. *8,* 374, 1981.

SPENCE, W.T.: Internal plastic splint and fusion for stabilisation of the spine. Clin. Orthop. *92,* 325, 1973.

SUBDARESAN, N., GALICICH, J.H., LANE, J.M., GREENBERG, M.S.: Treatment of odontoid fractures in cancer patients. J. Neurosurg. *54,* 187, 1981.

TAITSMAN, J.P., SAHA, S.: Tensile strength of wire - reinforced bone cement and twisted stainless-steal wire. J. Bone Jt. Surg. *59–A,* 419, 1977.

UNANDER-SHARIN, L., WALDENSTRÖM, J.G., ZETTERVALL, O.: Surgical treatment of myelomatosis. A review of 18 cases. Acta Med. Scand. *203,* 265, 1978.

WAUGH, T.R.: The biomechanical basis for the utilisation of methyl-methacrylate in the treatment of scoliosis. J. Bone Jt. Surg. *53–A,* 194, 1971.

Willert, H.-G., Schreiber, A.: Unterschiedliche Reaktionen von Knochen und Weichteillager auf autopolymerisierende Kunststoffimplantate. Z. Orthop. *106,* 231, 1969.
Wiltse, L.L., Hall, R.H., Stenehjen, J.C.: Experimental studies regarding the possible use of self-curing acrylic in orthopedic surgery. J. Bone Jt. Surg. *39-A,* 961, 1957.
Zöch, K., Weber, B.G.: Das traumatische Querschnittssyndrom. Arch. Orthop. Unfall-Chir. *72,* 122, 1972.

Diskussion

Polster: Sie zeigten ein Bild einer dorsalen Spondylodese nach Bradström von Okziput bis C2 oder C3 mit Palacos und ich erinnere mich, daß er auch nur auf einer Hälfte Zement genommen hat und die andere Hälfte dann mit Spänen belegt hat als Übergang zu Ihrem Vorschlag, nur Späne zu nehmen und weiterhin zu den Plomben von ventral - ich glaube es stammt von Panjabi und Weith - da wurden biomechanische Untersuchungen gemacht und die haben gezeigt, daß bei guter Verankerung der Zementplomben knopflochartig im darüber- und darunterliegenden Wirbelkörper man auf Metallfixation verzichten kann. Das gilt sicherlich für die Halswirbelsäule, aber nicht für Brust- und Lendenwirbelsäule. Bei Brust- und Lendenwirbelsäule muß man unserer Meinung nach nicht von ventral oder der Seite her Metall anbringen, sondern wenn die Plomben ordentlich angebracht sind, ob man nun etwas inkorporiert oder nicht das sei dahingestellt, hält das nach unseren Erfahrungen auch.

Griss: Wenn man die Polster-Schraube anwendet hält es.

O. Schmitt: Bei alleinigem Einbringen einer Zementplombe haben wir häufig eine Lockerung derselben nach Abbinden des Zementes beobachtet, so daß wir die Palacos-Verbundosteosynthese mit der Autokompressionsplatte verwenden, um stabilere Verhältnisse zu haben, so daß die Patienten nach etwa 1 Woche mobilisiert werden können.

Herr Griss, Sie haben einen Fall demonstriert, wo Sie zur Stabilisierung eines Segmentes mehrere Nachbarsegmente in die Verbundosteosynthese miteinbezogen haben. War dies aus Stabilisierungsgründen erforderlich?

Griss: Wir beziehen immer einen gesunden Wirbel darüber und darunter mit ein. Wenn man an der Brustwirbelsäule sogenannte monosegmentale Metastasen operiert, erlebt man gelegentlich Überraschungen, daß die Nachbarwirbel eben auch betroffen sind. Dabei ist es notwendig, möglichst Halt für die Schrauben in höher- und tiefergelegenen Segmenten zu finden. Bei dieser Patientin war auf den Primäraufnahmen nicht erkennbar, daß zwei weitere Wirbel befallen waren. An der Halswirbelsäule ist es immer ratsam - technisch sehr wichtig, aber auch kompliziert, die hintere Kortikalis mit der Schraube mit zu fassen, man muß also ventral und dorsal durchbohren, denn wenn die hintere Kortikalis nicht mit erfaßt ist, so bricht die Platte aus.

Polster: Hinsichtlich der Frühmobilisation haben wir keine Probleme. Wenn der Redon gezogen ist und der Allgemeinzustand es erlaubt, können die Patienten am nächsten oder übernächsten Tag mit der Plombe aufstehen. Man kann mit einer Plombe ohne zusätzliche ventrale und seitliche Fixation auch bis zu drei Wirbelkörpern überbrücken. Auch das hält.

Lubinus: Herr Griss, ich fürchte, daß Ihr Vortrag so verstanden werden könnte, die Chirurgen zu ermutigen, eine interkorporale Spondylodese mit Zement auch bei relativ guter Prognose quoad vitam zu machen. Ich meine, man sollte das auf die reine Tumorchirurgie, Fälle mit schlechter Langzeitprognose, einschränken. Denn die Spondylodese mit Zement hat überhaupt keine Chance, über längere Zeit funktionsfähig zu sein. Es gibt immer eine Zusammensinterung und Bruch.

Griss: Ich stimme Ihnen voll zu. Ich meinte auch darauf schon hingewiesen zu haben, daß man es nur dort anwenden soll, wo primäre Wirbeltumore nicht in sano reseziert werden können, wo also mit Sicherheit mit lokalem Rezidiv und dann mit Metastasierung zu rechnen ist oder aber bei sekundären Wirbeltumoren mit begrenzter Lebenserwartung.

Polster: Es kommt darauf an, was Sie unter Langzeit verstehen. Wir können Präparate vorweisen, bei denen diese Plomben fünf Jahre bombenfest sitzen und die Patienten an der multiplen Rezessierung ad exitum kommen, aber keinerlei Lockerungen nachweisbar sind.

Griss: Es gibt natürlich auch Indikationseingrenzungen bezüglich der Tumorart. Bronchialkarzinome und Intestinalkarzinome eignen sich nicht, wenn der Primärtumor bekannt ist, weil die Tumore meist diffus metastasieren und schnell wachsende Metastasen haben, die auch mit den strahlentherapeutischen und zytostatischen Methoden wenig beeinflußbar sind. Man sollte sich wirklich auf die Lymphome, auf die Plasmozytome, auf die Mammakarzinome und vielleicht auch Schilddrüsenkarzinome, evtl. auch Prostata beschränken. Bei den anderen Tumorarten sollte man lieber eine radiatio durchführen und den Eingriff unterlassen.

O. Schmitt: Die radiatio ist unseres Erachtens nur beim kleinzelligen Lungenkarzinom sinnvoll.

Griss: Es hängt sehr stark von der Art des Tumors ab, ob er strahlensensibel ist, aber in der Literatur ist man sich eigentlich einig, daß Bronchialkarzinome, egal welcher histologischen Dignität, nicht geeignet sind für Operationen an der Wirbelsäule, weil der Patient kaum eine Chance hat, in den Genuß des Operationserfolges zu kommen.

Orthopädische Universitätsklinik Friedrichsheim, Frankfurt a.M., Bundesrepublik Deutschland
(Ärztlicher Direktor: Prof. Dr. med. W. Heipertz)
Abteilung für Wirbelsäulenerkrankungen und klinische Rehabilitation (Leiter: Prof. Dr. med. E. Schmitt)

Palliative Stabilisation der Wirbelsäule bei Metastasen

E. Schmitt, W. Kreischer

Der metastatische Befall der Wirbelsäule stellt eine häufige Komplikation innerhalb des Krebsleidens dar. Die Trage- und Stützfunktion der Wirbelsäule wird in Frage gestellt, eine Instabilität tritt ein. Diese bedingt Schmerzen und unter Umständen eine Beeinträchtigung der Rückenmarksfunktion mit motorischen und sensiblen Ausfällen bis hin zur Querschnittslähmung. Dem in diesem Stadium der Krankheit ohnehin schon schwer beeinträchtigten Patienten droht eine weitere Einbuße der Lebensqualität. Konsequenterweise muß man jetzt ein Korsett verordnen, das nicht gerne getragen wird, weil es in der Wirkung nicht sicher ist und der Patient im übrigen das Gefühl hat, für den Rest seines Lebens nicht mehr von ihm loszukommen. Unter Umständen aber müssen Patienten sogar immobilisiert werden.

In solchen Fällen erwägen wir immer, ob durch operatives Eingreifen die Situation zu bessern ist. Wenn nicht eine solitäre Metastase oder ein primärer Tumor den ventralen Zugang mit Exstirpation erlauben, dann führen wir die palliative Stabilisation als Verbundosteosynthese durch. Als Indikation sehen wir (Abb. 1)

- einen akzeptablen Allgemeinzustand,
- radikale Operation nicht mehr durchführbar,
- nicht mehr als 3 Segmente befallen.

Kontraindikationen stellen die Osteoporose, ausgedehnte metastatische Absiedlungen und ein schlechter Allgemeinzustand dar (Abb. 2).

Neurologische Komplikationen gehören nicht zu den Kontraindikationen, der Eingriff ist mit der Laminektomie zur Dekompression des Rückenmarks zu kombinieren.

Bei dieser Operation verwenden wir an der Lendenwirbelsäule die Distraktionsstäbe nach Harrington, die wir, wie bei der Skoliose, mit dem unteren und dem oberen Haken an den Laminae befestigen (Abb. 3). Das System wird schließlich mit Palacos® R ausgegossen. Entsprechend setzen wir an der Brustwirbelsäule Kompressionsstäbe ein, die mit ihren Haken an den Querfortsätzen befestigt sind. Auch hier wird Palacos® R zum Verbund eingegossen. An der Halswirbelsäule wird in der Regel der ventrale Zugang gewählt, der Tumor, soweit dies möglich ist, ausgeräumt, dessen Platz mit Palacos® R ausgefüllt, die Wirbelkörper werden zusätzlich mit einer A-O-Platte stabilisiert (Abb. 4). Unter Umständen muß bei hoher Instabilität und Zerstörung auch des hinteren Stützpfeilers eine zweite dorsale Sitzung im Sinne der Zuggurtung mit Draht und Palacos® R vorgenommen werden.

Liegen neurologische Ausfälle vor, so wird präoperativ durch neurologische Untersuchungen, gegebenenfalls durch CT oder Myelogramm, die exakte Lokalisation des Rückenmarksbefalles festgelegt. In gleicher Sitzung mit der Spondylodese kann die Laminektomie vorgenommen werden (Abb. 5), die wir

Guter Allgemeinzustand
Keine Tumorexstirpation möglich
Nicht mehr als drei Segmente befallen

Abb. 1: Indikationen.

Schlechter Allgemeinzustand
Generalisierte Osteoporose
Generalisierte Metastasierung

Abb. 2: Kontraindikationen.

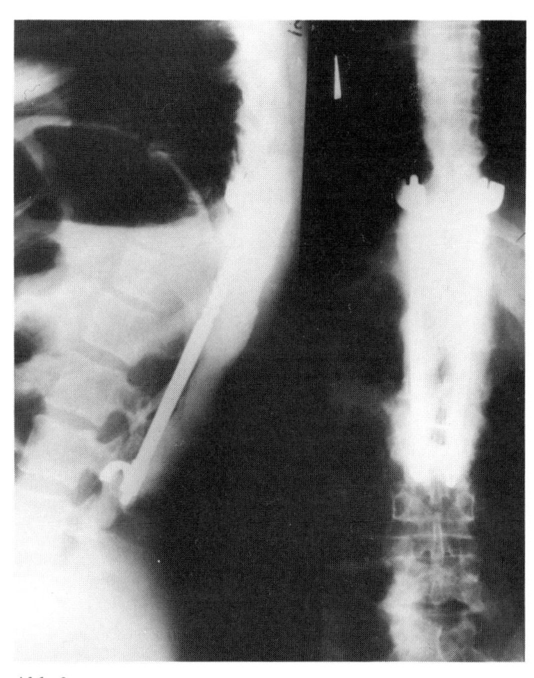

Abb. 3

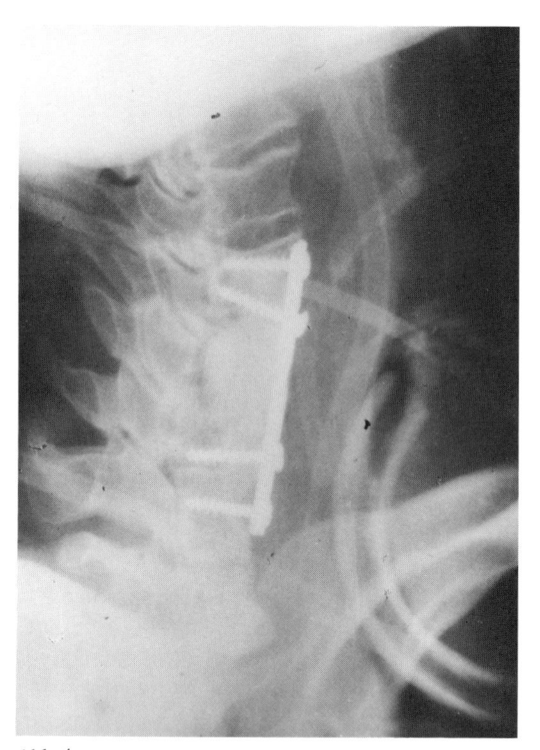

Abb.4

sehr ausgedehnt durchführen, gegebenenfalls unter Entfernung von Tumorgewebe, soweit es dieser Zugang möglich macht. Aus thermischen Gründen muß das Rückenmark beim Abbinden des Palacos® R geschützt werden. Wir fertigen einen Palacosschutz in Form eines Deckels her (Abb. 6), der außerhalb des Körpers erhärtet und dann vor Einführen der großen Palacosmasse eingelegt wird (Abb. 7).

Nach Erhärten des Zementes liegt sofort Stabilität vor, deshalb kann der Patient am 1. postoperativen Tag mobilisiert werden. Nach der Wundheilung wird, falls möglich, eine Strahlentherapie oder medikamentöse Therapie eingeleitet. Die Frage, ob eine solche Therapie vorgenommen werden muß, wird zusammen mit dem Onkologen abgeklärt.

In den Jahren von 1971–1982 haben wir diesen Eingriff bei 140 Patienten ausgeführt (Abb. 8). Immer war ein Befall der Wirbelkörper mit Instabilitätszeichen, lokalen Schmerzen festzustellen, 18mal bestanden Wurzelkompressionszeichen, 26mal ein inkompletter Querschnitt und 9mal ein kompletter Querschnitt. Bis 1981 haben wir diesen Eingriff 28mal mit der Laminektomie an Lendenwirbelsäule und Brustwirbelsäule kombiniert. In 74% der Fälle lag der Tumor an der Brust- oder Lendenwirbelsäule, nur in 26% an der Halswirbelsäule. Die Metastasen hatten sich in 42% in 2–3 Segmenten angesiedelt, in 58% der Fälle nur in 1 Segment.

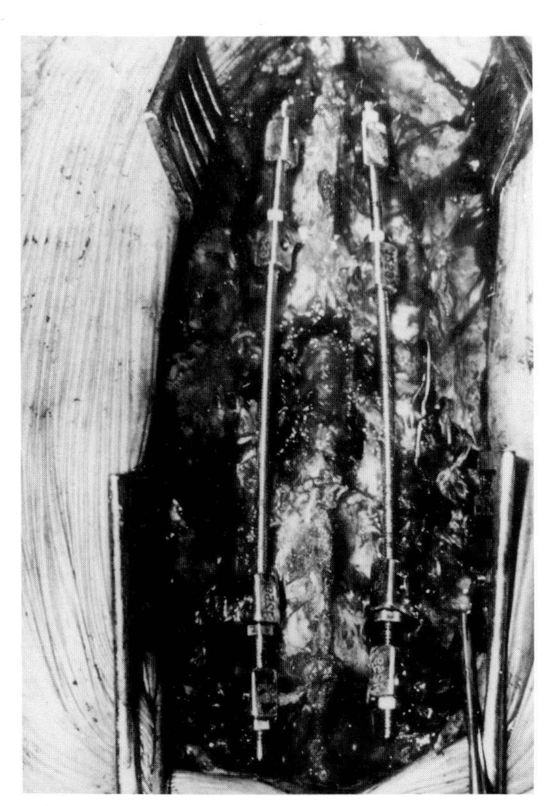

Abb.5

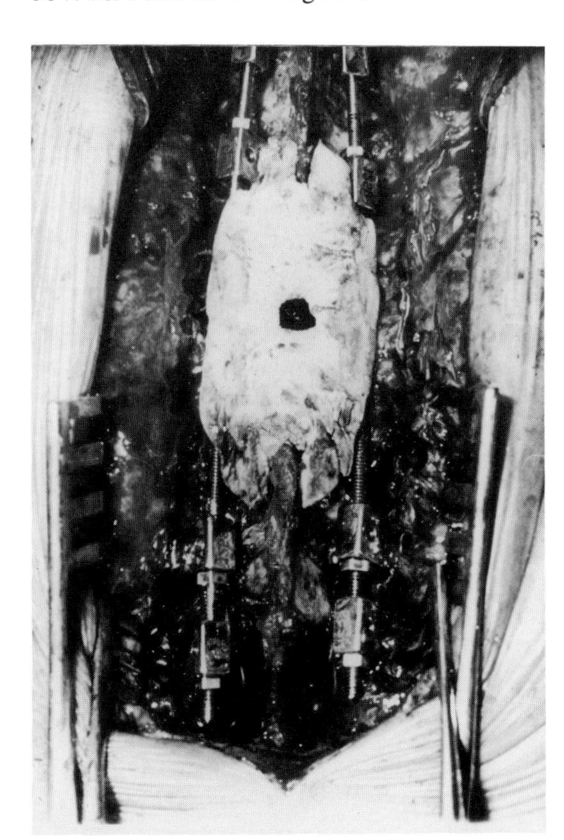

Abb.6

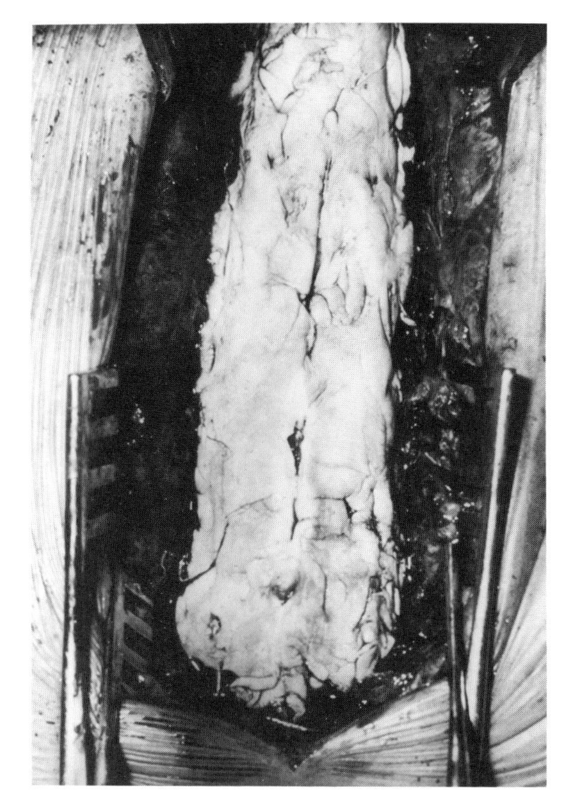

Abb. 7

Patientenzahl	140
davon: - Wurzelkompression	18
- Inkompletter Querschnitt	26
- Kompletter Querschnitt	9

Abb. 8: 1971–1982.

Bei uns trat am häufigsten das Mammakarzinom auf, es war gefolgt vom Bronchialkarzinom, Nierentumoren, systemisch malignen Erkrankungen (Plasmozytom) und Sarkomen, alle anderen Tumore kamen nur vereinzelt vor, auch das Prostata- und Schilddrüsenkarzinom.

Unmittelbar nach der Operation waren 90% der Patienten subjektiv und objektiv gebessert (Abb. 9). 50% blieben für den Rest ihres Lebens ohne neue Lähmungen oder Schmerzen, 25% waren für die Hälfte des Lebensrestes beschwerdefrei. Bei 10% traten Schmerzen und Lähmungen an einem anderen Segment auf, bei 5% entwickelten sich Lähmungen im gleichen Segment (zwischen 1 und 17 Monaten). 3% der Patienten verstarben in der postoperativen Phase vor Abschluß der Wundheilung. In 9% entwickelten sich Infektionen, die Sekundäreingriffe notwendig machten, bei 9% traten auch Lockerungen des Implantates auf, und zwar zwischen 1 Woche und 3 Jahren (Abb. 10).

Postoperativ ohne Schmerzen	90%
Ohne Schmerzen und Lähmung für den Rest des Lebens	50%
Neue neurologische Symptome:	
- andere Höhenlokalisation	10%
- gleiche Höhenlokalisation	5%

Abb. 9: Ergebnisse.

Exitus (kurz nach der Operation)	3%
Implantatlockerung (2–36 Monate postoperativ)	9%
Infekt	9%

Abb. 10: Komplikationen.

Postoperative Überlebenszeit (2–36 Monate)	14,2 Monate
Gestorben (bis zu 6 Monaten postoperativ)	45%

Abb. 11: Prognose.

Interessant sind die Ergebnisse bei den Patienten mit Laminektomie. Bei einem Fall, dessen Querschnitt sich rasch und innerhalb von 24 Stunden entwickelt hatte, bildeten sich die Symptome bleibend zurück! Von den 7 Patienten, die präoperativ mit Teillähmungen auch gehfähig waren, waren 3 Monate postoperationem noch 5 Patienten gehfähig, von 15 Patienten, die präoperativ nicht gehfähig waren, waren 2 nach 3 Monaten postoperationem gehfähig, 5 rollstuhlfähig, bei den anderen war der Zustand nicht zu bessern. Bei Querschnittslähmungen, die sich rasch entwickeln, bei denen das Rückenmark innerhalb weniger Stunden nach Auftreten der Lähmung dekomprimiert werden kann, ist die Prognose offensichtlich besser. Die Aussichten auf eine Besserung sind bei Querschnittslähmungen, die sich langsam entwickeln und spät zur Operation kommen, äußerst schlecht. Grundsätzlich ist die Prognose aber nie sicher.

Generell lag die Lebenserwartung in unserem Patientengut nach der Operation zwischen 2 Monaten bis 36 Monaten, durchschnittlich 1,2 Jahre. 45% der Patienten waren nach 6 Monaten schon verstorben (Abb. 11). Vergleichsweise leben Patienten, bei denen dieser Eingriff mit onkologischer Therapie kombiniert werden kann, länger als die übrigen, das Bronchialkarzinom hat die schlechteste Prognose, das Plasmozytom die beste.

Unter Würdigung aller Vor- und Nachteile erscheint uns dieser Eingriff eine brauchbare Alternative zur Verbesserung der Lebensqualität zu sein. Selbst bei bleibenden Querschnitten ist diese Methode zu favorisieren, da die Stabilität eine bessere Pflegbarkeit des Schwerkranken gewährleistet.

Literatur

HEIPERTZ, W., SCHMITT, E.: Operative Stabilisierung der Brust- und Lendenwirbelsäule bei malignen Tumoren. Z. Orthop. *111,* 817, 1973.

Diskussion

POLSTER: Es besteht die Frage, wie lange der Querschnitt besteht. Wenn Patienten von außerhalb kommen, ist die Anamnese oftmals ungenau, kann durch die neueren Methoden wie spinal monitoring evoked potential als neuere neurophysiologische Methode nützlich, die ungenaue Anamnese zu verbessern.

KREISCHE: Das spinal cord monitoring haben wir bei diesen Patienten nicht eingesetzt. Auch die Frage der Anamnese über die Dauer des bestehenden Querschnitts ist oftmals sehr schwierig, selbst bei Überweisungen aus neurologischen Kliniken.

KNÖRINGER: Wenn bei einem malignen extraduralen Tumor ein kompletter Querschnitt länger als 48 Stunden bestanden hat, wird durch eine operative Dekompression so gut wie nie eine Rückbildung erreicht werden können. Auch bei kompletten Querschnitten, die 24 Stunden währten, wird man nur ausnahmsweise operativ erfolgreich sein können. Bei hochgradigen, jedoch inkompletten Querschnittsläsionen, also wenn noch Reste von Sensibilität und/oder aktiver Beweglichkeit bestehen oder noch Reflexe vorhanden sind, sollte man die operative Entlastung versuchen. Man sollte den Eingriff als dekompressive Maßnahme im kleinstmöglichen Rahmen durchführen und hoffen, daß die Neurologie gebessert werden kann oder wenigstens die Komplettierung des Querschnitts verhindert wird. Meiner Ansicht nach spielt es hier keine entscheidende Rolle, ob eine Osteoporose vorliegt oder der Patient nicht im besten Zustand ist.

KREISCHE: Die Osteoporose wird auch von uns als relative Kontraindikation angesehen und die Dekompression, wenn Querschnittsymptomatik vorliegt, nehmen wir dann auch vor, unabhängig davon wie lange der Querschnitt bestand.

GRISS: Herr Knöringer, habe ich Sie richtig verstanden, daß Sie nur dekomprimieren aber keine Stabilisierung vornehmen?

KNÖRINGER: Ich bin der Meinung, daß es Tumoren gibt, nach deren Resektion nicht unbedingt stabilisiert werden muß. Die adjuvante Strahlentherapie des Operationsfeldes kann dann besser durchgeführt werden. Eine erfolgreiche Strahlentherapie führt nicht nur zur Hemmung der Tumorprogression, sondern auch zur Verbesserung der Stabilität. Liegt durch den Tumor eine instabile Wirbelsäule vor, dann stabilisiere ich selbstverständlich nach der Dekompression.

STÜHMER: Wenn Tumoren im Bereich der Wirbelsäule bei Patienten vorliegen, die eine längere Lebenserwartung haben, kann man die Wirbelsäule mit dem Fixateur externe oder mit dem Fixateur interne stabilisieren. Die Methode des Fixateurs wurde in St. Gallen entwickelt, ist inzwischen zu einem tadellosen Konzept ausgereift. Die Patienten können sofort mobilisiert werden. Wenn Späne statt Zement verwendet wurden, werden stabile Verhältnisse erreicht.

ENDERLE: Herr Kreische was sagt Ihr Strahlentherapeut, wenn er nach dem Eingriff den Tumor noch bestrahlen möchte und ein Metallimplantat dann dort vorfindet?

KREISCHE: Es wird ja wohl nicht die operierte Metastase sondern der Primärtumor bestrahlt.

GRISS: Es gibt eine etwa ein Jahr alte Publikation der Baseler Strahlentherapeuten, die mit Prof. Morschern zusammenarbeiten, dort wird auch beschrieben, daß die Radiologen Metallimplantate ablehnen, weil sie Angst vor der Kobaltstrahlung bzw. der Aktivierung der Metalle haben. Die Untersuchung hat nachgewiesen, daß durchaus eine radiatio bei liegendem Zement und auch bei einliegendem Metall möglich ist, eine effektive radiatio.

Neurochirurgische Abteilung des Zentrums Neurologische Medizin der Universität Göttingen
(Direktor Prof. Dr. O. Spoerri)
Abteilung Knochenpathologie und Hämatopathologie, Zentrum Pathologie der Universität Göttingen
(Leiter Prof. Dr. E. Kunze[1])

Die Verwendung von Knochenzement für die dorsale Stabilisation der Halswirbelsäule

J. Jansen, E. Kunze[1]

Einleitung

Bei Patienten mit atlanto-axialer Luxation oder drohender bzw. ausgeprägter Querschnittssymptomatik (PCP, Dens-Osteomyelitis, Tumordestruktion) sowie bei Patienten mit Densfraktur, die im Rahmen eines gleichzeitig erlittenen Hirntrauma motorisch unruhig sind, ist eine äußere Abstützung von Kopf- und Halswirbelsäule entweder unzureichend [1, 2, 9, 13] oder bei der Intensivpflege hinderlich. Interne Stabilisationsmethoden wie Plattenfixierung, Verschraubung oder Verdrahtung sind operativ weniger eingreifend und daher bei kooperativen Patienten von Fall zu Fall vorzuziehen. Um jedoch sofort postoperativ eine belastungsfähige und sichere Stabilisation zu erreichen, wird bei dieser speziellen Indikation eine Kombination aus Draht und Knochenzement zur Fixierung der oberen HWS vorgezogen.

Über erfolgreiche innere dorsale Stabilisationsmethoden der HWS mit Knochenzement und Draht unterschiedlicher Technik und unterschiedlichen Ausmaßes wird von mehreren Autoren berichtet [3, 4, 5, 6, 7, 10, 14, 15]. Untersuchungen von Whitehill et al. [16] haben gezeigt, daß die Kombination von Draht und Knochenzement eine höhere Flexionsstabilität aufweist als ein Werkstoff allein.

Patientengut, Indikation und chirurgische Technik

Eine innere dorsale Stabilisation mit einem Knochenzement-Draht-Gerüst wurde bei 8 Patienten aus verschiedenen Indikationen durchgeführt (Tab. 1).

Die Patienten werden sitzend auf dem Operationstisch gelagert. Der Kopf wird bei physiologischer Lordosierung der HWS mit Hilfe einer Mayfield-

Tab. 1: Zusammenstellung der Patienten mit einer dorsalen Stabilisation der Halswirbelsäule durch Knochenzement und Draht.

Patient	Geschlecht	Alter (Jahre)	Indikation	Fixationszeit (Monate)	Ergebnis	Komplikation	Histologie
1. J.H.	weiblich	15	Densfraktur bei Polytrauma mit schwerem Hirntrauma und motorischer Unruhe	7	Dento-axiale Fusion	Ø	Fokale Osteonekrosen
2. B.F.	männlich	20		4		Ø	Ausgedehnte Osteonekrosen
3. A.B.	männlich	21		5		Ø	Fokale Osteonekrosen; hochgradige Knochenneubildung
4. R.R.	weiblich	32	Dens-Pseudarthrose mit atlanto-axialer Luxation (Zustand nach transoralem Stabilisationsversuch)	12	Atlanto-axiale Fusion	Ø	Fokale Osteonekrosen
5. D.T.	weiblich	46	Dens-Osteolyse bei Schilddrüsenkarzinom	6	Atlanto-axiale Stabilität	Ø	Fokale Osteonekrosen; hochgradige Knochenneubildung
6. U.M.	weiblich	36	Dens-Osteomyelitis mit Osteolyse und Atlas-Ventralluxation	seit 3	Atlanto-axiale	Quinque-Ödem	
7. K.W.	männlich	62	Atlas-Ventralluxation mit Tetraparese bei PCP	1½	Atlanto-axiale Stabilität	Infektion	
8. F.P.	männlich	66		seit 43		Ø	

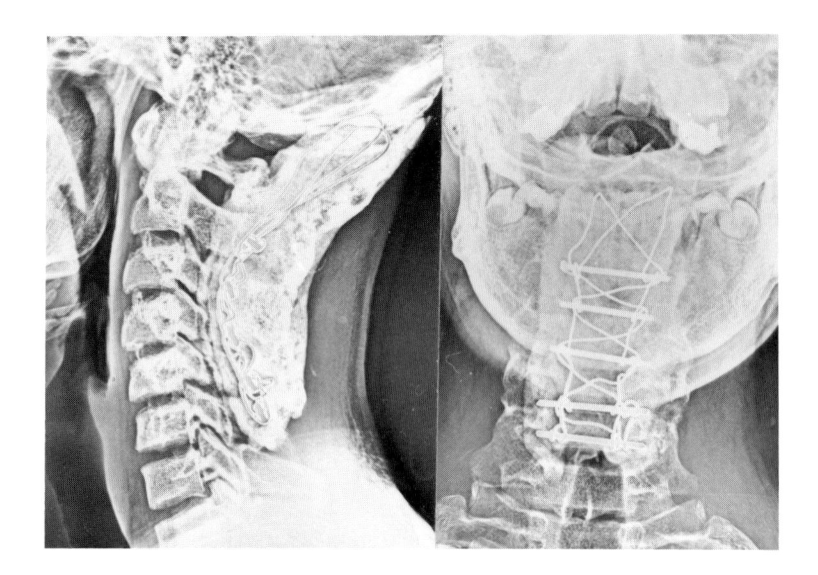

Abb.1: Dorsale Stabilisation der Halswirbelsäule mit einem Knochenzement-Draht-Gerüst (Xerographien).

Klammer fixiert. Diese Halterung erlaubt die Reposition einer atlanto-axialen Luxation und fixiert den Kopf bzw. das Atlanto-Axial-Segment in der gewünschten Stellung.

Os occipitale, Dornfortsätze und Wirbelbogen (C1–C7) werden freipräpariert. Kirschnerdrähte (3–4 cm lang und 2 mm dick) werden horizontal durch 5 oder 6 Dornfortsätze gebohrt. Durch je 2 kleine Bohrlöcher in der Okzipitalschuppe, etwa 1–1,5 cm neben der Mittellinie, werden V4A-Drähte von 1 mm Durchmesser gezogen und um die Kirschnerdrähte gewunden. Wirbelbogen, Dornfortsätze und das leiterartige Gerüst werden anschließend mit vorpolymerisiertem, noch gut formbarem Knochenzement umhüllt (Abb.1). Kaltwasserspülung (0,9% NaCl) leitet die bei der Polymerisation entstehende Hitze ab. Rückenmarksschäden werden auf diese Weise vermieden.

Klinischer Verlauf

Über Schmerzen – insbesondere Knochenschmerzen – klagte während der Fixierungszeit kein Patient. Die eingeschränkte Bewegungsfähigkeit wurde von allen Patienten gut toleriert. Die interne Stabilisierung wurde von den Patienten, die vorher eine externe Stützkrawatte getragen hatten, sogar als angenehm empfunden; sie litten weder unter Engegefühl noch unter Druckstellen an der Haut, die Festigkeit der internen Stabilisation nahm die Angst vor einer Halswirbelkörper-Kompression oder Luxation.

Eine Patientin mit einem Schilddrüsenkarzinom verstarb 6 Monate nach der Stabilisationsoperation; das Knochenzement-Draht-Gerüst konnte im Rahmen der Autopsie entfernt werden. Bei 3 Patienten mit Densfraktur wurde das Gerüst nach dento-axialer Fusion 4, 5 und 7 Monate nach Implantation und bei 1 Patienten mit Dens-Pseudarthrose nach 12 Monaten nach atlanto-axialer Fusion wieder explantiert. 1 Patient (PCP) lebt mit der internen Fixation seit 43 Monaten. Das Gerüst wurde gut toleriert. Die bei der Implantation bestehende hochgradige Tetraparese hatte sich nach Reposition und Fixation so weit zurückgebildet, daß der Patient die Gehfähigkeit wiedererlangte. Bei 2 Patienten traten vorübergehend Komplikationen auf: Wegen einer Wundinfektion mit Staphylococcus epidermidis mußte ein Knochenzement-Draht-Gerüst nach 5 Wochen explantiert werden (Patient 7). Ein heftiges Quinque-Ödem trat bei einer dialysepflichtigen Patientin (6) auf. Ob es Ausdruck einer flüchtigen allergischen Reaktion war, konnte nicht geklärt werden. Seit Abklingen dieser Reaktion ist der weitere Verlauf bei dieser Patientin unkompliziert.

Nach der Explantation bildete sich bei allen Patienten die anfängliche Bewegungseinschränkung der HWS im Verlauf von einem halben Jahr vollständig zurück. Bei der Patientin mit atlanto-axialer Fusion bestand 3 Monate nach Entfernung der Fixation noch eine deutliche Bewegungseinschränkung der unteren HWS.

Regelmäßige radiologische Kontrolluntersuchungen zeigten eine sichere Fixierung im atlanto-axialen Segment sowie eine bewegungsfreie Anlagerung des Knochenzement-Gerüstes an Hinterhauptsschuppe, Wirbelbogen und Dornfortsätzen auch bei Ante- und Retroflexion. Einmal trat eine Spornbildung an der Hinterhauptsschuppe auf; diese umfaßt den Rand des Knochenzement-Gerüstes im Sinne einer zusätzlichen Stabilisation. Eine Osteolyse mit Knochenzement ummantelter Dornfortsätze trat einmal auf. Neue degenerative Veränderungen an Wirbelkörpern oder Gelenken als Folge der Fixation entstanden nicht.

Makroskopische und histologische Befunde

Nach Explantation ist auf der dem Knochenzement anliegenden Muskulatur sowie auf Dornfortsätzen und Wirbelbögen eine bindegewebige Membran zu erkennen. Im Rahmen der Explantation wurde bei 5 Patienten eine Dornfortsatzspitze zur histologischen Untersuchung entnommen.

Alle histologisch untersuchten Patienten (Patienten 1–5) zeigten 4–12 Monate nach Stabilisation fokal aseptische Knochennekrosen im Bereich der Dornfortsätze (Tab. 1). Besonders ausgedehnt waren die Osteonekrosen bei Patient 2. Die Patienten 3 und 5 wiesen darüberhinaus eine ausgiebige abgelaufene appositionelle Knochenneubildung auf (Abb. 2–4). Die präexistenten schmalen, z. T. nekrotischen Spongiosabälkchen waren dabei allseitig von breiten neugebildeten Knochensäumen umgeben. Dadurch waren die Markräume z. T. vollständig durch Knochengewebe ausgefüllt (Abb. 4). Nur an wenigen Stellen waren noch frische Anbauvorgänge durch aktive Osteoblasten zu erkennen, die zur Ausbildung schmaler Osteoidsäume geführt hatten (Abb. 5). Fremdkörpermaterial oder eine Fremdkörperriesenzellreaktion ließ sich weder im Knochen noch im umgebenden Weichgewebe beobachten. Eine Osteomyelitis konnte nicht nachgewiesen werden.

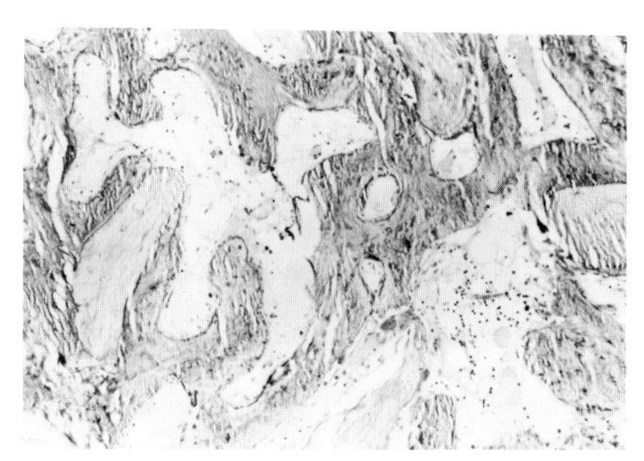

Abb. 2: Hochgradige abgelaufene appositionelle Knochenneubildung (dunklere Knochenstrukturen) in der Umgebung präexistenter, teilweise nekrotischer Knochenbälkchen (helle Knochentrabekel).

Unentkalkter Semidünnschnitt nach Methacrylateinbettung; Giemsa; 44×.

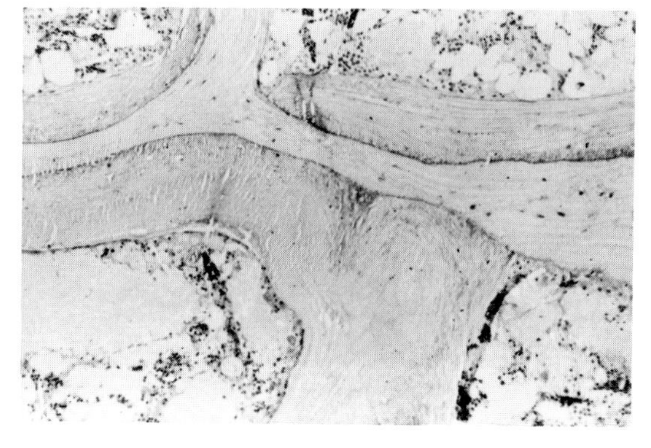

Abb. 3: Hochgradige abgelaufene appositionelle Knochenneubildung (dunklere Knochenstrukturen) in der Umgebung eines präexistenten vitalen Knochenbälkchens (hellere Knochenstrukturen). Mäßige Hämatopoese in den Markräumen.

Unentkalkter Semidünnschnitt nach Methacrylateinbettung; Giemsa; 44×.

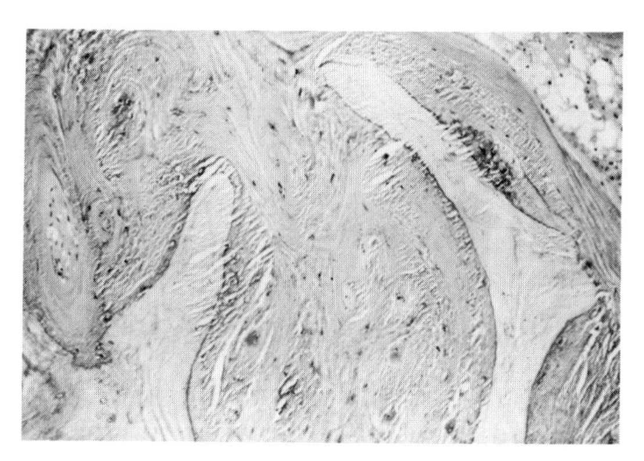

Abb. 4: Hochgradige abgelaufene appositionelle Knochenneubildung (dunklere Knochenstrukturen) in der Umgebung präexistenter Spongiosabälkchen (helle Knochenstrukturen) mit vollständiger Ausfüllung der Markräume durch Knochengewebe. Oben rechts Restanteile eines Knochenmarkraumes.

Unentkalkter Semidünnschnitt nach Methacrylateinbettung; Giemsa; 44×.

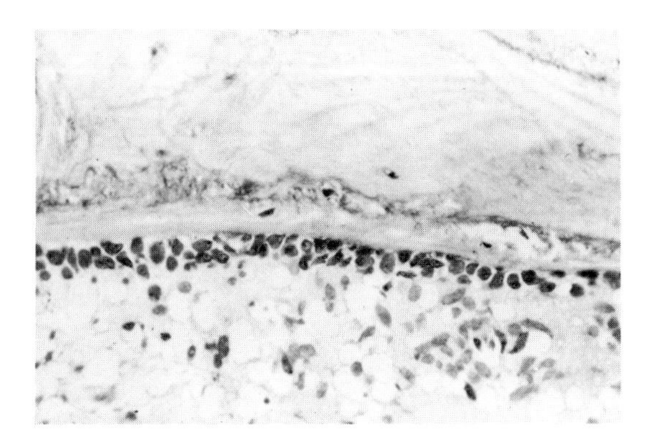

Abb. 5: Noch aktive Knochenneubildung durch Osteoblasten mit Ausbildung eines schmalen Osteoidsaumes.

Unentkalkter Semidünnschnitt nach Methacrylateinbettung; Giemsa; 112×.

Restmonomergehalt

12 Monate nach Knochenzement-Implantation wurde der Restmonomergehalt an verschiedenen Stellen eines Knochenzement-Gerüstes untersucht[1].

Folgende Restmonomergehalte wurden bestimmt:

In der Knochenzement-Umhüllung einer vitalen Dornfortsatzspitze: 0,85%

[1] Für die Untersuchung danke ich Dr. Ege von der Fa. Kulzer.

In der Nachbarschaft eines Wirbelbogens: 0,65%
In der Nachbarschaft von Nackenmuskulatur: 0,75%
Im Knochenzement-Zapfen aus einem Bohrloch im Os occipitale: 0,55%

Zusammenfassung und Diskussion

Die beschriebene auf Kopf und mehrere HWS-Segmente ausgedehnte Fixationsmethode bietet mehrere Vorteile:

- Eine sofortige und sichere postoperative Stabilität des kranio-zervikalen Übergangsbereiches - auch bei älteren Patienten mit Osteoporose, mit Wirbelkörperdestruktion oder agitierten Patienten.
- Mikrobewegungen im frakturierten bzw. destruierten Bewegungssegment sind ausgeschlossen.
- Pflege und Versorgung, besonders polytraumatisierter Intensivbetreuungspatienten werden erleichtert.
- Die Patienten können rasch mobilisiert werden.
- Der Krankenhausaufenthalt wird verkürzt.

Die entstandenen Knochennekrosen werden auf Hitzeschäden bzw. auf toxische Schädigung zurückgeführt [8, 18]. Nach 4 und 7 Monaten noch erkennbare Markschäden neben vorhandener Knochenregeneration lassen eine zusätzlich toxische Schädigung vermuten. Restanteile von Zement oder Kontrastmittel waren nicht nachweisbar.

Zeichen der Knochenreparation waren bei 3 von 5 histologisch untersuchten Dornfortsätzen 5, 6 und 12 Monate nach Knochenzement-Implantation zu erkennen. Eine Beeinträchtigung des klinischen Heilungsverlaufes war bei Patienten mit Dornfortsatznekrosen nicht zu beobachten. Rückenmarksschäden traten nicht auf. Neben Kaltwasserspülungen leiten die gut durchbluteten Wirbelbögen einen erheblichen Anteil der bei der Polymerisation entstehenden Wärme ab [15]. Da der Kunststoff keine direkte Verbindung mit dem Knochen eingeht und der Organismus das Implantat als Fremdkörper behandelt, schirmt eine Bindegewebskapsel den Zement ab [18]. Diese Bindegewebsbildung trat jedoch zwischen Knochen und Zement wesentlich ausgeprägter auf als zwischen Knochen und Muskulatur.

Der Restmonomergehalt von unter 1%, der nach einem Jahr in der untersuchten Probe gefunden wurde, entspricht den Angaben der Literatur [11, 12, 17].

Eine Wundinfektion heilte nach Entfernung des Implantates ab; es ist anzunehmen, daß der Fremdkörper die Wundeiterung unterhielt. Die Ursache des vorübergehenden Quinque-Ödems wurde nicht geklärt. Es ist jedoch nicht auszuschließen, daß eine Komponente des Knochenzementes für diese Reaktion verantwortlich ist.

Literatur

1 Apuzzo, M.L.I., Heiden, I.S., Weiss, M.H., Ackerson, T.T., Harvey, I.P., Kurze, T.: Acute fractures of the odontoid process. An analysis of 45 cases. J. Neurosurg. *48/1,* 85, 1978.
2 Böhler, J.: Anterior stabilization for acute fractures and non-unions of the dens. J. Bone Jt. Surg. *64/1,* 18, 1982.
3 Bowers, K.D., Thrasher, E.L.: The use of methylmethacrylate for extensive internal bracing of the cervical spine in metastatic disease. West-Virginia Med. J. *70/5,* 106, 1974.
4 Brattström, Håkan, Grauholm: Atlanto-axial fusion in rheumatoid arthritis. A new method of fixation with wire and bone cement. Acta Orthop. Scand. *47,* 619, 1976.
5 Bryan, W.J., Inglis, A.E., Sculco, T.P., Ranawar, C.S.: Methylmethacrylate stabilisation for enhancement of posterior cervical arthrodesis in rheumatoid arthritis. J. Bone Jt. Surg. (Am.) *64,* 1045, 1982.
6 Eismont, F.I., Bohlmann, H.H.: Posterior methylmethacrylate fixation for cervical trauma. Spine *6/4,* 347, 1981.
7 Giroux, I.C., Duprat, G.Jr., Bouvier, G.: Le traitement des fractures-luxations de la colonne cervicale superieure avec fils d'acrieret methyl-methacrylate: analysis of 27 cases. Union Medical du Canada *112,* 382, 1983.
8 Linder, L., Romanus, M.: Acutlocal tissue effects of polymerizing acrylic bone cement. Clin, orthopäd. related research *115,* 303, 1976.
9 Oh, S., Bösiger, C.: Acrylic fixation in displaced dens fractures. Acta Neurochir. *56,* 95, 1981.
10 Peukert, G., Fliedner, E.: Möglichkeiten der operativen Behandlung von Halswirbelsäulenverletzungen unter Berücksichtigung der temporären dorsalen Versteifung mit Palacos. Unfallheilkunde *84,* 432, 1981.
11 Roggatz, J.: Das Verhalten der Monomere beim Abbinden von Knochenzement. Zschr. Orthop. *112,* 970, 1974.
12 Rudigier, J., Scheuermann, H., Kotterbach, B., Ritter, G.: Restmonomerabnahme und -Freisetzung aus Knochenzementen. Unfallchirurgie *7,* 132, 1981.
13 Schatzker, J., Rorabeck, C.H., Waddel, J.P.: Fractures of the dens (odontoid process). J. Bone Jt. Surg. *53B,* 392, 1971.
14 Schürmann, K.: Atlanto-axial dislocation in rheumatoid arthritis with cervical cord compression (Myelopathy). Advances Neurosurg. *7,* 151, 1979.
15 Wang, G.-J., Reger, St.I., McLaughlin, R. et al.: Cement and wire fixation for pathologic fractures of the cervical spine. Surg. For. Orthop. Surg. *28,* 506, 1977.
16 Whitehill, R., Reger, St., Weatherup, N. et al.: A biomechanical analysis of posterior cervical fusions using polymethyl-methacrylate as an instantaneous fusion mass. Spine *8/4,* 368, 1983.
17 Willert, H.-G.: Die quantitative Bestimmung der Abgabe von monomeren Methylmethacrylat verschiedener Knochenzemente an das umliegende Gewebe während der Polymerisation. Battelle Information *18,* 48, 1974.
18 Willert, H.G., Schreiber, A.: Unterschiedliche Reaktionen von Knochen- und Weichteillager auf autopolymerisierende Kunststoffimplantate. Z. Orthop. *106,* 231, 1969.

Diskussion

Knöringer: Ich glaube nicht, daß Sie hier eine sehr gute Methode gezeigt haben. Wenn wir die gezeigte Halswirbelsäule von der Seite betrachten, erkennt man, daß der 1. Halswirbel nicht an Ihr Gerüst hingezogen und in dieser Stellung fixiert wurde, womit auch keine Reposition des Dens erreichbar war. Ich glaube, daß bei frischen Densfrakturen bessere Methoden zur Verfügung stehen, wie z.B. die Kompressionsschraubenosteosynthese des Axis vom vorderen Zugang aus oder wenn man von hinten zugeht die interarkuale Fusion C1/2 mit Kompressionsklammern nach Roosen/Trauschel und kortikospongiösen Spänen.

Griss: Oder die klassische Methode nach Brooks.

Knöringer: Die klassische Methode nach Brooks halte ich selbst nicht für so gut, denn man erhält mit etwa 18% relativ viele Pseudarthrosen und dann sind wir ja in der Wirbelsäulenchirurgie bemüht, mit kleinstmöglichem Funktionsausfall zu stabilisieren. Bei diesen Frakturen gelingt dies eigentlich nur durch die gerade erwähnte Densverschraubung nach Magerl und Böhler.

Griss: Ja, da muß ich Ihnen Recht geben.

Jansen: Über das intakte Atlanto-Okzipital-Gelenk und die Fixierung des Dens am Atlas wurde eine gute Reposition erreicht. Durch Anlagerung des Gerüstes an die Hinterhauptsschuppe und an mehrere Wirbelbögen und Dornfortsätze entsteht eine Stabilität, die keine Mikrobewegungen zuläßt. Densfrakturen wurden nur bei Patienten mit extremen Unruhezuständen z.B. nach schwerem Schädel-Hirn-Trauma oder Entzugsdelir mit dem internen Palacos-Draht-Gerüst behandelt.

Griss: Die direkte Verschraubung nach Böhler ist sehr stabil.

Grieben: PMMA mag zwar im seltenen Einzelfall eine Allergie verursachen, ich sehe aber aus pathophysiologischen Überlegungen nicht ganz ein, daß ein vorübergehendes Quinckesches Ödem bei liegenbleibendem PMMA auf eine PMMA-Allergie zurückgeführt werden könnte.

Jansen: Das ist nur eine Vermutung, wir wissen es nicht. (Siehe Beitrag Rumpf, K.W. et al., S.94 Anm. d. Hrsg.)

Griss: Ich habe eine Patientin, die jedesmal nach einer Zahnfüllung ein Quinckesches Ödem entwickelt, wenn PMMA verwendet wurde.

Polster: Zu den Patienten mit atlanto okzipitaler Dislokation bei PCP - ich finde ihre Sofortreposition intraoperationem sehr interessant und möchte gerne wissen, haben Sie neurologische Komplikationen gehabt?

Wenn ich an eine Fraktur denke oder eine metastatische Dislokation, dann ist das ja ein rasches Geschehen und die ganze Angelegenheit ist sehr mobil.

Bei den PCPs kann das über Monate gehen und dann ist es in der Regel nicht so einfach, die Reposition zu erreichen, zum anderen leuchtet mir bei der PCP dieses Vorgehen nicht ein, weil in der Regel ja die Lebenserwartung der Patienten länger ist.

Wir machen das mit dem Halo-Cast und machen dann ein Spongiosabett. Weshalb verwenden Sie dann dort den Zement?

Jansen: Das waren Patienten, die paraplegisch oder beinahe tetraplegisch waren, der eine Patient war kaum noch in der Lage, seine Finger zu rühren und konnte z.B. Messer und Gabel nicht mehr fassen. Das hatte sich langsam über Monate entwickelt. Wir sahen durch die Reposition und Stabilisierung eine Möglichkeit, den Patienten zu rehabilitieren. Wir haben dann gesehen, daß diese Tetraparese innerhalb kürzester Zeit zurückging. Der Patient besucht mich jedes Jahr und geht mit einem Stützstock, im Raum auch ohne Stock, und das ist für ihn eine neurologische Vorwärtsentwicklung, die sehr spektakulär ist. Negativbefunde, d.h. Verschlechterung neurologischer Befunde, nach einer solchen Reposition haben wir nicht gesehen.

Neurochirurgische Abteilung der Universität Ulm im Bezirkskrankenhaus Günzburg

PMMA im Bereich des Schädels und der Wirbelsäule - Erfahrungen mit antibiotikahaltigen und -freien Zementen

P. Knöringer

Der plastische Verschluß von Schädellücken durch autopolymerisierenden Kunstharz fand, nachdem Woringer [12] diese Methode in die Neurochirurgie einführte, zunehmende Verbreitung und stellt heute das Verfahren der Wahl dar.

Bei diesem Verfahren wird PMMA nach Auswalzen zu einer Platte von Kalottendicke in noch pastösem Zustand exakt in die zu verschließende Lücke eingepaßt. Eine epidurale Auflage kühler feuchter Wattestückchen trägt zur Verminderung der Polymerisationswärme bei, kann freiwerdende Restmonomere aufnehmen und erleichtert das Ausformen der gewünschten Wölbung. Während des Aushärtungsvorganges wird der Kunststoff zur Wärmeableitung mit kühler Kochsalzlösung berieselt und sobald es die Konsistenz gestattet entnommen. Der terminale Aushärtungsvorgang, bei dem die höchsten Temperaturen auftreten, läuft dann extrakorporal ab. Die Plastik wird mit zahlreichen Perforationslöchern (∅3–5 mm) versehen und durch nicht resorbierbare Nahtmaterialien an mindestens 3 Punkten fixiert. Da das angrenzende Gewebe (z.B. Knochen) nicht in die Randzone der Plastik einwächst und somit das PMMA lediglich bindegewebig umscheidet wird, ist eine absolut stabile Verankerung von größter Wichtigkeit. Das noppenartig durch die Perforationslöcher sprossende Bindegewebe fixiert die Plastik im Vernarbungsstadium zwischen Dura und Galea bzw. Periost und trägt auf diese Weise zusätzlich zur Stabilisierung bei.

Von 1956–1983 haben wir 582 Schädellücken mit Palacos® verschlossen. Hierbei kam bei 265 Patienten Palacos K und bei 317 Refobacin®-Palacos® R zum Einsatz. Während die Infektionsrate in der ersten Gruppe 4,5% betrug, belief sie sich in der zweiten selbst bei erweiterter Indikationsstellung auf nur 1,9% (Tab.1). Wenn man die Behandlung der Osteomyelitis (43 Patienten) durch Refobacin PMMA zur besseren Vergleichbarkeit der Kollektive herausnimmt, findet sich in der zweiten Gruppe eine Infektionsrate von lediglich 0,7% (274 Plastiken, 2mal Entfernung wegen Infektion). Somit können wir klar zeigen, daß die Infektionsrate bei Schädelplastiken durch den Einsatz eines antibiotikumhaltigen Zements (Refobacin®-Palacos® R) um 3,8% gegenüber einem antibiotikumfreien Zement (Palacos® K) gesenkt werden kann.

Im Gegensatz zur früher geltenden neurochirurgischen Ansicht beeinträchtigt das dem Knochenzement beigefügte Zirkondioxid postoperative neuroradiologische Untersuchungen (z.B. CT, Angio) nicht. Es hat sich im Gegenteil ganz klar herausgestellt, daß die radiologische Darstellbarkeit des Acrylharzes die diagnostische Aussage nicht nur am Schädel, sondern auch besonders im Bereich der Wirbelsäule deutlich verbessert, so daß wohl von neurochirurgischer Seite keine Indikationen mehr für einen röntgennegativen Knochenzement bestehen.

Die Palacos-Plastik kann in allen Bereichen des Hirnschädels eingesetzt werden. Selbst größte De-

Tab. 1: 582 Schädelplastiken. Vergleich der Infektionshäufigkeit bei Verwendung von antibiotikumhaltigen und -freien Knochenzement (n = 582).

	Palacos® K			Refobacin®-Palacos® R		
	Zahl der Plastiken	Entfernung wegen Infektion		Zahl der Plastiken	Entfernung wegen Infektion	
		absolut	%		absolut	%
Plastik bei Trepanation ohne Infektionsrisiko primär und sekundär	150	8	5,3	187	2	1,1
Sofortplastik bei Impressionsfraktur gesamt	115	7	6,1	87	–	–
a) geschlossen Kalotte	61	–	–	24	–	–
b) offen Kalotte	47	5	10,6	36	–	–
c) frontobasal	7	2	28,6	27	–	–
Behandlung der Osteomyelitis des Schädels mit Refobacin®-Palacos® R	–	–	–	43	4	9,3

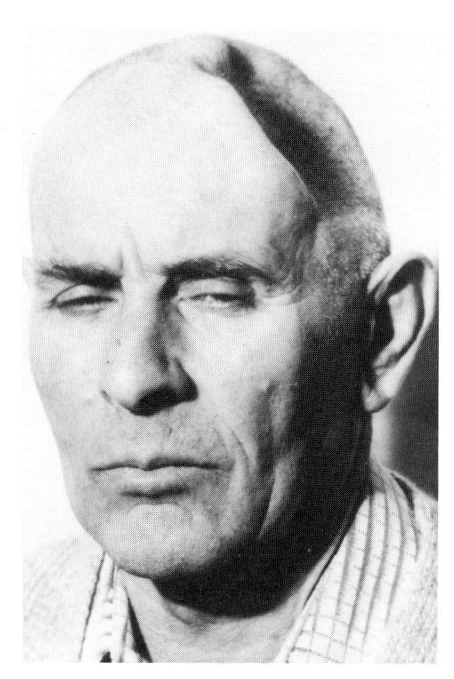

Abb. 1: Eingesunkene Knochenlücke nach osteoklastischer Trepanation.

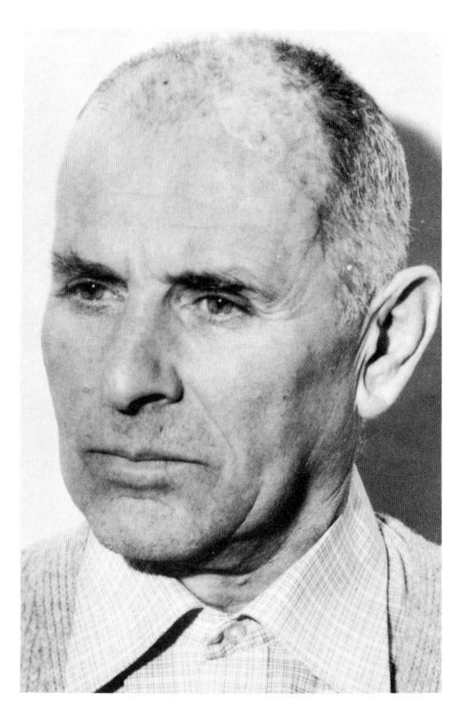

Abb. 2: Patient der Abb. 1 nach Verschluß der Schädellücke mit Refobacin®-Palacos® R.

fekte sind mit kosmetisch einwandfreiem Ergebnis zu verschließen (Abb. 1 und 2). Die Mobilisation der Patienten kann sofort postoperativ erfolgen. Der stationäre Aufenthalt ist bei den Wahloperationen mit 3–4 Tagen kurz. Toxische Wirkungen in der Frühphase oder durch PMMA bedingte lokale Neoplasien im weiteren Verlauf haben wir bei unseren Patienten in einer wohl ausreichend langen Nachbeobachtungszeit, in einzelnen Fällen bis zu 27 Jahren, nicht gesehen. Unangenehme Sensationen, namentlich bei Wärme- und Kälteeinwirkung, wie sie gelegentlich Träger von Metallplatten angeben, traten in unserem Krankengut nicht auf [5].

Das noch nicht abgeschlossene Schädelwachstum des Kindes- und Jugendalters stellt keine Kontraindikation für eine Palacosplastik dar. Bei Kindern ist die stabile Verankerung von besonderer Bedeutung. Dennoch können auch bei physiologischen intrakraniellen Druckverhältnissen die Pulsationen des wachsenden Gehirns, die die Größenzunahme des Schädels bewirken, zu einer Lockerung der Plastik führen, indem die Haltefäden durch Knochenabbauvorgänge an den Bohrlöchern zunehmend mehr Spiel bekommen. Wir übersehen jetzt 52 Kinder bis zu 10 Jahren und 95 von 11–20 Jahren. Nur 2mal kam es in der ersten Gruppe zu einer sekundären Lockerung der Plastik. Durch zapfenartige Verzahnung des Acrylharzes in der Diploe konnten wir den oben geschilderten Mechanismus ausschalten und eine bleibende Stabilität der neu eingesetzten Plastik erzielen. Dieses Verfahren haben wir auch bei 2 Kindern mit wachsender Fraktur erfolgreich anwenden können. Das PMMA polymerisierte dabei ohne Schaden zu verursachen in Situ. War eine wachsende Schädellücke durch einen posttraumatischen Hydrocephalus malresorptivus bedingt, wurde sie bei gleichzeitiger Shunteinlage verschlossen.

Wie aus Tabelle 1 ersichtlich, haben wir 202 offene und geschlossene Impressionsfrakturen anläßlich der Erstversorgung plastisch verschlossen [4]. Die Überlegenheit des antibiotikumhaltigen Knochenzements ist aus dieser Tabelle ersichtlich. Verschmutzte Wunden wurden sorgfältig gereinigt, das Intervall zwischen Unfall und definitiver Versorgung ist für die Indikation zur Sofortplastik nicht von ausschlaggebender Bedeutung. In einem Fall der Refobacin-PMMA-Gruppe betrug es 27 Stunden (Abb. 3 und 4).

43 Patienten mit Schädelknochenosteomyelitis und Infektion des angrenzenden Gewebes haben wir mit Refobacin®-Palacos® R behandelt. Bei dieser Indikation dient Palacos® sowohl als Depot für eine protrahierte bakterizide Freisetzung des Antibiotikums über einen Zeitraum von mindestens 1 Jahr [1, 2, 8, 9, 10, 11] zur Sanierung des lokalen Infekts als auch zum bleibenden Verschluß der Schädellücke [3, 6]. In dieser Gruppe trat 4mal eine erneute fistelnde Infektion auf, die eine Plastikentfernung mit Plastikaustausch notwendig machte (Abb. 5 und 6).

Bei malignen Geschwülsten der Wirbelsäule mit Rückenmarkskompression und/oder Instabilität findet PMMA zunehmend Verwendung als Knochenersatz in Kombination mit einer Stabilisierung

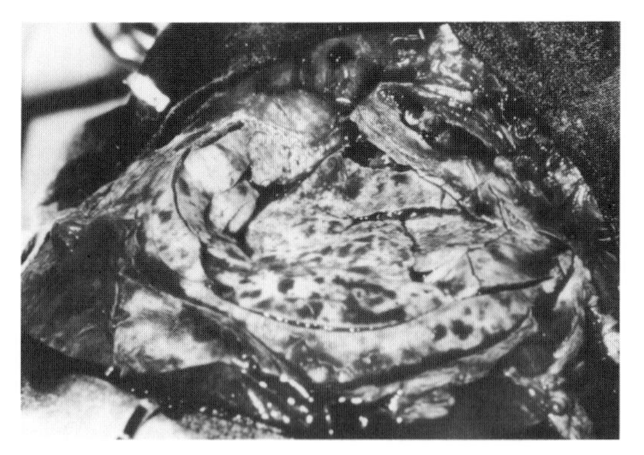

Abb. 3: OP-Situs einer frontobasalen Impressionsfraktur mit Stirnhöhleneröffnung.

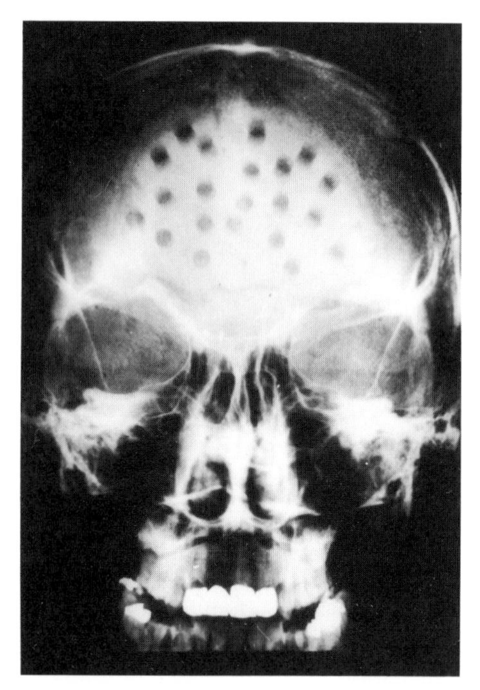

Abb. 4: Primäre Refobacin®-Palacos® R-Plastik bei frontobasaler Impressionsfraktur (Sofortplastik).

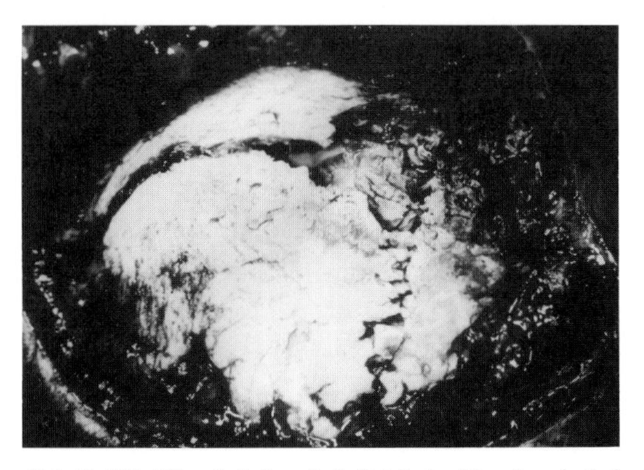

Abb. 5: OP.-Situs bei chronisch fistelnder Knochendeckelosteomyelitis.

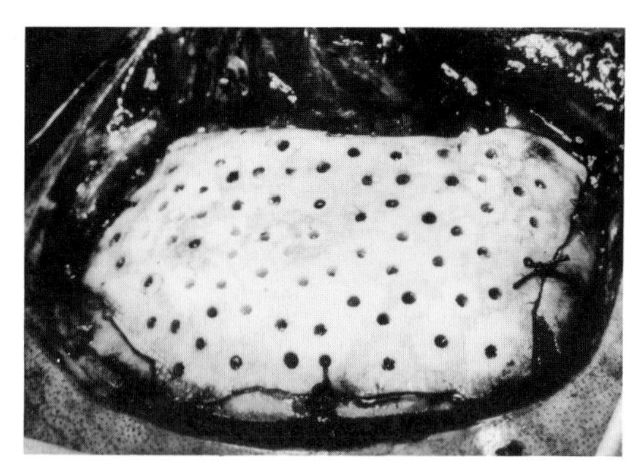

Abb. 6: Nach exakter Wundsäuberung Refobacin®-Palacos® R-Plastik zur Behandlung der lokalen Infektion bei gleichzeitigem, definitiven Verschluß der Schädellücke.

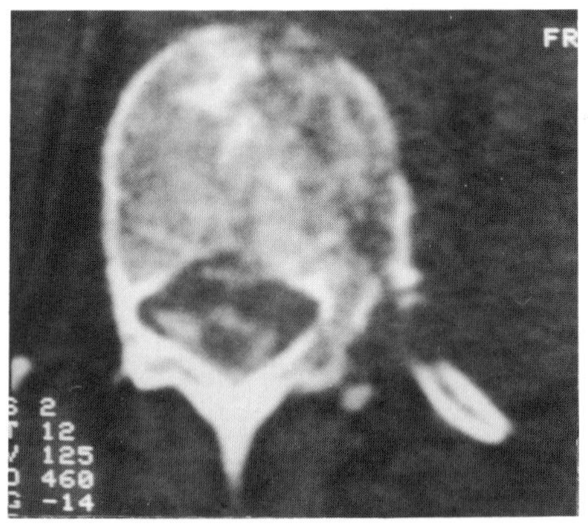

Abb. 7: Axiales Myelo CT durch Th12. Linke WK-Hälfte durch malignes Histiozytom zerstört. Epiduraler Tumorpannus mit Rückenmarkskompression.

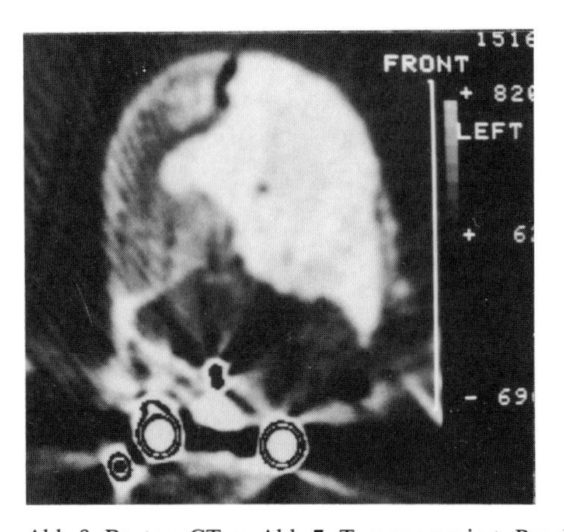

Abb. 8: Postop. CT zu Abb. 7. Tumor reseziert, Resektionshöhle mit Nebacetin®-Sulfix®-6 ausgegossen. (Operativer Zugang von dorsal über Hemilaminektomie.)

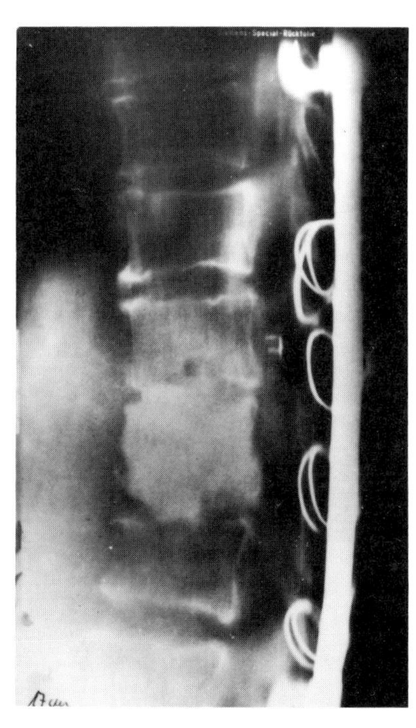

Abb.9: Seitliches Rö.-Tomogramm zu Abb.8. Wirbelkörperteilersatz mit Nebacetin®-Sulfix®-6.

durch Metalle (Verbundosteosynthese) [7]. Unsere und die im Schrifttum berichteten Fallzahlen sind noch relativ gering. Aufgrund eigener Erfahrungen geben wir beim Wirbelkörperersatz flüssigen (low-viscosity)-Zementen den Vorzug. Durch die flüssigere Konsistenz können kleinlumigere Spritzen verwendet werden, womit eine leichtere und bessere Einfüllbarkeit auch bei kleineren Zugangswegen ermöglicht wird. Wir haben den Eindruck, daß eine feinere Eindringung in Spalträume erfolgt und somit eine bessere Verankerung gewährleistet ist, wodurch die Gefahr einer Dislokation mit Rückenmarkskompression herabgesetzt wird. Voraussetzung zu einer erfolgreichen Anwendung ist jedoch eine Blutungsruhe. Bei Wirbelkörperersatz ohne gute Blutstillung und bei dorsalen Stabilisierungen (z.B. Operationen an der Halswirbelsäule im Sitzen) ist zähflüssigeren Zementen (z.B. Refobacin®-Palacos®R) unbedingt der Vorzug zu geben (Abb.7, 8, 9 und 10).

In Anbetracht unserer Erfahrungen müssen wir für die Wirbelsäulenchirurgie die Anwendung antibiotikahaltiger Zemente sowohl in flüssiger (low viscosity) als auch in zähflüssiger (high-viscosity)-Form fordern, während für die Schädelplastik die zähflüssigere Form in der Regel als optimal anzusehen ist.

Ein ganz entscheidender Fortschritt in der Schädel- und WS-Chirurgie wäre erzielt, wenn es gelänge, Zemente zu entwickeln, die zusätzlich zur protrahierten Antibiotikumfreisetzung auch bioaktive, bzw. bioaktivierte Eigenschaften hätten.

Literatur

1 Buchholz, H.W., Engelbrecht, H.: Über die Depotwirkung einiger Antibiotika bei Vermischung mit dem Kunstharz Palacos. Chirurg *41*, 511, 1970.

2 Hessert, G.R., Ruckdeschel, G.: Antibiotische Wirksamkeit von Mischungen des Polymethylmethacrylates mit Antibiotika. Arch. orthop. Unfall-Chirur. *68*, 249, 1970.

3 Knöringer, P., Weidenbach, W.: Behandlung infektiöser Erkrankungen des Schädelknochens und des angrenzenden Gewebes. Chir. Praxis *24*, 403, 1978.

4 Knöringer, P.: Sofortdeckung von Schädellücken bei offenen und geschlossenen Impressionsfrakturen des Hirnschädels mit Acrylharzkunststoff. Neurochirurgia *22*, 18, 1979.

5 Knöringer, P.: Langzeitergebnisse der Schädelplastik mit Acrylharz. Zbl. Neurochir. *40*, 197, 1979.

6 Knöringer, P.: Behandlung der Knocheninfektion im Bereich des Schädels. Unfallchirurgie *12*, 81, 1986.

7 Knöringer, P.: Osteosynthesis in patients with malignant tumors of the cervical vertebral column. Advances in Neurosurgery, p.125, volume 14, Springer 1986.

8 Koschmieder, R., Ritzerfeld, W., Homeyer, L.: Gentamycinzusatz zum Polymethylmethacrylat zur Behandlung von Knocheninfektionen. Tierexperimentelle Untersuchungen. Z.Orthop. *113*, 147, 1975.

9 Wahlig, H., Hameister, W., Grieben, A.: Über die Freisetzung von Gentamycin aus Polymethylmethacrylat. 1.Experimentelle Untersuchungen in vitro. Langenbecks Arch. klin. Chir. *331*, 169, 1972.

10 Wahlig, H., Schliep, H.J., Bergmann, R., Hameister, W., Grieben, A.: Über die Freisetzung von Gentamycin aus Polymethylmethacrylat. 2.Experimentelle Untersuchungen in vitro. Langenbecks Arch. klin. Chir. *331*, 193, 1972.

11 Wannske, M., Rogge, D.: Experimentelle und klinische Untersuchungen zur Infektionsprophylaxe des prothetischen Hüftgelenkersatzes mit Gentamycin - PMMA. Vortrag 118. Tagung der Vereinigung nordwestdeutscher Chirurgen. Hamburg 2.-4.12.1976.

12 Woringer, E. et al.: Nouvelle technique ultra-rapide pour la réfection de brèches osseuses craniennes à la résine acrylique. Rev. Neurol. *85*, 527, 1951.

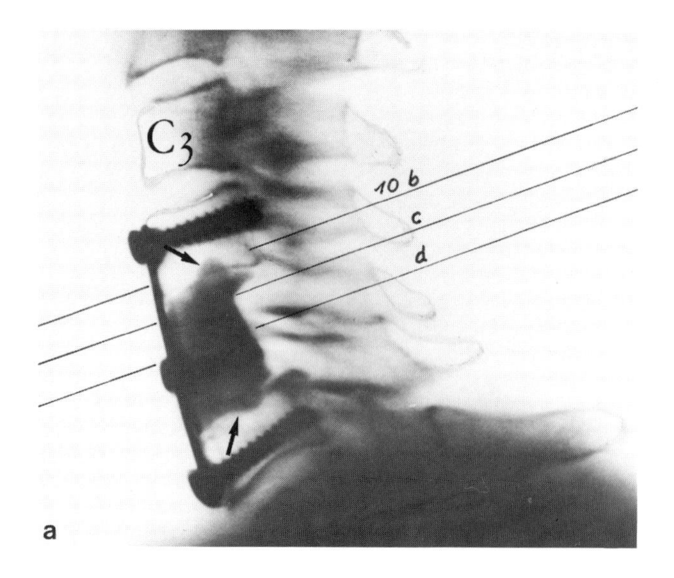

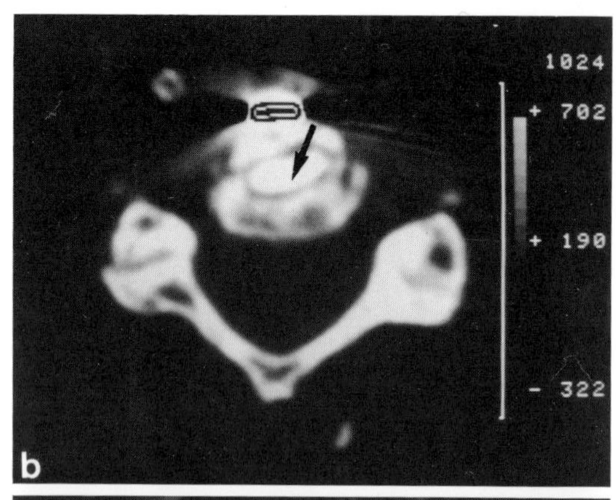

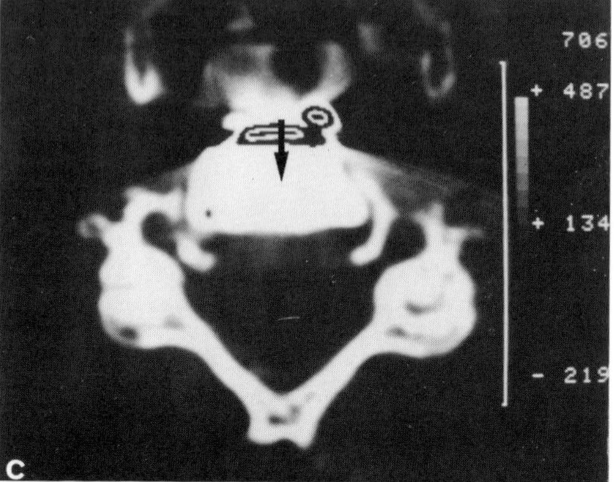

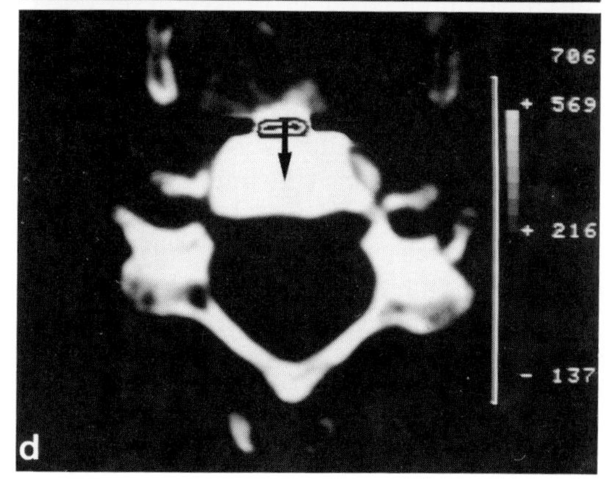

Abb. 10a–d: Wirbelkörperersatz mit EMD 42522 (Refobacin®-Palacos®-E-flow) nach Resektion eines osteolytischen Plasmocytomwirbelkörpers C5 im Röntgenbild und Computertomogramm.

a: Seitliches Mittelschnittomogramm der Halswirbelsäule. Der mit einer Spritze eingefüllte low-viscosity-Zement hat die in die Wirbelkörper C4 und C6 eingefrästen Querrillen (Pfeile) exakt ausgefüllt und grenzt paßgerecht an die jeweils angrenzende Wirbelkörperkortikalis. Der Zement reicht nicht ganz bis zur dorsalen Wirbelkörperkante, da zur Vermeidung einer thermischen Schädigung des Rückenmarks ein kühles, feuchtes Kollagenschwämmchen epidural vorgelegt worden war.

Die Schnittebenen der Computertomogramme der Abb. 10b–d sind eingezeichnet.

Abb. 10b: CT durch den caudalen Wirbelkörperbereich C4 zur Darstellung des Knochenzements (Pfeil) in der eingefrästen Verankerungsrille. CT 8 Wochen post operationem.

Abb. 10c: Der low-viscosity-Zement (Pfeil) grenzt genau an die verbliebenen seitlichen Kompaktastrukturen des Wirbelkörpers.

Abb. 10d: Der mit Spritze eingefüllte Knochenzement (Pfeil) ist homogen (ohne Blut und Luftbeimengung) und somit belastungsfähig. Gute Dekompression des Rückenmarks durch Erweiterung des Spinalkanals nach ventral.

Diskussion

POLSTER: Hinsichtlich des Aushärtens vom Knochenzement-Palacos bei neurochirurgischen Eingriffen in situ: Sie beschrieben den Fall eines Kindes wo Sie dann doch noch die beiden Deckel in situ haben aushärten lassen. Unsere Eindrücke gehen dahin, daß das mit der Temperatur gar nicht so kritisch ist. Bei uns hat es sich bewährt, daß man auf die Originaldura ein Stück lyophilisierte Dura legt und mit Ringerlösung kühlt, so daß auch große Placks offensichtlich in ihrer Temperaturentwicklung nicht kritisch werden. Wahrscheinlich ist dieses Vorgehen gar nicht nötig, denn die Durchblutung und der Liquorfluß bilden ein natürliches Kühlsystem. Gibt es da von Ihrer Seite andere Erfahrungen?

KNÖRINGER: Im Prinzip nein. Ich habe mehrere Kinder operiert, bei denen beim Verschluß einer Schädellücke das in der Diploe verzahnte Palacos in Situ aushärtete. Nach transkranieller Entfernung von Orbitatumoren haben wir das Orbitadach, das bei der Operation osteoklastisch trepaniert wurde, mit Palacos rekonstruiert, welches ebenfalls in der Implantationsstelle polymerisierte. Negative Auswirkungen auf das Gehirn oder Auge habe ich hierbei nicht gesehen. Es wurden jedoch zwischen Dura bzw. Orbita kühle feuchte Gelita-, Marbagelan- oder Kollagenschwämmchen gelegt und während der Polymerisation mit kühler Kochsalzlösung berieselt. Auch bei den Verbundosteosynthesen an der Wirbelsäule wurde so verfahren. Ich glaube, daß das Rückenmark gegenüber der Polymerisationswärme mehr gefährdet ist als das Hirngewebe.

JANSEN: Bei eingefallenem Hirn ist es sehr unproblematisch, das Hirn zusätzlich mit Watte zu schützen. Bei nicht eingefallenem Hirn würde ich Bedenken äußern, das Palacos direkt auf dem Hirn aushärten zu lassen, selbst wenn die Palacosschicht nur sehr dünn ist.

KNÖRINGER: Da brauchen Sie keine Bedenken zu haben. In der

Kürze der Zeit konnte ich das genaue technische Vorgehen nicht beschreiben. Wenn das Gehirn so eingefallen ist, wie beim ersten Fall (Abb. 1) gezeigt, ist es klar, daß man z. B. mit Watte unterfüttern muß. Anderenfalls muß man eine zu dicke Plastik anfertigen oder ein schlechtes kosmetisches Ergebnis in Kauf nehmen. Die kühlen feuchten Wattestückchen sollen somit nicht nur das Gehirn vor der Polymerisationswärme schützen, sondern dienen vor allem auch der Formgebung der Plastik. Bei den Kindern, bei denen das PMMA in situ aushärtete, war das Gehirn vor der Polymerisationswärme durch den Liquorraum, die Dura und kühle feuchte Marbagelan- oder Kollagenschwämmchen geschützt. Ich habe weder während der Aushärtungsphase noch später negative Auswirkungen der Polymerisationswärme gesehen. Auch von anästhesiologischer Seite wurden während der Polymerisation keine entscheidenden Reaktionen beobachtet. Die Höhe der lokalen Temperatur wird auch vom Volumen, bei Schädelplastiken jedoch ganz wesentlich von der Dicke bestimmt. Wenn diese Plastiken nicht über kalottendick sind, sehe ich selbst bei riesigen keine Gefahr, da infolge der relativ geringen Dicke die lokale Wärme nicht erhöht wird. Die erwärmte Fläche ist dann allerdings größer, was aber bei geeigneter Technik ohne negative Folgen vertragen wird.

[1] Abteilung für Unfallchirurgie (Leiter: Prof. Dr. med. G. RITTER) der chirurgischen Universitätsklinik Mainz
[2] Abteilung für experimentelle Pathologie am deutschen Krebsforschungszentrum in Heidelberg

Experimentelle Untersuchungen über die Beeinflussung von malignem Knochentumorgewebe durch Kunststoffzement

H.-D. STRUBE[1], D. KOMITOWSKY[2], G. RITTER[1]

Die mit der Anwendung von Knochenzementen seit langem bekannten guten klinischen Erfahrungen in der Chirurgie maligner Skelettveränderungen (En-bloc-Resektion, Verbundosteosynthese) veranlaßten zu untersuchen, ob die bei gesundem Gewebe sonst eher nachteiligen Polymerisationseffekte bei der Zementaushärtung (Wärmefreisetzung und Elution zytotoxischer Monomere) zur Abtötung von bei der Tumorresektion verbleibenden und für ein Rezidiv verantwortlichen Malignomzellen vorteilhaft sind.

Diese rein klinische Mutmaßung einer direkten malignes Knochentumorgewebe schädigenden Zementwirkung war tierexperimentell zu klären. Durch In-vitro-Versuche an Gewebekulturen mit bereits ausgehärtetem Zement sollte außerdem untersucht werden, ob dieser auch eine hier besonders interessierende tumorzellschädigende Langzeitwirkung besitzt.

Tumormodell

Das für die In-vivo-Versuche erforderliche Tumormodell mußte geeignet sein, hiermit dem menschlichen Skelett morphologisch und biologisch entsprechende Knochensarkome selektiv erzeugen zu können. Außerdem sollten an dem Versuchstier mit der Humanmedizin vergleichbare klinisch-radiologische Untersuchungen und Operationsverfahren (Zementplombierung, Verbundosteosynthese) durchgeführt werden können.

Hierzu bewährten sich 3–4 Monate alte Bastard-Kaninchen beiderlei Geschlechts. Zur Sarkomerzeugung wurden 1 mg/kg/Körpergewicht 7,12-Dimethylbenz-α-Anthracen (DMBA) an den Karzinomträger Gelatine gebunden und durch kleine Bohrlöcher in die Femurmarkhöhle implantiert (Abb. 1a).

Indem sich um den Karzinogenträger als Fremdkörper durch Induktion einer reaktiven Knochenmarkfibrose eine Art «Biologische Kapsel bzw. Membran» bildet, wird DMBA am gewählten Applikationsort fixiert und kann nicht wie bei anderen Knochentumormodellen unkontrolliert in das Versuchstier abgeschwemmt werden. Das Karzinogen kann vielmehr nach Abbau seiner Trägermasse allmählich im Knochenmark gezielt Tumor erzeugend wirken, wodurch sich Sarkome von bestimmbarer Lokalisation erzeugen lassen (Abb. 1b).

Ergebnisse der Knochentumorerzeugung

Bei 10 von 22 auswertbaren Kaninchen entwickelten sich nach 2–6 Monaten erstmals röntgenologisch erkennbare Knochentumoren bis hin zur Vollentwicklung nach etwa 12–16 Monaten.

Die Artdiagnosen lauteten:

6 osteogene Sarkome, 2 fibroblastische osteogene Sarkome, 1 polymorphzelliges Fibrosarkom und 1 Chondrosarkom.

Die klinischen Verläufe bis hin zu pathologischen Frakturen, die Laborparameter, die makroskopischen Tumorformen (Sektion) und ihre Morphologie korrespondierten mit gleichartigen menschlichen Knochenmalignomen (Abb. 2a–c).

Die radiologischen Ergebnisse (einschließlich Szinti-, Angio- und Computertomographie) zeigten 3 charakteristische Stufen der Tumorentwicklung (Abb. 3a–c):

Intraossales Wachstum im 2. Monat mit Sklerosierung und feinfleckigen Osteolysen; periostale Reaktion im 6.–10. Monat und die Infiltrationsphase im 8.–12. Monat nach DMBA-Inkorporation.

Technik und Auswirkung der Zementimplantation

Die Implantation des hier benutzten Knochenzementes Polymethylmethacrylat bzw. PMMA (Palacos R®) in das Sarkomgewebe erfolgte abhängig von der lokalen Tumorentwicklung als Zementplombe oder mittels Verbundosteosynthese durch Defektüberbrückung mit einer 5-Loch-AO-Drittel-Rohr-Platte (Abb. 4a und b).

Die histologischen Untersuchungen der Tumorzementgrenzen (Abb. 5a–c) an unentkalkten Schnitten bei Methacrylateinbettung zeigten nach 24 Stunden ausgedehnte Nekrosen, demarkiert durch einen hämorrhagischen Randsaum mit Blutungen und Ödemansammlungen. Diese Grenzzone zum Sarkomgewebe betrug etwa 0,5–2 mm.

Abb. 1: Karzinogen-Applikation in die Femurmarkhöhle zur lokalisierten Tumorerzeugung (a),

Schema des Tumormodells (b): 7,12-DMBA in Trägersubstanz Gelatine; reaktive Markfibrose; nach Abbau der «biologischen Kapsel» Karzinogenkontakt mit der Umgebung.

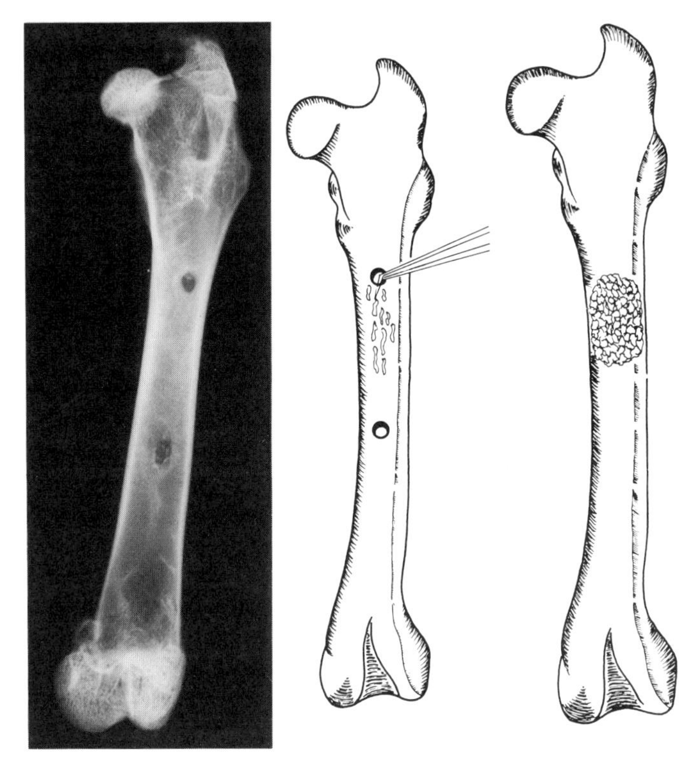

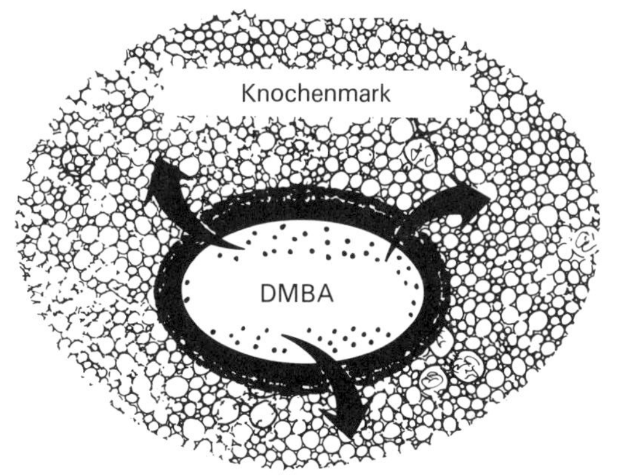

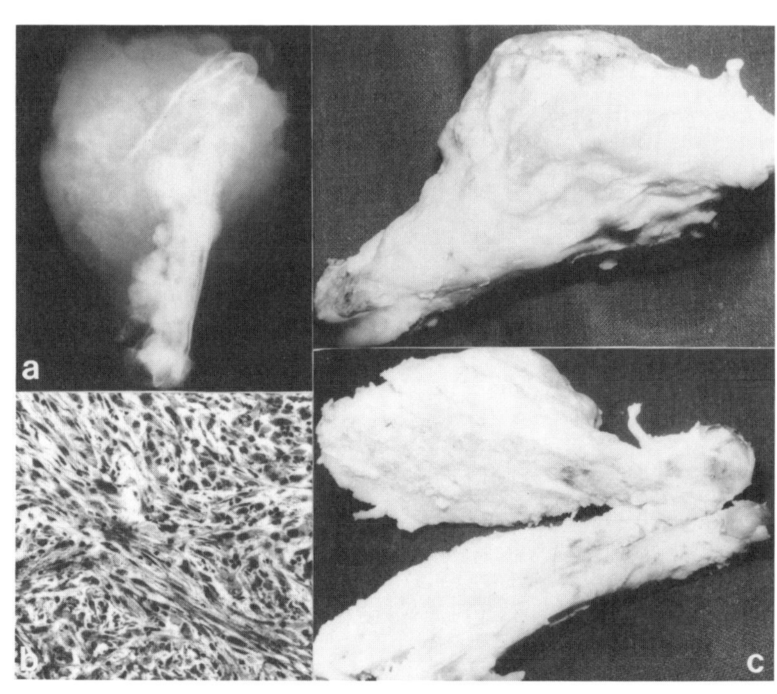

Abb. 2: Rö. (a) Sektionspräparat (b) und Histologie (c) eines weit fortgeschrittenen Fibrosarkoms.

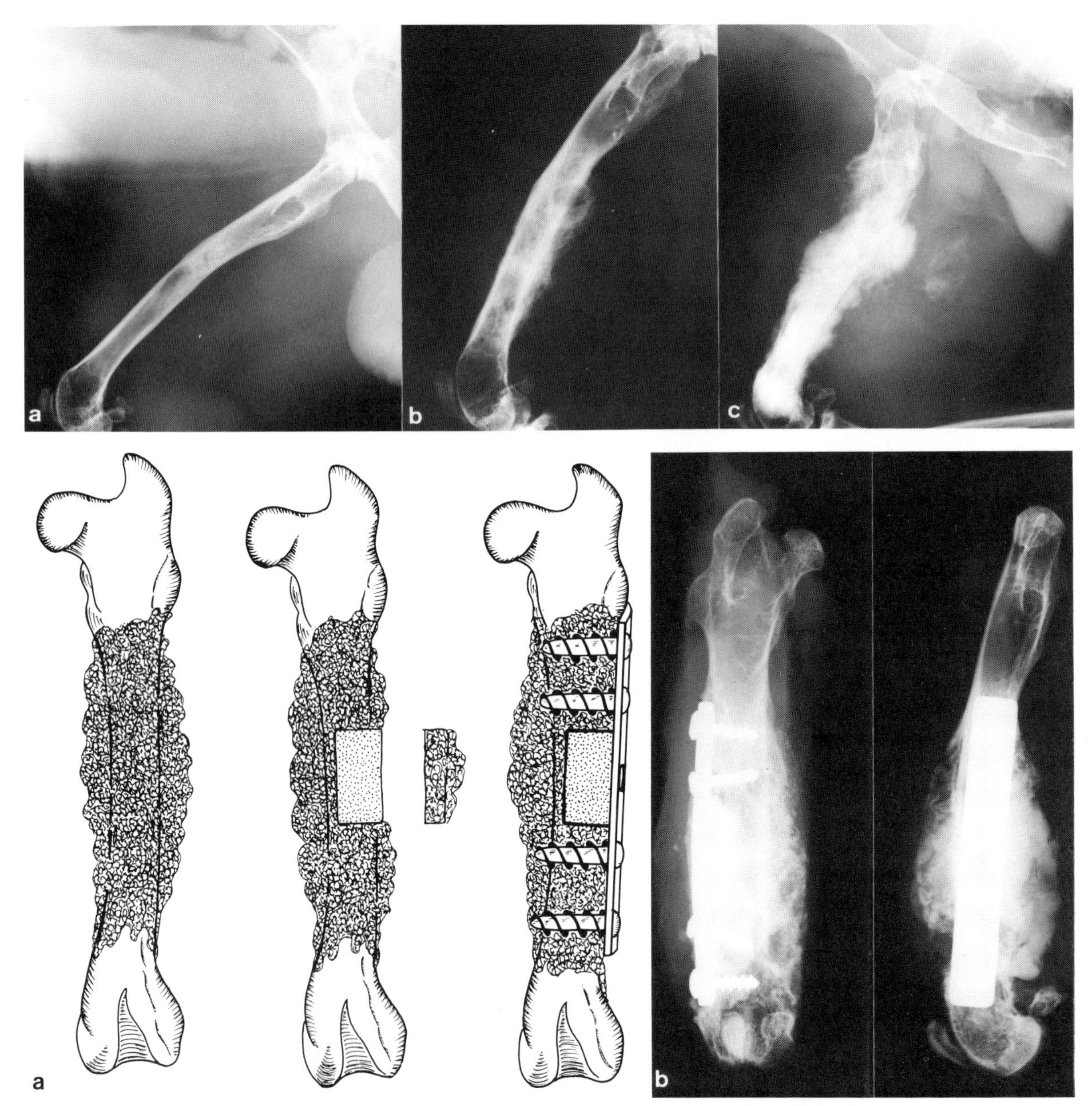

Abb. 4: Schematische Darstellung (a) und Rö.-Dokumentation (b) der Zementimplantation durch Verbundosteosynthese.

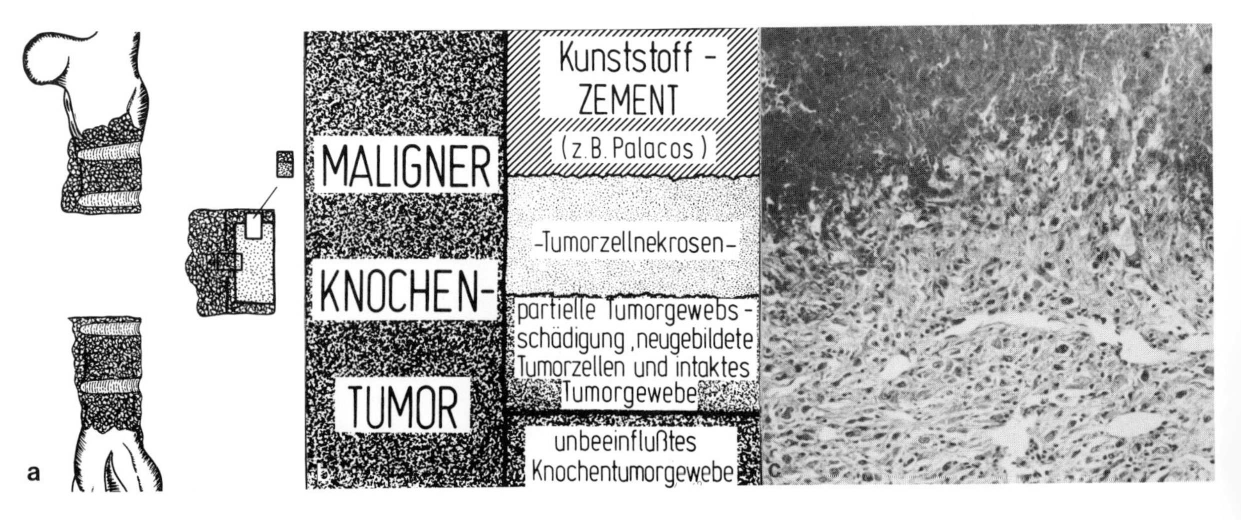

◁ Abb. 3: Rö.-Stadien der Tumorentwicklung: intraossal (a), periostal (b) und infiltrativ (c).

Noch 4 Wochen nach Palacos-Implantation fanden sich deutlich von den Tumorzellen abgrenzbare Nekrosebezirke mit Erweiterung der Lakunen der Osteozyten und Schwund der Zellkerne.

Ab der 10. Woche sah man neben Nekrosezonen mit zerstörten Knochenbälkchen sowie intakten Knochen- bzw. Tumorarealen bereits neu infiltrierende Sarkombereiche etwa 3–5 mm von der Zementgrenze entfernt.

Knochenzementeinwirkung auf Zellkulturen

In Vorversuchen wurde zunächst die Toxizität der flüssigen Komponente Methylmethacrylat von Palacos an in Suspension befindlichen Mäuselymphomzellen (L 51784) getestet. Hierbei kam es schon bei einer Konzentration von 3 µg Monomer/ml zu einer 90%igen Reduktion des Zellwachstums.

Zum Ausschluß der Polymerisationseffekte erfolgten Untersuchungen mit ausgehärtetem Zement an Zellkulturen, wobei 1,5×1,5 cm große und 2 mm dicke Palacos-Plättchen vergleichsweise in Gewebezuchten mit folgenden Zellsystemen gelegt wurden:

Menschliche Fibroblasten der Subkutis, embryonale Fibroblasten der Nabelschnur und HeLa-Tumorzellen.

Die rasterelektronenmikroskopischen Untersuchungen bei 160–7800facher Vergrößerung zeigten, daß in allen 3 Kulturen unbeeinflußt Zellen auf der Zementoberfläche gewachsen waren, und daß keine Differenz hinsichtlich Anzahl und Wachstum dieser empfindlichen Zellgruppen vorlag (Abb. 6a–c).

Diskussion der experimentell gewonnenen Ergebnisse (Abb. 7)

Es ist anzunehmen, daß für die Abtötung im direkten Zementkontaktbereich lokalisierter Tumorzellen an erster Stelle die Polymerisationshitze in Betracht kommt. Sie betrug bei den hier benutzten kleinen Zementplomben durchschnittlich 48 °C, wobei der rektal gemessene Ausgangswert von 36 °C nach etwa

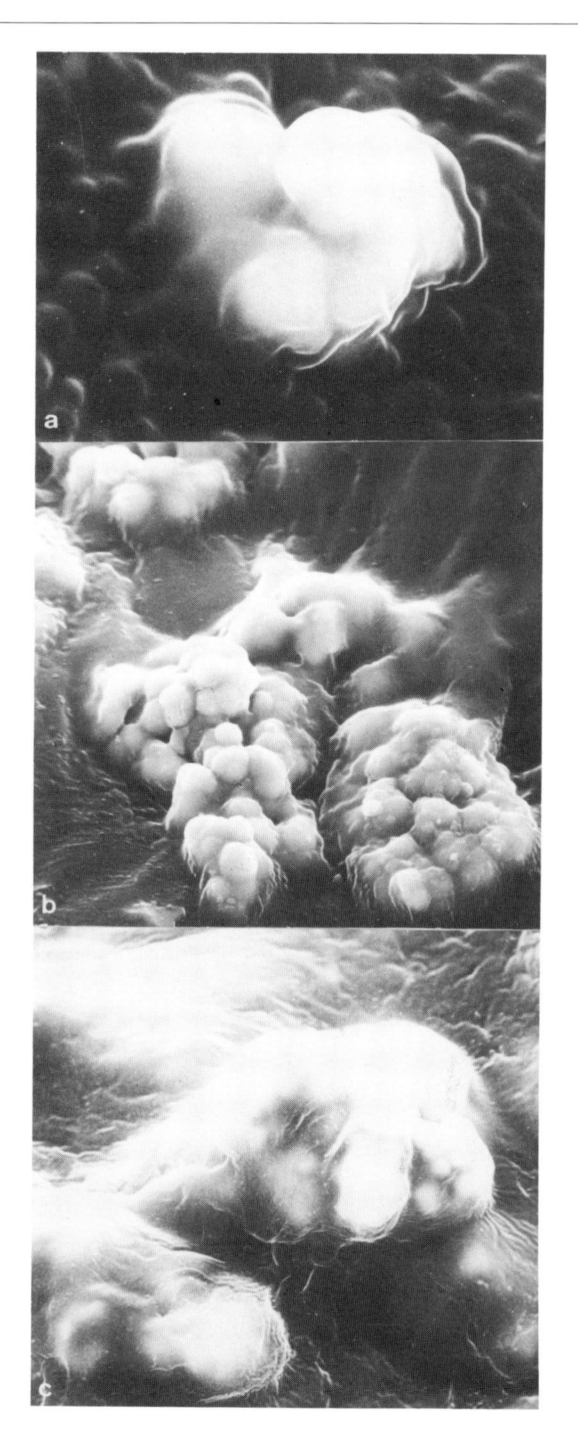

Abb. 6: REM-Darstellungen über die Wirkung von ausgehärtetem Palacos auf Zellkulturen:

a) menschliche Fibroblasten der Subkutis (5000×) mit glatter Oberfläche und breitbasigen zytoplasmatischen Verbindungen zum Zement,
b) eng miteinander verbundene, dem Zement fest aufsitzende Gruppen menschlicher embryonaler Fibroblasten der Nabelschnur (1530×),
c) fest auf PMMA aufsitzende Konglomerate von HeLa-Tumorzellen (1020×).

Abb. 5: Untersuchungsstelle des Tumor-Zementresektates (a) mit Vergrößerungsskizze der abnehmenden Zementeinwirktiefe (b) und histologischem Korrelat (4 Wochen nach PMMA-Implantation).

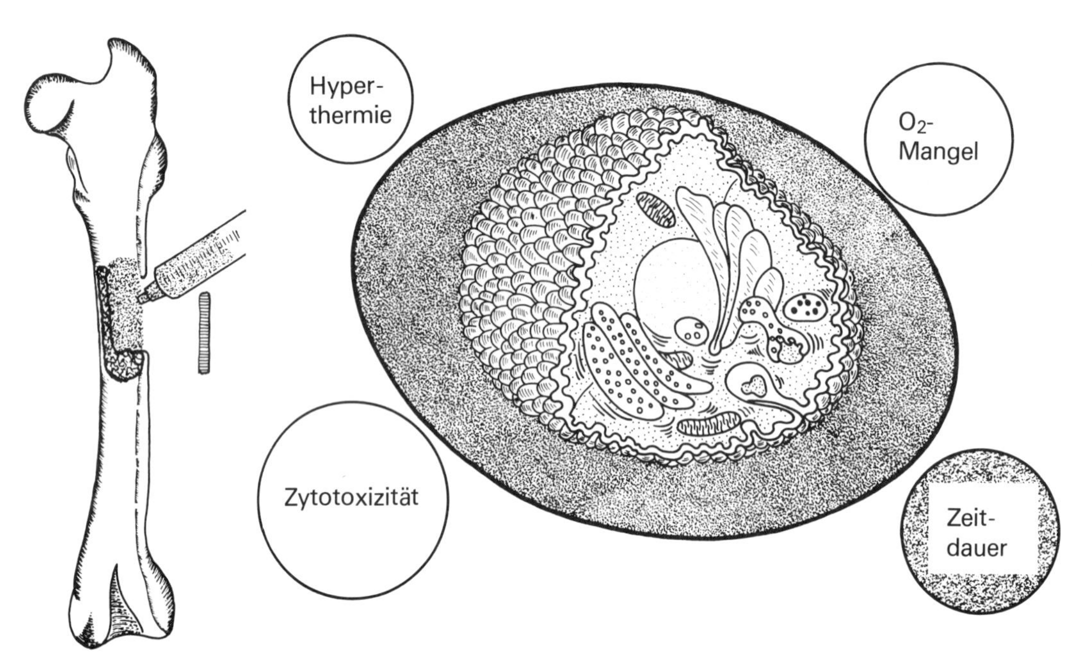

Abb. 7: Zementimplantation im Tumor (a) mit Diskussionsmodell über die eine Malignomzelle schädigenden Komponenten in Abhängigkeit von deren Einwirkdauer (b).

7 Minuten wieder erreicht wurde (Kupfer-Konstantan-Thermosonden).

Als zweite schädigende Komponente ist die primär hohe und dann rasch abnehmende zelltoxische Monomerwirkung anzusehen.

Für die Wachstumshemmung weiter vom Zement entfernt liegender Sarkomzellen ist ein erniedrigtes O_2-Angebot durch Schädigung der intramedullären Blutgefäße infolge mechanischer Alteration bei Bereitung des Implantatlagers zu diskutieren, wenn die für den Tumorzellstoffwechsel kritische Hyperthermie hinzukommt.

Die bei der hier benutzten Versuchsanordnung für die Tumorschädigung erörteten 3 Komponenten sind jedoch – auch übertragen auf die anatomisch-physiologischen Verhältnisse des menschlichen Skeletts – in ihrer Einwirkdauer und Eindringtiefe zu gering, um mit einer hinreichend großen Sicherheitszone dauer-

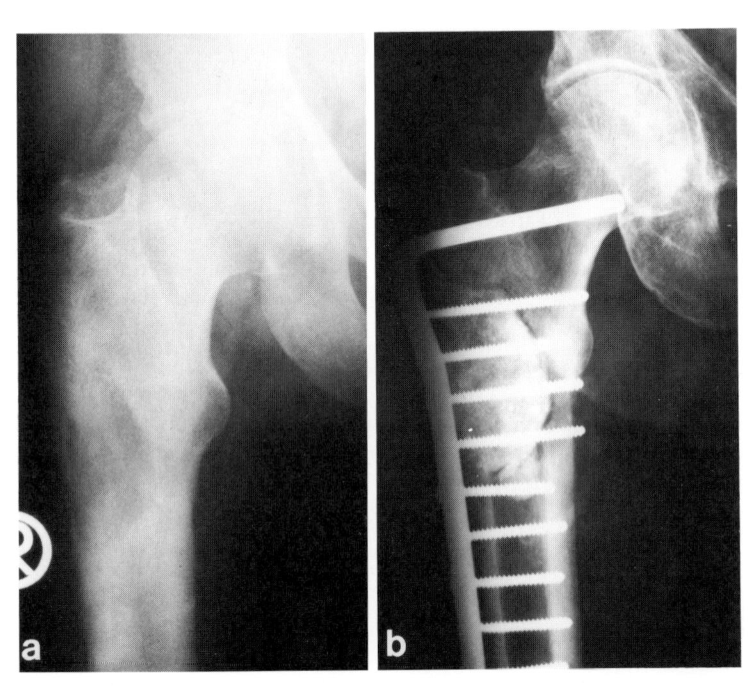

Abb. 8: Solitäre Hypernephrommetastase (a) und protektive Verbundosteosynthese (b).

haft Malignomzellen abtöten zu können. Eine neoplastisch hemmende Langzeitwirkung besteht ohnehin nicht.

Schlußfolgerungen für den Anwendungsbereich von Knochenzement in der operativen Behandlung maligner Knochengeschwülste

Es kommt dem hier benutzten Polymethylmethacrylat ebenso wie anderen Kunststoffzementen wegen ihrer im ausgehärteten Zustand guten Gewebsverträglichkeit unverändert vorrangig die Funktion einer Füll- und Stützsubstanz am menschlichen Skelett zu.

Somit ist Knochenzement als gute Indikation außer zur protektiven Stabilisierung resektabler Solitärmetastasen (Abb. 8) sowie bei osteolytisch bedingten pathologischen Frakturen (Abb. 9) nur in Ausnahmesituationen bei primären Knochenmalignomen als temporäre Resektionsdefektüberbrückung bei zusätzlicher Plattenstabilisierung zu verantworten, woran sich mit Vorliegen der exakten Histologie die definitive Radikaloperation anschließen muß.

Eine erweiterte und spezielle Indikation hat Kno-

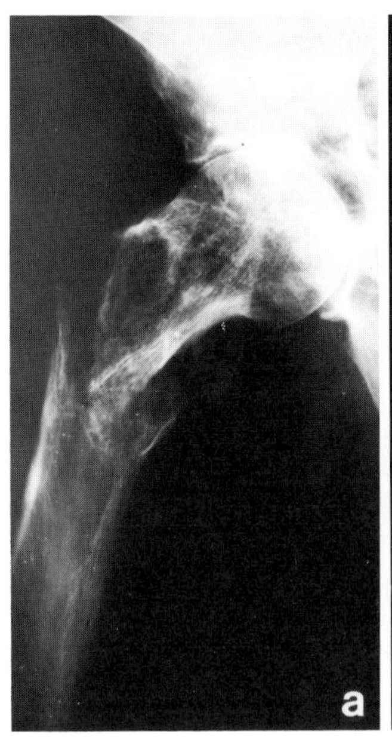

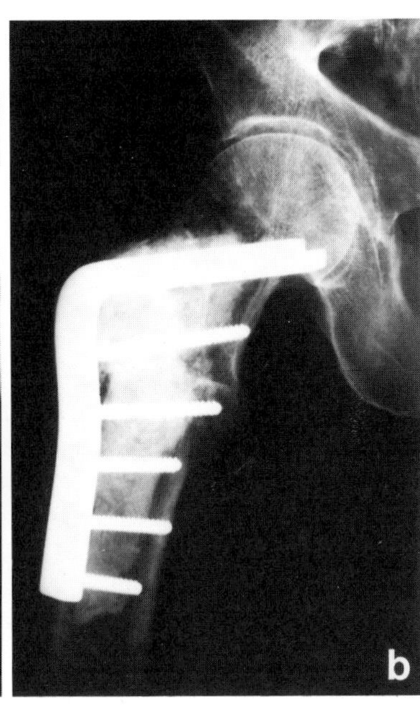

Abb. 9: Pathologische Femurfraktur bei Mammakarzinom-Metastase (a) und Stabilisierung durch Verbundosteosynthese.

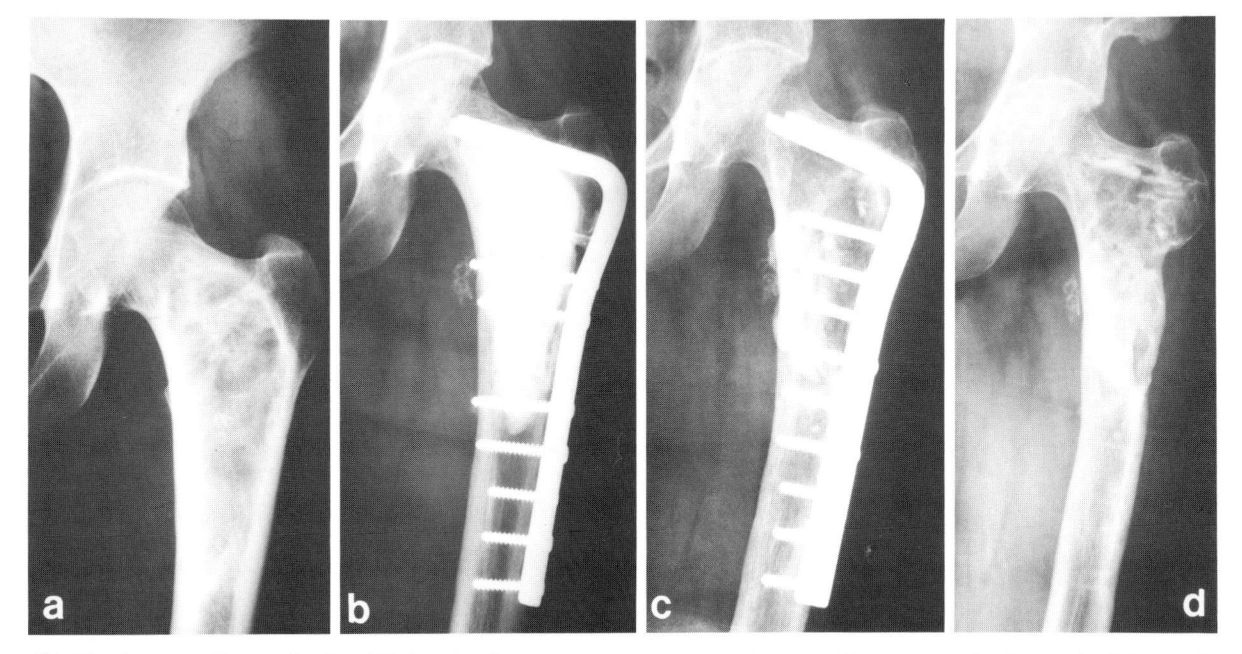

Abb. 10: «Temporäre Zementplombe» (b) bei semimalignem Knochentumor (Chondromyxoidfibrom einer 51jährigen Patientin). Nach 2 Jahren Zementaustausch gegen Spongiosa (c), nach weiteren 2 Jahren ME (d); seit 10 Jahren kein Rezidiv.

chenzement in den letzten Jahren als sog. «Temporäre Zementplombe» bei semimalignen Knochengeschwülsten (z.B. Riesenzelltumor) erhalten wegen der hier mit zunehmender Rezidivierung bestehenden zweifelhaften Prognose infolge Gefahr der malignen Degeneration (Abb. 10a–d).

Die Vorteile der dadurch um 1–2 Jahre aufschiebbaren sekundären gegenüber einer primären Spongiosaauffüllung sind vor allem eine gute radiologische Verlaufskontrolle der Knochenzementgrenze auf ein Rezidiv sowie eine nochmalige Histologie beim Austausch der Zementplombe gegen Spongiosa (Second-look-biopsy).

Abschließend ist zu diskutieren, ob sich für Knochenzemente durch die Inkorporation bestimmter Zytostatika eine Erweiterung der Anwendung bei maligem Knochengewebe (Rezidivprophylaxe) ergeben könnte. Ähnlich wie bei speziellen Antibiotika müßten solche Chemotherapeutika lokal wirksam, hitzestabil und über längere Zeit kontinuierlich in tumorspezifisch wirksamer Dosierung eluierbar sein.

Es sind diesbezüglich inzwischen erste erfolgreiche Untersuchungen über die Freisetzung von Methotrexat aus Palacos-Prüfkörpern erfolgt (E. DINGELDEIN; Merck, Darmstadt). Es zeigt sich, daß die von der Diffusion verfügbaren Zementoberfläche abhängige Zytostatikafreisetzung durch verschiedene Füllstoffe bedarfsweise beliebig variiert werden kann (weitere in-vitro- und davon abhängig tierexperimentelle Versuche stehen noch aus).

Literatur

CARLSON, D.H., ADAMS, R.: The use of methacrylate in repair of neoplastic lesions in bone. Radiology *112,* 43, 1974.

HULLINGER, L.: Untersuchungen über die Wirkung von Kunstharzen (Palacos uns Ostamer) in Gewebekulturen. Arch. Orthop. Unfallchir. *54,* 581, 1962.

KOMITOWSKI, D.: Experimental bone tumors as models of human bone tumors. Path. Res. Pract. *166,* 72, 1979.

OVERGAARD, J.: Effect of hyperthermia on malignant cells in vivo. Cancer *39,* 2637, 1977.

RAY, A.K., ROMINE, J.S., PANKONICH, A.M.: Stabilisation of pathological fractures with acrylic cement. Clin. Orthop. Relat.Res. *101,* 182, 1974.

SALZER, M., ZWERINA, H.: Operative Möglichkeiten bei Skelettmetastasen. Wien. med. Wschr. *27,* 422, 1972.

STRUBE, H.-D.: Kunststoffzement in der Behandlung maligner Knochentumoren. Experimentelle und klinische Studien. Fortschr. Med. *100* (20), 946, 1982.

STRUBE, H.-D., RITTER, G.: Untersuchungen zur carzinotoxischen Wirkung von Knochenzement. In: Wolter, D.: Osteolysen-Pathologische Frakturen. Thieme, Stuttgart/New York 1982, S. 44–56.

VAUPEL, G., GÜNTHER, H., GROTE, J.: Atemgaswechsel und Glucosestoffwechsel von Tumoren (DS-Carcinosarkomen) in vivo. Experimentelle Untersuchungen der versorgungsbestimmenden Parameter. Z. ges. exp. Med. *156.* 283, 1971.

WILLERT, H.-G., ENDERLE, A.: Temporäre Zementplombe bei Knochentumoren fraglicher Dignität. Z. Orthop. *117,* 224, 1979.

WILLERT, H.-G., SCHREIBER, A.: Unterschiedliche Reaktionen von Knochen- und Weichteillagen auf autopolymerisierende Kunststoffimplantate. Z. Orthop. *106,* 231, 1969.

Diskussion

POLSTER: Man kann sich eines faszinierenden Gefühls nicht erwehren, wenn man sich vorstellt, daß da eine Problemlösung möglich wäre. Auf der anderen Seite weiß man aus den Erfahrungen der Tumorchirurgie wird man primär immer die Radikaloperation anstreben, so daß dieses eine Anwendung wäre für Fälle, bei denen die Primärradikaloperation aus technischen Gründen nicht möglich ist.

Orthopädische Universitäts und -Poliklinik, Homburg/Saar (Direktor: Prof. Dr. med. H. MITTELMEIER)

Die Palacos-Verbundosteosynthese unter Verwendung der Autokompressionsplatte zur Resektionsbehandlung von Knochenmetastasen

O. SCHMITT, B. D. KATTHAGEN

Das Hauptindikationsgebiet der Palacos-Verbundosteosynthese stellt die Stabilisierung des Skelettsystems im Anschluß an die Resektion von Knochenmetastasen dar. Sie erfolgt in erster Linie zur Verhinderung von Sekundärschäden, die aufgrund der lokalen osteolytischen Skelettinstabilitäten zu befürchten sind.

Im Bereich der Extremitäten gilt es eine Spontanfraktur zu verhindern, die dann meist notfallmäßig zu versorgen ist und auch aufgrund bereits ausgedehnter osteolytischer Veränderungen schwieriger zu stabilisieren ist. Im Bereich der Wirbelsäule erfolgt die frühzeitige Stabilisierung, um der Folgeerscheinung einer zunehmenden Instabilität im Bereich der Wirbelsäule mit den entsprechenden Gefahren der Rückenmarks- bzw. Nervenschädigung und drohender Querschnittslähmung zu begegnen.

Somit hat die Palacos-Verbundosteosynthese im Bereich der Metastasenchirurgie vordergründig die mechanische Stabilisierung allgemein, bzw. Verhinderung von zunehmenden Lähmungserscheinungen bei Befall der Wirbelsäule zum Ziel. Darüber hinaus wird eine Reduzierung der Tumormasse angestrebt, um den weiteren Krankheitsverlauf günstig zu beeinflussen.

Die präoperative Planung und Organisation einer Palacos-Verbundosteosynthese kann somit dann in die Wege geleitet werden, wenn osteolytische Defekte im Bereich des Skelettsystems vorliegen, bei denen aufgrund anamnestischer, klinischer sowie radiologischer Befunde Malignitätsverdacht besteht. In Einzelfällen können sich jedoch differentialdiagnostische Abgrenzungsschwierigkeiten zu nicht malignen osteolytischen Defekten ergeben, die auch nicht immer mit Hilfe einer Schnellschnittuntersuchung beseitigt werden können (Abb. 1).

Die *operativen Zugangswege* erfolgen im Bereich der Extremitäten so, daß die Osteosyntheseplatte unter weitgehender Schonung von Nerven, Gefäßen und Muskulatur an der mechanisch am stärksten beanspruchten Stelle angebracht werden kann. Im Bereich der Wirbelsäule erfolgt die Freilegung der HWS bzw. des zervikothorakalen Überganges (ROBINSON und SMITH, 1955; KIRKALDY-WILLIS, 1965), der BWS sowie des thorakolumbalen Übergangs (HODGSON und STOCK, 1956; HODGSON und YAU, 1969) sowie der LWS von ventral, da nur die ventrale Stabilisierung der Wirbelsäule bei gleichzeitiger Metastasenresektion höchstmögliche Stabilität und Frühmobilisierbarkeit der Patienten erlaubt.

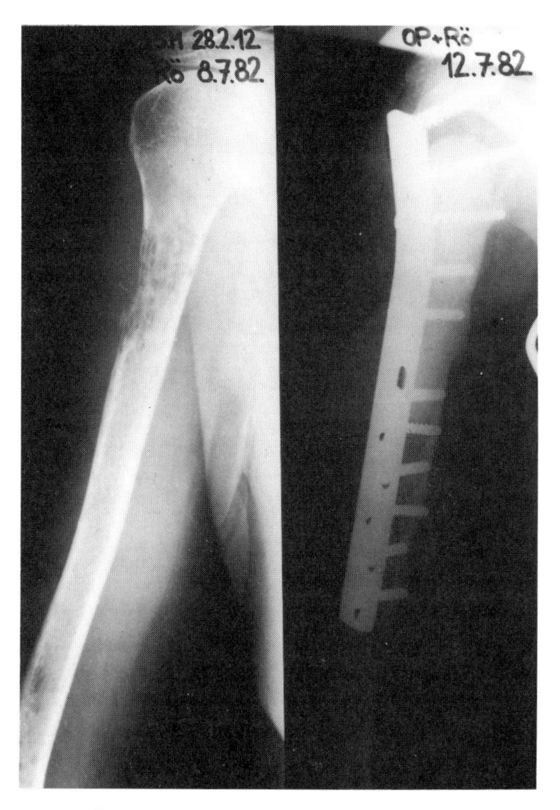

Abb. 1: Übungsstabile Palacos-Verbundosteosynthese bei Plasmozytombefall des proximalen Humerus. Es handelte sich hierbei um einen Zweiteingriff 18 Monate nach Erstbefall des Humerusschaftes der Gegenseite.

Die *Operationstechnik* besteht im Bereich der *Extremitäten* in der Tumorresektion im Gesunden, wobei die Ergebnisse der präoperativen, röntgenologischen, angiographischen und computertomographischen Diagnostik, sowie nicht zuletzt auch des intraoperativen klinischen Befundes eine wichtige Entscheidungshilfe zur Lokalisation der Resektionsstelle darstellen. Stabilitätserfordernisse können hierbei in einigen Fällen Kompromisse bezüglich der geplanten Radikalität erforderlich machen. Die Resektion erfolgt nach vorausgegangener Stabilisierung mit einer Autokompressionsosteosyntheseplatte, nachfolgender Tumorresektion, Einbringen der Palacosmasse und anschließender Verspannung der Verbundosteosynthese nach dem Autokompressionsprinzip (Abb. 1 und 2).

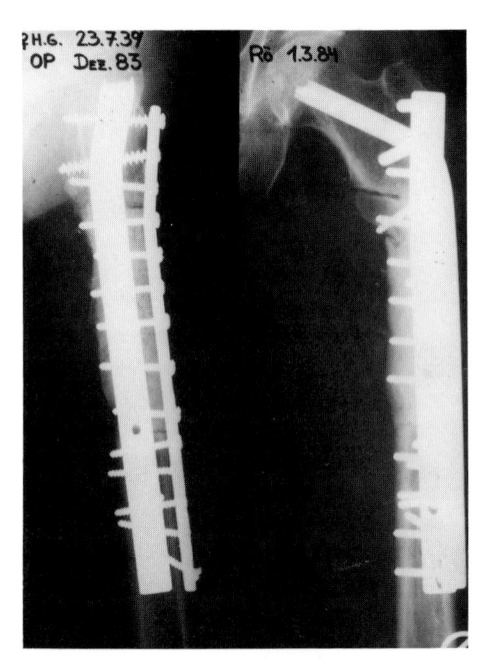

Abb.2: Im Bereich der unteren Extremitäten wird durch Doppeltverplattung eine Sofortmobilisierung erreicht.

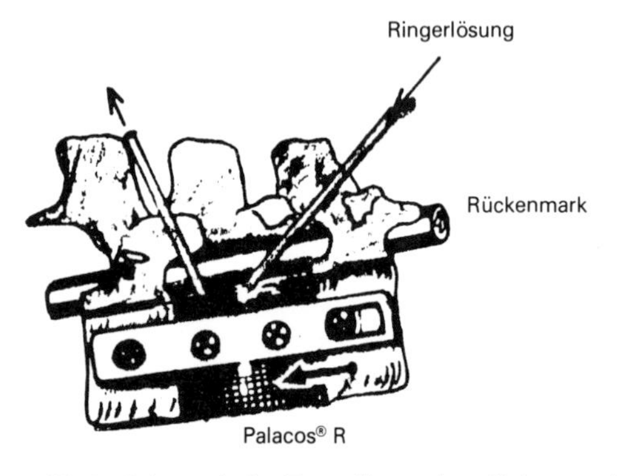

Abb.3: Schematische Darstellung einer Palacosverbundosteosynthese mit dem Autokompressionsprinzip nach Wirbelkörperresektion. Die Polymerisationswärme wird durch kontinuierliche Umspülung des Rückenmarkes mit Ringerlösung abgeleitet.

Im Bereich der *Wirbelsäule* erfolgt die Darstellung der betroffenen Wirbelsäulenregion nach Unterbindung der Vertebralisgefäße unter Einbeziehung der der Plattenverankerung dienenden kaudalen bzw. kranialen Nachbarsegmente. Nach Abmeißelung der Bogenwurzel des betroffenen Wirbelkörpers erfolgt die Dekompression des Rückenmarkes und Ausräumung der Tumormassen. Danach wird eine 4-Lochosteosynthese-Platte im ventrolateralen Bereich angelegt und im jeweiligen Nachbarsegment mit Hilfe einer die Gegenkortikalis fassenden Spongiosaschraube fixiert. Anschließend wird die Palacosmasse eingebracht, wobei nach dorsal eine Abschirmung mit dem breiten Meißel erfolgt. Der auf diese Weise entstehende Spalt zwischen Palacosmasse und Rückenmark wird während der Polymerisationsphase des Knochenzementes ständig mit Ringerlösung bespült um auf diese Weise Hitzeschäden des Rückenmarkes zu vermeiden (Abb.3). Nach Abbinden der Palacosmasse erfolgt schließlich die Verspannung nach dem Autokompressionssystem, so daß eine stabile Autokompressionsverbundosteosynthese entsteht. Abschließend wird die abgehärtete Palacosmasse mit 2 mittellangen Kortikalisschrauben zusätzlich fixiert (Abb.4).

Die *Mobilisierung* der Patienten erfolgt nach Eingriffen im Bereich der Extremitäten am 1. postoperativen Tag, wobei nach Eingriffen im Bereich der unteren Extremitäten bis zur 6. postoperativen Woche 2 Unterarmgehstützen, anschließend eine Stockstütze zur Gegenseite, die schließlich durch einen Handstock ersetzt wird. Nach Eingriffen im Bereich des HWS erfolgt ebenfalls Mobilisierung am 1. postoperativen Tag mit Anlegen einer Schaumstoffkrawatte bis zur 6. postoperativen Woche. Nach Eingriffen im Bereich der BWS und LWS erfolgt die Frühmobilisierung nach 1–2 Wochen, wobei im Bereich der BWS Mobilisierbarkeit bereits nach Entfernung der Thoraxdrainage, spätestens nach dem 6. postoperativen Tag gegeben ist. Nach BWS-Eingriffen wird je nach Verlauf bis zum 3.–6. postoperativen Monat eine 3-Punkt-Abstützpelotte verordnet. Die

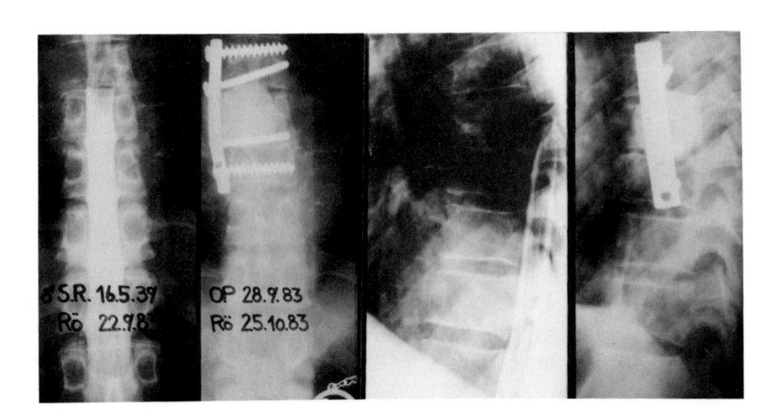

Abb.4: Belastungsstabile Verbundosteosynthese im Brustwirbelsäulenbereich nach Resektion einer Schilddrüsenkarzinom-Metastase mit Rückenmarkskompression und beginnender Querschnittsymptomatik.

Abstützung des thorako-lumbalen Überganges bzw. der Lendenwirbelsäule erfolgt bis zum 6. postoperativen Monat mit einem Hessing-Korsett.

Ergebnisse

An unserer Klinik kamen von 1965–1983 insgesamt 96 Patienten mit Skelettmetastasen zur Behandlung, wobei es sich in 67 Fällen um Wirbelsäulenlokalisationen, in 29 Fällen um Lokalisationen im Bereich des übrigen Skelettsystems handelte. Mit einer Palacos-Verbundosteosynthese nach der geschilderten Technik wurden insgesamt 36 Patienten versorgt (Durchschnittsalter: 57,2 Jahre; 53% weiblich, 47% männlich (Abb. 5).

Bei den *Primärtumoren* überwog das Mamma- bzw. Bronchialkarzinom. Seltener lag eine Hypernephrommetastase bzw. Plasmozytombefall vor. Dabei handelte es sich entsprechend der Indikationsstellung überwiegend um isolierte Metastasen. In 1 Fall handelte es sich um die seltene Lokalisation eines EWING-Sarkoms im Bereich von LWK 2 (Abb. 6).

Die überwiegende *Lokalisation* fand sich mit Ausnahme des malignen Riesenzelltumors bzw. des Parotismischtumors und des Plasmozytoms im Bereich der Wirbelsäule (Abb. 7).

Wiederholungseingriffe aufgrund nachfolgender zusätzlicher Metastasierung waren in 5 Fällen erforderlich. War hierbei die Wirbelsäule mitbetroffen, ging die Wirbelsäulenmetastasierung in allen Fällen dem Metastasenbefall im Bereich der Extremitäten voraus. In 1 Falle konnte einer Patientin mit Spätmetastasierung nach Mammakarzinom (12 Jahre nach Mammaamputation) die zunächst im Bereich der Brustwirbelsäule, 1 Jahr später im Lendenwirbelsäulenbereich und anschließend 9 bzw. 11 Monate später im Humerus- bzw. Femurbereich aufgetreten waren, die Gehfähigkeit während eines Zeitraumes von 2,5 Jahren erhalten werden (Abb. 8a–d).

Die Metastasen traten bei 87% der bekannten Primärtumoren durchschnittlich 2,9 Jahre nach *Auftreten des Primärtumors* auf. In den übrigen Fällen wurde der Primärtumor erst anläßlich der Metastasenentdeckung bekannt.

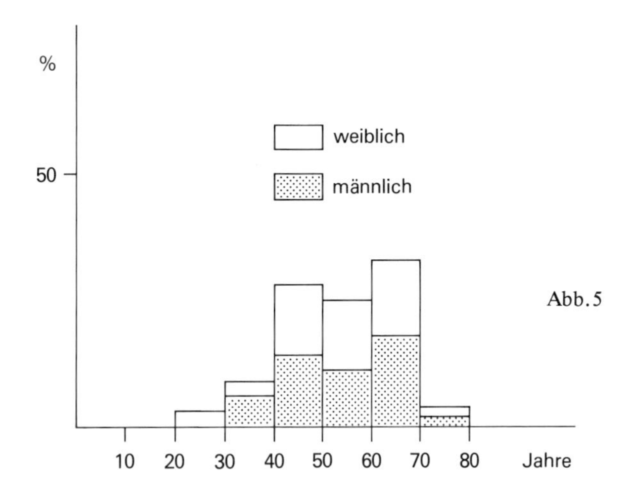

Abb. 5

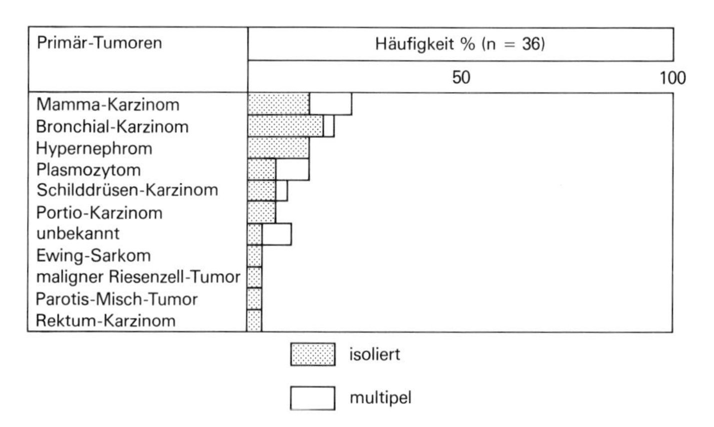

Abb. 6: Prozentuale Häufigkeit der Primärtumoren.

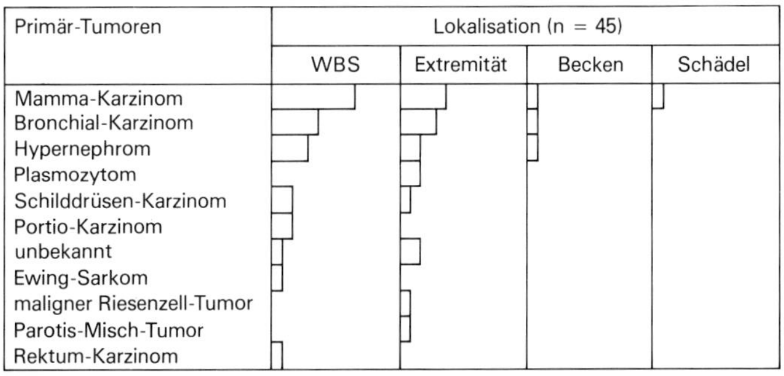

Primär-Tumoren
Lokalisation (n = 45)
WBS | Extremität | Becken | Schädel
Mamma-Karzinom
Bronchial-Karzinom
Hypernephrom
Plasmozytom
Schilddrüsen-Karzinom
Portio-Karzinom
unbekannt
Ewing-Sarkom
maligner Riesenzell-Tumor
Parotis-Misch-Tumor
Rektum-Karzinom

Abb. 7: Metastasenlokalisation (isoliert und multipel) bei den verschiedenen Primärtumoren.

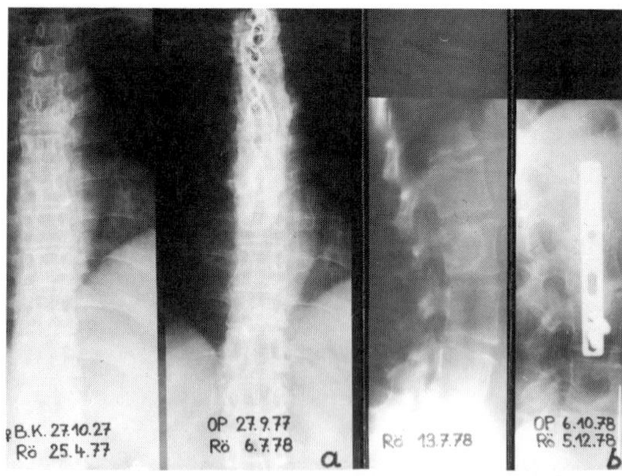

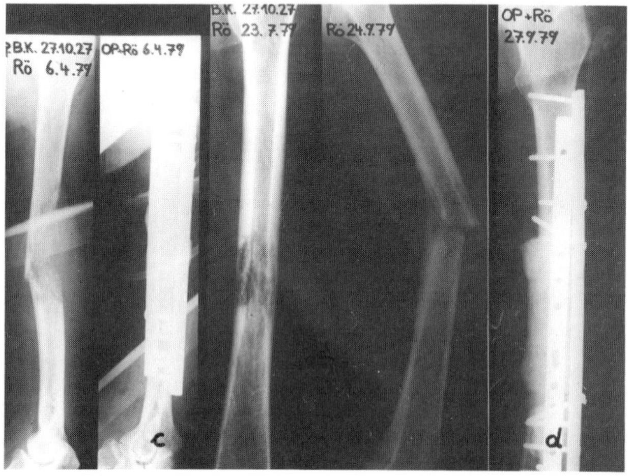

Abb. 8: Verlauf nach Spätmetastasierung bei Mammakarzinom und multiplem Wirbelsäulen- bzw. Extremitätenbefall (a–d). Anläßlich des Ersteingriffes war lediglich die dorsale Stabilisierung wegen drohender Wirbelkörperimpression durch Palacosdrahtgeflechtverbund nach dorsaler Rückenmarksdekompression erfolgt.

Die durchschnittliche *postoperative Überlebenszeit* unter Einschluß sowohl der Fälle mit multipler Metastasierung, bei denen die Indikationsstellung infolge der drohenden Querschnittslähmung gestellt wurde, als auch der Fälle mit Vorliegen isolierter Metastasen betrug 9,3 Monate.

Eine *erfolgreiche Mobilisierung* (Fähigkeit der Patienten mit Stockbenutzung ohne fremde Hilfe zu gehen) konnte auf diese Weise bei 84% erreicht werden. Es handelte sich dabei jeweils zur Hälfte um Patienten, bei denen eine Palacos-Verbundosteosynthese im Bereich der Extremitäten bzw. der Wirbelsäule vorgenommen worden war. In 16% gelang eine Mobilisierung nicht mehr. Dabei handelte es sich überwiegend um Patienten mit multipler Metastasierung im Bereich der Wirbelsäule (Tab. 1).

Komplikationen traten in 1 Falle in Form einer vorübergehenden inkompletten Paraplegie nach Tumorausräumung im Bereich der Brustwirbelsäule auf, die sich jedoch vollständig wieder zurückbildete. In 2 Fällen kam es zu einem lokalen Rezidiv im Bereich der Extremitäten. Komplikationen durch Plattenausbruch traten in keinem Falle auf.

Tab. 1

nicht «erfolgreich»:		16%
davon:		
WBS		14%
Extremitäten		2%
TU-Art: (Zahl)	isoliert	multiple
Bronchialkarzinom	1	3
Hypernephrom	-	1
Schilddrüsenkarzinom	-	1
Portiokarzinom	1	-

Diskussion

Mit Hilfe der Palacos-Verbundosteosynthese steht eine Behandlungsmethode zur Verfügung, die sofortige Stabilisierung und frühestmögliche Mobilisierung der Patienten erlaubt. Die absolute Indikation stellt sich dabei in all den Fällen, bei denen der Allgemeinzustand der Patienten und die Prognose des Grundleidens den insbesondere im Bereich der Wirbelsäule meist größeren Eingriff noch sinnvoll erscheinen läßt. Dabei ist zu berücksichtigen, daß insbesondere bei Befall der unteren Extremitäten bzw. der Wirbelsäule die Gehfähigkeit wieder hergestellt bzw. erhalten werden soll, wobei es im Bereich der Wirbelsäule darüber hinaus gilt, die drohende Gefahr der Querschnittslähmung mit all den damit verbundenen pflegerischen Problemen abzuwenden. Bei den von uns behandelten Patienten wurde durch unmittelbare Operationsfolgen in keinem Falle der schicksalhafte Verlauf der Grunderkrankung ungünstig beeinflußt, so daß sich unseres Erachtens daraus keine Kontraindikationen ableiten lassen. Darüber hinaus ergibt sich ein wesentlicher Vorteil nach Resektion und histologischer Diagnosesicherung daraus, daß alle zusätzlichen Möglichkeiten der medikamentösen Tumorbehandlung (zytostatisch, hormonell) insbesondere beim Mammakarzinom, Schilddrüsenkarzinom und auch beim Bronchialkarzinom ausgeschöpft werden können. Eine routinemäßige lokale Nachbestrahlung ist nach weitgehender Resektion im Gesunden im Extremitätenbereich nicht erforderlich, im Bereich der Wirbelsäule aufgrund unzureichender Strahlendosierbarkeit sowie ungünstiger Nebenwirkung bei Bestrahlung in der Umgebung von metallischem Implantat nur bei Auftreten eines lokalen Rezidivs sinnvoll.

Literatur

Hodgson, A.R., Stock, F.E.: Anterior Spinal Fusion. Preliminary Communication on the Radical Treatment of Pott's Disease and Pott's Paraplegia, Brit. J. of Surg. *44*, 266, 1956.

Hodgson, A.R., Yau, A.C.M.C.: Anterior Surgical Approach to the Spinal Column. In: Apley, A.G. (Ed.): Recent Advances in Orthopaedics. Churchill, London 1969.

Krikaldy-Willis, W.H., Thomas, D.G.: Anterior Approaches in the Diagnosis and Treatment of Infections of the Vertebral Bodies. J. Bone Jt. Surg. *47-A*, 87, 1965.

Robinson, R.A., Smith, G.W.: Anterolateral disc removal and interbody fusion for cervical disc syndrome. Bull. John Hopkins Hosp. *96*, 223, 1955.

Diskussion

Polster: Aus Ihren Ausführungen ging hervor, daß wahrscheinlich in Abhängigkeit von den sich abzeichnenden Erfolgen der Chemotherapie die Patienten zunehmend weiter mehr Metastasen erleben, als wie wir das in den vorangegangenen Jahren kennen und daß wir damit rechnen müssen, daß multiple Metastasierungen auftreten. Insofern muß man sich also innerlich darauf einstellen, daß man den Patienten wohl mehrfach operieren muß. Hinsichtlich der Wirbelsäule würde ich dann aber doch sagen, Sie hatten einige Bilder gezeigt, z.B. wo lateral eine Platte angelegt war im Bereich der LWS mit mehreren Schrauben, wo auch eine im Bereich der Bandscheibe saß, hinsichtlich der Wirbelsäule also würde ich dann einer zentralen Plombe mit Metallarmierungen oder auch die Verwendung des Slottschen Instrumentariums den Vorzug geben, denn wenn ich mir vorstelle, daß dann an anderer Stelle der Wirbelsäule weiterhin eine Metastasierung auftritt mit Instabilitäten, dann ist das wohl nur eine Frage der Zeit bis mal Schrauben locker werden und sich dann im Thorax oder im Abdominalraum verselbständigen, denn wir kennen auch die Berichte aus der Hannoverschen Klinik, daß dann Patienten nach der Stabilisation der Platten die Schrauben aushusten.

Schmitt, Homburg: In dem von Ihnen angesprochenen Fall handelte es sich um eine Patientin, bei der innerhalb eines Zeitraumes von 2½ Jahren insgesamt 3 Stabilisierungseingriffe erforderlich wurden, 2mal im Bereich der Wirbelsäule. Die kraniale Schraube war zwar nicht ideal implantiert, verursachte jedoch im weiteren Verlauf keinerlei Probleme. Der Fall sollte jedoch in erster Linie demonstrieren, daß vor allem bei Primärtumoren mit relativ langen Überlebenszeiten unter Umständen mehrmalige Stabilisierungsmaßnahmen notwendig werden können.

Mittelmeier: Wieviele Platten und Schrauben haben sich bei Ihren Fällen gelockert?

Schmitt, Homburg: Eine Implantatlockerung mit Osteosynthese-Instabilität haben wir bislang bei keinem der von uns operierten Patienten beobachtet.

Mittelmeier: Also weder ausgehustet noch hinten ausgeschieden, Herr Polster?

Polster: Es ist nur eine Frage der Zeit. Die Patienten sind dann nicht in den Genuß der Langzeituntersuchung gekommen.

Griss: An der LWS lassen sich Platten auch nicht so leicht «aushusten» aber noch eine andere Anmerkung: die VDS als Distraktion angewendet erleichtert das Operationsverfahren erheblich, die Plattenosteosynthese ist ein sehr umständliches Verfahren an der Wirbelsäule. Die VDS mit einem dickeren Stab wie es das Instrumentar von Askani-Zielke erlaubt, läßt sich seitlich unter dem Psoas ebenso gut unterbringen und kann als Distraktionsmittel gerade bei kollabierten Wirbelkörpern während der Resektion schrittweise zum Aufrichten der Wirbelkörper verwendet werden. Gleichzeitig entsteht nach der Wirbelkörperresektion eine sehr gute laterale Stabilisierung, so daß man auf das Rückenmark zuarbeiten kann, um auch dort zu dekomprimieren. Da ist die Platte sehr viel umständlicher, sie trägt außerdem auf, bei Verwendung von Osteosyntheseplatten gibt es zusätzliche Paßprobleme mit den Bandscheiben, mit den Wirbelkörpern, da der Lochabstand nicht stimmt.

Bösch: Ich habe eine technische Anmerkung. Ich glaube die Platte hat sicherlich eine Indikation, nur sollte man sicher pro Wirbelkörper zwei Schrauben verwenden, Louis fordert sogar drei Schrauben bei einer dauerhaften Stabilisierung.

Schmitt, Homburg: Aufgrund der vorgegebenen Plattendimension ist es etwas schwierig, die Wirbelkörper jeweils mit 2 Schrauben zu fassen. Nach exakter Markierung des Bohrloches gelingt dies jedoch in der Regel ohne wesentliche Probleme. Wir verwenden dabei Spongiosaschrauben mit durchgehendem Gewinde, so daß wir auch bei langfristiger Verlaufsbeobachtung anhaltend gute Stabilitätsverhältnisse erreichen. Die Patienten können nach einer Woche auf dem Tilt-table stehen und nach etwa 2 Wochen zunehmend mobilisiert werden, wobei wir diese Spongiosaschrauben benützen mit der man eine kräftige Osteosynthese legen kann. Wir lassen diese Leute innerhalb einer Woche aufstehen.

Die Zerrüttung des Zementköchers

H.-G. WILLERT

Bei zementierten Gelenkendoprothesen hat der Knochenzement zwei Aufgaben zu erfüllen: Er muß einerseits die Endoprothesenteile im Knochen fest verankern und andererseits die statischen und dynamischen Belastungen vom Knochen auf die Endoprothesenteile (und umgekehrt) übertragen. Als Werkstoff unterliegt der PMMA-Knochenzement damit hohen und für seine spezifischen Materialeigenschaften teilweise ungünstigen Beanspruchungen. Dies gilt für zylinderförmige Zementköcher um Endoprothesenstiele genauso wie für schalen- oder plattenförmige Zementschichten z. B. von Pfannen-, Kondylen- oder Tibiaplateauimplantaten.

Am besten ist PMMA-Knochenzement zur Aufnahme von Druck geeignet. Die Kräfte, die von der Endoprothese als Druck in den Zement eingeleitet werden, kann dieser unbeschadet auf das knöcherne Lager übertragen, wenn allseits ein guter, vollständiger Schluß zwischen Endoprothesenteil, Knochenzement und Knochen besteht.

Ungünstig sind dagegen Beanspruchungen auf Biegung und Zug. Diesen ist das Polymethylmethacrylatimplantat insbesondere bei Defekten in der Knochenzementschicht und bei fehlendem bzw. unvollständigem Schluß zwischen Knochenzement und Endoprothesenteil bzw. Knochen ausgesetzt. Des weiteren können sich Probleme aus der Tatsache ergeben, daß auf den Knochenzement mechanische Beanspruchungen an 2 Grenzflächen einwirken: an der Kontaktzone zum Endoprothesenstiel und in der Verankerungszone am Knochen. Unter den genannten, ungünstigen Bedingungen, kann der PMMA-Verbundwerkstoff brechen und/oder abgerieben werden. Beide Erscheinungen, Bruch und Abrasion, führen schließlich zur Zerrüttung des Knochenzementes. Mit dem Vorgang der Zementzerrüttung wird die Lockerung der Endoprothesenteile im Knochen eingeleitet.

Da unter Lockerung von Endoprothesenteilen verschiedene Zustände des «nicht mehr festen Sitzes» verstanden werden, erscheint es erforderlich, den Begriff der «Lockerung» aus unserer Sicht nochmals zu definieren:

Eine röntgenologisch nachweisbare und meßbare Lageveränderung von Implantaten kann nur eintreten, wenn die Festigkeit der Verankerung nachläßt oder ganz aufgehoben wird. Solche Lageveränderungen gehen aber häufig *nicht* mit klinischen Beschwerden einher. Es ist auch möglich, daß sich das Implantat in geänderter Position wieder stabilisiert. Eine derartige Lageveränderung bezeichnen wir als *Wanderung* (U. BUCHHORN et al., 1979).

Unter *Lockerung* des Implantates verstehen wir dagegen einen irreversiblen Verlust der stabilen Implantatverankerung, der in der Regel mit ausgedehnter Knochenresorption einhergeht und sich in charakteristischen klinischen Beschwerden manifestiert.

Im konkreten Fall klinisch manifester Endoprothesenlockerung ist es schwer, Ursache und Hergang der Zementzerrütung im einzelnen zu rekonstruieren, vor allem wenn die Frühphase des Prozesses nicht dokumentiert ist.

Im folgenden Beitrag soll nun versucht werden, im Sinne einer begrifflichen Klärung zwischen primärer und sekundärer Zementzerrüttung zu unterscheiden.

Bei der *primären Zementzerrüttung* sind die Ursachen im Werkstoff Polymethylmethacrylat und an dessen Grenzflächen zum Endoprothesenteil und/oder zum Knochen zu suchen.

Bei der *sekundären Zementzerrüttung* liegen die Ursachen in Vorgängen außerhalb der Knochen/Implantatgrenze, die erst im weiteren Verlauf auf die Verankerungszone des knöchernen Lagers übergreifen.

Die vorliegende Arbeit stützt sich überwiegend auf die Schadensanalysen von gelockerten Hüft- und Kniegelenkendoprothesen (Tab. 1). Von diesen Fällen standen klinische Daten über die Funktion der Gelenkimplantate, Röntgenbild-Verlaufsserien, die beim Endoprothesenwechsel entfernten Implantate (einschließlich des Knochenzementes) sowie Gewebe aus der Umgebung der Implantate für die Untersuchung zur Verfügung.

Tab. 1: Histologische Untersuchungen (1970–1983) von Gewebe aus der Umgebung von gelockerten einzementierten Gelenk-Totalendoprothesen (TEP).

Hüft-TEP			343
	Metall/Polymer	323	
	Metall/Metall	17	
	Keramik/Keramik	3	
Knie-TEP			90
	Metall/Polymer	74	
	Metall/Metall	16	
Andere TEP*			34
	Metall/Polymer	16	
	Metall/Metall	18	
Summe		467	

* Überwiegend Ellenbogen und Finger; auch Schulter, Hand und Sprunggelenk.

Die primäre Zementzerrüttung

kann sowohl durch Bruch des Zementimplantates als auch durch Materialabrieb an den Grenzflächen entstehen.

Zum Bruch des Zementimplantates kann es durch andauernde, lokale Überlastung, seltener evtl. auch durch ein einmaliges mechanisches Trauma kommen. Dabei spielen Form und Position der Endoprothesenteile sowie Beschaffenheit des Zementimplantates, aber auch Ermüdungserscheinungen des Werkstoffes PMMA eine Rolle (Weber und Charnley, 1975). Einmal entstandene Risse in der Zementstruktur breiten sich durch «crack-propagation» (Miller, 1966; Kusy und Turner, 1975; Beaumont und Young, 1975) aus.

Eine Abrasion von PMMA-Fragmenten entsteht durch Bewegungsausschläge, die zwischen Endoprothesenteilen und Zement oder zwischen Zement und Knochen stattfinden. Dabei ist deren Amplitude von eher untergeordneter Bedeutung.

Zu Bewegungen zwischen Endoprothesenteil und Zement kann es kommen, wenn von vornherein das Endoprothesenteil im Zement nicht schlüssig fest sitzt, das Zementbett Lücken und Defekte aufweist oder bereits aus anderer Ursache gebrochen ist.

Zu Bewegungen zwischen Zement und knöchernem Lager kann es kommen, wenn von vornherein der Zement im Knochen nicht fest genug verankert war oder die Knochenanker resorbiert und nicht wieder aufgebaut werden (Willert und Puls, 1972 und dort zitierte Literatur: Charnley, 1965; Perren et al., 1969; Sclaes, 1968; Wagner, 1969).

Am Vorgang der primären Zementzerrüttung sind 2 Phasen zu unterscheiden:

1. *Die Frühphase der primären Zementzerrüttung:*

Bewegungen zwischen *Endoprothese und Knochenzement* führen am Verankerungsteil der Prothese und an der entsprechenden Fläche des Zement-

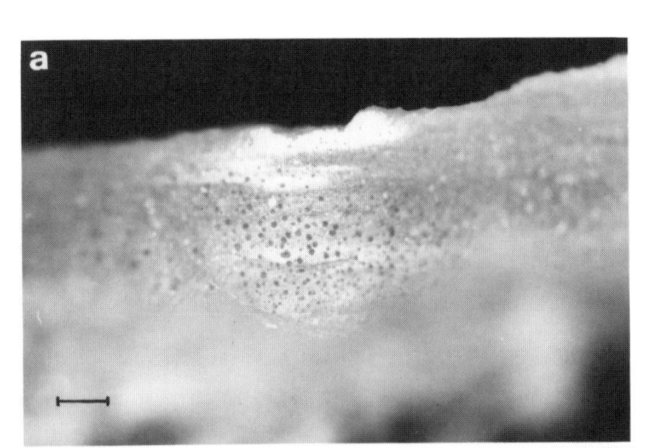

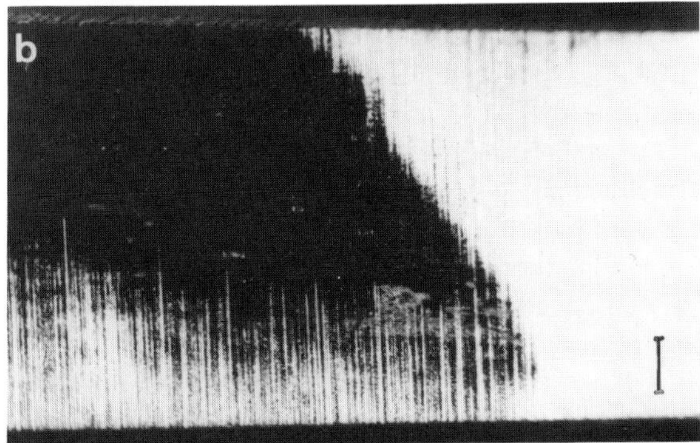

Abb. 1

a) Polierspuren am PMMA-Zement im Kontakt mit dem Metallschaft einer Hüfttotalendoprothese, Poren (dunkle Löcher) und Röntgenkontrastmittel (kleinste helle Flecken) sind in der polierten Zone freigelegt. Lichtreflexe verdeutlichen die Politur der ehemals rauhen Oberfläche (Maßstab entspricht 2 mm).
b) Polierspuren am Metallschaft einer Hüfttotalendoprothese im Kontakt mit dem PMMA-Zement; drei Bereiche sind zu unterscheiden: 1. rechts die unveränderte (weißlich erscheinende) Oberfläche, 2. links unten die deutlich sichtbaren Bearbeitungsriefen nach dem Entgraten des Gußrohlings und 3. links oben die blank polierte Stelle stärkster Scheuerbewegungen mit Abtrag der Sandstrahlung und der Bearbeitungsriefen (Maßstab entspricht 1 mm).

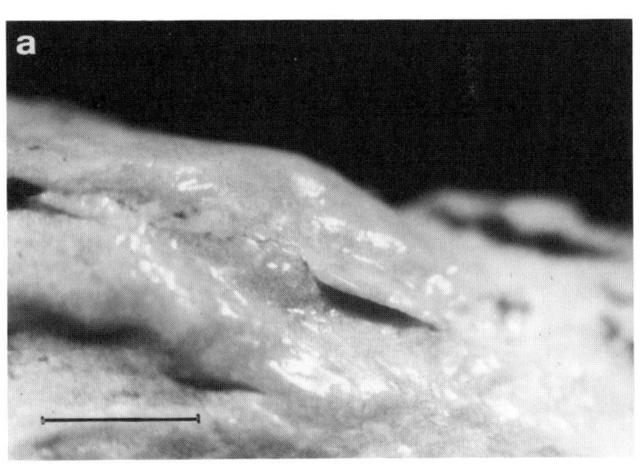

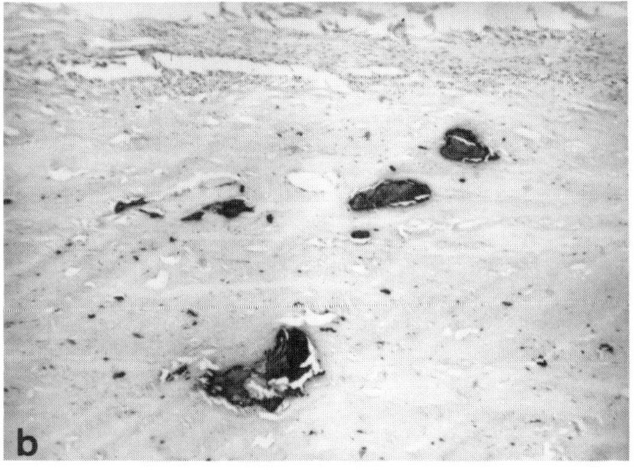

Abb. 2

a) Polierspuren am PMMA-Zement im Kontakt mit dem knöchernen Lager, grobe Unebenheiten sind vollständig abgeschliffen, die Oberflächen sind spiegelglatt (Maßstab entspricht 5 mm).
b) Einschluß fragmentierter Knochenbälkchen im Bindegewebe der Gelenkkapsel, Paraffinschnitt, 2/86, Vergrößerung 38fach.

köchers zum Materialabrieb, von dem besonders die weichere Komponente betroffen ist. Bei Verankerungsteilen aus Metall überwiegt dabei der Abrieb von PMMA-Zement, während bei Verankerungsteilen z.B. aus Polyethylen dieses stärker angegriffen wird als der Knochenzement. Durch den Materialabrieb werden die sich gegeneinander bewegenden Flächen poliert. Dieser Poliereffekt ist an den, beim Endoprothesenwechsel ausgebauten Implantaten nachweisbar (Abb.1a und b).

Durch Bewegungen zwischen *Zement und knöchernem Lager* werden PMMA-Perlen und Perlkonglomerate von der Zementoberfläche abgerissen und der Zement an Berührungspunkten mit dem Knochen glattgerieben. Auch Teile der angrenzenden Knochenbälkchen werden abgebrochen und zerrieben (Abb.2a und b).

Die aus dem Zementbett freigesetzten PMMA-Fragmente gelangen in die Gelenkhöhle und/oder kommen mit dem Gewebe der Knochen/Zementgrenze in Kontakt. Aus der Gelenkhöhle werden die PMMA-Trümmer von Zellen der *Gelenkkapsel* aufgenommen (phagozytiert) und gespeichert. Das Kapselgewebe entwickelt eine Fremdkörperreaktion (Abb.3). Frei in der Gelenkhöhle flottierende PMMA- und Knochenfragmente können auch zwischen die Gelenkflächen der Endoprothesenteile geraten und hier eine Verstärkung des abrasiven Verschleißes, in erster Linie am Polyethylen hervorrufen. PMMA- und Knochentrümmer, die mit dem *Gewebe des Implantatlagers* in Kontakt kommen, werden von diesem phagozytiert und gespeichert. Auch hier entwickeln sich dann Fremdkörperreaktionen mit der Ausbildung von Granulomen, die den angrenzenden Knochen resorbieren. Da dabei auch für die Verankerung des Knochenzementes verantwortlichen Knochenbälkchen der Resorption anheimfallen, wird die Zementfixation im Knochen geschwächt und es kann sich eine Lockerung anbahnen (Abb.4).

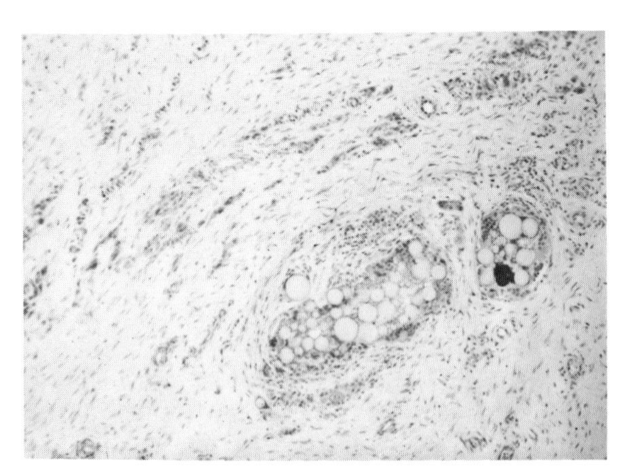

Abb.3: Fremdkörperriesenzellen um PMMA-Fragmente; Gefrierschnitt, 140/77, Vergrößerung 60fach.

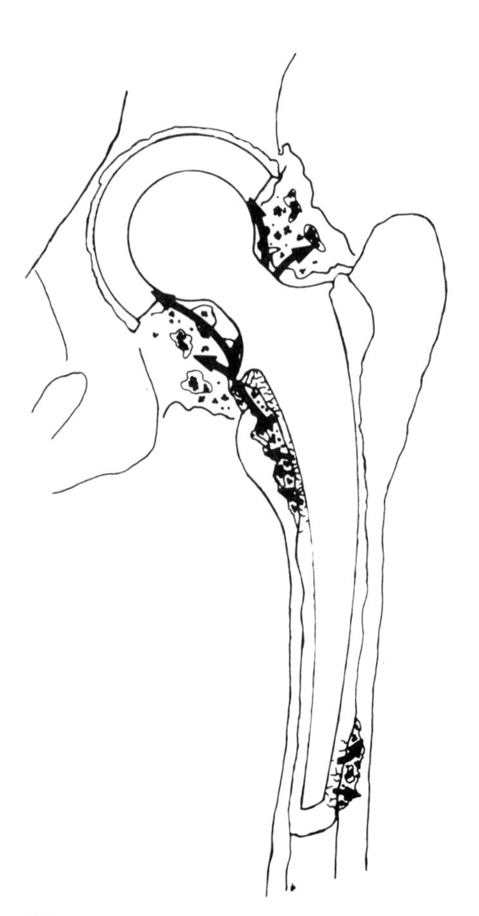

Abb.4: Frühphase der primären Zementzerrüttung.

Histomorphologie der Gewebereaktion in der Frühphase der Zementzerrüttung: Wenn der Knochenzement um ein Verankerungsteil aus Metall zerrüttet, werden in der Frühphase vorwiegend fragmentierte PMMA-Teilchen und u.U. in geringer Menge auch Metallpartikel freigesetzt. Zerrüttet der Knochenzement um ein Prothesenteil aus Polyethylen, können neben Zementtrümmern evtl. auch Polyethylenpartikel abgerieben werden. Im allgemeinen findet man jedoch in der Frühphase der primären Zementzerrüttung sowohl im Gewebe der Gelenkkapsel als auch an der Knochen-Zementgrenze *in erster Linie eine Fremdkörperreaktion auf Bestandteile des Knochenzementes.*

Das histologische Bild des Fremdkörpergranulationsgewebes auf Zerrüttungsprodukte des Knochenzementes ist im Prinzip in der Gelenkkapsel das gleiche wie an der Knochen/Zementgrenze. Es wurde von uns früher bereits mehrfach ausführlich beschrieben (Willert, 1973a und b, 1985; Willert und Semlitsch, 1973, 1976a; Willert et al., 1974, 1978, 1979). Es soll hier deshalb nur nochmals das Wesentlichste wiederholt werden: In den Fremdkörpergranulomen sind größere Konglomerate und Fragmente der PMMA-Perlen in vielkernigen Riesenzellen eingeschlossen oder von diesen umgeben. Zudem glauben wir aber nachgewiesen zu haben, daß PMMA auch in winzig kleine Teilchen zerbröselt oder zerlegt werden kann, die in Form eines Staubes von ein- und mehrkernigen Histiozyten phagozytiert werden. Das Plasma dieser Zellen erhält dann eine schaumige Beschaffenheit. Allerdings ist uns immer noch unklar, ob PMMA-Staub nur durch mechanische Zementzerrüttung oder durch andere Vorgänge der Zerkleinerung oder des Zerfalls entsteht (Abb.5).

Das dem Zement beigemischte Röntgenkontrastmittel (Zirkonoxyd oder Bariumsulfat) markiert in den größeren PMMA-Fragmenten die zwischen den vorpolymerisierten Perlen angeordnete Matrix, die sich während der Aushärtung des Zementes aus dem polymerisierenden Monomer gebildet und die Perlen miteinander verklebt hat. Wenn der Zement zerrüttet, wird das beigemengte Röntgenkontrastmittel freigesetzt und ebenfalls in Zellen des angrenzenden Gewebes eingelagert (Abb.6). Ansammlungen von Fremdkörperpartikeln finden sich auch in Umgebung kleinerer und größerer Gefäße. Sie liegen hier in den perivaskulären Lymphspalten, wo sie offensichtlich vom Ort der Phagozytose abtransportiert werden. Während ein Fremdkörpergranulationsgewebe in der Gelenkkapsel relativ ungehindert proliferieren kann, sind dessen Ausdehnung an der Zement/Knochengrenze durch die Nähe des Knochens Schranken gesetzt. Es kann sich nur dadurch ausbreiten, daß der Knochen in seiner Umgebung abgebaut wird. Dies geschieht durch ein- und mehrkernige Osteoklasten, die an den Knochenbälkchen oft in Howshipschen Lakunen erkennbar sind.

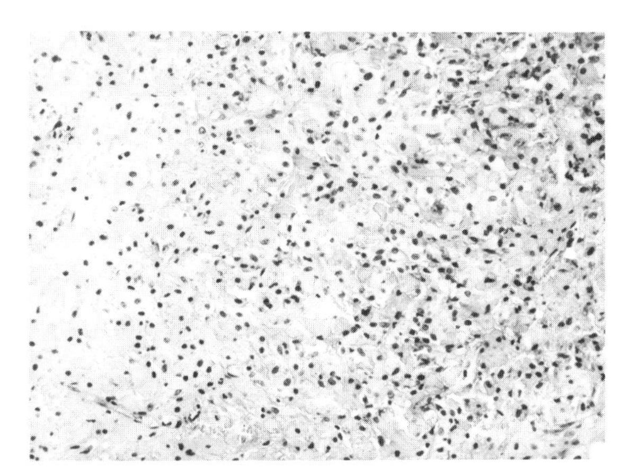

Abb.5: Abriebprodukte des Knochenzementes in Histiozyten mit schaumigem Plasma; Gefrierschnitt, 5/74, Vergrößerung 210fach.

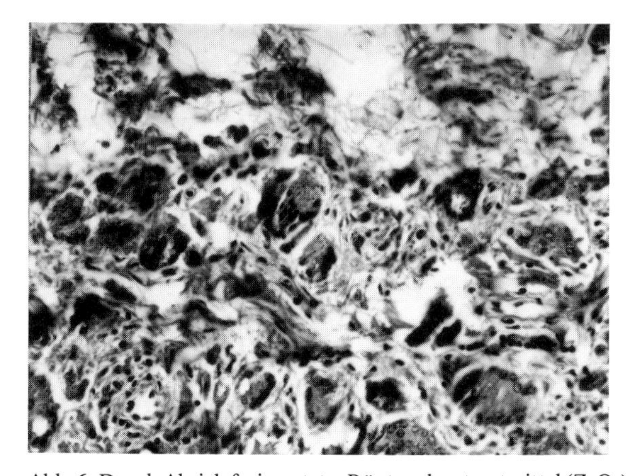

Abb.6: Durch Abrieb freigesetztes Röntgenkontrastmittel (ZrO_2) entfernt vom PMMA-Implantat in Form kleinster, schwarzer Körnchen in den Zellen der Knochen-Zement-Grenze eingelagert; Paraffinschnitt, 2/86, Vergrößerung 165fach.

Infolge des Abbaues von Knochenankern verliert der Zementköcher seinen Gegenhalt im Implantatbett. Dadurch können im PMMA Biege- und Zugbeanspruchungen auftreten, die zu Brüchen im Zement führen. Dies wiederum beschleunigt die Zerrüttung des Zementköchers.

2. *Die Spätphase der primären Zementzerrüttung:*

Wie bereits erwähnt gelangen PMMA-Fragmente, Knochentrümmer und Abriebprodukte der Endoprothesenwerkstoffe (bereits in der Frühphase der Zementzerrüttung) in die Gelenkhöhle und von dort zwischen die Gelenkflächen der Endoprothesenteile. Hier erzeugen sie einen verstärkten abrasiven Verschleiß an den, die Gelenkflächen bildenden Endoprothesenwerkstoffen, in der Hauptsache am Polyethylen. Die dabei produzierten Abriebpartikel werden nun ebenfalls von Zellen der Gelenkkapsel phagozytiert und sind dort dann zusätzlich zu den zuvor schon aufgenommenen PMMA-Fragmenten, Knochentrümmern und Materialien von den Verankerungsteilen der Endoprothesen anzutreffen. Infolge eines übergroßen Angebotes von Abriebpartikeln kommt es in der Spätphase der Zementzerrüttung bald zu einer Überlastung und damit zur Dekompensation der Phagozytoseleistung der Gelenkkapsel.

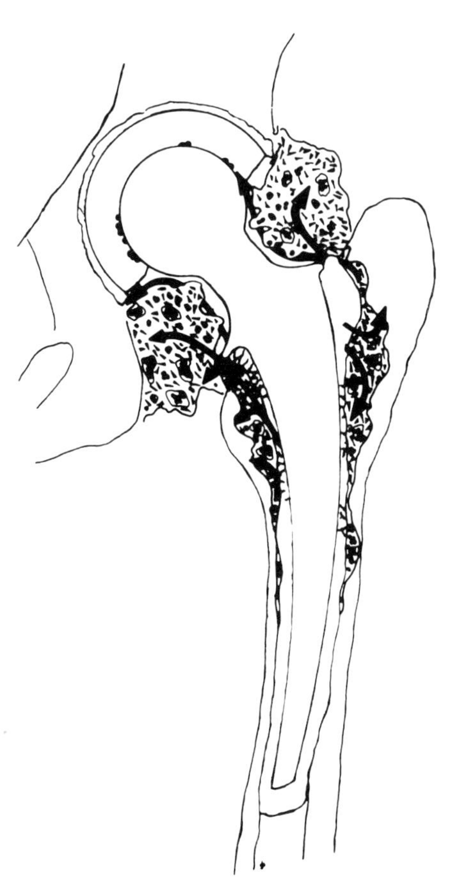

Abb.7: Spätphase der primären Zementzerrüttung.

Die Fremdkörperreaktion breitet sich auf das Knochenmark und das Gewebe des Implantatlagers an der Knochen/Zementgrenze aus, wobei die Zellen dieser Gewebe in die Speicherung von Fremdmaterial einbezogen werden. Dies führt zu einer verstärkten Granulombildung an der Knochen/Zementgrenze, die wiederum eine verstärkte Resorption des angrenzenden Knochens zur Folge hat. Dadurch wird die Lockerung der Implantate beschleunigt (Abb. 7).

Histomorphologie der Gewebereaktion in der Spätphase der Zementzerrüttung: Da in der Spätphase der Zementzerrüttung praktisch von allen, am künstlichen Gelenk beteiligten Implantatwerkstoffen Abrasionsprodukte an das benachbarte Gewebe abgegeben werden, ist die Morphologie der Gewebereaktionen entsprechend komplex und vielgestaltig:

Sowohl in der Gelenkkapsel um die artikulierenden Teile der Endoprothese als auch im Gewebe der Knochen/Zementgrenze und der benachbarten Knochenmarkräume sind Kunststoffpartikel in Fremdkörperriesenzellen und Histiozyten (Makrophagen) gespeichert. Ebenfalls in Fremdkörperriesenzellen bzw. Histiozyten eingeschlossen finden sich PMMA-Fragmente und die Partikel der Röntgenkontrastmittel Zirkonoxyd oder Bariumsulfat, u. U. auch Metall- oder Keramikpartikel. Oft trifft man in einer Zelle Teilchen von verschiedenen Materialien zugleich an. Dabei sind große Partikel in der Regel von Fremdkörperriesenzellen umgeben oder in diesen eingelagert; kleine Partikel finden sich in ein- oder mehrkernigen Histiozyten aber auch im Plasma der Riesenzellen, die noch andere, größere Fragmente umschließen. Größer werdende Granulome gehen im Zentrum in Nekrose über.

Wie die Verschleißpartikel von Gelenkflächen ins Knochenmark und an die Knochen/Zementgrenze gelangen, ist noch nicht genau bekannt. Die Annahme eines rein mechanischen Einpressens oder Ansaugens allein kann das Phänomen nicht erklären. Wir vermuten, daß ein aktiver Transport der Partikel, auf dem Blutweg (venöse Sinus) oder auf dem Lymphweg stattfindet.

Die sekundäre Zementzerrüttung

Zu einer sekundären Zerrüttung des ursprünglich intakten PMMA-Knochenzementköchers kann es auch durch einen *primär starken Materialverschleiß* an den Gleitflächen der Endoprothesen kommen. Starker Materialabrieb ensteht beispielsweise durch Rauhigkeit oder Verletzung von Metallgelenkflächen, Alterung oder Ermüdung sowie Klemmung (Bremsbackeneffekt) von Kunststoffen, meistens Polyethylen (Willert und Semlitsch, 1973, 1976b, 1977; Willert et al., 1978, 1980). Aus dem starken Materialverschleiß resultiert ein großes Angebot von Abriebpartikeln an das umgebende Gewebe. Auch diesen Vorgang kann man in 2 Phasen unterteilen.

1. In der *Frühphase des primär starken Materialverschleißes* gelangen die von den Gelenkflächen abgeriebenen Partikel zunächst in die Gelenkhöhle. Hier kommen sie mit der Gelenkkapsel in Kontakt und werden phagozytiert. Bei einem Überangebot an Abriebprodukten können diese von den Zellen der Gelenkkapsel nicht mehr bewältigt werden. Die Fremdkörperreaktion dekompensiert und das Gewebe des Knochenmarkes und der Knochen/Zementgrenze wird in die Fremdmaterialspeicherung einbezogen. Die sich entwickelnden Fremdkörpergranulome führen zur Resorption am umgebenden Knochen; dies wiederum bahnt eine Lockerung des Implantates an (Abb. 8).

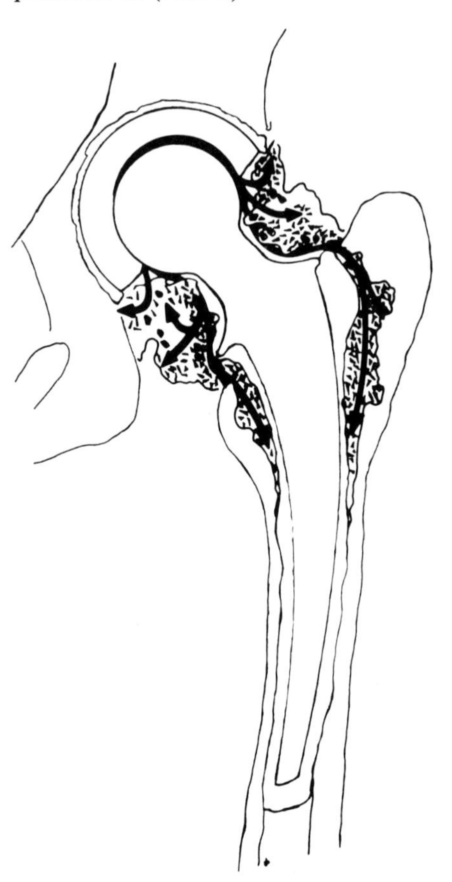

Abb. 8: Frühphase des primär starken Materialverschleißes.

Histomorphologie der Gewebereaktion in der Frühphase des primär starken Materialverschleißes: Das Fremdkörpergranulationsgewebe speichert in der Frühphase des primär starken Materialverschleißes fast ausschließlich Kunststoff (Polyethylen) und evtl. Metall- oder Keramikpartikel von den Gelenkflächen der Endoprothese. PMMA-Knochenzement-Fragmente sind höchstens ausnahmsweise einmal im Gewebe eingelagert.

Das histologische Bild auch dieser Fremdkörperreaktionen wurde von uns früher ausführlich beschrieben (s. o.).

2. In der *Spätphase des primär starken Materialverschleißes* gesellen sich zu den Folgen eines vermehrten Materialabriebes von den Gelenkflächen der Endoprothese noch die Folgen der sich anbahnenden Implantatlockerung hinzu: Durch Knochenresorption im Implantatlager verliert der Zement-

köcher seine Verankerung und damit den Widerhalt im Knochen. Es kommt sekundär zur Zerrüttung des PMMA-Knochenzementes und in dessen Gefolge zu den bereits dargestellten Vorgängen an Implantat und Gewebe: Die Fremdkörperreaktion an der Knochen/Zementgrenze und in der Gelenkkapsel wird verstärkt durch die zusätzliche Phagozytose von Fragmenten des zerrütteten Polymethylmethacrylates. Die damit verbundene Granulombildung verstärkt die Knochenresorption an der Knochen/Zementgrenze und beschleunigt den Vorgang der Implantatlockerung bis zu deren klinischem Manifestwerden (Abb. 9).

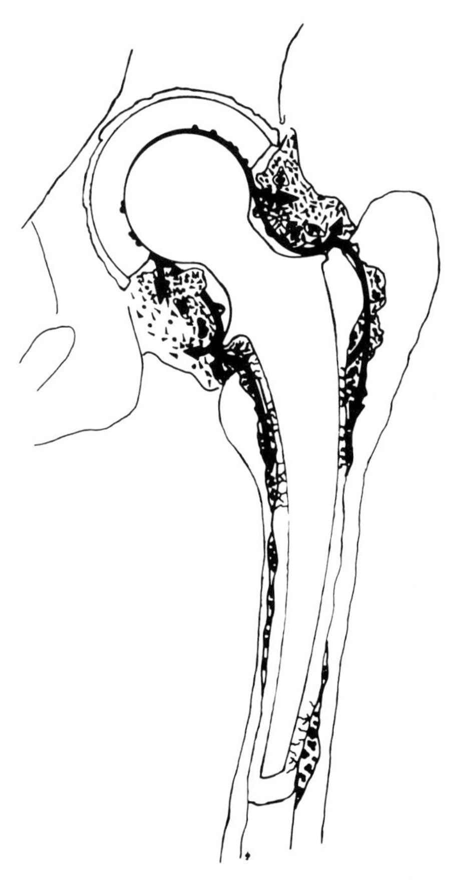

Abb. 9: Spätphase des primär starken Materialverschleißes.

Histomorphologie der Spätphase des primär starken Materialverschleißes: Das Fremdkörpergranulationsgewebe in der Gelenkkapsel und an der Knochen/Zementgrenze enthält jetzt neben Verschleißpartikeln von den Gleitflächen in größeren Mengen auch Fragmente des PMMA-Knochenzementes und evtl. auch Material von den Verankerungsteilen der Endoprothese.

Die Spätphase der Zementzerrüttung und die Spätphase des Materialverschleißes sehen sich sehr ähnlich. Die Vorgänge, die zu diesen Endstadien führen, sind dann kaum noch zu differenzieren. Lockerung der Implantate und ausgedehnte Knochenresorption prägen in gleicher Weise das klinische und röntgenologische Bild. Histomorphologisch finden sich im Gewebe jeweils Partikel aller beteiligten Implantatwerkstoffe.

Aufschlüsse über die Vorgänge, die im Einzelfall der klinisch manifesten Endoprothesenlockerung abgelaufen sind, können nur aus einer qualitativen und quantitativen Schadensanalyse der explantierten Endoprothesenteile einschließlich des Zementköchers und aus einer qualitativ-topographischen und quantitativen Aufarbeitung des gesamten, beim Prothesenwechsel entfernten Gewebes der Implantatumgebung (sowohl aus der Gelenkkapsel als auch von der Knochen/Zementgrenze) gewonnen werden.

Zusammenfassung

Unter Zementzerrüttung verstehen wir eine mechanische Zerstörung von Knochenzementimplantaten durch Ermüdung, Bruch, Abrasion usw. Man kann zwischen einer primären und einer sekundären Zementzerrüttung unterscheiden. Die *primäre Zementzerrüttung* geht unmittelbar vom PMMA-Knochenzement und von dessen Grenzflächen aus. In der Frühphase entwickelt sich im umgebenden Gewebe eine Fremdkörperreaktion auf die PMMA-Fragmente. Knochenzementteilchen können zwischen die Gleitflächen des künstlichen Gelenkes gelangen und hier sekundär einen verstärkten, abrasiven Materialverschleiß – in erster Linie auf Polyethylen – auslösen. In der Spätphase potenzieren sich die Zerrüttung des Zementes und die verstärkten Verschleißerscheinungen an den Gleitflächen. Die Fremdkörperreaktion in den umgebenden Geweben wird jetzt sowohl durch PMMA-Fragmente als auch durch Abriebpartikel der Endoprothesenmaterialien unterhalten. Durch Ausdehnung des Fremdkörpergranulationsgewebes

Tab. 2: Primäre Zementzerrüttung.

Frühphase
– Zerrüttung geht vom Zementbett und den Verankerungsteilen der Endoprothese aus
– Gewebereaktion vorwiegend auf PMMA-Partikel
– Häufig Wanderung der Endoprothesenteile ohne klinische Lockerungserscheinung
Spätphase
– Sekundär verstärkter abrasiver Verschleiß an den Gelenkflächen, ausgelöst durch PMMA- und Knochentrümmer
– Gewebereaktion auf PMMA-Trümmer *und* Abriebpartikel der Gelenkflächen
– Einbeziehung der Knochen/Zementgrenze auch in Fremdkörperreaktion auf Abriebpartikel der Gelenkflächen
– Beschleunigte Knochenresorption und Lockerung der Implantate

auf die Knochen/Zementgrenze kommt es zur beschleunigten Knochenresorption und damit zur Lokkerung der Implantate (Tab. 2).

Eine *sekundäre Zementzerrüttung* entwickelt sich, wenn, bei zunächst fest verankertem Zementimplantat, Knochenbälkchen des Implantatbettes resorbiert werden und der Gegenhalt für den Zementköcher dadurch schwindet. Ursache für die Knochenresorption kann ein primär starker Materialverschleiß an den Gleitflächen der Endoprothese sein: In der Frühphase phagozytiert das Gewebe der Gelenkkapsel die Verschleißpartikel und entwickelt eine Fremdkörperreaktion. Bei exzessivem Angebot abgeriebener Teilchen wird die Knochen/Zementgrenze in die Fremdkörperreaktion einbezogen und das sich hier ausdehnende Fremdkörpergranulationsgewebe baut den Knochen ab. Es bahnt sich eine Lockerung der Implantate an, die sekundär eine Zerrüttung des Knochenzementes einleitet. In der Spätphase der sekundären Zementzerrüttung wird die Implantatumgebung zusätzlich zu den Abriebpartikeln von den Gleitflächen der Endoprothese auch mit den Fragmenten des zerrütteten Knochenzementes überschwemmt (Tab. 3).

Tab. 3: Sekundäre Zementzerrüttung

Frühphase
- Primär starker Materialverschleiß an den Glenkflächen der Endoprothese
- Gewebereaktion vorwiegend auf Abriebpartikel von den Gelenkflächen
- Noch fester Sitz der Zementverankerung während relativ starker Verschleiß an den Gelenkkörpern schon meßbar

Spätphase
- Einbeziehung der Knochen/Zementgrenze in die Fremdkörperreaktion auf Abriebpartikel von den Gelenkflächen
- Knochenresorption als Wegbereiter für sekundäre Zerrüttung des PMMA-Zementes
- Gewebereaktion auf Abriebpartikel von den Gelenkflächen *und* PMMA-Trümmer
- Beschleunigte Lockerung der Implantate

Literatur

BEAUMONT, P. W. R., YOUNG, R. J.: Slow Crack Growth in Acrylic Bone Cement. J. Biomed. Mater. Res. *9*, 423, 1975.

BUCHHORN, U., GRISS, P., NIEDERER, P. G., WILLERT, H.-G.: Klinische Relevanz von Lockerungszeichen bei Hüftendoprothesen. Z. Orthop. *117*, 685, 1979.

KUSY, R. P., TURNER, D. T.: Intergranular cracking of a weak two-phase polymethyl methacrylate. J. Biomed. Mater. Res. *8*, 185, 1974.

MILLER, M. L.: The structure of polymers, New York, 1966; Zitiert nach HOMSY, C. A.: Some mechanical aspects of methylmethacrylate prosthesis seating compound. In: The Hip. The Hip Society. Saint Louis 1973.

WEBER, F. A., CHARNLEY, J.: A radiological study of fractures of acrylic cement in relation to the stem of a femoral head prosthesis. J. Bone Jt. Surg. *57-B*, 297, 1975.

WILLERT, H.-G., PULS, P.: Die Reaktion des Knochens auf Knochenzement bei der Allo-Arthroplastik der Hüfte. Arch. Orthop. Unf.-Chir. *72*, 33, 1972.

WILLERT, H.-G.: Tissue reaction around joint implants and bone cement. In: Chapchal, G. (Ed.): Arthroplasty of the hip. Tieme, Stuttgart 1973a, pp. 11–21.

WILLERT, G.-H.: Die Reaktion des knöchernen Implantatlagers auf Methylmethacrylatknochenzement. In: Cotta, H., Schulitz, K. P. (Hrsg.): Der totale Hüftgelenkersatz. Thieme, Stuttgart 1973b, S. 182–192.

WILLERT, H.-G., SEMLITSCH, M.: Die Reaktion der periartikulären Weichteile auf Verschleißprodukte von Endoprothesenwerkstoffen. In: Cotta, H., Schulitz, K. P. (Hrsg.): Der totale Hüftgelenkersatz. Thieme, Stuttgart 1973, S. 199–210.

WILLERT, H.-G., LUDWIG, J., SEMLITSCH, M.: Reaction of Bone to Methacrylate after Hip Arthroplasty. J. Bone Jt. Surg. *56-A*, 1368, 1974.

WILLERT, H.-G., SEMLITSCH, M.: Problems Associated With the Anchorage of Artificial Joints. In: Schaldach, M., Hohmann, D. (Eds.): Advances in Artificial Hip and Knee Joint Technology. Engineering in Medicine, Vol. 2. Springer, Berlin/Heidelberg 1976a, pp. 325–345.

WILLERT, H.-G., SEMLITSCH, M.: Tissue reactions to plastic and metallic wear products of joint endoprostheses. In: Gschwend, N., Debrunner, H. U. (Eds.): Total Hip Prosthesis. Huber, Bern/Stuttgart/Wien 1976b, pp. 205–239.

WILLERT, H.-G., SEMLITSCH, M.: Reactions of the articular capsule to wear products of arteficial joint prostheses. J. Biomed. Mater. Res. *11*, 157, 1977.

WILLERT, H.-G., SEMLITSCH, M., BUCHHORN, G., KRIETE, U.: Materialverschleiß und Gewebereaktion bei künstlichen Gelenken. Histopathologie, Biokompatibilität, biologische und klinische Proble. Orthopäde *7*, 62, 1978.

WILLERT, H.-G., MÜLLER, K., SEMLITSCH, M.: The Morphology of Polymethylmethacrylate (PMMA) Bone Cement. Arch. Orthop. Traumat. Surg. *94*, 265, 1979.

WILLERT, H.-G., BUCHHORN, G., SEMLITSCH, M.: Die Reaktion des Gewebes auf Verschleißprodukte von Gelenkendoprothesen der oberen Extremitäten. Orthopäde *9*, 278, 1980.

WILLERT, H.-G.: Mechanische und biologische Probleme des Knochenzementes. In: Maaz, B., Menge, M. (Hrsg.): Aktueller Stand der zementfreien Hüftendoprothetik; Symposium Düsseldorf. Thieme, Stuttgart 1985, S. 11–28.

Diskussion

EYERER: Wir haben bei unseren Untersuchungen an Polyethylenpfannen solcher explantierter Pfannen mit einer Infrarottechnik (ATR-Technik) sehr deutlich auf der gesamten Oberfläche, bei manchen Pfannen ebenfalls als Spuren PMMA, gefunden.

MITTELMEIER: Ich habe schon mehrmals darauf hingewiesen, daß der Prothesenkragen eine Schutzfunktion ausübt und das Abriebmaterial in den unteren Rezessus des Kapselgewebes einleitet. Herr Prof. Willert, Sie haben bei Ihren Prothesen stets nur einen sehr kleinen Kragen. Wenn schon, dann muß man einen Kragen haben, der den Zement voll abdeckt und über die Knochen-Zementgrenze hinausgeht. Man muß aber bei diesem Problem nochmals die Frage aufwerfen: was zerstört den Knochen neben dem Zement eigentlich noch mehr außer malignen und semimalignen Tumoren?

Auditorium: Ist es denkbar, daß einmal immunologische Mechanismen eine Rolle spielen hinsichtlich der Frühreaktion, die ja generalisiert ist und 2. könnten nach Ablauf einer immunologischen Reaktion dann auch sekundär mechanische Dinge eine Rolle spielen? Warum ist der Abrieb in der Gelenkkapsel, wie Sie es beschrieben haben, stärker als am Prothesenstiel, also an der Prothesenspitze? Ist das untersucht worden?

WILLERT: Um zu erklären, warum die Abriebspeicherung in der Kapsel stärker ist als an der Prothesenspitze, braucht man keine immunologischen Mechanismen. Der Abrieb kommt mechanisch aus dem Zementbett ganz einfach erst in die Kapsel; aus der Polyethylenpfanne oder der Metall- oder Keramik-Komponente. Ich weiß, daß es immunologische Untersuchungen gibt, die darauf abzielen, eine Resorptionstätigkeit des Gewebes der Knochenzementgrenze nachzuweisen. Wir haben das bisher nicht untersucht, aber wir haben auch sonst keine Anhaltspunkte gefunden, daß hier immunologische Reaktionen ablaufen. Die ganze Reaktion ist einfach zu blande und so stark vom Fremdkörpergranulationsgewebe geprägt, daß wir keine zusätzlichen Erklärungen brauchen. Interessant ist es nur für diejenigen Membranen, die eine synovialisähnliche Begrenzung haben und solche Untersuchungen müssen wohl auch in Zukunft gemacht werden.

SEMLITSCH: Zur Zementzerrüttung möchte ich folgendes bemerken. Das Ausmaß der Zementzerrüttung hängt sehr stark von zwei Faktoren ab: 1. von der Implantationstechnik, 2. vom Prothesendesign. Wenn ich Herrn Stühmer, der ja viele Jahre in St. Gallen gearbeitet hat, fragen würde: wie groß ist das Ausmaß der Zementzerrüttung und die Lockerung von Schäften, die er zusammen mit Herrn Weber in St. Gallen implantiert hat? Die Antwort wäre sicherlich: die Zahl ist weitaus geringer als bei anderen Prothesenmodellen.

WILLERT: Abschließend möchte ich nur ganz kurz dazu sagen: es kam uns nicht darauf an, die Ursache für die Zementzerrüttung aufzuzeigen, sondern die Auswirkungen der Zementzerrüttung auf das Implantatlager zu beschreiben.

Universitätsklinik für Orthopädie, Innsbruck (Vorstand: Univ. Prof. Dr. R. BAUER)

Faktoren bei der Prothesenlockerung zementierter Hüfttotalendoprothesen

W. RUSSE, R. BAUER

Ziel bei der Implantation von Endoprothesen ist eine dauerhafte Verankerung des Implantates bei Erhaltung von Rückzugmöglichkeiten. Nachdem vor nun über 20 Jahren von CHARNLEY der Knochenzement zur Fixation von Endoprothesen in der Orthopädie eingeführt wurde, glaubte man, dieses Problem gelöst zu wissen. Im Laufe der Jahre zeigten sich dann eine Reihe damit verbundener Probleme. Durch die breite Anwendung der Hüftendoprothetik ist mit einer ständig zunehmenden Zahl von Fehlschlägen und Problemfällen zu rechnen [6]. Auch die in den letzten Jahren wiederum neu aufgegriffene, in verschiedensten Variationen versuchte zementfreie Implantation ist teilweise noch von unseren Idealvorstellungen weit entfernt, bzw. noch nicht zu beurteilen. Ferner ist zu bedenken, daß ein unvergleichlich höherer Prozentsatz von Prothesen auch heute noch mit Zement verankert wird. Ständige Grundlagenforschung aber auch klinische Analysen sind notwendig, möglichst alle beeinflußbaren Faktoren, die unsere Langzeitergebnisse trüben, zu erkennen, und diese zu vermeiden.

Für eine solche Faktorenanalyse haben wir mittels eines Computerprogrammes sämtliche Hüfttotalendoprothesen, die an unserer Klinik von 1973–1977 implantiert wurden, ausgewertet. Von diesen 1098 Prothesen konnten 464 Patienten mit 543 Prothesen persönlich nachuntersucht werden. Zusätzlich wurden alle Austauschoperationen ausgewertet, 177 Patienten waren verstorben, 85 wurden durch Fragebogen und 30 telefonisch erfaßt. 74 Patienten, das sind etwa 8% konnten nicht eruiert werden [8]. In dieser Zeitspanne wurden fast ausschließlich CHARNLEY-MÜLLER-Prothesen implantiert. In allen Fällen erfolgte die Verankerung mit Zement. Die durchschnittliche Nachbeobachtungszeit der nachuntersuchten Patienten betrug 7,2 Jahre, die der gewechselten Prothesen bis zum Zeitpunkt der Reoperation 4,7 Jahre. Bis April 1983 wurden 144 Patienten reoperiert. Es wurden 92 Schäfte, 4 Cups und 107 Pfannen gewechselt.

Bei der Auswertung der Röntgenbilder wurden folgende Faktoren analysiert: Im Bereiche der Pfanne präoperativ die Knochenqualität, postoperativ Überdachung, Inklination und Steilheit der Pfanne; im Bereiche des Schaftes präoperativ Knochenbeschaffenheit und Markraumweite und postoperativ Schaftposition und Zementiertechnik.

Ausgewertet wurden jeweils das prä- und unmittelbar postoperative Bild, ein Verlaufsbild und das Bild zur Zeit der Nachuntersuchung bzw. vor der Wechseloperation.

Als Lockerung wurde die Dislokation des Implantates in Kombination mit Saumbildung definiert. Bei der Pfanne kann dies eine Verkippung bzw. Wanderung meist nach kranial medial sein, beim Schaft eine Positionsänderung bzw. ein Nachsinken. Die Osteolysenbildung im Schaftbereich wurde als eigener Lockerungsmechanismus getrennt erfaßt. Bei der Pfanne zeigte sich, daß kein Zusammenhang zwischen der Knochenqualität, Steilheit und der Inklination mit der Lockerungsrate besteht, wohl zeigte sich ein direkter Zusammenhang zwischen Pfannenaußendurchmesser und Auftreten einer Lockerung. War es bei 58-mm-Außendurchmesser zu keiner Lockerung gekommen, trat sie bei der 54er in 4,5%, bei der 50er in 9,2% und bei der konzentrischen 44er in 16,7% auf. Auf die exzentrische Version der 44-mm-Pfanne wird hier nicht näher eingegangen. Untersuchungen zeigten, daß diese sich aus biomechanischen Ursachen in einem zusätzlich höherem Prozentsatz lockerten bzw. brachen, nämlich in 32,4% [9].

Anders war die Situation im Bereiche des Schaftes. Bei der Auswertung sämtlicher nachuntersuchter und gewechselter Schäfte (n= 608) zeigten sich die Prothesen mit langem Hals signifikant dem gleichen Modell mit normaler bzw. kurzer Halslänge unterlegen. So führten Prothesen mit kurzem Hals in 10,2%, mit mittlerer Halslänge in 8,7%, mit langer Halslänge in 22,2% zur Lockerung. Bei der weiteren Ana-

Tab. 1: Radiologische Auswertung – Schaft, n = 498.

Markraumweite	weit	68	12	(17,6%)	$\hat{\chi}^2 = 6,73$
	normal	352	27	(7,7%)	n.s.
	eng	78	4	(5,1%)	
Schaftsitz	varisch	43	12	(27,9%)	$\hat{\chi}^2 = 13,65$
	Mitte	180	14	(7,8%)	n.s.
	valgisch	274	17	(6,2%)	
Kortikalisstärke	porotisch	49	9	(18,4%)	$\hat{\chi}^2 = 6,09$
	normal	389	30	(7,7%)	n.s.
	stark	60	4	(6,7%)	
Zementgrenze					
	über Prothesenspitze	63	9	(14,3%)	
	in Prothesenspitze	190	18	(9,5%)	n.s. $\hat{\chi}^2 = 4,0$
	unter Prothesenspitze	244	16	(6,6%)	n.s.

lyse der Schäfte mit mittlerer Halslänge (n = 498) zeigten weite Markräume eine signifikant höhere Lockerungsrate als normale und enge, zwischen letzteren zeigte sich kein wesentlicher Unterschied (Tab. 1). Höher signifikant ist der Unterschied zwischen mittleren und valgischen Schaftsitz gegenüber dem varischen Sitz. Die Kortikalisstärke verhielt sich ähnlich der Markraumweite. Porotischer Knochen erwies sich als ungünstig und führte in 22% zur Lockerung. Bei der Zementiertechnik wurde die Höhe der Zementspitze in bezug zur Prothesenspitze beurteilt. Dabei zeigte sich eine Reduktion der Lockerungsrate bei gut einzementierter Prothesenspitze.

Weitere Faktoren wurden an einem einheitlichen Kollektiv mit 50-mm-Pfannen und CHARNLEY-MÜLLER-Schäften mit normaler Schaft- und Halslänge untersucht. Prothesen, bei denen bekannte ungünstige Faktoren wie varischer Schaftsitz bzw. weiter Markraum oder schlechte Zementiertechnik vorlagen, wurden ausgeschlossen.

An diesem Kollektiv wurden dann Geschlecht, Gewicht, Patientenalter und Operateur analysiert. Zielgruppe waren die Implantate, welche zur Zeit der Nachuntersuchung eine völlig unveränderte Situation gegenüber dem postoperativen Bild zeigten. Bei der Auswertung nach Geschlecht waren die Frauen bezüglich des Schaftes mit 81,7% signifikant den Männern mit 69,4% überlegen. Umgekehrt war die Situation bei der Pfanne. Die Männer zeigten mit 43,2% bessere Ergebnisse gegenüber den Frauen mit 27,3%. Bei der Auswertung nach Gewicht zeigte sich ein signifikanter Unterschied lediglich bei den Männern im Bereiche der Pfanne. Die Gewichtsgruppe über 80 kg zeigte ein besseres Abschneiden von 62% gegenüber unter 80 kg mit 37%.

Bei der Auswertung nach Alter zeigte sich beim Schaft in den einzelnen Altersgruppen kein Unterschied, bei der Pfanne ein gewisser Trend zu Gunsten der älteren Patienten, sowohl bei den Frauen als auch bei den Männern, jedoch ohne Signifikanz.

Und schließlich bei der Auswertung nach Operateuren zeigten sich ebenfalls deutlich signifikante Unterschiede. Beim Schaft war bei Gegenüberstellung aller Operateure gegenüber den 3 Hauptoperateuren kein Unterschied, jedoch erhebliche Unterschiede zwischen den einzelnen Hauptoperateuren. Ähnlich, jedoch noch höher signifikant der Unterschied bei der Pfanne. Hier waren z. B. z. Z. der Nachuntersuchung bei einem Operateur noch 50% der Pfannen völlig unverändert, beim zweiten 28,3% und beim dritten lediglich 18,6%; jedoch zeigten alle 11 Operateure zusammen mit 35,5% wieder annähernd gleiche Ergebnisse gegenüber den 3 Hauptoperateuren mit 35,2%.

Beleuchtet man nun zusammenfassend anhand der erhobenen Faktoren und Zahlen diese sehr komplexe Problematik, so lassen sich unschwer eine Reihe beeinflußbarer Angriffspunkte erkennen. So lassen sich Materialfehler und eindeutig biomechanische Fehler, wie z. B. Schaftsitz oder Zementiertechnik bei der Implantation durch Verbesserung der Technik bzw. geeignete Implantate reduzieren [1, 2, 3, 7, 10, 11, 12, 13, 14, 15].

Unserer Auffassung nach lassen sich aber auch ein Teil primär scheinbar unbeeinflußbarer Faktoren wie toxische Reaktion bzw. thermische Reaktion vermeiden. Wir sehen in einer unexakten Verarbeitung des Zementes eine Ursache für Lockerungen, die dann anderen Gründen zugesprochen werden [4, 5].

Eine Bestätigung dafür sehen wir gelegentlich – wenn ich noch einmal auf die Operateur-Auswertung erinnern darf – in unmittelbar postoperativ gleich aussehenden Röntgenbildern, die dann im Laufe der Jahre einen unterschiedlichen Verlauf zeigen.

Literatur

1 GÄCHTER, A.: Die Knochenzementmanschette: Untersuchungen an 80 Autopsiepräparaten mit Hüftendoprothesen. In: Morscher, E. (Hrsg.): Die zementlose Fixation von Hüftendoprothesen. Springer, Berlin/Heidelberg/New York/Tokyo 1983.

2 HOLZ, U., UNGETHÜM, M.: Klinische und experimentelle Untersuchungen wesentlicher Faktoren bei der dauerhaften Verankerung von Hüfttotalendoprothesen. Arch. orthop. Unfall-Chir. *82,* 195, 1975.

3 HUGGLER, A. H., JACOB, H. A., SCHREIBER, A.: Biomechanische Analyse der Lockerung von Femurprothesen. Arch. Orthop. Traum. Surg. *92,* 261, 1978.

4 HUPFAUER, W., OEST, O.: Die spezielle Problematik der Anwendung der Knochenzemente im klinisch-operativen Bereich. In: Oest, O., Müller, K., Hupfauer, W. (Hrsg.): Die Knochenzemente. Enke, Stuttgart 1975.

5 LINTNER, F.: Die Ossifikationsstörung an der Knochenzement-Knochengrenze. Acta Chir. Austriaca Suppl. Nr. 48, 1983.

6 MORSCHER, E., SCHMASSMANN, A.: Failures of Total Hip Arthroplasty and Probable Incidence of Revision Surgery in the Future. Arch. Orthop. Traum. Surg. *101,* 137, 1983.

7 RITTER, G., GRÜNERT, A., SCHWEIKERT, C.-H.: Biomechanische Ursachen von Lockerung und Bruch der Hüftendoprothesen. Arch. orthop. Unfall-Chir. *77,* 154, 1973.

8 RUSSE, W., BAUER, R., SIORPAES, R., EICHENAUER, M.: Ergebnisse der Hüfttotalendoprothesen. In: Bauer, R., Kerschbaumer, F. (Hrsg.): Die Koxarthrose. ML-Verlag 1984.

9 RUSSE, W., MITTLMEIER, TH., SIORPAES, R., SCHILLER, K., EICHENAUER, M., PLITZ, W.: Die exzentrische Polyäthylenpfanne – klinische und biomechanische Probleme. In: Bauer, R., Kerschbaumer, F. (Hrsg.): Die Koxarthrose. ML-Verlag 1984.

10 SALVATI, E. A., WRIGHT, T. M., BURSTEIN, A. H., JACOBS, B.: Fracture of Polyethylene Acetabular Cups. J. Bone Jt. Surg. *61-A, 1239, 1979.*

11 SEMLITSCH, M., PANIC, B.: Bruchsichere Verankerungsschäfte künstlicher Hüftgelenke. Technische Rundschau Sulzer 3/1983.

12 SCHNEIDER, R.: Die Totalprothese der Hüfte. Aktuelle Probleme in Chirurgie und Orthopädie, Bd. 24. Huber, Bern/Stuttgart/Wien 1982.

13 Tönnis, D., Asai, H.: Untersuchungen über die Lockerungsraten verschiedener Hüftgelenksprothesen und unterschiedlicher Halslängen. Arch. orthop. Unfall-Chir. *86,* 317, 1976.
14 Willert, H.-G., Semlitsch, M., Buchhorn, G., Kriete, U.: Materialverschleiß und Gewebereaktion bei künstlichen Gelenken. Orthopäde *7,* 62, 1978.
15 Wroblewski, B.M.: Fractured Stem in Total Hip Replacement. Acta orthop. scand. *53,* 279, 1982.

Diskussion

Polster: Ich fand die Aufschlüsselung in Männer und Frauen interessant und auch hinsichtlich des Alters und so oft hört und liest man das nicht. An sich müßte einen das ja verwundern, denn es ist meiner Meinung nach auch zu bedenken, ob jetzt eine zementierte oder zementfreie Prothese in einem stoffwechselaktiven Gewebe liegt und es wundert einen eigentlich, daß man bei diesen Analysen kaum oder nie etwas über die Anamnese weiter hört. Also: haben diese Patienten Infekte gehabt, haben sie Hepatopathien gehabt, wie ist die gesamte Stoffwechsellage, wie ist die hormonelle Lage. Unterschiede: Frauen-Männer in den verschiedenen Altersgruppen und ich glaube das ist ein Gebiet, das in den nächsten Jahren einmal extensiv bearbeitet werden müßte, um hier wirklich vergleichbare Gruppen zu schaffen.

Russe: Wir haben schon sämtliche Grunderkrankungen erfaßt. Zur Aufschlüsselung ist das Kollektiv zu klein. Weiterhin haben wir Infektionen ausgewertet.

Bösch: Heißt das, daß Sie bei 35% aller Pfannen keine Veränderung gesehen haben und daß 65% deutliche Veränderungen haben? Das scheint mir relativ hoch oder bedenklich und die andere Frage war: wie hoch ist die tatsächliche Lockerungsrate, die müßte auch deutlich über 10% liegen, wenn sie schon allein 13% oder 14% gewechselt haben?

Russe: Wir haben etwa 10% gewechselt. Einerseits haben wir die Pfannen untersucht, welche gegenüber dem unmittelbar postoperativen Bild ein völlig unverändertes Bild zeigten. Dies waren 35%. Bei den restlichen haben wir unterschieden: schmaler Saum, breiter Saum, Lockerung.

Die tatsächliche Lockerung, die ich in einem Dia angesprochen habe, war abhängig vom Pfannendurchmesser und schwankte zwischen 0 und 32,8%, 0% bei der 58 mm Pfanne, 4,5% bei der 54 mm Pfanne, 7% bei der 50 mm Pfanne und 32,8% bei der exzentrischen 44 mm Pfanne.

Brinckmann: Ihr Argument, daß eine exzentrische Pfanne sich drehen soll, habe ich nicht verstanden. Wenn die Pfanne fest ist, dreht sie sich gar nicht. Wenn sie nicht auf der ganzen Fläche unterstützt ist, kommt es darauf an, wo sie unterstützt ist. Dann kann sie sich nach beiden Richtungen drehen; dies ist auch abhängig von der Kraftrichtung.

Russe: Deshalb habe ich das Anschauungsmodell gezeigt. Man muß sich dieses wie eine Nußschale vorstellen: wenn man auf der Seite daraufdrückt, so weicht sie auf der anderen Seite aus, daraus resultiert ein zusätzliches Moment auf die Knochenzementgrenze.

Bei sehr kleinen Pfannen kommt es dadurch zu einer erhöhten Lockerungsrate. Bei größeren Pfannen – wie bei der Aufranc-Pfanne – wurde dieses Phänomen noch nicht bzw. wird erst viel später beobachtet.

Brinckmann: Gerade das Bild hat mich gestört, weil die Pfanne ja nicht wie eine Nußschale frei auf dem Tisch liegt, so daß sie sich drehen kann.

Russe: Es ist einfach eine zusätzliche Scherbelastung für die Knochenzementgrenze. Dies kommt dadurch zustande, daß Kopfmittelpunkt und Pfannenmittelpunkt nicht übereinstimmen.

Plitz: Sie müssen das unter den Aspekten des Null-Durchgangs sehen. Die Exzentrizität bedeutet im Prinzip das gleiche wie eine Erhöhung des Reibmomentes von wechselndem Charakter. Dieses ist eine zusätzliche Belastung des interfaces und zwar mit einer wechselnden Beanspruchung.

Orthopädische Univ.-Klinik Tübingen (Direktor: Prof. Dr. H. MAU)

Der Lockerungsvorgang der Hüfttotalendoprothese unter besonderer Berücksichtigung des Zementes

G. ALDINGER

Das Ergebnis von etwa 500 detailliert nachuntersuchten Hüfttotalendoprothesen läßt sich hinsichtlich ihrer langfristigen Verankerung bzw. ihrer Lockerung in 6 Problemkreise einteilen:

1. Infektion,
2. das Knochenlager,
3. die OP-Technik (inkl. Zement),
4. Implantat (inkl. Zement),
5. biologische Reaktion,
6. Aktivität und Belastung.

Sie lassen sich nicht streng voneinander trennen. Eine Lockerung ergibt sich vielmehr aus der Summe mehrerer Teilfaktoren.

Auf die *biologischen Reaktionen* haben in besonderer Weise WILLERT et al. [17] hingewiesen. Einen wesentlichen Einfluß hat auch das präoperative *Knochenlager* (RÜTT [14], ALDINGER und GEKELER [3]), sowie die *Aktivität und Belastung*. Ganz entscheidend bestimmen jedoch die *Operationstechnik* und insbesondere das *Implantat* einschließlich des Zementes das langfristige Verhalten eines Kunstgelenkes.

Zweifelsfrei werden heute noch die meisten operationstechnischen Fehler beim Zementieren gemacht. Insbesondere SCHNEIDER [15, 16] hat darauf hingewiesen, den ansich «gutmütigen Bruder Zement» nicht mit einer schlechten Technik zu verärgern. Hierbei ist nicht nur die Verarbeitung des Knochenzementes, sondern auch die Vorbereitung des Knochenlagers sowie die Implantation bzw. die Stellung der Prothese angesprochen.

Das korrekte Mischen und Anwenden der Zementmasse hat wesentlichen Einfluß auf die physikalischen Eigenschaften und wird vorausgesetzt. Für das Einführen des Zementes in das vorbereitete knöcherne Femurschaftrohr ist die Verwendung einer Zementspritze obligat. Das Einstopfen des Zementteiges mit dem Finger führt, infolge der zwangsläufigen Einschlüsse und Trennschichten, zu unzulässigen Stabilitätsverlusten (SCHNEIDER [15]).

Insbesondere die Durchsicht der Röntgenverlaufsserien haben uns den wesentlichen Einfluß der Zementtechnik auf das Langzeitverhalten der Schaftverankerung aufgezeigt:

a) Eine *ungenügende Einbettung* des Prothesenstiels in den Zement und eine *ungenügende Füllung* des knöchernen Femurköchers erwies sich als nachteilig (Abb. 1).

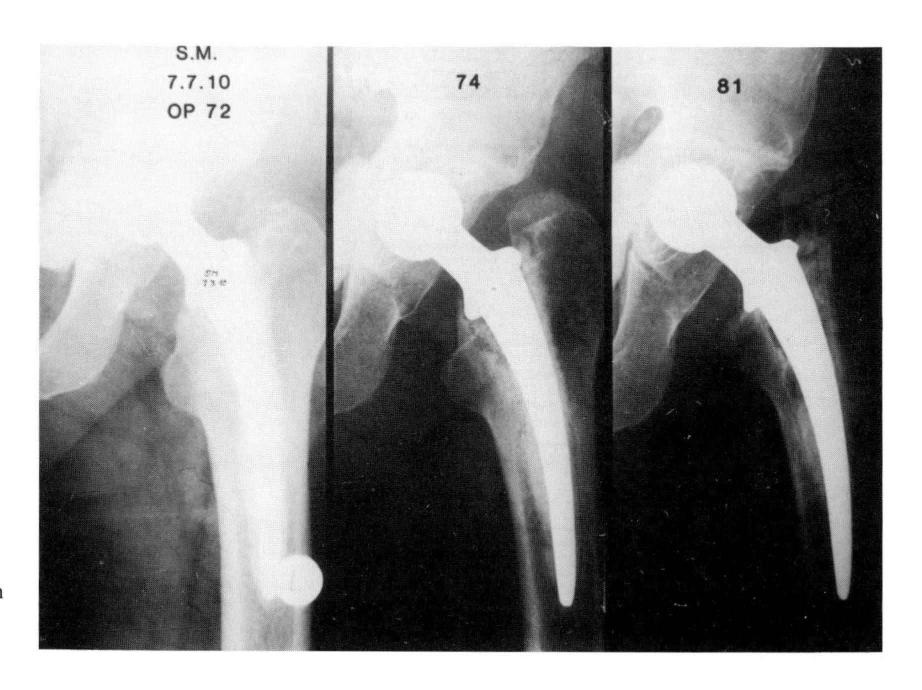

Abb. 1: Röntgenverlaufsserie bei mangelhafter Schaftimplantation (siehe Text a), b) und c)).

Seit der routinemäßigen Anwendung der Zementspritze und auch der Markraumsperre (am besten mit einem Spongiosazylinder des Hüftkopf-Hals-Resektates als biologische Lösung) wird dieser Mangel seltener beobachtet.

b) Die *mangelhafte Vorbereitung des Knochenlagers* (Abb.1) hat ebenfalls einen wesentlichen Einfluß. Die Technik der Zementverankerung des Prothesenstiels in der *Spongiosa* der Trochanterenregion, insbesondere des Adamschen Bogens – wie sie früher geübt wurde – erwies sich als nachteilig. Die «reine» Spongiosa ist nicht in der Lage, die dort auftretenden Scherkräfte aufzunehmen; sie baut sich ab und führt damit zu einer lokal begrenzten Lockerung; es entfällt also der für die Übertragung der von der Prothese auszuleitenden Kräfte so wichtige tragende Knochenbereich am Calcar. Ein ungünstigeres Langzeitverhalten ist die Folge. Das Ausräumen der Spongiosa im Bereich des Adamschen Bogens mit scharfen Löffeln oder Raspeln und die Verankerung des Prothesen-Zement-Komplexes in der Übergangsschicht zur dort vorliegenden kräftigen Kompakta verspricht bessere Ergebnisse.

c) *Mangelhafte Schichtdicken des Knochenzementes* (insbesondere im Bereich des Adamschen Bogens und lateral-distal im Schaft) erwiesen sich ebenfalls als nachteilig (Abb.1). Eine ausreichend breite Zementabstützung in diesen mechanisch so wesentlichen Bereichen ist wesentlich und erforderlich.

Die ungünstige Wirkung einer varischen Prothesenstielimplantation ist bekannt. Zu dem hierbei vorliegenden ungünstigeren Kräfteverhältnis kommt jedoch ein weiterer Teilfaktor hinzu. Infolge dieser varischen Implantation eines Prothesenstiels finden wir in den erwähnten Hauptbelastungsbereichen, also dem Calcar und lateral-distal zur Prothesenspitze hin nur eine geringe, meist ungenügende Zementschicht. Der ohnehin gegenüber Scherkräften wenig resistente Knochenzement wird dort den – bei einer varischen Implantation zusätzlich auftretenden – Kräften nicht mehr gerecht. Es addieren sich also mehrere Negativ-Faktoren.

Ein weiteres Risiko ist zwar noch nicht bewiesen, durch theoretische Überlegungen und praktisch-klinische Befunde jedoch nicht zu widerlegen: Die exzentrische Position eines Prothesenstiels in einem Zementköcher kann schon während des Aushärtens bei der entsprechenden Volumenschwindung, also der Retraktion des Zementes auf den Prothesenstiel, u.U. eine primäre Rißbildung erzeugen (Abb.2). Bei Wechsel-Operationen finden wir bei entsprechenden Lockerungstypen die mediale dünne Zementschicht im Bereich des Adamschen Bogens sowie auch die lateral-distale dünne Zementschicht im Bereich der Prothesenspitze, häufig frakturiert, obwohl der

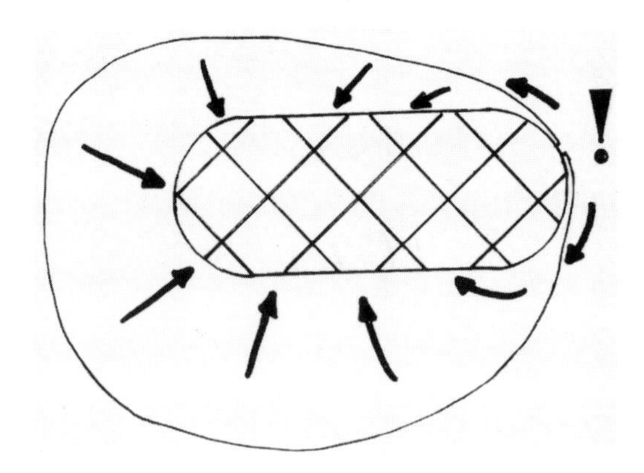

Abb.2: Exzentrische Lage eines Prothesenstiels im Zementmantel. Gefahr der lokalen Überlastung des Zementes bzw. der primären Fissur schon bei der Zementaushärtung infolge einer Retraktion (siehe Text).

übrige Zement noch absolut fest im Knochen verankert sein kann.

Bei einem Prothesenstiel, der sich schon primär im Knochenköcher des coxalen Femurendes verklemmen soll, wie beispielsweise die Müller-Geradschaft-Prothese, welche den Zement nur noch als Füllmaterial und weniger als Kraftüberträger benutzt, kann sich dieser Umstand evtl. negativ auswirken.

d) Ein weiteres Problem wird darin gesehen, daß der *Prothesen-Zement-Komplex keinen echten Verbund darstellt.* Die Trennschicht der beiden Materialien verursacht durch Relativbewegungen eine entsprechende Materialbeanspruchung, insbesondere des Zementes und trägt zur Materialermüdung bei. Ob dieses Problem durch eine veränderte Oberflächengestaltung des Verankerungsstiels oder durch eine bessere Qualität der Knochenzemente zu lösen ist, bleibt zumindest fraglich. Im ersteren Fall kann die mit einer entsprechend groben Oberflächenvergrößerung versehene Endoprothese im Falle einer Lockerung nicht mehr alleine – also ohne den Zementköcher – entfernt werden. Auch eine Verbesserung der physikalischen Eigenschaften des Zementes, beispielsweise durch Faserverstärkung kann dieselben Probleme verursachen, wenn dieser verbesserte Zement das erforderliche Zermeißeln oder Zerkleinern nicht mehr zuläßt. Der Zementköcher bzw. der Prothesen-Zement-Verbund könnte dementsprechend nur noch durch eine entsprechende Erweiterung des Knochenköchers, durch Fenster oder sogar Schlitze mit dem daraus resultierenden Stabilitätsverlust entfernt werden; ein gravierender Umstand, denn der Knochen muß die Prothese halten, genauso wie der Türrahmen und nicht das Scharnier die Tür trägt.

e) Die Art der Verzahnung des Zementes im Knochen wird im langfristigen Verlauf als weiterer Lockerungsfaktor angesehen.

Es darf als gesichert angenommen werden, daß eine Prothese zumindest gering in den Schaft einsinken kann, um sich weiter oder wieder zu verklemmen. Neuere Prothesenkonstruktionen, beispielsweise die MÜLLER-Geradschaft-Prothese [12], verzichten deshalb auf einen Kragen. ZWEYMÜLLER [18] verläßt sich bei seinem zementfrei zu implantierenden Prothesen-Typ ganz auf das Prinzip der Verklemmung und hat deshalb die Oberfläche seines Schaftes weitgehend glatt gestaltet. Die überwiegende Anzahl der Autoren zementfreier Modelle wie JUDET [7], MITTELMEIER [10], LORD [9] und HENSSGE [5] bauen jedoch auf eine möglichst große Oberflächenvergrößerung und imitieren damit mehr oder weniger die Oberfläche des verarbeiteten Zementes, also die Verzahnung mit dem Knochengerüst. Nennen wir diese Verankerung, bei dem der Knochen in Freiräume, Vertiefungen oder Nischen - technisch gesehen in Hinterschneidungen - der Verankerungsfläche einwachsen soll, *statische* Verankerung, so haben wir es beim Typ ZWEYMÜLLER mit einer *dynamischen* Verankerung zu tun. Bei diesem Prothesentyp bleibt jedoch zu befürchten, daß die auftretenden Kräfte im Bereich der relativ kleinen kortikalen Auflagezonen das Kompensationsvermögen des Knochens auf die Dauer gesehen überschreitet. Der Knochen verträgt zwar gut axialen Druck, er ist jedoch gegenüber Scher- und Querkräften weniger resistent. Ist es im langfristigen Verlauf nach der Implantation, infolge der ablaufenden zentralen Porosierungsvorgänge (KÜSSWETTER et al. [8]) und der Erweiterung des kortikalen Femurschaftrohres durch Verschmächtigung der Compacta, zu einem Nachsacken eines oberflächenvergrößerten Endoprothesenstiels bzw. eines Prothesen-Zement-Komplexes gekommen, so wird die Wirkung der Oberflächenvergrößerung zumindest vermindert, wenn nicht ganz aufgehoben. Das Nachsacken der Prothese schert die im Knochenanker bestehenden Hinterschneidungen ab und diese werden durch Weichgewebe ersetzt (Abb. 3).

Nicht zuletzt erschweren Hinterschneidungen jeglicher Art die Explantationsmöglichkeit von Kunstgelenken.

Im Bereich der Pfanne wird in der Erhaltung der subchondralen Kortikalis ein wesentlicher Vorteil für die langfristige Verankerung gesehen. Unsere Beobachtungen bestätigen die grundlegenden Arbeiten von HUGGLER, SCHREIBER und DIETSCHI [6] sowie von SCHNEIDER [15]. Die Armierung der Pfanne im tragenden Bereich durch Pfahlschrauben und Stützschalen lassen bei entsprechender Indikation bessere Ergebnisse erhoffen.

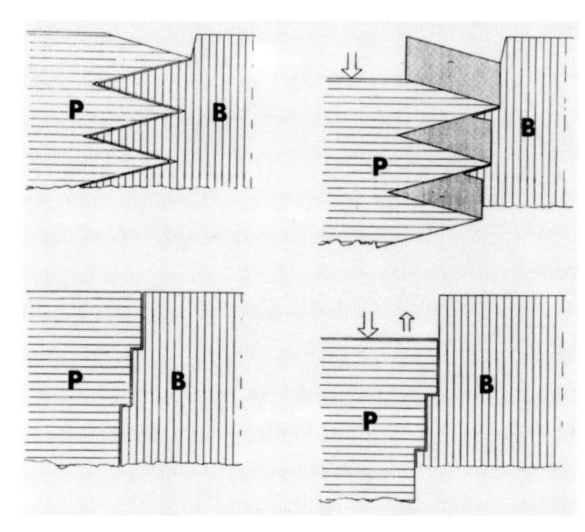

Abb. 3: Längsschnitt einer Verankerungsfläche (P = Prothese bzw. Prothesen-Zement-Komplex, B = Knochen, gepunktet = Weichgewebe). Obere Reihe: «statische» Stabilisierung. Ein Nachsetzen der Prothese bewirkt ein Abscheren der knöchernen Verankerungszapfen und Ersatz mit Weichgewebe (siehe Text). Untere Reihe «dynamische» Stabilisierung. Die hinterschneidungsfreie Oberfläche bleibt auch bei einem Nachsacken stabil (und läßt sich darüberhinaus beim Wechsel leichter entfernen). Der Kraftfluß erfolgt stufenweise in das proximale Femurschaftrohr. Schädliche Querkräfte werden weitgehend reduziert.

Wenn immer möglich vermeiden wir die Pfannenfräse und räumen das in der Pfanne verbliebene Weichgewebe, wie auch etwaige Zysten, mit verschiedenen scharfen Löffeln aus. Bei den bisweilen fuchsbauartig ineinander übergehenden Pfannendachzysten lassen wir die dazwischen gelegenen sklerosierten Lamellen stehen und zementieren die Kunstpfanne meist unter zusätzlicher Armierung. Dysplastische Pfannen, insbesondere bei jüngeren Patienten, vertiefen wir gerne durch eine entsprechende kortiko-spongiöse Spanplastik aus dem Kopf-Hals-Resektat im Pfannendachbereich und vermeiden dadurch das tiefe Auffräsen der Pfanne, also einen unnötigen Stabilitätsverlust dieser Beckenregion. Insgesamt sind wir bestrebt, das gesamte tragende Knochengerüst sowie auch die asymmetrische Form der knöchernen Pfanne als stabilisierende Faktoren so weit als möglich zu erhalten.

Aus unseren bisherigen Erfahrungen ziehen wir folgende Schlüsse:

Zwei Problemkreise kennzeichnen wesentlich die Verankerung von Endoprothesen:

1. die geometrische Differenz (zwischen Implantat und Knochenlager),
2. die Gestaltung der Verankerungsflächen.

Der Knochenzement hat beide Probleme kurz- bis mittelfristig zu lösen vermocht. Er beseitigt die geometrische Differenz und sorgt für eine Kraftübertragung auf eine große Oberfläche. Er hat den Durchbruch der Endoprothetik erst ermöglicht. Seine statische Stabilisierung wird jedoch der langfristigen Dynamik, insbesondere den Umbauprozessen des Knochens nicht voll gerecht. Der Prothesenstiel bzw. der Prothesen-Zement-Komplex sollte nachsacken können. Dies ist nur möglich, wenn der Verankerungsstiel konsequent nach distal konisch ausläuft, also gröbere Volumenschwankungen und Hinterschneidungen vermieden werden.

Obwohl wir nie ganz auf den Knochenzement werden verzichten können, sehen wir die Zukunft in der, dem individuellen Knochen angepaßten Endoprothese. Computertomographische Schnitte in genau definierten Abständen liefern uns ein formgetreues Abbild des zu ersetzenden Knochenköchers (Abb. 4). Die Herstellung dieser von uns entwickelten «maßgeschneiderten» Einzelstücke zu einem volkswirtschaftlich tragbaren Preis setzt jedoch Hilfsmittel und Erfahrungen mit rechnergestützten Konstruktionsprogrammen und rechnergestützten Fertigungsprozessen voraus.

Beispielhaft ist in Abbildung 5 das Modell des Verankerungsschaftes einer Femurendoprothese aus der Titan-Legierung Ti6A14V dargestellt. Sie zeigt einen zylindrischen nach distal sich verjüngenden Aufbau. Entlang der Implantationsebene paßt jeweils der scheibenähnliche Querschnitt in den Darübergelegenen. Diese zirkulär verlaufenden Stufen liegen insbesondere am Calcar und der Stiel auf der Außenseite dem kortikalen Femurschaftrohr exakt an. Die wertvollen stabilisierenden Anteile des Adamschen Bogens bleiben so weit als nur irgend möglich stehen. Einerseits wird die ohnehin ausgezeichnete Rotationsstabilität dadurch weiter optimiert; andererseits werden die vom Becken über das Implantat gesammelten Kräfte – entsprechend den natürlichen Gegebenheiten – bereits weit proximal in das kortikale Femurschaftrohr eingeleitet.

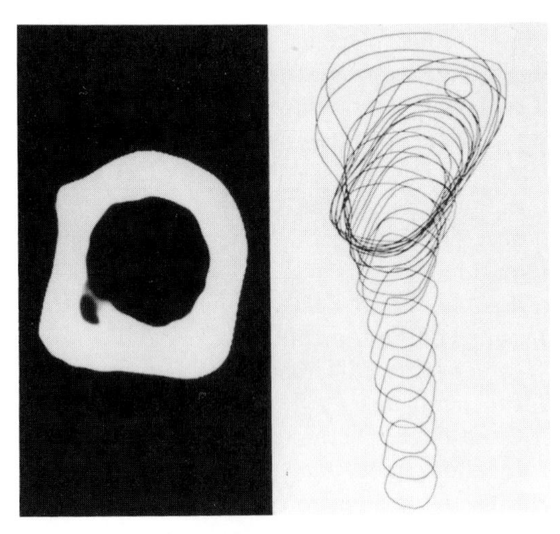

Abb. 4: links: Oberschenkelknochenquerschnitt mittels Computertomographie (CT). rechts: räumliche Computerzeichnung eines Femurköchers anhand der digitalisierten CT-Daten.

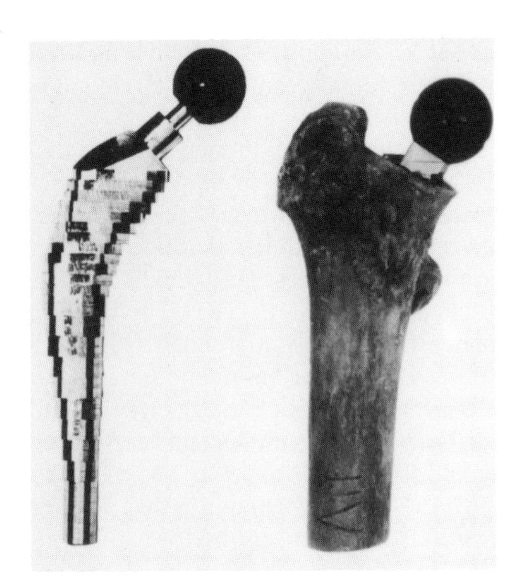

Abb. 5: «maßgeschneiderte» Hüftendoprothesenschaftmodelle (rechts in den entsprechenden Leichenknochen implantiert).

Ist es im langfristigen Verlauf infolge der vorgenannten alters- und auch generell implantatbedingten regressiven Veränderungen zu einem Nachsetzen des Prothesenstiels gekommen, so kann sich diese Endoprothese wieder leichter im veränderten Femurschaftköcher stabilisieren (Abb. 3).

Zusammenfassend sollte es uns weniger überraschen, daß sich die Kunstgelenke lockern. Wir sollten uns vielmehr fragen und wundern, warum der Knochen die Vergewaltigung mit einer Endoprothese so lange toleriert. Als lebendes Gewebe vermag er auf entsprechende Reize zu reagieren. Er ändert sich wesentlich mit der Beanspruchung und dem Alter und ganz besonders mit dem Implantat.

Durch eine verbesserte Technik der Zementverarbeitung lassen sich die kurz- bis mittelfristigen Ergebnisse der Endoprothetik sicherlich noch verbessern. Für die Zukunft sehen wir in der «maßgeschneiderten» Endoprothese den bestmöglichen Weg, eine langfristige Verankerung zu ermöglichen. Diese individuelle formgetreue Gestaltung einer Endoprothese für einen ganz bestimmten Knochen macht den formschließenden Zement überflüssig. Durch eine entsprechende Oberflächengestaltung des Kunstgelenkes kann die Dynamik der langfristigen Verankerung im lebenden Knochen besser berücksichtigt werden.

Literatur

1 Aldinger, G., Fischer, A., Kurtz, B.: Computer-aided Mannfacture of Individual Endoprostheses (Preliminary Communication). Arch. Orthop. Traum. Surg. *102,* 31, 1983.

2 Aldinger, G., Fischer, A., Kurtz, B.: Computergestützte Herstellung individuell-anatomischer Endoprothesen. Z. Orthop. *122,* 733, 1984.

3 Aldinger, G., Gekeler, J.: Aseptic loosening of Cement-anchored Total Hip Replacements. Arch. Orthop. Traum. Surg. *100,* 19, 1982.

4 ALDINGER, G., KURTZ, B.: Fortschritt in der Endoprothetik durch die Computertomographie? Röfo *141,* 509, 1984.
5 HENSSGE, E.J., GRUNDEI, H., ETSPÜLER, R., KÖLLER, W., FINK, K.: Die anatomisch angepaßte Endoprothese des coxalen Femurendes; Z. Orthop. *123,* 821, 1985.
6 HUGGLER, A.H., SCHREIBER, A., DIETSCHI, C., JAKOB, H.: Experimentelle Untersuchungen über das Deformationsverhalten des Hüftacetabululums unter Belastung. Z. Orthop. *112,* 44, 1974.
7 JUDET, R.: Total-Hüftendoprothesen aus Porometall ohne Zementverankerung. Z. Orthop. *113,* 828, 1975.
8 KÜSSWETTER, W., GABRIEL, E., STUHLER, T., TÖPFER, L.: Spongiosierungsvorgänge im femoralen Knochenlager konventionell implantierter Hüftendoprothesen. In: Morscher, E.: Die zementlose Fixation von Hüftendoprothesen. Springer, Berlin/Heidelberg/New York/Tokyo 1983, S.16–19.
9 LORD, G., BANCEL, P.: The madreporique cementless total hip arthroplasty. Clin. Orthop. *176,* 67, 1983.
10 MITTELMEIER, H.: Zementlose Verankerung von Endoprothesen nach dem Tragrippenprinzip. Z. Orthop. *112,* 27, 1974.
11 MITTELMEIER, H.: Keramikhüftendoprothesen mit zementfreier Verankerung. In: Morscher, E.: Die zementlose Fixation von Hüftendoprothesen. Springer, Berlin/Heidelberg/New York/Tokyo 1983, S.231–249.
12 MÜLLER, M.E.: Total Hip Reconstruction in Evarts, McC. Surgery of the Musculoskeletal System. Churchill Livingstone/New York/Edinburgh/London/Melbourne 1983.
13 MÜLLER, M.E., ELLMINGER, B.: 10-Jahres-Ergebnisse mit der sog. Setzholzprothese. Orthopäde *8,* 73, 1979.
14 RÜTT, A.: Zur Ätiopathogenese der aseptischen Auslockerung von Hüfttotalendoprothesen. Arch. Orthop. Unfall-Chir. *88,* 139, 1977.
15 SCHNEIDER, R.: Die Totalprothese der Hüfte. Huber, Bern/Stuttgart/Wien 1982.
16 SCHNEIDER, R.: Persönliche Mitteilung 1983.
17 WILLERT, H.-G., SEMLITSCH, M., BUCHHORN, G., KRIETE, U.: Materialverschleiß und Gewebereaktion bei künstlichen Gelenken. Orthopäde *7,* 62, 1978.
18 ZWEYMÜLLER, K., SEMLITSCH, M.: Concept and material properties of a cementless hip prosthesis system with A1203 ceramic ball heads and wrought Ti-6Al-4V stems. Arch. Orthop. Surg. *100,* 229, 1982.

Diskussion

SEMLITSCH: Sie erwähnten die dynamische und die statische Verankerung. Könnten Sie das noch etwas erläutern, worin Sie den Vorteil der einen und der anderen Verankerung sehen? Und dann hätte ich noch eine Frage zu der maßgeschneiderten Prothese.

SCHMID: Der Vorteil einer dynamischen Verankerung im Sinne einer press-fit-Verankerung, ähnlich dem Sitzholzprinzip besteht darin, daß eine gewisse Vorspannung aufrechterhalten werden und sich eine Prothese – wenn sie im Laufe der Jahre etwas nachsacken sollte – wieder verklemmen kann.

POLSTER: Wenn ich das richtig verstehe, Herr Dr. Semlitsch, widerspricht sich das doch per definitionem.

SEMLITSCH: Können Sie die statische Belastung noch einmal erläutern? Wenn wir uns bewegen, dann ist doch alles dynamisch und statische Belastung haben Sie im Gipsbett, wo nach sechs Monaten eine starke Muskelatrophie auftritt. Das ist dann eine statische Verankerung.

MITTELMEIER: Ich glaube hier ist mit statisch nur gemeint, daß eine Endoprothese sich nicht setzt.

SEMLITSCH: Bezüglich der maßgeschneiderten Prothese werden Sie vermutlich mit Computertomogrammen das Femur ausmessen. Dann geben Sie die Daten in eine moderne Bearbeitungsmaschine ein, die Ihnen die fertige Hüftprothese aus dem Schmiederohling herausfräst. Was mir jetzt nicht ganz klar ist: wie wollen Sie diese Prothese einführen?

SCHMID: Um das theoretische Modell des Femurschaftköchers zu einem implantierbaren Prothesenstiel zu reduzieren, findet eine Kollisionsmessung statt. Diese Reduktion ergibt einen gerade noch implantierbaren Hüftendoprothesenstiel und damit die maximal mögliche und optimale Prothesenstielform.

SEMLITSCH: Möchten Sie diese Prothese bei einer namhaften Firma zu einem billigen Preis machen lassen?

SCHMID: Bei einer namhaften Firma zu einem wirtschaftlich vertretbaren Preis. Dieses Implantat müßte gut das Doppelte eines konfektionierten zementfreien Stieles kosten. Der Preis beinhaltet die Einzelanfertigung eines individuellen, d.h. für den individuellen Femurschaftköcher maßgeschneiderten Hüftendoprothesenstiel samt dazugehöriger individueller Formraspel. Ein aufwendiges und damit kostspieliges Spezialinstrumentarium ist nicht erforderlich.

POLSTER: Wenn man sich vorstellt, daß das einmal vom CT her ideal ad personam hergestellt würde, gut, dem kann ich folgen. Dann muß von dieser idealen persönlichen Form soviel reduziert werden, daß ich es überhaupt in den Schaft reinkriege, dann fragt man sich, was kommt im Endeffekt wirklich heraus. Nämlich gar nichts, dann kann ich auch ein standardisiertes Modell nehmen, denn ich brauche so viel Luft, daß sie sich überhaupt verklemmen kann. Das möchte ich mal so ganz einfach folgern. Doch die Diskussion müssen wir hier mit Herrn Aldinger direkt führen.

SCHMID: Herr Aldinger ist der Meinung, daß man doch relativ sparsam reduzieren kann und insbesondere im Bereich des Calcar eine optimale Kraftübertragung-Kraftüberleitung erhält. Zum gegenwärtigen Zeitpunkt ist dies zwar noch Theorie, die Realisierbarkeit steht jedoch außer Zweifel.

POLSTER: Es müßte ja nun erst einmal gemacht werden und dann würde man ja sehen, wieviel von der Prothese weggefräst werden muß, damit sie noch gerade reinpaßt und dann sollte man beide Modelle nebeneinanderlegen und den wirklichen Unterschied feststellen und ich glaube, dann wäre die Diskussion schon zu Ende.

PLITZ: Ich möchte dem Preisargument nur mit dem Hinweis begegnen: die Taschenrechner waren auch mal teurer.

St. Elisabethen-Krankenhaus, Abteilung Unfallchirurgie mit Sektion Orthopädie, Ravensburg

Zur Technik der Zemententfernung bei Austauschoperationen von Gelenkendoprothesen

K.-G. Stühmer

Entfernung von Pfanne und Zement aus dem knöchernen Acetabulum

Die Entfernung des Pfannen-/Zementkomplexes ist manchmal schwierig, wenn der Zement in gewissen Bereichen des Acetabulums noch fest hält. Deshalb empfiehlt es sich, zunächst die Pfanne aus dem Zement zu lösen, dann ist es wesentlich einfacher, auch den Zement zu entfernen. Um die Pfanne aus dem Zement zu lösen, wurde ein Pfannenmeißel (Abb. 1) entwickelt, welcher rund um die Pfanne herum angesetzt werden kann, der Zement wird damit quasi von der Pfanne abgeschoben. Wenn dies nicht gelingt, bohren wir in einer quer über die Pfanne verlaufenden Linie aneinander gereihte Löcher mit dem 4,5-mm-Bohrer. Danach kann die Kunststoffpfanne mit der Säge halbiert und entfernt werden. Ist die Pfanne entfernt, wird der Zement, wenn er nicht ohnehin frakturiert ist mit einem spitzen Meißel mehrfach gespalten, was seine Entfernung erleichtert. Der Spaltmeißel soll nicht zentral gegen das kleine Becken hin angesetzt werden, vielmehr in beiden oberen Quadranten nach kranial gerichtet, wo in der Tragzone meist noch solider Knochen vorhanden ist. Auf diese Weise vermeidet man, daß der evtl. vorhandene zentrale Defekt vergrößert wird oder daß die noch vorhandene aber dünne Lamina interna einbricht, wenn man mit dem Meißel den Zement dagegen schlägt.

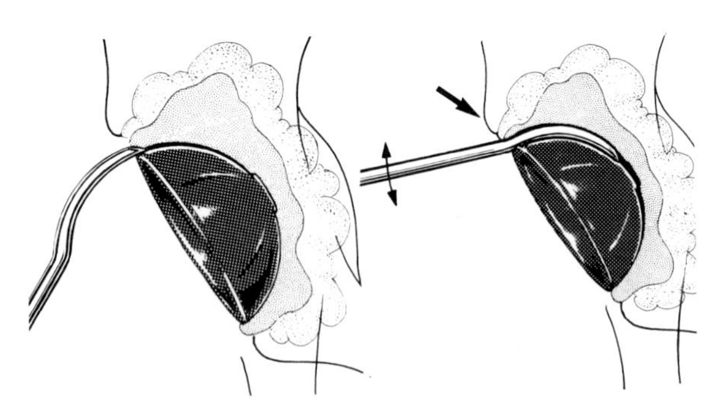

Abb. 1: *Pfannenmeißel:* Seine Krümmung entspricht der Form einer Standardpfanne (52 mm). Er erlaubt ein problemloses Abschieben des Zementes von der Prothesenpfanne.

Die Lamina interna muß nach Möglichkeit intakt bleiben, damit für die Reimplantation der Pfanne das knöcherne Becken möglichst abgedichtet bleibt.

Entfernung des Zementes aus dem Femurschaft

Was nun den Schaft angeht, so ist die Arbeit hier wesentlich mühseliger. Nur ausnahmsweise kann die gelockerte Femurkomponente mit dem Zement en bloc extrahiert werden.

In der Regel wird zunächst die Prothese aus dem Zementköcher herausgeschlagen, danach der Zement aus dem Femur herausgeholt. In Hinblick auf die mitunter enorm schwierige Entfernung des Zementes aus dem Femur erscheint es unsinnig, dieses bei der Erstimplantation von oben bis unten mit Zement und Metall zu füllen. Schon am Anfang, bei der Planung der primären Prothese muß man bedenken, daß es im Fall einer Komplikation mit Notwendigkeit der Implantations-Entfernung zu derart mühseligen Operationen kommen kann. Aus diesem Grunde sollte – bei primär und sekundären Operationen die Schaftlänge so kurz wie möglich und nur so lang wie nötig gewählt werden. Es muß die Reoperation immer eingeplant werden, ganz abgesehen davon, daß im Falle eines Fehlschlages der Knochen zumeist in der ganzen Ausdehnung des Implantates geschädigt wird. Man muß für diese Fälle im gesunden Schaftbereich noch Reservelänge erhalten, um später notwendigenfalls mit einem längeren Schaft mehr Stabilität zu erreichen.

Im proximalen, metaphysären Femurbereich besteht unser technisches Vorgehen im Längsspalten des Zementköchers, Losbrechen der Zementfragmente vom Knochen, danach deren Extraktion.

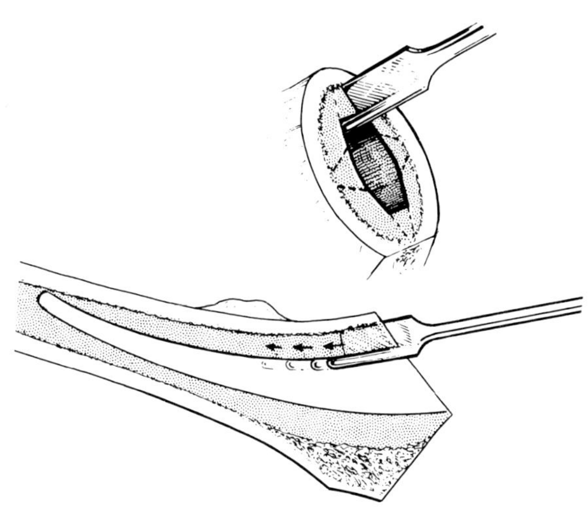

Abb. 2: *Nasenmeißel:* Er trägt an einer Seite der Klinge eine «Nase», welche die Klinge im Kanal des Zementköchers führt. So wird verhindert, daß die Meißelklinge beim Längsspalten aus dem Zement herausläuft, den Knochen mitspaltet.

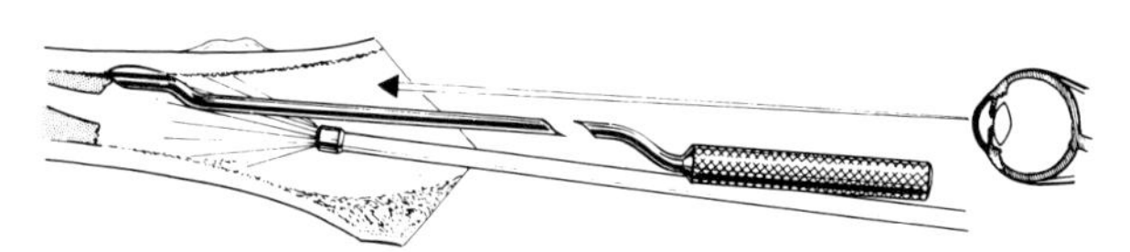

Abb. 3: Die doppelte Bajonettkrümmung der Meißelschäfte erlaubt ein sicheres Ansetzen der Meißelklinge unter Sichtkontrolle mit Kaltlicht.

Das Längsspalten erfolgt mit einem speziellen *Nasenmeißel* (Abb. 2), dessen Klinge wird durch die Nase im Zementkanal des Prothesenschaftes geführt, kann so nicht aus dem Zement herauslaufen und den Knochen mitspalten. Nach dem Längsspalten des oberen Köchers werden die Zementfragmente mit dem sog. *Löffelmeißel* vom Knochen gelöst, damit sie mit einem Rongueur extrahiert werden können.

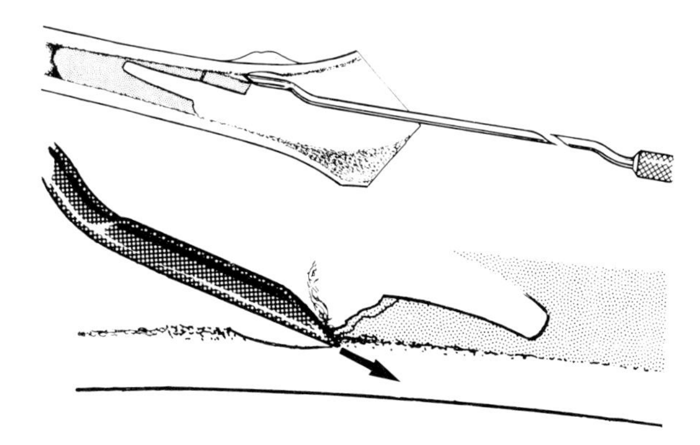

Abb. 4: *Positivmeißel:* Ist geschliffen wie der Stechbeitel des Schreiners, dringt gut zwischen Knochen und Zement ein, muß mit Vorsicht gebraucht werden, da er bei unvorsichtigem Vortreiben in den Knochen hineingeraten kann.

Die Schneiden der Löffelmeißel sind verschieden ausgelegt: positiver und negativer Schliff. *Der positive Meißel* (Abb. 4) hat einen Schliff wie das Stechbeitel des Schreiners, so daß das Instrument an der Zement-/Knochengrenze besser in den Knochen hinein, hinter den Zement eindringen kann. Es kann aber aufgrund dieses Schliffes beim weiteren Vorantreiben den Knochen perforieren, bzw. spalten.

Weiter distal in der Diaphyse ist das Ansetzen auch der Meißelklinge mit positivem Schliff an der Zement-/Knochengrenze mitunter schwierig, deswegen haben wir für diesen Bereich einen Positivmeißel mit um 15 Grad abgewinkelter Klinge entwickelt, welcher ein erfolgreiches Ansetzen der Meißelklinge vor Ort ganz wesentlich erleichtert (Abb. 5).

Wenn ein Zementfragment mit dem Positivmeißel vom Knochen leicht angehoben ist, kommt der zweite Meißeltyp zum Einsatz, welcher die Gefahr der Perforation ganz wesentlich verringert: Der sog. *negative Meißel* (Abb. 6). Der Schliff ist genau entgegengesetzt gerichtet, damit hat der Meißel die Tendenz, nicht in den Knochen einzudringen, sondern den Zement vom Knochen abzuheben.

Die Schäfte all dieser Meißel haben eine doppelte Bajonettkrümmung, damit man an Griff und Stiel

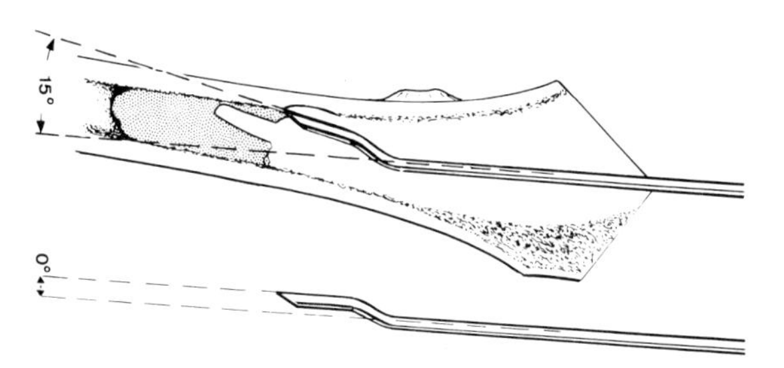

Abb. 5: *Winkelmeißel:* Meißel mit positivem Schliff, durch die Abwinkelung der Klinge kann er weiter unten im Femurmarkraum besser an der Zementknochengrenze angesetzt werden.

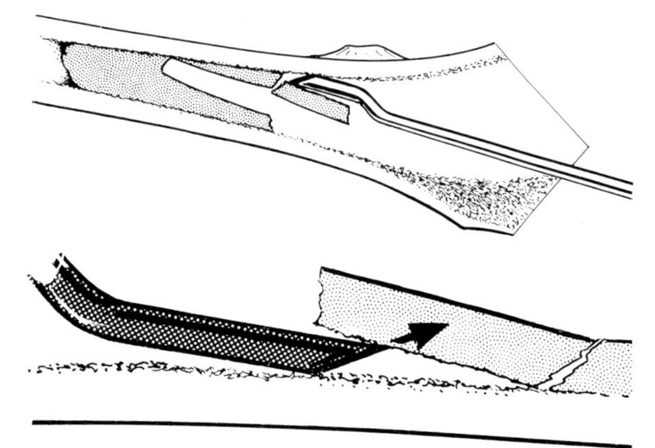

Abb. 6: *Negativmeißel:* Seine Klinge trägt genau die entgegengesetzte Schliffrichtung, daher hat sie nicht die Tendenz in den Knochen einzudringen, sie schiebt den Zement vom Knochen weg – keine Perforationsgefahr.

vorbeisehen kann – so wird das sichere Ansetzen des Meißels unter Kaltlichtkontrolle ermöglicht (Abb. 3).

Die Griffe der Meißel tragen an ihrem oberen Ende ein Loch, in welches ein Knebel eingesetzt werden kann. Mit dem Schlitzhammer können mit Hilfe des Knebels die Meißel zurückgeschlagen werden, wenn sie sich in der Markhöhle verkeilen sollten.

Entfernung des Zementes aus der Femurdiaphyse

Wenn sich weiter distal in der Femurdiaphyse eine solide Zementplombe befindet, welche fest sitzt, kein Lumen eines Prothesenkanales mehr enthält, muß eine andere Technik zur Anwendung kommen.

In der Zementplombe muß durch Aufbohren ein zentraler möglichst axial verlaufender Kanal geschaffen werden, welcher mit steigenden Bohrerdurchmessern schrittweise erweitert wird. In der Regel bis zu Querschnitten von 10–14 mm. Danach kann wiederum der Nasenmeißel für das Längsspalten des wandständigen Zementes angesetzt werden. Nach diesem Arbeitsgang wird der Zement mit den positiven, bzw. negativen Löffelmeißeln in Fragmenten vom Knochen gelöst, extrahiert.

Von größter Wichtigkeit ist ein sicheres Ansetzen und Führen des Bohrers in der distalen Diaphyse in axialer Richtung in bezug auf die Zementplombe, damit der Knochen nicht perforiert, bzw. längsgespalten wird. Hierfür haben wir ein Zielgerät mit einem soliden Führungsgriff entwickelt (Abb. 8), auf welches verschiedene Zentrierkoni mit steigenden Durchmessern von 11–16 mm aufgeschraubt werden können. Diese Zentrierkoni machen den sicheren Ansatz des Bohrers an der Zementplombe möglich, verhindern ein Abweichen des Bohrers, bzw. die Perforation und Schwächung des Knochens (Abb. 9).

Wir müssen uns klar machen, daß das Femur ein mehr oder weniger gekrümmtes Rohr ist (Antekurvation).

Normalerweise versuchen wir immer zuerst den gesamten Zementköcher von proximal her aus dem Femur zu entfernen. Wir müssen uns aber klar machen, daß das Femur ein mehr oder weniger gekrümmtes Rohr ist (Antekurvation). Schon aus diesem Grunde kann die Entfernung des Zementes aus der unteren Diaphyse von oben her enorm schwierig oder unmöglich werden. In solchen Fällen legen wir auf der ventralen Seite des proximalen Femurs in geeigneter Höhe ein Fenster an, welches mit der oszillierenden Säge zwischen Bohrlöchern geschnitten wird. Das Fenster darf nur auf der Ventralseite des Femurs geschnitten werden, niemals lateral oder medial, sonst wird das Femur in biomechanisch wichtigen Bereichen entscheidend geschwächt: Lateral-Zugseite; medial-Druckseite. Vom Fenster aus läßt sich die Zemententfernung auch weiter distal wesentlich leichter bewerkstelligen, für das Losbrechen des Zementes durch die Fensteröffnung wurde ein bajonettförmig gekrümmter Meißel entwickelt – der sog. *Fenster-*

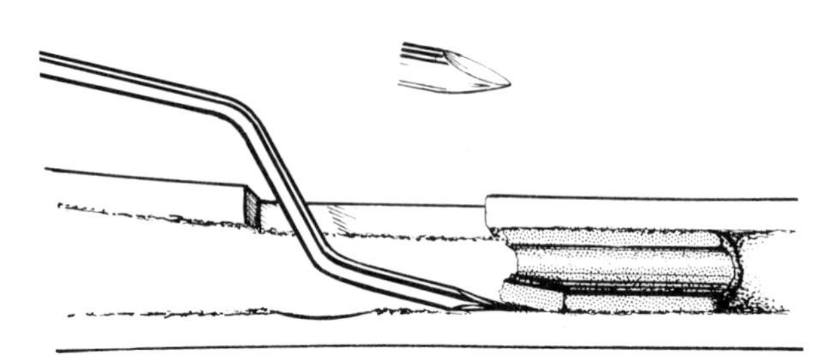

Abb. 7: *Fenstermeißel:* Seine Klinge ist symmetrisch geschliffen, aufgrund seiner Bajonettkrümmung kann er durch die Fensterung an der Zement-/Knochengrenze angesetzt werden.

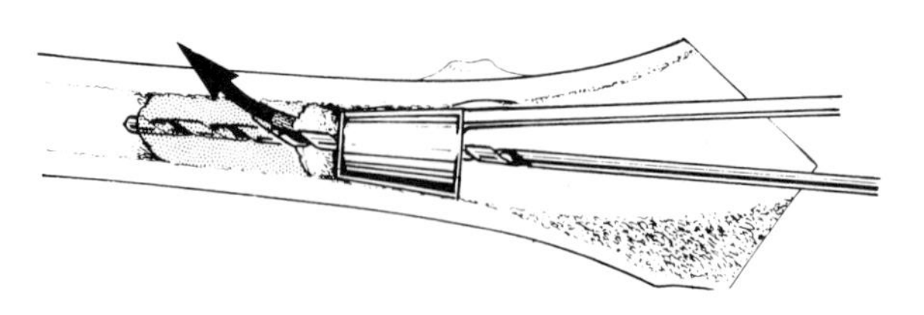

Abb. 8: *Zielgerät für den Bohrer:* Läßt sich an dem kräftigen Griff sicher führen, seine variablen Zentrierkoni erlauben ein sicheres Aufbohren der Zementplombe in axialer Richtung ohne Gefahr der Knochenperforation.

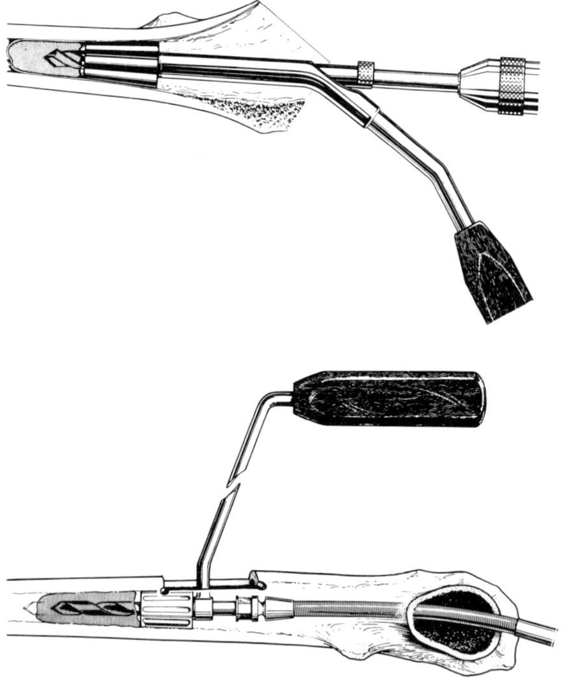

Abb. 9: *Spezialzielgerät, Bohrer mit elastischer Welle:* Aufgrund der Femurkrümmung besteht für lange gerade Bohrer weiter distal Perforationsgefahr. Dieses Zielgerät mit variablen Zentrierkoni wird durch das Fenster «vor Ort» angesetzt, der Bohrer mit flexibler Antriebswelle kann so gut in axialer Richtung angesetzt und geführt werden.

meißel. Dieser Meißel weist einen neutralen Klingenschliff auf, ist relativ spitz, man kann ihn gut an der Zement-/Knochengrenze ansetzen (Abb. 7).

Wenn aufgrund der Femurkrümmung mit einem geraden Bohrinstrument weiter distal nicht gearbeitet werden kann, ohne daß Gefahr der Perforation entsteht, kommt ein Bohrinstrument mit flexibler Antriebswelle zur Anwendung, dies kann durch ein geeignet geschnittenes Fenster ebenfalls mit einem speziellen Zielgerät mit Hilfe der auswechselbaren Zentrierkoni vor Ort sicher angesetzt werden (Abb. 9).

Es ist darauf hinzuweisen, daß das Fenster so klein wie möglich gehalten werden sollte, wir legen es zunächst immer so an, daß seine distale Begrenzung etwa 5–6 cm oberhalb der Prothesenschaftspitze endet, da wir immer danach trachten, einen Schaft gleicher Länge wieder zu verwenden.

Unsere Zemententfernungstechnik distal in der Diaphyse ist auch mit Hilfe des Fensters die folgende: Aufbohren der Zementplombe, Längsspalten des wandständigen Zementes mit dem Nasenmeißel, Lockerung und Abbrechen des Zementes vom Knochen mit den Löffelmeißeln oder mit dem Fenstermeißel, Extraktion.

Die andern Orts angewandte Technik, distal des Zementköcherendes ein Fenster anzulegen, den Köcher oder Teile davon mit einem Stößel nach proximal aus dem Femur herauszuschlagen, ist nach unserer Meinung mit erheblichen Nachteilen und Gefahren verbunden, bei Anwendung unseres Instrumentariums nicht notwendig.

Für die *Extraktion des Zementes* aus dem Femur steht eine ronguerartige Greifzange zur Verfügung, außerdem ein Extraktionshaken, welcher durch die zentrale Bohrung im Zement hindurch distal angesetzt werden kann. Mit dem Schlitzhammer kann man dann versuchen, Zementfragmente nach proximal herauszuschlagen.

Nach Entfernen des Zementes bearbeiten wir für die Reimplantation das Lumen des Markkanales mit Spezialcuretten, welche nach distal eingeführt werden, danach kann aufgrund des besonderen Klingenschliffes bei Herausziehen die knöcherne Wandung des Kanales von Bindegewebsschwarten, Knochenzementresten usw. gesäubert werden, auch für das Anfrischen des Knochens eignen sich diese Curetten hervorragend. Ein Pfeil auf dem Griff der Hakencurette markiert die Richtung in welche die Klinge zeigt (Abb. 10).

Als nächstes Problem stellt sich die *Zementsperre* am unteren Ende des Zementköchers dar.

Ihre Entwicklung entstammt den Problemen der Reoperationen, 1972 schon haben wir die ersten Prototypen eingesetzt. Es handelt sich um einen Polyethylenkörper mit zentraler Bohrung, welcher an seiner Zirkumferenz gefräste Flügelchen trägt, welche sich dem Lumen des Femurkanales anpassen. Mit Hilfe der Zementsperre wurde eine optimale Füllung der Diaphyse mit Zement erreicht, damit die Verankerung entscheidend verbessert.

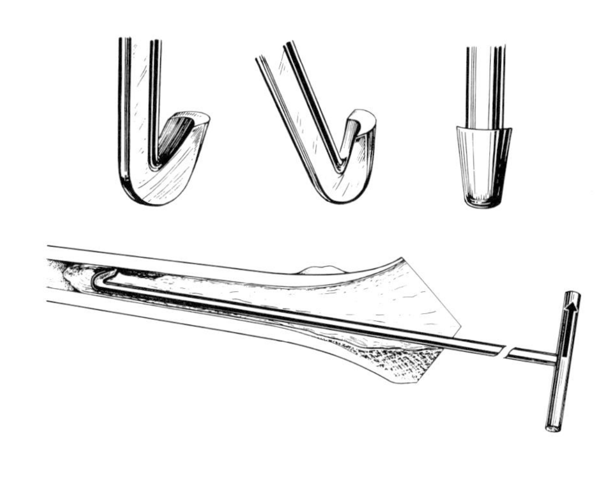

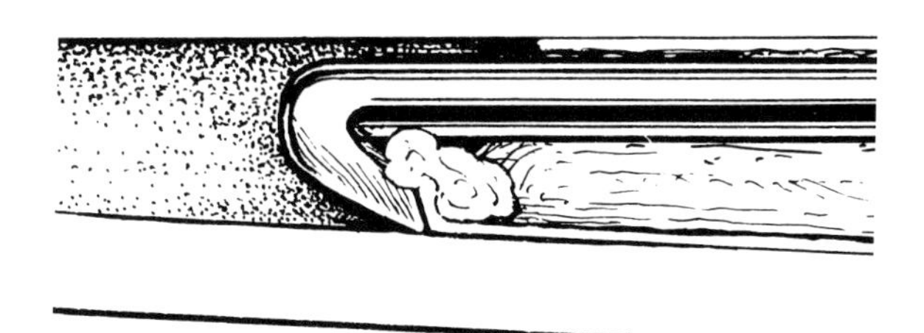

Abb. 10: *Spezialcuretten:* Aufgrund ihres Schliffes schneiden sie beim Herausziehen aus dem Markraum. So ermöglichen wir das problemlose Entfernen von Bindegewebsschwarten und Zementresten, das Anfrischen des Knochens für die Reimplantation.

Die Zementsperre hat einen angenehmen Nebeneffekt, im Hinblick auf Reoperationen: Sie verhindert, daß über das untere Ende der Prothesenschaftspitze hinaus nicht bis 10 cm lange Zementplomben nach distal das Femur füllen, welche in mühevoller Arbeit entfernt werden müssen.

Selbstverständlich muß man bei Reoperationen diese Zementsperren auch entfernen. Dies geht am elegantesten mit einem langen 2,3-mm-Bohrer, für den es in unserem Zielinstrument eine spezielle Führungshülse gibt. So kann der Bohrer direkt an der Zementsperre angesetzt werden. Es wird damit ein 2,3-mm-Loch in den Polyethylenkörper gebohrt, danach wird in das Bohrloch der AO-Gewindeschneider für die 6,5-mm-Spongiosaschrauben eingedreht, mit dem Schlitzhammer läßt sich die Zementsperre dann leicht ans Tageslicht befördern.

Die Entfernung von Hüftprothesenimplantaten, bzw. Zement stellt mit dem hier vorgestellten Instrumentarium kein Problem mehr dar. Spezialmeißel,

Bohrinstrumente und Curetten sind eigens für diese Anforderung konstruiert, ihr gezielter Einsatz erlaubt eine knochenschonende Entfernung von Implantaten und Zement, reduziert die damit verbundenen Gefahren ganz erheblich.

Literatur

STÜHMER, G., WEBER, B.G., MATHYS, R.: Special Instruments and Prosthetic Cups für the Removel and Replacement of a Total Hip Prosthesis. Arch. Orthop. Traumat. Surg. *39,* 191, 1979.

Diskussion

BRINKMANN: Habe ich Sie richtig verstanden, daß Sie die Membran in der Pfanne belassen? Diese Membran ist doch angefüllt mit Knochenzementtrümmern und Polyesterabrieb und allem möglichen Unsinn.

STÜHMER: Das habe ich undeutlich gesagt. Selbstverständlich muß das knöcherne Acetabulum von allen Bindegewebs- und Membranresten gesäubert werden. Nicht selten besteht gegen das kleine Becken hin ein zentraler Defekt, welcher mit einer relativ kräftigen bindegewebigen Membran verschlossen ist. Wenn dieser Defekt nur etwa 5-Markstückgröße erreicht, belassen wir je nach Lokalisation diese Membran als Abdichtung, damit wir bei der Reimplantation ein wasserdichtes System im Raum des Acetabulum erhalten, welche eine bessere Zementverankerung ermöglicht - das ist ein hydraulisches Problem. Wenn es die Situation erfordert, verschließen wir selbstverständlich diesen Defekt mit einer Femurkopf-/Knochenscheibe aus unserer Knochenbank.

RUCKELSHAUSEN: Ein kleiner Hinweis, man kann in jeder Werkzeughandlung mit dem Namen Holzschnitzwerkzeug aus einem Katalog 54 Formen verschiedener Meißel in 6 oder 7 Größen erhalten. Ich habe mir sehr oft damit helfen können.

MITTELMEIER: Herr Stühmer hat sehr mit Recht auf das Problem der Rückzugsmöglichkeit hingewiesen. Ich glaube, sein Vortrag hat auch gezeigt, welch schwierige Sache der Rückzug von einer fehlgeschlagenen zementierten Prothese ist und welch umfangreiches Handwerkszeug man braucht. Wie einfach ist dagegen der Wechsel einer zementfreien Prothese, auch wenn sie etwas festgewachsen ist. Alles was wir dazu brauchen, ist ein konischer kräftiger Haken, der zwischen Prothesen-Kragen und dem Resektionsteil des Femur eingeschlagen wird und ein schwerer Schlitzhammer. Dann ist das ganze mit einem kräftigen Orthopädenbizeps in wenigen Minuten gelöst und der Knochen wird nicht noch zusätzlich weggemeißelt. Ich bewundere den Mut derer, die nach einer fehlgeschlagenen Zementierung, wo nur noch ganz wenig Knochen vorhanden ist, vor allem im septischen Fall, nochmals Zement verwenden und dann nochmals in einem nicht unbeträchtlichen Prozentsatz sich der Mühe unterziehen, das wieder herauszunehmen. Wir haben 102 fehlgeschlagene Prothesen mit der Autophorprothese operiert und wir hatten nach der statistischen Auszählung, die mein Mitarbeiter Heisel kürzlich gemacht hat, fünf Fehlschläge. Bei einem ist die Pfanne herausgekippt nach fünf Wochen, und vier aseptische Stiel-Lockerungen.

POLSTER: In Heidelberg berichtete Herr Henßge über großzügige Deckelungen mit einem riesen Knochenfenster und ich wollte mich nach den Ergebnissen erkundigen, denn mit diesem Vorgehen erübrigt sich, Herr Stühmer, Ihr Instrumentarium.

STÜHMER: Da kann ich nur vor warnen.

BRINKMANN: Wir haben zwischen 1970 und 1973 1300 Weber-Huggler-Prothesen eingesetzt. Wir mußten demzufolge sehr viele austauschen. Diese Deckelung läßt sich bisweilen nicht vermeiden, auch nicht mit diesem hervorragenden Instrumentarium. So komplett, wie es Herr Stühmer vorgestellt hatte, war es damals nicht. Diese Deckel wachsen in der Mehrzahl wieder ein. Auffällig bei diesem relativ kurzen Schaft ist, daß etwa nach ⅔ von proximal nach distal der Knochenzementköcher auch nach 12 Jahren unglaublich fest ist; so wie am ersten Tag.

STÜHMER: Das ist für den Weber-/Standardschaft typisch. Diese Schaftgeometrie besteht seit 1967 unverändert, aufgrund der hervorragenden Resultate waren wir bis heute nicht veranlaßt, den Schaft zu ändern, auch mit den anderen längeren Weber-Schäften gibt es keine Probleme. Während der 5 Jahre, die ich jetzt in Ravensburg bin, habe ich fünf eigene Schaftinstabilitäten erlebt - all diese Schäfte wurden aber mit Nebacetin®-Sulfix® eingesetzt, welches bekanntlich vermehrt zu Instabilitäten geführt hat.

[1] Orthopädische Klinik der Justus-Liebig-Universität, Gießen
[2] FHS Gießen, Fb Techn. Gesundheitswesen, Gießen

Möglichkeiten und Grenzen der Ultraschallbearbeitung - Entfernung von Knochenzementen

U. Weber[1], M. Nietert[2], E. Jacob[1]

Trotz der Entwicklung zahlreicher, teilweise außerordentlich sinnreicher, Instrumente zur mechanischen Entfernung von Knochenzementen stellt die Zemententfernung bei Austauschoperationen von Gelenkendoprothesen unverändert ein erhebliches Problem dar.

Dies trifft weniger für den Pfannenbereich zu; auch bei intrapelviner Lage größerer Zementanteile läßt sich bei geeigneter Operationstechnik eine komplette Entfernung, wenn dies notwendig erscheint – z. B. bei Infektionen – erreichen. Bekanntlich sind die Schwierigkeiten besonders groß bei der Entfernung von Zementanteilen aus der Markhöhle, wenn (noch) keine Lockerung des Zementköchers in allen Abschnitten vorliegt. Deswegen wird von verschiedenen Arbeitsgruppen nach Alternativmethoden zur manuell-mechanischen Entfernung von Knochenzementen gesucht. Eigene Untersuchungen beziehen sich in erster Linie auf die Anwendung hochfrequent oszillierender Metallsonden, sog. Ultraschallsonden.

Um es gleich vorwegzunehmen: die experimentellen Ergebnisse haben so große Schwierigkeiten aufgezeigt, daß bis heute eine Umsetzung in der Klinik nicht erfolgt ist. Grundsätzlich erscheint ein Vorgehen zur Knochenzemententfernung wie bei der sog. Ultraschall-Lithotripsie, der nichtinvasiven Zerstörung von Konkrementen im ableitenden Urogenitalsystem, ideal.

In der Urologie wird vorwiegend mit folgenden 3 Methoden gearbeitet:

1. der extrakorporalen oder berührungsfreien Ultraschall-Lithotripsie,
2. der intrakorporalen, elektrohydraulischen Lithotripsie,
3. mit intrakorporalen intermittierenden Bohrverfahren.

Beim erstgenannten Verfahren werden durch elektrische Funkenentladung im Kopplungsmedium Wasser hochenergetische Stoßwellen erzeugt; bei Reflexion an Grenzflächen können die dabei auftretenden Druck- und Zugbeanspruchungen die Festigkeitswerte des betreffenden Körpers überschreiten und zum Abplatzen von Schichten oder zur Zertrümmerung führen. Dieser Effekt wird bei Harnsteinen ausgenützt. Übertragen auf die Orthopädie ist insbesondere wichtig, daß Beobachtungen von Eisenberger u.a. bei Beschallung von vitalem, spongiosareichem Knochengewebe keine Veränderungen des Knochens selbst nachweisen konnten.

Die intrakorporale Lithotripsie durch hydraulische Schlagwellenwirkung beruht auf dem gleichen Prinzip. Es werden allerdings die Elektroden, an denen die Funkenentladungen stattfinden, in die Nähe des zu sondierenden Objektes gebracht. Gewebsläsionen treten im Bereich der Funkenentladung regelmäßig auf.

Beim intermittierenden Bohrverfahren handelt es sich um die direkte Übertragung mechanischer Wellen im Ultraschallbereich, also mit einer Frequenzhöhe $>$ als 20 kHz durch berührende Bearbeitung des Objektes mit der schwingenden Sonde. Dabei lassen sich an der Sondenspitze außergewöhnlich hohe Energiedichten erzielen.

PMMA wird zu den thermoplastischen Werkstoffen gezählt. D.h., es ist davon auszugehen, daß bei Energiezufuhr der Werkstoff weich und formbar wird; dagegen ist eine Zerstörung, d.h. ein Zerplatzen oder Abplatzen des Knochenzementes vom Knochen – entsprechend der berührungsfreien Ultraschall-Lithotripsie von vornherein nicht möglich.

Da andererseits PMMA im weichen Zustand auch entfernbar sein muß, wurde von uns eine berührungskontaktübertragende Methode verwendet, die der intrakorporalen intermittierenden Bohrmethode entspricht.

Das verwendete Gerät besteht aus Generator und akustischen Bauteilen. Der vom Generator erzeugte Wechselstrom wird magnetostriktiv von Energieumwandlern in mechanische Schwingungen umgesetzt. Die Generatorfrequenz entspricht der Frequenz der Ultraschallwellen. Die Frequenz lag in einem Bereich von 20 bis 35 kHz; die Oszillationsamplitude der Instrumente betrug im Resonanzfall maximal 40–80 µm bei einer benötigten Leistung aus dem Stromnetz unter 450 W.

Für die Zemententfernung wurden unterschiedliche Arbeitsinstrumente, sogenannte Resonanzteile, benötigt. Erwartungsgemäß wurde bei der Bearbeitung von PMMA mechanische Energie unter

Wärmeentwicklung absorbiert. Der beschallte Knochenzement erhitzte sich soweit, daß er in umschriebenen Bereichen weich und formbar wurde. Die Zemententfernung wurde in dem kurzfristigen Zeitraum der beschallungsverursachten Umwandlung des Kunststoffes in einen zähen, verformbaren Zustand vorgenommen und entspricht damit einer manuell mechanischen Entfernung nicht ausgehärteten Knochenzementes. Dies gelingt nur unter Benutzung geeigneter Bearbeitungsgeräte wie Skalpell und meißelartiger Sondenspitze. Eines der ganz wesentlichen und bisher ungelösten Probleme stellt die Unterscheidbarkeit des Knochenzementes vom Knochen auch in der Tiefe der Markhöhle dar.

Eigene Untersuchungen beziehen sich in erster Linie auf die Markierung von Knochenzementen durch fluoreszierende Farbstoffe. Dies unter der Vorstellung, daß bereits durch geringste Farbstoffkonzentrationen ein ausreichender Färbeeffekt bewirkt würde. Das Ergebnis unserer diesbezüglichen Untersuchungen, das bereits früher mitgeteilt wurde, ist folgendes:

1. Eine Anfärbung von Knochenzementen mit Fluorochromen in vitro ist möglich.
2. Die erforderlichen Konzentrationen der Farbstoffe lassen eine deutliche Veränderung mechanischer Daten des Grundwerkstoffes erkennen; dies gilt sowohl für die Druckfestigkeit wie auch für dynamische Festigkeiten (Kerbschlagzähigkeit und relative Schlagzähigkeit) wie auch für Wechselbiegebeanspruchungen.
3. Die von uns verwendete Fluorochrommarkierung ist nicht als körperbeständig anzusehen.

Unter der Annahme einer ausreichend sicheren optischen Differenzierbarkeit zwischen markiertem Knochenzement und Knochen stellt sich das Problem der Ultrabeschallung von Knochenzementen wie folgt dar:

Unter der Beschallung entsteht bei der Erwärmung von PMMA toxischer, monomerhaltiger Dampf. Derartige Arbeiten sind demnach nur unter einwandfreien Abzugs- und Lüftungsbedingungen durchführbar, was intraoperativ spezielle Vorrichtungen erforderlich macht.

Grundsätzlich muß mit der Möglichkeit der thermischen Schädigung vitalen Knochens bei direktem Kontakt gerechnet werden. Dies trifft allerdings für spongiöse Knochenanteile zunächst nicht zu; hier war auch bei direkter Berührung makroskopisch und mikroskopisch keine Läsion erkennbar. Dies beruht möglicherweise auf der Eigenelastizität der Knochenbälkchen. Im Kompaktabereich lassen demgegenüber auch nur kurzfristige Kontakte punktuelle Verbrennungsherde bereits makroskopisch nachweisen. Demgegenüber ist die Gefahr einer thermischen Schädigung durch indirekten Knochenkontakt bei Bearbeitung im Zement selbst gering, weil die Wärmeleitfähigkeit des Kunststoffes PMMA begrenzt ist.

Untersuchungen zur Messung der Temperaturentwicklung im Knochenzement bestätigen diese bekannte Tatsache, daß Kunststoffe schlechte Wärmeleiter sind. Bereits in einer Entfernung von 0,5–1 cm von der Bohrstelle entfernt, erfolgen die Temperaturanstiege zeitlich stark verzögert. Bei einer Beschallungsdauer von 1 Minute ist die Maximaltemperatur erst etwa 3 Minuten nach Beschallungsende erreicht. Entscheidend ist insgesamt, ob eine Überschreitung der kritischen Temperaturgrenze von etwa 60 °C erfolgt. Dies ist von der Beschallungsdauer und von der Entfernung der Knochenzementgrenze vom Bearbeitungspunkt abhängig. Grundsätzlich kann eine derartige Erwärmung nur ausgeschlossen werden, wenn die einzelnen Beschallungszeiten am gleichen Ort 40–60 Sekunden nicht überdauern und wenn in keiner geringeren Entfernung als 2 mm von der Knochenzementgrenze gearbeitet wird.

Eine simultane Flüssigkeitskühlung am Beschallungsort erscheint theoretisch nicht sinnvoll, da die zur Zemententfernung erforderliche Erweichung als temperaturabhängig anzusehen ist. Eine Flüssigkeitskühlung zwischen den einzelnen Beschallungen dagegen erscheint empfehlenswert.

Für den praktischen Gebrauch haben sich einige Erkenntnisse ergeben. Gilt es größere Zementteile zu entfernen, so ist ein Vorgehen in zwei Schritten vorteilhaft. Der erste Schritt besteht in der Entfernung eines Knochenzementinnenzylinders durch zirkuläre Sondenbewegung im Zement selbst. Auf diese Weise kann zunächst unter Belassung einer 1–2 mm dicken Zementrandschicht die Hauptmasse des Knochenzementes entfernt werden, ohne die Gefahr den Knochen zu schädigen. Diese Randschicht kann dann anschließend durch skalpellartige Sondenspitzen meist problemlos herausgelöst werden. Alternativ besteht die Möglichkeit der mechanischen Nacharbeitung durch Aufbohrung des entstandenen Zylinders.

Spezielle Möglichkeiten eröffnet die Ultraschallbearbeitung in der Anfangsphase der Reoperation, wenn die Markhöhle nach distal durch den Zementköcher nach Entfernung des Prothesenschaftes verschlossen ist. Wenn eine Schaftfensterung vermieden werden soll, was aus mehreren Gründen sinnvoll ist, dann muß eine Anbohrung des Zementköchers erfolgen. Bei rein mechanischem Vorgehen folgt das einzuführende Instrument dem Wege des geringsten Widerstandes und weicht häufig auf die knöcherne Seite hin aus, was letztendlich die unerwünschte Perforation des Schaftes zur Folge hat. Diese Gefahr läßt sich vermeiden durch Kombination von Ultraschallbearbeitung und mechanischer Kraftanwendung, weil hier der erweichte Knochenzement die Stelle geringsten Widerstandes darstellt. Dadurch kann die zentrale Anbohrung des Zementköchers wesentlich vereinfacht werden.

Grundsätzlich ist die Verwendung von hochfrequenten oszillierenden Metallsonden zur Knochenzemententfernung möglich, zumindest als Hilfsmittel. Eine weitere Beschäftigung mit derartigen Methoden, mit dem Ziel, sie zur klinischen Anwendung zu bringen, erscheint durchaus aussichtsreich.

Diskussion

EYERER: Bitte noch einmal eine Frage zur Temperatur. Sie erwähnten, PMMA ist ein amorpher Thermoplast. Dieses PMMA hat einen Glasumwandlungspunkt bei 105°, d.h. das ist der Punkt, wo der Hauptabfall der Eigenschaften eintritt. Wenn Sie den nun umformen wollen in einen plastischen Zustand, dann brauchen Sie mindestens 120°. Wenn dem so ist, kann ich Ihren Temperaturkurven nicht folgen, die da 50° angeben. Bei 50° ist das PMMA in keiner Weise fließfähig oder umformbar.

WEBER: Ich stimme Ihnen völlig zu. Das Problem ist ja nicht die Temperatur schlechthin. Das mechanische Problem ist die Temperatur am Ort der Sondenspitze. Das biologische Problem ist die Temperatur am Knochen und deswegen die Einschränkung. Ich kann nicht mit meinem Instrument direkt bis an die Knochenzementgrenze heran. Ich muß in einem bestimmten Abstand davon bleiben. Wir haben Temperaturmessungen gemacht mit Ultraschallsonden. Wir haben Thermoelemente in Zementblöcke eingebracht und haben dann nachvollzogen, in welchem Abstand unter entsprechender Flüssigkeitskühlung, bei welcher Beschallungsdauer welche Temperaturen eintreten; und dabei hat sich herausgestellt, wenn man die Beschallungszeit auf einen bestimmten Zeitraum begrenzt (30 bis 40 Sekunden pro Beschallungsperiode) und einen bestimmten Abstand zur Knochengrenze einhält (mindestens 2 mm bis 3 mm), daß man dann nicht damit zu rechnen hat, daß Temperaturen über 60° an der Knochen-/Zementgrenze auftreten.

GABRIEL: Wie wollen Sie denn gewährleisten, daß Sie immer diesen minimalen Abstand einhalten? Ich glaube, Sie sehen doch nichts. Machen Sie das unter Röntgenschirmbildkontrolle? Ich sehe auch noch nicht den Vorteil ganz ein, eine mechanische Entfernung müßte doch genau dasselbe leisten als wenn man jetzt das Material durch thermische Erwärmung weich macht.

WEBER: Zunächst möchte ich darauf hinweisen, daß es sich ausschließlich um experimentelle Untersuchungen gehandelt hat. Wir haben dieses Verfahren noch nicht in die Klinik übernommen. Ich weiß, daß die Endoklinik vor zwei Jahren darüber berichtet hat, daß sie ähnliche Methoden in die Klinik übernommen hat. Eines der Hauptprobleme – und darauf hat Herr Stühmer vorhin hingewiesen, er meint allerdings, daß er es mit seinen Bohrern und Bohransätzen gelöst hat – ist die Entfernung des unteren Zementzapfens oder die Anbohrung des unteren Zementzapfens bei der Reoperation aus der Markhöhle. Wenn Sie das mechanisch machen, laufen Sie große Gefahr, daß Ihr Bohrer oder jedes Werkzeug den Weg des geringsten Widerstandes geht. Und der Zement ist, wenn der noch fest sitzt, häufig härter als der Knochen. Das heißt, Ihr Bohrinstrument weicht zum Knochen hin aus und Sie perforieren den Knochen, anstatt daß Sie den Zement zentral perforieren. Davor schützt Sie auch die biegsame Welle nicht. Unsere Vorstellung ist, daß man unter der Erweichung des Knochenzementes, denn der Knochenzement erweicht sich, nicht der Knochen, einen Weg findet, den unteren Zementköcher anzubohren. Ob das letztendlich in der Klinik möglich sein wird, ist eine ganz andere Frage. Das zweite Problem ist, daß Sie eine exakte Unterscheidung des Knochenzementes vom Knochen finden. Das ist aber auch die notwendige Voraussetzung zu einer sauberen, vernünftigen Trennung auf mechanischem Wege und da haben wir bisher auch kein Lösungsmodell anzubieten. Unsere Untersuchungen mit den Fluorochromen sind in erster Linie daran gescheitert, daß sich die Fluorochrome auf lange Sicht nicht als körperbeständig herausgestellt haben; d.h., sie sind aus dem Knochenzement herausdiffundiert, sind in den Knochen übergegangen und haben dann den Knochen angefärbt und nicht mehr den Knochenzement.

VII. Neuentwicklungen

Fa. Kulzer & Co. GmbH, Friedrichsdorf

Möglichkeiten der Knochenzementverbesserung

W. Ege

Seit mehr als zwei Jahrzehnten werden Knochenzemente zur Verankerung von künstlichen Hüftgelenken eingesetzt. Die Entwicklung auf dem Gebiet des künstlichen Gelenkersatzes verlief nahezu stürmisch, doch am Knochenzement hat sich praktisch nichts geändert. Es muß also irgendeinen Grund haben, daß auf dem Gebiet des Knochenzements bis heute keine Neuentwicklungen auf den Markt kamen, sondern nur Varianten des Grundmaterials bei den einzelnen Herstellern verwendet wurden.

Ich möchte deshalb an dieser Stelle noch einmal einen - aber nur ganz kurzen - Hinweis zu den heute im Handel befindlichen Knochenzementen geben.

Zunächst zum Material

Alle Knochenzemente sind auf der Basis der Methylmethacrylate aufgebaut.

$$CH_2 = C(CH_3) = C(=O)-OCH_3$$

Dichte 0,95 g/cm³
Siedepunkt 100 °C

Methylmethacrylat

Als Katalysatoren werden Dibenzoylperoxid und Dimethyl-p-toluidin eingesetzt.

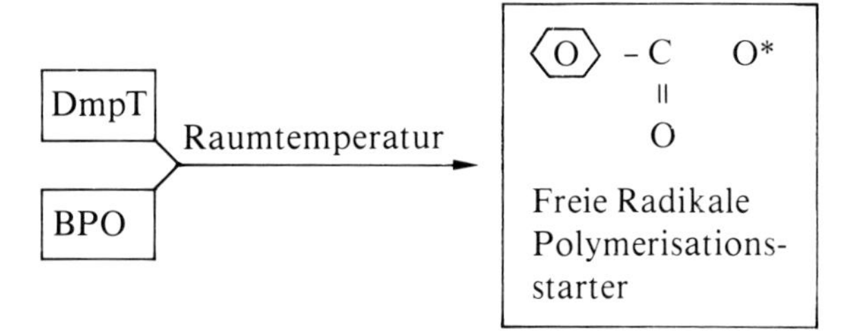

Ein Knochenzement aus Japan «Bonemite» enthält weder Peroxid noch Dimethyl-p-toluidin sondern Tributylboran als Katalysator. Die Polymerisation erfolgt dadurch, daß das TBB mit Luftsauerstoff zusammen Radikale bildet. Als Endprodukt des TBB-Zerfalls erhält man Borsäure. Da im letzten Jahr eine ganze Reihe von borsäurehaltigen Arzneimitteln vom Bundesgesundheitsamt aus dem Verkehr gezogen wurden, ist zu befürchten, daß bei der Zulassung eines solchen Zements große Schwierigkeiten durch die Behörden zu erwarten sind. Wir haben deshalb die Forschung auf diesem Gebiet eingestellt.

Zusätzlich entsteht während des Zerfalls von TBB Butylhydroperoxid. Diese Substanz hat sich bei Untersuchungen unseres Hauses als eine äußerst toxische Verbindung herausgestellt. Es wird während der Reaktion weiter zu n-Butanol umgewandelt.

$$B\text{-}(CH_2\text{-}CH_2\text{-}CH_2\text{-}CH_2)_3 + O_2 \longrightarrow H_3BO_3 + CH_3\text{-}CH_2\text{-}CH_2\text{-}CH_2\text{-}OOH$$

$$CH_3\text{-}CH_2\text{-}CH_2\text{-}CH_2\text{-}OOH + n\,MMA \longrightarrow PMMA + CH_3\text{-}CH_2\text{-}CH_2\text{-}CH_2\text{-}OH$$

Wie Sie alle aus zahlreichen Veröffentlichungen wissen, sind im Prinzip alle Knochenzemente als gleichwertig zu betrachten. Was ist oder sind die Gründe, die nach einer Weiterentwicklung verlangen?

Den Knochenzementen wird nachgesagt, daß durch Einfluß der Temperatur beim Auspolymerisieren und durch Abgabe von Monomeren bzw. Katalysatorbestandteilen Schädigungen des umgebenden Knochengewebes induziert werden. Dadurch könnte es zu einer Lockerung der Prothese mit dem umgebenden Zementköcher kommen. Solange der Zementköcher fest im Knochen eingeschieden ist, scheinen auch die mechanischen Festigkeiten ausreichend zu sein. Doch bei fortschreitender Lockerung kann es dann zu einer Zerstörung, ja völligen Zerrüttung des Knochenzements kommen.

Welche Kriterien sind nun bei der Neuentwicklung oder Verbesserung der augenblicklichen Zemente zu beachten? SCALES hat schon 1953 für ein solches Material folgende Forderungen aufgestellt:

1. Chemische Stabilität,
2. Erhaltung der physikalischen Eigenschaften, auch unter Einfluß von Körperflüssigkeit,
3. biologische Verträglichkeit,
4. keine Kancerogenität,
5. keine Allergieauslösung oder sonstige Überempfindlichkeit,
6. volle mechanische Beanspruchbarkeit,
7. Herstellbarkeit in der gewünschten Form und möglichst billig,
8. Gute Sterilisierbarkeit.

Wenn man diese Punkte alle berücksichtigt und dann die Kunststoffpalette durchgeht, bleibt nicht mehr viel übrig. Epoxide und Polyurethane gibt es bis jetzt noch nicht mit den einfachen Anwendungsmöglichkeiten, die das PMMA bietet. Ferner würde die Suche nach einer verträglichen Variante Unmengen von Geld verschlingen. Doch wird die Langzeitforschung sicher mit diesen Substanzen arbeiten müssen, um ein völlig neues Produkt zu entwickeln.

Was blieb, war wieder das altbekannte PMMA, und man versuchte bzw. versucht bis heute, die Nachteile durch Zusätze auszugleichen. Zu erwähnen wäre hier zuerst ein Knochenzement, dem Hydroxyäthylmethacrylat zugesetzt wird, um ihm quellbare Eigenschaften zu verleihen.

Seit Jahren laufen Versuche, durch Zusätze von bekannten biokompatiblen Materialien eine bessere Biokompatibilität – wenn nicht gar ganz andere Eigenschaften – wie die Möglichkeit des Anwachsens des Knochens an den Zement oder ein Durchwachsen von Knochenbälkchen durch den Zement, zu ermöglichen. Es wird von einer Gruppe in Holland versucht, gezielte Porengrößen durch wasserlösliche Substanzen in den Zement zu schaffen. Aufgrund der niedrigen mechanischen Festigkeiten eines solch porösen Materials werden meines Wissens zur Zeit hauptsächlich Untersuchungen zur Defektausfüllung durchgeführt.

Andere Gruppen (z.B. BATTELLE, MITTELMEIER) versuchen, durch Zusatz von schwerlöslichen Kalziumphosphaten bzw. Hydroxylapatit ein Anwachsen oder auch wieder ein Einwachsen des Knochens zu erreichen. Wir verwenden anstelle von Hydroxylapatit das Bioglas Ceravital®, das nahezu unlöslich ist und hoffen, einen Anwachseffekt in Form einer Punktschweißung zu erreichen.

Durch den Zusatz dieser Fremdstoffe – sei es Glaskeramik oder Hydroxylapatit – sinken aber die mechanischen Festigkeiten sehr stark ab. Mittelmeier versucht, durch Zusatz von Kohlenstoff-Fasern diesen Nachteil auszugleichen und kann dann über gute mechanische Werte eines solchen Zements berichten.

Eigene Versuche mit Kohlenstoff-Fasern brachten keine Verbesserung bzw. erst ab einer Menge, die den Zement nicht mehr richtig handhaben ließ. Durch Zusatz von Glasfasern gelang es aber, auch hier die mechanischen Werte dem seitherigen Zement anzugleichen oder teilweise Verbesserungen zu erreichen.

Biegefestigkeit nach Lagerung in Wasser bei 37 °C

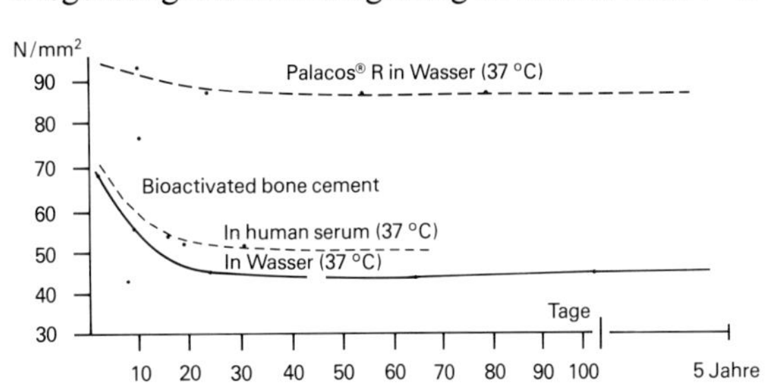

Schlagzähigkeit nach Lagerung in Wasser bei 37 °C

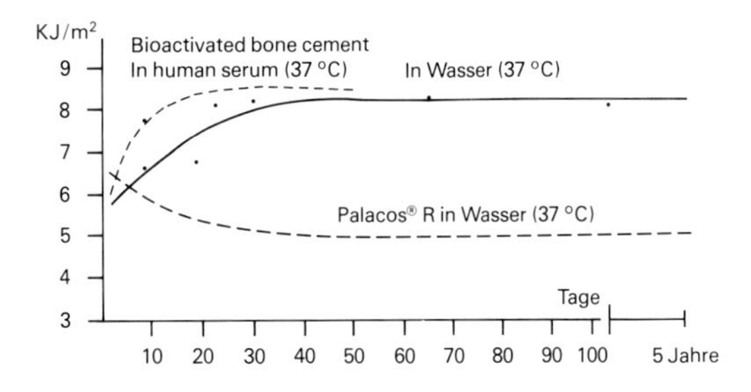

Die bis jetzt vorliegenden Ergebnisse der toxikologischen Untersuchungen und der Tierexperimente lassen doch einen berechtigten Optimismus zu, daß eine solche zweite Knochenzementgeneration Fortschritte gegenüber den seither eingesetzten Zementen erbringen könnte.

Es werden aber auch noch viele Versuche und Untersuchungen durchgeführt werden müssen, bevor ein solcher Zement auf den Markt gebracht werden kann.

Selbst eine schnellstmögliche Lösung, die nur durch Zusatz von C-Fasern zum Zement dessen mechanischen Eigenschaften verbessert und u.U. die Lockerungsrate herabsetzen könnte, ist bis jetzt nicht auf dem Markt.

Die neueste Information aus USA sagt, daß ein zur Zulassung bei der FDA gemeldeter C-Faser enthaltender Knochenzement zurückgezogen wurde. Die Gründe dazu sind im Moment nicht bekannt.

Alles seither Berichtete ist aber nicht unbedingt als absolute Neuentwicklung zu bezeichnen; genauso wenig wie die von Prof. Harris aus USA in letzter Zeit in die Diskussion gebrachte Möglichkeit der Verbesserung der mechanischen Festigkeiten der Knochenzemente durch Zentrifugieren des angerührten Teiges, der durch Kühlen einer Komponente eine verlängerte Verarbeitungszeit und eine niedrigere Viskosität erhält. Dabei verhalten sich nicht alle Zemente gleich. So erreichen die Zemente, die zur Zeit in USA zugelassen sind, nach dem Zentrifugieren erst die Werte, die Palacos® R schon ohne Zentrifugieren hat, so daß man zumindest bei diesem Zement auf eine solche zusätzliche Manipulation verzichten kann. Zusätzlich besteht die Gefahr, beim Zentrifugieren das Röntgenkontrastmittel abzutrennen.

Was bleibt nun wirklich als absolute Neuentwicklung für die Zukunft übrig?

Eine Arbeitsgruppe der Universitätsklinik in Bern berichtet seit einigen Jahren über einen Biozement auf der Basis der seit Jahren in Zahnfüllungsmaterialien verwendeten Bowen-Formel.

1978 berichtete Jyrki-Vainio in zwei Veröffentlichungen über bessere histologische Ergebnisse gegenüber den seitherigen Knochenzementen. Raveh et al. setzten einem handelsüblichen Material auf Bowen-Basis Tricalciumphosphat zu und erzielten nach ihren Angaben sehr gute Ergebnisse. Ein solcher Zement wäre frei von monomerem Methylmethacrylat. Bis jetzt gelingt es allerdings noch nicht, dieses Material so herzustellen, daß große Mengen, die zur Verankerung von Endoprothesen erforderlich sind, verarbeitet werden können. Die Verarbeitungsbreite ist zu kurz und die Polymerisationstemperaturen erreichen über 100 °C. Es erscheint aber sinnvoll, mit diesem Material weiterzuarbeiten.

Weitere Entwicklungen wären – langfristig gesehen – auf der Basis von Epoxiden möglich. Eine erste Patentanmeldung existiert auch bereits. Dabei wird durch Umsatz von Bisphenol A mit 1 Hydroxy, 2,3 Epoxypropan ein Epoxidpolymer hergestellt, das äußerst reaktive Glycidylendgruppen enthält. Dieses Produkt wird mit einem hydroxylgruppenhaltigen Polymer auf Butadienbasis umgesetzt und man erhält ein Epoxidharz. Als Härter werden allerdings bedenkliche Verbindungen – wie Polyamino- und Mercaptoverbindungen – eingesetzt. Im Augenblick habe ich gegen einen solchen Knochenzement größte Bedenken im Hinblick auf seine toxischen Nebenwirkungen.

Genau dasselbe gilt auch für einen Knochenzement, der auf der Basis von Polyurethanen aufgebaut wäre. Ein solches Harz würde durch Umsatz von Polyisocyanaten mit hydroxylendgruppenhaltigen Polymeren hergestellt. Isocanate gelten ebenfalls als toxisch äußerst bedenkliche Verbindungen. Man müßte einen 100%igen Umsatz erreichen, um dann, wie andere Anwendungsgebiete im medizinischen Bereich zeigen, ein gut verträgliches Material zu erhalten.

Was kann nun als Fazit dieser Überlegungen gezogen werden? Im Gegensatz zu der Prothesenentwicklung ist es auf dem Gebiet des Knochenzementes gar nicht einfach, etwas Neues zu erarbeiten. Kurzfristig sehe ich im Augenblick überhaupt keine Änderung des seitherigen Systems, wenn man von geringfügigen Variationen absieht.

Literatur

J. Raveh, et al.: Eigenschaften und Verträglichkeit eines neuen Biozements nach intraonärer Implantation im Tierversuch. Dtsch. zahnärztl. Z. *36*, 659, 1981.

Raveh, J. et al.: Biocement – A new Material. Acta Otolanyngol. *94*, 371, 1982.

Raveh, J. et al.: Tierexperimentelle Erfahren nach Anwendung eines neuen Materials – Biozement – zur Osteoplastik und Alloimplantatfixation. Chirur. *53*, Heft 11, 1982.

Vainio, J. et al.: A Composite Resin as an Implant Material in Bone. Arch. Orthop. Traum. Surg. *92*, 165, 1978.

Vaionio, J. et al.: Experimental Fixation of Bone Cement and Composite Resin to Bone. Arch. Orthop. Traum. Surg. *94*, 191, 1979.

EP0037759 A2: Ciment urtilisable pour la fixation de prothéses osseuses. 14.10.1981.

Diskussion

Bösch: Wenn ich Sie recht verstanden habe, beziehen sich diese Verbesserungen nur auf die Füllstoffe des Zementes, aber nicht auf die Startersysteme und da muß ich sagen, daß in diesem Zusammenhang der Begriff «Biozement» für mich etwas gewagt ist.

Ege: Aufgrund der Erfahrungen der letzten Jahre wird auch bei den Katalysatorsystemen eine gewisse Forschung in Gang gesetzt werden.

Semlitsch: Normalerweise kommt eine Neuentwicklung erst dann in Gang, wenn Regreßansprüche kommen. Die «Schlummerjahre» aller Zemente beruhen wahrscheinlich darauf, daß die Juristen den Zement offenbar noch nicht als Substanz entdeckt haben, die bei schlechter Handhabung das schwächste Glied in der Kette ist. Bei einem Regreßanspruch ist es äußerst schwierig, den ‹Schwarzen Peter› dem Knochenzement zuzuschieben. Man kann das nur pauschal sagen. Wenn ich Herrn Dr. Müller aus Darmstadt ansehe, hätte er als Experte doch Schwierigkeiten, den genauen Nachweis zu liefern, daß ausgerechnet der Knochenzement Schuld am Versagen einer Endoprothese trage. Ich begrüße es sehr, Herr Ege, daß Sie als Experte auf dem Gebiet der Acrylatzemente uns allen den Anstoß zu verstärkten Anstrengungen auf dem Gebiet des Knochenzementes gegeben haben. Es ist ja eine Schande, wenn man das Ausdauerverhältnis des Knochenzementes mit dem der metallischen Werkstoffe vergleicht. Das Verhältnis Ermüdungsfestigkeit zu statischer Festigkeit beträgt bei Metallen 0,3 bis 0,6 und bei dem «Lumpenzeug nach Stühmer» haben wir ein Ausdauerverhältnis von nur 0,1, wobei die statische Festigkeit schon im Keller ist. Mich wundert es, daß die einzementierten Prothesen überhaupt so lange halten.

MITTELMEIER: Ich habe 1956 die erste größere Studie über die Anpassung des Gewebes an die Acrylatprothesen von Judet durchführen können und wir haben damals schon sehr viele Dauerschwingbrüche gesehen und in einer sehr großen Archivarbeit geschrieben, daß es nur eine Frage der Zeit wäre, bis das Acrylat bräche. Als Charnley den Acrylzement eingeführt hatte, habe ich 1964 in Homburg im Rahmen meines Probevortrages davor gewarnt, das Material zu verwenden, es würde uns sicher viele Probleme durch Dauerschwingbrüche machen. Ich habe deshalb 1969 zusammen mit Judet begonnen, in Voraussicht dieser Probleme vom Knochenzement wegzugehen, ihn zu umgehen, durch Rückkehr zum selbsthaftenden Verankerungsprinzip, und ich freue mich natürlich, daß jetzt nach sehr, sehr langer Zeit dieses Problem so klar erkannt wird. Es ist die schlechte Dauerschwingfestigkeit, die sträflicherweise vernachlässigt worden ist. Es gibt ja dieses hervorragende Buch über den Zement von Herrn Müller und Herrn Oest. Aber so dick es ist, es ist aber keine Dauerschwingprüfung darin enthalten.

EGE: Ich möchte nur den Vorwurf, daß wir in der Forschung geschlafen hätten, etwas entkräften, ich habe vor 10 Jahren in meiner Firma angefangen und habe zwei Jahre zum Einarbeiten gebraucht. Seit diesen Jahren habe ich meine ganze Forschungskapazität, soweit sie mir zur Verfügung stand, darauf verwandt, eine zweite oder gar dritte Generation Knochenzemente auf die Beine zu stellen. Das geht leider Gottes nicht so schnell, man erlebt fürchterliche Fehlschläge und kann dann wieder ganz von vorne anfangen, da sind zehn Jahre so gut wie gar nichts.

MÜLLER: Als wir vor zehn Jahren das Buch veröffentlichten, gingen natürlich zwei Jahre Vorarbeit dahin. Es geht uns sicherlich wie vor 100 Jahren dem Eisenbahningenieur Wöhler, der die nach ihm benannten Wöhler-Kurven ermittelte, nachdem Eisenbahnachsen gebrochen und Fahrgäste zu Schaden gekommen waren. Aus der Erfahrung heraus wächst das Procedere, wie man dem Stoff und seinen Nachteilen nachspürt. Das ist sicherlich schwer vorhersehbar und ist in anderen Bereichen der Technik gerade so wenig möglich wie hier.

MITTELMEIER: Ich glaube, daß die Bestimmung der Dauerschwingfestigkeit zur Charakteristik jedes Werkstoffes gehört, der dauermechanisch belastet wird, und es ist nur so, daß man die Kräfte, die im menschlichen Körper wirken, im Vergleich zur Technik einfach unterschätzt hat.

BRINCKMANN: Herr Ege, bei den diskutierten Verbesserungen handelt es sich um Verbesserungen der mechanischen Eigenschaften und um Verbesserungen der biologischen Verträglichkeit. Eine wichtige Verbesserung könnte auch sein, daß man die Entfernbarkeit des Zementes irgendwie verbessert durch Veränderungen am Material, durch Schmelzpunktänderungen, durch Verbesserungen der Spanbarkeit. Haben Sie in Ihrer Firma etwas derartiges versucht? Kennen Sie andere Versuche, vielleicht auch fehlgeschlagene Versuche, in dieser Richtung?

EGE: Ich kenne in dieser Richtung keine Versuche, ich möchte nur dazu sagen, daß, wenn diese bioaktivierten Zemente jemals auf den Markt kommen, das Entfernen noch schwieriger wird, als das jetzt im Augenblick ist.

[1] Hafenkrankenhaus Hamburg, Chirurgische Abteilung, Hamburg (Chefarzt: Dr. med. H. Seidel)
[2] Unilever Forschungsgesellschaft – Natec, Hamburg

Neuentwicklung eines quellbaren Knochenzementes

H. Seidel[1], K. Polzhofer[2]

Einleitung

Seit der Einführung des Knochenzementes durch Charnley zur Verankerung von Hüftprothesen hat diese Operationsmethode weltweit Verbreitung gefunden.

Die konventionellen Knochenzemente ähneln sich im Prinzip in ihrer Zusammensetzung. Es handelt sich um pulverförmige Polymethylmethacrylate, die mit Methylmethacrylat monomer extrakorporal zu einem Teig angerührt werden, der je nach Art der weiteren Zusätze, insbesondere von Polymerisationskatalysatoren innerhalb von kurzer Zeit zu einer festen homogenen Phase erstarrt.

Primärtoxische Auswirkungen der konventionellen Knochenzemente während der intracorporalen Aushärungsphase auf den Kreislauf und auf das örtliche Gewebe lassen sich durch besondere operative Maßnahmen vermeiden.

Die Volumenabnahme der konventionellen Zemente durch Schrumpf läßt sich jedoch nicht verhindern. Allein der monomer bedingte Schrumpf während der Polymerisation beträgt 23 Volumenprozent. Dieser Schrumpf des Zementes muß als eine Hauptursache der immer häufiger zu beobachtenden Lokkerungen zwischen Zement und Knochen angesehen werden.

Unser Ziel war es, durch Zumischung einer quellbaren Substanz zu dem konventionellen Knochenzement den Monomer-Schrumpf auszugleichen.

Die Volumenzunahme durch Quellung des Zementes im Knochen sollte eine bessere Flächenhaftung an den Knochen durch erhöhten Anpreßdruck gewährleisten. Gleichzeitig sollte die Verarbeitungsqualität des Zementes verbessert werden. Die Anteigungszeit des Zementes sollte kurzgehalten und die Verarbeitungszeit ausgedehnt werden. Die Aushärtungszeit jedoch sollte verkürzt werden.

Zement-Neukonzeption

Poly-2-Hydroxy-ethylmethacrylat erschien wegen seiner Quelleigenschaft dazu geeignet.

Die Substanz wurde in Form von Kontaktlinsen und anderen Biomaterialien millionenfach erprobt und erschien wegen seiner Atoxizität ebenso zur Implantation in den Knochen geeignet.

Tab. 1: Quellbarer Knochenzement BBC.

Festphase	33,80 g	Polymethylmethacrylat Korngröße 0,01–0,1 mm
	6,00 g	Zirkondioxid
	10,00 g	Poly-2-hydroxyethylmethacrylat (PHEMA) Korngröße von 0,1–0,5 mm
	0,2 g	Dibenzoylperoxid
Flüssigphase	20,00 g	Methylmethacrylat mit 0,5 Gew. % N,N-Dimethyl-p-toluidin und 0,005 Gew. % Hydrochinon

Der quellbare Knochenzement wurde derart hergestellt, daß 10 g PHEMA der Festphase von PMMA, Zirkondioxid und Dibenzoylperoxid beigemischt wurden (Tab. 1).

Der derart zusammengesetzte Knochenzement kann nach einer Minute Anteigezeit bei einer Raumtemperatur von 24 °C von der Unterlage bzw. dem Anteigegefäß gelöst werden und klebt nicht mehr an Instrumenten und Handschuhen. Die Verarbeitungszeit beträgt 6 Minuten. Die Aushärungszeit des Zementes beträgt 10 Minuten.

Laboruntersuchungen

Reißfestigkeit, Reißdehnung, Quetschspannung, E-Modul, Quellverhalten, Haftfestigkeit, Quelldruck.

Vergleichend zu dem konventionellen Knochenzement Palacos® R wurden bei dem neuen Knochenzement die mechanischen Eigenschaften: Reißfestigkeit, Reißdehnung, Quetschspannung und der E-Modul nach DIN-Norm bestimmt. Zusätzlich wurden der Quelldruck und die Haftfestigkeit an Oberflächen bestimmt.

Die Reißfestigkeit wurde an Schulterstäben nach DIN 53455 gemessen. Die Reißdehnung wurde nach der gleichen DIN-Norm gemessen. Die Quetschspannung wurde an Norm-Körpern nach DIN 53454 gemessen. Der Elastizitätsmodul wurde nach DIN 53457 an Norm-Kleinstäben nach DIN 53452 gemessen. Sämtliche Messungen wurden mit einer Zugdruck-Prüfmaschine (Typ 1547, Fa. Frank, Weinheim) durchgeführt. Die ermittelten Ergebnisse stellen Mittelwerte aus jeweils 10 Einzelmessungen dar.

Das Quellverhalten wurde an Knochenzement-Probekörpern in Form von Norm-Kleinstäben gemäß DIN 53452 gemessen. Die Norm-Kleinstäbe wurden bei 20 °C so in Ringerlösung gelagert, daß sie von ihr vollkommen bedeckt waren. Nach bestimmten Zeitabschnitten wurden die jeweiligen Gewichtsveränderungen der Probekörper bestimmt.

Die Haftfestigkeit wurde nach einer von uns entwickelten Methode bestimmt. Sie wurde mit Hilfe von Durchdrückversuchen ermittelt. Hierzu wurden 25 mm lange poröse Keramikrohre (Fa. Degussa) mit einem Außendurchmesser von 26 mm und einem Innendurchmesser von 18 mm mit der zu prüfenden Knochenmasse gefüllt und bei 20 °C an der Luft bei 65% rF sowie in Ringerlösung bei 20 °C im Parallelversuch gelagert.

Drei Versuchsreihen wurden durchgeführt; eine mit einer Lagerungszeit von einem Tag, eine zweite mit einer Lagerungszeit von 28 Tagen und eine dritte mit einer Lagerungszeit von 25 Wochen.

Nach entsprechender Lagerung wurden die Proben in einer Zugdruckmaschine mit einer Zuggeschwindigkeit von 10 mm pro Minute geprüft. Dabei wurden die Zementfüllungen mit Hilfe eines Metallstempels aus dem Keramikrohr gedrückt. Die Maximalkraft, die zum Durchdrücken der Zementfüllung erforderlich war, wurde gemessen und diente als Maß für die Haftfestigkeit der untersuchten Zementproben an der Keramikoberfläche.

Zur Bestimmung des Quelldruckes entwickelten wir ebenfalls eine eigene Methode. Hierzu wurden zylindrische Probekörper von 30 mm Länge und 24 mm Durchmesser in eine perforierte Metallhülse gelegt und mittels Schraubverschlüssen an den Enden der Metallhülse gehalten. In einem der beiden Schraubverschlüsse wurde eine Druckmeßdose mit einem Bereich von 0–50 Bar eingebaut. Mit dem zweiten Schraubverschluß, der ein Feingewinde aufwies, wurde bei Versuchsbeginn ein Vordruck von 1 Bar eingestellt. Die so vorbereiteten Proben wurden in Ringerlösung von 20 °C eingelegt, so daß sie von der Lösung vollständig bedeckt waren. Sie wurden eine bestimmte Zeit lang in der Lösung gelagert. Der sich durch die Quellung der Probekörper aufbauende Druck wurde fortlaufend registriert.

Ergebnisse

Die Ergebnisse stellen Mittelwerte aus zehn Einzelmessungen dar (Tab. 2).

Der Vergleich der mechanischen Eigenschaften, der Reißfestigkeit, der Reißdehnung, der Reißspannung, des Elastizitätsmoduls und der Haftkraft des quellbaren Knochenzementes zeigen im Vergleich zum konventionellen Knochenzement deutliche Unterschiede nach Lagerung an der Luft und in Ringer-Lösung. Auffallendster Unterschied ist die Haftfestigkeit des quellbaren Knochenzementes nach Lagerung in Ringerlösung, die etwa 4,5mal größer ist als bei konventionellem Knochenzement.

Die Haftfestigkeit nach 28tägiger Lagerung in Ringerlösung ist bei dem quellbaren Knochenzement 8,3mal größer als bei dem konventionellen Knochenzement (Tab. 3).

Das Quellvermögen durch Gewichtszunahme ist bei dem quellbaren Knochenzement etwa 3mal größer als bei dem konventionellen Knochenzement (Tab. 4).

Der Quelldruck des quellbaren Knochenzementes ist nach 24 Stunden etwa 2,3mal höher als bei dem konventionellen Knochenzement. Während nach

Tab. 3: Gemessen wurde der Druck, der zum Lösen von Zementfüllungen aus Keramikröhren erforderlich war. Die Ergebnisse bilden Mittelwerte aus je zehn Einzelmessungen.

	Knochenzement	Lagerungszeit (Tage)	Lagerungsbedingungen bei 20 °C	Haftfestigkeit (N)
1	Palacos®R	1	65 rF	1290±350
2	BBC	1	65 rF	1380±590
1	Palacos®R	28	65 rF	1080±447
2	BBC	28	65 rF	1879±536
1	Palacos®R	1	Ringerlösung	158± 37
2	BBC	1	Ringerlösung	1070±187
1	Palacos®R	28	Ringerlösung	146± 53
2	BBC	28	Ringerlösung	1216±574

Tab. 2: Ergebnisse der Laboruntersuchungen des quellbaren Knochenbezemtes BBC. Die Ergebnisse bilden Mittelwerte aus je zehn Einzelmessungen.

Versuch Nr.	gemessene mechanische Eigenschaft	Dimension	Palacos®R		BBC	
			ungequollen	gequollen	ungequollen	gequollen
1	Reißfestigkeit	(N mm^{-2})	44,3±4,0	44,4±1,6	34,5±1,5	34,4±2,2
2	Reißdehnung	(%)	3,3±0,4	3,6±0,3	2,5±0,2	3,6±0,4
3	Quetschspannung	(N mm^{-2})	99,9±3,2	97,8±6,0	93,6±3,6	87,2±4,1
4	Haftkraft	(N)	250±390	370±240	750±650	1650±460
5	Elastizitätsmodul	(N mm^{-2})	1644±70	1590±140	1650±120	1170±100

Tab. 4: Gewichtszunahme durch Quellung DIN 53452. Gewichtszunahme (in %), bezogen auf das Anfangsgewicht).

Quellzeit (in Wochen)	Palacos®R	BBC
0,5	0,8	1,6
1	1,3	2,6
2	1,3	3,0
3	1,4	3,3
4	1,4	3,7
5	1,5	4,1
6	1,6	4,4
7	1,7	4,7
8	1,7	4,7
9	1,7	4,8
10	1,7	4,9
11	1,7	4,9
12	1,8	5,0

Tab. 5: Quelldruck gemessen mit einer Druckmessdose.

Quellzeit (Stunden)	Quelldruck (in bar)	
	Palacos®R	BBC
0	1,0 (Vordr.)	1,0 (Vordr.)
2	1,0	1,6
4	1,1	2,1
6	1,2	2,4
8	1,25	2,5
10	1,25	2,5
12	1,25	2,6
14	1,25	2,65
16	1,25	2,75
18	1,25	2,8
20	1,25	2,85
22	1,3	2,9
24	1,3	3,0

24 Stunden bei dem konventionellen Knochenzement keine Quelldruckzunahme mehr zu registrieren ist und bei dem quellbaren Knochenzement ein 2,3fach

Tab. 6: Quelldruck gemessen mit einer Druckmessdose.

Quellzeit (in Wochen)	Quelldruck (in bar)
0	1,0 (Vordr.)
1	4,8
2	8,5
3	11,0
4	12,5
5	14,5
6	16,5
7	18,0
8	19,5
9	21,0
10	22,5
11	24,0
12	25,0
13	26,5
14	27,5
15	28,5

höherer Quelldruck besteht, nimmt der Quelldruck bei dem quellbaren Knochenzement bis zur 15. Woche um das 28,5fache des Ausgangsdruckes zu (Tab. 5 und 6).

Schlußfolgerung

Der hier vorgestellte Knochenzement ermöglicht bei einer kurzen Anteig- und Aushärtungszeit eine lange plastische Bearbeitungszeit. Die Quellbarkeit und die daraus bedingte Haftfestigkeit des Zementes an Oberflächen ist deutlich den entsprechenden Eigenschaften des bisher verwendeten konventionellen Knochenzementes (PMMA-MMA) überlegen.

In weiteren Untersuchungen konnte gezeigt werden, daß die Monomerphase (2-Hydroxy-ethylmethacrylat) der hier verwendeten quellbaren Festphase (Poly-2Hydroxy-ethylmethacrylat) atoxisch ist.

In LD-50-Untersuchungen an Ratten konnte keine applizierbare LD-50-Menge ermittelt werden.

Diskussion

WILLERT: Ich wollte einmal fragen, was heißt eigentlich BBC?

SEIDEL: BBC war unser Arbeitsname. Wir haben natürlich eine gewisse Vorstellung dabei gehabt, aber ich möchte das nicht näher ausführen. Das ist nur eine Bezeichnung, man hätte auch eine Nummer davorschreiben können.

WILLERT: Können Sie die Quellung in irgendeiner Weise in Dimensionen ausdrücken? Im μ, in mm?

SEIDEL: Wir haben die Oberfläche elektronenmikroskopisch untersucht und das war ein weiterer Aspekt, ich hatte mich in meinem Vortrag im wesentlichen auf die mechanischen Werte beschränkt. Es war selbstverständlich unser Ziel, die Oberfläche zu verändern und das ist mit diesem Zement möglich. Die Oberfläche ist wesentlich rauher als bei den konventionellen Knochenzementen.

WILLERT: Damit ist meine Frage nicht beantwortet, ich möchte wissen, wenn der Knochenzement quillt, breitet er sich ja an das angrenzende Gewebe hin aus. Er drückt sich ja an das umgebende Gewebe an und jetzt können Sie das in zwei Dimensionen ausdrücken, entweder in dem Druck, den das Gewebe erleidet, oder aber in einer Volumenzunahme oder einer Strecke, die sich der Knochenzement gegen das Gewebe hin bewegt, auch wenn es ihm einen gewissen Widerstand entgegensetzt.

SEIDEL: Die Versuchsreihen sind sicherlich nicht abgeschlossen, dieses ist eine ganz spezielle Frage. Die mechanischen Aspekte standen bei mir im Vordergrund. Wir haben die vergleichenden elektronenmikroskopischen Untersuchungen gemacht, wir haben aber keine Histologie, um damit festzustellen, wie die Eindringtiefe des Knochenzementes im Knochen war.

WAHLIG: Der Quelldruck nimmt über Wochen zu; Sie haben das sehr schön gezeigt und er erreicht ja beachtliche Werte. Mich hätte interessiert, wie der Knochen auf diesen Druck reagiert, was macht z. B. die Revaskularisierung?

SEIDEL: Wie gesagt, das sind erste Mitteilungen. Wir haben am mazerierten Leichenknochen entsprechende Messungen gemacht, weil uns die Druckwerte sehr hoch erschienen, haben das auch sehr lange gelagert und haben entsprechende Drücke feststellen können, ohne daß wir makroskopische Fissuren oder Frakturen am Knochen gesehen haben.

EYERER: Mich würden die statischen oder dynamischen Langzeitfestigkeiten Ihres Produktes im Vergleich zu herkömmlichen Knochenzementen interessieren.

SEIDEL: Das kann ich nicht sagen.

EGE: Herr Seidel, Sie sagten Sie haben keine Langzeitergebnisse. Ihr Zement enthält Hydroxymethacrylat und ich fürchte, daß durch einen enzymatischen Abbau eine gewisse Schädigung eintreten könnte. Denn über die Hydroxylgruppe ist ein Angriff von Enzymen möglich.

MITTELMEIER: Wir wissen, daß der herkömmliche Knochenzement bei der Polymerisation etwas schrumpft. Sie sehen darin offenbar einen Nachteil und haben deswegen versucht, mit der Neuentwicklung dieses durch Quellung auszugleichen; aber auf der anderen Seite wissen wir zwei Dinge vom herkömmlichen Zement: Erstens ist sehr schön in der Histologie von Dränert gezeigt worden, daß diese kleinen Lücken, die an der Oberfläche zwischen dem Knochen und dem schrumpfenden Zement entstehen, ganz rasch mit Knochenneubildungen aufgefüllt werden. Zweitens verzahnt sich der Zement ja durch Protrusionen und wenn er jetzt schrumpft, dann klemmen diese Protrusionen den Knochen sozusagen ein. Also, glaube ich, haben wir bei dem herkömmlichen PMMA keinen entscheidenden Nachteil. Im Metallbereich versucht man das mit viel Mühe mit den sog. Memory-Legierungen zu erreichen, indem man Klammern macht, die sich nach dem Einbringen durch Erwärmung zusammenklemmen, um so am Knochen besser zu halten. Das hat das schrumpfende PMMA von selbst in sich.

SEIDEL: Das waren erste Mitteilungen, die in der Tat noch vieler Ergänzungen bedürfen, aber das Ganze ist ein sehr komplexes Problem und es wäre eine interessante Frage zu untersuchen, wie der Knochen auf einen sich aufbauenden Druck reagiert im Vergleich zu einem nachlassenden Druck. In diesem neuen Zement baut sich tatsächlich ein Druck auf.

MITTELMEIER: Ich glaube, in diesen kleinen Größenordnungen spielt das keine Rolle. Wenn der Zement schrumpft und die Protrusionen zusammendrücken, erfährt der Knochen auch Druck; der Knochen ist dann aber sehr anpassungsfähig.

WOLTER: Habe ich bei Ihnen richtig gesehen, daß das Elastizitätsverhalten durch die Zugabe sich verändert und zwar in dem Sinne, daß das Elastizitätsmodul abnimmt, d. h., der Zement wird also weicher.

SEIDEL: Das Elastizitätsverhalten ist unwesentlich anders als bei den konventionellen Knochenzementen. Da gibt es geringe Schwankungen, es ist nicht ganz so gut wie beim Palacos. Mein Versuchsansatz war ein anderer und es ist durchaus möglich, daß man durch andere Änderungen den E-Modul evtl. auch verändern kann, was für mich im Interesse stand, war das Quellverhalten.

MÜLLER: Nur zur Richtigstellung: Ihr K-Zement besitzt einen E-Modul in der Ordnung von 1.300 N/mm². Der E-Modul von PMMA-K-Zement beträgt etwa 3.000 N/mm². Das entspricht einem Faktor von 3. Und um diesen Wert zu relativieren: Ihr Zement besitzt einen Elastizitätsmodul, der ungefähr demjenigen ultrahochmolekularen Polyethylens entspricht.

SEIDEL: Das stimmt, nur in diesem Versuchsansatz gibt es sehr viele offene Fragen. Ich sehe das Problem des E-Moduls etwas anders, denn der Zement ist in einem Verbund und wenn ich etwas von der Haftung am Knochen ändere, gibt es ganz andere Momente zu diskutieren.

Abteilung für Unfall-, Wiederherstellungs- und Handchirurgie (Leiter: Prof. Dr. D. Wolter), Allgemeines Krankenhaus St. Georg, Hamburg

Entwicklung eines kohlenstoffaserverstärkten Knochenzementes mit optimierten mechanischen Eigenschaften

D. Wolter, J. Ringwald, A. Fritsch, S. Wellmanns

Einleitung

Herkömmliche Knochenzemente können durch Einlagen von Fasern in ihrer Festigkeit gesteigert werden. In eigenen Untersuchungen konnte in Diplomarbeiten seit 1973 gezeigt werden, daß sowohl durch Langfaserverstärkung als auch durch Kurzfasereinlagerungen die Druck- und Biegebelastbarkeit gesteigert werden kann [1, 2, 3]. Der anfangs verwendete Zement Palacos®R stellt sich nach der Faserzumischung als zuwenig teigig heraus.

Versuche, durch veränderte Zusammensetzung der Mischung, den Teig etwas flüssiger zu gestalten, führten zu einer Veränderung der grundsätzlichen mechanischen Eigenschaften. Diese Nachteile führten dazu, daß Palacos®R gegen Sulfix®-6 ausgetauscht werden mußte. Sulfix®-6 liegt aufgrund seiner Zusammensetzung nach dem Anrühren in einer flüssigeren Phase vor und weist somit bessere Voraussetzungen für die Beimischung von Fasern auf.

Wir konnten weiter nachweisen, daß der Grad der Festigkeit sowohl von der Faserlänge als auch von dem Faservolumengehalt abhängt. Die in der ersten Entwicklungsphase verwendeten Kurzfaser-Gemische enthielten noch erhebliche Unsicherheiten. So ließ sich beispielsweise eine Mischzusammensetzung nur schwer anrühren und die Abformqualität ließ zu wünschen übrig. In einer anderen Mischzusammensetzung fanden wir beim Kurzfasergemisch zwar gute Verarbeitungsbedingungen, da die teigige Phase voll erhalten blieb, hinsichtlich der optimalen Faserlänge und Beimischung aber waren noch viele Fragen offen.

Weiterhin bereitete der Versuch, die Fasern maschinell mit dem Pulver zu vermischen, Schwierigkeiten, da die Fasern so stark gekürzt wurden, daß sie ihren Verstärkungseffekt verloren. Auch die Methode, Fasern von Hand einzurühren, gewährleistet nicht eine konstante Homogenität der Faserverteilung.

In unserer letzten Entwicklungsphase, über die hier in erster Linie berichtet werden soll, haben wir uns daher folgenden Fragestellungen zugewandt:

1. Entwicklung einer zuverlässigen Mischungsmethode für Polymerpulver und Kohlefasern mit größtmöglicher Homogenität und Erhaltung der Faserlänge.
2. Bestimmung der maximal zumischbaren Faseranteile.
3. Bestimmung der Mischzusammensetzung, mit der die besten mechanischen Eigenschaften erzielt werden können.
4. Überprüfung der Auswirkung der Kohlenstofffaserzugabe auf die beim Polymerisationsvorgang entstehenden Spitzentemperatur.
3. Bestimmung der bestgeeigneten Kohlenstoffaser.

Struktur und Eigenschaften verschiedener Kohlenstoffasern

Uns standen 3 Gruppen von Kohlenstoffasern zur Verfügung. Ihre wesentlichen Unterscheidungsmerkmale sind Faserstruktur und Grad der Kristallitausbildung.

In der 1. Gruppe kann man die sog. hochfesten, anisotropen Kohlenstoffasern zusammenfassen, deren Strukturmerkmale darin liegen, daß die Schichtebenen vorwiegend zur Faserachse verlaufen und eine geringe Fernordnung aufweisen.

Die 2. Gruppe setzt sich aus den hochmodulen anisotropen Kohlenstoffasern (Graphitfasern) zusammen, deren Schichtebenen weitgehend zur Faserachse angeordnet sind und die eine gute Fernordnung besitzen.

Die 3. Gruppe besteht aus isotropen Kohlenstofffasern, die keine erkennbare Vorzugsorientierung zeigen und nur eine sehr schwache Fernordnung besitzen.

Gründe für die Wahl von Sulfix®-6

Die Teigzeit des Zementes, also die Zeit, in der das Monomer in die PMMA-Kügelchen eindringt, hängt von der Feinheit und Qualität des Polymers ab. Dieser homogene Verbund wird bei dem Zement Sulfix®-6 durch eine Verringerung der durchschnittlichen Korngröße und der damit möglichen Vergrößerung der Polymer-Menge am besten erreicht. Sulfix®-6 besitzt daher als Folge seiner gleichförmigen

Aushärtung von allen Zementen die niedrigste Maximaltemperatur sowie den geringsten Polymerisationsschwund.

Da durch die Zumischung von C-Fasern weiter Luft in das Gemisch eingebracht wird, ist es von Bedeutung, als Matrix ein Zement mit einer schon geringen Viskosität und Porosität auszusuchen.

Mischversuche

Bei dem Bemühen, eine möglichst homogene Vermischung von Fasern und Zement unter Erhaltung der Faserlänge zu erreichen, haben wir die unterschiedlichsten Geräte und Verfahren eingesetzt. Bei den herkömmlichen Mischmaschinen, die auf dem Rührprinzip oder mit einem Schlagwerk funktionieren, bildeten sich immer neue lockere Kohlenstofffaserknäule, so daß eine homogene Vermischung einzelner Fasern nicht möglich war. Die Versuche mußten daher eingestellt werden.

Eine gute Vermischung der Fasern einer Kohlefasercharge war dann durch den Einsatz eines CAP-Vibrators möglich. Der Nachteil dieser Mischmethode lag jedoch darin, daß die Fasern nach längeren Rüttelzeiten in kleinere Fragmente zerbrachen und andere Fasertypen mit dieser Mischmethode nicht zu vermischen waren.

Möglichkeiten zur Veränderung des Mischungsverhältnisses

Bei den meisten Knochenzementen liegt ein Gewichtsverhältnis von Monomer zu Polymer von 1:2 vor.

Der Zement Sulfix®-6 weist jedoch ein Verhältnis von Monomer zu Polymer von 1:2,5 auf und erzeugt die niedrigsten Polymerisationstemperaturen. Dies bedeutet, daß im Vergleich zu anderen Zementen eine ausreichende Variationsbreite zur Mischungsänderung zugunsten des Monomers vorliegt, ohne daß grundliegende Eigenschaften des Zementes verändert werden. Zuerst wurde daher das Pulver um die Volumenmenge verringert, die durch den Anteil der C-Fasern wieder zugeführt wurde. Danach wurde die Pulvermenge nochmals reduziert und das Monomer um den reduzierten Pulver-Volumenanteil erhöht, um die homogene teigige Phase zu erhalten. Der mit der Pulvermenge mit entfernte Katalysator wurde extern wieder zugeführt. So entstanden neue Mischungszusammensetzungen, mit denen experimentiert werden konnte.

Es wurden verschiedene Mischungen mit 0,5, 1, 1,5, 2, 2,5 Vol. % C-Faseranteil hergestellt. Jede Mischung wurde unterschiedlichen Rüttelzeiten (10, 20, 30 und 60 Sekunden) ausgesetzt, so daß entsprechend viele Untergruppen zustande kamen.

Ergebnisse und Diskussion

Bei 0,5 Vol. % Faseranteil ist ein Ansteigen der Festigkeit zu beobachten. So liegt die Zugspannung mit 40,29 N/mm² um 12% über der von Sulfix®-6.

Bei 1 Vol. % und 30 Sekunden Mischzeit liegt die Zugfestigkeit mit 41,4% schon deutlich über der von Sulfix®-6.

Mit 1,5 Vol. % und 40 Sekunden Mischzeit liegt die Zugfestigkeit mit 53,73 N/mm² 49,4% über dem Wert des unverstärkten Zementes. Bei einer Zugabe von 2 Vol. % nehmen die Festigkeitswerte wieder ab. Die Zugfestigkeit liegt mit 44,01 N/mm² und 18% unter dem Optimum von 53,73 N/mm². Die Streuung ist mit s- 6,48 sehr groß und läßt den Schluß zu, daß ab 2 Vol. % Faseranteil keine Mischungen mit verläßlichen Festigkeitseigenschaften mehr hergestellt werden können.

Weiterführende Untersuchungen zeigten, daß die homogene Vermischung nur mit dem primär verwendeten Fasertyp in dem CAP-Vibrator möglich war. Bei anderen Fasertypen kam es zu einer inhomogenen Mischung mit Ausbildung von kleinen Faserkugeln. Es bestand daher die Notwendigkeit, erneut nach einer Mischmethode zu suchen, die es ermöglichte, unabhängig von der Faserart eine gleichmäßige und homogene Vermischung der einzelnen Komponenten zu erreichen. Dieses Ziel wurde nach längeren Versuchen durch ein spezielles Rührwerk erreicht. Mit dieser Methode konnte nun unabhängig von jeder Faser eine gleichmäßige Untermischung des Zementes mit Fasern durchgeführt werden.

Es erfolgte daher die Herstellung von Prüfkörpern für den Druckversuch, die je 1,5 Vol. % Faseranteil der verschiedenen Fasertypen enthielten. Dabei kamen hochfeste Kohlenstoffaser, Hochmodulkohlenstoffaser sowie isotope Kohlenstoffaser der Firma Sigri zur Anwendung. Es zeigt sich, daß die *Druckfestigkeit* nur mit einer Faserart, der isotropen Pechfaser um 4% vergrößert werden kann. Die anderen Fasern liegen im Bereich von Sulfix®-6 bzw. bis zu 12% unter dem Wert. Bei den Biegeversuchen zeigt sich eine Zunahme der *Biegefestigkeit* bei allen Fasermischungen, wobei die Zugabe der isotropen Pechfaser die stärkste Zunahme mit 17% gegenüber herkömmlichem Sulfix aufweist. Die Zugversuche zeigen eine deutliche Zunahme der *Zugfestigkeit* bei Faserbeimischung. Die Werte für die Beimischung von hochfesten Fasern liegen bei 52,14 N/mm² gegenüber einem Wert von 35,96 N/mm². Bei der Zumischung von Hochmodul-C-Fasern bzw. Isotropen-C-Fasern finden sich vergleichbare Ergebnisse, die ganz gering unter dem ersten Wert liegen. Bei der *Dauerschwingfestigkeitsuntersuchung* zeigte der kohlenstoffaserverstärkte Zement um etwa 3 N/mm² bessere Werte gegenüber dem unverstärkten Zement (Tab. 1).

Tab. 1: Zusammenfassung der wichtigsten Ergebnisse.

	Sulfix	4 mm HM	Isotrope Faser
G_z (N/mm²)	35,96	51,39	51,69
G_d (N/mm²)	152,9	151,6	159,3
G_b (N/mm²)	56,6	62	66,3
G_s (N/mm²)	12,45	11,5	15,49
Temp. max. (°C)	59,22	50,24	etwa gleich Sulfix

$G_{z, d, b, s}$ = Zug-, Druck-, Biege-, Dauerschw. Festigkeit
Temp. max. = Maximalpolymerisationstemperaturen

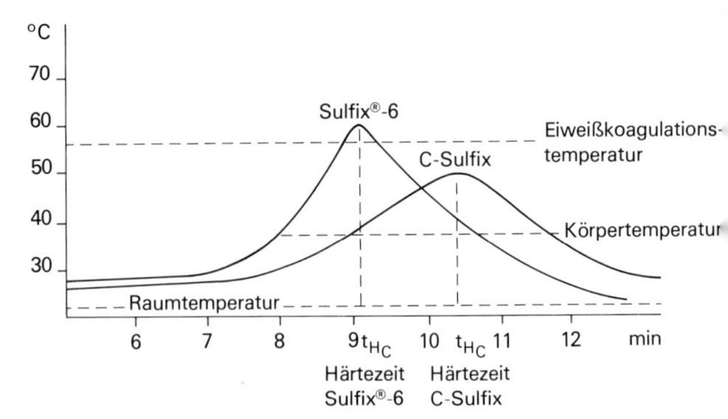

Abb. 1: Temperaturverlaufskurven von Sulfix®-6 und kohlenstoffaserverstärktem Sulfix®-6.

Bei den Versuchen war die unterschiedliche Bruchentstehung beider Zementsorten auffallend. So waren die Sulfix-Proben nach dem automatischen Abschalten der Testmaschine glatt durchgebrochen, die faserverstärkten Proben wiesen dagegen nur Risse auf, ein vollständiger Bruch erfolgte nicht. Dies kann darauf hinweisen, daß eine Faserbewehrung die Rißfortpflanzung deutlich verzögerte.

Temperaturverhalten

Abschließend erfolgte die Untersuchung der maximalen Polymerisationstemperaturen von Sulfix®-6 und C-faserverstärktem Sulfix®-6. Die Messung erfolgte mit einem Infrarot-Thermographiegerät der Firma Phillips. Das System erhält eine hochauflösende Infrarotkamera und ein digitales Bilderzeugungssystem mit einem Farbsichtgerät. Da es sich um eine reine Vergleichsmessung handelt, wurden die Zemente in einer Aluminiumform eingebracht, um sie dort polymerisieren zu lassen. Verwendet wurde Sulfix®-6 mit 1,5 Vol. % Faseranteil (4 mm HM-Fasern) und normalen Sulfix®-6. Die auftretenden Spitzentemperaturen betrugen bei Sulfix®-6 durchschnittlich 59,2 °C und bei kohlenstoffaserverstärktem Sulfix 50,24 °C. Da die Kohlenstoffasern eine bessere Wärmeleitfähigkeit als das Polymer-Pulver besitzen, wird die entstehende Wärme schneller und gleichmäßiger an das umgebende Medium abgeführt. Weiterhin ist bei kohlenstoffaserverstärktem Sulfix ein geringfügiges späteres Einsetzen der Polymerisation zu beobachten (Abb. 1).

Zusammenfassung

Nach unseren Untersuchungen liegt das Optimum des Kohlenstoffaseranteils bei Sulfix®-6 um 1,5 Vol. %. Mit dem Fasertyp HM und der isotropen Pechfaser der Firma Sigri wurden bei den Werkstoffprüfungen die besten Ergebnisse erzielt. Beide C-Faserzementsorten zeigen im Dauerschwingungsverhalten eine Festigkeitssteigerung von absolut 3 N/mm² unabhängig von der Last-Spielzahl gegenüber Sulfix®-6. Weiterhin setzt eine Beimischung von Kohlenstoffasern die beim Polymerisationsvorgang auftretenden Spitzentemperaturen deutlich herab.

Literatur

1 Ringwald, J.: Experimentelle Untersuchungen zur Optimierung der mechanischen Eigenschaften von kohlenstoffaserverstärkten Knochenzementen. Abschlußarbeit aus der Fachhochschule Hamburg und der Abteilung für Unfall-, Wiederherstellungs- und Handchirurgie des Allgemeinen Krankenhauses St. Georg, Hamburg 1983.

2 Fritsch, A.: Experimentelle Untersuchungen der veränderten mechanischen Eigenschaften von Knochenzementen bei Einlagerung von Kohlenstoffasern. Abschlußarbeit aus der Fachhochschule Hamburg und der Abteilung für Unfall-, Wiederherstellungs- und Handchirurgie des Allgemeinen Krankenhauses St. Georg, Hamburg 1980.

3 Wellmann, S.: Veränderungen der mechanischen Eigenschaften von Knochenzementen durch Einlagerung von Kohlenstoffasern unter besonderer Berücksichtigung der Verbundosteosynthese. Abschlußarbeit aus der Fachhochschule Hamburg und der Abteilung für Unfall-, Wiederherstellungs- und Handchirurgie des Allgemeinen Krankenhauses St. Georg, Hamburg 1979.

Diskussion

Plitz: So wie ich das Gesamtproblem sehe, geht es doch auch darum, die Haftfestigkeit zwischen Faser und PMMA in irgendeiner Weise zu charakterisieren. Können Sie mir sagen, ob Sie gezielte Versuche angestellt haben, in dieser Richtung eine definitive Aussage zu bekommen?

Ringwald: Sie meinen wahrscheinlich Auszugversuche der C-Fasern aus dem PMMA. Wir haben sämtliche Faserarten dem Zement beigemischt und rein empirisch ermittelt, welches den besten Verbund ergibt. Man kann aufgrund der Veränderung der mechanischen Eigenschaften Rückschlüsse ziehen wie gut die Haftung der Fasern im Zement ist.

Eyerer: Diese Frage erscheint mir sehr wichtig. Bei Verbundwerkstoffen spielt die Haftung der Faser am Grundwerkstoff eine ganz entscheidende Rolle und hier die Ausrüstung der Faser. Ein Kriterium Ihrer Versuche war die Auswahl der bestgeeignetsten Kohlenstoffaser und meine Frage wäre nun, in welcher Beziehung haben Sie hier auf die PMMA-Matrix ganz gezielt Schichten ausgewählt?

WOLTER: Die Erfahrungen mit den verschiedensten Kohlenstoffasern sind in diesen Versuch mit eingegangen. Zwei Kohlenstoff-Fasern sind übriggeblieben, wobei die üblichen Meßmethoden hier eingesetzt wurden. Aus den Ergebnissen kann man dann auf die Haftung der Fasern in der gesamten Matrix schließen. Spezielle Untersuchungsmethoden bezüglich des Ausrißverhaltens von beispielsweise Kohlenstoffaserbündeln aus einem derartigen Zement sind nicht gemacht worden.

SEMLITSCH: Herr Ringwald, Sie erwähnen, daß die Dauerschwingfestigkeit des Acrylat-Zementes durch die Zugabe von Kohlenstoffasern 3 Newton/pro mm² höher liegt. Bei welcher Temperatur, in welchem Medium und bis zu welcher Zyklenzahl haben Sie die Versuche durchgeführt und wo liegen die Absolutwerte?

RINGWALD: Die endgültige Dauerschwingfestigkeit liegt mit Sulfix®-6 jetzt bei 12,45 Newton/mm², bei isotropen Fasern bei 15,5. Die Wöhlerkurve ist um 3 Newton/mm² über die ganze Lastspielzahl nach oben verschoben.

Die Zahl der Lastwechsel ist - wenn ich mich richtig erinnere - 6×10^6 bei normaler Raumtemperatur und Luft als Medium. Dieses waren Dreipunkt-Dauerbiegeversuche.

SEMLITSCH: Sie erwecken mit Ihren Versuchen natürlich gewisse Hoffnungen. Ich würde es doch sehr begrüßen, wenn Sie die Zug/Druck-Schwellversuche bis zu 10 Millionen oder 20 Millionen Lastzyklen in Ringerlösung und bei Körpertemperatur durchführen würden. Zwischen der Dauerschwingfestigkeit bei Raumtemperatur und bei 37 °C bestehen doch sehr große Unterschiede.

MITTELMEIER: Es bestehen doch sehr große Unterschiede in den Prüfungsmethoden und wir können die hohen Werte für Sulfix allein nicht bestätigen. Die sog. Dauerschwingfestigkeit, die bei uns nach etwa 20 Millionen Lastwechseln gefunden wird, liegt bei Sulfix in der Größenordnung von 3 N/mm². Bei allen low-viscosity-Zementen betragen die Werte nur etwa 40% vom hochviskösen Palacos® R.

WOLTER: Es ging hier um einen direkten Vergleich zwischen faserverstärktem Sulfix und normalem Sulfix. Diese Werte wurden nicht aus Vorarbeiten genommen, sondern sie wurden selbst ermittelt. Die Steigerung von 3 Newton/mm² ist im direkten Vergleich entstanden.

MÜLLER: Sie sollten uns aber bitte noch sagen, wie Sie Ihre Proben angefertigt haben, damit wir etwas über die Orientierung der Fasern erfahren. Haben Sie die Proben quasi extrudiert oder gepreßt?

RINGWALD: Die Faser liegt nach dem Mischen in der Matrix (im Pulver) gleichmäßig vermischt vor und ist nach allen Richtungen hin orientiert. Da ist keine spezielle Ausrichtung vorhanden.

MÜLLER: Mit 1,5 Volumen% erreichen Sie nach Ihren Aussagen statisch eine Verstärkung um einen Faktor bis 1,5; da muß ich aufgrund meiner Erfahrung sagen, das ist recht phantastisch. Sie haben also eine statische Festigkeit von 36 Newton/mm² beim Sulfix, das wäre ⅓. Nach aller Erfahrung mit hochpolymeren Werkstoffen muß ich sagen, daß $\frac{1}{10}$ der statischen Festigkeit bei gleicher Beanspruchung eigentlich das ist, was man als «Zeitschwingfestigkeit» - und den Begriff Dauerschwingfestigkeit sollte man nicht benutzen - erwarten kann. Und wenn Sie jetzt auch reklamieren, daß Sie nur einen Vergleich gemacht haben, dann haben Sie bei dem Sulfix ⅓ infolge von Dauerschwingbeanspruchung, bei dem sog. verstärkten Zement aber 1 : 5-Verlust, denn da haben Sie 50 Ausgangsfestigkeit und 11,5 als Zeitschwingfestigkeit - d.h. also, da kommt es der Realität schon etwas näher.

MITTELMEIER: Eine Million Lastwechsel bringt überhaupt nichts. Kunststoffe muß man mindestens über 10–20 Millionen Lastwechsel prüfen lassen.

NIETERT: Wenn ich hier im Raum immer die Zahlen höre, 10 Newton/mm², 12 Newton/mm² oder auch mehr, dann kommen mir als Ingenieur erhebliche Zweifel, d.h. es werden Steigerungen genannt, die unter Umständen im Bereich der Meßgenauigkeit liegen. Der große Durchbruch ist hier wohl doch noch nicht erreicht, denn wenn wir immer von den statischen Festigkeiten ausgehen und dann später 10, 12 oder 15 Newton/mm² bei der Dauerschwingfestigkeit erreichen, dann ist das für mich keine Steigerung der Festigkeit.

Nun eine Frage zur Zerrüttung des Materials: die Fasern werden ja evtl. auch zerrüttet. Wie werden sich diese dann auswirken auf die Grenzfläche zwischen den Prothesen?

WOLTER: Es ist bekannt, daß Kohlenstoffasern sehr zugfeste Fasern sind und beispielsweise in einem Epoxidverbund ausgezeichnete Werte bei einer Dauerbelastung zeigen. Das von uns geprüfte Gemisch hat eine deutliche Erniedrigung der Polymerisationstemperatur. Andere Werte sind z.T. gleichgeblieben oder verbessert worden. Wir sind jetzt der Auffassung, daß wir nach fünf Jahren Arbeit einen C-faserverstärkten Zement zur Verfügung haben, welcher Vorteile gegenüber den bisherigen Zementen aufweist.

NIETERT: Meine Frage war aber, wie sich diese zerrütteten Kohlenstoffasern auf die Gelenkflächen auswirken werden, denn beim Anrühren sind Ihnen diese Kohlenstoffasern evtl. schon zerbrochen und die durch die Zerrüttung freigesetzten Faserstücke wirken wie Schmirgel.

WOLTER: Dieser Fragestellung sind wir nachgegangen und Dr. Schultz wird in seinem Vortrag später darauf eingehen.

Rheumaklinik Bad Bramstedt, Orthopädische Abteilung, Bad Bramstedt/Holstein

Gentamicinfreisetzung aus dem niedrig-viskösen PMMA-Knochenzement Refobacin® E flow nach TEP-Implantation

M. Buchholz, H. Thabe

Mit zunehmender Tendenz zur maschinellen Einbringung der Knochenzemente in die Markhöhle ist dem bekannten Palacos®R ein Palacos®E flow gegenüber gestellt worden mit weitgehend gleichen mechanischen Eigenschaften des ausgehärteten Endproduktes, jedoch einer erheblich niedrigeren Viskosität in der Verarbeitungsphase. Chemisch besteht Palacos®E flow ebenso aus Methylmetacrylat-methylacrylat-Kopolymer, Di-Benzoylperoxid und Zirkonium-IV-Oxid. Methylmetacrylat-Monomer wird mit Dimethyl-p-toluidin stabilisiert, Chlorophyll wird als Farbstoff verwendet. Der Zement liegt in einer 30g Polymerpackung und einer 15 ml enthaltenden Monomerflasche vor.

Es ist bekannt, daß jeder Knochenzement mit verschiedenen Antibiotika unterschiedlich reagiert und verschiedenes Abgabeverhalten zeigt, so daß zu jeder klinischen Prüfung eines neuen Knochenzementes auch das Freisetzungsverhalten verschiedener Antibiotika gehört. Es wurde daher im Rahmen einer klinischen Studie über Anwendungsbereiche und Verarbeitungshinweise des niedrig viskösen Knochenzementes Palacos®E flow das Abgabeverhalten nach zugesetztem Gentamicinsulfat untersucht und bakteriologische Untersuchungen von Serum, Urin und Redonsekret angeschlossen. Diese Ergebnisse wurden einer früheren Untersuchung über die Freisetzung von Gentamicin aus dem Refobacin®-Palacos®R gegenübergestellt.

In Voruntersuchungen durch den Hersteller wurde gefunden, daß bei gleicher Konzentration des Gentamicins aus dem Palacos®E flow 50% weniger Gentamicin freigesetzt wird als aus dem Refobacin®-Palacos®R. Eine Erklärung für dieses Phänomen gibt es bisher nicht. Es wurde deshalb die doppelte Menge Gentamicin dem Palacos®E flow zugemischt, d.h. es finden sich in der 30 g Packung 0,75 g Gentamicinbase. In ausgedehnten in-vitro- und in-vivo-Untersuchungen an Ratten und Kaninchen wurde durch den Hersteller unter diesen Bedingungen ein vergleichbares Abgabeverhalten aus beiden Knochenzementen gefunden.

In den eigenen Untersuchungen wurde Serum, Urin und Redonsekret auf die Gentamicinkonzentration untersucht bei Patienten nach TEP-Implantation. Der Urin wurde für 7 Tage als 24-Stunden-Sammelurin verarbeitet, danach wurden nach der 2. und 3. Woche aus dem Morgenurin Einzelproben gewonnen. Getestet wurde gegen Sarcina lutea im Hemmhoftestverfahren, modifiziert nach Klein.

Die Ergebnisse zeigen, daß die Gentamicinfreisetzung aus dem Palacos®E flow unter der Prämisse der höheren Konzentration sowohl quantitätsmäßig als auch vom Verlauf her dem Refobacin®-Palacos®R vergleichbar ist.

Im Serum sinkt die Gentamicin-Konzentration schon nach 24 Stunden unter die Nachweisgrenze und auch die Anfangskonzentration liegt so niedrig, daß nephro- oder ototoxische Nebenwirkungen sicher nicht zu befürchten sind.

Im Urin finden sich naturgemäß anfänglich recht hohe Gentamicin-Konzentrationen mit schnell absinkender Tendenz, jedoch auch bei den hier nicht aufgeführten Morgenurinuntersuchungen nach der 2. und 3. Woche finden sich noch Konzentrationen zwischen 0,5 und 1 µg/ml. Postoperative Harnwegsinfekte, auch mit Gentamicin-empfindlichen Keimen, lassen sich auf diesem Wege – entgegen mancher Meinung – nicht verhindern.

Die Gentamicinfreisetzung im Wundsekret der Patienten zeigt ebenfalls recht hohe Werte, obwohl zur Wundhöhle hin nur wenige freie Palacosoberfläche liegt. Insofern ist zu erwarten, daß im Grenzbereich Knochenzement-Knochen, dort, wo aufgrund

Tab. 1: Gentamicin-Palacos®E flow. Gentamicinausscheidung im Urin von Patienten (mg/Tag).

	Tage nach der Operation						
	1	2	3	4	5	6	7
Mittelwert	23,26	8,7	9,0	3,9	2,1	1,5	1,8
Bereich	7,8–37,95	2,24–18,9	2,12–21,46	1,26–7,38	1,4–2,65	0,65–2,65	1,08–3,15

Tab. 2: Gentamicin-Palacos® E flow. Gentamicin-Konzentrationen im Urin von Patienten (µg/ml).

Patient Nr.	Tage nach der Operation						
	1	2	3	4	5	6	7
3	33,0	2,7	5,2	4,1	1,6	2,3	1,7
4	12,0	10,5	8,0	3,0	1,4	1,3	1,1
5	7,8	3,2	4,3	–	–	–	–
6	10,0	2,5	2,3	1,4	2,3	1,8	1,0
$\bar{X}$	15,7	4,7	5,0	2,8	1,8	1,8	1,3

Tab. 3: Gentamicin-Palacos® E flow. Gentamicinausscheidung im Urin von Patienten (mg/Tag).

Patient Nr.	Tage nach der Operation						
	1	2	3	4	5	6	7
3	37,95	7,41	21,46	7,38	2,65	2,65	3,15
4	22,32	18,90	8,40	3,00	1,40	0,65	1,10
5	7,80	2,24	3,87	–	–	–	–
6	25,00	6,25	2,12	1,26	2,30	1,08	1,08
$\bar{X}$	23,26	8,70	9,00	3,90	2,10	1,50	1,80

Tab. 4: Gentamicin-Palacos® E flow. Gentamicin-Konzentrationen im Urin von Patienten (n = 4).

	Tage nach der Operation (µg/ml)						
	1	2	3	4	5	6	7
Mittelwert	15,7	4,7	5,0	2,8	1,8	1,8	1,3
Bereich	7,8–33,0	2,5–10,5	2,3–8,0	1,4–4,1	1,4–2,3	1,3–2,3	1,0–1,7

Tab. 5: Gentamicin-Palacos® E flow. Gentamicinfreisetzung im Wundsekret von Patienten (mg).

Patient Nr.	Drain I (tief, subfaszial) Zeit nach der Operation (Stunden)				Drain II (subkutan) Zeit nach der Operation (Stunden)			
	2	6	24	48	2	6	24	48
2	1,32	0,24	0,06	0,48	0,32	0,09	0,22	0,14
3	1,44	0,14	–	–	0,27	–	–	–
4	4,00	0,66	0,03	0,01	0,06	0,04	0,01	0,64
5	1,01	0,36	0,51	0,09	0,78	–	0,03	–
6	2,81	1,06	0,15	0,96	–	0,03	0,05	–
$\bar{X}$	2,12	0,49	0,19	0,39	0,36	0,05	0,08	0,39

Tab. 6: Gentamicin-Palacos® E flow. Gentamicin-Konzentrationen im Wundsekret von Patienten.

Patient Nr.	Drain I (tief, subfaszial) Zeit nach der Operation (Stunden)				Drain II (subkutan) Zeit nach der Operation (Stunden)			
	2	6	24	48	2	6	24	48
2	11,0	4,8	1,6	12,0	16,0	9,0	11,0	9,0
3	9,6	4,8	–	–	9,0	–	–	<0,5
4	25,0	9,4	6,6	1,7	6,4	4,3	1,1	8,0
5	9,2	6,0	6,0	1,7	5,2	–	0,9	<0,5
6	7,8	8,8	1,0	6,4	–	2,6	3,4	<0,5
$\bar{X}$	12,5	6,8	3,8	5,5	9,2	5,3	4,1	3,6

der thermischen Schädigung und anderer Noxen die ausgedehntesten Nekrosebezirke liegen und somit die Infektionsgefahr am größten ist, auch die höchsten und sicher bakteriziden Gentamicin-Konzentrationen zu finden sind.

Diese Ergebnisse zeigen, daß unter dem Aspekt der Infektionsprophylaxe und wohl auch der Therapie Refobacin®-Palacos®E flow bei Gelenkersatzoperationen in dem gleichen Maße angewendet werden kann wie das bekannte Refobacin®-Palacos®R.

Tab.7: Gentamicin-Palacos®E flow. Gentamicin-Konzentrationen im Serum von Patienten (μg/ml).

Patient Nr.	Zeit nach der Operation							
		Stunden				Tage		
	OP Ende	2	4	6	24	2	4	6
3	1,4	0,7	0,7	0,7	<0,5	0	0	0
4	<0,5	0,8	1,5	1,6	<0,5	<0,5	0	0
5	1,0	<0,5	<0,5	<0,5	0	0	0	0
6	1,9	0,6	0,9	<0,5	0	0	0	0

Diskussion

MITTELMEIER: Eine Frage an Herrn Dr. Ege, Vertreter der Firma Kulzer: Können Sie etwas sagen zur Dauerschwingfestigkeit des Palacos®E flow im Vergleich zum Palacos®R?

EGE: Wir haben die Dauerschwingfestigkeitsprüfungen durchgeführt bis 10 bzw. 15 Millionen Lastwechsel. Die mechanischen Eigenschaften liegen alle im gleichen Bereich wie bei Palacos®R. Es sind also keine Unterschiede aufzuweisen. Ich möchte etwas zum Trend in Richtung low-viscosity Zemente sagen: das Palacos®E flow war unser erster Knochenzement, den wir vor 20 oder mehr als 20 Jahren auf dem Markt hatten und auf Wunsch der Orthopäden, die damals eine Handverarbeitung gefordert haben, wurde das Palacos®R erst entwickelt, sonst hätte Kulzer damals schon den ersten low-viscosity-Zement auf dem Markt gehabt.

SEMLITSCH: Sie erwähnten, daß die Antibiotikumfreigabe bei Palacos®E nicht so groß ist wie bei Palacos®R und haben keine Erklärung dafür. Frage: Haben sie die Porosität von Palacos®R und Palacos®E flow miteinander verglichen? Wenn die Porosität von Palacos®E flow geringer ist, wäre das die Erklärung? Gentamicin wird doch sicher durch das Eindringen von Körperflüssigkeit in den Zement ausgelaugt.

WAHLIG: Die Freisetzung erfolgt auf dem Wege einer Diffusion und die Diffusion kommt sicherlich dadurch zustande, daß das ausgehärtete Material etwa 1,5 bis 2% Wasser aufnimmt. Die Freisetzung hat aber absolut nichts mit einer Porosität zu tun. Wir fanden, daß Prüfkörper, die unter Druck aushärteten und somit porenfrei waren, genauso gut oder genau so schlecht Antibiotika freisetzen wie das herkömmlich angerührte Material. Im elektronenmikroskopischen Bild ist der Zement ja kein Schwamm und die Antibiotikapartikel sind allseits von dem auspolymerisierten Monomer umgeben. Es ist also eine echte Diffusion aufgrund der Einlagerung von Wasser und kein Einfluß von Poren. Im übrigen ist die Porosität, die man nach dem Anrühren findet, bei dem E flow eher noch geringer als bei Palacos®R, wo sie sehr gering ist, eben weil sich dieser Zement viel besser anrührt und evtl. vorhandene Luftblasen noch entweichen.

MÜLLER: Welche Menge Antibiotikum enthält der Zement?

WAHLIG: Die Menge beträgt beim Palacos®R 0,5 g Base/40 g, d.h. also pro einem Packungsbeutel und beim E flow die doppelte Menge: 1 g.

MÜLLER: Da das Antibiotikum keinen innigen Verbund mit dem PMMA eingehen kann und soll, müßte man wegen des Ersatzes von Antibiotikum durch Wasser an sich erwarten, daß in bezug auf die Dauerschwingfestigkeit Dramatisches passiert, wenn umgekehrt durch 2 oder nur 1,5 Volumen% Kohlenstoffasern eine solch phantastische Erhöhung erreicht wird.

WAHLIG: Aber Sie müssen auch bedenken, daß die Freigabe des Antibiotikums nur aus den wirklich alleräußersten Schichten erfolgt. Auch nach sehr langer Zeit bleibt das Gentamicin im Zentrum noch in der vollen Menge erhalten. Selbst wenn man nach fünf Jahren die Probekörper (Zylinder von 25 mm Durchmesser und 25 mm Höhe) zersägt, findet man im Zentrum noch die ursprüngliche Gentamicinmenge.

EYERER: Ich könnte mir vorstellen, daß eine Antwort bezüglich der Diffusionsgeschwindigkeit, vielleicht in einer unterschiedlichen Molmasse, also in einer Molekülkettenlänge liegt. Herr Ege, wie sind die Molmassen und deren Verteilung?

PIETSCH: Noch einmal eine Frage zur Konzentration: im Refobacin®-Palacos®R haben Sie 0,5 mg Base pro 60 g-Päckchen insgesamt, also 40 g Pulver entsprechend 60 g Gesamtmenge und im Palacos®E flow haben Sie 0,7 pro 30 g + 15 ml Flüssigkeit.

WAHLIG: Also 45 g und genau die doppelte Konzentration Antibiotikum.

Abteilung für Kieferchirurgie, Universität Bern, Inselspital, CH-3010 Bern
Universitätsklinik für Zahnerhaltung, Zahnmedizinische Kliniken, Inselspital, Bern

Biozement als Fixations- und Überbrückungsmittel am Knochen

J. RAVEH, H. STICH

Einleitung

In dieser Referat-Zusammenfassung möchten wir über die Resultate nach Anwendung einer von uns entwickelten neuen Substanz - Biocem - als Fixationsmittel für Knochentransplantate und Alloimplantate sowie als Überbrückungsmittel von knöchernen Defekten berichten. Um Wiederholungen in bezug auf die Literatur zu vermeiden, werden lediglich zwei der eigenen Arbeiten zitiert, anhand deren Angaben sich der Leser orientieren kann [1, 2]. Mit den Versuchen haben wir 1978 begonnen und folgende Anforderungen gestellt:

Biocem sollte einerseits autopolymerisierend und bioinert sein wie auch eine gute Haftfestigkeit besitzen, andererseits sollte an der Kontaktfläche mit dem Knochen eine Wechselwirkung, eine sog. «Bioaktivität» entstehen, um das Einwachsen von Knochensubstanz in das Gefüge zu ermöglichen. Eine solche anlösbare Grenzfläche mit Ionenaustausch sollte zur Ausbildung von trennschichtfreien Knochenkontakten, Verzapfungen und Verbund führen. In Anbetracht der bekannten Nachteile der zweidimensional polymerisierten Polymethylmethacrylate (PMMA), wie die Monomertoxizität, Polymerisationswärme, Wasseraufnahme, Alterungsunbeständigkeit, die häufig auftretende Primärnekrose mit bedingter Reparationsphase wie auch die sich vorwiegend im Grenzflächenbereich ausbildende bindegewebige Trennschicht, haben wir diese Art von Verbindung von vornherein nicht in Betracht gezogen. Die in den letzten 12 Jahren mehrfach beschriebenen bioaktiven Keramiken wie Biogläser und Biokeramiken führen zwar zu den erwünschten direkten Knochenkontakten und Verbund im Grenzflächenbereich, sind aber vorgeformt als Scheiben, Blöcke oder Granulate und können somit nicht als Fixationsmittel angewendet werden. Eine vielversprechende Möglichkeit schienen Modifikationen der organischen Matrix der zur Restoration, Aufbau und als Füllungsmaterial verwendeten «Composites» in der Zahnmedizin zu sein. Sie können bei Raumtemperatur ausgehärtet werden, polymerisieren dreidimensional und können mit bis zu 70% anorganischen Substanzen (Füller) angereichert werden. Die Composites eignen sich nicht für die Anwendung am Knochen in der handelsüblichen Form. Biocem besteht aus der modifizierten organischen Matrix, in dessen Gefüge wir bestimmte bioaktive anorganische Substanzen und apatitähnliche Granulate als Füllkomponente applizierten, um die gewünschte Wirkung im Oberflächenbereich zu erzielen. Somit konnte eine autopolymerisierende Substanz ohne die Nachteile der Monomertoxizität, jedoch mit den Vorteilen bioaktiver Substanzen verkoppelt werden. Es konnte eine Wechselwirkung im Grenzflächenbereich zwischen Knochen und Biocem erreicht werden, mit vorwiegend großflächigen direkten Knochenkontakten - Verbund ohne Interposition von Bindegewebe oder Fibrinmembranen.

Material und Methoden

Zusammensetzung von Biocem

Die in der Zahnmedizin verwendeten Composites mit dreidimensional vernetzten Harzen und ihren Modifikationen als organische Matrix wurden schon mehrfach beschrieben, wie auch die den PMMA überlegenen mechanischen und physikalischen Eigenschaften. Im Biocem verwenden wir lediglich eine organische Matrix. Das Ausgangsmolekül ist ein Makromolekül, welches an beiden Enden eine Acrylatgruppe aufweist, welche die Polymerisation ermöglicht. Die dreidimensionale Polymerisation des Monomers 2,2-Bis-[4-(2-hydroxy-3-methacryloxy-propoxy)-phenyl]-propan (abgekürzt: BIS-GMA), das Reaktionsprodukt einer Epoxidvorstufe (Bisphenol A) mit Glycidyl-methacrylat - wird mit Hilfe eines aktivierenden Amins und des Katalysators Benzoylperoxid vollzogen. Das große Ausgangsmolekül führt nicht nur zu einer geringeren Polymerisationsschrumpfung, wie es bei dem zweidimensional polymerisierten PMMA der Fall ist, sondern auch zu einer besseren Abdichtung und Alterungsbeständigkeit infolge der Unlöslichkeit. Als Füllkomponente in diesem dreidimensionalen Gefüge verwendeten wir je nach Indikation folgende Granulate:

- Biokeramik A_2 (und Bioglas A_2) Batelle, Genf

SiO_2	CaO	P_2O_5	Na_2O
42,4%	22,0%	11,2%	24,4%

- Bioglas Hench (45 S 5; 52 S 46) Prof. L. L. Hench, Gainesville, Florida, USA,
- «Apatit» - Penta-Calciumhydroxidtriphosphat («tri-Calciumphosphat»; Merck, Darmstadt): Pulver von $Ca_5(PO_4)_3OH$.

Die Bearbeitung, Zusammensetzung und Herstellung von Biocem für die Versuche erfolgte ausschließlich im eigenen Labor. Die Mischverhältnisse Apatit-A_2-Keramik und organische Matrix variierten je nach Indikation zwischen 10–70%. Die Bestimmung der physikalischen Werte (die diesbezügliche Dissertation wird demnächst veröffentlicht) erfolgte erst nach der histologischen Bestätigung der gestellten Anforderungen. Soviel kann jedoch bereits gesagt werden - die Werte variieren je nach den Mischverhältnissen zwischen denjenigen der PMMA und der «Composites» - d.h. sie sind auf jeden Fall günstiger als die des herkömmlichen PMMA. Ein weiterer Vorteil für die Anwendung von Biocem in der Kiefer-Gesichtschirurgie ist dessen relativ kurze Autopolymerisationszeit von etwa 2 Minuten. Um Biocem in der Orthopädie anwenden zu können, müßte die Autopolymerisationszeit wesentlich verlängert und die exotherme Wärmeentwicklung reduziert werden.

Versuchsanordnung

In der Zeitspanne 1978–1983 wurden 110 Versuche, vorwiegend an Affen, jedoch auch an einigen Hunden durchgeführt. Die Versuchsdauer betrug zwischen 3½ Monaten und über 2 Jahren, wobei das Schwergewicht bei den Versuchen mit der Dauer von über 1 Jahr lag. Die Applikation von Biocem als Defektüberbrückungs- und Knochenfragmentfixationsmittel am Gesichtsschädel sowie an der Tibia und dem Femur wurde beim erwachsenen wie auch beim jugendlichen Tier durchgeführt. Biocem wurde auf seine Eigenschaften als Fixationsmittel für Alloimplantate aus Metall im Kieferbereich auch unter voller Kaubelastung untersucht. Als eines der wichtigsten Kriterien für die Bio-Kompatibilität von Biocem war die Reaktion des Flimmerepithels nach Rekonstruktion der Stirnhöhlenvorderwand sowie derjenigen der Meningen und Kortex bei der Defektüberbrückung im Kalottenbereich. Die klinische Anwendung erfolgte beim Humanen im Bereich der Stirnhöhlenvorderwand und Supraorbitalrandregion und in der Veterinärmedizin als Verstrebung und Entlastung der Halswirbelkörper bei Diskusprolaps und Querschnittlähmungen sowie beim Pfannenaufbau am Hund wegen habitueller Luxation und zur Verankerung von Hüftgelenkprothesen.

Resultate

Um den Rahmen dieser Arbeit nicht zu überschreiten, wird auf die bereits beschriebenen Ergebnisse verwiesen [1, 2]. In dieser Arbeit sollten vielmehr einige der für die Langzeitversuche (2 Jahre) repräsentative Resultate besprochen werden. Die Versuche an den osteogenetisch trägen Kalottenknochen sind nicht nur in bezug auf die Knochenreaktion aufschlußreich, vielmehr ist die Kompatibilität von Biocem im meningealen-kortikalen Bereich von Interesse. Die nach der Defektsetzung an der Kalotte unter Eröffnung der Dura bei manifester Liquorrhoe mit Biocem abgedichteten und überbrückten Defekte (Abb. 1a) waren nach 2 Jahren Liegedauer reizlos. Biocem war durchgehend vom subperiostalen neugebildeten Knochen lückenlos überwachsen (Abb. 1b). Der 2schichtig angebrachte Biocem weist breitflächige Knochenkontakte vor (Abb. 2a und b) mit neugebildeter Knochensubstanz zwischen der reizlosen meningealen Narbe und dem Biocem-Überschuß (Abb. 2a). Der darunterliegende Kortex war abgesehen von Hämosiderin-Einlagen und einer leicht erhöhten Gliazell-Anzahl unauffällig. In der Abbildung 2c ist der trennschichtfreie Knochen-Biocem-Verbund deutlich dargestellt mit direkt anliegenden Osteozyten. Ein Teil der A_2-Kristalle wurde bereits durch Knochensubstanz ersetzt. Auch nach breiter Eröffnung der Meningen und beabsichtigter Verletzung des Kortex (Abb. 3a) kam es zum Sistieren der Liquorrhoe und unauffälligem postoperativen Verlauf. Der am Biocem reizlos angewachsene Temporalmuskel verhinderte die Bildung eines knöchernen

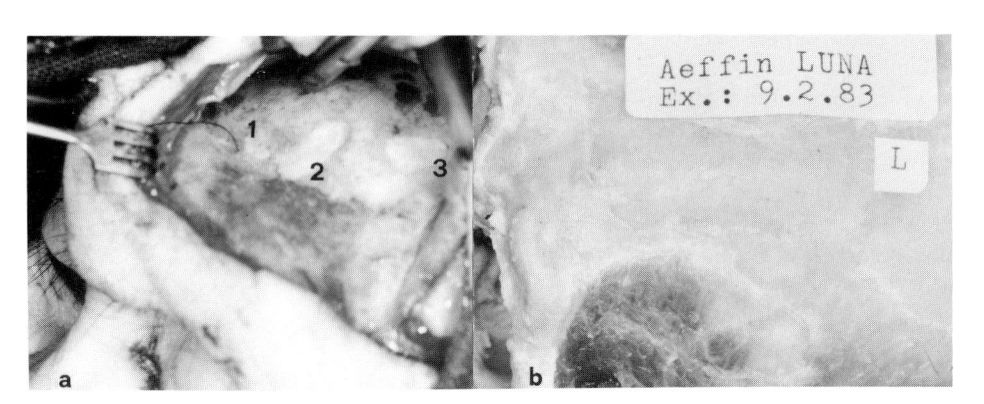

Abb. 1a und b:
a Kalotten- und Duradefekte (1, 2, 3) mit BZ abgedichtet und überbrückt (Affe). (Induzierte Liquorrhoe).
b Zustand nach 2 Jahren. Der BZ ist vom subperiostal neugebildeten Knochen völlig überwachsen.

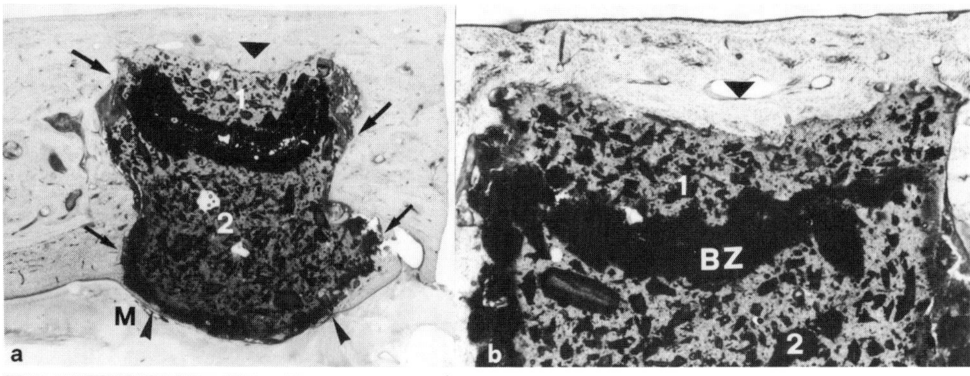

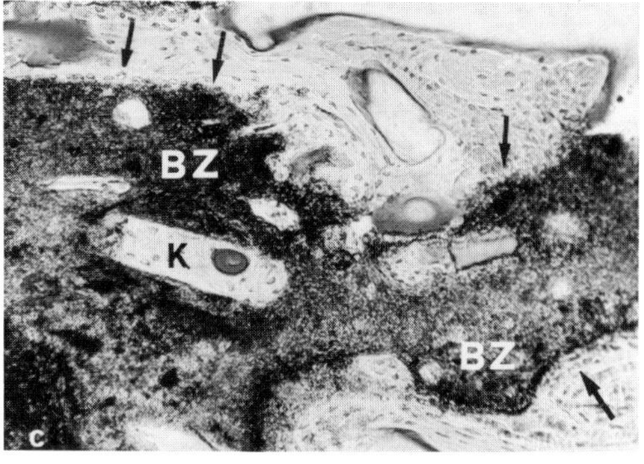

Abb. 2a–c: Gleicher Versuch (Abb. 1a, Probe No 2).

a Der in 2 Phasen (**1, 2**) im Defekt angebrachte BZ ist vom Knochen völlig bedeckt ▼ und weist breitflächige Knochenkontakte auf (→).
2 – BZ-Überschuß, M – reizlose Meningealnarbe mit Knochenapposition (►). (Vergrößerung 2,6×, Fuchsin, Lichtgrün).

b Abschnitt (▼) aus Abb. a (Vergrößerung 6,6×).

c Trennschichtfreie Kontakte und Verbund BZ-Knochen (→) mit direkt anliegenden Osteozyten. K – Bereits durch Knochensubstanz ersetzte A_2-Keramik (Vergrößerung 43×).

subperiostalen Knochendeckels (Abb. 3b und Abb. 4a). Der in 2 Phasen angebrachte Biocem (Abb. 4a) – die erste Phase als Abdichtung der Meningen und die zweite Phase zur Defektüberbrückung – ist deutlich erkennbar sowie der massive, in den Kortex hineinragende Biocem-Überschuß. Auch in diesem Fall lagen reizlose Verhältnisse vor mit überwiegend großflächigen direkten Knochen-Biocem-Kontakten. Die Knochenneubildung zwischen der Meningealnarbe und Biocem ist in den Abbildungen 4 und 5 gut erkennbar. Die Verzapfung und Verbund Knochen-Biocem im Grenzflächenbereich sowie die vom Knochen bereits ersetzten A_2-Keramikpartikel gehen aus den Abbildungen 5 und 6 hervor. Eine weitere Bestätigung dieses Verbundes konnte mit Hilfe der REM (Abb. 7a) und der Kalzium-Linienanalyse (Abb. 7b) erzielt werden.

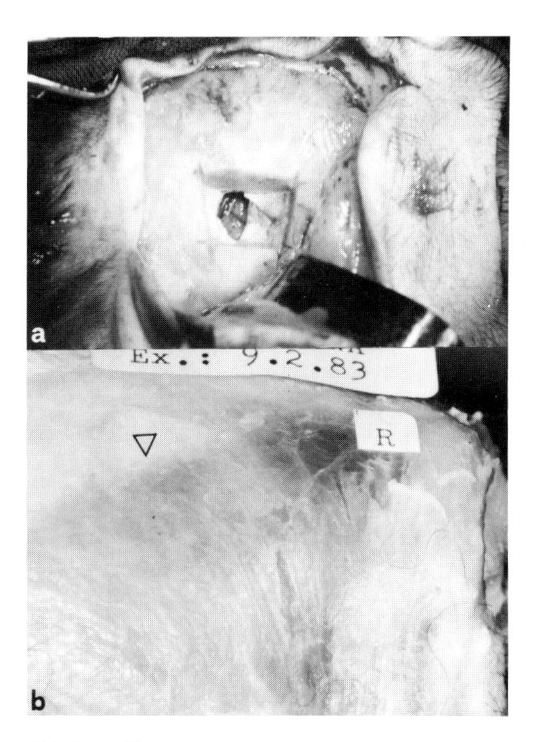

Abb. 3a und b:

a Kalottendefekt mit eröffneter Dura und freiliegendem Cortex (Affe). Versuchsdauer 1 Jahr.

b (▽) – BZ im Gegensatz zu Abb. 1a und b wegen des inserierenden M. temporalis vom Knochen nicht überwachsen.

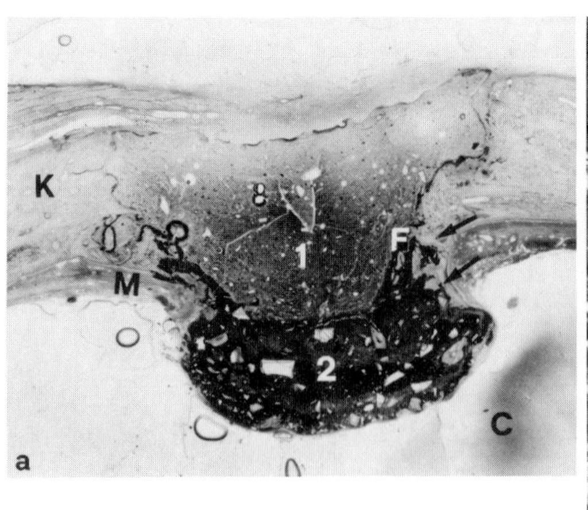

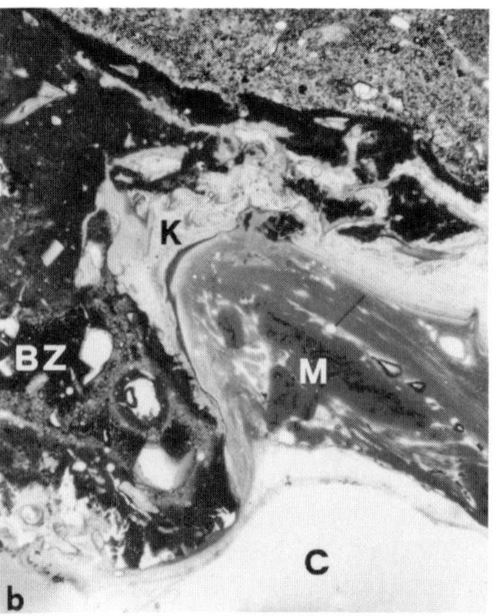

Abb. 4a und b:

a Gleicher Versuch (Abb. 3). In 2 Phasen (**1**, **2**) angebrachter BZ mit deutlichem Überschuß und Kortex-Verdrängung (C). Reizlose Meningealnarbe (M). BZ-Knochen-Verbund. (→) – Knochensubstanzapposition zwischen Meningealnarbe und BZ (Vergrößerung 1,2×).

b Bezirk F (Abb. a) mit zwischen der reizlosen Meningealnarbe (M) und BZ neugebildeter Knochensubstanz. (C) – Cortex (Vergrößerung 4,2×).

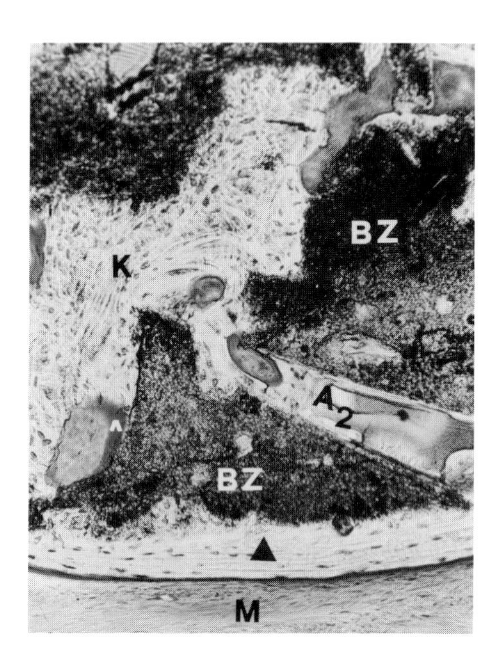

◁ Abb. 5: Weitere Abschnitte mit Knochenneubildung (▲) zwischen der Meningealnarbe (M) und BZ. Deutliche Verzapfung und Verbund BZ-Knochen. (A_2) – Teilweise durchwachsene Keramikpartikel (Vergrößerung 52×).

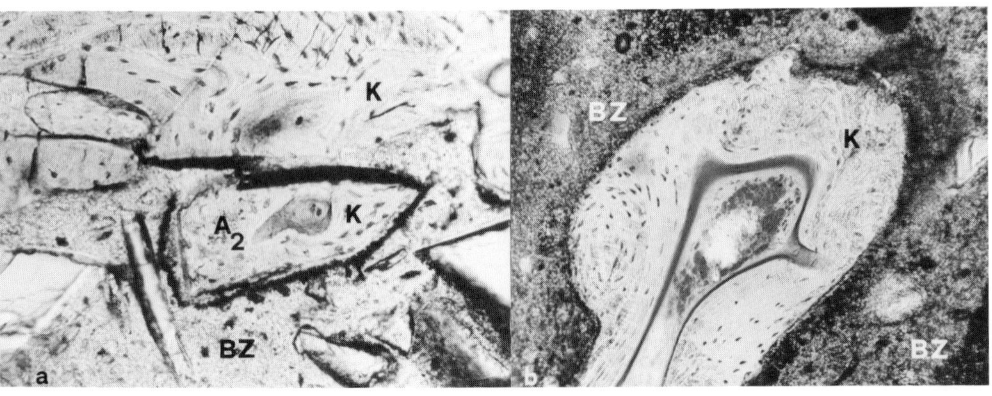

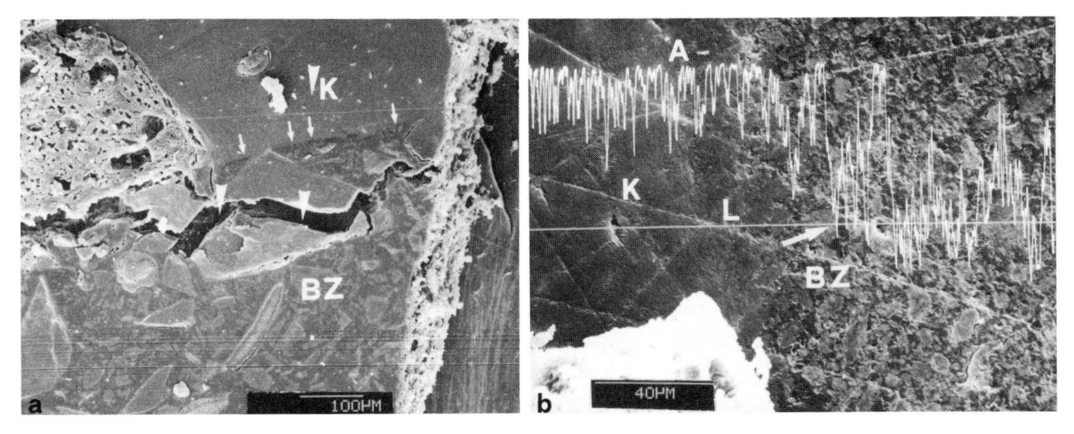

Abb. 7a und b:

a REM. Die präparationsbedingten Risse entstanden im BZ selber (►) mit intakt erhaltenem Verbund (→) BZ-Knochen (K).

b Ca-Linien (L) Analyse (EDAX). Die Kurve A zeigt ein Anstieg des Ca-Gehaltes beim Übergang (→) BZ-Knochen (K).
K = Knochen; BZ = Biozement.

Infolge des Verbundes und Verzapfung ist keine deutliche Grenze erkennbar.

Diskussion

Die Verkoppelung von biokompatiblen und bioaktiven Substanzen in ein dreidimensional vernetztes Polymerisat eröffnet vielversprechende Möglichkeiten. Direkte Kontakte ohne Trennschicht bilden den Hauptanteil im Bereich der Grenzflächen zwischen Knochen und Biocem. Verzapfungen und Einwachsen des Knochens in das Porengerüst nach der Reaktion mit den Apatitpartikeln und den Keramikanteilen stellen zusätzliche Hauptmerkmale der Interaktion zwischen Biocem und Knochengewebe dar.

Da wir mit diesem Referat möglichst viele Fachrichtungen ansprechen möchten, haben wir als für die gesamte Versuchsserie repräsentative Resultate diejenigen im Kalottenbereich gewählt. Einerseits ist die osteogenetische Reaktion an dieser Region träge (mit schlechteren Voraussetzungen als im üblichen Knochenskelett), andererseits sollte die Reaktion der Meningen und des Kortex auf die neue Substanz untersucht werden. Somit können die breitflächigen trennschichtfreien Knochen-Biocem-Kontakte und Verbund den Orthopäden überzeugen, hingegen ist das reizlose Verhalten der Meningen und des Kortex für den Neurochirurgen von Interesse. Um die breitflächigen Kontakte zu objektivieren, wurde absichtlich auf die histologische Darstellung in überdimensionalen Vergrößerungen verzichtet. Solche Vergrößerungen stellen nur kleinste Bezirke dar und sind in bezug auf die Gesamtfläche nicht aussagekräftig, ja sogar irreführend. Inwieweit das Apatit angelöst, resorbiert, transportiert oder lokal im Verkalkungsprozeß einbezogen wird, haben wir noch nicht genau feststellen können. Jedoch bildet sich hier der Knochenkontakt und Verbund früher als bei der A_2-Komponente aus. Dies steht wahrscheinlich im Zusammenhang mit der Tatsache, daß sich beim Anlösen der gesinterten Biokeramik (Bioglas ist wesentlich träger und wird von uns nicht mehr verwendet) vorerst eine Gel-Schicht im Oberflächenbereich bildet. Die Vorgänge bei der Ablagerung von Knochensubstanz, Matrixvesikelbildung und der Ionenaustausch müssen noch weitgehend abgeklärt werden. Die mit der Liegedauer sich steigernde Verzapfung und Verbund im Oberflächenbereich des Biocem führen zu einer zuverlässigen Verankerung. Die Vorteile der dreidimensional autopolymerisierten organischen Matrix liegt in der Tatsache, daß die Anreicherung mit bioaktiven Füllern bis zu 70% erfolgen kann. Dies bedeutet, daß die den Knochen exponierten Biocem-Flächen einen hohen Gehalt an bioaktiven Füller präsentiert. Daß die organische Matrix als nicht resorbierbares Gerüst äußerst kompatible Eigenschaften besitzt, ist von größter Bedeutung, wenn man bedenkt, daß das Einwachsen der Knochensubstanz nach Resorption der Keramik und Apatit-Anteile zum Stillstand kommt. Die Verzapfung kann dadurch gesteuert werden, indem die Mischverhältnisse Apatit-Keramik-Füllung jederzeit verändert werden können. Die A_2-Keramikpartikel ermöglichen ein tieferes Eindringen von Knochenbalken als bei Anwendung des Apatitpulvers, jedoch ist der Prozeß in beiden Fällen auf die

◁ Abb. 6a und b: Gleicher Versuch.

a Trennschichtfreie Kontakte und Verbund mit durch Knochensubstanz ersetzter A_2-Keramikpartikel (A_2) (Vergrößerung 66×).

b Einwachsen von Knochen und Gefäß (Vergrößerung 40×).

Oberfläche beschränkt - der Biocem wird nicht resorbiert - dies ist eine Bedingung, sollte diese Substanz als dauerhaftes Verankerungselement angewandt werden. Die bereits erzielten klinischen Erfolge bestätigen die tierexperimentellen Erkenntnisse vollumfänglich. Allerdings müssen trotz der breit angelegten Versuche in den letzten 4 Jahren, die Mischverhältnisse sowie die Autopolymerisationszeit für die verschiedenen Indikationsbereiche noch verbessert und variabler gestaltet werden.

Literatur

1 Raveh, J., Stich, H., Schawalder, P., Ruchti, Ch., Cottier, H.: Biocement - a new material: Results of its experimental use for osseous repair of skull cap defects with lesions of the dura mater and liquorrhea, reconstruction of the anterior wall of the frontal sinuses and fixation of alloimplantats. Acta Otolaryngol. (Stockh.) *94*, 371, 1982.

2 Raveh, J., Stich, H., Kehrer, B.: Tierexperimentelle Erfahrungen nach Anwendung eines neuen Materials - Biozement - zur Osteoplastik und Alloimplantatfixation. Chirurg *53*, 719, 1982.

Diskussion

Plitz: Nach meiner Erinnerung weist der Knochen des Unterkiefers eine ganz spezielle eigene Morphologie auf.

Würden Sie sagen, daß man diese Ergebnisse, die Sie hier geschildert haben, auch auf die langen Röhrenknochen übertragen kann?

Raveh: Sie sehen, daß wir am Unterkiefer und an der Kalotte gearbeitet haben und die Kalotte ist ein noch trägerer Knochen als die restlichen Knochen und die Problematik im Meningealbereich ist eben auch, daß wir fast keine Verknöcherung überhaupt bekommen und hier sahen wir einige Proben, wo sogar oberhalb der Meningialnarbe und unterhalb der Zementprobe neuer Knochen sich gebildet hatte und wir haben die Proben natürlich auch am Femur des Affen und des Hundes durchgeführt und ganz klar auch an der Epiphyse, in Anbetracht der Tatsache, daß wir evtl. bei Kindern, wenn sie dort Zertrümmerungen haben, mit Biozement das Ganze verkleben können.

Die Versuche haben wir total gemischt, ich konnte nicht alles berichten. Wir haben also auch Femur und Tibia untersucht und es kam überall das gleiche heraus.

Semlitsch: Herr Raveh, Sie haben uns phantastische Bilder mit trennschichtfreien Zonen ohne Mineralisationsstörungen gezeigt. Und dies obwohl Sie Dimethylparatoluidin in Ihrem Knochenzement haben. Wie erklären Sie sich das? Und könnten Sie sich diesen Zement zur Verankerung einer Hüftprothese vorstellen?

Raveh: Die Dimethylparatoluidinmengen, die wir hier als Katalysator benutzen ebenso wie das Benzoylperoxyd werden in ganz kleinen Mengen eingebracht und zum zweiten dürfen wir nicht vergessen, daß das Epoxydharz und die Boneformel ein riesiges Markmolekül als Ausgangsmolekül hat und die Abdichtung viel besser ist als beim Polymethylmetacrylat mit der Diffusion und ich glaube, daß durch das Einbringen des Apatits viele Auswirkungen ausgewogen werden.

Ege: In diesen Dentalmassen ist kein Dimethylparatoluidin enthalten. Es sind Toluidinabkömmlinge, aber kein DMPT.

Gabriel: Wie ist die Haftfestigkeit des Zementes auf Metallen z.B. auf Tantal und Titan?

Raveh: Wir haben solche Messungen schon gemacht, die endgültigen Daten liegen mir noch nicht vor.

Fuchs: Können Sie etwas über die Lösungseigenschaften der Batelle-Keramik sagen, die ebenfalls in diesem Zement enthalten ist? Zum anderen würden mich die wichtigsten physikalischen Parameter interessieren.

Raveh: Wir haben die physikalischen Parameter ganz bewußt mit einbezogen und haben dieses auch in verschiedenen Zusammensetzungen geprüft. Es gibt verschiedene Mischverhältnisse; z.B. bei der Hüfte haben wir hauptsächlich Apatit eingebracht und weniger Kristalle wegen der Zug- und Biege- usw. -festigkeit. Wir liegen hier zwischen den ursprünglichen Zusammensetzungen des Zahnmaterials und dem PMMA, aber auf alle Fälle besser - aber genaue Zahlen liegen mir jetzt nicht vor. Bezüglich der Batelle-Keramik haben wir zum einen durchsichtige, dieses wäre das Bioglas und das andere ist die gesinterte Biokeramik. Wir befürworten aber nur die gesinterte Biokeramik, da sie sich viel besser herauslöst. Ceravital löst sich also nicht so gut heraus, wie Sie es ja wissen, wie das A2. Dieses wird sehr schnell wegresorbiert und durch Knochen ersetzt und somit erhalten wir eine Verzahnung und Verzapfung.

Blenke: Einen nahezu gleichen, einen ähnlichen Zement haben wir ja vor zehn Jahren in New Orleans vorgestellt, er ist natürlich mit einem Natriumgehalt von über 14% sehr löslich. Ich kann mir aber nicht vorstellen, daß dieser Zement sehr fest ist, denn die Keramik, die da drinnen ist, löst sich auf und deswegen stellen wir ja natriumfreie Zemente her und ich glaube nicht, daß Sie außerhalb des ersatzstarken Lagers der Gesichts- und Kieferchirurgie gute Ergebnisse werden erzielen können.

Raveh: Sie wissen, wir haben das Gerüst Bonefoam, das ist ein Gerüst, das bestehenbleibt und nicht aufgelöst wird, und der Knochen, der die Keramikpartikel herauslöst, verzahnt und verzapft sich, verstrebt sich und verfestigt das ganze. Das Gerüst, das Epoxydharz bleibt immer. Wir haben nur den Bonefoam getestet, denn wenn die Keramik herausgelöst ist, muß der Kunststoff kompatibel sein. Die Keramik verschwindet.

Depts. of [1]Oral Histology, [2] Dental Materials, [4]Maxillo-facial Prosthetics, Dental School, University of Nijmegen, Nijmegen and [3]Dept. of Plastic Surgery, Erasmus University, Rotterdam, The Netherlands

Hard and soft animal tissue responses to unloaded solid and porous PMMA implants and their possible clinical applications

P. J. Van Mullem[1], J. R. De Wijn[2], J. M. Vaandrager[3], M. Ramselaar[4]

The behaviour of bone and soft tissues around porous and solid acrylic implants has been studied [1–8] in both short and long term animal experiments. Some of the results, including those of clinical trials, are presented in this paper.

The porous cement was prepared [9] by mixing suitable proportions of polymer powder, carboxymethyl cellulose (CMC), monomer and water. The mouldable material was introduced into the body where it adapts to the shape of the implant bed. After curing, a system with interconnected pores exists from which the CMC/water gel disappears into the body, thus allowing hard and/or soft tissue to grow in. Solid cement is prepared by mixing polymer powder and monomer only.

Two days after implantation of porous acrylic cement into cavities in the forehead of swine, the implant is still in direct contact with the trabeculae of the spongious bone. Osteoclasts start to resorb the debris which was left behind after drilling. At a distance of 500–1000 μm osteoblasts have changed into an active state as demonstrated by their stainability and cuboidal or cylindrical shape.

One week after implantation deposition of new bone can be observed as a result of the active osteoblasts. At the same time removal of debris and bone is more clear as evidenced by the presence of a larger number of osteoclasts in the implant interface than after two days (Fig. 1).

After 2–3 weeks a soft tissue peri-implant has developed by osteoclastic removal of debris, dead bone and some of the vital bone. Only few original trabeculae remain (Fig. 2).

Fig. 1–5: Thin arrows: outer surface of implant. Hematoxylin-Toluidin blue-Acid Fuchsin staining, if not stated otherwise.

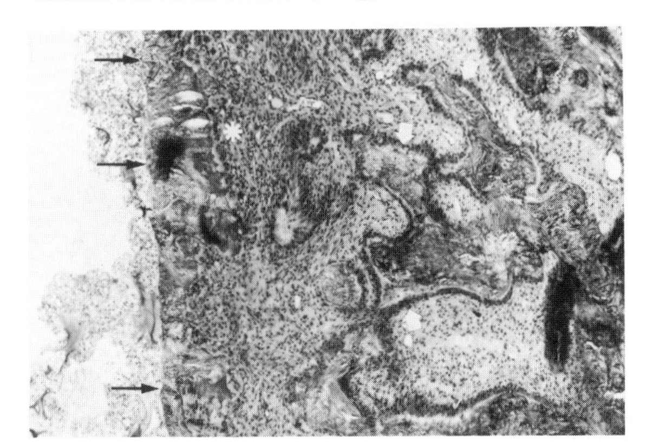

Fig. 1: One week after implantation. Thick arrows: osteoblasts overlying young bone. Asterisk: row of osteoclasts adjacent to debris and bone. 32×.

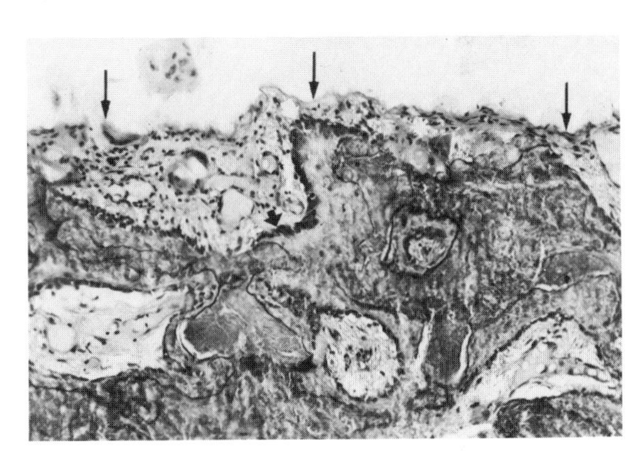

Fig. 2: Three weeks after implantation. Thick arrows: deposition approaching implant surface. Asterisk: osteoclastic bone resorption. 86×.

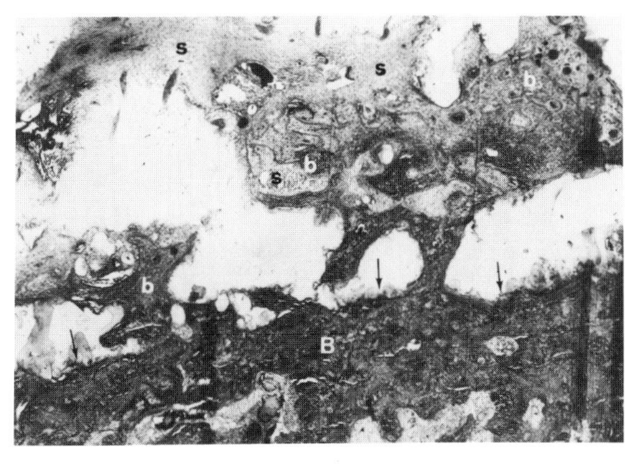

Fig. 3: Six weeks after implantation. Bone surrounding implant (B). Bone (b) and soft tissue (s) in pores. 15×.

Then, deposition of bone takes place in the direction of the implant surface. At the same time resorption declines so that six weeks after implantation bone bridges the peri-implant. Thus bone regains contact with the cement and starts to grow into the pores in the implant (Fig.3). Thus the implant is firmly anchored to the host's body. A detail (Fig.4) shows the ingrown bone, locally bordered by osteoblasts, and the well-vascularized healthy connective tissue. In this animal most of the blood vessels are filled with India ink by perfusion of the vascular system prior to sacrifice. In some instances blood vessels can be observed which are in close contact with the PMMA.

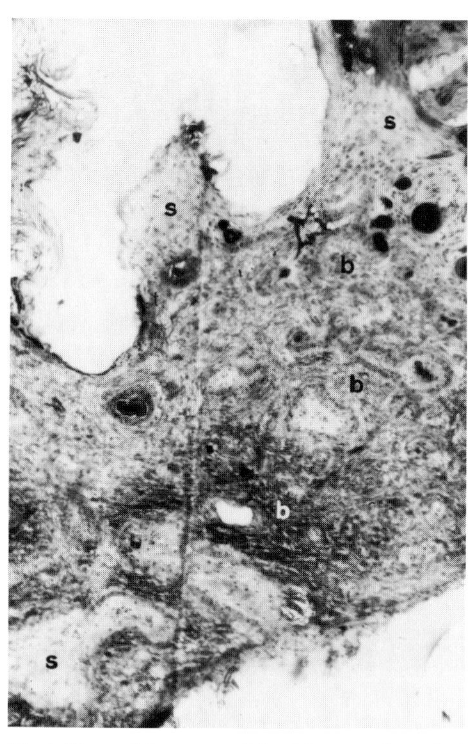

Fig.4: Upper right corner of Fig.4. Ingrown bone (b) intermingled with soft tissue containing blood vessels filled with India ink. 270×.

Fig.5: A. Microradiogram of section of skull augmentation. 3.2×. B. Part of same section after staining. Ingrown bone (b) and soft tissue (s), skull bone (B). 6.8×.

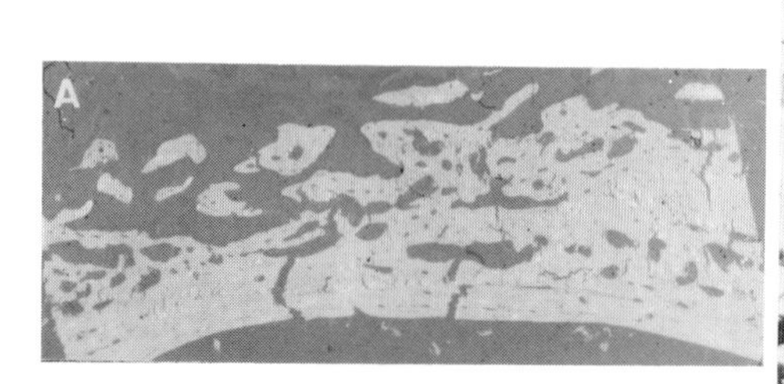

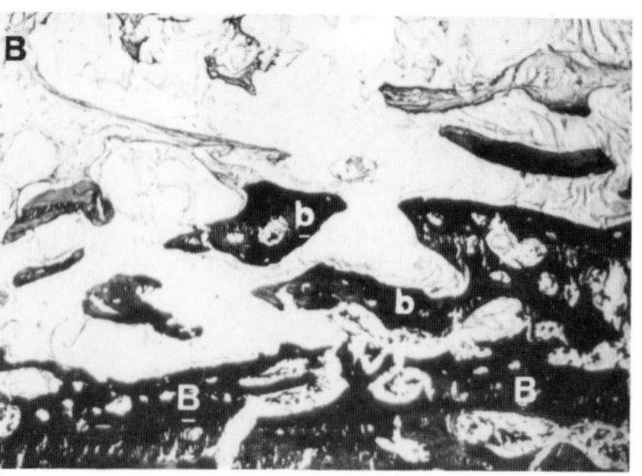

After 10 weeks, beside ingrown bone, a nearly uninterrupted layer of compact bone can be observed surrounding the implant.

Half a year after implantation bone ingrowth has proceeded to the centre of the implant, although not all pores contain bone.

Microradiography of a 7 μm thick section of a 1-year augmentation of the os frontale of a Macaca speciosa monkey demonstrates the ingrown bone to be mineralized (Fig.5).

Usually some chronic inflammatory foci can be found in the pores of the swine implants and the monkey augmentations.

Clinical results (Table 1) of hard tissue reconstructions show 1 failure out of 24 cranio-facial augmentations with follow-up periods of 1 week to 60 months. The failure is due to an infection of the implant 1 year after surgery.

Another application of porous PMMA to bony tissue might be the filling of tooth sockets immediately after extraction with the purpose to prevent resorption of the alveolar ridge. In experimental dogs, bone starts to grow into the pores six weeks after implantation. The socket should be slightly underfilled so that bone can grow over the tooth root replacement. Both mechanisms secure the implant in the jaw bone.

There are two major points of interest regarding tissue reactions to solid or porous acrylic cement when implanted in the guinea pig's subcutaneous tissue. The first is that solid implants become sur-

Tab.1: Porous PMMA-clinical data, as per March 12, 1984.

	failures	successful	follow-up periods
Hard tissue reconstructions mostly congenital cranio-facial malformations	1 (infection after 1 yr)	23	¼–60 mo
Soft tissue reconstructions thoracic deformity pectus excavatum	3 (sterile seromas)	22	2–50 mo

rounded by a capsule which consists of a dense type of poorly vascularized collagenous connective tissue (Fig. 6). The second point is that, after an experimental period of 2 years, 45% of the implants appeared to show hard tissue formation in the connective tissue capsule or in the pores. In 12 out of the 14 cases ectopic material is found which is mineralized as demonstrated by microradiography (Fig. 7). In the remaining cases the tip of the implants is surrounded by cartilage (Fig. 8). The hard tissue might be provoked by the mobility of the solid implant in the subcutaneous connective tissue.

When porous acrylic is implanted in guinea pig subcutaneous connective tissue, the implant is surrounded by fibrous connective tissue (Fig. 9) as observed after 8 months. This layer of connective tissue, however, is distinctly less dense than the capsule around solid implants. Here, the surrounding layer contains blood vessels which – together with collagen fibers – penetrate the pores of the implant. In this way the implant is anchored to the dermis.

Occasionally, loosely packed inflammatory foci can be observed in the connective tissue in the pores of the implant (Fig. 10).

After an experimental period of two years the histology of the connective tissue inside the implants has not changed compared to eight months except that some of the fibrous tissue can have changed into fatty tissue (Fig. 11).

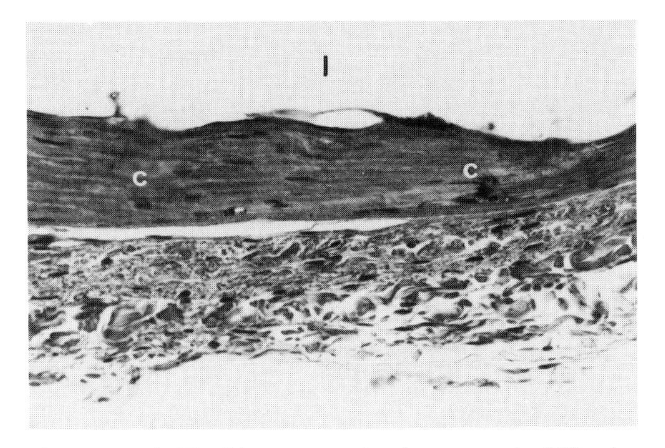

Fig. 6: Capsule (C) of dense connective tissue around solid implant (I) in subcutaneous tissue. 217×.

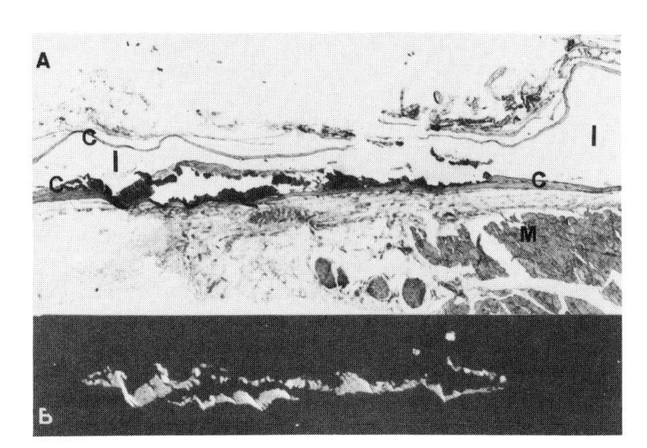

Fig. 7: A. Ectopic mineralized material in capsule (E) around implant (I), muscular tissue (M). HE. 19×. B. Microradiograph of same section. 19×.

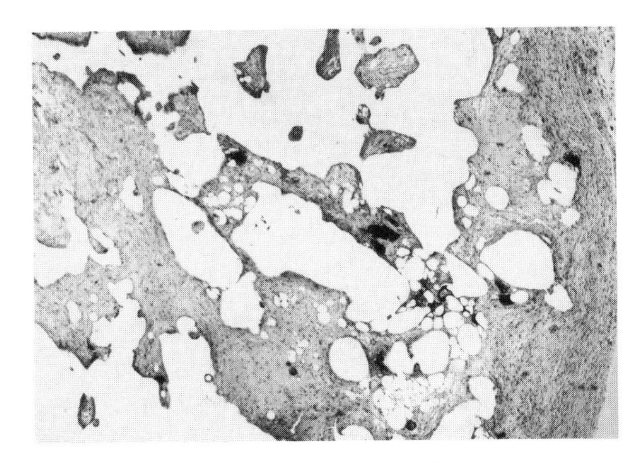

Fig. 9: Fibrous connective tissue ingrowth after 8 months implantation under the skin. Black areas: CMC-remnants. HE. 22.5×.

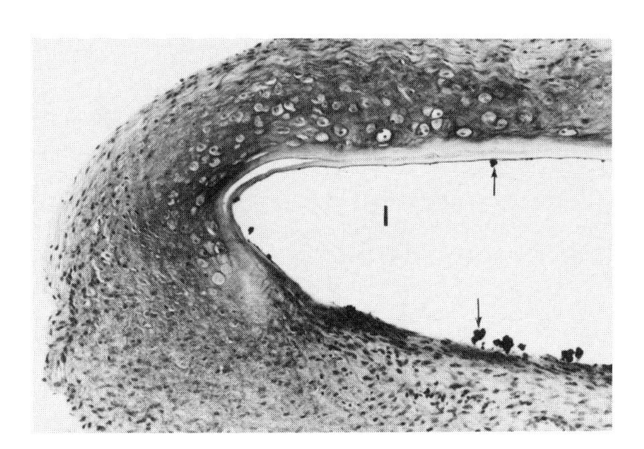

Fig. 8: Cartilage at top of implant (I). Arrows point at zirconium dioxide. Toluidin blue. 86×.

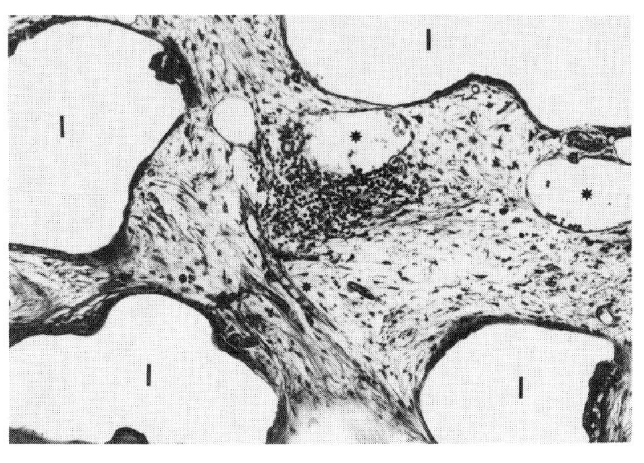

Fig. 10: Interconnecting pores of implant (I) containing connective tissue which in this case is poor in fibers. Asterisks: blood vessels. Infammatory focus. HE. 86×.

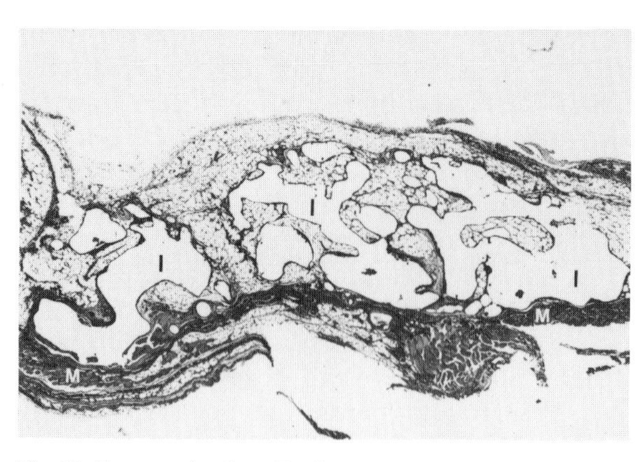

Fig. 11: Two-year implant (I) adjacent to muscular tissue (M). The pores are mainly filled with fat cells. HE. 7×.

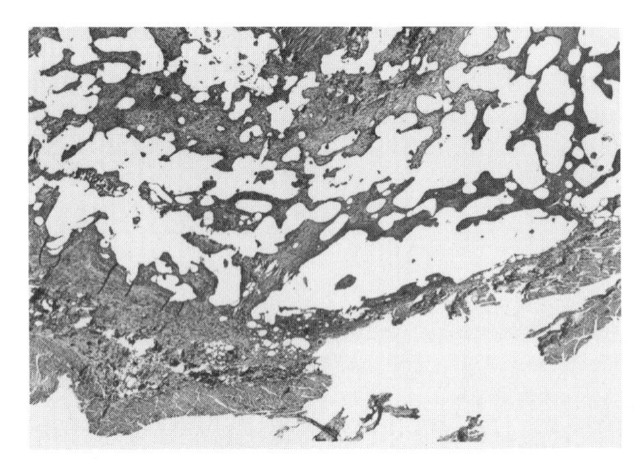

Fig. 12: One-year human biopsy. Fibrous connective tissue in the pores and surrounding the implant. HE. 9×.

Histological examination of a human biopsy, which – after 1 year in situ – was obtained during esthetical correction of a pectus excavatum reconstruction, revealed similar tissue reactions as found in the animal experiments (Fig. 12).

Clinical results – after the use of porous PMMA for pectus excavatum or pectus arcuatum reconstructions, i.e. implantation in soft tissue – demonstrate good success: only 3 out of 25 cases are failures due to the development of sterile seromas some days after surgery (Table 1).

From the above it can be concluded that:

1. Porous implants become well anchored to the host's skelettal system or subcutaneous tissue by ingrowth of bone and/or fibrous connective tissue, resp.
2. Notwithstanding the observation of some inflammatory phenomena the porous acrylic implants appear well-tolerated by the body.
3. The human biopsy did not differ histologically from the animal soft tissue material.
4. If clinically applicable, porous PMMA implants are to be preferred to solid which frequently evoked hard tissue in the surrounding connective tissue.
5. Clinical applications are: cranio-facial augmentations, soft tissue reconstructions and, possibly, submerged tooth root replacements.

References

1 Van Mullem, P. J., Vaandrager, J. M., De Wijn, J. R.: Abstract 3.8.4., World Biomaterials Congress Book of Abstracts, Baden near Vienna, April 1980.

2 Ramselaar, M., Van Mullem, P. J., De Wijn, J. R.: Abstract P.1.47, World Biomaterials Congress Book of Abstracts, Baden near Vienna, April 1980.

3 Vaandrager, J. M., Van Mullem, P. J., De Wijn, J. R.: Abstract P.1.39., World Biomaterials Congress Book of Abstracts, Baden near Vienna, April 1980.

4 Van Mullem, P. J., Vaandrager, J. M., De Wijn, J. R.: Transactions of the Seventh Annual Meeting of the Society for Biomaterials, Vol. IV, Rensselaer Polytechnic Institute, Troy, New York 1981.

5 Van Mullem, P. J., De Wijn, J. R., Ramselaar, M. M. A.: In: Lee, C. (Ed.): Advances in Biomaterials, Vol. IV. John Wiley U.K., 1982.

6 Vaandrager, J. M., Van Mullem, P. J., De Wijn, J. R.: Biomaterials, *4,* 128, 1983.

7 Vaandrager, J. M., Van der Meulen, J. C. H., De Wijn, J. R., Van Mullem, P. J.: In: Williams, H. B. (Ed.): Transactions of the VIIIth International Congress of Plastic Surgery, Montreal, Canada. 1983, pp. 656–657.

8 Van Mullem, P. J., Nicolai, J. P. A., De Wijn, J. R.: In: Ducheyne, P. (Ed.): Biomaterials and Biomechanics 1983, Advances in Biomaterials, Vol. 5. Elsevier Science Publ., Amsterdam 1984.

9 De Wijn, J. R.: J. Biomed. Mat. Res. Symp. *7,* 625, 1976.

Diskussion

Mittelmeier: Wird das Implantat vorher hergestellt oder intraoperativ gemacht?

Van Mullem: Nach dem Mischen ist das Material ein Teig, es kann also intraoperativ eingegeben und geformt werden.

Mittelmeier: Es polymerisiert also wie der Knochenzement während des Implantationsvorganges?

Van Mullem: Das ist richtig.

Bösch: Die histologische Ausarbeitung zum vorhergehenden Vortrag von Herrn Raveh sind zwar nicht mit Ihnen ganz vergleichbar, weil sie nur weich geschnitten haben, aber würden Sie Ihre Ergebnisse im kraniofaszialen Bereich mit denen von Herrn Raveh gleichstellen? Finden Sie Ihrem Gefühl nach die gleichen Ergebnisse wie Herr Raveh?

Van Mullem: Einigermaßen ja, aber es gibt hier natürlich keinen Ersatz des Implantationsmaterials durch lebendes Gewebe. Das ist natürlich ein großer Unterschied. Das Material wird an weichem oder hartem Gewebe fixiert, aber es stellt keinen Ersatz dar. Es ist meines Erachtens nach sehr verträglich.

Semlitsch: Können Sie uns sagen, welchen Zement Sie für Ihre Versuche verwendet haben und welches Startersystem dieser Zement besitzt?

Van Mullem: Sulfix®-6.

[1] Abt. Biomechanik der Orthopädischen Universitätsklinik, Münster
[2] Afd. Werktuigbouwkunde, Technische Hogeschool Twente, Enschede

Mechanische Eigenschaften eines metallfaserverstärkten Knochenzements

P. Brinckmann, H. J. Grootenboer

Einleitung

Bei Palliativoperationen wird Knochenzement zur Auffüllung und Überbrückung größerer knöcherner Defekte eingesetzt. Es ist das Ziel des Vorgehens, die Stabilität des Skeletts und die Funktion der Extremitäten zumindest teilweise zu erhalten. Abgesehen von der Frage der Verankerung solcher Kunststoffimplantate im oder am Knochen kann sich dabei das Problem ergeben, daß der aus Knochenzement geformte Knochenersatz den physiologischen Beanspruchungen mechanisch nicht gewachsen ist. Dies war der Anlaß zu prüfen, ob sich die Biege- und Torsionsfestigkeit derartiger Implantate verbessern läßt, wenn dem Knochenzement Metallfasern beigemischt werden.

Der Vorschlag, die Zugfestigkeit von Knochenzement durch die Einlagerung zugspannungsfester Fasern zu erhöhen, ist nicht neu [2, 4, 5, 7, 8, 9]. Die vorliegende Arbeit beschreibt die Ergebnisse des Versuchs einer Zugfestigkeitsverstärkung mit Hilfe kurzer Fasern aus Titan oder Edelstahl. Die Auswahl dieser Beimischung erfolgte aus drei Gründen:

a) Eine individuelle Formgebung des Implantats und die erforderliche Anpassung an die Knochengeometrie kann intraoperativ nur erreicht werden, wenn dem Knochenzement kurze Fasern beigemischt werden.
b) Die beigemischten Fasern sollten im fertigen Implantat keine Vorzugsrichtung aufweisen, weil eine Festigkeitserhöhung sowohl bei Biege- wie auch bei Torsionsbeanspruchung erreicht werden sollte.
c) Als Faserbeimischung sollten nur Materialien verwendet werden, deren biologische Verträglichkeit als Implantatmaterial bereits erwiesen ist. Eine Beschichtung der Fasern, wie etwa bei glasfaserverstärkten Kunststoffen üblich, sollte vermieden werden, um Problemen einer Verträglichkeitsprüfung solcher Beschichtungsstoffe auszuweichen.

Versuchsdurchführung

Wird ein Kunststoffmaterial durch in Zugspannungsrichtung liegende, durchlaufende Fasern verstärkt, so ergibt sich bei Zugbeanspruchung für das Verhältnis der Lasten, die von den Fasern und von der Matrix übernommen werden [1]

$$Pf/Pm = Ef/Em \cdot (1 - Vm)/Vm$$

Hierin sind Pf und Pm die Lastanteile von Fasern und Matrix; Vm ist der Volumenanteil des Matrixmaterials. Ef und Em sind die Elastizitätsmoduli der Fasern und des Matrixmaterials. Haben die beigemischten Fasern keine Vorzugsrichtung, so sind bei einachsiger Zugbeanspruchung nur ⅓ der Fasern an der Lastübertragung beteiligt; der in die obige Gleichung einzusetzende Volumenanteil der Matrix Vm muß daher entsprechend korrigiert werden. Hinzu kommt ein weiterer Korrekturfaktor, der die verkürzte Faserlänge berücksichtigt; dieser Faktor wird in der folgenden Abschätzung jedoch vernachlässigt.

Bei Annahme einer ungerichteten Faserbeimischung von 30 Vol. % (Vm = 0,9) erhalten wir durch Einsetzen der Elastizitätsmoduli von Titan (110000 N/mm^2), Edelstahl 14401 (200000 N/mm^2) und Knochenzement (5000 N/mm^2) [3] bei Titanfaserbeimischung

$$Pf/Pm = 2,2$$

und bei Edelstahlbeimischung

$$Pf/Pm = 4,4$$

Diese Abschätzung zeigt, daß bei entsprechender Volumenkonzentration des Fasermaterials eine erhebliche Entlastung des Matrixmaterials erreicht werden kann. Unter der Voraussetzung, daß die Bruchdehnung der Fasern nicht erheblich niedriger ist als die Bruchdehnung des Matrixmaterials, kann ein faserverstärktes Bauteil daher höher belastet werden, bevor ein Bruch auftritt.

Die Untersuchung der Festigkeitsveränderung durch Faserbeimischung erfolgte in quasistatischen Zug- und Biegeversuchen. Die Probekörper für die Zugversuche wurden nicht in Anlehnung an DIN 16770 in Preßformen hergestellt, sondern das Zement-Fasergemisch wurde in Zementspritzen des Fabrikats Protek gefüllt und in zylindrische Formen gedrückt. Die Prüfstäbe hatten einen Durchmesser von 12,3 mm (mit einer Verdickung an beiden Enden) und eine Länge von 100 mm. Die Probekörper für die Biegeversuche, Stäbe einer Länge von 100 mm und mit quadratischem Querschnitt einer Kantenlänge von 10 mm, wurden auf vergleichbare Weise hergestellt. Diese Prüfkörper wurden gewählt, um das Ausfüllen von Knochendefekten durch die Faser-Zementmischungen zu simulieren. Mischungen, die sich nicht mehr durch die etwa 10 mm weite Öffnung der obengenannten Spritze in die Formen drücken ließen, wurden nicht weiter untersucht. Im Zugversuch erfolgte der Abriß der Probekörper im mittleren Teil der Stäbe; als Ergebnis wird daher die Bruchspannung angegeben. Die Biegebelastung erfolgte in einer 3-Punkt-Auflage mit einem Abstand der äußeren Auflager von 80 mm. Der Probenbruch erfolgte etwa am Ort maximalen Biegemoments.

Die zur Beimischung vorgesehenen Metallfasern wurden nach den im Anhang angegebenen Verfahren [6] vorbehandelt, um eine möglichst hohe Scherfestigkeit an der Metall - Zementgrenze zu erhalten. Als Knochenzement wurde Sulfix®-6 verwandt; abschließend wurde noch geprüft, ob sich das Mischverhalten merklich ändert, wenn anstelle von Sulfix®-6 das Fabrikat Pallacos® E flow verwandt wird.

Ergebnisse

Die im vorangegangenen Abschnitt gegebene Abschätzung zeigt, daß die zu erwartende Festigkeitserhöhung des zusammengesetzten Materials mit zunehmendem Faseranteil steigt. Die Mischversuche erwiesen jedoch schnell, daß ein Metallfaseranteil von wesentlich mehr als 14 Vol. % nicht erreichbar war. Die angerührte Mischung wurde dann «trocken» und «filzig»; sie ließ sich auch durch eine Spritze großer Öffnung nicht mehr verarbeiten.

Die Tabelle 1 gibt eine Übersicht über die Ergebnisse. Aufgeführt sind nur die Ergebnisse der Proben mit den jeweils höchsten noch verarbeitbaren Konzentrationen beigemischter Fasern. Die Anzahl der untersuchten Proben jeder Zusammensetzung schwankte zwischen 2 und 6. In der Tabelle 1 sind die Bereiche angegeben, in denen die Ergebnisse der Zug- und Biegetests schwankten.

Tab. 1: Versuchsergebnisse.

Beimischung auf 1 PK Sulfix®-6 (48,4 g Pulver, 19,3 g Flüssigkeit)	Vol. % der Beimischung	Spannung am Zerreisspunkt (N/mm^2)	
		Zugversuch	Biegeversuch
keine	0	33-69	
20 g 5×0,1 mm Edelstahl	4	46-54	-
10 g 2×0,022 mm Titan	4	48-49	-
38 g 3×0,25 mm Titan	13	56-57	-
40 g 3×0,15 mm Titan	14	64-71	-
30 g 4×0,2 mm Titan	10,5	-	61-99
50 g 40×0,2 mm Titan	16	-	76

Durch eine Beimischung von Edelstahlfasern der Durchmesser 0,05 und 0,1 mm konnte keine Erhöhung der Festigkeit erreicht werden. In der Tabelle 1 ist daher nur ein Beispiel aufgeführt. Fasern einer Länge von mehr als 5 mm verfilzten sofort beim Anmischen; Fasern einer Länge von 5 mm oder kürzer wurden beim Probenbruch stets aus dem Knochenzement herausgezogen. Eine ausreichende Haftung des Knochenzements auf der Oberfläche der Edelstahlfasern war auch nach Beizen der Fasern nicht zu erreichen.

Titandrähte standen für die Mischversuche mit Durchmessern von 0,022, 0,15 und 0,25 mm zur Verfügung. Eine Untersuchung der Bruchflächen der in der Tabelle 1 aufgeführten Proben zeigte stets, daß die Mehrzahl der eingebetteten Fasern gerissen war. Titandrähte haben gegenüber Edelstahldrähten eine vergleichsweise rauhe Oberfläche. Die Haftung des Knochenzements an den Titandrähten ist jedoch nicht auf einen Formschluß mit der rauhen Drahtoberfläche zurückzuführen. Drähte, die nur blankgeätzt (Anhang: Lösung 1), aber anschließend nicht oxydiert (Anhang: Lösung 2) worden waren, wurden beim Bruch ebenfalls aus der Zementmatrix herausgezogen.

Titandrähte von 0,022 mm Durchmesser ließen sich nur in geringer Konzentration bis etwa 4 Vol. % beimischen. Bei höheren Konzentrationen verfilzte der Brei und konnte nicht mehr in die Formen der Probekörper gedrückt werden. Die gemessene Erhöhung der Zugfestigkeit ist dementsprechend klein.

Titandrähte der Durchmesser 0,15 und 0,25 mm konnten in Konzentrationen bis etwa 14 Vol. % beigemischt werden. Am besten zu handhaben waren Drähte von 0,15 mm Durchmesser; sie verformen sich leicht und perforieren chirurgische Handschuhe nicht.

Die Tabelle 1 zeigt, daß durch eine Beimischung von Titanfasern eine Erhöhung der Zug- und Biegefestigkeit erreicht werden kann. Die weiten Bereiche, in denen die Ergebnisse streuen, weisen jedoch auf Unsicherheiten des Verfahrens hin. Der Grund hierfür zeigte sich bei einer Inspektion der Bruchflächen. Der Bruch erfolgte stets in Querschnitten, in denen eingeschlossene Luftblasen von 1-3 mm Durchmesser Spannungskonzentrationen bewirkten. Bei hohen Faserkonzentrationen ließen sich auch bei sorgfältiger Verarbeitung des Zement-Fasergemisches derartige Inhomogenitäten der Probekörper nicht vermeiden.

Im Übrigen konnten auch bei der Herstellung der Proben ohne Beimischung bei vorschriftmäßiger Verarbeitung kleine Lufteinschlüsse nicht immer vermieden werden; die an den Prüfkörpern gemessenen Festigkeitswerte liegen daher unter den Herstellerangaben. Fasermischversuche mit Pallacos®E flow zeigten keine qualitativen Unterschiede zu Mischungen mit Sulfix®-6.

Zusammenfassend kann festgestellt werden:

1) Edelstahlfasern eignen sich nicht zur Faserverstärkung von Knochenzement, da die Haftung des Knochenzements an ihren Oberflächen zu gering ist.
2) Titanfasern zeigen nach geeigneter Oberflächenbehandlung eine ausreichende Haftung an Knochenzement. Die erzielbare Festigkeitserhöhung wird jedoch durch unkontrollierbare Inhomogenitäten bei der Probenherstellung zunichte gemacht.
3) Für den geplanten Einsatz scheint daher ein mit Titanfasern vermischter Knochenzement keine Vorteile zu bieten.

Diese Arbeit wurde aus Mitteln der Deutschen Forschungsgemeinschaft unterstützt. Die Autoren danken Herrn Dr. Schliekelmann für technischen Rat in der Frage der Oberflächenbehandlung der Metalle. Die Autoren danken den Firmen Sulzer und Merck für die Bereitstellung von Mustern der verwendeten Knochenzemente.

Anhang

Oberflächenbehandlung der Edelstahlfasern:

1. Entfetten,
2. Beizen (10 Gew. Teile Oxalsäure, 10 Gew. Teile Schwefelsäure (1,82), 80 Gew. Teile Wasser),
3. Spülen,
4. Trocknen 20–40 Minuten bei 65 °C.

Oberflächenbehandlung der Titanfasern:

1. Entfetten,
2. Beizen 30 Sekunden bei 22 °C (15 Vol. % Salpetersäure (70%), 3 Vol. % Fluorwasserstoff (50%), 82 Vol. % Wasser),
3. Spülen 2 Minuten bei 22 °C,
4. Beizen 2–3 Minuten bei 22 °C (5 Gew. % Trinatriumphosphat, 0,9 Gew. % Natriumfluorid, 1,6 Gew. % Fluorwasserstoff (50%), Rest Wasser),
5. Spülen 5 Minuten bei 22 °C,
6. Spülen 5 Minuten bei 40 °C,
7. Trocknen bei 40 °C maximal.

Literatur

1 Broutman, L. J.: Mechanical Behaviour of fiber reinforced plastics. Composite Engineering laminates, MIT Press 1969.

2 Mittelmeier, H., Hanser, U., Harms, J.: Lösung des biochemischen und mechanischen Zementproblems mit Apatit-Carbonfaser-Zement? In: Jäger, M., Hackenbroch, M.H., Refior, H. J. (Hrsg.): Osteosynthese, Endoprothetik und Biomechanik der Gelenke. Thieme, Stuttgart 1980.

3 Oest, O., Müller, K., Hupfauer, W.: Die Knochenzemente. Enke, Stuttgart 1975.

4 Pilliar, R.M., Blackwell, R., Macnab, I., Cameron, H. U.: Carbon fiber reinforced bone cement. J. Biomed. Mat. Res. *10,* 893, 1976.

5 Saha, S., Kraay, M. J.: Bending properties of wire reinforced bone cement for applications in spinal fixation. J. Biomed. Mat. Res. *13,* 443, 1979.

6 Schliekelmann, R. J.: Gelymde metalen constructies. Agon Elsevier, Amsterdam 1970.

7 Taitsman, J.P., Saha, S.: Tensile strength of wire-reinforced bone cement and twisted stainless-steel wire. J. Bone. Jt. Surg. *59A,* 419, 1977.

8 Wellmanns, S., Wolter, D.: Verfahren zum Herstellen von faserverstärktem Knochenzement. Offenlegungsschriften DE 2947839 A1 und DE 2947885 A1, Deutsches Patentamt, 1981.

9 Woo, S.L.Y., Akeson, W.H., Levenetz, B., Coutts, R.D., Matthews, J. V., Amiel, D.: Potential application of graphite fiber and methyl methacrylate resin composites as internal fixation plates. J. Biomed. Mat. Res. *8,* 321, 1974.

Diskussion

Auditorium: Sie wissen doch, daß die Faserlänge und der -durchmesser im Verhältnis von 1 zu 100 stehen muß, um eine optimale Faserverstärkung überhaupt zu erreichen. Wenn Ihr Fasermaterial 0,25 mm Durchmesser hat, müßte dann doch die Länge bei 25 mm liegen.

Brinckmann: Es ist außerordentlich wichtig, wie gut die Haftung des Matrix-Materials an den Fasern ist. Bei Titanfasern der erwähnten Länge von 3 mm bis 4 mm rissen die Fasern mehrheitlich ab; d.h., die Fasern sind bis zum Bruch belastet worden. Bei Stahlfasern ist das anders. Kürzere Titanfasern werden aus der Matrix herausgerissen. Titanfasern über 5 mm sind nicht mehr verarbeitbar.

Auditorium: Sie verarbeiten den Zement mit der Spritze; d.h. also, daß Sie die zähflüssige Masse aus der Spritze herausdrücken. Die Fasern richten sich in Zugrichtung aus. Sie haben dann also schon das Optimum erreicht. Eine multidirektionale Ausrichtung der Fasern besteht dann sicher nicht.

Brinckmann: Wir wollten den praktischen Anwendungszweck im Versuch simulieren. Wenn Sie ein Gemisch durch eine Spritze drücken, richten sich die Fasern natürlich aus. Wenn Sie die Proben betrachten, sieht man, daß die Ausrichtung nicht vollständig ist. Sie sind nicht isotrop verteilt, aber in großen Querschnitten sind sie auch weit davon entfernt, einseitig ausgerichtet zu sein.

Plitz: Was war der Grund, weshalb Sie sich von den bekannten DIN-Prüfmethoden abgewandt haben?

Brinckmann: Wenn wir das Titanfaser/Zementgemisch in flache Formen gepreßt hätten und dabei gleich die Proben mit Fehlstellen verworfen hätten, so würden wir wahrscheinlich eine erhebliche Zugfestigkeitserhöhung eines solchen Gemisches erhalten. Ich würde vermuten, daß wir mit Titanfasern eine Erhöhung der statischen Zugfestigkeit um 100% erreichen könnten. Es schien uns aber nicht realistisch solche Angaben zu machen, weil es der Anwendungszweck erfordert, daß man große Proben herstellt. Wir sind von 1 cm Durchmesser ausgegangen.

Plitz: Also eine anwendungsbezogene Prüfung.

Brinckmann: Ja. Wir haben auch versucht, Berichte aus der Literatur nachzuvollziehen und haben Kohlenstoffasern beigemengt. Bei diesen Probenabmessungen stießen wir auf die gleichen Schwierigkeiten.

Wolter: Ihre Ergebnisse bestätigen unsere Schwierigkeiten, die wir über lange Zeit hatten. Der springende Punkt scheint uns eigentlich in dem Mischverfahren der homogenen Verteilung der Kohlenstoffasern, ohne daß es zum Bruch und Verkürzung der Fasern kommt, zu liegen.

Brinckmann: Ein Faserbruch tritt beim Titan nicht auf, die Fasern verbiegen sich lediglich etwas. Das Anmischen war kein Problem. Wir haben mit low viscosity-Zementen gearbeitet und haben geprüft, ob sich die Fasern absetzen. Wir haben auch mit high viscosity-Zementen experimentiert, die ich jetzt hier nicht erwähnt habe; dort erhält man aber die gleichen Mischungsschwierigkeiten.

Orthopädische Universitätsklinik und Poliklinik Homburg (Saar) (Leiter: Prof. Dr. med. H. MITTELMEIER)

Veränderungen der Dauerschwingfestigkeit von PMMA-Zement durch Beigabe von Kohlefasern, Apatit-Pulver und -Granula sowie Knochenpartikel

H. MITTELMEIER, TH. HOPF, TH. SELLIER, J. ZELL

Die Anwendung von PMMA-Knochenzement zur Verankerung von Gelenkendoprothesen hat die Alloplastik entscheidend gefördert. Maßgeblich dafür sind sofortige Belastungsfähigkeit und die Realisierung des Oberflächenvergrößerungsprinzips und Reduzierung des Knochendruckes. Problematisch sind jedoch die zahlreichen *aseptischen Prothesenlockerungen,* die mit zunehmender Implantationsdauer ansteigen. Nach der überzeugenden Sammelstatistik von GRISS et al. (1982) über die erste Dekade der Hüftalloplastik mit fast ausschließlich zementierten Prothesen in Deutschland wurden hier etwa 20% revisionsbedürftiger aseptischer Prothesenlockerungen gezählt.

Die *Ursache der aseptischen Prothesenlockerung* liegt überwiegend in den mechanischen und toxikologischen Eigenschaften des Knochenzementes begründet. Er stellt nach allgemeiner Meinung das *«schwächste Glied»* der Hüftalloplastik dar. Abgesehen von Grenzreaktionen des Knochengewebes auf toxische Einflüsse und granulomativer Knochenresorption handelt es sich hauptsächlich um Ermüdungsbrüche der Verankerungsprotrusionen sowie der Zementköcher.

Abgesehen von unbefriedigenden Zementierungstechniken ist hierfür jedoch in erster Linie die *mangelnde Dauerschwingfestigkeit des PMMA* selbst verantwortlich. In entsprechenden Untersuchungen im biomechanischen Labor unserer Klinik konnte gezeigt werden, daß das PMMA mit seiner Wechselbiegefestigkeit zunächst grundsätzlich *weit* unter den bei der Hüftalloplastik sonst verwendeten metallischen Biomaterialien liegt, insbesondere aber, daß – im Unterschied zu den Metallen überhaupt keine Dauerschwingfestigkeit im engeren Sinne besteht und das weiterhin auch zwischen den einzelnen handelsüblichen Zementen erhebliche Unterschiede vorliegen.

Methodisch wurden Wechselbiegeversuche mit verschiedenen PMMA-Proben nach DIN 53442 auf Wechselbiegemaschinen der Firma Schenck durchgeführt. Zementproben wurden in speziellen Gußformen unter Druck hergestellt, entsprechen also dem vor allem in den USA geforderten Prinzip der sog. Zementpressung (Pressurization). Für jede Zementsorte wurde eine Versuchsreihe mit mindestens 10 Proben durchgezogen.

Zunächst ist festzustellen, daß aufgrund der ständig weiterfallenden Festigkeit die Versuche nicht wie bei Metallen mit etwa 3 Millionen Lastwechseln beendet werden können, sondern bis mindestens 20 Millionen Lastwechsel gefahren werden sollten; wenngleich auch in diesem Bereich noch ein geringer Abfall der Festigkeit ermittelt werden kann, ist derselbe doch so gering, daß man im Bereich zwischen 10 Millionen und 20 Millionen Lastwechseln von einer *annähernden Dauerschwingfestigkeit* reden kann.

Als *wesentliches Ergebnis* ist zunächst herauszustellen, daß der bei uns meistens verwendete hoch visköse Zement Palacos®R eine Dauerschwingfestigkeit von 8,1 N/mm² besitzt und durch die Gentamicinbeimengung dieselbe auf 6,8 N/mm² herabgesetzt wird.

Vor einigen Jahren wurde in Amerika die Idee propagiert, die Alloplastik durch Verwendung niedervisköser Zemente («low viscosity cement/LVC») zu verbessern, da dieselben eine größere Eindringfähigkeit besitzen und somit auch eine bessere Verzahnung gewährleisten. Unsere Untersuchungen zeigen aber, daß dieser Vorteil mit dem Nachteil einer wesentlichen Verminderung der Dauerschwingfestigkeit erkauft werden muß. Sämtliche von uns untersuchten

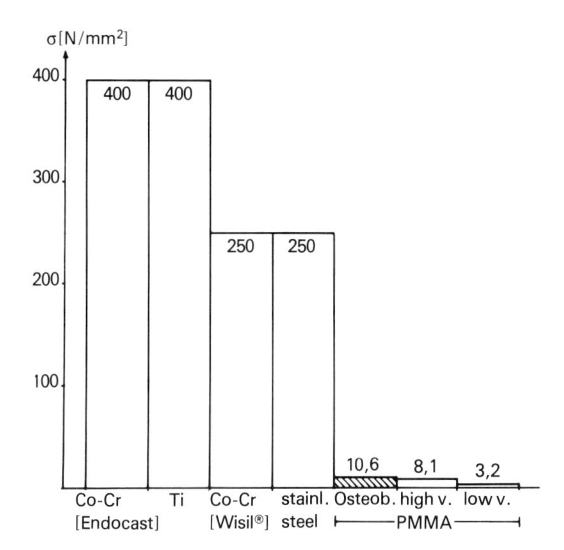

Abb. 1: Dauerschwingfestigkeit von Endocast, Titan, Wisil, rostfreiem Stahl und Knochenzementen (Osteobond, Palacos®R und Simplex).

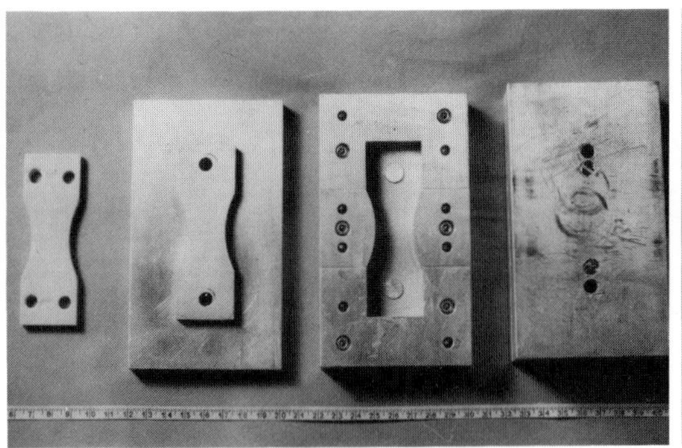

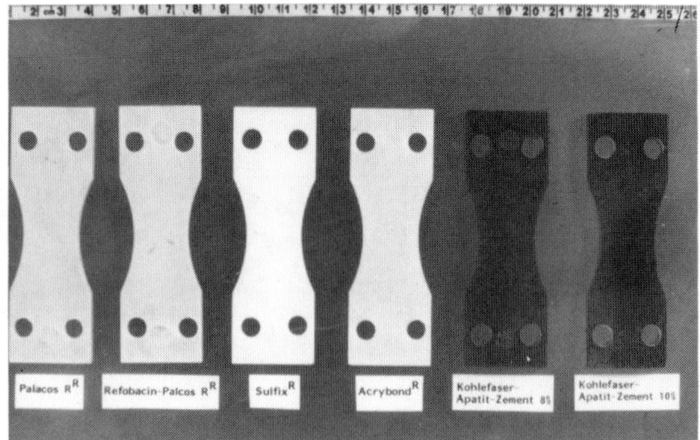

Abb. 2: Probengußform und fertige Zementproben.

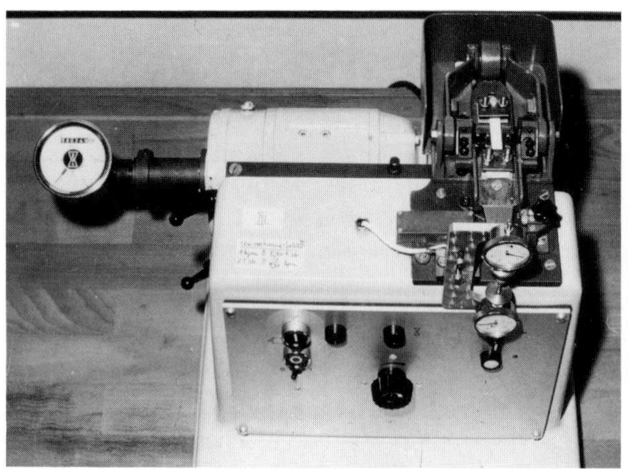

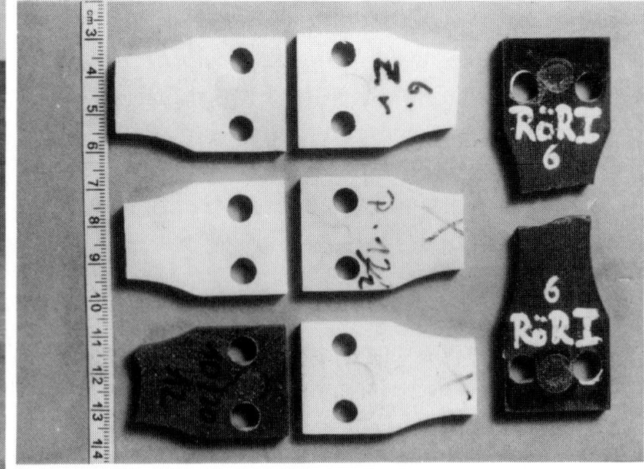

Abb. 3: Wechselbiegemaschine und gebrochene Zementproben.

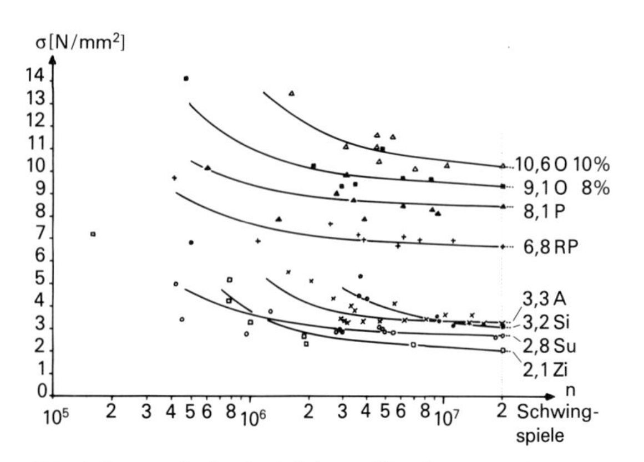

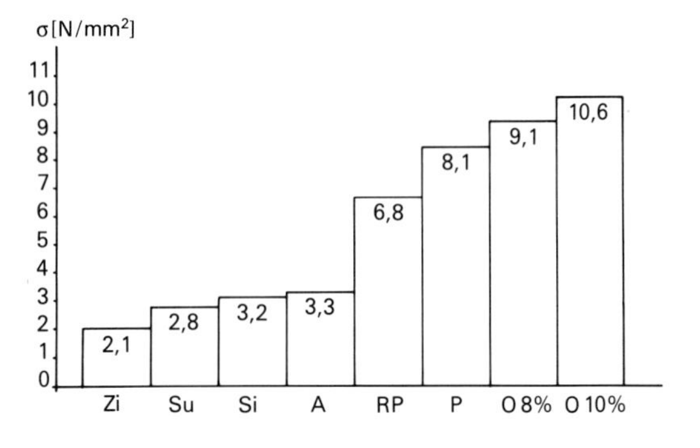

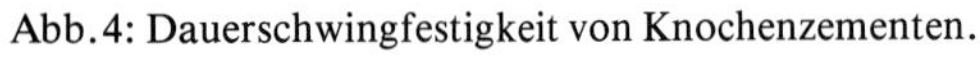

Abb. 4: Dauerschwingfestigkeit von Knochenzementen.

0 10%: Osteobond (10% Kohlefaseranteil)
0 8%: Osteobond (8% Kohlefaseranteil)
P: Palacos® R
RP: Refobacin®-Palacos® R

A: Acrybond
Si: Simplex
Su: Sulfix®-6
Zi: Zimmer bone cement

sog. «low-viscosity»-Zemente zeigen im Vergleich zum «high-viscosity»-Zement Palacos® eine auf etwa 40% herabgesetzte Dauerschwingfestigkeit, wobei innerhalb derselben noch eine gewisse Abstufung besteht und für Acrybond® der beste Wert gemessen wurde.

Die Idee einer *Verstärkung des PMMA-Zementes durch Beigabe von Kohlefasern* wurde erstmals aufgrund einer Anregung von BECHTOL in einer US-Patentschrift vom Dezember 1977 niedergelegt (FLETCHER, KNOELL und MAXWELL), ist aber offensichtlich wegen Mischungsschwierigkeiten und Verzögerung der Polymerisationszeit nicht praktisch realisiert worden. 1977 wurde die Idee eines kohlefaserverstärkten Zementes mit sog. Bioaktivierung durch Apatitbeigabe konzipiert und seither eine Realisierung erreicht [MITTELMEIER]. Die erste Publikation hierüber erfolgte beim Deutschen Orthopädenkongress 1979. Die Einzelergebnisse sind in verschiedenen Dissertationen niedergelegt (SEYER, 1979; SELLIER, 1980; ZELL, 1983).

Die ersten Versuche wurden mit Palacos® R durchgeführt, mußten jedoch aufgegeben werden, da dieser hochvisköse Zement Mischprobleme bereitete, dennoch konnte durch Beigabe von 4% Kohlefasern (4–10 mm Länge) eine Verstärkung der Dauerschwingfestigkeit auf das etwa Vierfache erreicht werden. Weiter zeigte sich in diesen ersten Untersuchungen, daß die Beimengung von Apatit in Pulverform wegen der starken Flüssigkeitsadsorption auf maximal 10–15% begrenzt ist.

Weiter wurde festgestellt, daß die Apatitbeimengung in Pulverform wegen Mischproblemen begrenzt ist (maximal 15%), in Form keramisierter Partikel jedoch problemlos bis 35% beigemischt werden können, ebenso feine mazerierte Knochenpartikel.

Aufgrund dieser Pilotstudien entschlossen wir uns zur Verwendung von niederviskösem PMMA mit einer Monomervermehrung bis zu 50%, Verwendung von unbeschichteten Kurzschnitt-Kohlenstoffasern von 8–10% mit einer Nennlänge von 0,7 mm (mit Streubreite) sowie Beigabe von Apatitgranula in der Größenordnung von 50–150 µm. Dieser neue Mischzement erhielt die *Bezeichnung «Osteobond»*.

Die Dauerschwinguntersuchungen mit Osteobond mit 8% Kohlefaserzusatz und 20% Apatitzusatz betrug 9,1 N/mm^2, bei Osteobond mit 10% Kohlefaser- und 20% Apatitzusatz 10,6 N/mm^2. Dies bedeutet rund eine *Verdreifachung der Dauerschwingfestigkeit der üblichen low viscosity-Zemente* und insbesondere auch eine Steigerung gegenüber dem üblichen high-viscosity-Zement Palacos® R.

Der neue Osteobond-Zement besitzt in der Anfangsphase bis zu etwa 5 Minuten eine ausgezeichnete Fließfähigkeit und kann problemlos mit Spritzen appliziert werden. Andererseits durchläuft er anschließend eine ausreichend lange Teigigkeitsphase (bis 8 Minuten), welche auch eine ausgezeichnete manuelle Applikationsmöglichkeit erlaubt. Die Polymerisationszeit des Mischzementes liegt bei 10–11 Minuten, also in einem optimalen klinischen Bereich (etwa in der Größenordnung von Palacos® R).

Über das Temperaturverhalten des Osteobond-Mischzementes und die tierexperimentellen Untersuchungen sowie die erste klinische Prüfung wird gesondert berichtet.

Literatur beim Verfasser

Diskussion

RINGWALD: Wie groß ist die durchschnittliche Länge der eingemischten Fasern gewesen?

MITTELMEIER: Wir haben mit unterschiedlichen Faserlängen gearbeitet, zunächst versuchten wir mit Fasern zwischen 4 mm und 10 mm hinzukommen. Das ergibt jedoch eine sehr unregelmäßige Verteilung und Mischprobleme, so daß uns dieser Zement nicht verwendbar erschien. Wir haben jetzt eine Faserlänge, die um 0,9 bis 0,7 mm liegt, aber mit einer erheblichen Gaußschen Verteilungskurve nach unten. Das scheint mir sehr wichtig zu sein, wenn diese Fasern in die kleinen Exkavationen der Spongiosa eindringen sollen.

RINGWALD: Wie dick sind Ihre verwandten Fasern gewesen?

MITTELMEIER: Die Fasern hatten eine Dicke bis zu 18 µm.

RINGWALD: Nehmen wir das ebenfalls mal 100, so müßten die meisten Fasern in 1,8 mm Länge vorliegen, um einen Verstauchungseffekt zu erzielen. Wenn das Maximum Ihrer Gaußschen Verteilung bei 0,9 liegt, so haben Sie keinen Verstauchungseffekt.

MITTELMEIER: Aus theoretischen Überlegungen mögen Sie recht haben: Praktisch haben wir aber eine wesentliche Dauerverstärkung des PMMA um etwa das 3- bis 4fache. Wir würden auch sehr gerne mit etwas längeren Fasern arbeiten, aber alle Fasern, die wir auf dem Markt bekommen konnten, sind sehr stark agglomeriert, so daß wir nur mit diesen Kurzschnittfasern arbeiten konnten, aber die Behauptung, es hätte keinen Effekt, trifft – wie wir gezeigt haben – nicht zu.

Auditorium: Unsere Fasern liegen zu mindestens 90% mit 2 mm im Zement vor.

Was für einen Volumenanteil haben Sie bei Ihrem Zement?

MITTELMEIER: Mir liegen keine Zahlen über den Volumenanteil vor. Wir haben stets mit Gewichtsprozent gearbeitet und damit ist die Mischung ja auch eindeutig definiert.

Auditorium: Aber die Dichte der Faser muß doch bekannt sein?

MITTELMEIER: Dieser Wert liegt mir jetzt nicht vor.

Wir haben mit 8 bis 10 Gewichtsprozent Zusatz von C-Fasern gearbeitet und damit erhält man gute Werte, nämlich eine gut 3fache Verbesserung der Dauerschwingfestigkeit des low-viscosity-Zementes und man übertrifft damit auch die auf dem Markt befindlichen high-viscosity-Zemente.

Auditorium: Meine Erfahrungen mit allen Faserarten, die durch die Firma SIGRI zur Verfügung gestellt wurden, zeigen, daß eine maximale Zumischung von 2 Volumen% ermöglicht und alles andere einen drastischen Abfall der Festigkeit bringt.

DE WIJN: Ich möchte eine generelle Bemerkung über die günstigste Festigkeit von Zementen machen. Ich stimme zu, daß man die Festigkeiten der Zemente verbessern muß, doch man hat während der gesamten Diskussion die Erhöhung des Elastizitätsmoduls vergessen. Nahezu alle Materialien und auch hier diese Verbundwerkstoffe verbinden bei der Festigkeitserhöhung auch eine Erhöhung des Elastizitätsmoduls. Man hat durch Finitelementanalyse festgestellt, daß die maximal zu erwartenden Beanspruchungen proportional der Quadratwurzel des E-Moduls sind. Mit der gegebenen Situation eines Metallschaftes im Knochenzement wurde errechnet, daß mit dem höheren Elastizitätsmodul in dem Knochenzement auch höhere Beanspruchungen auftreten.

Der von Ihnen erwartete Verbesserungseffekt wird also nicht so groß ausfallen, wie Sie es erwarten. Wenn man die Festigkeit des Zementes zugleich mit dem Elastizitätsmodul des Zementes verbessert, werden auch die maximalen Beanspruchungen unter Gebrauch erhöht, so daß der resultierende Effekt geringer ausfallen wird als erwünscht. So wenn man die Festigkeit und die Elastizität verdoppelt, so ist der Verbesserungseffekt nur die Quadratwurzel aus zwei also 1,4. Aus diesem Grunde sollte man bei den Berichten dieser Versuche nicht den Anstieg des E-Moduls verschweigen.

Mittelmeier: Der Knochen baut ja an der Grenzfläche eine gewisse Sklerosierungszone auf, um die Kraft zu übernehmen. Diese Strukturen haben einen E-Modul, der an den der Kortikalis heranreicht. Wir setzen den E-Modul des Knochens etwa auf 20000 fest und der des normalen Zementes liegt etwa bei 3000. Wir sind also nicht isoelastisch, sondern erheblich hypoelastisch und ich glaube, daß eine Anhebung des Elastizitätsmoduls um das 2- oder 3fache dem Ziel der Isoelastizität näherkommt.

Auditorium: Ich glaube, in Clemson vor vier Jahren auf der Biomaterialtagung wurde von Abrieb von Kohlenfasern gesprochen, die in den Lymphknoten bis hin zur Arteria basilaris gefunden wurden. Ich nehme an, daß aus diesem Grund die Arbeiten in den USA abgebrochen wurden.

Mittelmeier: Ich darf erwidern, daß die Kohlefasern nicht als Reibungspartner verwendet werden, weiterhin darf ich aber berichten, daß wir sehr eingehende Untersuchungen in Homburg mit kohlenfaserverstärkten Kunststoffen gemacht haben als Gleitkörper mit umfangreichen Tierexperimenten an Hunden. Wir werden darüber in Kürze berichten. Da kommt - wenn man das bewußt sehr rauh macht - ein Abrieb von Kohlenfasern zustande. Er wird aber abgefiltert in der Kapsel und in den Lymphknoten sehen wir nur die Matrix. Mit einer großen Verschleppung von Fasern kann man nicht rechnen, allenfalls von ganz kleinen Partikelchen; die haben aber keinen mechanischen Einfluß.

Semlitsch: Warum haben Sie Ihre sehr umfangreichen Dauerschwingversuche mit 20 Millionen Zyklen nicht in Ringerlösung oder Serum bei Körpertemperatur gemacht, sondern an Luft entsprechend einer Norm, die an sich für metallische Werkstoffe vorgesehen ist?

Mittelmeier: Erste Versuche im feuchten Milieu bei Raumtemperatur zeigen keine deutliche Verminderung der Eigenschaft. Es liegen aber keine statistisch abgesicherten Daten vor. Diese Untersuchungen laufen zur Zeit.

Wolter: Aufgrund des äußeren Aspektes kann man wahrscheinlich annehmen, daß Sie bei 8–10 Volumen% Zugabe entsprechend viel Knochenzementpulver weggenommen haben und evtl. auch das Monomer erhöht haben. Haben Sie erste Anhaltspunkte wie hoch die Polymerisationstemperatur dieses Zementgemisches ist?

Mittelmeier: Als wir zunächst mit Palacos große Mischschwierigkeiten hatten, versuchten wir dieses durch Zugabe von Monomer zu lösen. Das ergab weitere Schwierigkeiten: der Zement hat nicht mehr richtig polymerisiert. Das war der Grund, weshalb wir dann einen low viscosity-Zement genommen haben, der von Anfang an durch seine flüssigeren Eigenschaften das Beimischen erleichterte (Acrybond®). Unsere Zusätze, so wie wir sie angegeben haben, sind Additive zu dem handelsüblichen PMMA; aber wir mußten MMA-Flüssigkeit zusetzen. Dabei müssen wir etwa um 50% die Monomermenge vermehren, was natürlich bedeutet, daß die Polymerisationstemperatur etwas ansteigt.

Orthopädische Klinik und Polikliniken der Ludwig-Maximilians-Universität München
(Direktor: Prof. Dr. med. M. JÄGER †)

Experimentelle Untersuchungen zum Dauerschwingverhalten von Knochenzementen

W. PLITZ, J. HUBER

1. Einleitung

Obwohl bisher keine systematischen Untersuchungen über das tatsächliche Beanspruchungskollektiv des Knochenzements in vivo vorliegen, sondern lediglich über Beobachtungen an revidierten Zementköchern berichtet wird (GÄCHTER, 1983; KÜSSWETTER, et al., 1983) geht man heute davon aus, daß der Zement als Teil eines dynamisch beanspruchten Verbundsystems in einer bisher nicht näher bekannten Weise einer Dauerschwingbeanspruchung ausgesetzt ist. Wir haben bislang vergeblich versucht, an revidierten Zementfragmenten, durch rasterelektronenmikroskopische Bruchflächenanalysen, Dauerschwingstrukturen nachzuweisen, um davon auf Beanspruchungskriterien schließen zu können. Die Tatsache, daß unsererseits solche Strukturen bisher nicht gefunden wurden, kann jedoch nicht heißen, daß sie durch systematische Suche, insbesondere an intakten, autoptisch gewonnenen Zementköchern nicht doch gefunden werden könnten.

Aus einer von STERN (1977) angegebenen Untersuchung zur «Sicherheit gegen Schubbruch» läßt sich ebenfalls keine Aussage zur Dauerbeanspruchung des Knochenzements in vivo ableiten.

Eine Zuordnung zu den nach DIN 50100 definierten Beanspruchungsbereichen (Abb. 1) – also Druck-, Wechsel- und Zugbeanspruchung – ist nicht möglich, da sowohl die reale Bauteilgeometrie, d.h. die Form des ausgehärteten Zementmantels, als auch die individuellen Beanspruchungsgrößen erhebliche Schwankungsbreiten aufweisen. Auf die unterschiedlichen Beanspruchungsqualitäten im Schaft- bzw. Pfannenbereich sei in diesem Zusammenhang zusätzlich hingewiesen.

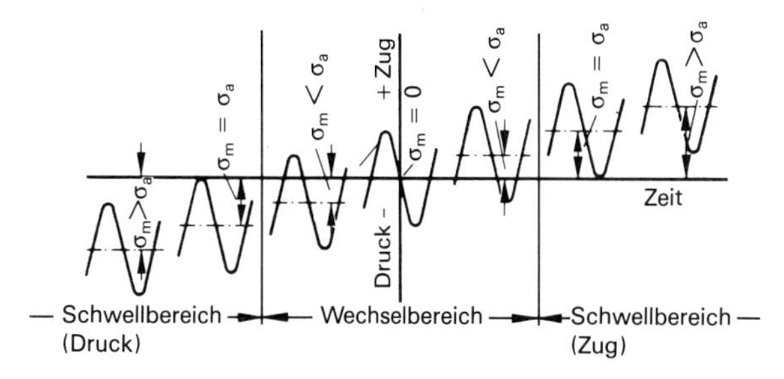

Abb. 1: Beanspruchungsbereiche bei Dauerschwingbeanspruchung nach DIN 50100, 1978.

2. Allgemeine Aspekte zur Werkstoffprüfung an Kunststoffen

Trotz der eben erwähnten Einschränkungen sollte auf die Bestimmung einer dynamischen Werkstoffkenngröße bei Knochenzementen nicht verzichtet werden, da die alleinige Angabe der Druckfestigkeit, wie sie die internationale Norm (ISO 5833/1, 1979) vorsieht, im Hinblick auf den späteren Beanspruchungsmodus, unseres Erachtens eine unzureichende Kenngröße darstellt. Im Gegensatz zu metallischen Werkstoffen, die sich bei adäquaten Temperaturen und Beanspruchungen im wesentlichen rein elastisch verhalten, zeigen viskoelastische Kunststoffe eine größere Zeit- und Temperaturabhängigkeit bei schwingender Beanspruchung, sowie eine um zwei bis drei Größenordnungen höher liegende innere Werkstoffdämpfung (GÜNTER 1973).

Insbesondere die hohe innere Dämpfung kann zusammen mit der geringen Wärmeleitfähigkeit λ von PMMA bei zu hoch gewählter Prüffrequenz zu unzulässiger Temperaturerhöhung im Prüfquerschnitt führen. Mit einer Prüffrequenz von 10 Hz glauben wir einen vertretbaren Kompromiß zwischen Erwärmung des Prüfquerschnitts (4×6 mm), einer notwendigen Zeitraffung und dem Einfluß des Mediums auf das Prüfergebnis eingegangen zu sein. Die Erwärmung betreffend mögen 10 Hz allerdings die Obergrenze darstellen. Auf die weiteren zahlreichen, die Dauerfestigkeit beeinflussenden Parameter, soll hier nicht näher eingegangen werden. Versuchstechnisch wichtig scheint uns, daß vor allem darauf geachtet wird, daß die Parameter klar reproduziert werden, die von wesentlichem Einfluß auf das Prüfergebnis sind. Der Feuchtigkeitsgehalt der Probekörper, sowie die Temperatur von 37 °C während der Prüfung erscheint uns in dieser Hinsicht besonders erwähnenswert (OBERBACH, 1972, OBERBACH und HESSE, 1972; MENGES und ALF, 1970). Generell ist bei jeder Werkstoffprüfung an Kunststoffen größter Wert auf eine exakte Beschreibung der Versuchsbedingungen

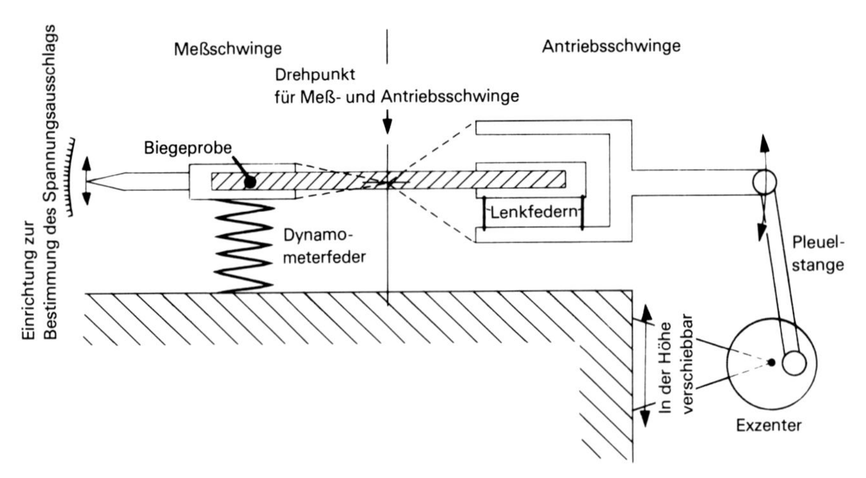

Abb. 2: Schematische Darstellung der Prüfvorrichtung für Dauerschwingversuche unter Biegebeanspruchung mit zeitlich konstantem Verformungsausschlag (nach OBERBACH, 1973).

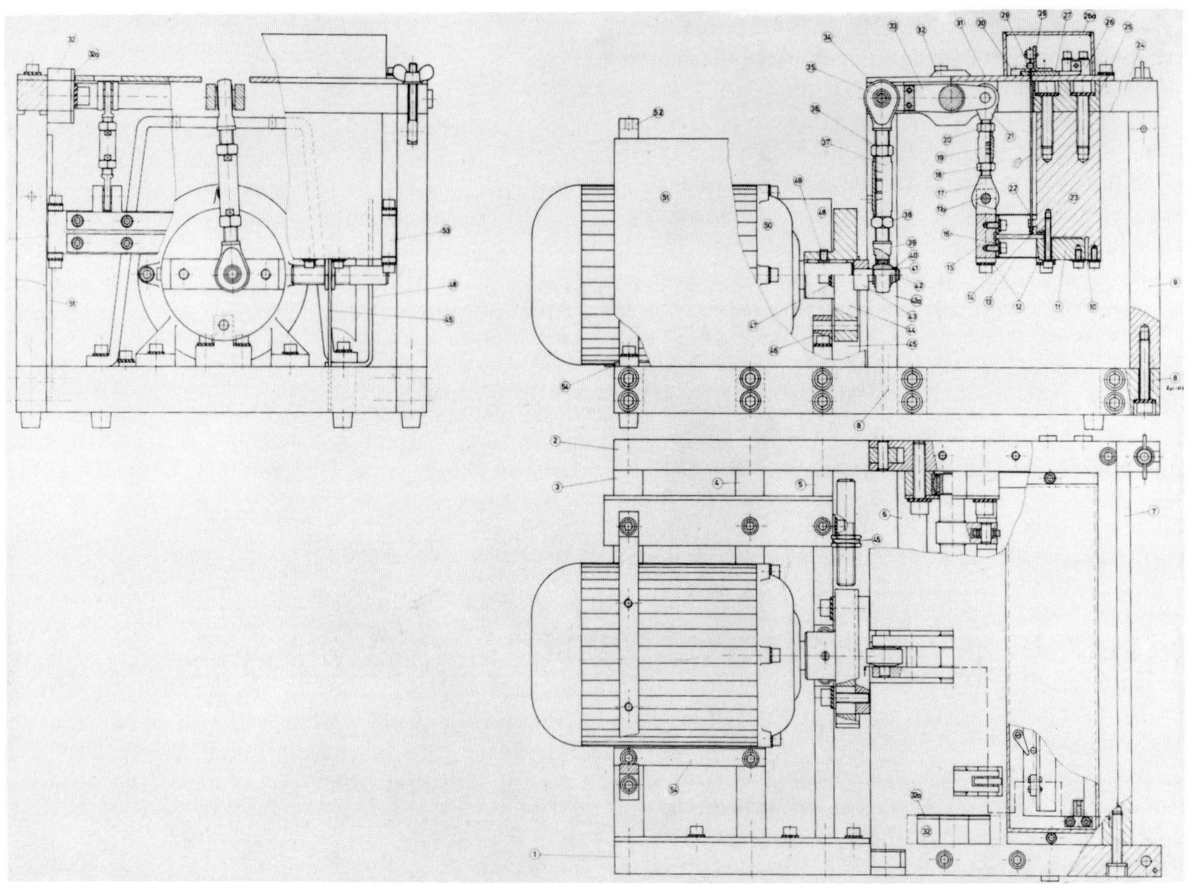

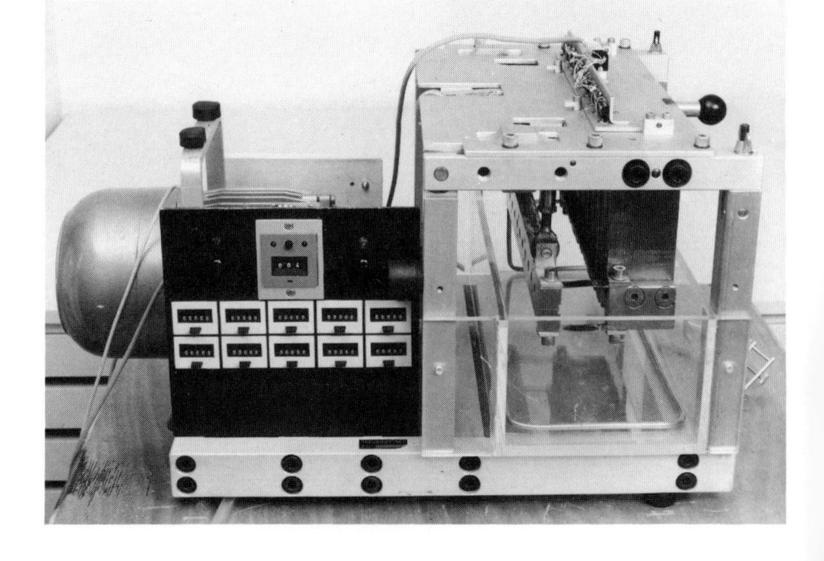

Abb. 3a: Konstruktionszeichnung des 10fach-Dauerschwingprüfstands.

Abb. 3b: Gesamtansicht des Prüfstands mit Mediumbehälter und Zählwerken.

zu legen, wobei auch Angaben zum Klima des Prüfraumes nicht fehlen sollten.

3. Beschreibung der Versuchseinrichtungen

3.1. *10fach Dauerschwingprüfstand*

Entsprechend den Ausführungen von OBERBACH (1973), wonach «bei Dauerschwingversuchen im Schwellbereich, d.h. außerhalb des reinen Wechselbereichs die Konstanthaltung der Mittelspannung den größeren Nachregelbetrag gegenüber der Konstanthaltung des Spannungsausschlages erfordert», können auch «einfachere Exzentermaschinen statt der sehr aufwendigen Maschine mit Folgeregelung (Servo) für Dauerschwingprüfungen eingesetzt werden».

Nachdem auch die Ausführung einer Prüfvorrichtung vom Typ PWON; Firma Schenck, Darmstadt (vgl. Abb. 2) für eine aus statistischen Überlegungen heraus angestrebte gleichzeitige 10fach Prüfung zu aufwendig erschien und überdies bei Verwendung eines aggressiven Mediums (temperierte NaCl-Lösung) nicht anwendbar war, haben wir in Zusammenarbeit mit dem Institut für Konstruktionstechnik der Technischen Universität München (Prof. Dr.-Ing. W. G. RODENACKER) im Rahmen einer Studienarbeit (GRAHAMER, 1977) eine entsprechende Prüfmaschine entwickelt. Die Abbildung 3a zeigt die Zusammenstellungszeichnung, die Abbildung 3b die Gesamtansicht der Prüfmaschine mit Zählwerk und Mediumbehälter. Die Abbildung 4 zeigt schematisch die Prüfanordnung. In einem auf 37±2°C konstant gehaltenen Bad mit physiologischer NaCl-Lösung bewegt sich ein an Blattfedern parallel geführter Schwingbalken, der über entsprechende Einstellmöglichkeiten der Amplitude und der Stellung gegenüber der feststehenden Klemmvorrichtung verfügt. Dieser Schwingbalken wird über ein Exzentergetriebe mit einer Frequenz von 10 Hz exakt vertikal bewegt. Der mit der Klemmschraube eingespannte Probestab (10 in einer Reihe hintereinander) wird über eine Kugelführung, die zur quer- und längskraftfreien Lastbeaufschlagung dient, so ausgelenkt, daß die Bruchzone in den gekennzeichneten Bereich fällt. Sobald der Bruch eingetreten ist, wird das freie Fragment von der Rückholfeder in Richtung zum Schwingbalken weggezogen, so daß der Kontaktstift nach unten fallen kann und über einen Mikroschalter das Zyklenzählwerk für diesen Stab anhält. Die erreichte Zyklenzahl kann für jeden Stab einzeln abgelesen und – da alle 10 Proben absolut gleichartig beansprucht worden sind – die Standardabweichung für die jeweilige Laststufe ermittelt werden.

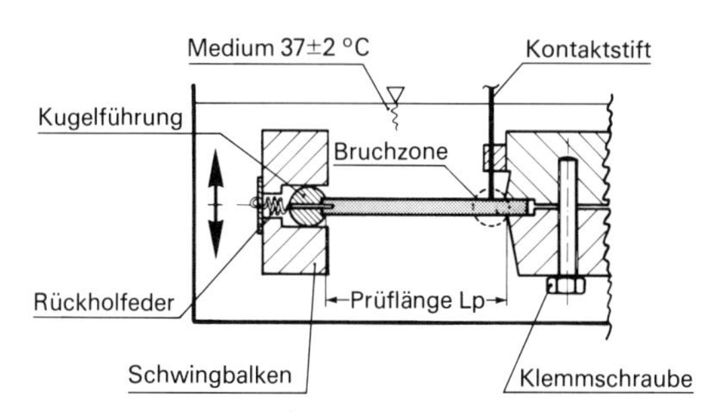

Abb. 4: Schematische Darstellung der Probeneinspannung für Normkleinstäbe (4×6×50 mm) im 10fach-Dauerschwingprüfstand.

3.2 *Rührwerk zur standardisierten Zementanmischung*

Aus zahlreichen Vorversuchen konnte ein entscheidender Einfluß der Anmischbedingungen auf die mechanischen Eigenschaften der Knochenzemente festgestellt werden.

Insbesondere konnte ein Zusammenhang zwischen der Schlagzähigkeit als dynamischer Festigkeitskennwert und der Anmischzeit ermittelt werden, wobei z. B. für Palacos® R nach 1 Minute Mischzeit die maximale Homogenität des Gemisches erreicht werden kann, was sich auch in einer Abnahme der Streuung des Meßergebnisses für die ermittelte Schlagzähigkeit widerspiegelt. Aufgrund dieser Ergebnisse haben wir uns entschlossen, mit Hilfe eines im Klimaschrank aufgestellten Rührgeräts die Anmischparameter zu vereinheitlichen. Die Besonderheit des Rührwerks stellt das in Zusammenarbeit mit

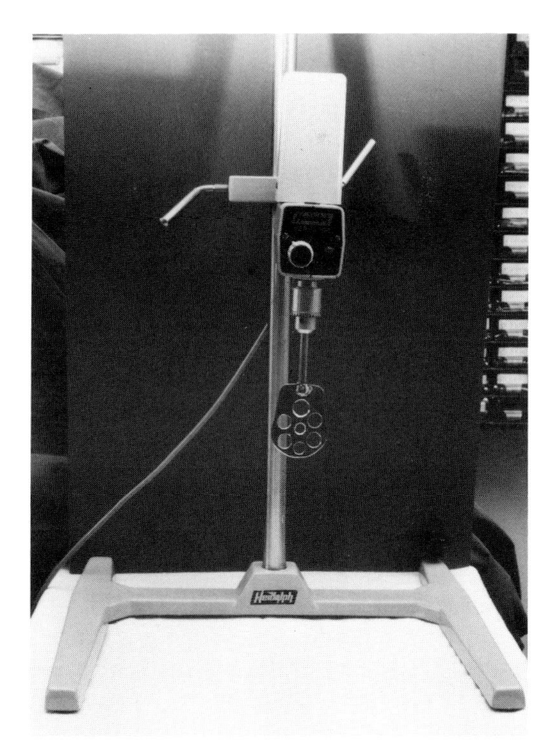

Abb. 5: Rührwerk mit Spezialblatt zur homogenen Zementanmischung.

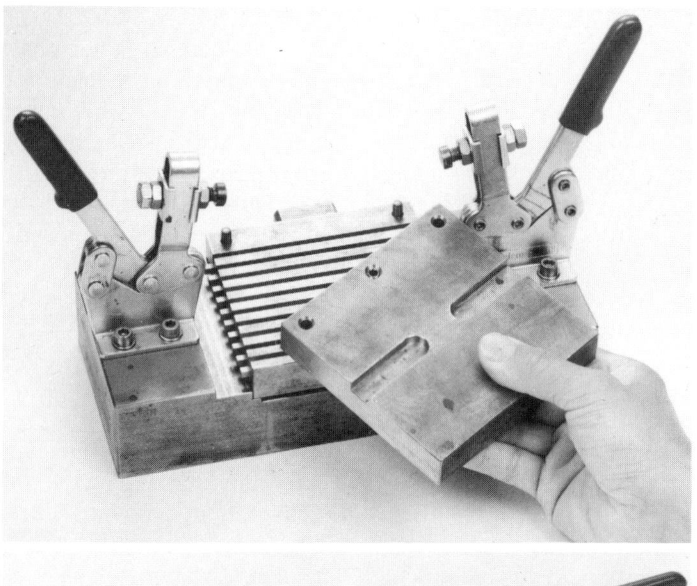

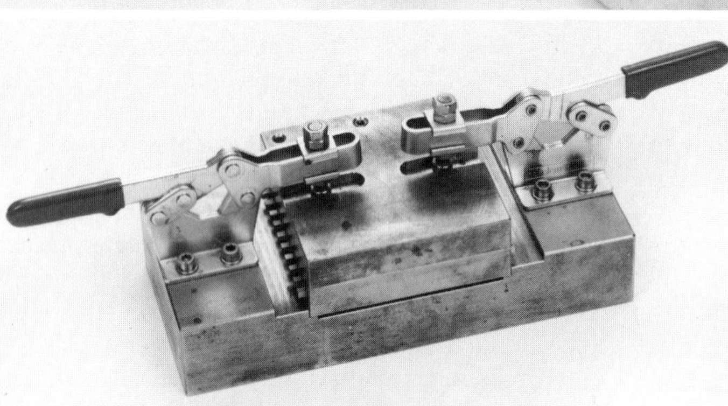

Abb. 6a: Vorrichtung zur nachbearbeitungsfreien Normkleinstabherstellung aus Knochenzement (geöffnet).

Abb. 6b: Vorrichtung mit Schnellspannern geschlossen.

der Firma Beiersdorf AG, Hamburg (Dr. H. PIETSCH) entwickelte Rührblatt dar, das in Kombination mit dem Rührgefäß und der gewählten Rührgeschwindigkeit die gewünschte homogene Qualität des Gemisches liefert. Die Abbildung 5 zeigt das Rührwerk mit dem optimierten Rührblatt, mit dem bei einer Umdrehungszahl von 150 U pro Minute die besten Mischergebnisse erzielt wurden.

3.3 *Vorrichtung zur Herstellung der Probestäbe*

Aufgrund anwendungsbezogener Überlegungen (mittlere Zementschichtdicke, usw.) haben wir uns entschlossen, die Prüfung der Dauerschwingfestigkeit an Normkleinstäben mit den Abmessungen $4 \times 6 \times 50$ mm zu ermitteln. Da bei der Ermittlung der Dauerfestigkeit sowohl die Homogenität des Prüfquerschnitts als auch die Oberflächengüte stark in das Ergebnis eingeht, mußten diese Parameter bei der Probestabherstellung ausreichende Berücksichtigung finden. Als günstig erwies sich die Probestabherstellung mit der in Abbildung 6a und b dargestellten Vorrichtung, bei der in einer mit 10 Rillen der Abmessung 4×6 mm 20 Stäbe der Länge 50 mm in einem Arbeitsgang hergestellt werden können, ohne daß eine Nachbearbeitung der Probenoberflächen notwendig ist.

4. Versuchsdurchführung

4.1 *Probestabherstellung*

Die Probestabherstellung erfolgt im Klimaschrank bei 23 ± 1 °C, wobei die zu verarbeiteten Ausgangsprodukte mindestens 24 Stunden im Klimaschrank vorgelagert wurden und auch alle sonstigen Hilfsmittel die gleiche Temperatur aufwiesen. Nach Zusammenbringen der Komponenten wurden diese 1 Minute mit dem Rührwerk angemischt, dann die Anteigzeit (entsprechend DIN-ISO-5833, Abschnitt 7.4) abgewartet und das Gemisch zügig in die mit Trennmittel eingesprühte Form eingebracht. Überschüssiger Zement wurde entfernt, danach die Deckplatte aufgelegt und mit definierter Kraft (2000 N je Seite) über Schnellspannverschlüsse die Form verspannt und die Aushärtung abgewartet. Die Entformung der Stäbe erfolgte durch Ausdrücken der beigelegten Metalleisten mit einer entsprechenden Vorrichtung. Anschließend wurden die Stäbe auf 50 mm

Länge gekürzt und optisch auf Lufteinschlüsse hin untersucht, Proben mit sichtbaren Lunkern wurden verworfen. Die Ausschußquote bei diesem Verfahren betrug etwa 40%. Unmittelbar nach der Sichtprüfung wurden die Probestäbe für mindestens 30 Tage in raumtemperierte physiologische Kochsalzlösung unter Lichtabschluß gelagert.

4.2 *Ermittlung des E-Modulverlaufs an Probestäben*

Die Ermittlung eines mittleren E-Moduls gestaltet sich insbesondere bei Kunststoffen mit inhomogenen Strukturen schwierig, weshalb wir exemplarisch an Palacos-Probestäben den E-Modulverlauf über die Oberflächendehnung ermittelt haben. Wir haben dazu auf Probestäben 10fach Dehnmeßstreifenketten[1] appliziert, und nach entsprechender Auslenkung die ermittelten Dehnungen registriert.

Tab. 1: Ermittelte Dehnungen und daraus errechnete E-Modulwerte für einen Probestab aus Palacos®R.

Meß-stelle Nr.	Abstand von Einspannung (mm)	1-x (mm)	Dehnung (µm/m)	E-Modul (N/mm²)
1	2,20	38,70	4140	2570
2	4,20	36,70	3720	2710
3	6,20	34,70	3540	2690
4	8,20	32,70	3390	2650
5	10,20	30,70	3120	2700
6	12,20	28,70	3060	2580
7	14,20	26,70	2760	2660
8	16,20	24,70	2640	2570
9	18,20	22,70	3060	2040
10	20,20	20,70	2190	2600

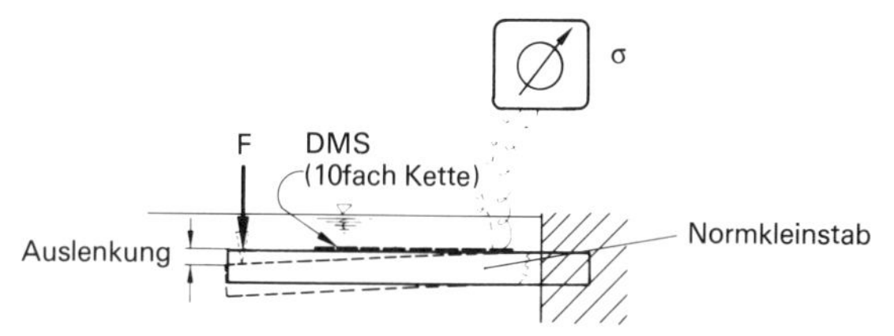

Abb. 7: Schematische Darstellung der E-Modul-Verlaufsbestimmung über der Probenoberfläche mit DMS-Kette.

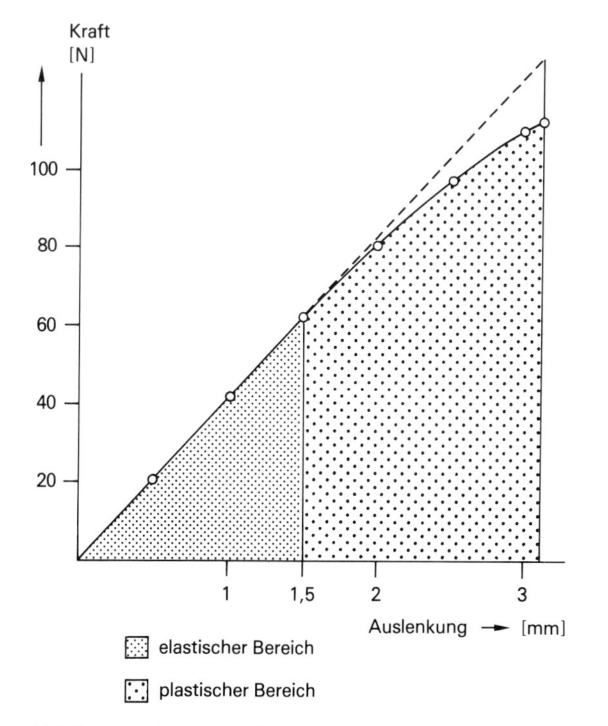

Abb. 8: Auslenkung und wirksame Kraft am Probestab.

[1] DMS Typ 2/120 KY 11, Firma Hottinger Baldwin, Darmstadt.

Die Abbildung 7 zeigt den schematischen Aufbau der Versuchsanordnung, bei der auch gleichzeitig die aufzubringende Kraft in Abhängigkeit der Auslenkung ermittelt wurde.

Entsprechend der Abbildung 8 ergibt sich für 1,5 mm Probestabauslenkung unter den genannten Bedingungen nahezu elastisches Verhalten, was für die Bestimmung des E-Moduls von Wichtigkeit ist. Die in Tabelle 1 angegebenen Dehnungen wurden, um sicher im elastischen Bereich zu liegen, bei einer Auslenkkraft von 4,7 N ermittelt und zeigen die entsprechenden Streuungen der E-Modul-Werte, die gemäß

$$E = \frac{F \cdot (l-x) \cdot 6}{b \cdot h^2}$$

mit F = Auslenkkraft
l-x = Ortskoordinate
b/h = Breite/Höhe

errechnet wurden.

Die Ergebnisse repräsentieren die trotz optimaler Anmischbedingungen noch vorhandenen Inhomogenitäten in den Probestäben. Aufgrund dieser E-Modul-Unterschiede dürfen auch für die Dauerfestigkeit erhebliche Streuungen erwartet werden.

5. Ergebnisse

Jeweils 10 Proben einer Zementcharge wurden nach mindestens 30 Tagen Lagerung in physiologischer Kochsalzlösung in die 10fach Dauerschwingprüfanlage sorgfältig eingespannt, wobei die einzustellende Auslenkung des Schwingbalkens über

$$f = fm = \frac{F \cdot l_p^3}{3 \cdot E \cdot I}$$

f = Auslenkung [mm]
fm = maximale Auslenkung [mm]
F = Auslenkkraft [N]
l_p = Prüflänge = 42 mm (konstant)
E = E-Modul [N/mm²]
I = Flächenträgheitsmoment [mm⁴] im Prüfquerschnitt = $\frac{b \cdot h^3}{12}$

als den zugehörigen Spannungsausschlag ermittelt wurde. Der E-Modul wurde als Mittelwert entsprechend DIN 53452 im Dreipunkt-Biegeversuch ermittelt, da eine Ermittlung nach DIN 53457 mit einer Probestablänge von 50 mm nicht durchführbar war. Die so ermittelten, in der Tabelle 2 angegebenen E-Modul-Werte stellen damit einen sog. Einpunkt E-Modul dar, der sich nur auf einen Punkt des Prüfkörpers bezieht und nicht auf einen definierten Flächenbereich, wie dies beim 4-Punkt-Biegeversuch nach DIN 53457 der Fall wäre. Angesichts der unter Abschnitt 4.2 geschilderten Gegebenheiten schien uns der «Einpunkt-Wert» dennoch vertretbar.

Die Abbildung 9 zeigt zusammengefaßt die ermittelten Ergebnisse in der Darstellung nach WÖHLER für 4 handelsübliche Produkte (Sulfix®, AKZ, Surgical Simplex, Palacos® R) und einen in der Entwicklung befindlichen faserverstärkten Zement[2]. Wegen grundsätzlicher werkstofftechnischer Unterschiede, aber auch wegen der in diesem Fall festgestellten, teilweise extremen Streubreite ist das Ergebnis für den faserverstärkten Zement punktiert angegeben. Die Abbildung 10 zeigt das WÖHLER-Schaubild bis 10^7 Lastwechseln eines neu entwickelten «konventionellen» Zements[3] mit verbesserten thermischen und mechanischen Eigenschaften. Der dunkel hervorgehobene Bereich stellt den für einen angenommenen – auf Herstellerangaben und eigene Untersuchungen basierenden – E-Modul Bereich zwischen 2500 und 2900 N/mm² - sich ergebenden Dauerfestigkeitsbereich dar.

Die horizontalen, jeweils einem Meßpunkt zugeordneten Querbalken repräsentieren die Streuung der erreichten Zyklenzahlen für das entsprechende Spannungsniveau.

Tab. 2: Nach DIN 53452 ermittelte «Einpunkt»-E-Modulwerte für verschiedene Zemente.

Material	E-Modul* (N/mm²)	Standardabweichungen (N/mm²)
Sulfix	2649	357
AKZ	2926	206
Surgical simplex	3040	120
Palacos	2228	58
Palavital	3853	116

* Mittelwert aus 5 Prüfungen

[2] Palavital®, Firma E. Merck, Darmstadt.
[3] Implast®, Firma Beiersdorf AG, Hamburg.

6. Diskussion

Die Ermittlung der Dauerfestigkeit von Kunststoffen ist generell problematisch. Zum einen ist auch bei den Probekörpern mit nur 4×6 mm Prüfquerschnitt die Frage des Temperaturgangs im Prüfquerschnitt trotz Anwesenheit eines wärmeabführenden Umgebungsmediums und relativ niedriger Prüffrequenz nicht eindeutig zu beurteilen, zum anderen ist das anzuwendende Beanspruchungskollektiv nicht klar zu definieren. Ein zusätzliches Problem, das sich vor allem in deutlichen Streubreiten der Ergebnisse manifestiert, ergibt sich aus der «Handherstellung» der Probekörper aus zwei Komponenten, aus der unvermeidliche Inhomogenitäten und Oberflächenfehler resultieren.

Wie in typischer Weise die Bruchflächen-REM-Aufnahme (Abb. 11) einer Sulfix-Probe bei 100facher Vergrößerung zeigt, geht der Bruchbeginn in der Regel von einer oberflächennahen Fehlstelle (hier einer Pore) aus. Die ausgebildeten, gut erkennbaren Schwingstreifen lassen vermuten, daß es zu keiner unzulässigen Temperaturerhöhung im Prüfquerschnitt gekommen war. Die Abbildung 12 zeigt in 1000facher Vergrößerung die Auswirkung eines etwa 15 μm großen quer durchbrochenen Zirkondioxidteilchens, das in Folge geringer Bindung an die Knochenzementmatrix, ähnlich einer Pore, als potentielle Fehlstelle wirksam werden kann.

Bei der Beurteilung der Ergebnisse müssen diese Umstände ebenso berücksichtigt werden wie auch der Umstand, daß Zyklenzahlen von 10^7 nur einen Teil einer tatsächlichen Beanspruchungsdauer repräsentieren und Degradationsvorgänge, die im Körpermilieu mit Sicherheit die mechanischen Eigenschaften der Knochenzemente, insbesondere des E-Moduls beeinflussen, im Labor derzeit nicht nachvollziehbar sind.

Die ermittelten Dauerschwingfestigkeiten können daher lediglich als vergleichende Anhaltswerte betrachtet werden und dürften unter realen Umständen aller Wahrscheinlichkeit nach niedriger liegen. Eine verbesserte Prüfmethodik, die sowohl den realen Beanspruchungskriterien, als auch den anderen, zahlreichen Einflußgrößen besser gerecht wird, kann erst dann entwickelt werden, wenn diese Parameter genauer als bisher analysierbar und in die Versuchstechnik umsetzbar sind.

Abb. 9: Ergebnisse der Dauerschwingprüfung in der Darstellung nach WÖHLER, für Sulfix®, AKZ, Surgical Simplex, Palacos®R und Palavital.

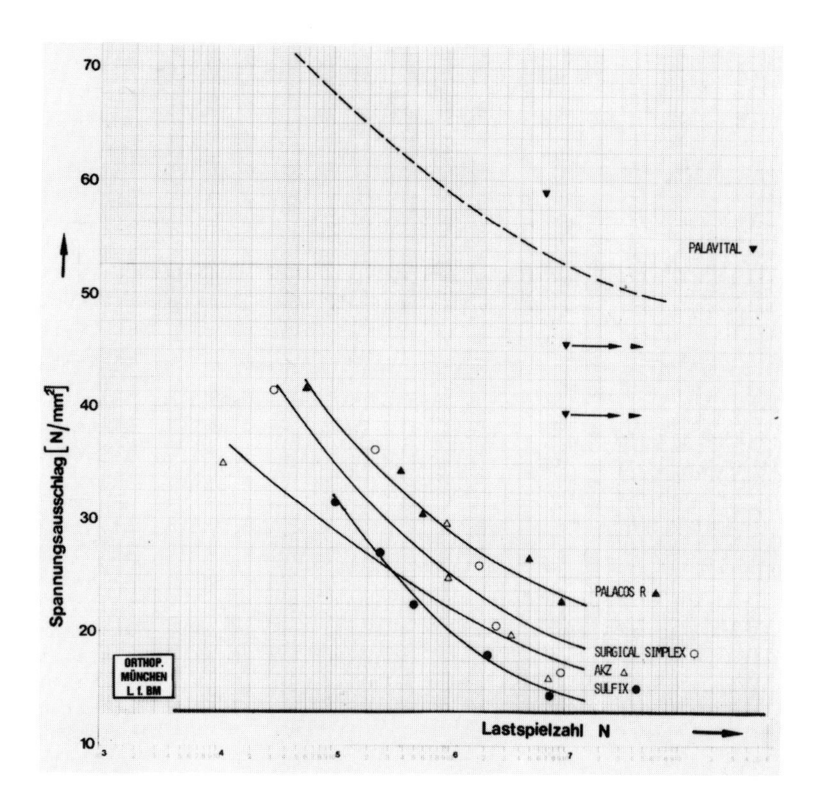

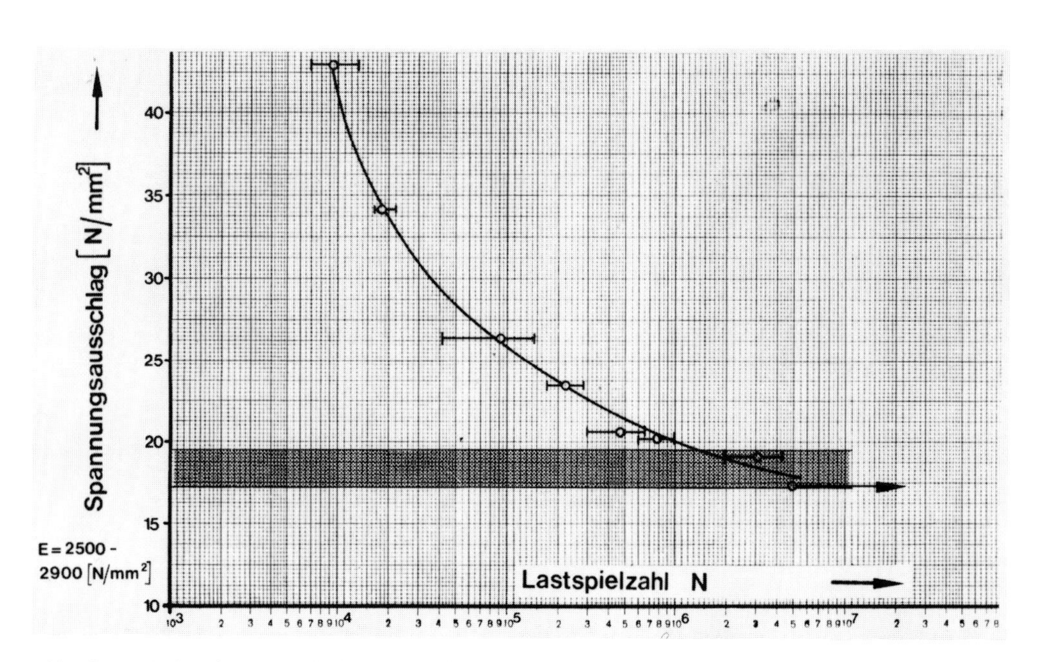

Abb. 10: Ergebnisse der Dauerschwingprüfung für Implast.

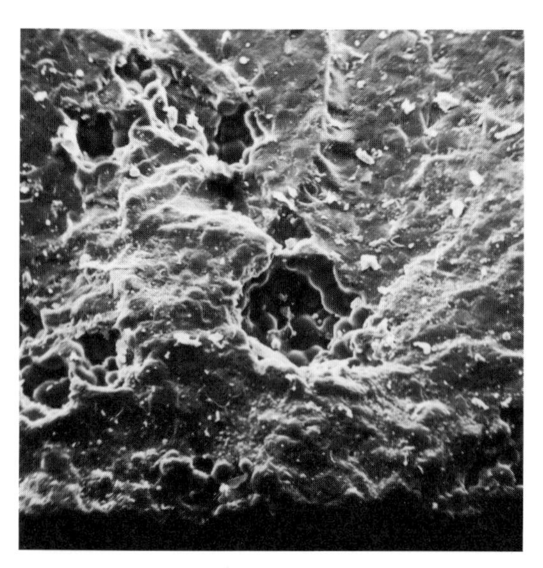

Abb.11: REM-Aufnahme einer Bruchfläche (Sulfix®-6) mit Pore und Schwingstreifen; Vergrößerung 67×.

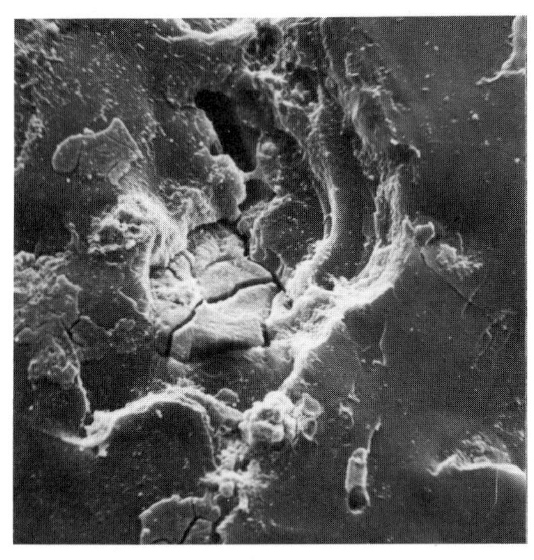

Abb.12: REM-Aufnahme einer Bruchfläche mit eingelagertem Zirkondioxidteilchen; Vergrößerung 670×.

Literatur

DIN 53457: Prüfung von Kunststoffen; Bestimmung des Elastizitätsmoduls im Zug-, Druck- und Biegeversuch. Berlin, Beuth 1968.

DIN 53452: Prüfung von Kunststoffen; Biegeversuch. Berlin, Benth 1977.

DIN 50100: Werkstoffprüfung; Dauerschwingversuch, Begriffe, Zeichen, Durchführung, Auswertung. Beuth, Berlin 1978.

Gächter, A.: Die Knochenzementmanschette: Untersuchung an 80 Autopsiepräparaten mit Hüftendoprothesen. In: Morscher, E. (Hrsg.): Die zementlose Fixation von Hüftendoprothesen. Springer, Berlin/Heidelberg/New York/Tokyo 1983.

Grahamer, W.: Festlegung eines Prüfgerätes zur Ermittlung der Dauerfestigkeit von Proben aus Knochenzement. Studienarbeit am Institut für Konstruktionstechnik Technische Universität, München 1977.

Günther, W,: Schwingfestigkeit: VEB Deutscher Verlag für Grundstoffindustrie, Leipzig 1973.

Huber, J.: Untersuchungen zur Dauerfestigkeit von Knochenzement. Diplomarbeit FHS Rosenheim Fachbereich Kunststofftechnik 1983.

ISO 5833/1: Implants for Surgery-Acrylic raisin cements-Part 1, Orthopaedic applications. Beuth, Berlin 1979.

Kessler, K.: Untersuchungen an biologischen- und Implantatmaterialien. Diplomarbeit FHS Gießen Fachbereich Technisches Gesundheitswesen 1980.

Küsswetter, W., Gabriel, E., Stuhler, T., Töpfer, L.: Spongiosierungsvorgänge im femoralen Knochenlager konventionell implantierter Hüftendoprothesen. In: Morscher, E. (Hrsg.): Die zementlose Fixation von Hüftendoprothesen. Springer, Berlin/Heidelberg/New York/Tokyo 1983.

Menges, T., Alf, E.: Das Verhalten thermoplastischer Kunststoffe unter schwingender Beanspruchung. 5.Kunststofftechnisches Kolloquium, Aachen 1970.

Oberbach, K.: Erwärmungsverhalten von Kunststoffen bei dynamischer Beanspruchung. Kunststoffe *59,* 37, 1969.

Oberbach, K., Heese, G.: Der Einfluss von Beanspruchungsfrequenz und -ablauf auf das Schwingverhalten von Kunststoffen. Materialprüfung *14,* 178, 1972.

Oberbach, K.: Eigenschaften, Verhalten und Prüfung von Kunststoff-Werkstoffen, Verhalten bei schwingender Beanspruchung. In: Schreyer, G.: Konstruieren mit Kunststoffen, Teil 1. Hanser, München 1973, S.621–637.

Stern, J.: Die Beanspruchung des Knochenzementes bei der Hüftgelenkendoprothese. Arch. Orthop. Unfall-Chir. *88,* 309, 1977.

Diskussion

Hopf: Ihre weggesteuerte Messung erlaubt Ihnen wahrscheinlich die Prüfung mehrerer Proben zu gleicher Zeit.

Wie ermitteln Sie bei den einzelnen Stäben die jeweilige Biegespannung?

Plitz: Das können wir nicht.

Hopf: Ich habe die Beobachtung gemacht, daß trotz gleichen Aussehens und Form der Probe man an der Bruchstelle später Lunker findet und doch zwischen dem vorher gemessenen Weg und der tatsächlichen Biegespannung große Unterschiede findet.

Plitz: Wir haben einen sehr großen Probestabausschuß, so daß wir trotz sorgfältigster Herstellung einfach optisch durchleuchten, so wie man früher Eier durchleuchtet hat, um zu sehen, ob besonders im späteren Bruchbereich größere Lunker zu sehen sind. Wenn das der Fall ist, werden die sofort aussortiert und wir haben eine Ausschußquote von z.T. 50% und mehr.

Wenn wir also wie gezeigt eine Kurve mit 59 Probestäben – wo ein Punkt in der Graphik 10 Probestäben entspricht – haben wir also mindestens 100 Probestäbe notwendig.

Hopf: Sie haben geschrieben, daß Sie Ihre Proben nicht nachbearbeiten wie dieses in der DIN-Norm vorgesehen ist, obwohl ja bekanntermaßen Grate einen hohen Einfluß auf die Dauerfestigkeit haben.

Plitz: Wir sind inzwischen bei der 3.Generation der Probestabherstellungsvorrichtung und wir sind inzwischen so weit, daß wir bis auf eine ganz leichte vorsichtige Entgratung an den Kanten keine Oberflächenbearbeitung mehr vornehmen müssen, worauf wir jetzt die etwas günstigere, verkleinerte Streubreite zurückführen.

Buchhorn: Das Röntgen der Proben ist wesentlich effektiver als das Durchleuchten mit Licht und man sollte die Kosten nicht scheuen. Wir haben beim Röntgen 10% mehr Poren gefunden als beim Durchleuchten.

PLITZ: Danke für den Hinweis. Ist denn die Qualität der in der Klinik üblichen Röntgenfilme ausreichend?

BUCHHORN: Wir hatten eine Schichtdicke im Strahlengang zwischen 16 und 22 mm, da reichte der normale Mammographiefilm aus. Bei Ihrer geringeren Schichtdicke sollten Sie versuchen, probengerechtere Röntgenapparaturen wie z.B. Kleintierröntgengeräte (z.B. FAXITRON) auszuprobieren.

SEMLITSCH: Ich möchte ein paar praxisorientierte Hinweise geben: ich sträube mich einfach prinzipiell gegen die Probenaussortierung. In der Klinik sind die Proben nämlich noch viel schlechter. Man sollte bei der Prüfung meines Erachtens eine Last- und nicht eine Weg-gesteuerte Prüfung vornehmen. Man sollte die ganze Streubreite der Proben prüfen, um die Handhabungseinflüsse wie Poren, Lufteinschlüsse zu berücksichtigen. Ansonsten präsentieren wir als Techniker dem Mediziner wieder schön gefärbte Resultate.

PLITZ: Ich hatte hoffentlich zum Schluß meines Referates zum Ausdruck gebracht, daß die bisherigen Resultate sicherlich nicht das Gelbe vom Ei sein können. Es ist aber auch einfach ein Problem der Menge und der Masse. Hier sind einfach Grenzen gesetzt. Ich glaube auch, daß wir besser vorankämen, alle Proben zu prüfen und diese sogar von der Schwester im Op. herstellen zu lassen.

GABRIEL: Sie sollten bessere Röntgenfilme für Materialprüfung verwenden. Sie haben ein besseres Auflösungsvermögen als die normalerweise klinisch verwendeten Filme.

STREICHER: Herr Plitz, ich finde es mutig, in einer Graphik mit Spannungsausschlägen zu arbeiten, wo Sie lediglich Dehnungen erhalten. Wir wissen alle, daß der Kunststoff eine gewisse Relaxation hat. Sie müßten an sich Durchbiegungen an nicht gebrochenen Proben festgestellt haben. Dadurch sinken mit fortlaufender Versuchsdauer die Spannungswerte an den Kunststoffproben ab.

PLITZ: Ich stimme Ihnen hier zu, doch konnte ich hier nicht auf die ganzen Vorarbeiten, z.B. E-Modulbestimmung eingehen. Wir decken also mit dem, was ich Ihnen hier gezeigt habe, wirklich nur einen ganz kleinen Teil des Komplexes Dauerschwingfestigkeit bei Kunststoffen ab und ich bedaure es, daß sich eigentlich regelrechte Kunststoffprüfungsinstitute nicht mit diesem Problem befaßt haben.

STREICHER: Hat denn Ihr Versuch eine klinische Signifikanz? Ist diese Dauerschwingfestigkeit, wie sie im 3-Punktbiegeversuch gemessen wird, klinisch signifikant oder müßte man nicht einen anderen Test suchen? Und abschließend noch die Frage: wie hoch sind die Belastungen, die der Knochenzement klinisch wirklich auszuhalten hat?

PLITZ: Das ist genau der Punkt, den ich eingangs meines Referates erwähnte: wenn Sie uns die Beanspruchungsgrößen bzw. das Beanspruchungskollektiv in vivo nennen könnten, dann hätten wir keine Probleme, eine entsprechende Prüfanordnung einzurichten.

EYERER: Als Vertreter eines Kunststoffprüfungsinstitutes fühle ich mich selbstverständlich angesprochen und die Tatsache, daß ich hier bin, bringt zum Ausdruck, daß wir uns um diese Fragestellung bemühen und in Zukunft mitarbeiten werden. Aus der Sicht des Werkstoffprüfenden möchte ich Ihre Ausführungen sehr begrüßen und auch das unterstützen, was zuvor Dr. Semlitsch erwähnte, daß Sie bei 37° prüfen, im Medium prüfen, daß nicht nur hohe Lastspielzahlen erreicht werden, sondern daß auch die Zeit, in der dieses geprüft wird, entsprechend lang ist; d.h. das Verhältnis zwischen Frequenz und Lastspielzahl spielt eine wesentliche Rolle, wie Sie das aber auch deutlich gemacht haben.

MÜLLER: Der Anregung von Herrn Semlitsch, die blasenhaltigen Körper mit zu prüfen, würde ich nicht folgen, und zwar aus folgendem Grund: Zunächst gilt es, stoffliche Vergleiche auf möglichst präziser Basis vorzunehmen, z.B. um die verstärkende Wirkung von Fasern nachzuweisen. Erst wenn diese Befunde vorliegen, folge ich Herrn Semlitsch und halte Vergleichsversuche an Proben mit und ohne Blaseneinschlüsse für sinnvoll. Jedoch kann ich der Wahl eines von vornherein «unsauberen» Stoffzustandes nicht zustimmen.

[1] Orthopädische Klinik und Polikliniken der Ludwig-Maximilians-Universität München
(Direktor: Professor Dr. med. M. Jäger †)
[2] Institut für Thermodynamik A der Technischen Universität München
(Direktor: o. Professor Dr.-Ing. U. Grigull)

Theoretisch-experimentelle Untersuchungen zur Temperaturverteilung an der Grenzfläche Zement-Knochen bei Polyethylen-Pfannen-Implantation unter Berücksichtigung intraoperativ ermittelter Temperaturverläufe

W. Plitz[1], M. Jäger[1], J. Wiesmüller[2], P. Waas[2]

Einleitung

Trotz intensiver Bemühungen, mit der zementfreien Implantation von Endoprothesen-Komponenten langfristig noch bessere Ergebnisse zu erzielen, findet die primär zementfixierte Totalendoprothese auch heute noch breite Anwendung.

Die mit Methylmetacrylat verankerte Hüftpfanne aus hochmolekularem Polyethylen kann dabei immer noch als diejenige Komponente angesehen werden, die am häufigsten zu operativer Revision Anlaß gibt. Die Pfannenlockerung, die bei der Verwendung von zementfixierten Komponenten häufiger als die Lockerung des Schaftes zu finden ist, hat äußerst komplexe Ursachen und ist von zahlreichen unbekannten Einflußgrößen bestimmt. Neben einer möglichen chemisch-toxischen Zellschädigung durch Restmonomere wird bei der Implantation mit Knochenzement auch die sog. Thermonekrose als eine mögliche Ursache späterer Revisionen genannt. Bereits Charnley (1970) hält die thermische Zellschädigung bis zu einer Tiefe von 0,5 mm besonders im Bereich des Pfannenbodens für möglich, wobei er bei der Verwendung von Polyethylenpfannen die höchsten Temperaturen erwartet. Die Angaben über experimentell ermittelte Temperaturen an der Knochen-Zement-Grenze im Acetabulum sind uneinheitlich. Die ermittelten Maximaltemperaturen schwanken erheblich und sind wegen fehlender Angaben der verwendeten Zementmengen und anderer, das Ergebnis stark beeinflussender Faktoren schwer reproduzierbar (Biehl et al., 1974; Oest et al., 1975; Seidel et al., 1977; Ungethüm und Hinterberger, 1978; K. Müller, 1979; Sih et al., 1980).

Die experimentelle Bestimmung einer Grenzschichttemperatur unter in-vivo-Bedingungen ist generell problematisch und mit vielen Fehlermöglichkeiten behaftet, weshalb wir versucht haben, teils experimentell, teils rechnerisch vorzugehen. Der Vorteil dieser Methode liegt einerseits an der problemloseren intraoperativen Aufnahme von Temperaturverläufen im Pfannenboden der implantierten Polyethylenpfanne mittels eines modifizierten Setzwerkzeuges, die den Fortgang der Operation in keiner Weise behindert, andererseits in der Möglichkeit, die angenommenen Parameter, wie Pfannenwandstärke und verwendete Zementmenge sowie andere thermodynamische Einflußfaktoren in beliebigen Grenzen rechnerisch zu variieren, um zu aussagekräftigen Resultaten zu gelangen. Die Wahl der klar definierbaren Meßstelle beschränkt zudem die Fehlermöglichkeiten auf ein Minimum.

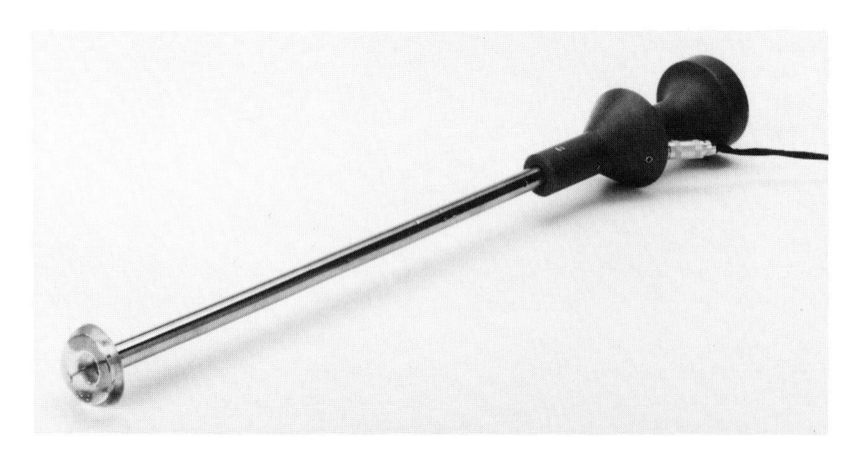

Abb. 1: Modifiziertes, mit einem zentralen Thermoelement versehenes Pfanneneinsetzinstrument.

Methode

Zunächst wurden mit Hilfe eines am Pol mit einem Thermoelement versehenen Einsetzwerkzeuges (Abb. 1) intraoperative Temperaturverläufe in der Polyethylenpfanne ermittelt. Zum jeweiligen Temperaturverlauf wurde die Pfannengeometrie, also Außendurchmesser bzw. Wandstärke und die Menge des verwendeten Zements zugeordnet. Als Ergebnis dieser Untersuchung konnte dabei ein eindeutiger Zusammenhang zwischen verwendeter Zementmenge, Wandstärke der Pfanne und der Maximaltemperatur bzw. der Temperaturverlaufscharakteristik festgestellt werden. Im Anschluß an diese Untersuchung wurde in Zusammenarbeit mit dem Lehrstuhl A für Thermodynamik der Technischen Universität München ein thermodynamisches Rechenmodell erstellt (Abb. 2), das mit Hilfe des sog. Differenzenverfahrens die Bestimmung des Temperaturverlaufs (Temperatur an der Grenze Zement/Knochen) von T_2 erlaubt, vorausgesetzt, der Verlauf von T_1 (Temperatur im Pfannenboden) ist bekannt. Die Schichten zwischen T_1 und T_2 waren mit Polyethylen und Zement vorgegeben. Die entsprechenden Wärmeübergangskoeffizienten, die Wärmedurchgangszahl von Polyethylen, sowie der Verlauf der Wärmequellendichte des Knochenzements wurden in die Rechnung einbezogen. Ausgeführt wurden die umfangreichen Rechnungen am Leibnitz-Rechenzentrum der Bayerischen Akademie der Wissenschaften. Das entwickelte Rechenprogramm gestattet die Variation aller, die Thermodynamik des Systems beeinflussenden Parameter, insbesondere Pfannenwandstärke, Zementmenge, Verlauf der Temperatur T_1, sowie den Wärmeübergangskoeffizienten α von Zement zum Knochengewebe.

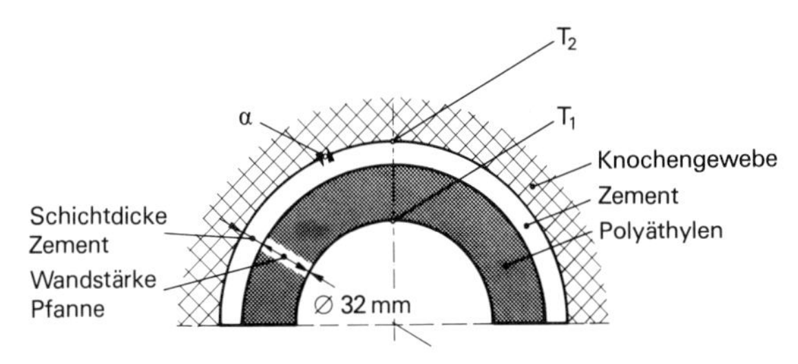

Abb. 2: Schema des thermodynamischen Systems.

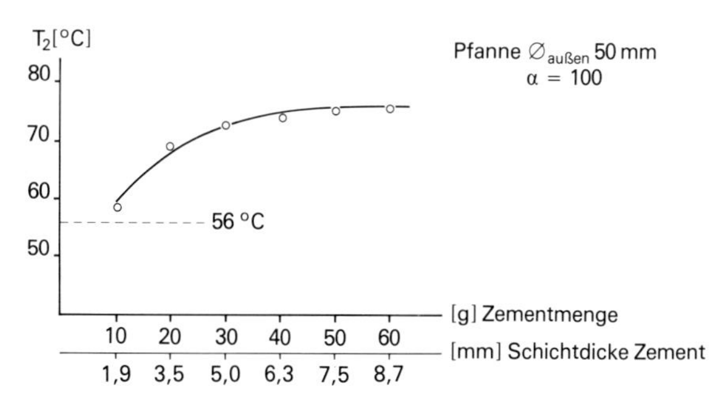

Abb. 3: Einfluß der verwendeten Zementmenge auf die Grenzschichttemperatur T_2.

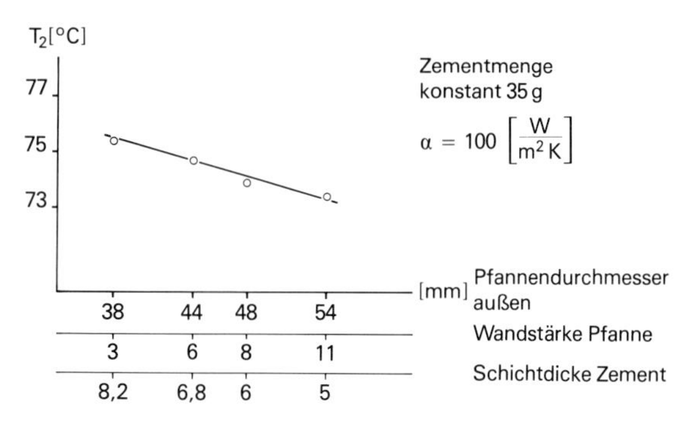

Abb. 4: Einfluß des äußeren Pfannendurchmessers bzw. der Pfannenwandstärke auf die Grenzschichttemperatur T_2.

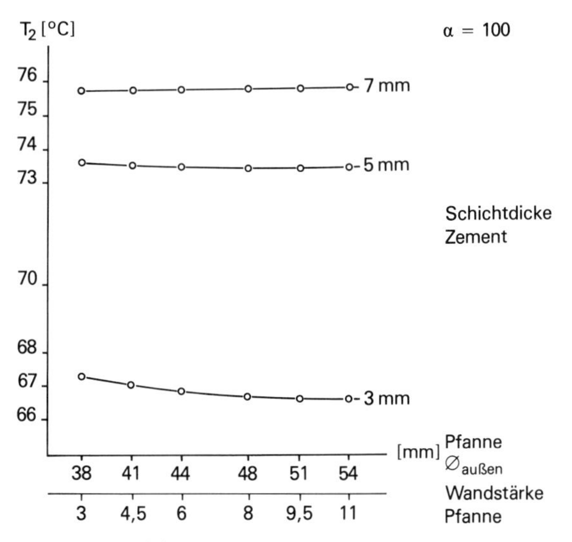

Abb. 5: Einfluß der Zementschichtdicke auf die Grenzschichttemperatur T_2 bei Variation der Pfannenwandstärke.

Ergebnisse

Die Ergebnisse der bisher durchgeführten Variationen sind in den Abbildungen 3–7 dargestellt.

Bei der Verwendung einer Pfanne von 50 mm Außendurchmesser und einem Innendurchmesser von 32 mm, mit einer daraus resultierenden Wandstärke von 9 mm, ergibt sich bei der Verwendung verschiedener Zementmengen ein Temperaturverlauf von T_2 mit Spitzenwerten zwischen 58 und 76 °C (Abb. 3). Auch bei minimaler Zementschichtdicke von 1,9 mm wurde eine allerdings nur kurzzeitige Überschreitung des Eiweißkoagulationspunkts von 56 °C ermittelt.

Die Variation des Pfannenaußendurchmessers zwischen 38 und 54 mm, entsprechend einer Wandstärkenvariation zwischen 3 und 11 mm bei gleichbleibender Zementmenge von 35 g ergibt eine minimale Erniedrigung der erreichten Temperatur T_2 für größere Pfannendurchmesser (Abb.4). Die konstante Zementmenge ergibt mit steigendem Pfannendurchmesser eine Verringerung der Zementschichtdicke von 8,2 auf 5 mm. Deutlicher ist der Einfluß der Zementschichtdicke in der Abbildung 5 zu sehen. Zwischen 3 und 7 mm Zementschichtdicke steigt das Niveau der erreichten Maximaltemperaturen von T_2 von etwa 67 °C um fast 10 auf 76 °C, wobei mit zunehmender Schichtdicke des Zements der Einfluß der Pfannenwandstärke immer geringer wird.

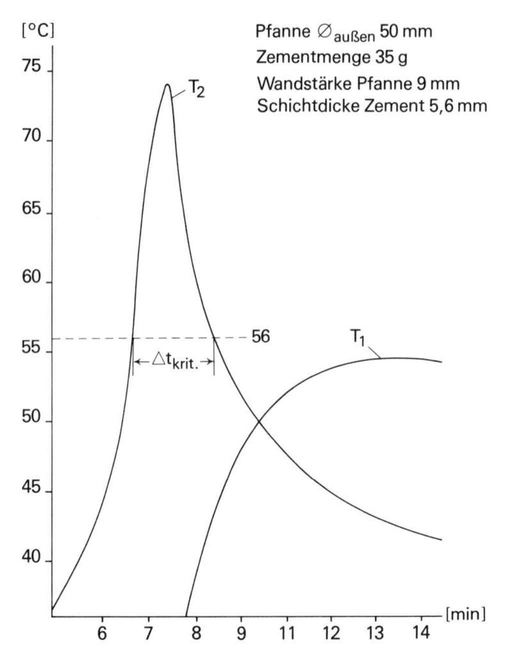

Abb. 7: Typische Temperaturverläufe von T_1 (Pfannenboden) und T_2 (Zement/Gewebe) mit zeitlicher Verschiebung der Maxima.

Diskussion

Bei allen Berechnungen wurde der intraoperativ ermittelte Verlauf von T_1 der Rechnung weitgehendst angeglichen, so daß davon ausgegangen werden kann, daß der rechnerisch ermittelte Verlauf von T_2 dem Verlauf in vivo weitgehend entspricht. Die Annahme eines realistischen Wärmeübergangskoeffizienten zwischen Zement und Knochen stellt trotz der Anpassung an das Experiment die unzuverlässigste aller Randbedingungen dar, wobei unsere Annahme lediglich von einer experimentellen Untersuchung von LUNDSKOG (1972) gestützt wird.

Die Abbildung 6 zeigt den Einfluß des Wärmeübergangskoeffizienten α auf die erreichbare Grenzschichttemperatur T_2 bei realistischer Pfannengeometrie und Zementmenge. Ein Wärmeübergangskoeffizient größer als $200 \frac{W}{m^2 K}$ dürfte nicht mehr die tatsächlichen Verhältnisse treffen. Die oben angegebenen Ergebnisse wurden alle mit $\alpha = 100$ ermittelt. Die exakte experimentelle Ermittlung von α unter Berücksichtigung der Wärmeabfuhrbedingungen des im Blutkreislauf integrierten Gewebes dürfte nur mit größtem Aufwand zu bewerkstelligen sein.

Da alle Annahmen jeweils auf der «ungünstigen Seite» aller möglichen Annahmen getroffen wurden, kann davon ausgegangen werden, daß die tatsächlichen Temperaturwerte eher über den ermittelten liegen als darunter. Wesentlich für die Entstehung einer Thermonekrose ist sicher nicht allein die absolute Höhe der erreichten Temperatur, sondern die an das Gewebe abgegebene Wärmemenge während der Zeit, die in der Abbildung 7 als Δt-kritisch bezeichnet ist.

Insgesamt ergeben sich damit zwei wesentliche Fragen, denen ggf. in weiteren gezielten Experimenten nachgegangen werden muß.

1. Welche Energiedichte bzw. Wärmemenge pro Zeiteinheit ist unter Berücksichtigung entsprechender Gewebearten zur Erzeugung einer Thermonekrose notwendig?
2. Welche Versuchsanordnung erlaubt eine zuverlässige Ermittlung der Wärmeübergangsbedingungen an der Grenzschicht Zement/Knochen?

Als klinisch-relevante Ergebnisse der Untersuchung sind folgende Punkte festzuhalten:

- Verwendung kleinstmöglicher Zementmengen,

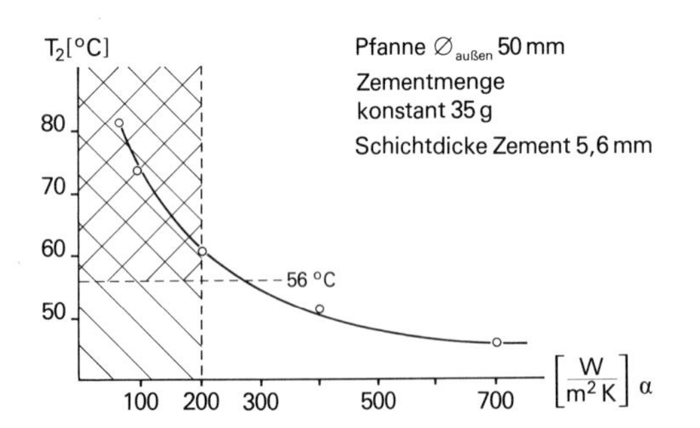

Abb. 6: Einfluß des Wärmeübergangskoeffizienten α (Zement/Gewebe) auf die Grenzschichttemperatur T_2 bei sonst konstanten Bedingungen.

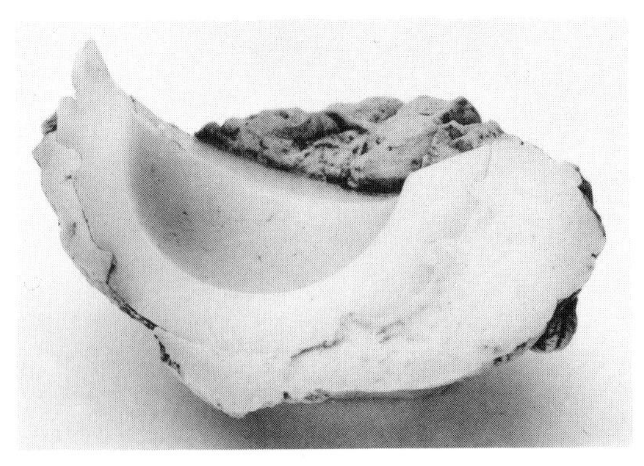

Abb. 8: Schnitt durch eine bei einer Reoperation entfernte Polyethylenpfanne mit anhaftender Zementschicht.

- Vermeidung von Zementanhäufungen (Abb. 8),
- Bei Verwendung von Polyethylenpfannen keine wesentliche Erniedrigung der Grenzschichttemperatur im Acetabulum durch Verwendung eines gekühlten Setzwerkzeuges.

Literatur

BIEHL, G., HARMS, J., HANSER, U.: Experimentelle Untersuchungen über die Wärmeentwicklung im Knochen bei der Polymerisation von Knochenzement. Arch. orthop. Unfall-Chir. *78*, 62, 1974.

CHARNLEY, J.: Acrylic cement in orthopaedic surgery. Livingstone, Edinburgh/London 1970.

LUNDSKOG, J.: Heat and bone tissue. An experimental investigation of the termal properties of bone tissue and threshold levels for thermal injury. Dissertation Universität Göteborg 1972.

MÜLLER, K.: A practice-orientated study of the complex processing and handling - application - «resultant properties» of autopolymerizing PMMA bone cements. Z. Werkstofftechn. *10*, 30, 1979.

OEST, O., MÜLLER, K., HUPFAUER, W.: Die Knochenzemente. Enke, Stuttgart 1975.

SEIDEL, H., EGGERT, A., PIETSCH, H.: Intraoperative Temperaturmessungen an der Zementknochengrenze bei TEP-Implantation. Arch. orthop. Unfall-Chir. *90*, 251, 1977.

SIH, G.C., CONNELLY, G.M., BERMAN, A.T.: The effect of thickness and pressure on the curing of PMMA bone cement for the total hip joint replacement. J. Biomechanics *13*, 347, 1980.

UNGETHÜM, M., HINTERBERGER, J.: Die Normung von Implantatwerkstoffen am Beispiel «Knochenzemente». Vergleichende Untersuchungen mit Berücksichtigung von Antibiotikazugaben. Z. Orthop. *116*, 303, 1978.

Orthopädische Universitätsklinik und Poliklinik Homburg (Saar)
(Leiter: Prof. Dr. med. H. MITTELMEIER)

Beeinflussung der Polymerisationszeit und -temperatur des PMMA-Zementes durch Beimengung von Kohlefasern und Apatit-Partikeln

TH. HOPF, H. MITTELMEIER, G. GRUNDHÖFER

Die Erzeugung eines Knochenzementes aus PMMA durch Zusammenmischen von Polymerpulver und Monomer unter Beigabe von Katalysatoren ist ein exothermer Vorgang, der pro g Monomer etwa 130 Kalorien freisetzt.

Die damit einhergehende Erwärmung des Zementes setzt im allgemeinen erst nach einer Latenzphase ein und steigt dann exponentiell zu einem Maximalwert an, um sodann durch Wärmeabgabe an die Umgebung wieder abzufallen.

Dieser Vorgang kann bezüglich seiner Anlaufgeschwindigkeit katalytisch gesteuert werden. Dabei richtet man sich einerseits nach den operativen Bedürfnissen: die Zementhärtung soll so erfolgen, daß ein nicht überhastetes Anrühren und Einbringen des Zementes gewährleistet ist, andererseits aber auch keine unnötige Wartezeit entsteht. Die Zemente sind im allgemeinen auf Abbindzeiten zwischen 6 und 14 Minuten eingestellt. Andererseits ist dabei auf die Temperaturentwicklung zu achten, da sehr hohe Temperaturen zur Gewebeschädigung durch Hitzekoagulation des Eiweißes führen. Hierfür werden *56 °C als kritische Temperatur angegeben.* Bei kurzer Polymerisationszeit wird die Wärmemenge schneller freigesetzt und führt zu einer höheren Temperaturkurve; bei langsamerer Polymerisation verteilt sich die Wärmefreisetzung auf einen längeren Zeitraum mit niedrigerem Temperaturgipfel.

Für die PMMA-Knochenzemente wurden verschiedene Temperaturgipfel und Verlaufskurven in Abhängigkeit von unterschiedlichen Meßmethoden angegeben. Zur Vereinheitlichung der Wärmemessungen wurden 1976 im Rahmen eines Normentwurfes über Knochenzemente auf Acrylatbasis auch Temperaturmeßnormen eingeführt (ISO/DIS 5833/1976). Dabei wird mit Hilfe eines *Thermoelementes* im Zentrum eines scheibenförmigen Prüfkörpers kontinuierlich die Temperatur während der Aushärtung gemessen. Der Körper weist eine Dicke von 6 mm und einen Durchmesser von 60 mm auf und bleibt während der Messung in der Herstellungspreßform aus Kunststoff. Die Meßwerte werden von einem Kompensationsschreiber aufgezeichnet. Laut Normentwurf sollen 2–3 Messungen je Probe erfolgen. Die *Maximaltemperatur* wird aus dem Mittelwert dieser Messungen errechnet (außerdem wird noch eine sog. «Aushärtezeit» als Mittel zwischen Raumtemperatur und Maximaltemperatur bestimmt, was unseres Erachtens jedoch wenig praktischen Wert hat).

In unseren Untersuchungen haben wir festgestellt, daß die im Normentwurf geforderten 2–3 Versuche wegen der großen Streuungen nicht ausreichen, sondern nur Serien von etwa 10 Messungen pro Zementcharge einen einigermaßen verbindlichen Mittelwert ergeben.

Als *Ergebnis* unserer Untersuchungen wurden zunächst bezüglich des bei uns bislang meist verwendeten hochviskösen Knochenzementes Palacos® R in der röntgenkontrastfreien Ausführung *(Palacos® K)* durchschnittlich Maximaltemperaturen von *59,0 °C in 11 Minuten und 15 Sekunden* erreicht. Der kontrasthaltige Zement *Palacos® R* hat dagegen eine etwas geringere Maximaltemperatur von *57,0 °C* bei deutlich verlängerter Polymerisationszeit von *14 Minuten.* Das Kontrastmittel führt also offensichtlich durch Verzögerung der Polymerisation zu einem niedrigeren Temperaturgipfel. Dennoch liegen beide Temperaturen über der Eiweißkoagulationsgrenze.

Der antibiotikahaltige Zement *Refobacin®-Palacos® R* hat dagegen eine Maximaltemperatur von *51,0 °C nach 13 Minuten* erreicht. Aus dem Vergleich mit Palacos® R läßt sich der Schluß ziehen, daß durch die Beigabe von Gentamycin die volle Polymerisation nicht mehr abläuft. Dies könnte auch vielleicht der Grund dafür sein, daß dieser antibiotikahaltige Zement nicht die volle Dauerschwingfestigkeit des Palacos® R erreicht, wie im vorangehenden Vortrag aufgezeigt wurde.

Bemerkt sei hier aber, daß nach bereits früher an unserer Klinik durchgeführten intraoperativen Messungen bei Menschen die in den DIN-Normen aufscheinenden hohen Temperaturgrade bei der Hüftalloplastik tatsächlich *nicht erreicht werden* (BIEHL, HARMS, HANSER, 1974).

In weiteren Untersuchungen wurde der Einfluß der *Kohlefaserbeimengung* geprüft: hier zeigte sich, daß bei 2% eine leichte Temperatursenkung, mit zunehmender Konzentration bis maximal 4% ein deut-

Knochenzemente	Maximale Temperatur T (°C)	Zeit bis zur maximalen Temperatur t_{max} (Minuten/Sekunden)	Aushärtezeit t_A (Minuten/Sekunden)
I. Grundzemente			
Refobacin®-Palacos®R	51,0	13′	12′30″
Palacos®K	59,0	11′45″	10′15″
Palacos®R	57,0	14′	13′30″
II. Palacos®K und Zusätze			
2% Kohlefaser-Palacos®K	57,0	10′15″	9′45″
3% Kohlefaser-Palacos®K	61,0	10′	9′30″
4% Kohlefaser-Palacos®K	65,0	9′	8′30″
25% Keramisierter Apatit-Palacos®K	49,0	10′30″	10′
20% Keramisierter Apatit-2%-Kohlefaser-Palacos®K	57,0	9′30″	9′
40% Spongiosa-Palacos®K	51,0	14′30″	14′
III. Palacos®R und Zusätze			
2% Kohlefaser-Palacos®R	56,0	11′	10′15″
3% Kohlefaser-Palacos®R	57,0	10′30″	10′
4% Kohlefaser-Palacos®R	64,0	10′	9′30″
15% Spongiosa-Palacos®R	55,0	15′	14′15″
15% Apatit-Palacos®R	54,0	12′30″	12′
IV.			
Acrybond	65,9	6′40″	6′25″
Osteobond	67,9	10′52″	10′25″

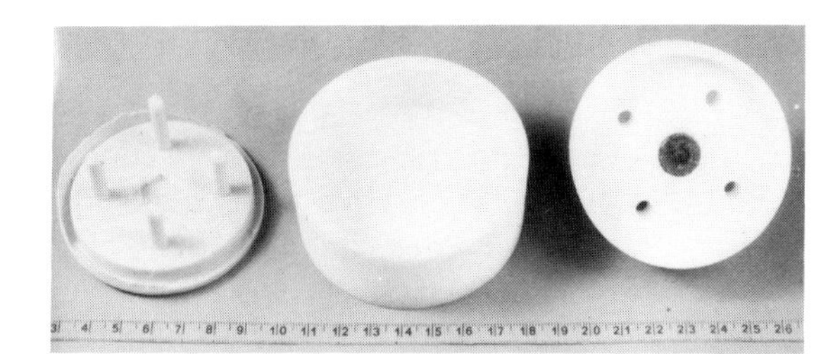

Abb. 1: Prüfkörper mit Probenform.

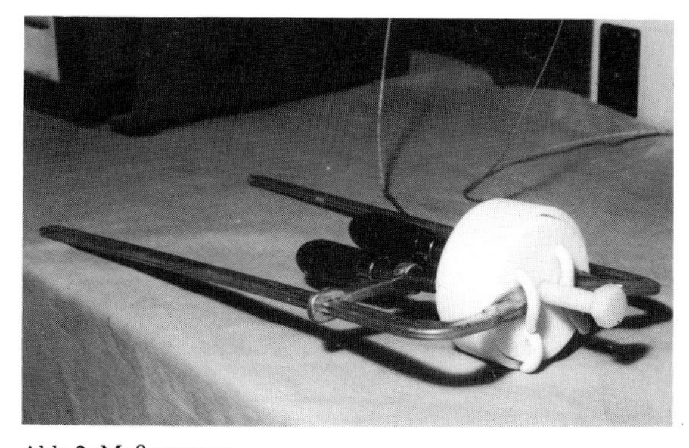

Abb. 2: Meßvorgang.

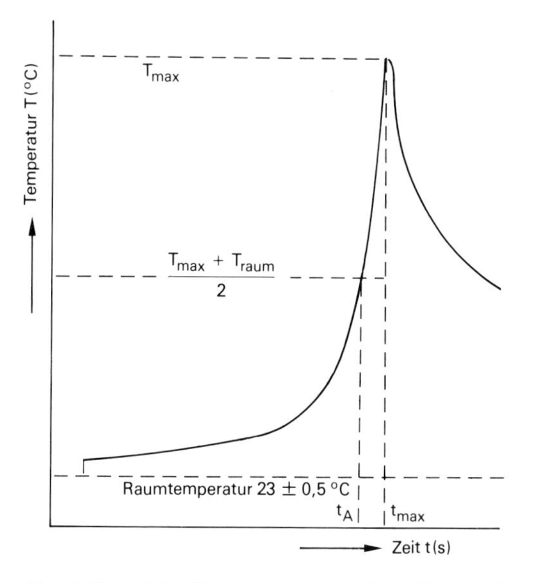

Abb. 3: Verlauf der Temperatur während der Messung (Schema).

licher *Anstieg der Polymerisationstemperatur* bis 65 °C gemessen wurde. Dabei wurde gleichzeitig die Polymerisationszeit deutlich auf 9 Minuten verkürzt. Die Ursache dafür liegt wahrscheinlich darin, daß die gut wärmeleitenden Kohlenstoffasern bei der polyzentrisch beginnenden Polymerisation die örtlich entstehende Polymerisationswärme rasch auf noch kühle inaktive Zementregionen fortleiten, diese aufwärmen und damit insgesamt die chemische Reaktion beschleunigen (denkbar wäre auch ein direkter katalytischer Eingriff in den Prozess). Die Beimischung von *Apatitpulver (15%) zu Palacos® R* bewirkte eine Absenkung der Temperatur um *3 °C auf 54 °C,* was mit einer Verkürzung der Polymerisationszeit um 1½ Minuten (auf *12½* Minuten) einherging.

Beigabe von keramisierten Apatitgranula (25%) zu Palacos® K führte zu einer stärkeren Temperaturabsenkung um 10 °C auf *49 °C,* wobei gleichfalls eine Verkürzung der Polymerisationszeit von 14 auf *10½ Minuten* beobachtet wurde.

Aus den dargelegten Werten läßt sich schließen, daß durch Beigabe von Apatitpulver und granulärer Form die Polymerisation nicht ganz vollständig abläuft (ähnlich der Beigabe von Röntgenkontrastmittel und Antibiotikum). Es sei hier aber vermerkt, daß gemäß unseren Ausmessungen der Dauerschwingfestigkeit hierdurch kein wesentlicher Stabilitätsverlust eintritt.

Die kombinierte Beigabe von *2% Kohlefasern und 20% Apatitgranula* zu Palacos® K ergab eine Absenkung der Maximaltemperatur um 2 °C auf 57 °C, eine deutliche Verkürzung der Polymerisationszeit auf 9 Minuten und 30 Sekunden.

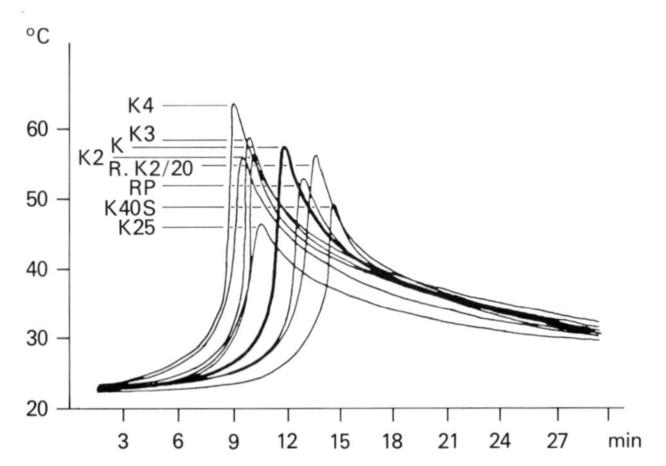

Abb. 4: Temperaturverlaufskurven der gemessenen Zementsorten (Mittelwerte).

R	Palacos® R
K	Palacos® K
K2	Palacos® K + 2% C-Fasern
K3	Palacos® K + 3% C-Fasern
K4	Palacos® K + 4% C-Fasern
RP	Refobacin®-Palacos® R
K25	Palacos® K + 25% Apatit
K40 S	Palacos® K + 40% Spongiosa
K2/20	Palaocs® K + 2% C-Fasern + 20% Apatit

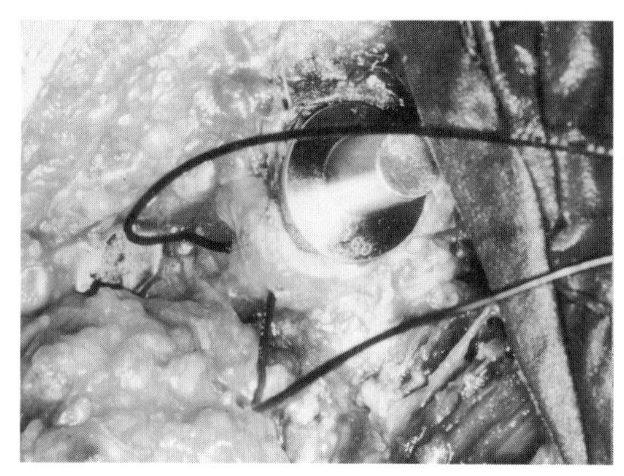

Abb. 6: Intra-operative Temperaturmessung (Versuchsanordnung).

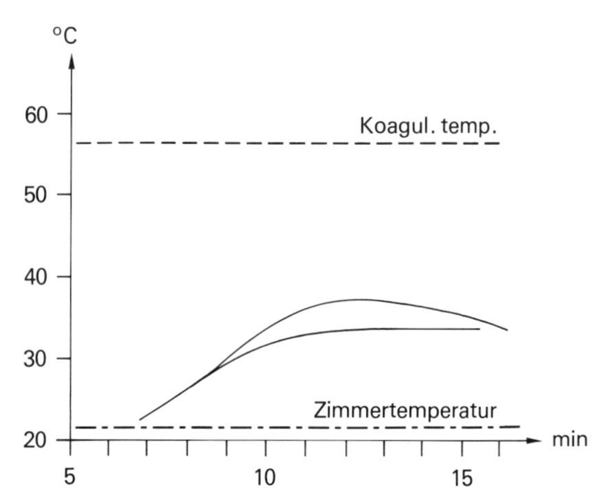

Abb. 7: Intra-operative Temperaturmessung (Mittelwerte).

obere Kurve: Grenzschicht Zement – Knochen
untere Kurve: zementnahe Knochenschicht

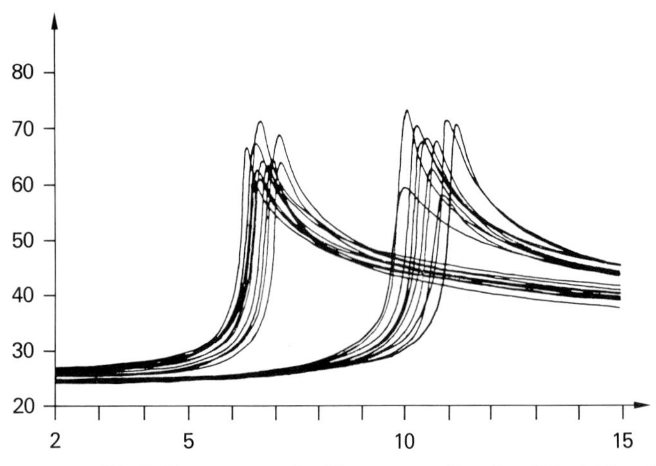

Abb. 5: Temperaturverlaufskurven von Osteobond (rechts) und «low-viscosity»-Ausgangszement (links).

Da die Beigabe größerer Monomermengen die Polymerisationszeit deutlich verlängert, wurde für unseren Mischzement «Osteobond» ein low-viscosity-Zement mit kurzer Polymerisationszeit ausgewählt, welche bei 6 Minuten und 40 Sekunden liegt und demzufolge zwangsläufig auch zu einem höheren Temperaturgipfel von 65,9 °C führt.

Für den Osteobond-Mischzement wurde mit Beimengung von 10% Kohlefasern und 20% Apatit-Granula eine Verlängerung der Polymerisationszeit um 4 Minuten auf 10 Minuten und 40 Sekunden, also einen sehr praktikablen Wert, erreicht; gleichzeitig stieg jedoch die Temperatur nur geringfügig auf 67 °C an. Der Temperaturgipfel liegt damit bei Osteobond (infolge der Monomervermehrung) trotz des «kühlenden Effektes» des Apatits um etwa 8 °C über der Temperatur des herkömmlichen Palacos. Diese Temperaturerhöhung muß für die Erzielung von low-viscosity-Eigenschaften einerseits und ausreichender Beigabe von Kohlefasern sowie Apatit in Kauf genommen werden.

Jüngst durchgeführte intraoperative Messungen bei Humanpatienten mit Hüftalloplastik ergaben jedoch, daß aufgrund des bereits früher beschriebenen Kühleffektes des Blutes die tatsächliche Trennschichttemperatur mit Osteobond nur auf 45 °C ansteigt, also dennoch unter der Eiweißkoagulationstemperatur liegt. Dabei wurde mittels zweier Thermoelemente, die in Höhe des Trochanter major durch Bohrlöcher an die Zement-Knochengrenze und an die zementnahe Kortikalis gelegt wurden, der Temperaturverlauf des aushärtenden Zements an 2 Hüftendoprothesen aufgezeichnet. Diese Ergebnisse decken sich mit den von Biehl, Harms und Hanser an unserer Klinik durchgeführten Messungen.

Die oft beschworene «Thermonekrose» der zementnahen Knochenschicht spielt unseres Erachtens für die spätere Lockerung der Prothese keine Rolle.

Diskussion

De Wijn: Was halten Sie für den besten Temperaturverlauf? Glauben Sie, daß es die Maximaltemperatur ist, die entscheidet, ob ein Zement sicher ist, oder glauben Sie das nicht?

Hopf: In bezug auf die Anwendung beim Menschen ist natürlich eine niedrige Maximaltemperatur wünschenswert. Wir haben jedoch gezeigt, daß auch bei den «heißeren» Zementen die Koagulationstemperatur nicht erreicht wird.

De Wijn: Aber die «kritische Temperatur» ist nicht alleine eine Temperatur, sondern ein Produkt aus Temperatur und Zeit.

Hopf: Das ist richtig und ich würde sagen, je schneller diese Temperaturmenge anfällt, je steiler die Temperaturkurve ansteigt, um so schlechter ist es.

De Wijn: Das ist nicht ganz richtig, wenn man den Schaden in Abhängigkeit von Temperatur und Zeit betrachtet, so entsteht der größte Schaden in der Abkühlungsphase des Zementes und nicht im Aufwärmungsgebiet.

Hopf: Nein, damit bin ich nicht einverstanden. Unsere Kurven wurden mittels einer Kunststofform aufgenommen, die eine sehr schlechte Wärmeleitfähigkeit aufweist und der Kunststoff kühlt sich extrem langsam ab, wenn er einmal die hohen Temperaturen erreicht hat und das sind nicht die Bedingungen, wie sie im Körper herrschen. Deshalb wird intraoperativ die Kurve im Abfall wesentlich steiler sein und ich glaube nicht, daß das noch Schaden anrichtet.

De Wijn: Ich bin weiterhin nicht einverstanden, daß 56° ein entscheidender Parameter sei. Mit 56° kann man innerhalb von 2 Minuten einen Schaden des Knochens erreichen.

Hopf: Ich meine gezeigt zu haben, daß bei einer Temperatur von 40° bis 45° keine Gefahr in der kurzen Zeit von wenigen Minuten entsteht.

Streicher: Herr Hopf, Sie haben die Kurve mit den niedrigen Polymerisationstemperaturen am Zement intraoperativ gezeigt. Bedenklich scheint mir dabei eine evtl. Erhöhung der Monomermenge. Wir wissen, daß diese Monomermenge für die Auspolymerisation des Knochenzementes ein wesentlicher Faktor ist.

Wie sehen die Polymerisationsraten in diesem Zement aus? Ist nicht ein höherer Anteil von Restmonomer zu erwarten?

Hopf: Es ist ein höherer Restmonomergehalt zu erwarten, der durch die Apatitgranula und Kohlenstoffasern aufgesaugt wird und später kontinuierlich während der Implantationsdauer sicher teilweise an den Patienten abgegeben wird.

Ege: Ich möchte hierzu kurz noch eine Anmerkung machen. Man muß bei einer Überdosierung des Monomers sehr vorsichtig sein. Es besteht normalerweise ein ausbalanciertes System zwischen DMPT und Benzoyl-Peroxid. Wenn Sie jetzt 40% oder 50% Monomer mehr hinzugeben, wird der DMPT-Anteil wesentlich überhöht. Es kann Ihnen also passieren, daß Sie relativ schnell das Peroxid aufbrauchen und die Polymerisation irgendwann einmal stehenbleibt. Man muß also entweder etwas mehr Peroxid dem Polymer zusetzen, damit wieder ein ausbalanciertes System da ist. Wenn die Molgewichtsverteilung nicht ideal ist – das wird durch die Fasern zwar wieder aufgehoben – so können diese Zemente doch einen hohen Restmonomeranteil enthalten.

Hopf: Ich würde mich freuen, in dieser Angelegenheit mit Ihnen zusammenarbeiten zu können, da Sie uns mit Ihren Methoden sicher helfen können.

Orthopädische Universitätsklinik Homburg/Saar (Direktor: Prof. Dr. H. MITTELMEIER)

Tierexperimentell-histologische und biomechanische Untersuchungen über die Gewebeverträglichkeit und Haftfestigkeit von Kohlefaser- und Apatit-haltigem Knochenzement

E. SCHMITT, M. HASSINGER, H. MITTELMEIER, J. HARMS, H. W. SCHMALENBACH, J. HEISEL

Über die Reaktion des Knochengewebes auf *Polymethylmetacrylat* (PMMA) liegen zahlreiche Untersuchungen vor. Schon 1956 haben MITTELMEIER und SINGER bei den Acrylatprothesen der Gebrüder JUDET gezeigt, daß sich an der Oberfläche von PMMA-Partikeln toxisch bedingte zelluläre Abwehrreaktionen mit Makrophagen und Riesenzellen zeigen. Allerdings gehen in die Gewebereaktion an der Grenzfläche des PMMA-Knochenzementes möglicherweise auch Umbauprozesse infolge von ischämischen Nekrosen und biomechanische Reaktionen ein.

Eine *Verstärkung der Fremdkörperreaktion* in der Grenzschicht ergibt sich vor allem durch zusätzliches Eindringen von Abriebpartikeln oder nach Abbruch der Zementprotrusionen und Scheuererscheinungen an den Bruchflächen mit Erzeugung eines feinen Acrylatpulvers mit hoher chemischer Oberflächenaktivität. Sie stellen eine wesentliche *Ursache der aseptischen revisionsbedürftigen Prothesenlockerung* dar.

Seit 1977 wird an unserer Klinik auf Anregung von MITTELMEIER an einem verbesserten *Kohlefaser-verstärkten und durch Apatitbeigabe bioaktivierten Knochenzement namens Osteobond* gearbeitet. Neben zahlreichen Mischversuchen, biomechanischen Untersuchungen, vorwiegend der Dauerschwingfestigkeit und Temperaturmessung, wurden vor allem auch *tierexperimentell-histologische Untersuchungen zur Körperverträglichkeit* durchgeführt.

Zunächst wurde in Untersuchungen von NIZARD, MITTELMEIER und KATTHAGEN gezeigt, daß synthetisches Hydroxyl-Apatit, insbesondere in konglomerierter oder keramisierter-granulärer Form im Granulationsgewebe eine *Osteoinduktion* erzeugte, welche in Form des bei uns entwickelten Knochenersatzmaterials «*Collapat*» bereits klinisch erfolgreich genützt wird. Die *osteoinduktive Wirkung* von Hydroxyl-Apatit in porös keramis. Form wurde insbesondere von OSBORN, in partikulärer und spongiöser Form von NIWA et al. dargelegt.

Kohlenstoff wird bereits seit einer Dekade als Implantatmaterial versucht, insbesondere für den Bandersatz, aber auch zur Herstellung von Gelenkprothesen. Zahlreiche tierexperimentell-histologische Untersuchungen haben hier eine einwandfreie Körperverträglichkeit der reinen Kohlenstoffasern erwiesen. Gleiches wurde auch inzwischen bei mehrjähriger Humananwendung gezeigt (ALEXANDER und WEISS, BURRI und NEUGEBAUER, HELBING et al., JENKINS, WOLTER et al.).

An unserer Klinik wurden jedoch *spezielle tierexperimentell-histologische Untersuchungen von PMMA-Zement mit Kohlefaser- und Apatitbeigabe* durchgeführt:

Zunächst erfolgte im Rahmen der Dissertation von SCHMALENBACH eine Untersuchung an 23 Kaninchen, bei denen unvermischter PMMA-Zement, PMMA-Zement mit Kohlefaserbeimischung und mit Apatit-Beimischung in transversale Bohrkanäle in der distalen Femurmeta-Epiphyse sowie in Defektresektionen des Femurschaftes und der angrenzenden Markhöhle eingebracht wurde. Die *histologische Aufarbeitung* erfolgte mit unentkalkter Knochentechnik. Insbesondere wurden auch Mikroradiographien angefertigt.

Makroskopisch zeigten sich nach Femurschaftimplantation teilweise Frakturen, welche offenbar postoperativ durch Osteonekrosen aufgetreten sind, welche bereits von WILLERT beschrieben wurden. Dessen ungeachtet ist es in allen Fällen zur Heilung gekommen.

Als *Ergebnis der histologischen Untersuchung* ist festzustellen, daß im Epi-metaphysenbereich einerseits und im Schaftbereich andererseits grundsätzlich gleichartige Verhältnisse beobachtet wurden. Die *Kurzzeitreaktion nach 2 Wochen* zeigte an den Stellen, an denen der Zement dem Knochengewebe nicht anliegt, eine bindegewebige Heilungsreaktion; das angrenzende Knochengewebe zeigt teilweise Nekrosen, welche als ischämische Nekrose gedeutet werden. Daneben zeigt sich jedoch eine in der Folgezeit *sich verstärkende Knochenaufbaureaktion,* welche zum Ersatz des Granulationsbindegewebes führt und schließlich direkt oder bis auf eine dünne Grenzmembran an den Zement heranreicht (Abb. 1). Dabei werden aus dem Zement hervorstehende Kohlefasern reaktionslos in das Knochengewebe eingeschlossen (Abb. 2). Eine *direkte Knochen-Zementverbindung*

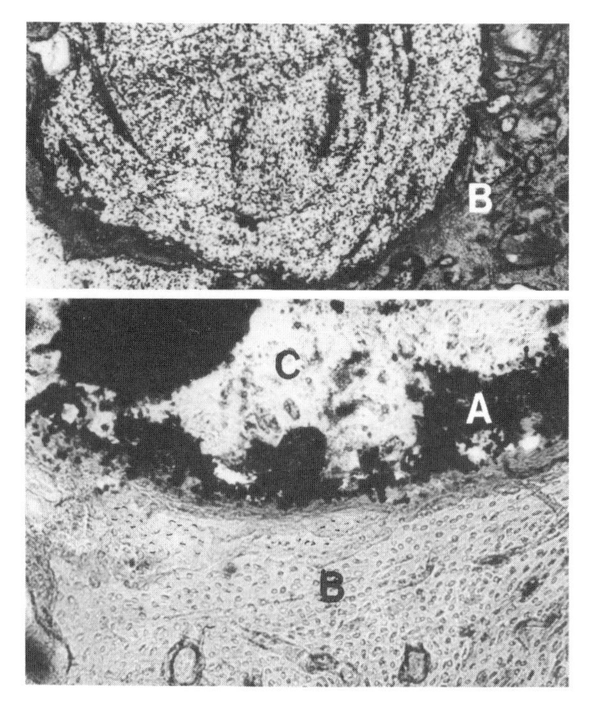

Abb. 1:

Oben: Sagittalschnitt durch transversales Bohrloch der distalen Femurkondyle beim Kaninchen, gefüllt mit Kohlenstoff-Fasern- und Apatit-haltigem PMMA-Knochenzement («Osteobond»). Schlüssiger Kontakt zwischen Zement und umgebendem Knochengewebe.
Unten: Randzone zwischen Zementfüllung (C) mit Apatitpartikeln (schwarz) im direkten Kontakt mit dem randständigen Knochengewebe (B). – Unentkalkter Knochenschnitt HE, 3× bzw. 30×.

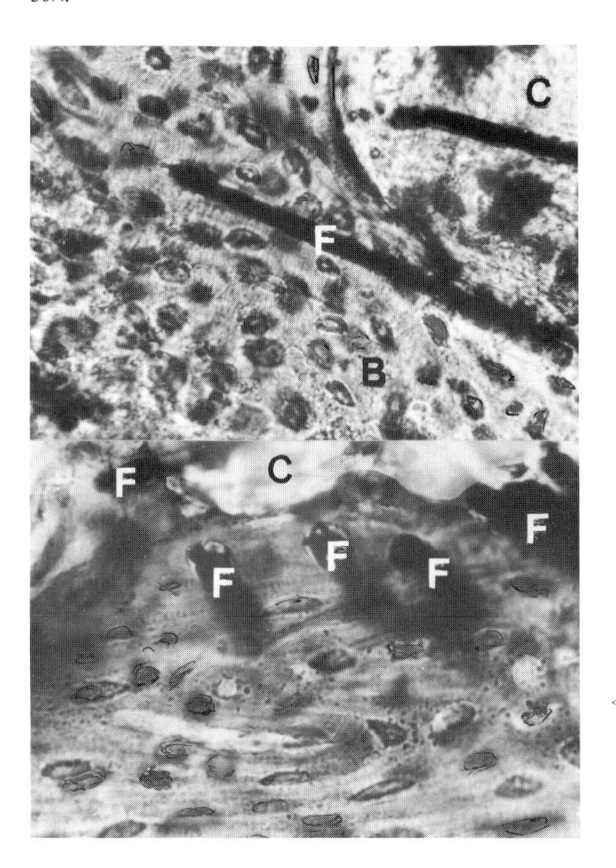

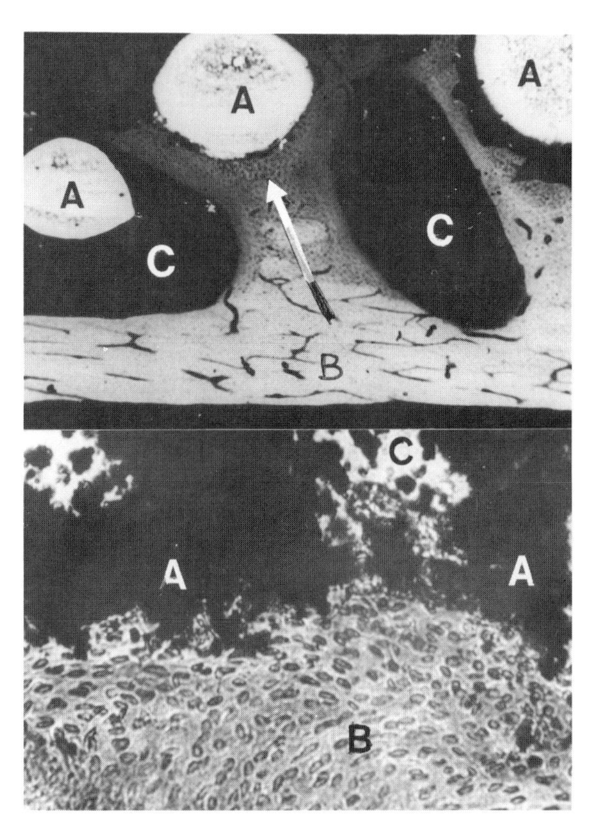

Abb. 3:

Oben: Mikroradiographie (7,2×). PMMA-Knochenzement (C) mit keramisierten Apatitgranula (A) im Kaninchen-Tierversuch 16 Wochen post op. Einwachsen von neugebildetem Knochengewebe aus der Corticalis (B) in Zementspalten. Hier teilweise direkter Kontakt mit Apatitgranulum.
Unten: Grenzzone mit direktem Kontakt der Apatitgranula (A) mit dem Knochengewebe ohne bindegewebige Abgrenzung oder Fremdkörperreaktion zwischen den Apatitgranula und PMMA-Zement (C). – Unentkalkter Knochenschnitt, HE 30×.

ist vor allem an den Stellen gegeben, an denen Apatit-Konglomerate oder Körner an der Zementoberfläche liegen (Abb. 3). Offensichtlich tritt hier tatsächlich die erhoffte, unmittelbare physikalisch-chemische Verbindung zwischen dem Knochen und den Apatitanteilen des Knochenzementes ein. Dies läßt sich insbesondere auch in den mikroradiographischen Untersuchungen erkennen.

In erweiterten Untersuchungen mit dem Mischzement «Osteobond» zeigt sich im *Mikroradiogramm* ein deutliches Aufscheinen der feinen Apatitpartikel und nach einem halben Jahr ein allseitiges Anliegen einer praktisch geschlossenen Knochenauflageschicht.

◁ Abb. 2: Einschluß aus dem Zement (C) vorstehender Kohlefasern (F) in das angrenzende Knochengewebe. Keine bindegewebige Abgrenzung oder Fremdkörperreaktion. Unentkalkter Knochenschnitt, HE, 77× bzw. 190×.

Im Schaftbereich konnte man sehen, daß die endostale Reaktion teilweise zapfenförmig in den Bereich der dort liegenden Apatit-Granula heranwächst (Abb.3).

Außerdem wurden noch *Ausziehversuche* mit Osteobond-Zylindern (bei Länge 40 mm, Durchmesser 3,5 mm) durchgeführt, welche vom Trochantermassiv her belastungsfrei in das Kaninchenfemur nach Vorbohrung eingesteckt wurden. Von den 10 Versuchstieren gingen 2 durch frühzeitige interkurrente Erkrankungen zugrunde. Bei den übrigen 8 Tieren konnten die Ausziehversuche nach 3 Monaten durchgeführt werden. Dabei ergaben sich für die Osteobond-Zylinder Werte zwischen 4 und 6,5 kp, durchschnittlich 4,8 kp. Bei den reinen PMMA-Zylindern (ohne Kohlefaser- und Apatitzugabe) ergaben sich Werte zwischen 1,5 und 3,0 kp, durchschnittlich 2,3 kp.

Durch die Beimengung, hauptsächlich wohl durch die Apatit-Verbindung mit dem angrenzenden Knochen konnte also die *Haftfestigkeit um mehr als das Doppelte gesteigert werden*. Damit dürfte die *«osteotrope Bioaktivität»* des Osteobond-Mischzementes unter Beweis gestellt sein.

Abschließend sei noch erwähnt, daß mit dem Mischzement bereits klinische Pilotstudien seit 1978 (Humanimplantationen) bei Verbundosteosynthesen maligner Knochentumoren durchgeführt wurden und wir seit 1983 auch eine Pilotstudie mit Implantation von Hüftprothesen beim Menschen begonnen haben. Wir können dazu berichten, daß die praktische Verwendbarkeit des Mischzementes dabei sowohl mit der Injektionstechnik als auch der manuellen Einbringung absolut problemlos verläuft und bei unseren Patienten bisher weder adversive Effekte noch revisionsbedürfte aseptische Lockerungen aufgetreten sind.

Es ist vorgesehen alsbald mit einer erweiterten klinischen Prüfung zu beginnen. Es steht aber letztlich zu hoffen, daß mit dem *verstärkten und osteotropen Knochenzement eines der wichtigsten Probleme der Hüftalloplastik einer weitgehenden Lösung zugeführt werden kann.*

Literatur

ALEXANDER, H.A., WEISS, A.: Try a carbon ribbon round the old hurt knee (and shoulder). JAMA *248,* 1681, 1982.

BURRI, C., NEUGEBAUER, R.: Technik des alloplastischen Bandersatzes mit Kohlefasern. Unfall chirurgie *7,* 289, 1981.

HELBING, G., BURRI, C., MOHR, W., NEUGEBAUER, R., WOLTER, D.: The reaktion of tissue to carbon particels. First European Conference of Biomech. Straßburg, Sept. 1977.

JENKINS, D.H.R. et al.: Induction of tendon and ligament formation by carbon implants. J. Bone Jt. Surg. *59-B,* 53, 1977.

JENKINS, D.H.R., MCKIBBIN, B.: The role of flexible carbonfibre implants as tendon and ligament substitutes in clinical practice. J. Bone Jt. Surg. *62-B,* 497, 1980.

MITTELMEIER, H., KATTHAGEN, D.B.: Klinische Erfahrungen mit Collagen-Apatit-Implantation zur lokalen Knochenregeneration. Z. Orthop. *121,* 115, 1983.

MITTELMEIER, H., SINGER, L.: Anatomische und histologische Untersuchungen an Arthroplastikgelenken mit Plexiglas-Endoprothesen. Arch. Orthop. Unfall-Chir. *48,* 519, 1956.

NIWA, S., SAWAI, K., TAKAHASHI, S., TAGEI, H., ONO, M., FUKUDA, Y., AICHI, I.: Experimental studies on the implantation of hydroxy apatite in the medullary canal of rabbits. First World Biom. Congress, Baden near Vienna, Austria, April 1980.

NIZARD, M.: Knochengewebsneubildung durch Collagen-Apatit-Implantation. (Tierexperimentell, histopathologische Untersuchungen und klinische Erfahrungen). Habilitationsschrift, Homburg 1981.

OSBORN, J.F., WEISS, TH.: Hydroxylapatitkeramik. Ein knochenähnlicher Biowerkstoff. Schweiz. Mschr. Zahnheilk. *88,* 1116, 1978.

SCHMALENBACH, H.W.: Biokompatibilität der PMMA-Zemente mit Kohlefaser- und Apatitbeimischungen. Tierexperimentelle, histologische und mikroradiographische Untersuchungen. Inauguraldissertation, Homburg 1982.

WILLERT, H.-G.: Die Reaktion des knöchernen Implantatlagers auf Methylmetacrylat-Knochenzement. Aus: Cotta, H.; Schulitz, K.: Der totale Hüftersatz. Thieme, Stuttgart 1973, S.182–188.

WOLTER, D., BURRI, C., KINZL, L.: The fixation of carbon, metal and polyethylene implants in the shaft of the tibia without use of cement. Biom. Symposium San Antonio, Texas, May 1978.

Diskussion

RUCKELSHAUSEN: Bei all diesen legierten Knochenzementen sind die Festigkeitsuntersuchungen sehr intensiv durchgeführt worden. Ich denke aber nun zurück an den praktischen Versuch von Huggler Anfang der 60er Jahre, der legiertes Teflon verwandt hat für die Hüftpfanne. Dort war die negative Auswirkung der Abriebpartikel zuvor überhaupt nicht erwartet worden. Deswegen stellt sich mir die Frage, ob es nicht möglich wäre, all diese Knochenzemente mit Beigaben in pulverisierter Form in der Gelenkhöhle zu belassen und die Wirkung im Tierversuch dann zu prüfen, damit wir solche negativen Erfahrungen, wie sie Huggler machen mußte, vorwegnehmen können.

SCHMITT: Zusammen mit dem Pathologischen Institut der Universität Ulm haben wir sehr ausführliche Untersuchungen über die Gewebereaktion auf Kohlenstoffpartikel gemacht – zusammen mit Herrn Prof. Mohr. Es ist dabei herausgekommen – und das steht in Übereinstimmung mit den Ergebnissen anderer Autoren – daß die reinen Kohlenstoffmikropartikel eine hohe Kompatibilität haben. Sie führen also nicht zu einem «aggressiven Granulationsgewebe», sondern sie liegen auch nach einem langen Zeitraum reizlos in den Gewebsverbänden. Sie werden über das lymphatische System natürlich verteilt, sie sammeln sich bei den Versuchstieren, die extrem hohe Gaben bekommen haben, in den parenchymatösen Organen an, aber man erhält nicht ein Gewebsbild, wie wir es beispielsweise von den Teflonmikropartikeln her kennen.

RUCKELSHAUSEN: Diese Ergebnisse sind mir bekannt. Ich möchte nur darauf hinweisen, daß die Legierung möglicherweise andere Resultate bringt als die Einzeluntersuchung des Knochenzements einerseits und der Mikropartikel des Kohlenstoffs andererseits.

SEMLITSCH: Eine Erwiderung auf die Anmerkung bezüglich des Teflons: durch einen solchen klinischen Fall bin ich zu dem Problemkreis Biomaterial gekommen. Damals hatte Herr Huggler versucht, das von Charnley eingeführte Teflon druckfester zu machen, um weniger Kaltfluß zu erhalten. Dabei versucht man den Kunststoff durch Zusätze etwas in E-Modul anzuheben. Die in den «Fluorosint»-Pfannen eingelagerten Glimmerteilchen haben auf den Metallkopf abrasiv gewirkt. Herr Willert hat damals zusammen mit mir die Untersuchungen gemacht. Es war eine Frage der großen Menge von Abriebpartikeln auf das umgebende Gewebe.

EYERER: Es erscheint mir wichtig, noch einmal hinzuweisen auf die Diskussion nach dem Vortrag Mittelmeier, Hopf, Sellier und Zell, daß die Faserhaftung die Ausrüstung der Fasernoberfläche sehr wichtig ist. Ich möchte hinweisen auf das Institut von Herrn Prof. Fitzer in Karlsruhe, der sich in Anwendungen der Luftfahrttechnik mit kohlenstoffaserverstärkten Kunststoffen seit Jahrzehnten mit dieser Abstimmung zwischen Faser und Matrix beschäftigt. Nur dort ist es immer die Epoxydharzmatrix. Ich könnte mir vorstellen, daß es sinnvoll ist - und vielleicht hat er dort Erfahrungen - auch hinsichtlich des PMMA.

SCHMITT: Das Institut in Karlsruhe ist teilweise mit unserem Projekt verbunden.

MITTELMEIER: Wir haben bei unserer Entwicklung des Kohlenstoff-faserverstärkten und mit Hydroxilapatit bioaktivierten Zementes Osteobond® ganz bewußt in Hinblick auf die Toxikologie und evtl. Einwände bei den Prüfinstituten hier wie beim FDA in Amerika darauf verzichtet, neue Biomaterialien einzuführen, deren Biokompatibilität nicht so einwandfrei geklärt ist. Wir haben den in seiner klinischen Wirkung bekannten PMMA-Zement und nur die reine Kohlenstoffaser gewählt, diese ohne Beschichtung. Wir wissen nicht, wie die üblichen Beschichtungen wirken. Am meisten wird ja angeboten Epoxydbeschichtung; aber vom Epoxyd wissen wir, daß es toxisch ist, jedenfalls wird das in verschiedenen Publikationen behauptet, von den Silanen wissen wir nicht genau, was dort passiert, ebenso nicht vom Polyacrylnitril, und das war der Grund, warum wir die pure, unbeschichtete Faser verwenden.

Ich tendiere dazu, und daran wird z.Z. bei uns gearbeitet, eine Aufrauhung der Fasern zu erzielen. Wir würden auch gerne eine etwas längere Faser verwenden, wenn wir sie so von der Industrie bekämen, man glaubt gar nicht, wie schwierig das manchmal bei der Industrie ist, so einfach Dinge manchmal erscheinen.

Es gibt zwischen 0,7 und 3 mm Länge praktisch gar keine Zwischenabstufungen und dann stellen sie sich fürchterlich an, wenn sie eine Zwischengröße schneiden sollen. Man hält es nicht für möglich.

MÜLLER: Zum Abschluß dieses Programmteils möchte ich unseren Eindruck resumieren, daß bezüglich der Kommunikation zwischen Werkstoffwissenschaften und Medizin bzw. Orthopädie noch einiger Nachholbedarf insbesondere hinsichtlich der Zielgrößen besteht. Und wenn hierzu einige Anregungen gekommen sind, so haben wir schon etwas gewonnen.

Abteilung für Unfall-, Wiederherstellungs- und Handchirurgie (Leiter: Prof. Dr. D. Wolter),
Allg. Krankenhaus St. Georg, Hamburg

Die ossäre Reaktion nach Auffüllen der Femurmarkhöhle mit kohlenstoffaserverstärktem Sulfix®-6-Knochenzement beim Kaninchen unter Berücksichtigung der Anordnung der Verstärkungsfasern in der Polymethylmethacrylat-Matrix

J. H. Schultz, D. Wolter

Einleitung

Ursache für die noch unbefriedigenden Langzeitergebnisse der Endoprothesenverankerung mit Knochenzement sind u. a. die sich auf Dauer verschlechternden bzw. primär unzureichenden physikalisch-mechanischen Eigenschaften des Zementmantels. Neben einer initialen Wärmeschädigung des Kontaktgewebes durch den exothermen Polymerisationsprozeß sowie einer chemischen Noxe scheint vor allem die ungenügende Dauerschwingfestigkeit des herkömmlichen PMMA-Knochenzementes für eine sich nach Jahren einstellende aseptische Prothesenlockerung verantwortlich zu sein. Zementzerrüttung durch Riß- und Bruchbildung führt im Sinne eines circulus vitiosus zu einer progredienten Relativbewegung zwischen Implantat und Knochenlager mit konsekutiver Prothesenlockerung und Knochenresorption.

Die mechanische Verbesserung von Knochenzementen durch Einlagerung einer festeren Faserkomponente im Sinne eines Verbundwerkstoffes ist wiederholt beschrieben worden [1, 8, 9, 10]. Hierbei haben sich die Kohlenstoffasern (im weiteren C-Fasern) nicht nur wegen ihrer um ein Vielfaches höheren Festigkeit, sondern auch aufgrund ihrer biologischen Verträglichkeit und Eignung als Ligamentum- oder Sehnenersatz angeboten [4, 5, 6, 12].

Die Reaktion des Gewebes auf die Implantation von herkömmlichen Knochenzementen als auch von isolierten Kohlenstoffpartikeln bzw. -filamenten ist in der Literatur ebenfalls diskutiert worden [2, 3, 7, 11, 13].

Offen sind jedoch folgende Fragen:

a) nach der Verbindung von C-faserverstärktem Knochenzement im Grenzbereich zum Knochen,
b) nach der Reaktion der übrigen umgebenden Corticalis auf die Markraumverlegung mit derart modifiziertem PMMA sowie,
c) nach der Verteilung der C-Fasern in der Zementmatrix nach Implantation und Aushärtung.

Letzteres erscheint von Wichtigkeit, sollen die in vitro ermittelten verbesserten mechanischen Eigenschaften auch in vivo wirksam werden.

Durch tierexperimentelle Untersuchungen soll im folgenden der Versuch unternommen werden, zur Klärung dieser Fragen einen Beitrag zu leisten.

Material und Methode

Zur Herstellung des Verbundwerkstoffes wurden als Matrix der handelsübliche, in zwei Phasen vorliegende Knochenzement Sulfix®-6 der Firma Sulzer, Winterthur, sowie aus Polyacrylnitril (PAN) gefertigte Kohlenstoffasern vom Typ Sigrafil HM-Kurzfaser der Firma Sigri-Elektro-Graphit, Meitingen, verwendet.

Unter verarbeitungstechnischen Gesichtspunkten zeigte Sulfix®-6 von mehreren voruntersuchten Knochenzementen aufgrund seiner im Vergleich langen «Teigzeit» die beste Mischbarkeit mit C-Fasern. Es stellte sich hierbei ferner heraus, daß unter Modifikation der Faserlänge und der Mengenverhältnisse die sog. C-Kurzfaserverstärkung mit Faserlängen von 3–4 mm am deutlichsten zu einer multidirektionalen Festigkeitserhöhung des Verbundsystems führt [10].

Der C-faserverstärkte Knochenzement bestand aus:

1,5 g C-Kurzfasern
39,3 g Polymer (PMMA)
0,09 g Benzoylperoxid
19,3 g Monomer (MMA)

Bezogen auf die feste Polymerkomponente, der die Verstärkungsfasern zugesetzt waren, hatten sie einen Anteil von 3,67 Gewichts%.

Das bei handelsüblichen Knochenzementen meist vorliegende Verhältnis von 2:1 zwischen Polymer und Monomer war erhalten. Die C-Fasern wiesen eine durchschnittliche Länge von 0,3–4 mm bei einem Durchmesser von etwa 7 µm auf. Dadurch war das Längen-Durchmesser-Verhältnis, das für eine ausreichende Faser-Matrix-Haftung mindestens 100:1 betragen soll, weitgehend gewahrt.

Zur Prüfung der Histokompatibilität wurde der C-faserverstärkte Zement in praxisüblicher Weise in den linken Femurmarkraum von 15 einjährigen, männlichen, im Durchschnitt 3–4 kg wiegenden Kaninchen implantiert. Über zwei in der Femurlängsachse etwa 2 cm entfernte Bohrlöcher (3,2 mm ∅) wurde der diaphysäre Markraum eröffnet und mit Ringerlösung ausgespült. Auf eine Aufbohrung der Markhöhle in longitudinaler Richtung wurde verzichtet. Es folgte die Auffüllung des Cavum mit C-faserverstärktem Sulfix®-6 mittels einer klinik-üblichen Injektionsspritze über das proximale Bohrloch. Luft, Spülflüssigkeit und überschüssiger Zement konnten über das distale Bohrloch entweichen.

Während eines Zeitraumes von 3 Monaten wurde das Knochenremodeling durch intramuskuläre Injektion der Fluorochrome «Tetracyclin» und «Calcein Grün» in 14tägigem Wechsel vital markiert.

Nach Tötung der Tiere schloß sich die Fuchsinfärbung der entnommenen Knochen, die Einbettung in Methylmethacrylat, die Anfertigung von Semidünnschliffen (40–60 µm) sowie die fluoreszenzmikroskopische Auswertung an.

Ergebnisse

1. In der histomorphologischen Übersicht erkennt man, daß sich nach Injektion das C-Faser-Zement-Gemisch vor abgeschlossener Polymerisation weitgehend der vorgegebenen Markraumoberfläche als Negativabdruck angepaßt hat. Freie Spaltbildungen zwischen Zement und Knochen finden sich nach 12 Wochen in den Schliffpräparaten nicht.
2. Nach diesem Zeitraum sind in einer Vielzahl der Präparate die kortikalen Bohrlochdefekte durch periostale Knochenneubildung nahezu komplett konzentrisch überbrückt. Entlang des Bohrkanals formt sich rechtwinklig zur ursprünglich zirkulären Struktur der Kortikalislamellen eine Zone von Knochenneubildung, in der sich Zellen mit ihrer Längsachse vorzugsweise parallel zur Bohrkanalgrenze orientieren.
3. Zwischen dem mit C-Fasern verstärkten PMMA und der inneren Kortikalis bildet sich häufig, aber nicht regelmäßig ein etwa 10–50 µm breites Bindegewebsinterponat aus kollagenen Strukturen. Diesem Bindegewebsraum schließt sich eine schmale Front neuformierten Knochens an.

   In anderen Bereichen besteht dagegen ein direkter, bindegewebsfreier Schluß zwischen Implantat und Kortikalis durch fluorochrommarkierte Appositionen. Diese überbrücken den durch die bekannte Polymerisationsschrumpfung zu postulierenden Zementschwindungsspalt und passen sich dem Implantatrelief an.

   Eine Gesetzmäßigkeit, nach der es einerseits zu direktem knöchernen Implantatkontakt, andererseits zu einer Bindegewebsinterposition kommt, läßt sich anhand der Histologie nicht ableiten. Es bietet sich lichtmikroskopisch kein Anhalt für eine Fremdkörperreaktion oder biologischen Abbau (Abb. 1).
4. In Bereichen der an die unmittelbare Zement-Knochen-Grenze anschließenden Kortikalis sind wiederholt Areale zu erkennen, die nicht solider ossärer Natur sind und markraumvergleichbare Gewebe enthalten. Selten nehmen sie nahezu halbe Kortikalisbreite ein.
5. Als Antwort auf die komplette Markraumverlegung reagiert der Knochen in seiner äußeren Zone durch manschettenförmige, fluorochrommarkierte periostale Appositionen. Diese sind besonders ausgeprägt und als kompensatorische Dikkenzunahme aufzufassen in Regionen, in denen sich in Nachbarschaft zum zentralen Implantat Markraumareale lokalisieren.

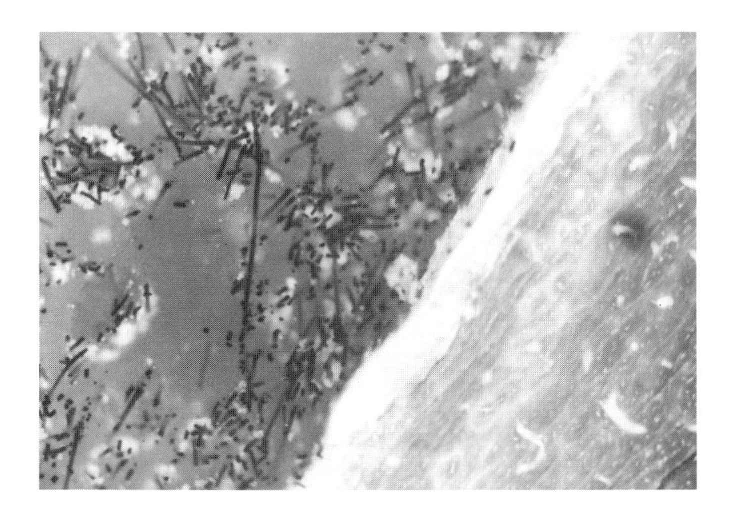

Abb. 1: Zement-Knochen-Grenze 12 Wochen nach Implantation: Ausbildung eines schmalen Bindegewebsinterponates zwischen Implantat und neuformiertem, fluorochrommarkiertem Knochen. Fuchsinfärbung nach vitaler Fluorochrommarkierung, Semidünnschliff, 60 µm, 56×.

6. Der Zusatz von C-Kurzfasern zu dem Knochenzement Sulfix®-6 in der angegebenen Menge wirkt sich nicht störend auf den Implantationsvorgang aus. Lichtmikroskopisch sind Riß- oder Bruchbildungen als Hinweis auf eine mechanische Insuffizienz des Verbundkörpers nach einer Implantatverweildauer von zwölf Wochen nicht festzustellen. Die Verstärkungsfasern bilden mit der Zementmatrix einen festen Verbund und sind ohne bevorzugte Ausrichtung dreidimensional angeordnet. Sie gewährleisten dadurch, daß ihre außerordentlich hohe, in Faserlängsachsenrichtung wirkende Zugfestigkeit multidirektional zur Auswirkung kommt.

Diskussion

Es besteht die Möglichkeit, handelsüblichen, aus PMMA hergestellten Knochenzement durch Einlagerung von C-Fasern im Sinne eines Verbundwerkstoffes in seinen mechanischen Eigenschaften zu verbessern.

Auf der Grundlage dieser Erkenntnisse aufgebaute Histokompatibilitätsuntersuchungen lassen erkennen, daß die biologische Verträglichkeit von C-faserverstärktem Knochenzement weitgehend der von herkömmlichem gleicht. Häufig beschriebene kortikale Nekrosenzonen nach PMMA-Implantation, der überwiegend eine Aufbohrung der Markhöhle vorausging, können bei unserem Versuchsmodell nach zwölfwöchiger Verweildauer des C-Faser-Zement-Gemisches in der Markhöhle, nicht eindeutig nachgewiesen werden. Es ist einerseits zu vermuten, daß bei unseren Untersuchungen der Verzicht auf eine innere Kortikalis erheblich traumatisierende Aufbohrung des Markraumes die initiale Knochenschädigung in Grenzen hielt.

Andererseits ist anzunehmen, daß durch den C-Faserzusatz die nekroseinduzierende Wirkung von herkömmlichem Knochenzement aufgrund einer Herabsetzung der maximalen Polymerisationstemperatur reduziert wird.

Gestützt wurde diese Annahme durch eigene Untersuchungen und Beobachtungen SAHAS [9], der durch die Verstärkung von Knochenzement mit 2% C-Fasern zusätzlich einen signifikanten Abfall der Maximaltemperatur ermitteln konnte.

Durch die dreidimensionale Anordnung der Verstärkungsfasern in der Matrix auch nach Implantation ist die Voraussetzung für eine multidirektionale Festigkeitserhöhung des Verbundsystems in vivo erfüllt.

Zusammenfassung

Nach Implantation von Kohlenstoffaserverstärktem Knochenzement gleicht das histologische Erscheinungsbild der Kortikalis dem nach Verlegung des Markraumes mit konventionellem PMMA-Knochenzement weitgehend. Es ergeben sich jedoch Hinweise auf eine geringere Nekroseinzidenz in der implantatnahen Kortikalisregion.

Im Markraum läßt sich eine dreidimensionale Ausrichtung der Verstärkungsfasern in der Zementmatrix nachweisen. Sie bilden mit dem PMMA einen festen Verbund.

Literatur

1 COOKE, F.W., LUNCEFORD, F.M., MC DERMOTT, M.K.: Strength and Structure of a C-Fiber Reinforced Commercial PMMA Bone Cement, in Transactions of the seventh annual meeting of Society for Biomaterials *4,* 20, 1981.

2 DRAENERT, K., RUDIGIER, J.: Histomorphologie des Knochen-Zement-Kontaktes, Sonderdruck aus: Der Chirurg. Springer 1978, S.276.

3 FEITH, R.: Side Effects of Acrylic Cement Implantes into Bone. Acta orthop. scand. Suppl.161, Einzelband 1975.

4 FORSTER, I.W.: A Study of the Mechanism by which Carbon Fibre acts as a Tendon Prothesis. J. Bone Jt. Surg. *58-B,* 76, 1976.

5 GOUTALLIER, D. et al.: Prothetic Replacement of the Anterior Crucriate Ligament with Carbon-Fiber-Stands – Fiber Fragmentation and Migration Study. Second European Conference on Biomaterials, Gothenburg, Sweden, August 1981.

6 JENKINS, D.H.R. et al.: Induction of Tendon and Ligament Formation by Carbon Implants. J. Bone Jt. Surg. *58-B,* 1, 1977.

7 MANDT, A., KALMAR, L.: Vergleichsuntersuchungen verschiedener Anwendungsweisen von Polymethylmethacrylat (Palacos). Beitr. Orthop. *21,* (2), 112, 1974.

8 MITTELMEIER, H., HANSER, U., HARMS, J.: Lösung des biochemischen und mechanischen Zementproblems mit Apatit-Carbonfaser-Zement, in Osteosynthese, Endoprothetik und Biomechanik der Gelenke. GTV Stuttgart 1980.

9 SAHA, S., PAL, S., ALBRIGHT, S.A.: Improved Properties of Aramid Fibre Reinforced Polymethylmethacrylat, in Transactions of the seventh annual meeting of Society for Biomaterials, *4,* 20, 1981.

10 WELLMANNS, S., WOLTER, D.: Veränderungen der mechanischen Eigenschaften von Knochenzementen durch Einlagerung von Kohlenstoffasern. 122.Tagung der Vereinigung Nordwestdeutscher Chirurgen, Hamburg 1979.

11 WILLERT, H.-G.: Die Reaktion des knöchernen Implantatlagers auf Methylmethacrylatknochenzement. In: Cotta, H./ Schulitz, K.P.: Der Totale Hüftgelenksersatz. GTV Stuttgart 1973, S.182–192.

12 WOLTER, D. et al.: Untersuchungen zu untraossären Verankerung des aaloplastischen Babdersatzes mit Kohlenstoffasern beim Schaf, Sonderdruck aus Chirurgisches Forum 1979 für experimentelle und klinische Forschung. Springer, Berlin/ Heidelberg 1979.

13 WOLTER, D.: Die Biokompatibilität von Kohlenfasern und Kohlenstoffmikropartikeln. In: Aktuelle Probleme in Chirurgie und Orthopädie *25,* Alloplastischer Bandersatz, S.30–38 Huber, Bern/Stuttgart/Wien 1983.

[1] Fa. Beiersdorf AG., Hamburg
[2] Hafenkrankenhaus, Abt. Chirurgie I, Hamburg (Chefarzt: Dr. med. H. Seidel)

Chemische und physikalische Eigenschaften von Implast® - einem neuen Knochenzement

H. G. Pietsch[1], H. Seidel[2]

Zusammensetzung

Implast® ist ein neuer Knochenzement auf Basis Polymethylmethacrylat, der mit der Zielsetzung entwickelt wurde, die physiologische Belastung des Knochens so gering wie möglich zu halten. Charakteristisch für Implast® ist der Aufbau der *flüssigen* Komponente (Tab. 1).

Diese ist eine Öl-in-Wasser-Emulsion, mit Wasser als äußerer Phase und darin enthaltenen Methylmethacrylat-Tröpfchen von etwa 5–15 μ Durchmesser. Die Stabilisierung dieser Emulsion erfolgt durch einen nichtionischen Emulgator, das Polyoxyethylensorbitanmonooleat, mit einem HLB-Wert von 10. Dieser ist nicht toxisch und physiologisch unbedenklich. Die Zusammensetzung von Implast® Pulver entspricht den üblichen Rezepturen (Tab. 2).

Tab. 2: Zusammensetzung von Knochenzement-Pulvern.

	Peroxidgehalt[3] %	Rk[4] %	PMMA[5] %
CMW Typ 1	3,00[1]	0 B[1]	97,00[1]
CMW Typ 1 mit Rk[4]	2,82[2]	5,88 B[1]	91,29[1]
Palacos® R	1,30[2]	14,29 Z[1]	80,48[1]
Sulfix®-6	0,98[1]	9,80 Z[1]	88,22[1]
Surgical Simplex	0,80[2]	10,00 B[2]	89,20[2]
Zimmer/Zimmer LVC	0,75[1]	10,00 B[1]	89,25[1]
Implast®	1,40[1]	10,00 Z[1]	88,60[1]
Implast®-Gentamicin	1,38	9,80 Z[1]	88,60[1]

[1] Angaben der Hersteller
[2] Eigene Messungen
[3] Peroxid = Benzoylperoxid
[4] Rk = Röntgenkontrastmittel
B = Bariumsulfat, Z = Zirkondioxid
[5] PMMA = Perlpolymerisat auf Basis Methylmethacrylat

Molekulargewichtsverteilung, Pulver

Die Sterilisierung der Emulsion erfolgt durch Sterilfiltration der Rohstoffe mit anschließender aseptischer Herstellung und Abfüllung. Die Außensterilisation wird durch Begasen mit Ethylenoxid durchgeführt. Die Sterilisierung des Pulvers wird für Deutschland mit Ethylenoxid vorgenommen, für das Ausland durch 25-KGray-γ-Strahlen einer Kobalt-60-Quelle.

Diese unterschiedliche Sterilisierung beeinflußt die Molekulargewichtsverteilung des Polymethylmethacrylates (Abb. 1).

Tab. 1: Zusammensetzung von Knochenzement-Flüssigkeiten.

	MMA[3] %	NN-DMPT[4] %	HC[5] ppm	sonstige %
CMW Typ 1	99,16[1]	0,82[1]	15–20[1]	0,02 Ascorbinsäure
Palacos® R	97,87[1]	1,75[2]	?	Chlorophyll Komplex
Sulfix®-6	83,32[1]	1,97[1]	?	14,72 Butylmethacrylat
Surgical Simplex	97,72[2]	2,27[2]	75±15	?
Zimmer/Zimmer LVC	97,25[1]	2,75[1]	75±10[1]	0
Implast® Implast®-Gentamicin	77,00[1]	1,00[1]	max 50[1]	20,0 Wasser 2,0 Emulgator

[1] Angaben der Hersteller: ml wurden mit einer Dichte von 0,94 g/cm³ in g umgerechnet
[2] Eigene Messungen
[3] MMA = Methylmethacrylat
[4] NN-DMPT = N,N-Dimethyl-p-toluidin
[5] HC = Hydrochinon
[6] Emulgator = Polyoxyethylen-(5)-sorbitanmonooleat

% pro 1/6 Molgew. Dekade
30
20
10
unbestrahlt
bestrahlt mit 25 KGy γ-Strahlung
Mn = 159000
Mn = 88800
Mw = 214000
Mw = 454000
10^4 10^5 10^6 Molekulargewicht

Abb. 1: Differentielle Molekulargewichtsverteilung von Implast®-Pulver.

Tab. 3: Mittlere Molekulargewichte von Knochenzement-Pulvern.

	Mw (1000)	Mn (1000)	Mw/Mn
CMW Typ 1	141,0	60,0	2,35
Palacos® R	826,0	168,0	4,92
Sulfix®-6	174,0	86,7	2,01
Surgical Simplex	169,0	78,1	2,16
Zimmer	98,5	46,1	2,14
Zimmer LVC	96,6	46,8	2,06
Implast®	454,0[1]	159,0	2,86
	214,0[2]	88,8	2,41

[1] Sterilisiert mit Etylenoxid
[2] Sterilisiert mit 25 KGy γ-Strahlen
Ermittelt durch GPC unter Verwendung von PMMA-Standards durch NATEC, Hamburg

Das ethylenoxid-sterilisierte Pulver weist deutlich höhere mittlere Molekulargewichte auf, als das bestrahlte. Hier werden einzelne Polymerketten gespalten. Zur Charakterisierung einer Molekulargewichtsverteilung dienen die Mittelwerte M_n = Zahlenmittel, M_w = Gewichtsmittel sowie M_z = Zentrifugenmittel; der Quotient M_w/M_n ist die Uneinheitlichkeit, die die Breite der Verteilung anzeigt.

$$M_n = \frac{\Sigma n_i M_i}{\Sigma n_i} \qquad M_w = \frac{\Sigma n_i M_i^2}{\Sigma n_i M_i} \qquad M_z = \frac{\Sigma n_i M_i^3}{\Sigma n_i M_i^2}$$

Bemerkenswert ist, daß trotz unterschiedlicher Molekulargewichte keinerlei Unterschiede an ausgehärtetem Knochenzement beobachtet werden konnten. Anrührverhalten und besonders auch die mechanischen Eigenschaften sind gleich für beide Pulvervarianten. Die Tabelle 3 zeigt die Molekulargewichtsmittelwerte verschiedener Knochenzementpulver.

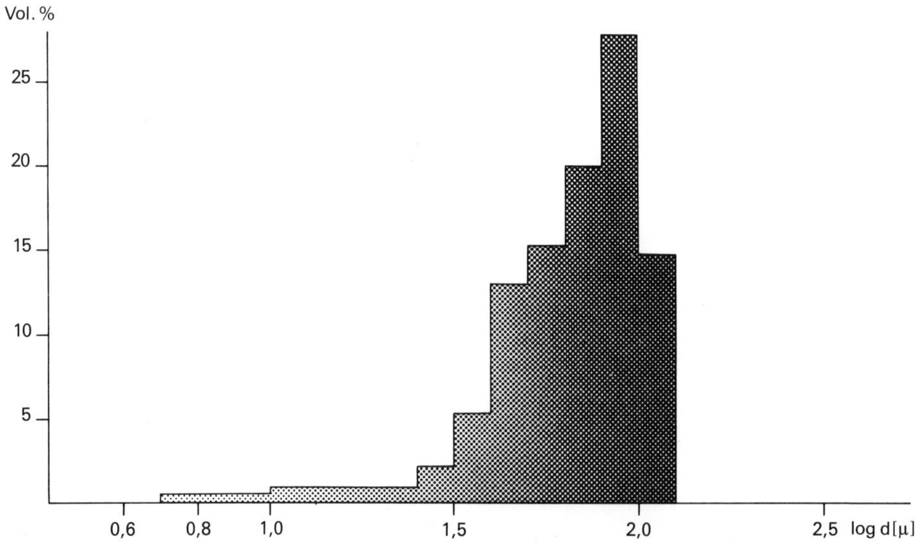

Abb. 2: Korngrößenverteilung von Implast®-Pulver.

Korngröße

Eine wichtige Eigenschaft von Pulvern ist die Korngrößenverteilung, die sich bei Knochenzementen auf das Anrührverhalten auswirkt (Abb. 2).

Feinkörnige Anteile quellen schnell an und verursachen eine hohe Viskosität unmittelbar nach dem Anrühren.

Das etwas gröbere Korn verbessert die mechanische Stabilität.

Charakteristisch für Implast® ist ein relativ hoher Anteil von 28 Volumen% eines Korns mit größerem Durchmesser von 80–105 μ. Die Tabelle 4 zeigt die mittleren Korngrößenfraktionen verschiedener Knochenzement-Pulver.

Tab. 4: Mittlere Korngrößen von Knochenzement-Pulvern.

	Hauptfraktion μ	Volumenanteil %
CMW Typ 1	32–42	41
Palacos® R	52–81	36
Sulfix®-6	41–64	41
Surgical Simplex	41–64	36
Zimmer/Zimmer LVC	25–32	20–25
Implast®	81–105	28

Gemessen mit dem Coulter Counter von Firma Coulter electronics, Essen

Zusammensetzung von angerührten Knochenzementen

Die Bilanz der angerührten, jedoch noch nicht ausgehärteten Knochenzemente zeigt das Verhältnis von Pulver zu Flüssigkeit und verdeutlicht den um fast ⅓ geringeren Gehalt an Monomer in der Implast®-Mischung ebenso, wie den geringen Gehalt an N,N-Dimethyl-p-toluidin (Tab. 5).

Wärmeentwicklung

Dieser geringe Monomergehalt setzt bei der Aushärtung entsprechend weniger Polymerisationswärme frei. Dieser beträgt für ein Normalpäckchen von 60,6 g 7977–8335 Joule. Der Gehalt an Wasser bedingt eine relativ hohe Wärmekapazität von 1,46 J/g°K. Das führt rechnerisch zu einer maximalen Temperaturerhöhung von 90–94 °C unter der Annahme, daß kein Wärmeaustausch stattfindet und die Reaktionswärme schlagartig frei wird.

Bei Knochenzementen mit 31% MMA-Gehalt liegt dieser Wert um ein Drittel höher (Tab. 6).

Bei den Aushärtetemperaturen nach DIN/ISO 5833 sind die Unterschiede nicht so drastisch ausgeprägt, jedoch zeigt sich auch hier das günstige Verhalten von Implast®. Je nach Raumtemperatur liegt die maximale Aushärtetemperatur zwischen 40 und 50 °C (Tab. 7) (Abb. 3).

Durch in-vivo-Messungen konnte dies bestätigt werden. Seidel fand während des Einbaus einer Femur-Endoprothese in der Nähe des Kragens 50 °C als maximale Aushärtetemperatur.

Tab. 6: Reaktionswärme von Implast und maximale Temperaturerhöhung.

	J pro g	J pro Packung Implast® (60,6 g)
Polymerisationswärme von MMA	557–582	7977–8335
	J pro g °K	*J pro Packung Implast® (60,6 g)* °K
Wärmekapazität PMMA	1,38	71,21
Wärmekapazität H_2O	4,19	15,59
Wärmekapazität ZrO_2	0,45	1,89
Wärmekapazität Implast®		88,60
		°K
Maximale adiabatische Erwärmung		90–94

Tab. 5: Gehalt von reaktiven Stoffen in Knochenzementen nach dem Anrühren vor dem Aushärten.

	Normalpackung in g Pulver	+	Flüssigkeit	=	Gesamt	MMA %	NN-DMPT %	BPO %
CMW Typ 1	40,0	+	20,68	=	60,68	33,79	0,28	1,98
CMW Typ 1 mit Rk*	42,5	+	20,68	=	63,18	32,46	0,27	1,90
Palacos® R	40,0	+	18,80	=	58,80	31,29	0,56	0,88
Sulfix®-6	48,4	+	19,30	=	67,70	23,75**	0,56	0,70
Surgical Simplex	40,0	+	18,80	=	58,80	31,24	0,76	0,54
Zimmer/Zimmer LVC	40,0	+	18,80	=	58,80	31,01	0,88	0,51
Implast®	42,0	+	18,60	=	60,60	23,63	0,31	0,97
Implast®-Gentamicin	42,9	+	18,60	=	61,50	23,29	0,30	0,96

* Rk = Röntgenkontrastmittel, ** +4,20 Butylmethacrylat

Tab. 7: Aushärtetemperaturen von Knochenzementen bei verschiedenen Raumtemperaturen nach DIN/ISO 5833.

	Raumtemperaturen		
	19 °C	22 °C	25 °C
CMW Typ 1	48,0	51,0	54,5
Palacos® R	53,5	53,0	57,0
Sulfix®-6	46,0	51,5	51,5
Surgical Simplex	42,5	52,5	?
Zimmer/Zimmer LVC	45,5	48,0	53,0
Implast®	40,0	45,0	48,5
Implast®-Gentamicin	40,4	44,5	48,0

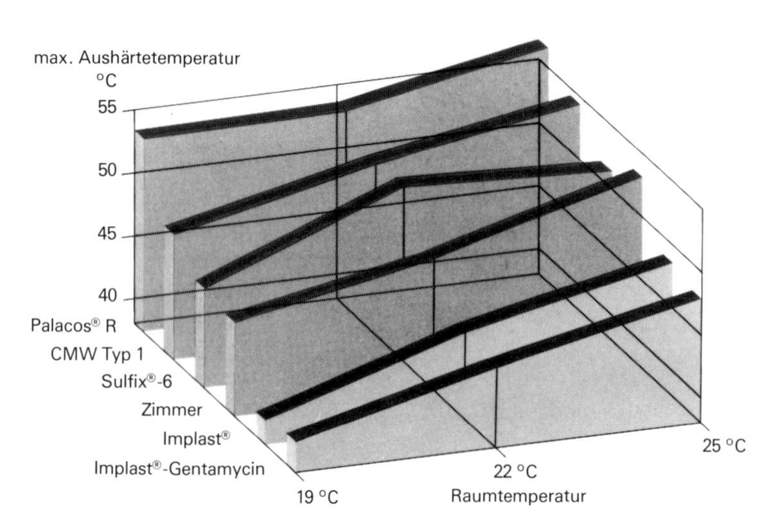

Abb. 3: Aushärtetemperaturen von Knochenzementen bei verschiedenen Raumtemperaturen nach DIN/ISO 5833.

Rückstände in ausgehärteten Knochenzementen

Nach dem Aushärten enthält Implast® 80–250 ppm N,N-Dimethyl-p-toluidin, 0,2–0,8% Methylmethacrylat, 0,25% Benzoylperoxid an Rückständen. Als Reaktionsprodukt entsteht Benzoesäure, von der 1% gefunden wurde (Tab. 8).

Tab. 8: Chemische Rückstände in Knochenzementen nach dem Aushärten.

	MMA %	NN-DMPT %	BPO %	BS %
CMW Typ 1	3,3–3,5	0,040–0,064	0,91	0,8
Palacos® R	2,8–3,7	0,270–0,400	0,23	0,4
Sulfix®-6	1,1–1,3	0,089–0,103	0,40	0,7
Surgical Simplex	2,6–3,1	0,075–0,085	0,94	0,8
Zimmer/Zimmer LVC	5,9–6,5	0,386–0,413	0,57	0,3
Implast®	0,2–0,8	0,008–0,025	0,25	1,0

MMA = Methylmethacrylat, bestimmt durch Headspace GC
NN-DMPT = N,N-Dimethyl-p-toluidin, bestimmt durch HPLC
BPO = Benzoylperoxid, bestimmt durch jodometrische Titration
BS = Benzoesäure, bestimmt durch Säure-Base Titration

Diese Rückstände sind erstaunlich gering und deuten auf eine gute Reaktionsausbeute hin.

Wassergehalt – Verhalten gegenüber Wasser

Der Wassergehalt von ausgehärtetem Implast® liegt bei 6,4–6,8%. Davon stammen 6% aus der Emulsion, der Rest aus dem Pulver, welches immer etwas Feuchtigkeit enthält (Tab. 9).

Der in der Emulsion enthaltene Emulgator wird zu über 80% in die Polymerkette eingebaut und bewirkt im ausgehärteten Implast® eine verbesserte Hydrophilie, die sich in einem hohen Wasseraufnahmevermögen nach ANSI/ASTM 451 zeigt (Tab. 10).

Tab. 9: Wassergehalte verschiedener Knochenzemente nach dem Aushärten.

	Wassergehalt %
CMW Typ 1	1,2
Palacos® R	2,0
Sulfix®-6	1,6
Surgical Simplex	1,4
Zimmer	2,2
Zimmer LVC	2,0
Implast®	6,4–6,8

Bestimmt durch Karl Fischer Titration von Lösungen in Essigsäureethylester.

Tab. 10: Wasseraufnahme und Wasserlöslichkeit nach ANSI/ASTM 451-76.

	Wasseraufnahme mg/cm^2	Löslichkeit mg/cm^2
CMW Typ 1	0,51	0,160
Palacos® R	0,57	0,125
Sulfix®-6	0,26	0,095
Surgical Simplex	0,30	0,115
Implast®	1,30	0,070
Implast®-Gentamicin	1,10	0,280

Dieses Wasseraufnahmevermögen bedeutet auch eine gewisse Quellung, die dem oft diskutierten Volumenschrumpf von Knochenzementen entgegenwirken sollte.

Die ebenfalls nach dieser ASTM-Vorschrift gemessene Wasserlöslichkeit erfaßt vorzugsweise die Spuren von Polymerisationshilfsstoffen. Der niedrige Wert zeigt an, daß deren Anteil entsprechend gering ist.

Anders sieht es bei den antibiotikumhaltigen Knochenzementen aus. So ergibt z.B. der Gehalt an Gentamicinsulfat einen hohen Grad an Wasserlöslichkeit für Implast®-Gentamicin.

Porosität

Das in Implast® enthaltene Wasser liegt im ausgehärteten Zement in Form kleiner Tröpfchen vor, die ein System geschlossener Poren bilden. Die Poren sind relativ klein, größere Löcher oder Lunker wurden bisher nicht beobachtet. Das Gesamtporenvolumen beträgt 11%. Dieses setzt sich zusammen aus den schon genannten 6% des Wassers sowie aus den nach Debrunner in allen Knochenzementen (Abb.4) enthaltenen 5% Poren, die durch eingeschlossene Luftbläschen und Monomerdämpfe entstehen.

Molekulargewichtsverteilung von ausgehärtetem Implast®

Ausgehärtete Knochenzemente besitzen ein deutlich niedrigeres Molekulargewicht als Knochenzement-Pulver, was daher kommt, daß das aus der Härtungsreaktion stammende PMMA sehr nieder-molekular ist und damit die Mittelwerte drückt (Abb.5). Auch hier ist der Unterschied zwischen strahlensterilisiertem und gassterilisiertem Knochenzement zu erkennen.

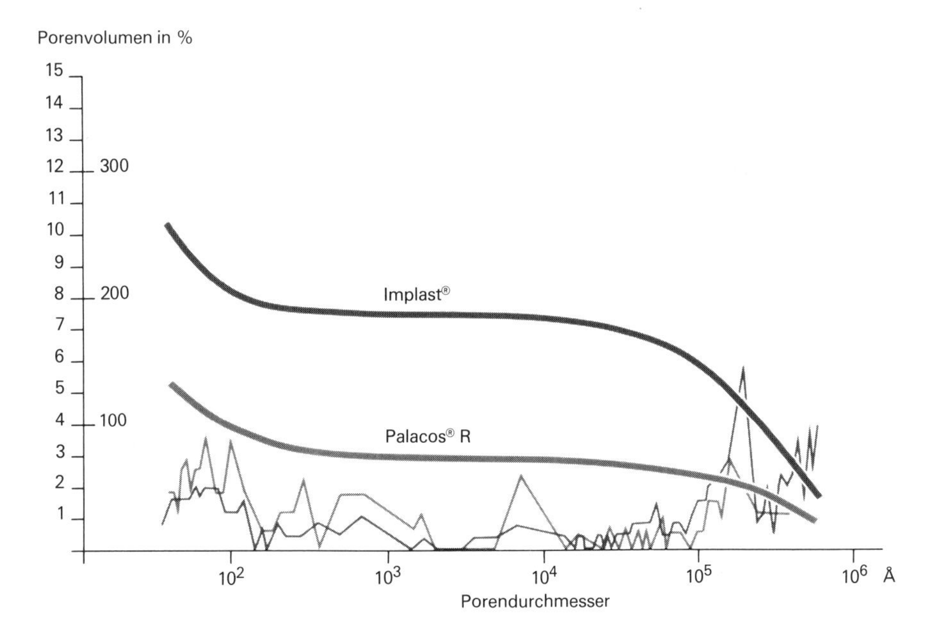

Abb.4: Porengrößenverteilung.

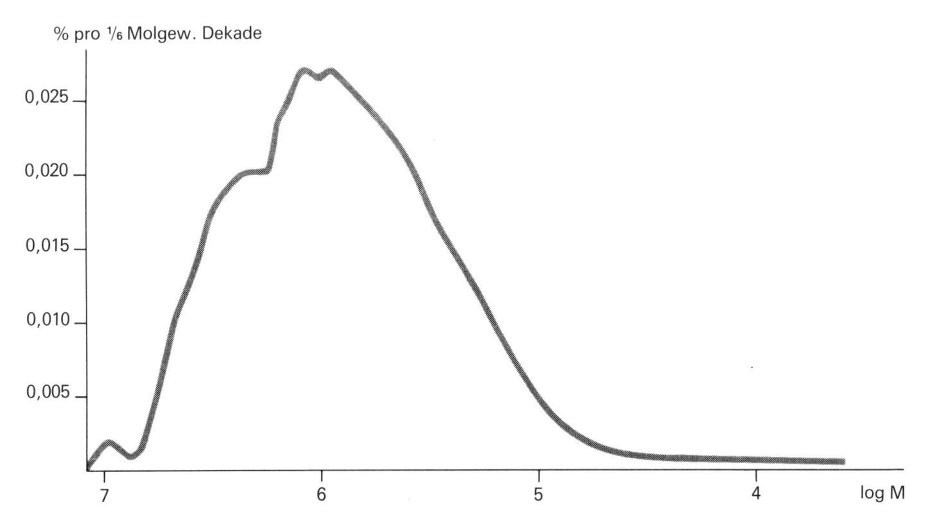

Abb.5: Differentielle Molekulargewichtsverteilung von Implast® nach dem Aushärten (EO sterilisiert).

Tab. 11: Molekulargewichte ausgehärteter Knochenzemente.

	Mn(1000)	Mw(1000)	Mz(1000)	Mw/Mn
CMW Typ 1	92	309	856	3,35
Palacos®R	215	799	2631	3,71
Sulfix®-6	96	210	387	2,18
Surgical Simplex	94	262	586	2,78
Zimmer	57	151	342	2,64
Zimmer LVC	52	134	291	2,55
Implast®	104[1]	357	861	3,43
	86[2]	189	329	2,20

[1] Sterilisiert durch Ethylenoxid
[2] Sterilisiert durch 25 KGy-γ-Strahlen
Ermittelt durch GPC unter Verwendung von PMMA-Standards durch NATEC, Hamburg

Die Tabelle 11 zeigt die Mittelwerte verschiedener Fabrikate.

Mechanische Eigenschaften

Die mechanischen Eigenschaften von Implast®, Druckfestigkeit, Eindringtiefe und Rückstellung liegen im üblichen Rahmen. Das gilt für strahlensteriliertes und ethylenoxidbegastes Pulver. Lagerversuche in Ringer-Lösung bei 37 °C ergaben nach 34 Monaten keinen Abfall der Werte (Tab. 12 und 13).

Tab. 12: Mechanische Eigenschaften von Knochenzementen nach DIN/ISO 5833.

	Druckfestigkeit MPa	Eindringtiefe mm	Rückstellung %
CMW Typ 1	96,8	0,153	67,2
Palacos®R	94,3	0,143	70,3
Sulfix®-6	98,9	0,149	79,8
Zimmer	81,6	0,167	66,6
Zimmer LVC	91,8	0,177	66,1
Implast®	95,0	0,155	68,0
Implast®-Gentamicin	94,0	0,169	69,0

Tab. 13: Mechanische Eigenschaften von Implast® nach Lagerung in Ringer Lösung bei 37 °C.

Druckfestigkeit	86,30	MPa
Eindringtiefe	0,143	mm
Rückstellung	68,00	%

Zusammenfassung

Zusammenfassend läßt sich sagen, mit Implast® liegt ein Knochenzement vor, der durch Verringerung des Monomergehaltes beim Aushärten eine geringere Wärmeentwicklung zeigt.

Aufgrund einer hohen Reaktionsausbeute ist der Anteil an Rückständen wie Rest N,N-Dimethyl-p-toluidin, Rest-Monomer äußerst gering.

Der Gehalt an Emulgator ergibt ein gutes Verhalten in der Anrührphase und eine gute Abformung der Unebenheiten des Knochens. Gleichzeitig bewirkt der Emulgator ein verbessertes Wasseraufnahme- und Vernetzungsvermögen.

Die mechanischen Eigenschaften des neuen Knochenzementes bewegen sich im Rahmen der bisher gebräuchlichen Knochenzemente.

Diese Werte sowie die Ergebnisse der klinischen Untersuchungen lassen einen Knochenzement mit guter physiologischer Verträglichkeit auch im Langzeitverhalten erwarten.

Literatur

1 Debrunner, H. U.: Arch. Orthop. Unfallchir. *86*, 261, 1976.
2 Seidel, H., Eggert, A., Wittmann, D.: Anaestesiologie und Intensivmedizin *125*, 391, 1980.
3 Gruen, T. A., Young, R., Seidel, H.: Medical characterization of a new orthopaedic bone cement. 14. Inern. Symp., Orlando, 24.–27.4.1982.
4 Seidel, H., Fuchs, H. J.: T.H.P. – implantation using Palacos R and Implast bone cement: a haemodynamic study. 14. Intern. Symp., Orlando, 24.–17.4.1982.

Diskussion

De Wijn: Es ist wie eine Gesetzmäßigkeit, daß das Einbringen von Poren, die mechanische Festigkeit der Zemente egal welches Produkt herabsetzt. Aber dieses gilt besonders für die Zugfestigkeit und nicht so sehr für die Druckfestigkeit. Haben Sie deshalb die Zugfestigkeit Ihres Produktes im Vergleich mit anderen Zementen gemessen?

Pietsch: Wir haben dieses gemessen, doch liegen mir jetzt die Zahlen nicht vor. Die Biegefestigkeit beträgt 49 bis 55 N/mm².

De Wijn: Aber es ist ein niedrigerer Wert als die bei den anderen Zementen?

Pietsch: Ja, es ist geringfügig niedriger.

Streicher: Herr Pietsch, Sie haben Analysenwerte für Dimethylparatoluidin im neuen Akrylatzement gezeigt. Der Anfangsgehalt ist niedriger als bei anderen Zementen und nach der Aushärtung ist vom Paratoluidin fast nichts mehr vorhanden. Haben Sie eine Theorie, was mit dem Paratoluidin geschieht?

Pietsch: Der Aushärtemechanismus, wie ihn Herr Ege schon dargestellt hat, ist ja bekannt. Bei der Reaktion zwischen Dimethylparatoluidin und Benzoylperoxid entsteht ja intermediär auch ein Toluidiniumradikal.

Nimmt man also den aushärtenden Knochenzement, bei dem sich insgesamt viele Radikale bilden, ist es also sicher, daß sich das Toluidiniumradikal irgendwie versucht, sich selbst abzusättigen.

Es kann also sein, daß sich zwei Toluidiniumradikale zusammenfügen und ein Diamin bilden, es kann sein, daß ein Toluidiniumradikal mit einem Peroxidradikal sich kombiniert und ich kann es nicht ausschließen, daß ein Toluidiniumradikal auch in die PMMA-Kette eingebaut werden kann. Aber was nun letzten Endes passiert in diesem sehr komplexen System, weiß ich nicht, aber zumindest nach dem bekannten Reaktionsschema entstehen solche Radikale und sie werden sich mit Sicherheit irgendwie absättigen. Außerdem muß man noch eines bedenken: ein Teil des Benzoylperoxids geht ja als Anfangsglied in die Kette, aus dem anderen Teil entsteht Benzoesäure und ich schließe auch nicht aus, daß Toluidin und Benzoesäure eine salzartige Verbindung bilden, die sich – jedenfalls nach dieser Meßmethode – wenn wir per Flüssigkeitsgaschromatographie das Toluidin bestimmen, daß sich dieses dann der Messung entzieht. Ich glaube also, daß man in den Knochenzementen neben dem Toluidin auch nach Toluidinsalzen mit der Benzoesäure forschen könnte und vielleicht auch fündig werden würde. Ich halte es zumindest nicht für ganz ausgeschlossen.

Auditorium: Haben Sie die Dauerschwingfestigkeit gemessen?

PIETSCH: Herr Plitz hat in seinen Ausführungen kurz darauf hingewiesen, daß er solche Messungen gemacht hat. Es waren zwei Messungen, die sich dadurch unterschieden, daß im ersten Fall bei uns die Probekörper hergestellt wurden, die sehr schön poliert und sehr schön ausgesucht wurden. Wir erhielten den Wert von 17,5, der auch auf der Wöhlerkurve von Herrn Plitz zu sehen war und wir hatten nach der 4-Punktemethode den E-Modul gemessen und ihm diesen mitgeteilt.

Im 2. Fall bekamen wir eine Dauerschwingfestigkeit um 10 Newton, in diesem Fall hat Herr Plitz die Probekörper selber hergestellt und ist nach der bereits beschriebenen Methode vorgegangen.

Wir haben außerdem eine Dauerschwingfestigkeitsprüfung in USA durchführen lassen, deren Resultate auch um den Wert von 10 lagen – das war bei Krause in der Clemson-University.

EGE: Herr Pietsch: Sie verwenden diese Emulsion.

Es bestehen nun unterschiedliche Aussagen über die mechanische Festigkeit von unterschiedlichen Prüfern. Wir haben beobachtet, daß in dem Moment, wo sie Monomer und Polymer zusammengeben, die Emulsion zusammenbricht, es also zu einer Trennung von Wasser und Monomer kommt. Kann es nun sein, daß die unterschiedlichen Aussagen über die Festigkeiten davon abhängen, wie homogen das Wasser nachher in dem Polymerteig verteilt ist? Wenn Sie also eine inhomogene Verteilung haben, z. B. nicht lange genug rühren, dann können niedrigere mechanische Festigkeiten auftreten. Man sollte dieses glaube ich im Auge behalten.

PIETSCH: Das ist ein prinzipieller Einwand, der aber durch die Praxis widerlegt wird. Sie selbst haben unseren Knochenzement in der Hand gehabt und wir haben ihn schon sehr häufig angerührt und dazu ist zu sagen, daß in der Emulsion Wasser die äußere Phase ist. Und wenn man jetzt diese Emulsion mit dem Pulver vermischt, kommt es zu einem Zusammenbrechen wie Sie es sagten oder zu einer Phasenumkehr, denn in dem nun entstehenden neuen Gemisch ist natürlich das Konglomerat PMMA – Perlpolymerisat + MMA jetzt die äußere Phase und das Wasser wird die innere Phase. Wir haben immer beobachtet, daß man mit einem minimalen Rühraufwand, es genügen 20 Sekunden nach dem Zusammengeben der beiden Komponenten, man eine völlig homogene Paste erhält. Gerührt wird mit langsamster Drehzahl.

Wir propagieren ein möglichst langsames Rühren, weil nur langsames Anrühren das Minimum an Lufteinschlüssen garantiert und wir sind der Meinung, je langsamer man einen Zement rühren kann, um so besser ist es.

MÜLLER: Ich bin etwas überrascht über die relativ hohen Anfangswerte des Wassergehalts in den verschiedenen Zementen. Ich habe das nie festgestellt. Ich habe verschiedene Zemente bei 60 °C getrocknet, wobei sicherlich im wesentlichen Monomeres «ausgetrieben» wird und habe nie mehr als 0,5 bis 0,6% Gewichtsänderung festgestellt.

PIETSCH: Ich kann das nur vermuten. Ich weiß es nicht sicher. Die z. T. über 1% liegenden Werte können meiner Meinung nach nur aus der Luftfeuchtigkeit kommen und im Pulver versteckt gewesen sein, denn die Ampulle ist ja verschlossen. Wir haben diese Wasserbestimmung an ausgehärteten Zementen nach der Karl-Fischer-Methode gemacht. Wir haben also Knochenzemente in der für die Temperaturmessung gültigen Form entsprechend der DIN-Norm hergestellt, das sind also plattenförmige Körper. Diese Körper haben wir eine Stunde nach dem Aushärten in Essigester gelöst, über Nacht geschüttelt und diese Lösung dann nach der Karl-Fischer-Titration untersucht und dabei sind diese Werte herausgekommen.

MÜLLER: Ich kann mir die Befunde deswegen schlecht vorstellen, weil von PMMA bekannt ist, daß es bei Wasserlagerung maximal 2% aufnimmt. Da das für das «ausgehärtete» PMMA zutrifft, kann ich mir nicht vorstellen, daß von vornherein derart hohe Wassergehalte im Polymerpulver vorhanden sind. Wenn von vorneherein 6% Wasser im Zement vorhanden sind, müßten Sie davon ausgehen, daß eine zeitabhängige Gewichtsveränderung infolge Diffusion von Körperflüssigkeit unterbleibt, da die maximal mögliche Wasseraufnahme schon vorweggenommen ist.

PIETSCH: Wir haben auch Lagerversuche in Ringerlösung gemacht und die mechanischen Eigenschaften nach DIN/ISO in den jeweiligen Abständen untersucht und kennen auch die Kurve, die im Öst, Müller, Hupfauer über die Lagerung von Knochenzementen in Ringerlösung publiziert sind, und da gibt es diese Einschwenkphase der Sättigungskurve und wir haben dieses Einknicken nicht bemerkt. Wir sind noch nicht ganz sicher, aber wir vermuten, daß z. B. folgendes vorliegt:

Wir liegen mit der Biegefestigkeit etwas niedriger als z. B. Palacos, aber dieser Wert bleibt bei Lagerung in Ringerlösung auch konstant und dieses ist jetzt eine Hypothese, daß wir sagen, das Wasser ist bereits im Zement drin, auch wenn es noch nicht homogen verteilt ist und breitet sich dann erst aus und dadurch erhalten wir am Anfang eine niedrigere Biegefestigkeit.

EGE: Der Wassergehalt der Zemente kommt auch vom Benzoylperoxid, das ja in «wässriger Form» – teilweise ist der Wassergehalt bis zu 50% – in die Zemente eingebracht wird.

Wenn Sie also 1% Benzoylperoxid haben, so haben Sie ebenfalls 1% Wasser.

PIETSCH: Das gilt für Implast nicht.

Wenn wir das handelsübliche Benzoylperoxid in unseren Zement einmischen, ist das Benzoylperoxid 80%ig und enthält 20% Wasser. Das ist aus Sicherheitsgründen notwendig, weil Benzoylperoxid ein explosiver Stoff ist, der durch das Wasser phlegmatisiert wird. Deshalb ist die Verteilung von Benzoylperoxid etwas inhomogen, weil es zum Verklumpen neigt. Wir haben deshalb ein Kombinationspräparat im Implast, das aus Zirkondioxid und Benzoylperoxid besteht. Das erspart uns das zusätzliche Einbringen von Wasser aus dem Benzoylperoxid und garantiert umgekehrt eine homogenere Verteilung des Benzoylperoxids innerhalb einer Charge.

Hafenkrankenhaus Hamburg (Chefarzt der Chirurgischen Abteilung: Dr. H. SEIDEL)

Erste klinische Studie mit Implast®-Knochenzement

H. SEIDEL

Erst die Operationstechnik nach CHARNLEY mit Knochenzement ermöglichte einer großen Zahl von Chirurgen den Gelenkersatz.

Der scheinbare Vorteil einer leicht erlernbaren Operationstechnik entpuppte sich retrospektiv als Nachteil, der die Hoffnung auf zufriedenstellende Langzeitergebnisse in sich häufende Mißerfolge umkehrte.

Die Fehlergebnisse sind einerseits zementspezifisch, wahrscheinlich jedoch prozentual häufiger durch nicht adäquate Zementverarbeitungstechnik bedingt. Als zementspezifische Nachteile dürfen gewertet werden:

1. Die Überhitzung der Knochenkontaktschicht zum Zement,
2. Die MMA-Intravasation in den Kreislauf mit konsekutiver Kreislaufdepression,
3. Die kontinuierliche MMA-Abgabe mit lokal-toxischer Wirkung auf die Interfaceschicht,
4. Der differente E-Modul von Knochenzement, Knochen und Implantat,
5. Die Granulom-Stimulation durch Zementabriebpartikel.

Durch unsachgemäße Handhabung des Zementes können diese Nachteile noch verstärkt werden. So führt zum Beispiel die zu frühe Implantation des Zementes zur Überhitzung der Interfaceschicht, zu einer vermehrten MMA-Intravasation in das Blut mit konsekutiver Hypotonie und lokaler Zellschädigung.

Vor diesem Hintergrund erschien uns die Neukonzeption des Knochenzementes wünschenswert, der dem Patienten eine größere Sicherheit gewährleisten sollte.

Der neue Zement sollte folgende Forderungen erfüllen:

1. Reduktion der MMA-Ausschwemmung in den Körper,
2. Reduktion der exothermen Temperaturentwicklung,
3. Reduktion der lokaltoxischen Einflüsse,
4. Optimierung der Verzahnung zwischen Zement und Knochen.

Die Zusammensetzung von PMMA und MMA in einem Öl-Wassergemisch kam dieser Forderung am nächsten. Der neue, als Implast® bezeichnete Knochenzement enthält 20% weniger MMA als der handelsübliche Knochenzement [1].

Über erste laborspezifische und tierexperimentelle Ergebnisse dieses Zementes wurde bereits berichtet [2].

Nach Vorliegen dieser Ergebnisse stimmte das BGA (Bundesgesundheitsamt) der ersten klinischen Studie mit diesem Zement zu. Sie wurde im April 1980 begonnen.

Material und Methode

Bei 22 Patienten wurden Hüftgelenksprothesen mit Implast® eingesetzt: 16mal bestand eine Coxarthrose, 3mal eine Schenkelhalsfraktur und 3mal wurde ein Prothesenwechsel durchgeführt.

Das Durchschnittsalter betrug 71 Jahre (52–85 Jahre).

Bei 10 Patienten wurden prä-, intra- und postoperativ ausgedehnte Kreislaufmessungen (arterieller Blutdruck, rechter Vorhofdruck, Pulmonalarteriendruck, Herzminutenvolumen, Herzfrequenz, Cardiac Index, Schlagvolumenindex, totaler peripherer Widerstand, pulmonal-vaskulärer Widerstand, rechtsventrikulärer Schlagarbeitsindex, linksventrikulärer Schlagarbeitsindex), MMA-Bestimmungen im Blut und Temperaturmessungen in der Interfaceschicht vorgenommen.

Das Durchschnittsalter der Patienten, bei denen die intraoperativen Messungen stattfanden, betrug 68,85 Jahre. Ebensolche Messungen wurden bei einem Vergleichskollektiv durchgeführt, bei dem Palacos®R als Knochenzement verwendet wurde. Das Durchschnittsalter dieser Patienten betrug 62,46 Jahre.

Die Operationen und die Messungen wurden nach einem feststehenden standardisierten Plan durchgeführt:

Vor der Zementimplantation wurde das Knochenlager mit 250 ml Ringer-Lösung klargespült. Der Zement wurde 6,5 Minuten nach Anrühren in den Knochen implantiert. Das Acetabulum wurde komplett mit Zement ausgefüllt, in den die MÜLLER-Pfanne eingedrückt wurde. Überstehender Zement wurde sofort entfernt. Die Polyethylen-Pfanne wurde mit 250 ml Ringer-Lösung bespült.

Der Femurmarkraum wurde vor dem Einsetzen der Prothese mit dem Markraumbohrer aufgebohrt. Das Implantat wurde durch einen Dübel im Markraum verriegelt. Vor Einsetzen des Zementes wurde das Implantatbett mit 250 ml Ringer-Lösung klargespült.

Der Zement wurde mit der MÜLLER-Zementspritze in das Implantatlager unter Entlüftung eingebracht. Die Prothesen wurden in situ mit 250 ml Ringer-Lösung während der Auspolymerisation des Zementes bespült.

Die Implantation wurde nach Absprache mit dem Anästhesisten erst nach steady-state des Kreislaufs durchgeführt, um einer Fehlinterprätation der Kreislaufparameter vorzubeugen.

Zwischen Zement und Knochen wurde ein Thermo-Element postiert, über das fortlaufend die Grenzschicht-Temperatur bis nach Aushärten des Zementes aufgezeichnet wurde.

Die Meßzeiten der hämodynamischen Messungen, der Temperaturmessungen und der Bestimmung der MMA-Intravasation in das Blut wurden standardisiert nach entsprechenden Zeiten durchgeführt.

Ergebnisse

Die Auswertung der Ergebnisse erbrachte weder bei der Anwendung von Implast® noch bei der Anwendung von Palacos® R spezifische Kreislaufhinweise. Einzig schlüssige Aussage dieser Untersuchung war eine deutliche Temperaturdifferenz beider Zemente.

Die Grenzschichttemperatur zwischen Zement und Knochen lag bei Anwendung von Palacos® R sowohl im Pfannen- als auch im Femurschaftbereich über bzw. an dem Eiweißkoagulationspunkt von 56 °C. Unter Anwendung von Implast® betrug die Temperatur im Pfannenbereich 44 °C, im Schaftbereich 46 °C.

Verlaufskontrolle

Bei allen 22 Patienten verheilten die Operationswunden p.p. Alle Patienten verließen gehend das Krankenhaus. 14 Patienten konnten nach Hause entlassen werden. 12 Patienten wurden in einer Reha-Klinik weiterbehandelt.

3 der Patienten sind mittlerweile 5, 11 und 38 Monate nach der Operation an operationsfremder Ursache verstorben.

Die übrigen Patienten befinden sich in unserer Nachkontrolle und wurden zuletzt im Februar 1984 nachuntersucht (Tab. 1).

Die Nachkontrolle wurde auf besonders entwickelten Befundbögen dokumentiert. Zur Erleichterung der Vergleichbarkeit der Befunde wurde ein spezielles Beurteilungssystem entwickelt (Tab. 2).

Beurteilt wurden:
Schmerz, Gang, Bewegung,

Tab. 1: Hüft-TEP-Implast®.

Patienten-Nr.	Operations-Datum	†	Nach-untersuchungs-Datum	nach Monaten
1	4.1980		2.1984	46
2	5.1980	6.1983	-	-
3	5.1980		2.1984	45
4	5.1980		5.1980	45
5	5.1980	4.1983	-	-
6	6.1980		2.1984	44
7	6.1980		2.1984	44
8	6.1980		2.1984	44
9	6.1980		2.1984	44
10	6.1980		2.1984	44
11	6.1980		2.1984	44
12	6.1980		2.1984	44
13	6.1980		2.1984	44
14	6.1980		2.1984	44
15	6.1980		2.1984	44
16	7.1980		2.1984	43
17	7.1980		2.1984	43
18	9.1980		2.1984	41
19	10.1980		2.1984	40
20	10.1980		2.1984	40
21	11.1980		2.1984	39
22	12.1980	5.1981	-	-

Rö-Befund der Pfanne, Rö-Befund des Femurschaftes,
Verkalkungen im Prothesenkopfraum,
Implantatbruch, Zementbruch
Infekt und Auslockerung der Implantate.

Zur Auswertung der Zwischenschicht zwischen Zement und Knochen wurde der evtl. auftretende Aufhellungssaum in verschiedenen Strichdicken (0–4 Strich) in verschiedenen Quadranten der Pfanne bzw. Etagen des Femurschaftes erfaßt. Die einzelnen Befunde wurden in ein Punktsystem übertragen und zu einem Gesamturteil zusammengefaßt. Die Punktzahl von 46–56 entspricht einem sehr guten Ergebnis, die Punktzahl von 36–45 einem guten Ergebnis und die Punktzahl von 35 und weniger einem schlechten Ergebnis. Etwaige Verkalkungen im Prothesenkopfraum wurden ebenso mit Minuspunkten belegt wie die Pfannenverschiebung, die Schaftverschiebung, der Zementbruch, der Implantatbruch und der Infekt. Die letztgenannten Punkte führten immer zu einem schlechten Ergebnis (Tab. 2a, b, c und d).

Tab. 2a

Adresse:
(nur klinikintern!)

Nr.
Aufnahme:
Entlassung:
Operation:
Untersuchungsdatum:

A. Diagnose

- ☐ Schenkelhalsfraktur
- ☐ Posttraumatische Arthrose
- ☐ Dysplasie
- ☐ Osteoarthritis
- ☐ Rheumatische Arthrose
- ☐ Hüftkopfnekrose
- ☐ Z.n. TEP ☐ Z.n. EP

Seite: ☐ rechts ☐ links
Größe: .... Gewicht: ....

- ☐ Andere Gelenk-EP:
- ☐ Besonderheiten:
- ☐ Voroperationen:
- ☐ Operationsdauer:
- ☐ Op-Zugang: ☐ Trochanter:

B. Implantat

Pfanne: Müller Nr. ....
Lord Nr. ....
Ex-cup Nr. ....
Stützpfanne Nr. ....
Andere: ....
Zement: ☐ Palacos ☐ Sulfix ☐ Implast
Andere: ....
Inklinationswinkel: ....

Schaft: Müller Nr. ....
ATS-c Nr. ....
ATS-cl Nr. .... (zementlos)
Lord Nr. ....
Andere: ....
Zement: ☐ Palacos ☐ Sulfix ☐ Implast
Andere: ....
Plug: .... Keramik-Kopf: ....

C. Verlauf

- ☐ pp-Heilung
- ☐ ps-Heilung
- ☐ Fistel
- ☐ Tiefer Infekt
- ☐ Hämatomausräumung
- ☐ Exitus post OP
- ☐ Exitus extern
- ☐ Thrombose
- ☐ Embolie
- ☐ Entlassung nach Hause
- ☐ Entlassung zur ReHa

Antibiotikum:
- ☐ – systemisch
- ☐ – im Zement

D. Lokalbefund

- ☐ Narbe reizlos
- ☐ Narbeninfiltrat
- ☐ Fistel
- ☐ Trochanterschmerz
- ☐ Stauchungsschmerz
- ☐ Rotationsschmerz
- ☐ Thrombose
- ☐ N. Femoralisschaden
- ☐ N. Ischiadikusschaden
- ☐ DBS

E. Schmerzen (nach Merle d'Aubigne)

0 sehr heftig, ständig
1 heftig, Schlaf gestört
2 lebhaft beim Gehen, keine Aktivität
3 erträglich, eingeschränkte Aktivität
4 nur während des Gehens, in Ruhe reversibel
5 gelegentlich Schmerzen, Aktivität nicht eingeschränkt
6 schmerzfrei

F. Gang

0 unmöglich
1 nur mit Krücken
2 nur mit 2 Gehstöcken
3 mit 1 Stock limitiert
4 mit 1 Stock verlagert
5 kein Stock, leichtes Hinken
6 normal

G. Bewegung in Grad (Neutral-Null-Methode)

Extension/Flexion .../.../...
Abduktion/Adduktion .../.../...
Rotation außen/innen .../.../...
Hinken ☐ ja ☐ nein
Beinlängendifferenz in cm ....
Trendelenburg ☐ positiv ☐ negativ

H. Arthrotische Veränderungen

- ☐ Wirbelsäule
- ☐ Gegenhüfte
- ☐ Knie rechts
- ☐ Knie links

Duchenne ☐ positiv ☐ negativ

I. Röntgen Pfanne (Interface) 0 = 4 I = 3 II = 2 III = 1 IIII = 0

I. 0 1 2 3 4
II. 0 1 2 3 4
Verkalkung
weich: III IV
hart: III IV

Pfannenstellung

- ☐ unverändert CE/CP = 1
- ☐ Kippung CE/CP < 1
- ☐ Wanderung CE/CP > 1
- ☐ Protrusion

J. Röntgen Femur (Interface) 0 = 4 I = 3 II = 2 III = 1 IIII = 0

a – lateral .... a – medial ....
b – lateral .... b – medial ....
c – lateral .... c – medial ....

Calcarresorption ....
Femurfraktur ....

Schaftstellung
- ☐ unverändert
- ☐ valgus
- ☐ zentriert
- ☐ varus
- ☐ eingesunken

- ☐ Implantat im Zement locker
- ☐ Infekt
- ☐ Implantatbruch
- ☐ Zementfraktur

M. Ergebnis Patient
- ☐ sehr gut
- ☐ gut
- ☐ befriedigend
- ☐ schlecht

N. Ergebnis objektiv
- ☐ sehr gut
- ☐ gut
- ☐ befriedigend
- ☐ schlecht

O. Bemerkungen

Tab. 2b: Hüft-TEP-Nachuntersuchungs-Bewertung.

	Punkte	Urteil
1. Schmerz	6	sehr gut
	5	gut
	0–4	schlecht
2. Gang	6	sehr gut
	5	gut
	0–4	schlecht
3. Bewegung	6–12	sehr gut
	5	gut
	0–4	schlecht
4. Rö-Pfanne	7–8	sehr gut
	4–6	gut
	0–13	schlecht
5. Rö-Schaft	21–24	sehr gut
	17–20	gut
	0–16	schlecht

Tab. 2c: Hüft-Nachuntersuchungs-Bewertung

	Bewegung	Punkte	Wert
Ext./Flex.	0/110–130	4	sehr gut
	0/ 90–109	3	gut
	0/ 60–89	2	befriedigend
	< 60	0	schlecht
Abb/Add	30/0/30	4	sehr gut
	20/0/20	3	gut
	10/0/10	2	befriedigend
	< 10	0	schlecht
Ra/Ri	30/0/30	4	sehr gut
	20/0/20	3	gut
	10/0/10	2	befriedigend
	< 10	0	schlecht

19 Patienten wurden 39 bis 46 Monate nach der Operation nachuntersucht. Bei 15 Patienten bestand ein sehr gutes, bei zwei Patienten ein gutes und bei drei Patienten ein schlechtes Zwischenergebnis (Tab. 3a und b).

Tab. 2d: Hüft-TEP-Nachuntersuchungs-Gesamturteil.

	Bewertungspunkte		
Untersuchung	sehr gut	gut	schlecht
Schmerzen	6	5	4
Gang	6	5	4
Bewegung	12	9	6
Rö-Pfanne	8	6	4
Rö-Schaft	24	20	16
total	56	45	34

Minuspunkte für	
Verkalkung QIII	- 4
Verkalkung QIV	- 4
Pfannenwanderung	-24
Schaftwanderung	-24
Zementbruch	-24
Infekt	-24

Tab. 3a: Hüft-TEP-Implast® Nachbehandlungs-Ergebnis.

Patient-Nr.	Punkte
1	48
2	†
3	40
4	29 (53–24)
5	†
6	55
7	56
8	56
9	56
10	56
11	56
12	56
13	54
14	56
15	56
16	55
17	43
18	55
19	52
20	56
21	23 (47–24)
22	†

Tab. 3b: Hüft-TEP-Implast®-Ergebnis

sehr gut	gut	schlecht
15 Patienten	2 Patienten	2 Patienten

Der Grund der schlechten Ergebnisse war in einem Fall eine rezidivierende Luxation der Prothese mit Trochanter-major-Infraktion und Beckenbruch. Ausgangspunkt war eine gelockerte MÜLLER-Prothese, die gegen eine Langschaft-MÜLLER-Prothese mit Implast®-Zement ausgewechselt wurde. Nach wiederholter Luxation und Trochanter-major-Infraktion wurde die Zementprothese gegen eine zementlose Prothese mit Spongiosa-Plastik im Femurschaft ausgewechselt.

Die elektronenmikroskopische Untersuchung des Zementes 29 Monate nach der Operation ergab keinerlei strukturspezifische Veränderungen. Aus dem Zementblock, der in toto entfernt wurde, konnte kein freies MMA gas-chromatographisch nachgewiesen werden.

Bei der zweiten Patientin mit einem schlechten Ergebnis trat 39 Monate nach der Operation ein Zementbruch in der unteren Etage des Femurschaftes

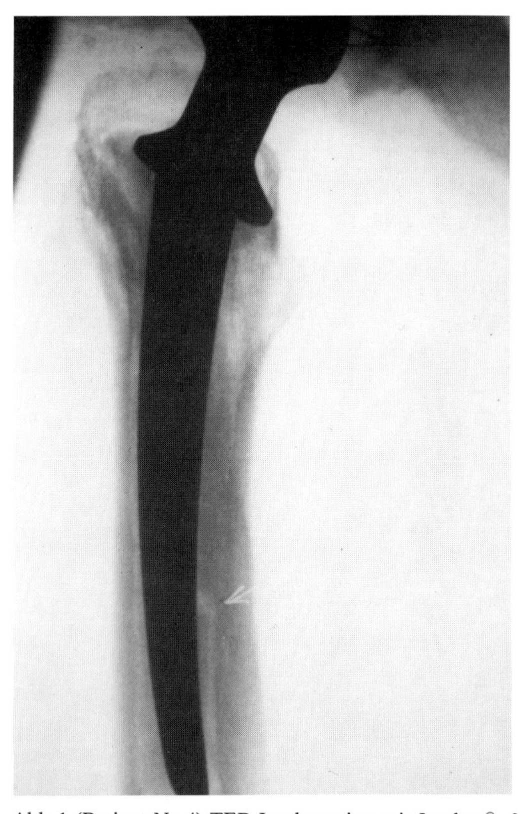

Abb. 1 (Patient-Nr. 4): TEP Implantation mit Implast®. 39 Monate nach der Operation Zementbruch in der unteren Etage des Femurschaftes (mit Pfeil gekennzeichnet). Nachuntersuchungs-Punktzahl: 53–24 = 29.

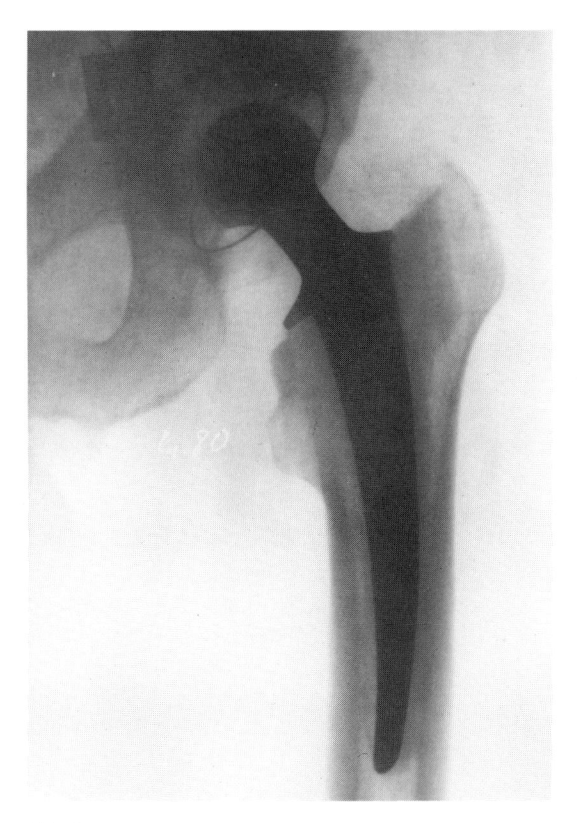

Abb. 2a

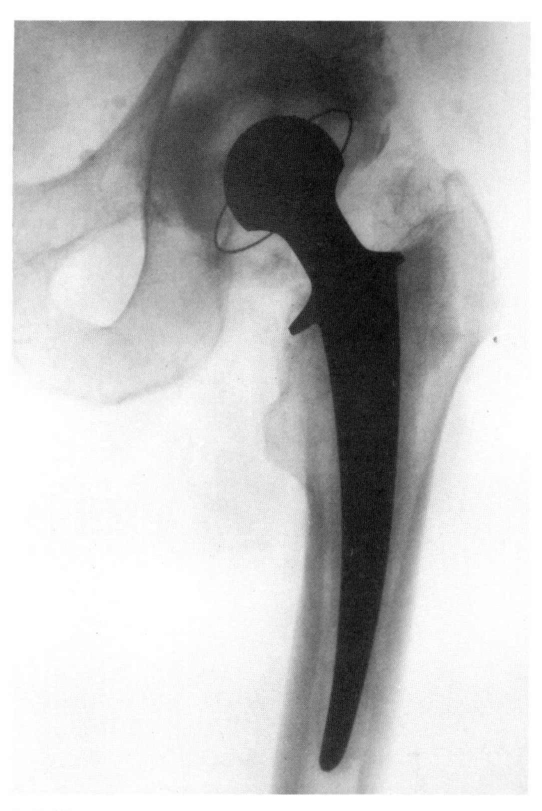

Abb. 2b

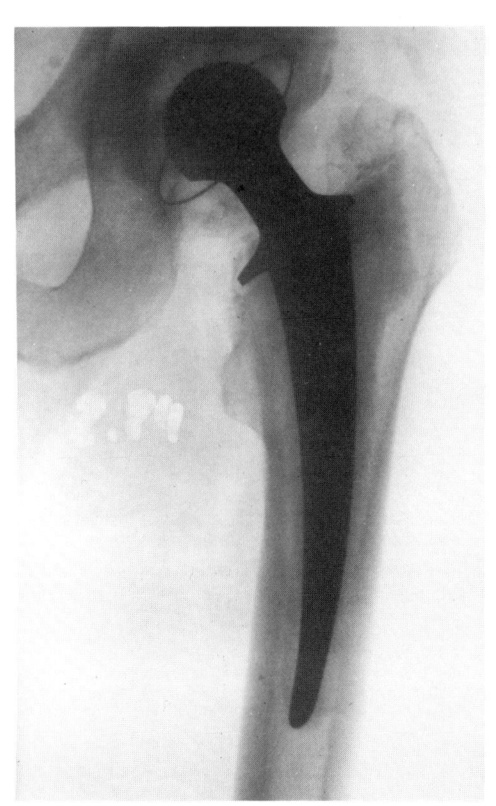

Abb. 2c

Abb. 2a (Patient 1): TEP-Implantation mit Implast®-Röntgenkontrolle 14 Tage nach der Operation.

Abb. 2b (Patient 1): Röntgenkontrolle 38 Monate nach der Operation.

Abb. 2c (Patient 1): TEP-Implantation mit Implast®-Röntgenkontrolle 46 Monate nach der Operation.

auf. Diese Patientin ist völlig beschwerdefrei und einer Reoperation derzeit nicht zugängig. An der kontralateralen Hüfte wurde eine gelockerte St.-Georg-Prothese gewechselt. Die Zweitprothese wurde ebenfalls mit Implast® implantiert (Abb. 1).

Trotz subjektiver Beschwerdefreiheit rangiert das objektive Gesamtergebnis dieser Patientin unter der Kategorie ‹schlecht›, da eine partielle Instabilität der Prothese im unteren Zementköcher besteht.

Bei keinem der Patienten traten nennenswerte periartikuläre Verkalkungen auf.

Als auffallendster Effekt des Implast®-Zementes ist die reizlose Einheilung des Zementes in den Knochen zu verzeichnen (Abb. 2 und 3). Nach unserer röntgenologischen Beurteilung verheilte der Zement ohne Saumbildung bzw. ohne sichtbare Strichtrennungsschicht zwischen Zement und Knochen. Diesen trennungslosen Übergang von Zement auf den Knochen interpretieren wir einerseits als Effekt der nied-

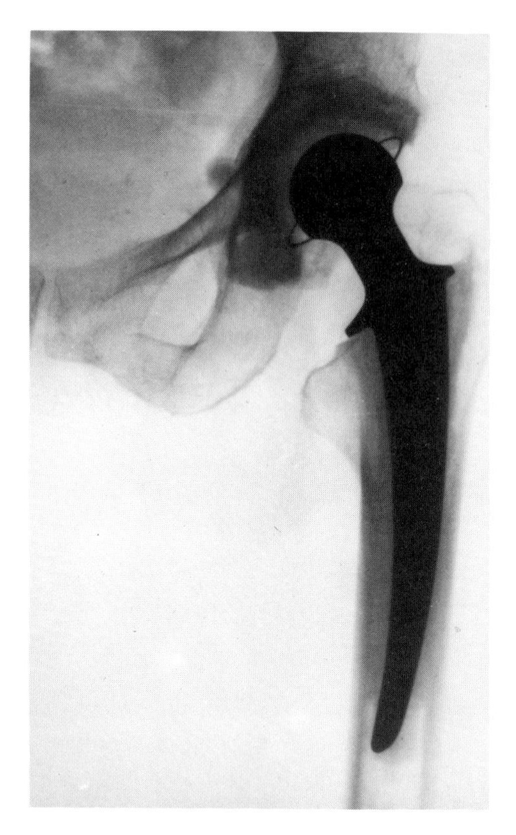

Abb. 3a

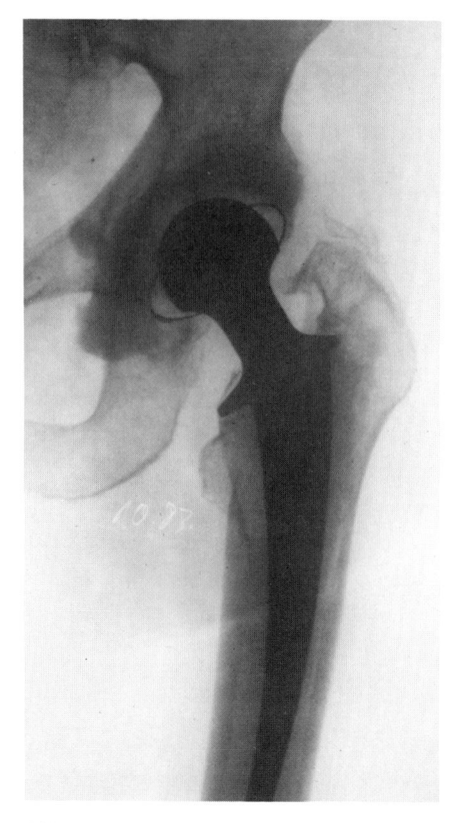

Abb. 3b

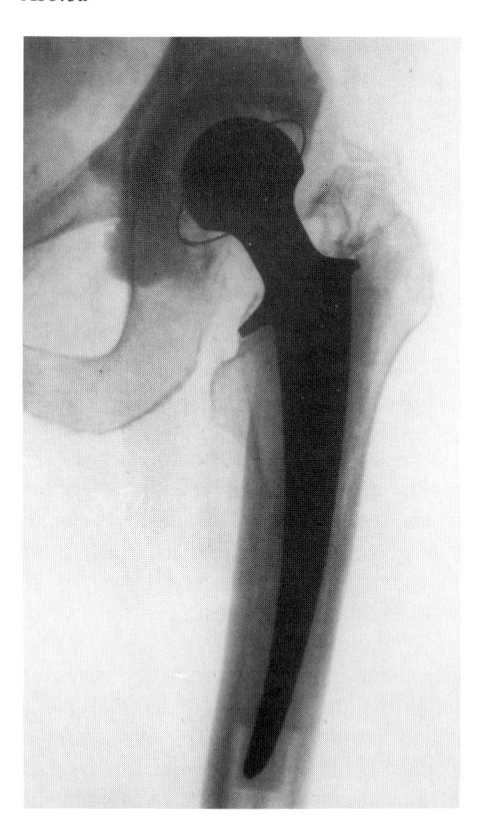

Abb. 3c

Abb. 3a (Patient 4): TEP-Implantation mit Implast®-Röntgenkontrolle 14 Tage nach der Operation.

Abb. 3b (Patient 4): TEP-Implantation mit Implast®-Röntgenkontrolle 41 Monate nach der Operation.

Abb. 3c (Patient 4): TEP-Implantation mit Implast®-Röntgenkontrolle 45 Monate nach der Operation.

rigen Viskosität des Zementes mit der anfangs ausgeprägten Verzahnung zwischen Zement und Knochen, andererseits als Ausdruck der guten Bio-Kompatibilität dieses Zementes.

Literatur

1 Pietsch, H., Seidel, H.: Ein neuer Knochenzement mit verminderter Gewebebelastung. 69. Tagung DGOT 1982.

2 Seidel, H., Fuchs, H.J.: T.H.P.-implantation using Palacos R and Implast bone cement. 14. Intern. Symp. Biometerial, Orlando 1982.

Orthopädisch-Traumatologische Abteilungen des Rehabilitationskrankenhauses Karlsbad-Langensteinbach
(Leitende Ärzte Prof. J. Harms, Dr. K. E. Brinkmann)

Klinische Prüfung und erste Ergebnisse eines neu entwickelten Knochenzementes Implast®

K. E. Brinkmann

In der Zeit vom 10.2.1981–15.10.1981 wurden bei 30 Patienten Hüftgelenksendoprothesen mit einem neu entwickelten Knochenzement «Implast» eingesetzt (Tab. 1).

Zum Vergleich wurde eine Gruppe von 25 Patienten herangezogen, bei denen innerhalb etwa des gleichen Zeitraumes der handelsübliche Knochenzement Nebacetin®-Sulfix®-6 verwendet wurde.

Die Untersuchung erfolgte im Rahmen einer offenen Vergleichsstudie an randomisierten Patienten, bei denen die zwingende Notwendigkeit für den Einsatz eines künstlichen Hüftgelenkes gegeben war und die Verankerung mit Knochenzement erforderlich wurde.

Die Studie sollte, aufbauend auf den vorliegenden Labor- und Tierversuchen, Daten über die Verarbeitung und das Verhalten des Knochenzementes während der Operation liefern, sowie Aufschluß über das Langzeitverhalten unter den Bedingungen der klinischen Anwendung geben. Die Verarbeitungstechnik des Zementes wurde dazu unter den üblichen OP-Bedingungen festgelegt.

Bei dem zu prüfenden Knochenzement Implast® handelte es sich um ein Produkt, welches in seinen Bestandteilen und seiner Anwendung den bekannten Knochenzementen entsprach.

Verglichen wurden die Patientendaten, Laborwerte und Röntgenaufnahmen vor, während sowie in festgelegten Intervallen nach der Operation bei Verwendung von Implast® und Nebacetin®-Sulfix®-6.

Tab. 1: Klinische Prüfung Knochenzement.

1. Prüfgruppe Implast®	30 Hüft-TEP
2. Vergleichsgruppe Nebacetin®-Sulfix®-6	25 Hüft-TEP

Tab. 2: Klinische Prüfung Knochenzement.

1. Prüfgruppe Implast®	21 Frauen 9 Männer
Durchschnittsalter: 71,2 Jahre	
2. Vergleichsgruppe Nebacetin®-Sulfix®-6	13 Frauen 12 Männer
Durchschnittsalter: 70,8 Jahre	

Die Prüfgruppe setzte sich zusammen aus 21 Frauen und neun Männern. Das Durchschnittsalter betrug 71,2 Jahre und variierte zwischen 65 und 79 Jahren (Tab. 2).

In der Vergleichsgruppe befanden sich 13 Frauen und 12 Männer. Das Durchschnittsalter betrug 70,8 Jahre und variierte zwischen 57 und 82 Jahren.

Ausgeschlossen von der Prüfung wurden (Tab. 3):

1. Patienten die jünger als 50 Jahre waren,
2. Patienten mit idealer Schenkelhalsfraktur,
3. Patienten, die sich einer Austausch-Operation unterziehen mußten,
4. Patienten, die an latenten oder chronischen Infektionen im Operationsgebiet litten,
5. Patienten, deren Vorerkrankungen ein besonders hohes Risiko im Hinblick auf das Versuchsziel darstellten. Darunter fielen Patienten mit extrem dysplastischen Hüften, fortgeschrittener Osteoporose oder konsumierenden Erkrankungen,
6. Patienten, deren Einwilligung nicht zu erhalten war.

Als Grunddiagnose lag bei den 30 Patienten der Prüfgruppe wie auch bei den 25 Patienten der Vergleichsgruppe ein degeneratives Hüftgelenksleiden vor, häufig doppelseitig. Es handelte sich überwiegend um primäre Arthrosen, gefolgt von einer kleineren Anzahl mit Dysplasie-Arthrosen und posttraumatischen Arthrosen.

Zum Gelenkersatz wurden folgende Prothesentypen verwendet:

1. SP-Lubinus-TEP, bestehend aus einer Polyethylenpfanne und einem Metallstiel. Beide Prothesenanteile wurden einzementiert.

Tab. 3: Ausschluß von der Prüfung.

1. Patienten unter 50
2. Idealer SH-Fraktur
3. Austausch-Operation
4. Latente oder chronische Infektion
5. Hohes allgemeines Risiko
6. Keine Einwilligung

2. Polyethylen - Keramik - Metall - Kombinationen (PKX), wobei die Pfanne aus Polyethylen und der Prothesenstiel aus einer Metallegierung bestand, der Hüftkopf aus Keramik. Pfanne und Stiel wurden zementiert.
3. MITTELMEIER - Keramik - Xenophor - Prothesen. Dabei wurde die Keramik-Pfanne in den Knochen ohne zusätzliche Verwendung von Knochenzement eingeschraubt und der Prothesenstiel zementiert.

In der Prüfgruppe wurden 23 SP-Lubinus-Totalprothesen und sieben MM-Xenophor-Totalprothesen eingesetzt (Tab. 4). Bei der Vergleichsgruppe handelte es sich um 15 Lubinus-SP-Totalprothesen, vier Polyethylen-Keramik-Metall-Kombinationen und sechs MITTELMEIER-Xenophor-Prothesen.

Tab. 4: Klinische Prüfung Knochenzement, Implantate.

Prüfgruppe	23 SP-Lubinus 7 MM Xenophor
Vergleichsgruppe	15 SP-Lubinus 6 MM Xenophor 4 PKX

Die Operationen in der Prüfgruppe wurden ausschließlich vom Prüfarzt durchgeführt. An den Operationen der Vergleichsgruppe waren außer dem Prüfarzt zwei erfahrene Oberärzte und ein Assistent im letzten Ausbildungsjahr beteiligt. Der Zugang zum Hüftgelenk erfolgt ausnahmslos in Seitenlage von dorsal nach standardisierter Operationstechnik. Nach Freilegung und Entknorpelung der knöchernen Pfanne wurden drei bis fünf Haftlöcher von durchschnittlich fünf bis acht Millimeter Tiefe angebracht und zusätzlich oberflächliche Rauhigkeiten und Rillen gesetzt.

Vor Einsetzen der Prothesenpfanne wurde das Knochenlager mehrfach gespült und sorgfältig getrocknet.

Der Zeitraum vom Anrühren bis zum Einbringen des Knochenzementes variierte zwischen fünf und sechs Minuten und lag durchschnittlich bei 5½ Minuten.

In gleicher Weise erfolgte die Aufbereitung des Oberschenkelmarkraumes. Vor Einbringen des Knochenzementes wurde der Markraum nach distal mit einem Zementstopper der Firma Allo Pro abgedichtet und der Zement in den sorgfältig getrockneten und drainierten Markraum mittels einer Zementspritze eingebracht. Die durchschnittlichen Operationszeiten betrugen 70 Minuten bei einer Variationsbreite von 40–90 Minuten. Alle Eingriffe wurden in einem Operationssaal mit Laminar-flow bei konstanter Raumtemperatur durchgeführt.

Intraoperative Komplikationen

In der Prüfgruppe registrierten wir während der Knochenzementimplantation 7mal einen Blutdruckabfall, davon 5mal bis zu 20 mmHg, 1mal bis zu 30 mmHg und 1mal bis zu 40 mmHg (Tab. 5).

In der Kontrollgruppe kam es ebenfalls 7mal zu einem Blutdruckabfall, 4mal bis 20 mmHg, 1mal bis 30 mmHg, 2mal bis 40 mmHg.

In beiden Gruppen hatten aufgrund von Vorerkrankungen bereits bei Narkoseeinleitung schon erhebliche Blutdruckschwankungen bestanden. In keinem einzigen Fall wurde intraoperativ eine lebensbedrohliche Komplikation von Seiten der Atemwege oder des Herz-Kreislaufsystems beobachtet.

In der frühen postoperativen Phase waren in der Prüfgruppe sowie in der Kontrollgruppe jeweils ein Todesfall zu beklagen. In der Prüfgruppe verstarb eine Patientin bei bekannter Leberzirrhose an Ösaphagusblutungen und akutem Leberversagen 12 Tage postoperativ (Tab. 6).

In der Kontrollgruppe verstarb ein Patient fünf Tage postoperativ an einer foudroyanten Lungenembolie.

Die Sektion wurde in beiden Fällen von den Angehörigen verweigert.

Bei einem weiteren Patienten der Prüfgruppe war wegen tiefer Infektion 5 Monate postoperativ die vollständige Entfernung der Prothese erforderlich.

Die regelmäßig durchgeführten postoperativen Laborkontrollen ergaben keine Hinweise auf Unverträglichkeitsreaktionen gegenüber dem Prüfzement und dem Vergleichspräparat.

Tab. 5: Komplikationen, Blutdruckabfall nach Zement-Implantation.

Prüfgruppe	Implast®
bis 20 mmHg	5
bis 30 mmHg	1
bis 40 mmHg	1
Vergleichsgruppe	Nebacetin®-Sulfix®-6
bis 20 mmHg	4
bis 30 mmHg	1
bis 40 mmHg	2

Tab. 6: Komplikationen.

Prüfgruppe	Leberversagen	1
	Tiefe Infektion	1
Vergleichsgruppe	Tödliche Lungenembolie	1

Röntgenbeurteilung

Bei der 3 Wochen Kontrolle vor stationärer Entlassung fanden sich in der Prüfgruppe bei 2 Patienten harte Saumbildungen, einmal partiell am Pfannenrand und einmal partiell am Köcher.

In der Vergleichsgruppe waren partielle harte Säume in fünf Fällen an der Pfanne und 3mal am Prothesenstiel nachzuweisen.

Nachuntersuchungen erfolgten in festgelegten Zeiträumen 3 Monate, 6 Monate und 12 Monate nach der Implantation, danach in jährlichen Abständen (Tab. 7).

Wir überblicken jetzt bei einigen wenigen Patienten einen Nachuntersuchungszeitraum von 3 Jahren. Bei der überwiegenden Zahl liegen uns Zweijahres-Kontrollen vor. Die klinisch-funktionelle Prüfung der operierten Hüftgelenke zeigte im Vergleich zu den 3- und 6-Monats-Kontrollen keine wesentlichen Abweichungen. Lediglich bei einer Patientin war infolge eines zerebralen Insultes die Funktion der operierten Hüfte eingeschränkt.

Tab. 7: Nachuntersuchungen.

Patientenzahl	Prüfgruppe	Vergleich
3 Monate	24	21
6 Monate	23	19
12 Monate	21	19
24 Monate	18	16
36 Monate	3	3

Vorrangig für die Beurteilung des Langzeitverhaltens des geprüften Knochenzementes im Implantatlager waren Röntgenkontrollen in zwei Ebenen (Tab. 8). Die vergleichende Auswertung der Röntgenkontrollaufnahmen 3, 6, 12 und 24 Monate nach Implantation zeigte eine auffällig geringere Schrumpfungstendenz des geprüften Knochenzementes Implast® gegenüber dem Vergleichspräparat Nebacetin®-Sulfix®-6.

Auslockerungen, sog. Totallunker waren beim Prüfpräparat Implast® in keinem Falle nachzuweisen, dagegen beim Vergleichspräparat Nebacetin®-Sulfix®-6 in wenigstens einem Falle deutlich erkennbar.

Tab. 8: Röntgen-Säume nach 24 Monaten.

	Implast®	Nebacetin®-Sulfix®-6
partieller Saum	2	5
totaler Saum (Lockerung)	0	1
Infektion	1	0

Tab. 9: Physikalische Eigenschaften Implast®.

niedrige Viskosität
große Eindringtiefe
geringe Schrumpfung
niedrige Toxizität
Restmonomere 0,4%
reduzierte Wärmeabgabe

Saumbildungen um Pfanne und Prothesenköcher im Oberschenkelschaft, sog. partielle Lunker, hatten im Vergleich zu den 3- und 6-Monats-Kontrollen, soweit sie überhaupt nachweisbar waren, an Größe nicht zugenommen. Dagegen war beim Vergleichspräparat in wenigstens 3 Fällen eine Zunahme der partiellen Saumbildung zu registrieren. Diese Befunde entsprechen den Beobachtungen, welche auf den Röntgenkontrollaufnahmen 3 und 6 Monate postoperativ erhoben wurden.

Es bestätigte sich der Eindruck, daß durch die günstigen Eigenschaften des Knochenzementes Implast® eine optimale Verzahnung des Zementköchers im umgebenden Knochenlager erreicht wird und dadurch ein idealer Formschluß der implantierten Prothese gewährleistet ist (Tab. 9). Das Ausbleiben von knöchernen Reaktionen ist weiterhin als Hinweis dafür zu werten, daß die Aushärtetemperatur von Implast® im Körper offensichtlich unter der Eiweißkoagulationstemperatur liegt und daß nach der Aushärtung keine weiteren toxischen gewebsschädigenden Monomere abgegeben werden.

Nachkontrollen in regelmäßigen Intervallen von 12 Monaten über einen Zeitraum von 5 Jahren sind vorgesehen. Unabhängig von den Langzeituntersuchungen kann aus den klinischen und Röntgenbeobachtungen bereits jetzt geschlossen werden, daß der Knochenzement Implast® für die Fixation von Hüftgelenksprothesen, aber auch für die Verankerung von Gelenkendoprothesen in anderen Körperregionen geeignet ist.

Die günstigen physikalischen Eigenschaften und das klinische Verhalten von Implast® Knochenzement im Knochen rechtfertigt außerdem seine Anwendung für die Verbund-Osteosynthese, zur ergänzenden Befestigung von Osteosynthesematerial nach Frakturen und/oder zur Überbrückung tumorbedingter Knochendefekte.

Bei der klinischen Prüfung eines neu entwickelten Knochenzementes darf jedoch nicht übersehen werden, daß die Implantatlockerung nicht ausschließlich ein Problem des Knochenzementes ist. Sie ist abhängig von einer Reihe von Faktoren, die teilweise vom Operateur selbst beeinflußt werden, zum erheblichen

Teil von der Qualität des Implantatlagers abhängig sind und schließlich von der Konstruktion und der Werkstoffzusammensetzung der verwendeten Prothese bestimmt werden.

Diskussion

HOPF: Beim Vortrag von Herrn Seidel ist mir aufgefallen, daß bei sämtlichen Röntgenbildern bis auf einem die Prothesenspitze unten im Zement nicht gefaßt wurde bzw. in einem hohlen Zementstopper lag und keinen Kontakt zur Kortikalis hatte. Das ist biomechanisch äußerst ungünstig, da hier die größten Spannungen bei Belastung auftreten.

SEIDEL: Diesen Zementstopper habe ich 1976 eingeführt und diese Operationstechnik wurde von mir so angegeben. Seit dieser Zeit operieren wir damit und haben nie eine Anrißfraktur, auch keine Lockerung speziell durch diesen Plug bedingt gesehen. Es ergeben sich aber andere Vorteile. Bei gelockerten Endoprothesen ist es sehr leicht, den Restzement durch dieses Loch zu entfernen.

Negative mechanische Eigenschaften habe ich durch diese Implantationstechnik bisher nicht gesehen. Es sind viele hundert, die damit operiert wurden und sich auch in einer Nachkontrolle befinden.

BUCHHORN: Herr Brinkmann, können Sie bitte noch mal die Indikation für Ihren Vergleichszement nennen und zum zweiten, angeregt durch den Vortrag von Herrn Russe, die Frage: wie war die Verteilung von zentrischen und exzentrischen Pfannen in beiden Kollektiven?

BRINKMANN: Die Indikationsstellung war für beide Präparate völlig gleich. Es handelt sich jeweils um degenerative Hüftgelenkserkrankungen. Entzündliche Gelenkerkrankungen kamen jeweils nicht in Frage. In der Prüfgruppe waren 7 Keramikprothesen und 23 Lubinusprothesen mit exzentrischer Pfanne. In der Vergleichsgruppe waren es 15 Lubinusprothesen mit exzentrischer Pfanne.

SEIDEL: Natürlich ist es kritisch, eine so kleine Anzahl von Patienten auszuwerten. Im Mittelpunkt unserer Untersuchungen stand zunächst die toxische Nebenwirkung dieses Zementes und wir untersuchen unsere Patienten selbstverständlich nach. Schon bei der Befundung der Röntgenbilder kann man sehr differenter Meinung sein und wir haben uns bemüht, ein möglichst kritisches Maß zu finden, aber die Zahl reicht in keinster Weise aus, um statistische Angaben zu machen.

Orthopädische Universitäts-Klinik Wien (Vorstand: Univ.-Professor Dr. med. R. Kotz)

Klinische 1-Jahresergebnisse mit dem Knochenzement Implast® - Randomisierte Vergleichsstudie mit einem bewährten Knochenzement

R. Eyb, R. Kotz

Die Dauerhaftigkeit eines großen Gelenksimplantates hängt von der Festigkeit der Verbindung zwischen Implantat und Knochen ab. Bei zementierten Endoprothesen ist dieser Übergang die Zement-Knochen-Grenze [2]. Die Nachteile bislang verwendeter Knochenzemente veranlaßten im Jahre 1976 die Entwicklung eines neuen Zementes, mit dem einige Probleme weitgehend vermieden werden sollen. Als Nachteile gelten:

1. hohe Temperatur in der Polymerisationsphase,
2. ungenügend mechanische Verankerung am Knochen,
3. toxische Schädigung des Gewebes.

Diese drei Probleme sollten bei dem Knochenzement Implast® reduziert werden:

1. die Aushärtungstemperatur wird durch Wasserbeimengung herabgesetzt,
2. die mechanische Festigkeit soll durch eine bessere Eindringfähigkeit in die Spongiosaporen erhöht werden,
3. toxische Substanzen wurden reduziert (Paratoluidin, Benzoylperoxyd, Methylmetacrylatmonomere) [4].

Da Vorversuche in Labor und im Tierexperiment gute Ergebnisse zeigten [3], erscheint der Humantest als randomisierte Serie, verglichen mit einem bewährten Knochenzement, der nächste logische Schritt.

Von Mai 1981–Janaur 1982 wurden an der Orthop. Univ.-Klinik Wien 41 Patienten mit 37 Hüft-TEP und 4 Knieendoprothesen operiert. Diese Patienten wurden randomisiert, bei 20 Patienten wurden die Implantate mit Sulfix®-6 zementiert, bei 21 Patienten wurde Implast® verwendet. Patienten und Diagnosen waren gleichmäßig verteilt (Tab. 1).

Tab. 1: Patienten und Ätiologie.

	Implast®	Sulfix®-6
Patienten	21	20
Alter	∅ 71 (50–87)	∅ 73 (53–86)
Gewicht	∅ 68,1 (49–105)	∅ 66,2 (46–92)
Arthrose	21	18
PCP	–	1
Nekrose	–	1

Auch hinsichtlich der verwendeten Implantate zeigt sich bei beiden Gruppen kein wesentlicher Unterschied (Tab. 2).

Außerdem wurden einige perioperative und postoperative Gesichtspunkte untersucht, wenn auch ihr Zusammenhang mit dem verwendeten Knochenzement nur bedingt in Verbindung zu bringen ist. Als solche sind Operationsdauer, intraoperativer Blutverlust, Anzahl der Blutkonserven, postoperative Komplikationen und Mobilisierungsbeginn zu werten (Tab. 3).

Die längere Verarbeitungszeit des Knochenzementes Implast® (durchschnittliche Einbringdauer 5,8 Minuten) wirkt sich auf die Gesamtdauer der Operation kaum aus. Komplikationen, Mobilisierung und Blutverlust unterscheiden sich unwesentlich. Es wurden alle Operationen nach einheitlicher Technik von

Tab. 2: Implantate.

		Implast®	Sulfix®-6
Hüft-TEP		18	19
Schäfte:	Müller-Normalschaft	13	15
	Müller-Langschaft	5	3
	Harris (CAD)	–	1
Pfannen:	Polyäthylen Größe 44	2	–
	50	8	7
	52	5	4
	55	2	7
	60	1	1
Knie-TEP:	Duo-Patella	3	1

Tab. 3: Perioperative Gesichtspunkte.

	Implast®	Sulfix®-6
OP-Dauer in Minuten	∅ 95,7 (55–150)	∅ 92,5 (45–135)
Blutverlust in ml	∅ 1465 (400–3000)	∅ 1427 (500–3000)
Blutkonserven	∅ 2,6 (1–5)	∅ 2,3 (1–5)
Komplikationen		
Hämatom und Nachblutung	1	1
Serom	2	1
postoperative Liegedauer (Tage)	∅ 3,0 (1–7)	∅ 2,8 (1–7)

einem erfahrenen Operateur entweder selbst vorgenommen oder assistiert, auch die Operationsbedingungen waren standardisiert, es wurden alle Eingriffe in einem Operationssaal mit Laminar airflow durchgeführt.

Bei der unmittelbar postoperativen Röntgenkontrolle zeigte sich in allen Fällen eine regelrechte Stellung des Schaftes. Die Pfannenpositionierung war in der Prüfgruppe einmal zu steil und einmal zu flach, in der Kontrollgruppe einmal zu steil vorgenommen worden.

Bei der postoperativen radiologischen Beurteilung des Knochenzementes wurden in keinem Fall primäre Lunker (größere Blasen) festgestellt. In der Kontrollgruppe kam es nur einmal zur Zementperforation im Pfannenbereich, eine Veränderung, die nicht auf die Qualität des Zementes zurückzuführen ist. Im Schaftbereich war einmal in der Kontrollgruppe der Knochenzement partiell unterbrochen, einmal wurde eine Zementdicke von mehr als 5 mm beobachtet (Tab. 4).

Tab. 4: Postoperative Röntgenuntersuchung.

			Implast®	Sulfix®-6
Pfanne:	Zementschicht	zirkulär	18	17
		perforiert	–	2
Schaft:	Zementschicht	zirkulär	18	18
		partiell unterbrochen	–	1
Zementdicke (Hüft- und Knie-TEP)	2–5 mm		20	20
	5 mm		1	–
	2 mm		–	–

Tab. 5: Klinische Nachuntersuchung ∅ 16 Monate (Implast® 16 Hüft-TEP, 2 Knie-TEP; Sulfix®-6 18 Hüft-TEP)

		Implast®	Sulfix®-6
Beweglichkeit	Flexion 90°	17	16
	Flexion 60–90°	1	1
	Flexion 60°	–	1
Gangbild	normal	17	17
	leicht insuffizient	1	1
	stark insuffizient	–	–
Schmerz	keiner	13	14
	leichter Belastungsschmerz	5	2
	leichter Dauerschmerz	–	1
	starker Belastungsschmerz	–	1
	starker Dauerschmerz	–	–
Analgetika	keine	17	16
	zeitweise	1	1
	dauernd	–	1

Von 41 Patienten konnten 36 nachuntersucht werden. 3 Patienten waren verstorben, 2 weitere Patienten waren nicht erreichbar. Somit fehlen 3 Fälle mit Implast®, 2 mit Sulfix®-6, (bei Implast® 2 Hüft-TEP und 1 Knie-TEP, bei Sulfix®-6 1 Hüft-TEP und 1 Knie-TEP).

Die Nachuntersuchungszeit beträgt im Durchschnitt 16,5 Monate (12–29 Monate).

Klinische Nachuntersuchungskriterien waren: Beweglichkeit, Gangbild und Schmerz. Außerdem wurden die Patienten nach der Notwendigkeit von Analgetika befragt (Tab. 5). Es fällt auf, daß in der Kontrollgruppe für jedes Kriterium ein schlechteres Ergebnis zu finden ist.

Bei der radiologischen Nachuntersuchung wurden im Pfannenbereich keine Stellungsänderungen gesehen. Desgleichen auch keine Zementfrakturen oder Bildung von Lunker. Zweimal waren bei Implast® totale Saumbildungen zu finden.

Im Schaftbereich waren ebenfalls radiologisch keine Zementfrakturen. Lunker sind häufiger in der Kontrollgruppe zu finden, auch die Schaftsenkung und die Saumbildung um den Schaft scheinen bei

Tab. 6: Röntgenologische Nachuntersuchung ∅ 16 Monate.

			Implast®	Sulfix®-6
Pfanne	Saum	keiner	8	9
		hart	8	9
		weich	–	–
	Saum	partiell	6	9
		total	2	–
	Saum (in mm)		∅ 0,51 (0–1)	∅ 0,42 (0–1)
Schaft	Lunker	kein	15	12
		partiell	1	6
		total	–	–
	Saum (in mm)		∅ 0,28 (0–3)	∅ 0,5 (0–6)
	Schaftsenkung (in mm)		∅ 0,22 (0–3)	∅ 0,7 (0–4)

Tab. 7: Reaktionen des Implantatlagers.

		Implast®	Sulfix®-6
Calcarveränderungen	unverändert	5	6
	Spongiosierung	4	6
	Resorption	5	5
	Sklerose	–	1
	Sklerose und Aufbau	2	–
Periartikuläre Ossifikationen	CA 0	10	11
	CA I	6	4
	CA II	–	2
	CA III	–	1

Verwendung des Zementes Sulfix®-6 in stärkerem Maße aufzutreten (Tab.6).

Von den Reaktionen des Implantatlagers wurden die Veränderungen an der Schnittfläche des Calcar femoris und die periartikulären Ossifikationen [1] untersucht (Tab.7). Bei den Veränderungen der Calcarschnittfläche überwiegen bei beiden Zementtypen Resorptionen und Spongiosierungen. Hinsichtlich der periartikulären Ossifikationen fällt auf, daß in der Prüfgruppe keine zweit- oder drittgradigen Ossifikationen auftraten, in der Kontrollgruppe waren zweimal mittelschwere Verknöcherungen und einmal eine völlige Ummauerung der Hüfttotalendoprothese zu finden.

Abschließend läßt sich sagen, daß bisher keine statistisch signifikanten Unterschiede in den Ergebnissen zu finden sind, in einem Einjahresbericht sind sie auch kaum zu erwarten. Tendenzen zeigen sich bei der Bildung von Lunker, der Saumbildung und Senkung im Bereich des Prothesenschaftes zugunsten des Knochenzementes Implast®, bei Saumbildung im Pfannenbereich zugunsten von Sulfix®-6. Periartikuläre Ossifikationen scheinen bei Implast® in geringerem Maße aufzutreten. Aussagekräftigere Ergebnisse können erst Langzeituntersuchungen ab 5 Jahre postoperativ bringen.

Literatur

1 ARCQ, M.: Die periartikulären Ossifikationen - eine Komplikation der Totalendoprothese des Hüftgelenkes. Arch. Orthop. Unfall-Chir. *77,* 108, 1973.

2 DRAENERT, K., DRAENERT, Y.: Histologie des Knochen-Zement-Kontaktes. Grenzschichtprobleme der Verankerung von Implantaten unter besonderer Berücksichtigung von Endoprothesen S.123. Thieme, Stuttgart/New York 1980.

3 NEUMANN, W.: Präklinische Untersuchungen zur Verträglichkeit eines Knochenzementes. Knochenzementsymposium, Göttingen 1984.

4 PIETSCH, H.G., SEIDEL, H.: Chemical and Physical Properties of a new Water Containing Acrylic Bone Cement with low Monomer Content, Low Maximum Curing Temperature and Low Viscosity. 4th European Conference on Biomaterials, Leuwen, Belgium 1983.

Diskussion

BRINKMANN: Ich habe aus Ihren Statistiken herausgesehen, daß Sie offensichtlich bei Sulfix mehr Saumbildungen hatten als bei Implast im Laufe der Beobachtungszeit, vor allen Dingen nach 16 Monaten. Trifft das zu?

EYB: Ja.

BRINKMANN: Worauf führen Sie das zurück?

EYB: Das kann man nicht auf einen einzigen Faktor zurückführen, es ist ein multifaktorielles Geschehen, sei es, daß der Zement nicht so toxisch ist, weil weniger Paratoluidin vorhanden ist, oder daß der Zement weniger rasch aushärtet, und es zu weniger thermischen Schädigungen kommt.

BRINKMANN: Sie meinen also, daß es ausschließlich mit dem Zement zusammenhängt und nicht etwa mit dem Implantatlager oder einem anderen möglichen Irrtum?

EYB: Ich glaube nicht, daß es daran liegt, denn alle Prothesen wurden vom selben Operateur implantiert und auf den unmittelbar postoperativen Bildern zeigte sich nur zweimal eine steil implantierte Pfanne und einmal eine flach implantierte Pfanne.

BRINCKMANN: Sie haben in einem Fall eine Schafteinsenkung erwähnt, bei Implast von 0,22 mm. Ich wollte fragen, was ist das für ein Maß und wie haben Sie es gemessen?

EYB: Röntgenologisch.

PLITZ: 0,22 mm das scheint mir für eine röntgenologische Auswertung eine geradezu phantastische Angabe.

EYB: Dieses ist ein Mittelwert, wie im Dia angegeben.

HOPF: Ich finde es gar nicht gerechtfertigt, aufgrund einer so kurzen Beobachtungszeit und einer geringen Patientenzahl eindeutige Aussagen treffen zu wollen. Jeder der operiert, sieht, wenn er einen bestimmten Zement verwendet und dieselben Untersuchungen macht, manchmal Saumbildungen und manchmal nicht.

EYB: Ich bin eher vorsichtig und habe nicht gesagt, daß es signifikante Unterschiede sind. Aber ich glaube, wenn ein neues Produkt auf den Markt kommt, ist dieses entsprechend genau zu verfolgen, denn wenn es wirklich zu schwerwiegenden Fehlern kommt, dann ist es mir lieber, diese nach einem Jahr zu entdecken als nach fünf Jahren.

HOPF: Aber feine Unterschiede kann man jetzt noch nicht herauskristallisieren.

EYB: Feine Unterschiede habe ich gezeigt, ich kann nur keine gravierenden Unterschiede aufweisen und sie sind wie gezeigt nicht signifikant, d.h. sie können auch zufallsbedingt sein.

[1] Orthopädische Universitätsklinik Marburg, Marburg/Lahn
[2] Fa. Kulzer & Co. GmbH, Friedrichsdorf
[3] Fa. E. Leitz GmbH, Wetzlar

Bioaktivierter Knochenzement durch Zusatz von Glaskeramik und Glasfaserverstärkung - Physikalische Eigenschaften, histo-morphologische Befunde und tierexperimentelle Ergebnisse

G. Fuchs[1], W. Ege[2], K. Deutscher † *

Einleitung

Die Eigenschaft bestimmter Gläser und Glaskeramiken, mit Knochengewebe einen direkten und belastbaren Verbund ohne Interposition von Weichgewebe einzugehen (Hench et al., 1971) wird als *«bioaktiv»* bezeichnet. Im Rahmen der Entwicklung neuer, verbesserter Verankerungswege von Implantaten für den Knochen- und Gelenkersatz bietet sich die Nutzung dieser Eigenschaft als bioaktiver Füllstoff zur Verbesserung der biologischen und biomechanischen Eigenschaften konventioneller Knochenzemente an. Mitteilungen hierüber liegen seit 1978 vor (Bioaktivierter Knochenzement (BKZ) = Palavital®) (Hennig, 1979; Blencke, 1978, Ege, 1978; Fuchs, 1979; Hahn, 1982). Durch Glasfaserzusätze konnten weitere Veränderungen der physikalischen Eigenschaften erreicht werden (Ege et al. 1978; Fuchs und Plitz, 1983). Mitentscheidend für die Beurteilung dieses «Composit-Zementes» ist die tierexperimentelle Testung unter funktioneller Belastung. Hier bot sich im Hinblick auf die klinische Relevanz, neben Biokompatibilitätsuntersuchungen, der Belastungstest am Modell der einzementierten Hüftendoprothese an.

Material und Methode

Zusammensetzung

Bioaktivierter Knochenzement (Palavital®) besteht aus folgenden Komponenten:

25–30 Gew. % PMMA
10 Gew. % silanisierten Glasfasern (∅ = 10 μ, L = 3 mm)
65–70 Gew. % Glaskeramikpartikel (∅ = 80–160 μ/40–60 μ)
Benzoylperoxid, Dimethyl-p-toluidin } Startersubstanzen

* Herrn Dr. K. Deutscher zum ehrenden Andenken.

Physikalische Eigenschaften

Wie in Tabelle 1 ersichtlich, konnten die meisten wesentlichen physikalischen Parameter, insbesondere jedoch der E-Modul und die Dauerschwingfestigkeit gegenüber Palacos®R deutlich verbessert werden. Dies drückt sich durch eine eklatante Erhöhung der Wöhler-Kennlinien gegenüber anderen Knochenzementen auf PMMA-Basis um ein Mehrfaches aus (Abb. 1). Damit ist mit einer Verbesserung der Langzeitstabilität zu rechnen. Auch die drastische Verminderung der Polymerisationstemperatur von 65–69 °C bei Palacos®R auf 45–50 °C bei Palavital® (BKZ) mußte einen günstigen Einfluß auf die nachgewiesene thermische Gewebsschädigung des Knochenlagers bei herkömmlichem Knochenzement haben. Die Aushärtezeit von 9–11 Minuten hat sich hingegen nicht geändert.

Versuchsdurchführung

Zur experimentellen Testung unter Belastung wurde das Modell einer Hüftendoprothese bei Deutschen Schäferhunden gewählt: Bei 17 Tieren mit einem durchschnittlichen Körpergewicht von 31,5 kg wurde einseitig eine Hüfttotalendoprothese einschließlich einer Polyäthylen-Hüftpfanne sowohl mit dem neuen bioaktivierten Knochenzement wie auch zum Vergleich mit Palacos®R in Nembutalnarkose implantiert. Die Tiere konnten postoperativ sofort belasten. Die Implantationsdauer schwankt zwischen einem und 27 Monaten und lag im Mittel bei 15 Monaten. Die Operations- und postoperativen Bedingungen waren weitgehend nach GLP (GLP = Good Labatory Practice Regulation, FDA, 1979, USA) standardisiert. Vor der Aufarbeitung der Knochenzementpräparate wurden die Tiere mit 10 mg/kg Körpergewicht Tetracyclin markiert, um fluoreszenzmikroskopisch mineralisationsdynamische Vorgänge an der Zement-Knochen-Grenze erfassen zu können. Zur histologischen Auswertung wurden die Knochenpräparate mit Zementinhalt und Metallkern (Endoprothesenschaft) mit dem Diamantsäge-

Tab. 1: Physikalische Eigenschaften bioaktivierten Knochenzements (BKZ) im Vergleich zu herkömmlichem Knochenzement (Palacos® R).

Autor			EGE et al. 1978/1983		HUBER/PLITZ 1982/1983	
Normkriterien		Physik. Parameter	Palacos® R	BKZ	Palacos® R	BKZ
ISO	5833	Druckfestigkeit (mPa = N/mm²)	85	96		
DIN	53435	Schlagzähigkeit (KJ/m²)	3,5–4,5	10–13		
		Biegefestigkeit (N/mm²)	55–65	80		
ISO	5833	E-Modul (N/mm²)	2100	6700	2200	3800*
ISO	5833	Exoth. Max.-Temp. (°C)	65–69	58–60** 45–50[1]		
		Biegefestigkeit in flüssigem Milieu (H_2O/4 Wochen/37 °C) N/mm²	60	65		
ISO	5833	Intrusionsprüfung[1]	+	+		
		(2 mm Eindringtiefe)				(–)**
		Aushärtezeit (Minuten)	9–11	9–11		
		Dauerfestigkeit (WÖHLER-Kurven DIN 50100)			20 N/mm²	45 N/mm²

[1] EGE 1983

* DIN 53452.
** BKZ-1. Generation.

mikrotom in 1 cm dicke Scheiben geschnitten. Aus dem metaphysären und diaphysären Bereich wurde je eine 5 mm starke Scheibe zur Prüfung der Haftfestigkeit der Zement-Knochen-Grenze gesondert verwandt. Im übrigen erfolgt die Einbettung in Methylmethacrylat bzw. in einem chemisch verwandten neu entwickelten Einbettmedium (Buthylmethacrylat-Basis = VP 460 – Firma Kulzer & Co KG, Friedrichsdorf). Die Präparatfärbung erfolgte vor der Einbettung als Fuchsin-Stückfärbung, bzw. nachträglich mit modifizierter Giemsalösung zur Oberflächenfärbung.

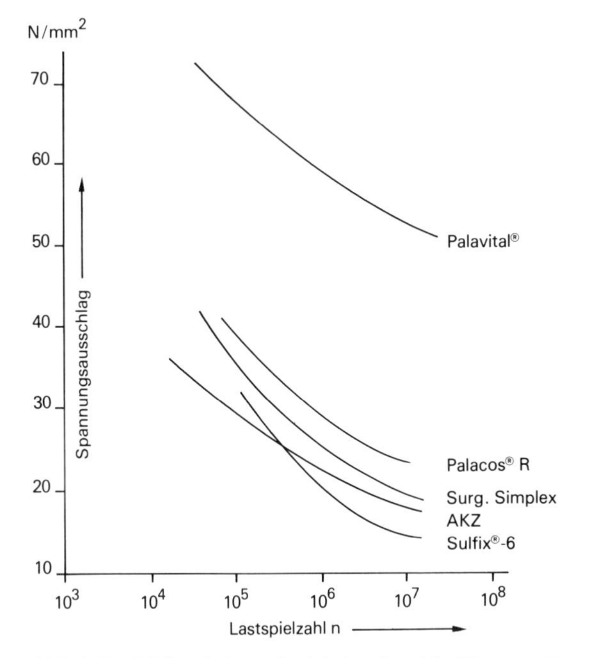

Abb. 1: Vergleichende Dauerfestigkeit anhand der WÖHLER-Kennlinien verschiedener Knochenzemente.

Ergebnisse

Von den 17 Tieren mußte ein Tier nach zwei Monaten wegen einer Osteomyelitis getötet werden. Somit blieben 16 Tiere mit 32 Ausstoßpräparaten zur Aufarbeitung übrig.

Histologie: Die zur Auswertung vorgesehenen Femurpräparate ließen eine feste Verankerung der Hüftendoprothesen im Femurmarkraum erkennen. Die makroskopische Verankerung beider Zementarten (BKZ/Palacos) schien gleich fest, ohne vermehrte Lufteinschlüsse oder sonstige Veränderungen an den Schnittflächen beider Zementgruppen erkennen zu lassen. Bei der mikroskopischen Auswertung konnte prinzipiell kein wesentlicher Unterschied in der Grenzzone zum Knochen festgestellt werden. Hier fand sich in unregelmäßiger Stärke ein breiter, über 10 und 20 Zellagen z. T. hinausgehender fibröser Bindegewebssaum, der stellenweise, vorzugsweise im spongiösen Gitterwerk der Metaphyse, sehr dünn und z. T. auch völlig aufgehoben war. Hier waren sowohl bei Palacos® R wie auch bei bioaktiviertem Knochenzement direkte Zement-Knochen-Kontakte nachzuweisen, wie dies bereits CHARNLEY 1970 beschrieben hat. Direkte Zement-Knochen-*Verbundzonen* waren nur bei den Präparaten mit bioaktiviertem Knochenzement nachzuweisen. Hier kam es stellenweise, vergleichbar dem *«Punktschweißprinzip»*, zu einem zwischengewebslosen, direkten Verbund zwischen den an der Oberfläche PMMA-freien Glas-

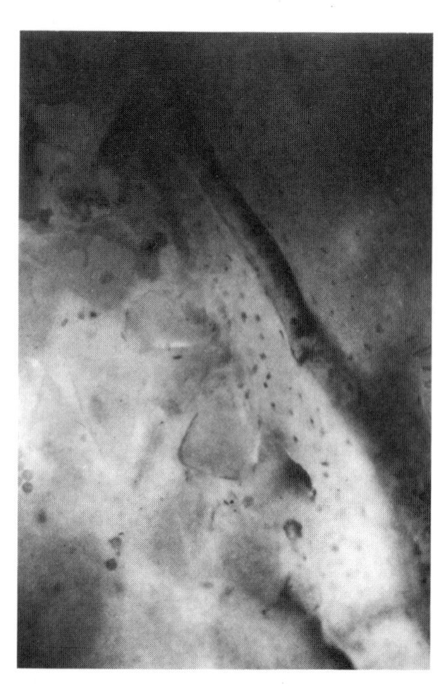

Abb. 2: Stellenweiser «punktschweißförmiger» Knochenverbund mit PMMA-freien Glaskeramikpartikeln in der Grenzzone. (Fluoreszenzbetrachtung, Vergrößerung 78×).

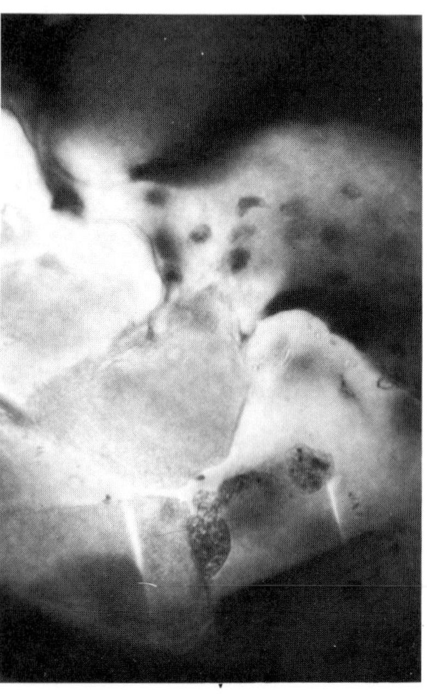

Abb. 3: 2-Jahres-Ergebnis nach Hunde-Hüftoperation unter Belastung. Gleiche Abb. wie 2: direkter Verbund mit neugebildetem Knochengewebe. (Fluoreszenzbetrachtung, Vergrößerung 195×).

keramikpartikeln und dem z. T. avitalen Knochengewebe als primärem Knochenlager (Abb. 2 und 3). Ein signifikantes Verteilungsmuster lag nicht vor. Andererseits lassen sich durch Fluoreszenzmarkierung des Knochengewebes (Rolitetracyclin, Reverin®) bei beiden Vergleichsgruppen neugebildete Knochenbälkchen, auch mit appositionellen Ossifikationszeichen, nachweisen.

Auffallend ist, daß bei den BKZ-Präparaten der bei Palacos® R in der Grenzzone typische Befund von aus der Zementmatrix z. T. herausgelösten Polymerisatperlen nicht, oder nur in weitaus geringerem Maß zu finden ist. Es lassen sich in beiden Zementgruppen regelmäßig und etwa in gleicher Häufigkeit Fremdkörperriesenzellen und nicht voll mineralisiertes, neugebildetes Knochengewebe (Osteoid) nachweisen. In das Interface hineinragende, also aus der PMMA-Zementmatrix herausragende bioinerte Glasfaserstümpfe sind selten und lassen histologisch keine spezielle Zell- oder Gewebsreaktion erkennen, wie dies bereits bei Abriebuntersuchungen von BKZ im Rattenweichgewebe demonstriert werden konnte (Fuchs et al., 1982).

Was die *Glaskeramikpartikel* betrifft, so können folgende grundsätzliche Phänomene festgestellt werden:

Die in der o. g. Versuchsreihe benutzte Standard-Glaskeramik (Ceravital) weist an PMMA-freien Arealen ohne Knochenverbund eine z. T. erhebliche Lösungszone zwischen 3 und 20 μ auf. Dies insbesondere dort, wo direkter Kontakt zu Weichgewebe herrscht. An den einzelnen Verbundstrecken sind diese Lösungszeichen weniger stark ausgeprägt. Hier scheint es bereits nach wenigen Monaten Implantationsdauer zu einer Stabilisierung der Lösungsvorgänge zu kommen (Gross, 1980; Strunz, 1981/1982; Fuchs, 1980/1981). An mehreren Untersuchungsergebnissen konnte dieser Verbundcharakter zwei Jahre nach der Operation und in einem Fall bis 2½ Jahre danach unverändert nachgewiesen werden. Histomorphometrische Untersuchungen ergaben eine bioaktive Oberfläche zwischen 3 und 5% der Gesamtoberfläche (Fuchs, 1980; Hahn, 1982). Die Verbundhäufigkeit beträgt im metaphysären Bereich 8 pro Schnittfläche und entspricht maximal 100/1 cm^2 Zementoberfläche (Fuchs, 1981/1982).

REM- und röntgenspektrometrische Befunde der Grenzzone

Im REM-Übersichtsbild ist die Grenzzone zwischen Glaskeramikpartikel und Knochengewebe nur schwer zu erkennen (Abb. 4). Erst im Grauton-modifizierten Sekundärstrahlenelektronenbild ist aufgrund der deutlicheren Kontrastierung eine qualitative und zumindest eine semi-quantitative Aussage über die Elementverteilung und damit eine morphologische Zuordnung möglich (Abb. 5). Anhand der Si- und Ca-Verteilungsanalyse, einschließlich der «Line-Scan»-Untersuchung läßt sich durch Konzentrationsnachweis der einzelnen Elemente die Grenzzone an den Verbundstellen ohne Zwischengewebe darstellen.

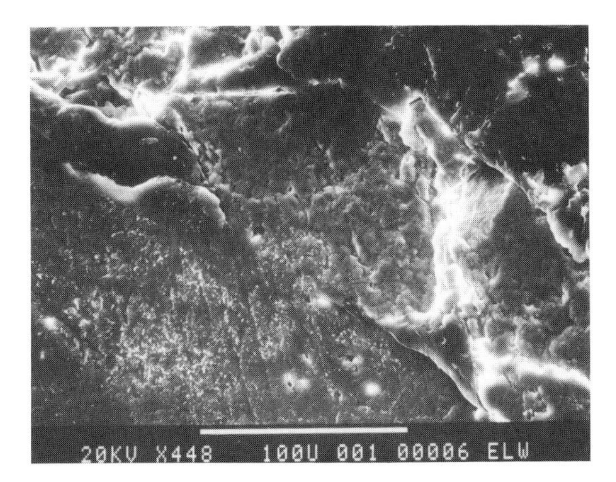

Abb. 4: Primäres REM-Bild einer Verbundzone mit Glaskeramik (zentral), neugebildetem Knochengewebe (unten) und schwieriger Grenzzoneninterpretation.

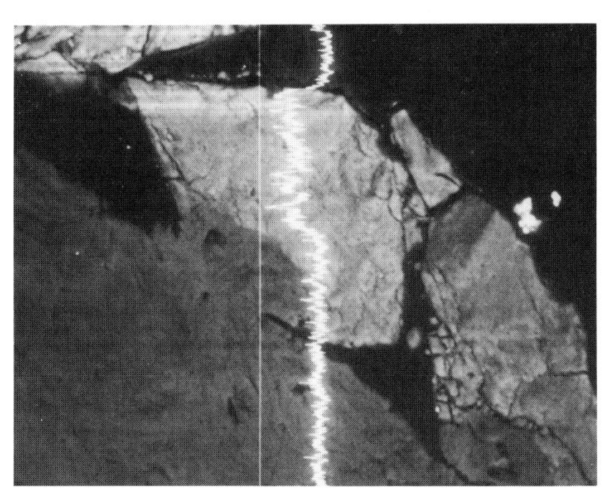

Abb. 5: Mit Spezial-Decoder modifiziertes (Grauton-)Elektronenbild, einschließlich «Line Scan»-Analyse am Beispiel von Silicium: An der Grenzzone zum Knochengewebe (unten) entgegen der PMMA (schwarz)-Glaskeramik-Grenze (hell), langsam abfallende Si-Konzentration als Ausdruck der Oberflächenlöslichkeit der ursprünglich noch alkalihaltigen Glaskeramik. Zwischen dieser und dem Knochengewebe kein drittes Element/Material, da *direkter* Verbund.

Scherfestigkeitsuntersuchungen («Push-out-Tests»)

Mechanische Haftfestigkeitsuntersuchungen gehen meistens von unterschiedlichen Versuchsanordnungen aus. Im Hinblick auf die Verankerungszapfen und Protuberanzen aller Knochenzemente im spongiösen Gitterwerk des Knochengewebes können keine reinen Schub- oder Zugfestigkeitsuntersuchungen im physico-mechanischen Sinne vorgenommen werden. Es handelt sich am Modell von Röhrenknochenimplantaten im eigentlichen Sinne um Scherfestigkeits- und Bruchfestigkeitsuntersuchungen (Kölbel, 1972/1973; Oest, 1971/1975; Bergmann, 1977; Hahn, 1982; Halawa, 1978).

Durchführung: An 5 mm dicken Knochenscheiben mit verschiedenen Zementplomben, einschließlich des Metallkerns aus Endocast®, wurde nach entsprechender Auswahl der Unterlage mit einem Stempel mit konstantem automatischen Vortrieb die Zementplombe mit dem Metallkern ausgedrückt. Nach $\tau = \frac{P}{A}$ wurde die maximale Kraft (P) kurz vor dem Nachlassen des Stempelwiderstandes ins Verhältnis zur errechneten (angenäherten) Mantelfläche des hohlzylindrischen Präparates gesetzt und somit die Scherkraft berechnet $\frac{Kp \cdot 10}{2\pi r \cdot h} = N/mm^2$.

Die Ergebnisse dieser Untersuchungsreihe (n = 32) weisen eine starke Streuung auf. Bioaktivierte Knochenzementproben liegen im Mittel, sowohl im metaphysären Bereich mit 4,09 N/mm^2 gegenüber Palacos® R mit 3,33 N/mm^2, wie auch im diaphysären Bereich mit 1,5 N/mm^2 gegenüber 1,0 N/mm^2 bei Palacos® R, deutlich höher (Tab. 2).

Diskussion

Im Hinblick auf die physikalischen Eigenschaften konnte eine deutliche Überlegenheit bioaktivierten Knochenzements gegenüber konventionellem Kno-

Tab. 2: Scherfestigkeitsprüfung («push-out-tests») an – Bioaktivierter Knochenzement (BKZ) – und Palacos® R-Knochenpräparaten.

Autor	Fuchs 1981/1982	Oest 1975	Hahn 1981/1982	
Versuchsart	push-out-tests[1]	Auszugsversuche	push-out-tests	Abzugsversuche
	BKZ/Palacos® R	Palacos® R	BKZ/Palacos® R	BKZ/Palacos® R
m	4,9/3,33 N/mm^2	0,94 N/mm^2	3,2/3,7 N/mm^2	2,1/1,2 N/mm^2 *
d	1,5/1,0 N/mm^2	2,52 N/mm^2 [2]	11,2/9,5 N/mm^2	3,8/3,2 N/mm^2 **
	≈ 3,71/1,25 ≙ 3,1	(0,74 N/mm^2) [3]		
Tiere n = 11/5 Präparat n = 32	Femur-Markraum-Hund	Leichenfemora	Schafsfemurkortikalis	Schafsfemurkortikalis

m = metaphysärer Bereich
d = diaphysärer Bereich

[1] nach 15 Monaten Belastung
[2] auskürettiert
[3] ausgebohrt

* 0-Serie (= Kadaver-Knochen)
** 16 Wochen-Implantationsdauer

Vordergrund steht eine Erhöhung des E-Moduls sowie der Dauerschwingfestigkeit (EGE, 1983; FUCHS und PLITZ, 1983), wovon eine Verbesserung der Dauerstabilität zu erwarten ist. Auch bei anderweitigen Entwicklungen mit kohlefaserverstärktem Knochenzement auf PMMA-Basis und anderen bioaktiven Füllstoffen (Tricalciumphosphat (TCP)/Hydroxylapatit) sollen deutliche Verbesserungen bestimmter physikalischer Eigenschaften erreicht worden sein (SAHA, 1979, KNOELL et al., 1975). So haben auch MITTELMEIER, 1980 wie auch SCHULTZ et al., 1982/1983 eine Erhöhung der Dauerschwingfestigkeit solcher kohlenfaserverstärkter Knochenzemente um ein Mehrfaches angegeben. Nach Angaben von KNOELL 1975 soll dies jedoch auf Kosten anderer physikalischer Parameter, wie z.B. einer Erniedrigung der Druckfestigkeit, erreicht worden sein.

Als ein weiterer günstiger Faktor ist bei faserverstärkten Zementen eine Erniedrigung der Polymerisationstemperaturen von 65–69 °C bei Palacos® R auf etwa 52 °C bei kohlefaserverstärkten Zementen (KNOELL, 1975) und auf etwa 45–50 °C bei glasfaserverstärkten Biozementen zu nennen. Dadurch ist lokal an der Zement-Knochen-Grenze mit einer geringeren thermischen Schädigung der Knochenmatrix zu rechnen. Die *histologischen Ergebnisse* der Zement-Knochen-Grenze weisen nach durchschnittlich 15monatiger Implantation unter Belastung bei bioaktiviertem Knochenzement im Vergleich zu Palacos® R prinzipiell ähnliche Befunde auf. Es finden sich teils breite, teils dünne Bindegewebsmembranen in Abwechslung mit stellenweise direktem Kontakt zwischen Knochenbälkchen und Zement. Befunde, die u.a. ausführlich von CHARNLEY 1970 und WILLERT et al., 1970/1972 beschrieben worden sind.

Nach neuesten histo-morphometrischen Untersuchungen von GROSS, HAHN und STRUNZ 1984 an klinischen Autopsie-Präparaten soll letzterer Anteil unter 10% des Gesamtinterface liegen.

Spezifische, auf die Füllstoffe Glaskeramik und Glasfasern zu beziehende morphologische Grenzschichtveränderungen lassen sich nur in bezug auf einen punktuellen, direkten Verbund zwischen Zementköcher und Knochenlager bei BKZ feststellen.

Infolge des nachweislich bioaktiven Verbundmechanismus kommt es offenbar auch unter funktioneller Belastung (Hüftendoprothesen) zu einer stabilen Immobilisation des Zementköchers, wofür nicht nur die gerade noch ausreichende Viskosität des Materials zur Mikroverankerung, sondern auch vor allem die Belastungsstabilität des bioaktiven Verbundes verantwortlich gemacht werden muß. Dies drückt sich in den Ergebnissen vergleichender mechanischer Haftfestigkeitsuntersuchungen aus (Tab. 2). Durch die Vielfalt mechanischer Haftfestigkeitsuntersuchungen bzw. Untersuchungsanordnungen sind Vergleiche solcher Versuchsergebnisse nur mit Vorbehalt zu ziehen. Die von verschiedenen Autoren gefundene Scherfestigkeit an der Zement-Knochen-Grenze liegt zwischen 1 und 7 N/mm². Bei letzterem Wert soll denn auch die Grenze der Bruchfestigkeit menschlicher Knochenbälkchen liegen (GALANTE 1970 und

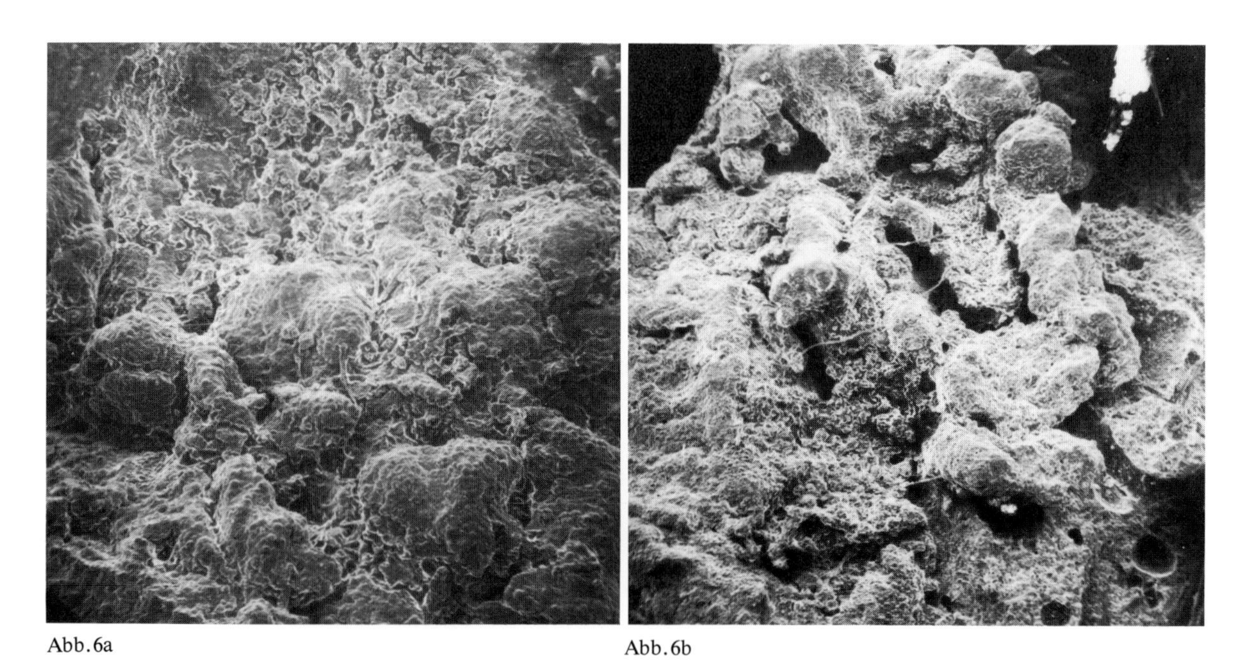

Abb. 6a

Abb. 6b

Abb. 6a und b: Zur Plastizitätsbeurteilung rasterelektronenmikroskopische Übersichtsaufnahme der Oberfläche verschiedener Zementköcher als Ausgußpräparate (aus Hundefemora) nach Auflösung des Knochengewebes mit 6n-HCl. Die Poreneindringfähigkeit beider Knochenzementarten (Palacos® R/BKZ) ist etwa gleich gut (Vergrößerung 20,8×).

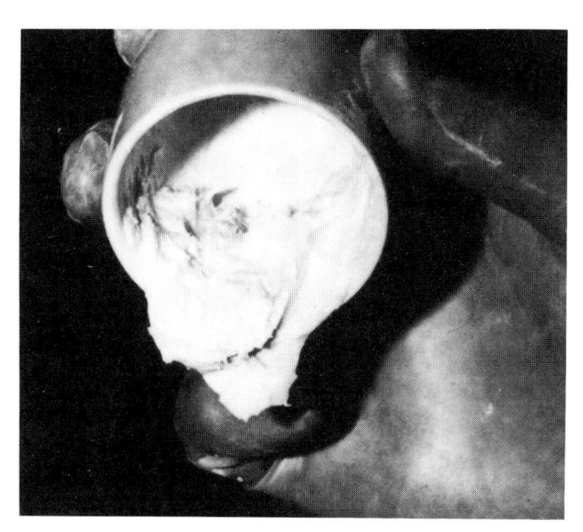

Abb.7: Nach Polymer-/Monomermodifikation jetzt günstigere Fließeigenschaften des bioaktivierten Knochenzements.

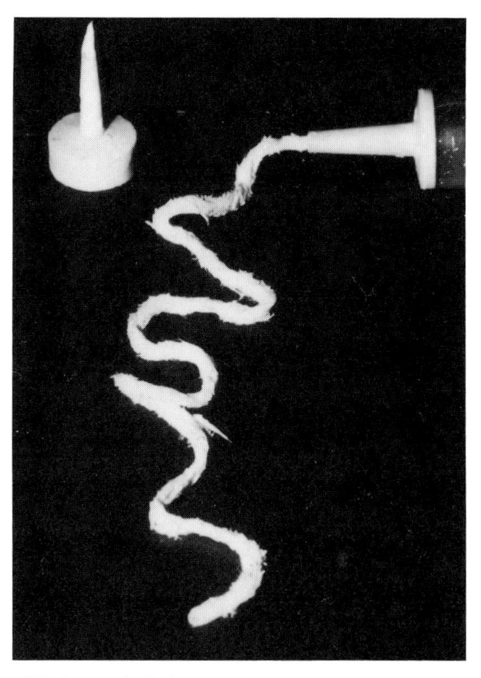

Abb.8: Durch die jetzt erreichte niedrigere Viskosität ist eine Spritzen-Applikation, auch durch engeren Konus, möglich.

HALAWA 1978). Reine Zugfestigkeitsuntersuchungen sind lediglich von KÖLBEL und BÖNICK 1977, BERGMANN et al. 1977 und von HAHN 1982 vorgenommen worden. Auch die Auszugsversuche von OEST et al. 1975 sowie von DEBRUNNER und EULENBERGER 1974 prüfen nur die Scherkraft der Zement-Knochen-Grenze. Die hier angegebenen Ausstoßversuche an Hundefemora nach 15monatiger physiologischer Belastung sind ebenfalls nur bedingt mit entsprechend anderen Ausstoßwerten vergleichbar. Die Tabelle 2 zeigt die von verschiedenen Autoren unter unterschiedlichen Ausstoßvorrichtungen und Versuchsanordnungen gefundenen Meßergebnisse.

Verarbeitungseigenschaft: Grundsätzlich besitzen faserverstärkte Knochenzemente eine höhere Viskosität als das Ausgangsprodukt (PMMA-Matrix). Bioaktivierter Knochenzement ist in der verwandten Zusammensetzung von relativ hoher Viskosität und weist eine entsprechend schwierige Handhabung auf. Die Glasfasern sind vom Hersteller aus extra verpackt und müssen vor dem Anrühren mit dem PMMA-Polymer-Pulver sorgfältig vermischt werden. Durch die hohe Viskosität des eingangs genannten Versuchsmaterials (Palavital®) war dies nicht spritzbar. Erst durch neuere Veränderungen, am Polymer und am Monomer (EGE 1983), wie auch durch qualitative Veränderungen der Glaskeramik (alkalifrei – FUCHS 1983), konnten hinsichtlich der Viskosität bessere Verarbeitungseigenschaften erreicht werden (Abb.6–8). Damit können auch die Vorbehalte gegen die klinische Erprobung von diesem Gesichtspunkt her entkräftet werden. Noch zu bewältigende Aufgaben liegen in der Lagerungs- und Freisetzungsproblematik Antibiotika-versetzten Materials (Gentamicin®).

Zusammenfassung

Die Bioaktivierung konventionellen Knochenzementes auf PMMA-Basis durch Zusatz (alkalifreier) Glaskeramik ist grundsätzlich möglich. Durch gleichzeitige Zumischung von 10 Gew.% silanisierten Glasfasern wurden wichtige physikalische Werkstoffeigenschaften wie E-Modul, Schlagzähigkeit, Biegefestigkeit und insbesondere die Dauerschwingfestigkeit z.T. erheblich verbessert. Gleichzeitig kommt es zu einer deutlichen Verminderung der Aushärtetemperatur unter den Eiweißkoagulationspunkt von 56°C (nach LEHNARTZ 1959) gegenüber konventionellem Knochenzement (Palacos® R) auf etwa 45–50°C. Nach Implantation im Knochengewebe kommt es auch unter Belastung, je nach Applikationsort, zwischen 1 und 5% der Zementoberfläche zu einem «punktschweißartigen», direkten, auf Zug- und Druckkräfte belastbaren Verbund. Die Stabilität dieser Verankerung konnte tierexperimentell bis zu 2½ Jahren unter Belastung histo-morphologisch, röntgenspektrometrisch und durch Haftfestigkeitsuntersuchungen (Push-out-Tests) bestätigt werden. Anfänglich nachteilige Verarbeitungseigenschaften durch zu hohe Viskosität (keine Spritzapplikation) konnten neuerdings durch Veränderungen am Polymer und Monomer weitgehend beseitigt werden.

Literatur

BERGMANN, G., KÖLBEL, R., ROHLMANN, A.: Mechanische Eigenschaften einer Verbindung von spongiösem Knochen und Polymethylmethacrylat. Arch. Orthop. Unfall-Chir. *87,* 223, 1977.

BERGMANN, G., ROHLMANN, A., KÖLBEL, R.: Experimentelle und analytische Untersuchungen zur Zement-Knochen-Verbindung. 2. Münch. Symp. f. Exp. Orthop., München 1980.

BLENCKE, B. A. et al.: Tissue reactions after hip joint replacement. - Experimental results with bioactivated bone cement. 9th Internat. Symp. of Biomaterials, San Antonio, Texas, USA 1978.

CHARNLEY, J.: The reaction of bone to self-curing acrylic cement. - A long-term histological study in man. J. Bone Jt. Surg. *52-B,* 340, 1970.

DEBRUNNER, H. H., EULENBERGER, J.: Der Einbau von Fremdkörpern aus Kunststoff in Spongiosa. Akt. Traumat. *4,* 277, 1974.

EGE, W., GROSS, A., BRÖMER, H., DEUTSCHER, K., BLENCKE, B. A., HENNIG, W.: The mechanical and thermal properties of bioactive bone cement. Transacts. of 10th Internat. Biomat. Symp., San Antonio, Texas, USA 1978, p. 133.

EGE, W,: Persönliche Mitteilung 1983.

FUCHS, G., BRÖMER, H., EGE, W.: Histo-morphologische Grenzschichtuntersuchungen an bioaktiviertem Knochenzement unter physiolog. Belastungsbedingungen - Tierexp. Ergebnisse. In: Jäger, M., Hackenbroch, M. H., Refior, H. (Hrsg.): Grenzschichtprobleme der Verankerung von Implantaten unter besonderer Berücksichtigung von Endoprothesen. 2. Münch. Symp. exp. Orth., Febr. 1980. Thieme, Stuttgart/New York 1980, S. 181-186.

FUCHS, G., EXNER, G., EGE, W., BRÖMER, H.: Bioaktivierter Knochenzement unter physiologischen Belastungsbedingungen: Tierexp. Ergebnisse. 1. Innsbrucker work-shop, 1979 Herzmedizin, 1 Suppl. In: Unger, F., Hager, J. (Hrsg.): Biomaterialien, Chirurg. Implantate und künstl. Organe. Medizin. Verlag - (EBM) - Erdmann-Brenger GmbH, München 1981.

FUCHS, G. A.: Tissue reaction to wear particles of bioactivated bone cement. - Local histological findings and toxicological investigations on experimental animals. In: Lee, A. J. C., Albrektsson, T., Branemark, P.-J. (Eds.): Clinical Applications for Biomaterials. John Wiley & Sons Ltd., Chichester 1982, pp. 61-68.

FUCHS, G. A.: Langzeitbeobachtungen an bioaktiviertem Knochenzement (Palavital) bei der Fixation von Gelenkimplantaten. - Tierexp. Unters. Ztschr. f. Orthop. *120,* 408, 1982.

FUCHS, G. A.: Morphometrische und Haftfestigkeits-Untersuchungen an bioaktiviertem Knochenzement. Z. Orthop. *121,* 380, 1983.

FUCHS, G., FRANEK, H., BRÖMER, H., DEUTSCHER, K.: Bioactive glass ceramics with improved long term stability. Internat. Symp. Impl. Stim. Interf. Reacts., FU Berlin 1983.

FUCHS, G., PLITZ, W.: Vergleichende physikalische Kenngrößen und Strukturuntersuchungen an bioaktiviertem und konventionellem Knochenzement. 70. Jtg. DGOT Essen, Sept. 1983. Z. Orthop. *122,* 584, 1984.

GALANTE, J., ROSTOKER, W., RAY, R. D.: Physical properties of trabecular bone. Calc. Tiss. Res. *5,* 236, 1970.

GROSS, U. M., STRUNZ, V.: The anchoring of glass ceramics of different solubility in the femur of the rat. J. Biomed. Mat. Res. *14,* 607, 1980.

GROSS, U., HAHN, F., STRUNZ, V.: Das Interface von Knochenzement in Autopsie und Experiment. In: Rahmanzadeh, R., Faensen, N.: Hüftgelenksendoprothetik. Springer, Berlin/Heidelberg 1984, S. 99-112.

HAHN, F., STRUNZ, V., BOESE-LANDGRAF, J., FURHMANN, G., MÄNNER, K.: In: Lee, A. J. C., Albrektsson, T., Brånemark, P. J. (Eds.): Quantitative measurement of the adhesive power of bone cement on the bone surface. Advances on Biomat. *4,* 95, 1982.

HALAWA, M., LEE, A. J. C., LING, R. S. M., VANGALA, S. S.: The shear strength of trabecular bone from the femur and some factors affecting the shear strength of the cement-bone interface. Arch. Orthop. Traumat. Surg. *92,* 19, 1978.

HENCH, L. L., SPLINTER, R. S., ALLEN, W. C., GREENLEE, T. K.: Bonding mechanisms at the interface of ceramic prosthetic materials. J. Biomed. Mat. Res. Symp. *5,* 117, 1971.

HENNIG, W., BLENCKE, B. A., BRÖMER, H., DEUTSCHER, K., GROSS, A., EGE, W.: Investigations with bioactivated Polymethylmethacrylates. J. Biomed. Mat. Res. *13,* 89, 1979.

KNOELL, A., MAXWELL, H., BECHTOL, C.: Graphit fiber reinforced bone cement. Ann. Biomed. Engin. *3,* 225, 1975.

KÖLBEL, R., BOENICK, U.: Mechanische Eigenschaften der Verbindung zwischen spongiösem Knochen mit Polymethylmethacrylat bei statischer Belastung. - I. Zugfestigkeit. Arch. orthop. Unfall-Chir. *73,* 89, 1972.

KÖLBEL, R., BOENICK, U., KRIEGER, W., WILKE, R.: Mechanische Eigenschaften der Verbindung von spongiösem Knochen mit Polymethylmethacrylat bei statischer Belastung. - II. Scherfestigkeit. Arch. orthop. Unfall-Chir. *77,* 339, 1973.

MITTELMEIER, H.: Verbund-Knochenzement mit Kohlefaserverstärkung und Bioaktivierung durch Apatitbeigabe. 69. Jtg. DGOT, Mainz 1982.

MITTELMEIER, H., HANSER, U., HARMS, J.: Zur Lösung des Zementproblems mittels Apatit-Carbonfaser-Knochenzement. Z. Orthop. *118,* 658, 1980.

OEST, O., MÜLLER, K., HUPFAUER, W.: Die Knochenzemente. Enke, Stuttgart 1975.

OEST, O.: Mechanische Untersuchungen der Knochen-Zement-Verbindung am menschlichen Femur. Fortschr. Med. *90,* 817, 1972.

SAHA, S., WARMAN, M. L.: Improved mechanical properties of graphite fiber reinforced polymethylmetacrylate. Transact. 11th Intern. Biomat. Symp., Clemson 1979, p. 86.

SCHULTZ, J.-H., GARTMANN, H.-D., WOLTER, D.: Bone reaction following intramedullary implantation of carbon fibre reinforced bone cement (sulfix®). 2nd Europ. Conf. Biomat., Götheburg/Schweden 1981.

SCHULTZ, J.-H., WOLTER, D., WELLMANN, S.: Mechanische Eigenschaften und biologische Verträglichkeit von kohlenstoffaserverstärktem Knochenzement. 69. Jtg. DGOT, Mainz 1982.

STRUNZ, V., BUNTE, M., SAUER, G.: Zahnwurzeln aus Ceravital. Einjährige klinische Ergebnisse mit einem bioaktiven Implantatmaterial. Dtsch. zahnärztl. Z. *32,* 903, 1977.

WILLERT, H.-G., SCHREIBER, A.: Unterschiedliche Reaktionen von Knochen- und Weichteillager auf autopolymerisierende Kunststoffimplantate. Z. Orthop. *106,* 231, 1969.

WILLERT, H.-G., PULS, P.: Die Reaktion des Knochens auf Knochenzement bei der Allo-Arthroplastik der Hüfte. Arch. orthop. Unfall-Chir. *72,* 33, 1972.

Diskussion

HOPF: Sie haben anfangs einen Wert von 50 Newton pro mm^2 für die Dauerschwingfestigkeit angegeben. Das ist ja für Knochenzement ein toller Wert. Herr Plitz hat bei seinem Vortrag ganz klar gesagt, daß er den Weg an seiner Maschine mißt und für die Berechnung der Dauerschwingfestigkeit braucht er den E-Modul. Wenn Sie jetzt aber eine Differenz von seinem gemessenen E-Modul zu dem Ihrigen von 100% haben, so heißt das, daß in die Rechnung ein Fehler von 100% eingeht und dann finde ich es nicht ganz redlich, eine glatte Kurve zu zeigen.

FUCHS: Die Bestimmung der Dauerschwingfestigkeit und des E-Moduls ist nicht von uns durchgeführt worden, sondern herstellerseitig bzw. durch Herrn Plitz. Deswegen möchte ich die Frage an die Herren weitergeben.

PLITZ: Wie ich bereits ausgeführt habe, ist es bei Kunststoffen außerordentlich schwierig, einen genauen E-Modul anzugeben, man müßte eigentlich einen Bereich benennen. Die Ermittlung der Dauerschwingfestigkeit kann derzeit noch nicht als Tatsache hingenommen werden, denn man müßte diese Kurven zunächst einmal sehr viel weiter führen und man müßte die Werte um mindestens die Hälfte reduzieren.

Die gemachten Messungen liegen nun schon eineinhalb Jahre zurück und wir haben inzwischen weitere Erkenntnisse hinzugewonnen.

Fa. Stryker Deutschland GbmH, Oberhaching b. München

Stryker-Knochenzementmischer «Mix Evac»

M. KRAFFT

Methylmethacrylat, eine Komponente aus dem der Polymethylmethacrylat-Zement erstellt wird, ist nach WIRTH, HECHT und GLOXHUBER bei MAK-Werten von 100 PPM dermatoxisch und neurotoxisch.

Diese Werte sind auch von Herrn BERGER vom Dt. Krebsforschungszentrum auf diesem Symposium genannt worden.

Bei einem Einsatz von PMMA-Zementen kommt aber nicht nur der Patient mit dem Methylmethacrylat (MMA) in Kontakt. Exponierte Personen sind vielmehr die Leute, die jeden Tag mit den Monomeren in Kontakt stehen müssen, nämlich das OP-Personal. Der Kontakt des OP-Personals kommt zustande, indem der Zement z.B. in einer offenen Porzellanschale angemischt wird und das Monomer sich ungehindert im OP-Raum ausbreiten kann.

Von HILLKEN und MARSCHALL ist hierzu ermittelt worden, daß kurzzeitig 300 PPM für die mischende Schwester bzw. Arzt auftreten können.

Dieses ungehinderte Ausbreiten der Monomere soll mit dem hier vorgestellten PMMA-Mischer verhindert werden.

Sie sehen hier den Mischer abgebildet, der steril verpackt und Einmalprodukt ist (Abb. 1).

Der Mischer besteht aus einem Topf und einem den Topf schließenden durchsichtigen Deckel, der ein Rührwerk besitzt und dessen beide Arme asymmetrisch angeordnet sind (Abb. 2).

Der Mischtopf besitzt in seinem oberen Rand Löcher. Dazu ist zu sagen, daß der Rand als Schräge ausgebildet ist und die Löcher sich im unteren Ende der Schräge befinden. Der aufgesetzte Deckel verschließt also nicht die Löcher (Abb. 3).

Im Unterteil des Topfes befindet sich Aktivkohle mit einem Volumen von 35 cm^3. Daran schließt sich der Anschlußstutzen für die Schlauchverbindung an, die zum OP-Absaugsystem führen muß. Erwähnt werden muß noch, daß ein Bodenteil den Topf nach unten hermetisch abschließt (Abb. 4).

Beim Mischen des Zements werden die Komponenten in gewohnter Reihenfolge in den Topf gefüllt. Bei geschlossenem Mischer und laufendem OP-Absaugsystem wirkt die Aktivkohle nun als Monomer-Absorber (Abb. 5).

Durch langsame Rotation, vor- und rückwärts, wird mit dem Mischer der PMMA-Zement angerührt. Misch- und Verarbeitungszeiten ändern sich hierbei nicht (Abb. 6).

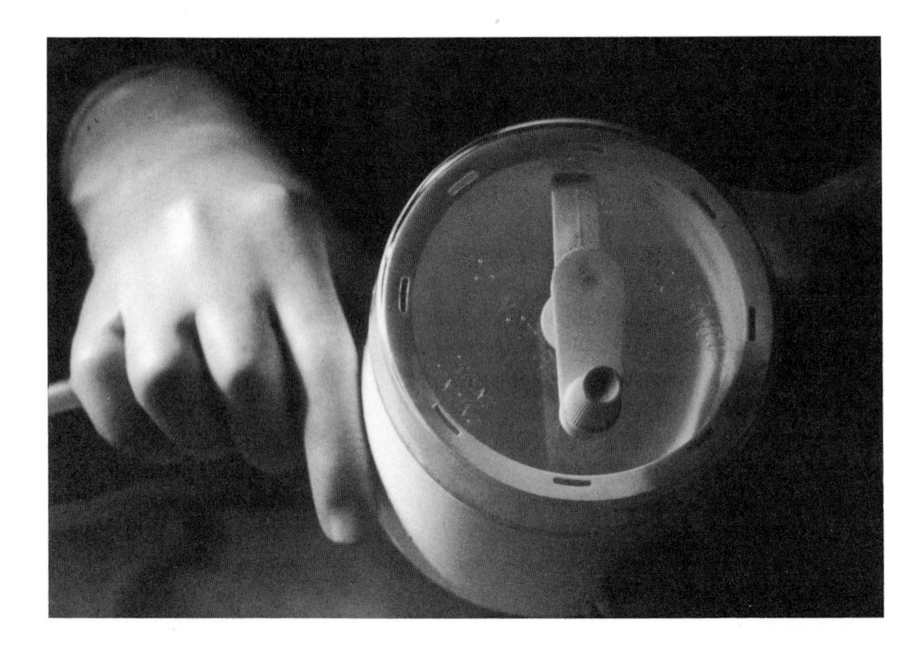

Abb. 1

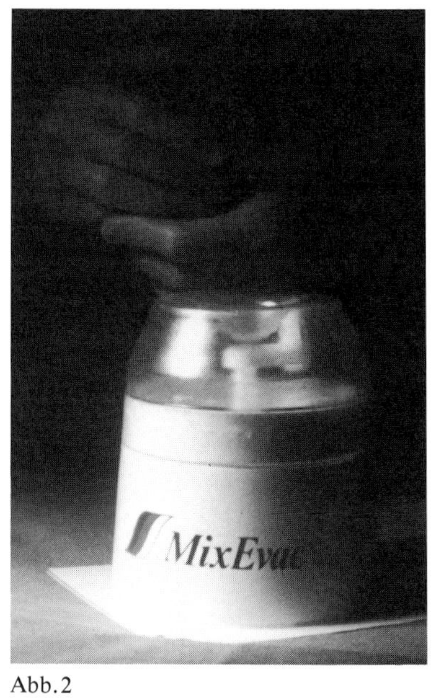

Abb. 2

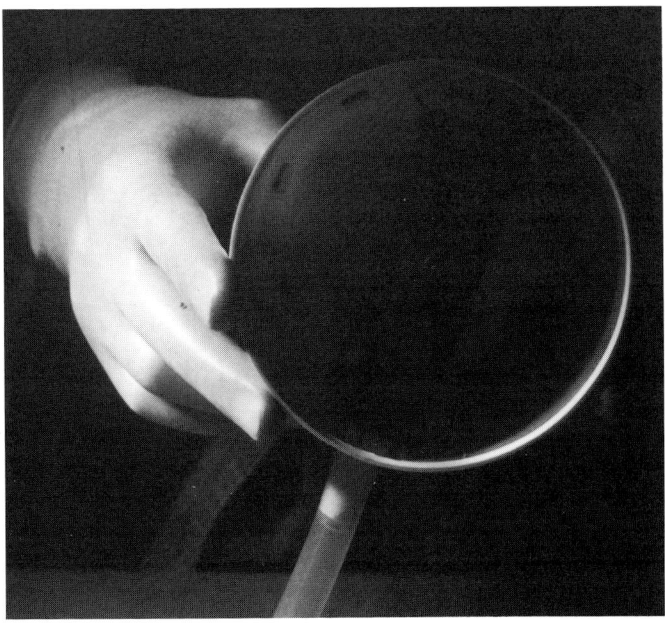
Abb. 3

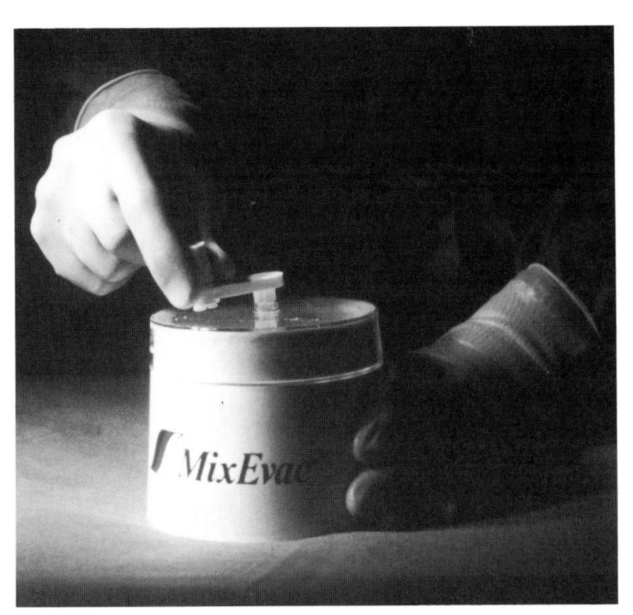

Abb. 4

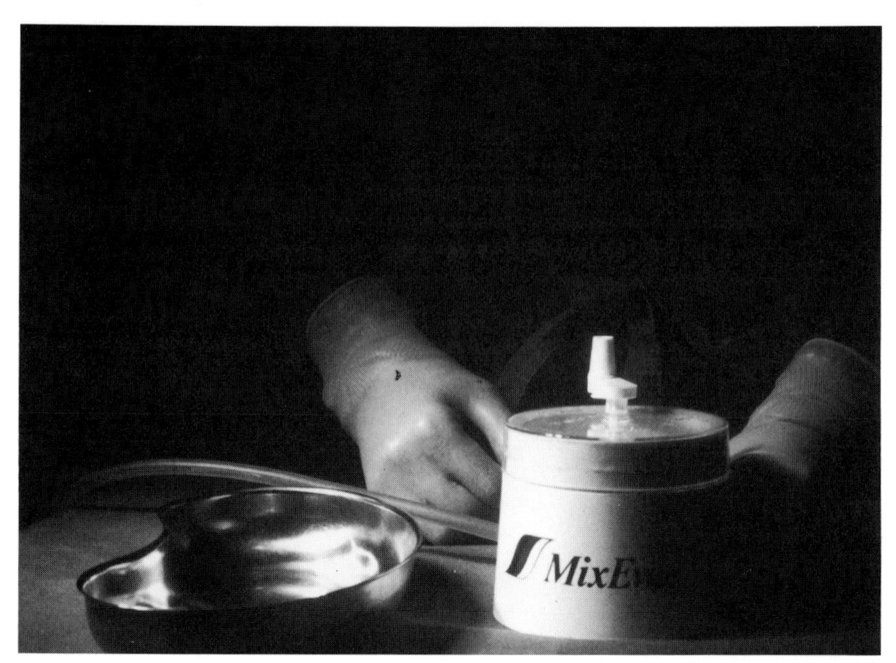

Abb. 5

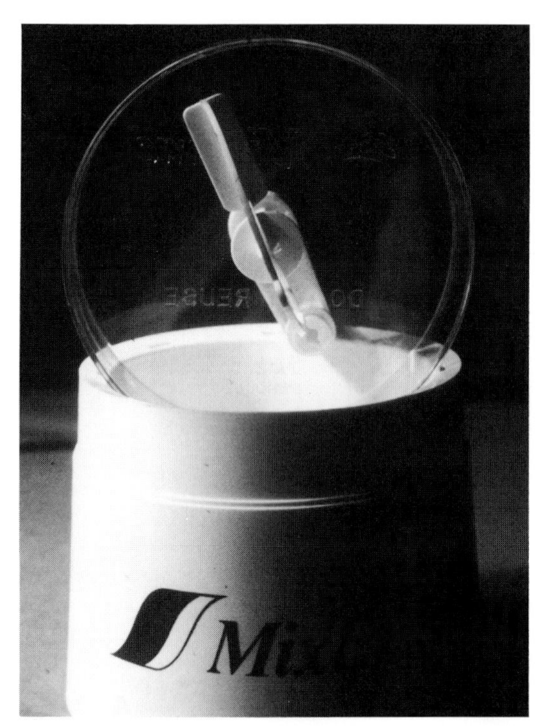

Abb. 6

Sachregister